イタリアの黒死病関係史料集

イタリアの黒死病関係史料集

石坂尚武編訳

刀水書房

編訳者のまえがき

精選された史料

本史料集は、イタリア語で「トレチェント」と呼ばれる「一三〇〇年代」(一四世紀)の半ばに初めてイタリアを襲い、それからほぼ周期的に繰り返された「黒死病」(ペスト)についてのイタリアの関係の史料集である。時代としては、トレチェントからクァットロチェント(一五世紀)の黒死病の史料を扱っている。それぞれの史料が扱う時代や地域やジャンルについては、年表で示した(表A「関係史料のジャンル」、表B「関係史料の地域」)。

本書は、イタリアを中心とした黒死病関係の「文字史料」、計五一点の翻訳であり、さらに、本書の後半部の史料のうち六点については「考察」(小論文または論文)を加えている。史料の言語の内訳は、全二三章、五一点のうち、ラテン語史料四一点、イタリア語史料一〇点である。すべて基本的に原典からの翻訳である。それらの史料がヨーロッパの近代語に翻訳されている場合、出来るだけそれも参照した(1)。本書はここではペスト関係の「文字史料」に限定したが、ペスト関係の絵画史料については、拙著『地獄と煉獄のはざまで』(二〇一六年)などで具体的に述べている(2)。

ここでは、入手しにくい史料のほか、内容的に極めて貴重な史料も少なからず含まれている。特長的なこととして、幅広く史料を掲載したことであり、例えば、無名の一般の市民の書いた史料(遺言書)も一〇点ほど含めている。これは私が二〇〇〇年にミラノ大学で研究員として学んだ際に、「ロンバルディーアは遺言書の宝庫である」というルイーザ・キアッパ・マウーリ Luisa Chiappa Mauri 教授から手渡された史料が中心である(3)。

翻訳は、原則的に本邦初訳である。だが、史料の長さは様々である。なかには、黒死病の流行を報告した年代記作家の短い記事の抽出もあるが、長い場合（例えば、第一八章『死者台帳』）、一点の史料だけで八〇頁を越える史料もある。いくつかの史料については、特別に古文書館に依頼してマイクロフィルムを得て、掲載したものもある（サン・ジミニャーノ古文書館の契約書、ローディ司教館の遺言書）。本書は、『イタリアの黒死病関係史料集』と銘打っているが、比較のために、わずかながらフランス、イングランドなどの史料も「比較参考史料」として紹介している（第七章）。

これまで日本で黒死病関係の史料として引用される原典は、ただひとつ、ボッカッチョの『デカメロン』の序文ばかりであった――しかし、実は当のボッカッチョは、その現場、すなわち、ペストが猛威を振るうフィレンツェにはいなかったといわれる。本書によって、この非常に限定された史料の幅を大きく広げることになるだろう。この史料集が、幅広い研究領域で利用されるならば幸いである。年代記、日記、覚書き、都市条例、書簡、例話（訓話）、教会の台帳、絵画注文の契約書、市民が書いた遺言書など、多岐にわたり、史料そのものとして重要であるばかりでなく、内容そのものも精選して非常に興味深い史料である。埋葬者の名前を記録したサンタ・マリア・ノヴェッラ聖堂の『死者台帳』を除けば、すべて「読み物」として読むに値するように思われる。

これによって人類が体験した最も悲惨な苦難が垣間見られるだろう。現代において文明が高度に進歩しているにもかかわらず、様々な恐ろしい病気、奇病、難病がそれに対する逆襲であるかのように多発し、人びとを苦しめている。同じように、中世末に襲ったペストもその恐ろしい大量死ゆえに多く記録が残されてきた。本書の多数の史料によって人びとがペストによって体験を強いられた「苦難」のありさまにかなり深く触れることができるであろう。

「黒死病」「ペスト」という名称について

ここで「黒死病」や「ペスト」ということばについて述べたい。

「黒死病」は、中近世を襲った大量死を伴う恐るべき疫病（伝染病）を指すものであるが、当時の人びとは、それに特別のことば、固有の病名――「黒死病」――を与えず、一種の普通名詞として単に「疫病」と呼んでいた(4)。太股《ふともも》やわきの下などにできる腫瘍の異様な症状（大きな卵のようなこぶができる）に注目してこの疫病のことを、一三四八年頃の最初は「腺の疫病」と呼んで他の疫病と区別することはあったが、特定の病名を与えなかった。そのうち、「疫病」といえば、疫病のなかでも最も恐ろしく、かつ疫病のなかで最も頻発する疫病を指すことが多くなり、わざわざ「腺の」と付け加えるほどでもなくなった。

日本の概説書や通史では、この「黒死病」ということばは、その遺体が黒ずんでいたことから、流行した当時から使われていたとよく説明されているが、実は、そうではなく、一六世紀の歴史家によって初めて使われ、少しずつ一般化したことばである。D・ハーリヒーはこういう――

　黒死病（the Black Death）という呼び名は、中世には一度も使われたことはなかった。その黒死病という言葉を考え出した最初の人は、どうも一六世紀のデンマークやスウェーデンの年代記作家であったようだ。ここでいう「黒」はその病気の症状や色を意味するのではなく、"terrible"（恐るべき）や"dreadful"（非常に恐ろしい）を意味していた。

したがって、一四世紀・一五世紀のペストを扱う本書では、当時の人びとが書いた年代記や手紙のなかでその語を訳す時は、「黒死病」といわずに、そのまま忠実に「疫病」ということばを用いている。

同様のことは、「黒死病」とほぼ同義の「ペスト」ということばについてもいえる。「ペスト」（ラテン語「ペスティス」）ということば、つまり特定の病気を指す固有名詞も、当時の人びとは使わなかった。人びとは、「疫病」とか「悪疫」とか「大量死」（「死」）などと呼んでいた。ところが、今日、日本で翻訳されたペスト関係の歴史書などの多くが、当時の人びととの記録・証言のなかで「疫病」と訳されるべき語句を、残念ながら「ペスト」と訳している――例えば、

「我々の都市シエナにペストがやって来た」というように。

翻訳者のなかには、古代ギリシャの時代のような、まだペストという病気が人類の間に流行してない時代に発生した疫病まで「ペスト」と訳――誤訳――している人がいる。もともと *pestilenza*（伊「ペスティレンツァ」）や *plague*（英「プレイグ」）ということばは、今日、主に「疫病」と「ペスト」の二つの意味を備えている。それにもかかわらず *pestilenza* や *plague* をすべて「ペスト」と訳してしまうと、チフスや天然痘など、この世で流行した様々な疫病はすべて「ペスト」というひとつの病気になってしまうわけである。このことを説明するのに、ホロー R. Horrox はこういう――

すべての plagues（疫病）が the plague（ペスト）とは限らなかった（Not all plagues are the plague）」(5)。

「ペスト」が使われるようになったのは、一九世紀末に顕微鏡によってペスト菌が特定されてからであった。抗体反応としてリンパ腺が膨らんで大きな「こぶ」ができる特徴的な症状をもつこの病気について、細菌学者が「ペスト」（イェルシニア・ペスティス）という細菌名、つまり「固有名詞」を初めて与えたのであった。「イェルシニア」とはイェルサン **A. Yersin**（一八六三～一九四三）というフランスの発見者にちなむものである（ほぼ同時の発見者の北里柴三郎はここでは無視されてしまった）。

*　*

さらに今世紀の細菌学の成果から見てみよう――

顕微鏡によるイェルサンらの発見によって、一九世紀以降の科学者は、古来、人類を苦しめてきたあの恐るべき伝染病の細菌を特定し、《ペストは、ネズミに寄生したノミに宿るペスト菌によるものである》として、「歴史上のペスト」（「黒死病」）について科学史的な大発見をしたとして大喜びをした。しかし、その後わかったことだが、彼らが発見した「ペスト」は、厳密には、中近世のペストとは別の種類のペストであり、その亜種や次亜種であった(6)。便宜的に「ペスト」と称して構わないと思うが、時代の経過とともに、その病原菌も、環境の作用や生態学的な理由などから変質・異質化していて、もはや「歴史上のペスト」（「黒死病」）とはまた別種のペストであったのである。

苦難と心性が歴史を動かした

本書に掲載された史料を読むと、歴史において厳しい苦難に遭遇した人びとが、苦難の厳然たるありさまを前にして、苦難をどのように理解したか、苦難にどのような対応をしようとしたか――その考え方や感じ方を身近に感じ取ることができるであろう。実際、苦難にもとづく心性が人間の思想や行動を方向付けた大きな要因のひとつだったような気がする。その対処のあり方が歴史を動かす要素のひとつになったように思われる。「歴史を動かす要因としての苦難」とは、わかりにくいかもしれない。例として、我々の生きる日本の現代から説明してみよう。すなわち――

私が本書の史料の翻訳を進めているまさにその最中、二〇一一年三月一一日、日本はあの東日本大震災の大惨禍に突き落とされたのである――すなわち、巨大地震・巨大津波、そして福島第一原発事故である。千年に一度ともいわれるこの巨大地震による災害は日本中、いや世界中の人びとを震撼させた。激震と怒濤の津波から二万人近い人びとの命が奪われ、その被災地は南北五〇〇キロに及び、さらに、放射能の除染に要する期間は数十年かかるともいわれている。この時、まことに我々の現代史がまことに「苦難の歴史」でもあると改めて痛感せざるを得なかった。それは目に見える物的、人的損失だけにとどまらなかった。目に見えないもの、すなわち、心性に対しても大きな影響を及ぼしたといえる――

すなわち、そこで受けた苦難によって心性は深い爪痕を残し、人によっては以後の価値観や世界観をしばしば変質させた。我々のなかには、「フクシマ」のあのメルトダウンの大惨事で、暗澹《あんたん》たる思いに突き落とされ、文明観や歴史観が深刻な打撃を受けた人も多いのではないだろうか。「はじめて終末がきたと思った」(7)（黒田博）――

振り返れば、第二次大戦で日本が受けた「苦難」も同様であった。その苦難の思いと心性は終戦後の日本に常に響く通奏低音となった。戦争に直接参戦した者も――「もう戦争はこりごりじゃ」(8)（小津安二郎監督）――、家族や大切な人を失った人も、子供としてB29の空襲に恐怖した人も（今やそうした生き証人の人びとも、もうかなりの高齢者である）、もう戦争はいやだという痛切な思い――その思い一筋で人びとは生きてきた。その苦難の思いは、深く刻み込まれ、姉弟や子や孫にまで及んで浸透した。苦難に体験づけられた思い、「戦争はいやだ」という思いは、直接体験した人ばかりでなく、戦後に生を受けた多くの人びとの心性にさえ深く刻み込まれた。この心性にもとづいてそれを思想として固めて表明する思想家が生み出されたが、決して思想家がこの心性そのものを生みだしたわけではない。深く根強い心性が先にあって、それに次いで思想や思想家が現われるのである。

ここにおいて、西洋文明に追いつこうとして幕末・明治から築き上げられた価値観、個人を犠牲にして「お国」を至上とする心性――それは朝鮮出兵の秀吉やそれ以前からの一種の島国根性の裏返しかもしれない（ほかの諸条件もあろうが）――は、強い帝国日本のために、滅私奉公、「お国」のためにと団結し、強大な国家を目指し、大陸への帝国主義的侵略を志向し、結局、悲惨な戦争体験によって、その思い（心性）は、根底から覆された。戦後、「戦犯」は誰かと色々論じられ、裁判もおこなわれたが、おそらく誰も「心性が戦犯だ」、つまり「幕末・明治から育まれた心性が戦犯だ」とは言わなかった。松蔭の幕末やそれ以前から大戦に至る日本人の心性史的、つまり一種の社会史的な分析がこれまであまりなされて来ていないのではないかと、ふと勝手に思ってしまう。――ともかく戦争によって裏付けられた苦難に裏付けされた心性は、奥深く浸透して、戦争についてのその後の意識と行動に大きな影響を及ぼす大きなファクターとなった。

同様に、韓国や中国の人びとの間で抱かれている反日的感情も戦争中、日本軍から受けた苦難によるものであり、奥底まで刻み込まれた心性によるものである。七〇年以上経過した今でも、人びとの意識と行動に大きな作用を及ぼしている（その払拭は可能ではあると信じるが、相当の時間と努力を要するものであろう）。

ヨーロッパのペストの惨禍も同様であった。ペストは、一四世紀から四世紀間にも及んで容赦なくヨーロッパの多くの人びとの命を奪った。二一世紀の実証的な研究は、最初のペストだけでヨーロッパの人口は、「三分の一」（日本の世界史教科書）どころか、六〇パーセントも失われたと主張している。さらに四世紀間も、人びとの命を危機にさらしつづけたのである（そのペストについて、大手の教科書はほんの数行だけで済ませているのは驚きである）。ペストの脅威が及ぼした心性的影響は絶大であった。それは中近世を生きる人びとの意識と行動様式に深く強く作用したはずである（それについては、筆者はペストと心性の関係を扱った近刊書『苦難と心性』で問いたいと思う）。そして、一八世紀初頭のマルセイユのペストをほぼ最後にしてヨーロッパにおいて、ネズミの生態学的要因等から、ペストが消滅し、人びとは晴れてペストから解放されるに至った[9]。そして、そこに近代への序奏を奏でる啓蒙思想が花開いた。敢えていえば、これは仮説や試論の段階なのだが、ペストから解放されたこと、具体的には、中近世キリスト教社会では「神罰」から解放されたことで啓蒙思想とむすびつく新たな心性が芽生え、ヨーロッパ人は、近代世界に向け新たな歴史を歩み始めた面もあるのではないかとも思われる――啓蒙思想の成立については私の専門ではなく、勉強も不十分で、まだはっきりしたことは言えないけれども。

そもそも黒死病の問題は、西洋中近世のキリスト教社会の場合、単に病気そのものの問題ではなかったのである。つまり人びとは、病気にかかった時に、今の我々のように、医学的原因を考えずに、それを宗教的に捉えていたのである。本書の通読でわかるであろうが、この時代を生きた人びとは、キリスト教のレンズやめがねをかけてペストを見ていた。つまり、ペストの発生を神の意思、神罰であると思っており、まず神を宥《なだ》めようと念じ、さらにキリスト教的死生観や来世観から、あの世での救済を志向する行動へと進んだのである。黒死病が神罰として受容された分、それだけ強く刻み込まれたキリスト教的な反応を見せたと考えられる。その反応のあり方について、ここでは論じないが、私は拙稿（「《峻厳な神》とペスト的心性」[10]）において総合的に分析した。こうした心性的背景から、哲学的思考において唯名論が強まり、神学の世界では宗教改革が勃発し（これについては別に、ルター関係の近刊の小著で論ずる）、文学（『往生の術』）や美術（オルカーニャ）など芸術の多くの領域にも神の存在、峻厳さが意識されたと考えられる。

しかし、まだ史料にあまり触れていない段階でこうした見方を押しつけるのもどうかと思われる。是非、ペストを中心軸に据えて――ペストは「一等三角点」である――ヨーロッパを展望する私の見方が是か非か、ご判断願いたいと思う次第である。

なお本書で掲載した写真はすべて著者みずからが撮影したものである。

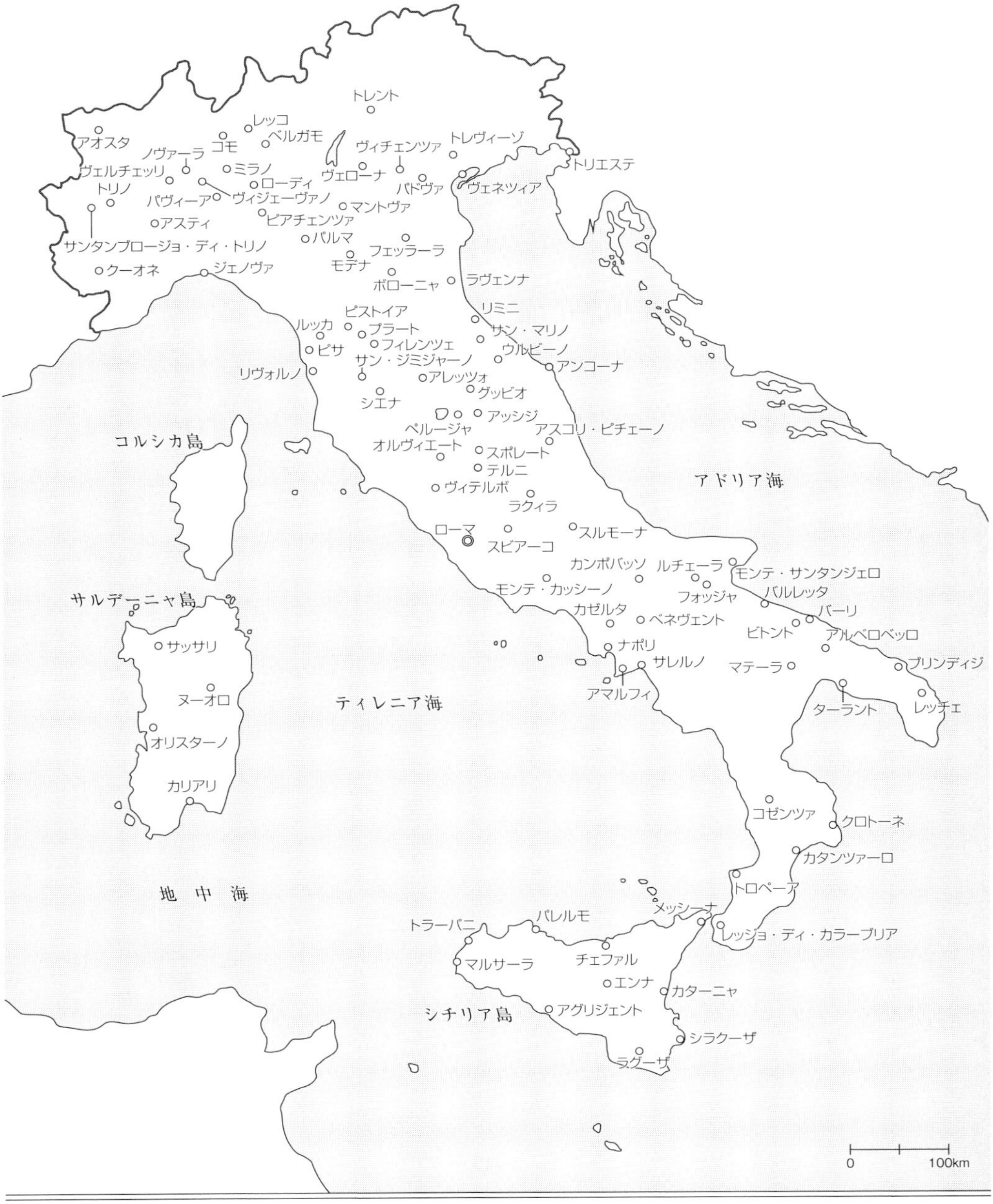

本史料集関連のイタリア都市

＊北側の境界線は現在の国境

表A　関係史料のジャンル別年表

遺　言　書	年代記・日記	
20章（7）ローディ市民ブレゴンディオ・デナーリの遺言書（1229年） 20章（8）ローディ市民ブレゴンディオ・デナーリの遺言書（1236年） 20章（9）ローディ市の公証人ジャコモ・モレーナの遺言書（1248年） 20章（10）ジェノヴァ市民オベルト・ロメッリーノの遺言書（1252年） 20章（11）ローディの公証人の妻ベッラカーラ・モレーナの遺言書（1263年）		1200
20章（12）ローディ市民ステーファノ・ヴォルトリーノの遺言書（1335年） 20章（1）プラートの市民マルコ・ダティーニの遺言書（1348年）	4章ジョヴァンニ・ヴィッラーニ『フィレンツェ年代記』（1348年） 5章アーニョロ・ディ・トゥーラ『シエナ年代記』（1348年）	1300
20章（2）ローディ市民・寡婦クレスピアーティカの遺言書（1351年） 20章（3）ローディ市民カラベッロ・オルゾーノの遺言書（1357年） 20章（4）パドヴァのシニョーレの妻フィーナ・ダ・カッラーラの遺言書（1378年） 20章（5）ローディ市民ベルナルド・タラスコーノの遺言書（1388年） 19章フランチェスコ・ディ・マルコ・ダティーニの遺言書（1400年）	1章ムッシス『疫病の歴史』（1350年頃） 2章ミケーレ・ダ・ピアッツァ『シチリア年代記』（1336～61） 16章ジョヴァンニ・ダ・パルマの『トレント年代記』（1375年） 6章マルキオンネ『フィレンツェ年代記』（1378頃～85） 3章ラニエーリ・サルド『ピサ年代記』（1399年以前）	1350
20章（6）ローディ市民ジョヴァンナ・ラヴァーニャの遺言書（1400年）		1400
	22章ルーカ・ランドゥッチの『フィレンツェ日記』（1497年）	1450

その他（『死者台帳』イタリア以外）	著　　作	都市協議会
·	9章カエサリウス「司祭のめかけに対する罰について」（1223年）	
7章（1）アヴィニョン教皇庁勤務のカントルの書簡（1348年） 7章（2－ⅰ）アヴェスベリーのロバート『年代記』（1348～59） 8章サヴォイア刑吏のユダヤ人調書（1348年）	13章ガルボの『疫病に対処するための勧告』（1348年） 11章ペトラルカの親友宛の書簡［一］（1349年）	10章ピストイアの疫病条例（1348年）
7章（2－ⅱ）サン・ドニ修道士『フランス大年代記』（1380年以前） 7章（2－ⅲ）ジャン・ド・ヴェネット『フランス年代記』（1359～60頃） 18章サンタ・マリア・ノヴェッラ聖堂の『死者台帳』（1330～87）	11章ペトラルカの親友宛の書簡［二］（1350年） 9章パッサヴァンティ「煉獄での「女狩り」の責め苦」（1354年） 12章ペトラルカのジェノヴァ大司教宛書簡（1367年） 15章サルターティ『都市からの逃亡について』（1383年）	
	14章一市民の疫病対策と健康法（モレッリ『リコルディ』）（1411年） 17章モレッリ家の人びとの疫病死（モレッリ『リコルディ』）（1411年）	
		23章サン・ジミニャーノのポーポロ協議会とその他の機関による1462年から1464年の決議・覚書 ［1］1462年12月20日［2］1462年12月23日［3］1462年1月4日［4］1462年1月10日［5］1464年6月10日その一［6］1464年6月10日その二［7］1464年7月28日［8］1464年1月14日［9］1464年1月24日［10］1464年2月25日［11］1465年9月20日［12］1465年10月26日［13］1465年1月18日［14］1465年2月6日［15］1466年6月16日 21章フィレンツェの「葬儀費用抑制のための条例」（1473年）

表B　関係史料の地域別年表

年	中　部	北　部
1200		20章（7）ローディ市民ブレゴンディオ・デナーリの遺言書（1229年） 20章（8）ローディ市民ブレゴンディオ・デナーリの遺言書（1236年） 20章（9）ローディ市の公証人ジャコモ・モレーナの遺言書（1248年） 20章（10）ジェノヴァ市民オベルト・ロメッリーノの遺言書（1252年） 20章（11）ローディの公証人の妻ベッラカーラ・モレーナの遺言書（1263年）
1300	4章ジョヴァンニ・ヴィッラーニ『フィレンツェ年代記』（1348年） 5章アーニョロ・ディ・トゥーラ『シエナ年代記』（1348年） 10章ピストイアの疫病条例（1348年） 11章ペトラルカの親友宛の書簡［一］（1349年）	20章（12）ローディ市民ステーファノ・ヴォルトリーノの遺言書（1335年） 13章ガルボの『疫病に対処するための勧告』（1348年）（ボローニャ） 20章（1）プラートの市民マルコ・ダティーニの遺言書（1348年）
1350	11章ペトラルカの親友宛の書簡［二］（1350年） 9章パッサヴァンティ「煉獄での「女狩り」の責め苦」（1354年）（フィレンツェ） 6章マルキオンネ『フィレンツェ年代記』（1378頃～85） 15章サルターティ『都市からの逃亡について』（1383年）（フィレンツェ） 18章サンタ・マリア・ノヴェッラ聖堂の『死者台帳』（1330～87）（フィレンツェ） 3章ラニエーリ・サルド『ピサ年代記』（1399年以前） 19章フランチェスコ・ディ・マルコ・ダティーニの遺言書（1400年）（フィレンツェ）	1章ムッシス『疫病の歴史』（1350年頃）（ピアチェンツァ） 20章（2）ローディ市民・寡婦クレスピアーティカの遺言書（1351年） 20章（3）ローディ市民カラベッロ・オルゾーノの遺言書（1357年） 12章ペトラルカのジェノヴァ大司教宛書簡（1367年） 16章ジョヴァンニ・ダ・パルマの『トレント年代記』（1375年） 20章（4）パドヴァのシニョーレの妻フィーナ・ダ・カッラーラの遺言書（1378年） 20章（5）ローディ市民ベルナルド・タラスコーノの遺言書（1388年）
1400	14章一市民の疫病対策と健康法（モレッリ『リコルディ』）（1411年）（フィレンツェ） 17章モレッリ家の人びとの疫病死（モレッリ『リコルディ』）（1411年）（フィレンツェ）	20章（6）ローディ市民ジャコモ・ダ・ラヴァーニャの妻ジョヴァンナ・ダ・ラヴァーニャの遺言書（1400年）
1450	23章サン・ジミニャーノのポーポロ協議会とその他の機関による1462年から1464年の決議・覚書［1］1462年12月20日［2］1462年12月23日［3］1462年1月4日［4］1462年1月10日［5］1464年6月10日その一［6］1464年6月10日その二［7］1464年7月28日［8］1464年1月14日［9］1464年1月24日［10］1464年2月25日［11］1465年9月20日［12］1465年10月26日［13］1465年1月18日［14］1465年2月6日［15］1466年6月16日 21章フィレンツェの「葬儀費用抑制のための条例」（1473年） 22章ルーカ・ランドゥッチの『フィレンツェ日記』（1497年）	

その他（イタリア以外の地域）	南　　部
7章（1）アヴィニョン教皇庁勤務のカントルの書簡（1348年） 7章（2－i）アヴェスベリーのロバート『年代記』（1348～59） 8章サヴォイア刑吏のユダヤ人調書（1348年）	
7章（2－ii）サン・ドニ修道士『フランス大年代記』（1380年以前） 7章（2－iii）ジャン・ド・ヴェネットの『フランス年代記』（1359～60頃）	1章ムッシス『疫病の歴史』（1350年頃） 2章ミケーレ・ダ・ピアッツァ『シチリア年代記』（1336～61）

（備　考）

・史料名には余白の都合で略称されたものもある。

・かっこの中の年代は著作そのものが「執筆された年代」を表す場合もあるが、到来した疫病について記述した年を表す場合もある。統一していない。

表C　イタリアにおけるペスト発生の年と地域

発生年	発生地域			
1347	北部	中部	南部	島
1348	北部	中部	南部	島
1349	北部	中部	南部	島
1350	北部	中部	南部	島
1351				
1352				
1353				
1354				
1355				
1356				
1357				
1358				
1359				
1360	北部	中部	南部	島
1361	北部	中部	南部	島
1362	北部	中部	南部	島
1363	北部	中部	南部	島
1364				
1365				
1366				
1367				
1368				
1369				
1370				
1371	北部	中部	南部	
1372	北部	中部	南部	
1373	北部	中部	南部	
1374	北部	中部	南部	
1375				
1376				
1377				
1378				
1379				
1380				
1381	北部	中部	南部	
1382	北部	中部	南部	
1383	北部	中部	南部	
1384	北部	中部	南部	
1385				
1386				
1387				
1388	北部	中部		
1389	北部	中部		
1390	北部	中部		
1391				
1392				
1393				
1394				
1395				
1396				
1397				
1398	北部	中部	南部	
1399	北部	中部	南部	
1400	北部	中部	南部	
1401				
1402				
1403				
1404				
1405				
1406				
1407				
1408				
1409				
1410	北部	中部		
1411	北部	中部		
1412	北部	中部		
1413	北部	中部		
1414				
1415				
1416	北部	中部		
1417	北部	中部		
1418	北部	中部		
1419	北部	中部		
1420	北部	中部		
1421				
1422	北部	中部	南部	
1423	北部	中部	南部	
1424	北部	中部	南部	
1425	北部	中部	南部	

発生年	発生地域			
1426				
1427				
1428	北部	中部	南部	
1429	北部	中部	南部	
1430	北部	中部	南部	
1431	北部	中部	南部	
1432				
1433				
1434				
1435	北部	中部	南部	
1436	北部	中部	南部	
1437	北部	中部	南部	
1438	北部	中部	南部	
1439	北部	中部	南部	
1440				
1441				
1442				
1443				
1444				
1445				
1446				
1447				
1448	北部	中部		
1449	北部	中部		
1450	北部	中部		
1451	北部	中部		
1452				
1453				
1454				
1455				
1456	北部	中部		
1457	北部	中部		
1458				
1459				
1460				
1461				
1462				
1463	北部	中部	南部	
1464	北部	中部	南部	
1465	北部	中部	南部	
1466	北部	中部	南部	
1467	北部	中部	南部	
1468	北部	中部	南部	
1469				
1470				
1471				
1472				
1473				
1474				
1475				
1476	北部	中部	南部	島
1477	北部	中部	南部	島
1478	北部	中部	南部	島
1479	北部	中部	南部	島
1480				
1481				
1482				
1483				
1484				
1485	北部	中部		
1486	北部	中部		
1487	北部	中部		
1488				
1489				
1490				
1491				
1492				
1493	北部	中部	南部	島
1494				
1495				
1496				
1497				
1498				
1499	北部	中部		
1500	北部	中部		
1501	北部	中部		
1502	北部	中部		
1503	北部	中部		
1504	北部	中部		

発生年	発生地域			
1505	北部	中部		
1506	北部	中部		
1507				
1508				
1509	北部			
1510	北部			
1511	北部			
1512	北部			
1513	北部			
1514	北部			
1515				
1516				
1517				
1518				
1519				
1520				
1521				
1522	北部	中部	南部	島
1523	北部	中部	南部	島
1524	北部	中部	南部	島
1525	北部	中部	南部	島
1526	北部	中部	南部	島
1527	北部	中部	南部	島
1528	北部	中部	南部	島
1529	北部	中部	南部	島
1530	北部	中部	南部	島
1531				
1532				
1533				
1534				
1535				
1536				
1537				
1538				
1539				
1540				
1541				
1542				
1543				
1544				
1545				
1546				
1547				
1548				
1549				
1550				
1551				
1552				
1553				
1554				
1555	北部			
1556	北部			
1557				
1558				
1559				
1560				
1561				
1562				
1563				
1564	北部			
1565				
1566				
1567				
1568				
1569				
1570				
1571				
1572				
1573				
1574				
1575	北部			島
1576	北部			島
1577	北部			島
1578	北部			島
1579	北部			島
1580	北部			島
1581				
1582				
1583				

発生年	発生地域			
1584				
1585				
1586				
1587				
1588				
1589				
1590				
1591				
1592				
1593				
1594				
1595				
1596				
1597				
1598	北部			
1599	北部			
1600				
1601				
1602				
1603				
1604				
1605				
1606				
1607				
1608				
1609				
1610				
1611				
1612				
1613				
1614				
1615				
1616				
1617				
1618				
1619				
1620				
1621				
1622				
1623				
1624				島
1625				
1626				
1627				
1628				
1629				
1630	北部	中部		
1631	北部	中部		
1632				
1633				
1634				
1635				
1636				
1637				
1638				
1639				
1640				
1641				
1642				
1643				
1644				
1645				
1646				
1647				
1648				
1649				
1650				
1651				
1652				
1653				
1654				
1655				
1656	北部	中部	南部	島
1657	北部	中部	南部	島
回数		北部	25回	
		中部	21回	
		南部	12回	
		島	9回	

表D　イタリアにおける1348年のペストの流行の広がり（ペストの発生が確認された時期）

都市・地方	発生した年	発生した月
メッシーナ	1347年	9月末
シチリア島	〃	10月
レッジョ・カラーブリア	〃	12月
サルデーニャ島	〃	〃
コルシカ島	〃	〃
エルバ島	〃	〃
ジェノヴァ	〃	12月末
ピサ	1348年	1月
ヴェネツィア	〃	1月末
ルッカ	〃	2月
フィレンツェ	〃	3月
ボローニャ	〃	〃
モデナ	〃	〃
ピストイア	〃	3月～4月
ペルージャ	〃	4月
パドヴァ	〃	〃
ヴェンティミリャ	〃	〃
オルヴィエート	〃	4月末～5月
シエナ	〃	5月
アンコーナ	〃	〃
リミニ	〃	〃
ナポリ	〃	〃
ナポリ王国	〃	〃
ヴェローナ	〃	5月末
ファエンツァ	〃	6月
チェゼーナ	〃	〃
パルマ	〃	〃
レッジョ・エミーリア	〃	〃
トレント	〃	〃
ピアチェンツァ	〃	7月
フェッラーラ	〃	〃
フリウーリ	〃	8月
ローマ	〃	8月（？）
ヴァレーゼ	〃	8月
ピエモンテ地方	〃	10月～11月

出典：Ole J. Benedictow, *The Black Death, 1346–1353. The Complete History*, Woodbridge, 2004, p.94. この表は，基本的にデル・パンタの研究 Del Panta, *Le epidemie nella storia demografica italiana* (*secoli XIV–XIX*), Torino, 1980. を利用しつつ，数人の研究者からの情報を加えて作成されている

凡例

1　聖書からの引用は原則的に『聖書　新共同訳』（日本聖書協会、一九九五年）を利用した。教会やキリスト教関係の用語（訳語）や説明は、『岩波キリスト教辞典』（二〇〇二年）、『新カトリック大事典』（一九九六～二〇〇九年）、『キリスト教人名辞典』（日本基督教団出版局、一九八六年）、『イタリア旅行協会公式ガイドブック』（全五巻）（NTT出版、一九九五～一九九七年。絶版）とそのイタリア語版の最新のもの（Touring Editore, *Guida Rapida d'Italia*, 2012.）を利用した。さらに詳しい語句についてはIstituto della Enciclopedia Italiana, *Dizionario Enciclopedico Italiano*（Roma, 1970-1984）を利用した。さらに不明なものについてはインターネットからの情報も精査して利用した。

2　イタリア語の仮名表記については、原則としてB. Migliorini, C. Tagliavini, P. Fiorelli, *DOP*, 1969, Torino. や『伊和中辞典』（第二版、小学館、一九九八年）に拠ったが、表記がすでに日本で定着しているものについては、それに従った。同様に、人名・地名は現地読みを基本とし、聖職者はラテン語読みとしたが、日本における慣用に従った場合も多い。

3　史料の文章や語句の途中を省略する場合は、「（中略）」ということばを入れずに「……」で済ませている。また、［—］は原典の文字や語句の空白または欠落を示している。

4　史料中の太文字はすべて引用者（石坂）による強調であり、本文中では断っていない。なお、原典で強調がなされている場合は、傍点を用いている。

5　史料中、各パラグラフの冒頭にその要旨が把握しやすいように、引用者（石坂）が小見出しを付けた。これは、便宜的に付けたもので原典にはない。例外的に原典に小見出しが付されている場合は、小見出しの文頭に＊の印を付けた。

6　略号は以下の通り。

AC（Archivio del Comune）　ASP（Archivio di Stato di Pisa）

ASSG（Archivio Statale San Gimignano）　BCSG（Biblioteca Comunale di San Gimignano）

AVL（Archivio vescovile di Lodi）　ASP（Archivio di Stato di Padova）

イタリアの黒死病関係史料集　目次

イタリアの黒死病関係史料集

第一部　一三四七年の黒死病の到来

第一章　ムッシスの『疫病の歴史』（一三五〇年頃）

――ヨーロッパへの疫病の侵攻の経緯とイタリア北部での流行

解説

ガブリエーレ・デ・ムッシス Gabriele de'Mussis（一三五六年頃没）(11)は、一三四八年の黒死病の生き証人である。ここにその全文を紹介する彼の『疫病の歴史』*Historia de Morbo*（一三五〇年頃）（ラテン語）は、ボッカッチョの『デカメロン』や多くの都市で書かれた年代記とともに、同時代人が記述した黒死病関係の史料として貴重なものである。それは疫病の惨状について臨場感のある、生々しい詳細な描写を含んでおり、黒死病のありさまを伝える史料として『デカメロン』と同様に、最も代表的なものである。

しかし、ムッシスの『疫病の歴史』は、その内容においても、またスタイルにおいても、『デカメロン』とも、また年代記とも大きく異なる独特の性格をもっている。『デカメロン』の場合、疫病の描写が、作品の構成としては、あくまで次に続くコミカルでエロチックな一〇〇話に先立つ導入部をなすものでしかないのに対して、ムッシスの『疫病の歴史』は、まず、これ自体が疫病そのものを叙述した、ひとつの完結した作品である。また、『デカメロン』

の疫病の描写は、フィレンツェの一三四八年の様子に限定されたものである（しかも実際には、既述したように、この時ボッカッチョはフィレンツェにいなかったといわれる）(12)。それに対して、ムッシスの『疫病の歴史』は、まず、彼が生まれ育ち、みずから公証人業務を営む都市ピアチェンツァにおいて、一三四八年にみずから直接見聞きした疫病の惨状について報告し、それにとどまらずに、さらに、疫病がキリスト教世界にもたらされることとなったクリミア半島のカッファでの事件（一三四六年）の詳しい報告から始まり、ジェノヴァ人の乗ったガレー船によってカッファからヨーロッパに疫病が伝えられる経緯（一三四七年）、そしてジェノヴァ人によってロンバルディーアに疫病が広げられるいきさつ、疫病患者の病状についての詳しい医学的観察、そして最後に、疫病の時代を生き残った人びとに認められた宗教的覚醒や聖年の巡礼（一三五〇年）――こうしたことが、広い視野から詳しく報告されるのである。

また、ムッシスの『疫病の歴史』には一貫して極めて強い宗教的な色彩が認められることも注目すべきことである。普通、宗教的な要素は、聖職者が教会の立場からおこなった説教などに認められるはずのものであるが、ムッシスはただの一市民に過ぎない。公証人業務を営む、教養ある一市民でしかないムッシスは、疫病の衝撃を前にして、ひとつの強い思いに駆られて、おそらく自発的にペンを執ったのであろう。そして疫病の発生とその与えた被害について語るなかで、疫病に紛れもなく神罰の性格を認めたのであった。このように、ただの一市民が神罰を自覚して、このように強い宗教的な色彩を帯びた作品を執筆するところに、黒死病の与えた衝撃の強さが認められるであろう。

このように、ムッシスの作品が決して教会の立場から記述されたものではないにもかかわらず、そこに極めて宗教的な姿勢が強く打ち出されていることは、黒死病から受けた人びと全般の心情を示すものかもしれない。その宗教的心情は、疫病によってもたらされた、この時代の人びとに共通するものといえるかもしれない。例えば、ほんの、一例でしかないが、あの、さほど信心深くなかったプラートの商人フランチェスコ・ダティーニでさえも、この時代を支配した高い宗教性に導かれて巡礼やその他の宗教的行動を取ったのである。そうしたダティーニの行動や、各地に繰り広げられた鞭打ち苦行の行進や、大ペスト以後活発におこなわれた寄進活動や慈善活動は、この宗教的心情が支配的であった背景において理解されるべきことのように思われる(13)。

この作品において、特徴的なものがもうひとつある。ムッシスの吐露する宗教的感情は、高揚のあまり、中世の幻視文学の伝統によるものであろうか、しばしば突如「イマジネーションの世界」に突入する。一方で詳しい疫病の症状や情景が冷静に報告されるかと思えば、他方で突如として神の怒りの言葉が直接話法で示される。ここで神は人間に向かって疫病を引き起こしたゆえんを語り出す。その神に対して人間は赦免と慈悲を乞う。ここに両者の対話が繰り広げられる。この対話は、ムッシスが一種の幻視の世界で聞いたものであろうか。その幻視のなかでは地獄の模様が生々しく描写される。その描写は、ちょうど、一九世紀の音楽家ヴェルディの《レクィエム》の「怒りの日」の最後の審判のすさまじい音響的描写にも匹敵するものである。

このように、ムッシスの『疫病の歴史』は、事件の冷静な「報告」と、激高した「イマジネーション」とが交錯する独特の、ある種文学性を帯びたものである。これは、『デカメロン』にも年代記にもない、ムッシスの作品に全く特異なものであり、黒死病によってもたらされた時代の宗教性が、教養ある一人の市民のペンを通してどっと噴き出たものといえるかもしれない。

テキスト（ラテン語）についてであるが、編訳者が最初に入手したA・G・トノーニ Tononi のテキストでは「イマジネーション」の部分は削除されている(14)。これは一種の文学性の部分を排除して疫病についての報告に焦点を据えたもので、事実の報告・歴史叙述としてはわかりやすい。一方、ヘンシェル A. W. Henschel は当然ながら全文を扱っている(15)。ここでは、研究者ヘンシェルとホロー R. Horrox によるテキストの批判的解読を採用しつつ全文を翻訳した。

A.G. Tononi, "La peste dell'anno 1348", *Giornale Ligustico* 11, 1884, pp. 141–142.; A. W. Henschel, "Document zur Geschichte des schwarzen Todes", in *Archiv für die gesammte Medicin*, ed. Heinrich Haeser, II, Jena, 1841, S. 45–57.

史料

ムッシスの『疫病の歴史』（一三五〇年頃）

目次(16)

1　はじめに――神の怒りのことば「私が審判を下す。疫病や災害を引き起こす」

種々の邪悪の泥沼にまみれて、無数の悪徳を追い求めている罪深い人間に対して、今や神の罰が下された。疫病が放たれたのだ。疫病は人類を容赦なく傷つけ、急死の矢で滅ぼす。人間よ、嘆き悲しめ。そして神に慈悲を乞い求めよ

神の名においてアーメン。主の年の一三四八年に発生した疫病に関する記述をこれから始める。これは、私ことピアチェンツァのガブリエーレ・デ・ムッシスがまとめたものである。

万物を手中に治める支配者であり、天国の王であり、生者と死者の主であらせられる全能の神が、いったいどのようなことをなされたかについて、これは説明するものである。

この私の説明によって、今生きている者もこれから生を受ける者もすべての者が、神の業《わざ》がどのようなものであったかを永遠に記憶のなかに留められんことを望む。

神は天界から全人類を見下ろし、全人類が種々の邪悪の泥沼にまみれて、悪行に巻き込まれ、無数の悪徳を追い求め、際限なく悪を受け入れるために堕落の海に溺れ、ありとあらゆる善を失って、神の裁きを恐れず、一切の悪を追求し、悪がいかに憎むべき、忌まわしいものであるかを顧みないのを眺めておられた。そうしたことを見て神はこの世に声を張り上げて言われた――

「地よ、お前は何をしているのだ。お前は、不品行なごろつきの輩に捕えられ、罪人どもに汚されているのだ。お前を助けてくれるものは全くないのか。邪悪な行いに対する報復として人間の血を要求しないのか。どうして私の敵対者や対立者を甘やかすのか。お前は、そのようなふしだらを目の前にしたならば、私の敵対者を押さえ付けるべきであった。お前の力のなかに眠っている復讐心を行使する準備をせよ」。

するとそ地は答えて言った――

「神よ、あなたが言葉をお与えになると、直ちにあなたの力によって生みだされた私は、口を開けて数え切れないほどの罪を飲み込む。激怒した裁きの主が、天界から激しい雷を発して合図を出し、言葉に表せない裁きのなかで人間に対して諸要素と星と天使の集団を導いて、猛烈な一撃であらゆる形の生命に罪人を吹き飛ばすようにお求めになる時には、私はいつも通りの収穫を拒否し、穀物もぶどう酒も油も生産しない」。

神は言われた――

「裁きの行使は私がおこなう。私こそは、生ける者の命である。死の鍵は私が手にしている。私は懲罰をもたらし、皆にその当然の報いを与える。私の手は天界をつくった。私は光をつくり、世界をつくり、それを飾った。

ああ、お前、人間よ、罪人よ、みじめな、いっそうみじめな者よ、どうして私に逆らって、私のすべての命令、法、審判をはねつけようと決めたのか。洗礼の信仰と贖罪の犠牲はどこにあるのか。私が天地創造をおこなったとき、よもやお前がこれらのわなにはまり、このような結末になるとは思ってもみなかった。私はお前のために、地獄ではなく天国を用意したのだ。そしてお前が行き着いたところを見ている。天体を支えた私をして処女の子宮に下るようにさせた時に、私は飢え、渇き、労苦、磔刑、死に耐えたのである。そして、恩知らずのお前よ、お前の行状のために私は判決を下されて、十字架に架けられたのである。私はお前を永遠の死をもって罰すべきだったが、哀れみの情が勝ってそうしなかったのである。見よ、私はこれまでお前にずっと慈悲深かった。お前は私を通じて救済を獲得してきたのに、そのことをほとんど認識してこなかった。お前は永遠の至福に値しない。それどころかお前は、地獄の永遠の責め苦に値することを認めている。この地を去れ。私はお前が竜によって粉々に引き裂かれるのに任せる。お前は地獄の闇の世界に入って行くだろう。そこで永遠に号泣と歯軋りが続くであろう。もう災難はそこまで来ている。お前の強さの終わりの時が来た。お前が身を委ねた虚栄と色欲を見て私は激怒に駆られた。邪悪な霊が生じてお前をむさぼり食わんことを！　今後お前にはもはや逃げ道がないことを！

私は以下の審判を下す。お前の歓喜が悲嘆に転ずることを。お前の繁栄が苦境に転ずることを。お前が歩む人生行路には常に絶えることのない恐怖が伴うことを。死の絵を見よ。私が地獄の水門を開けるのを見よ。飢餓に取りつかれた者どもを破滅させよ。平和をこの世の果てからも排除せしめよ。不和抗争を生じせしめよ。国々を憎むべき戦争のなかで疲弊せしめよ。この世の隅々から慈悲を消滅せしめよ。災害や疫病、暴力や略奪、争いやあらゆる類いの邪悪を生じせしめよ。次に、私の命令のもとに、星をして大気を汚染させ、この地のすべてを腐敗せしめよ。あまねくこの世界に悲しみと嘆きを広げさせよ。急死の鋭い矢をしてこの世界中を支配せしめよ。何人も、あるいは男であれ、女であれ、若かろうが老いていようが、容赦させるな。罪なき者も罪で滅ぼしせしめよ。誰一人として逃がすな。

私がこの世界の牧童に任じた者が、その信徒の群れに対して獰猛な狼のようにふるまい、また神の言葉を説教せずに、主から授かったあらゆる務めを怠り、信徒らを悔恨へと導くことがほとんどなかった。それゆえに私は牧童たちに対して容赦のない報復をおこなう。私は地上から彼らを一掃する。敵どもが彼らの隠した宝を手に入れるだろう。牧童たちは、他のすべての悪業をなす者どもと同様に、罪の重い責め苦を受けるだろう。彼らの地位は、人をだまして手に入れたものであるから、彼らがそこから利することはないだろう。彼らは、神よりもむしろ人間の方に恐れを抱いており、人間から得る恩恵の方を重んじているので、偽善者の烙印を押されることだろう。宗教は戸口から追い出されて悲しむことになるだろう。悪意を抱いた、背信の聖職者の輩は、彼ら自身の欠陥によって危機にさらされ、破滅に陥るだろう。人は、誰も安らぎを与えられずに、毒を塗った矢で仕留められ、高熱は高慢な者どもを打ち倒し、不治の疾病は閃光のごとく人を打ちのめすことだろう」。

この警告が人間に与えられた後に病気が放たれた。全能者の震える槍はありとあらゆるところにねらいが定められ、全人類を情け容赦なく傷で汚染した。残忍な星座であるオリオン座、ドラゴンの尾、毒入りの瓶を海に投げる天使、そしてサトゥルヌスの悪天候――これらが地と海、人間と樹木に対して害悪をもたらすために与えられたのであった。それらは、東から西へと大疫病を運びながら進んで世界中の国々に毒入りの器を注ぎ、炎症のしるしを病人に残した。こうして、以下に述べるように、死をもたらす恐るべき暴力が世界中を駆け巡り、急死の矢で人間を滅ぼした。お前、人間よ、嘆き悲しめ。そして神の慈悲を乞い求めよ［この数行は黙示録によるもの］。

2　事の発端――カッファのジェノヴァ人

一三四六年、ジェノヴァ人の東方の商業の拠点カッファがタタール人の包囲攻撃を受けた時、タタール人の間に疫病が蔓延し、一日数千人の病死者が出た。これに絶望したタタール人は、ジェノヴァ人のいる都市のなかへ疫病死した仲間の遺体を投石機で次々と投げ入れた――キリスト教徒の間の疫病はここに始まる

神の年一三四六年、東方の地域で、無数のタタール人とサラセン人が、急死させる謎の病気で滅ぼされた。これらの地域では、広大な地方・諸邦、大王国、都市、町、居住地が、病気に苦しめられ、恐るべき死の餌食になり、その住民の命がたちまちのうちに奪われてしまった。

ターナ［アゾフ海の北の沿岸都市］と呼ばれるタタール人の支配下にあった東方の居住地は、コンスタンティノープルの北方に位置して、イタリア商人が足しげく行き来したところであった。このターナは、ある事件の後に、短期間に結集したタタール人の軍団によって包囲され、攻撃を受けることになり、全面的に放棄されてしまった。キリスト教徒の商人たちは武力で追い出された。その後に彼らはタタール人の武力にひどく怯えて、みずからの身の安全や持ち物のためにカッファ［黒海北岸の都市。現在のフェオドシャ］に武装船で逃げた。カッファは、ターナと同様にジェノヴァ人がずっと以前から築いていた同じ地域にある居住地であった。おお、神よ。ほら、タタール人の異教徒が四方八方から突然やって来て、カッファの都市を取り囲み、キリスト教徒を孤立させたのだ。閉じ込められたキリスト教徒を約三年間攻囲し続けた。

食料は船で送られて、この援助がこの包囲攻撃に対していくらか希望をつなぐものであったにせよ、おびただしい数の軍隊に取り囲まれて、ほとんど生きた心地がしないほどであった。しかし、それ見よ、病気がタタール人の間に広がったのだ。そしてそのために毎日数千人が死んだが、取り囲んだ軍隊全体にもその病気は感染したのであった。これは、タタール人の傲慢さを打ち砕くために天から矢が降ってきたかのごとくであった。医師の診察も処置もどれもむだであった。病気のしるしがタタール人の身体に現れるとたちどころに死んだ。病気の症状は、体液の凝固によって引き起こされる腋の下や鼠蹊部の悪臭、それにその後のひどい発熱であった。

死にかかったタタール人たちは、疫病が引き起こした災難のあまりの大きさに茫然自失に陥り、もはやそれから逃れる希望はないと悟った。そして攻囲への関心を失ってしまった。しかし、彼らは、疫病による耐え難い悪臭が都市のなかにいる者を残らず殺戮してくれることを望んで、疫病で死んだ遺体を投石機に入れて都市のなかへ投げ入れた。山のように積み上げられたタタール人の死体は、次々と都市のなかに投げ込まれた。そしてなかにいたキリスト教徒たちはそれから隠れることも逃げることもできなかった。それでもキリスト教徒は必死にその遺体を海のなかに投げ捨てたのであった。それから間もなく遺体によって空気は汚染され、給水設備は毒されてしまった。そして悪臭はあまりにひどかった。もはや数千人のキリスト教徒たちのほとんど誰もタタール人の遺体の山から逃れることができなかった。おまけに感染した者はその毒を今度は別の者に移していった。ただ見ただけで人間や場所を病気で汚染してしまうのであった。どのような措置を取ったら病気から守れるかは誰にも皆目わからなかったし、その措置を見つけることもできなかった。

こうして、東方の地域やその地域の南部や北部の地域に行った者は、ほとんど皆この疫病にかかって急死した。そのありさまは、あたかも死の矢に射られたかのようであった。その矢は身体に腫瘍を引き起こすものであった。

大量の死者と病気の症状から、疫病を体験した東方地域の人びとは、最後の審判が下されたと思った。そして、東方にいたキリスト教徒の船員がこの疫病をキリスト教地域にもたらした。ジェノヴァ人よ、ヴェネツィア人よ、お前たちがおこなったことを説明してみよ

何という数の、何という死にざまの死者であることか。中国人、インド人、ペルシャ人、メディア人、クルド人、アルメニア人、キリキア人、グルジア人、メソポタミア人、ヌビア人、エチオピア人、トルコ人、エジプト人、アラブ人、サラセン人、ギリシャ人と、ほとんどすべての東方地域の人びとが感染したが、彼らは先に述べた年から一三四八年のつらい出来事によって涙を流し、嘆き悲しみ、神の最後の審判が下されたと思ったのであった。

目を東から西に向けて、今度は我々が自分の目で見たり、知ったり、証拠にもとづいて考察したことのすべてについて論じよう。そして神の恐ろしい審判について述べることができる。耳をすませてみよ。目から涙が溢れてやまないだろう。なぜなら全能の神は、こう言われたのだ――「私は、創造された人間をこの地上から消し去り、人間は肉と血にすぎないのだから、灰と土に戻してしまう。我が魂はもはや人間のなかには留まらない」と。

「良き神よ、何をお考えなのですか。こうしてあなたの創造物と人間を破壊してしまうのですか。このようにしてその急激な全滅を命じるのですか。いったいあなたの慈悲の心はどこにあるのですか。また我が父の信仰や、罪人をひざに抱く清き聖母はいったいどこに。また殉教者の人びとが流した貴い血、懺悔者や処女の貴い人びとの群れはいったいどこに。また絶えず罪人のために祈る天国の案内人はいったいどこに。そして十字架の上のキリストの最高に貴い死、我々のすばらしい償いはどうなったのですか。王なる神よ、お願い致します。どうか怒りをお静め下さい。このように罪人を滅ぼすのはおやめ下さい。そしてあなたは犠牲よりもむしろ慈悲を望まれるのですから、改悛した者からあらゆる悪を取り除きたまえ。そして正義が不正で非難されないようにしたまえ」。

「罪人たちよ、お前がもらしている言葉は私の耳に聞こえるぞ。もらすべきはお前の涙だ。私はお前に泣けと命ずる。慈悲をかける時は過ぎ去ってしまっているのだ。私は報復のために呼び求められた。罪と悪に対して報いをするのが私の楽しみだ。私は死にゆく者にしるしを与える。彼らに霊魂の安寧に向けた措置を講じさせよ」。

疫病が発生した時、船員のなかで疫病の毒に感染した者はまだわずかであった。船のなかにはジェノヴァに向かう船もあれば、ヴェネツィアやほかのキリスト教地域に向かう船もあった。船員がそれらの地域に到着してその地域の人びとと交わった時、あたかもその地域の人びとに悪霊がもたらされたかのようであった。どの都市もどの居住地もどの場所も疫病に毒され、住民は、男も女もあっと言う間に死んでしまった。そして家族のなかで誰かひとりが病気にかかると、たとえその人が倒れて死んでしまっても、毒はほかの家族全員に感染してしまい、今度は、死んだ人の埋葬の準備をしている人たちが同じように死んでいくという具合であった。こうして死は窓から侵入した。そして都市や町の人口が減少したので、そこに住む人びとは隣人の死を悼《いた》んだ。

「ジェノヴァよ、お前がおこなったことを話してみよ。シチリアよ、ペラージエ諸島［シチリア島とチュニスの間にある島を指す。文字通りには海のなかの島を指すが、ムッシスはここでは地中海の島々すべてを指して言っている］よ、神の裁きについて述べてみよ。ヴェネツィアよ、トスカーナよ、そして全イタリアよ、自分がやったことを説明してみよ」。

「我々ジェノヴァ人、ヴェネツィア人は神の裁きを明らかにする責任を負っている。ああ、我々の船が港につくや、直ちに我々は家に帰った。そして我々は悲劇的な出来事によって到着が遅れた上に、我々のなかには生存者が、千人の船員のうち一〇人もいなかったことから、親類や近所の人びとがあちこちから殺到してやって来た。しかし、嘆かわしいことに、我々は死の矢を持ち込んでいたのだ。我々は皆に抱きしめられキスをされながら、また言葉を交わしながら、疫病の毒をくちびるから広げていたのであった」。

3　ジェノヴァ人のガレー船が広げた疫病の様子

疫病に感染した者が家に帰ると、家族に毒を感染させ、家族は三日以内に死の矢に倒れた。死は、容赦なく、親、配偶者、子、兄弟姉妹を切り離した

我々の毒に感染した人びとは家に帰ると、すぐに家族全員に毒を感染させた。そして罹病した家族は三日以内に死の矢に屈して倒れた。こうして集団の葬儀をおこなわなくてはならなかった。また、ますます増えていく死者を埋葬するだけの土地がもはやなくなってしまった。病人の世話のほとんどは司祭と医師の手に委ねられていたが、彼らは訪ね切れないほど数多くの病人を抱えていた。そして、ああ、病人のもとを立ち去る時には、司祭と医師もまた感染してしまい、直ちに死者の跡を追って墓場に向かったのであった。父よ、母よ、子よ、妻よ。長きにわたって繁栄はお前を危害から守っていた。しかし今やひとつの墓石がお前を覆い、それと同様に不幸がお前を覆う。お前は世界を楽しんでいた。喜びと繁栄がお前にほほ笑んでいた。お前は喜びに愚かさを混ぜ合わせた。今や、同じ墓がお前を受け入れて、お前は虫けらのえさとして差し出されるのだ。おお、辛き死よ、不敬な死よ、苦き死よ、残忍な死よ。死は、親を引き離し、配偶者を絶縁させ、子を離別させ、兄弟姉妹を切り離す。我々は悲惨な苦境に痛哭する。過去が我々の身体をむさぼり、現在は我々のはらわたをかみ切り、未来はさらにいっそう大きな危険性で脅かす。熱狂的な活動で働いて蓄積したもの——そうしたものを一刻のうちに失ってしまった。

華美な若者とその優美な衣装はどこに？　戦士が見せた高貴さと勇気は今どこにあるのか。老人の成熟した知恵、ご婦人方の群れは今どこに？　宝や宝石の山はどこにいったのか――悲しきかな、すべてが死によって破壊されてしまった。死によって押しのけられてしまった。我々は誰の方に向かうべきだろうか。誰が我々を助けることができるのか。逃げ隠れできない。

都市も町《ムーロ》も、野原も森林も、道も河川も、それらすべてを取り囲んでいるのが、略奪者である――つまりそれこそ悪霊、最高の審判者の執行人である。彼は、我々に対して果てしない処罰を用意しているのである。

四人の兵士が疫病の町に入り、毛布を盗んだ。夜それをかけて寝たところ、翌朝皆死んでしまった。そこで死者の持ち物が恐れられた

ここで話すことのできる恐ろしい事件がある。ある軍隊がジェノヴァの近くに露営した時に起こった恐るべき事件である。四人の兵士が略奪物を求めて軍隊を離れ、海岸のリヴァローロに向かって進んだ。その町では疫病がすべての住民を死なせてしまっていた。家々が締め切られていたが、四人はあたりに誰もいないのを見て、一軒の家に押し入ってベッドの上に毛布を見つけて盗んだ。それから軍隊に再び戻って、次の晩、四人は毛布をかけて寝た。朝になると、彼らは死んでいた。その結果、皆恐怖に怯えた。それから誰一人として死者のもっていた品物や衣類は使おうとしなかった。それどころか、手に触れようとさえせずに、即座にはねつけたのであった。

この疫病を生き延びたのは、ジェノヴァで七人中一人いるかいないかであった。ヴェネツィアでは七〇パーセント以上が死んだ

ジェノヴァでは生き延びた人は七人のうち一人いるかいないかであった。ヴェネツィアでは死者の数を調べる調査がおこなわれたが、住民の七〇パーセント以上が死んだことがわかった。また、優れた内科医については、わずかの期間に二四人中二〇人が死亡したこともわかった。イタリアの残る他の地域のシチリアやプーリアやその周辺の地方も、事実上そこに住む者がいなくなったと主張されている。フィレンツェ、ピサ、ルッカの人びとは奪われた命を認識して、その悲しみをすこぶる強調している。アヴィニョンのローマ教皇庁やローヌ川の両岸のラングドック地方、プロヴァンス地方も、またスペインやフランスや神聖ローマ帝国も、その悲しみに悲鳴をあげ、災難に泣いている。そのありさまを説明するのは、私にはことのほかむずかしいことである。

サラセンでは疫病で一三四八年の三カ月足らずの間にバビロニアの都市だけで四八万人が死亡した

反対にサラセン人に起こったことについては、信頼できる報告によって確定されている。一三四八年の三カ月足らずの間に、スルタンの国の中心であるバビロニアの都市だけで四八万人が疫病で命を奪われたといわれている。そしてこのことは、死者の名前を記録するスルタンの登録書から知られていることである――というのも、スルタンは埋葬者一人につきビザンティン金貨一枚を受け取っているからである。私はダマスクスとそのほかの都市については何もいえない。というのは、死者の数は数え切れないからである。そのほかの東方諸国は、乗り物に乗って三年もかかるほど広大な地域であり、西方諸国の一万倍の人口を擁する。そこでは、確かな筋によると、とても数え切れないほどの人びとが死んだと伝えられる。

4　ロンバルディーアに広がった疫病

ロンバルディーアでの初期の疫病の感染は、疫病を逃れてジェノヴァからやって来た者からの感染であった。ジェノヴァ人から商品を買ったボッビオの宿の亭主が急死し、そのそばにいた男が遺言書を作成しようとしたが、司祭や公証人や証人とともに急死した

人は誰でも病気や疫病について記録に留める責任がある。そして私自身はピアチェンツァ出身であるから、一三四八年にこの都市で起こったことについて多くのことを書き留めておく思いに駆られた。疫病によって避難を余儀なくされたジェノヴァ人のなかには安全な場所を求めてアルプスを越える者がいて、彼らはロンバルディーア地方にやって来た。なかには商品を携える者がいて、ボッビオ［現在のピアチェンツァ県の町。ピアチェンツァとジェノヴァの中間に位置］に滞在している時にそれを売った。その後、買い手である宿の亭主とその家族全員と、近所に住む数人の者が、ともに疫病に感染して、それで急死した。そして、そこにいた一人の男が遺言書を作成しようと望んだが、彼は、作成のためにやって来た公証人や、告解を聴聞した司祭、それに遺言書のために呼ばれた証人たちと一緒に死んでしまった。そして彼らは皆次の日になって一緒に埋葬されたのであった。災難の規模はあまりに大きく、実際のところ、その後住民の皆が突然死に襲われて、生き残ったのはほんの一握りの者だけにすぎなかった。

ピアチェンツァでの疫病の最初の犠牲者は、フルコという男で、彼はジェノヴァからやって来た疫病にかかった親友をかくまい、感染して死亡した

ある一人のジェノヴァ人はすでに疫病にかかっていた。その男は苦労の末ピアチェンツァまでやって来た。自分の身体の具合が悪いのを感じたその男は、親友のフルコ・デッラ・クローチェを捜し出して、隠れ場所を与えてもらった。しかし男はすぐに病に伏して、息を引き取った――その直後、フルコも、その家族全員も、またそのたくさんの近所の者たちも、死亡した。つまり、これこそがピアチェンツァにおいて疫病――急速に世界中に広がったあの疫病である――が広がった発端であった。

悲鳴と嗚咽の声が四方あらゆる所から聞こえてくる

私はどこから話を始めていいかわからない。悲鳴と嗚咽《おえつ》の声が四方八方あらゆる所から聞こえてくる。来る日も来る日も、終油の秘跡のために十字架とホスティアが町中に運ばれて、無数の死者が埋葬されている。結果として起こった疫病はあまりに大きなものであったので、人びとはほとんど休む間もなかった。生きている者は自らの埋葬の準備をした。そしてもはや一人ひとりの墓のための十分な余地がなかったので、柱廊や広場に穴を掘らなくてはならなかった。しかし、以前にはそんな所には埋葬された者は誰もいなかった。夫と妻、父と息子、母と娘とが一緒にひとつの場所に埋葬されたり、さらには、そのうち世帯人全員や近所の多くの者たちまでもが、同じひとつの場所に一緒に埋葬されるようなことがしばしば起こった。同じようなことが、カステッラルクワート〔現在のピアチェンツァ県の町。北にピアチェンツァ、西にボッビオがある〕とヴィグッツォーロ〔ピエモンテ地方の町〕やほかの町や村や都市や居住地にも起こり、ついにはヴァル・ティドーネ〔ピアチェンツァの南西の渓谷の町〕にも起こった。ヴァル・ティドーネはこれまでずっと疫病を免れていた地域であったのに。

非常に多数の人びとが死亡した。オベルト・デ・サッソという人は、フランチェスコ修道会の教会が近くにある、すでに疫病に汚染された地区の出身であった。彼は、遺言書の作成を望んで、ひとりの公証人とともに、遺言書の証人として近隣の者数人を家に呼んだ。彼らは皆六〇歳を越えていたが、そのあとすぐに一人残らず死んでしまった。

ピアチェンツァでは多数の托鉢修道士が亡くなった

ドミニコ会士のシフレード・デ・バルディスは、キリストの聖墓の巡礼にも行ったことのある、高い学識と思慮を備えた人物であった。彼もまたこの頃、同じ修道院にいた二三人の修道士とともに死んでしまった。また次のような人びとがわずかな間に死亡した——ピアチェンツァのフランチェスコ会士であり、その学識と多くの徳で有名であったベルトリーノ・コクサドカ、そして同じ修道院の二四人の修道士である。この死亡した二四人のうち九人が一日のうちに亡くなってしまった。さらに、同じく短期間のうちに死亡したのは、七人のアウグスティノ会士、カルメリ会士フランチェスコ・トディスキと六人の同じ修道会士、聖母マリア修道会の四人、ピアチェンツァの都市とそのディストレット出身の六〇人を越える高位聖職者、教区司祭、多数の貴族、無数の若者たち、数え切れないほどの女性、ことに妊娠中の女性である。あまりに苛酷な災難が加えた被害についてこれ以上列挙したり、えぐり出したりするのは、あまりにつらすぎることだ。

すべての被造物をして神の裁きの前に畏怖の念から震撼せしめよ。人間のはかなさをして創造主に屈しせしめよ。大いなる悲嘆の情がすべての胸のうちで駆り立てられるように。そして後の時代の人びとがこの災難で起こったことを聞いた時に、すべての人の目から涙が溢れ出るように。

親友でも家族でも、病人は皆避けられた

ある人の家で病人が出た時には、誰もその人に近づこうとしなかった。親友でさえ涙を流しながら身を隠したのである。医師さえも往診に来なかった。司祭も、狼狽のあまり、がたがた震え、こわごわと秘跡をおこなったのであった。

病人が発するすすり泣きの声を耳をすませて聞け。

「慈悲を！　友よ。慈悲を！　せめて何かを言ってくれ——お迎えが来たのだから」。

「ああ、お父さん。どうして私を見捨てたのですか。私はあなたの子供なのですよ。忘れたのですか」。

「ママ、どこへ行ってしまったの。きのうはあんなにやさしくしてくれたのに、今はどうしてこんなにひどいの。ママは、ぼくにおっぱいをくれて、九カ月間ぼくをおなかで育ててくれたのに」。

夫と妻は互いに手を差し伸べ合って言った。「ああ。以前は一緒に楽しく寝たのに、今では私たちは引き裂かれて惨めなことだ」。

そして臨終の激痛にあえぎ苦しんでいる時も、病人は悲しげに家族や隣人をまだ呼び求めたのであった——

「来ておくれ。喉が渇いているから、水を一杯持って来ておくれ。私はまだ生きているのだよ。びくびくしないでおくれ。多分私は死にはしないよ。後生だからぎゅっときつく抱いて。私の衰弱した身体を抱いておくれよ。私を腕に抱いておくれ」。

これに対して皆が距離をおいていたので、なかには哀れみを感じて、逃げる時にろうそくをつけてやる者がいた。また病人が息を引き取ったとき、母親などはしばしば息子に経帷子《きょうかたびら》を着せて、それから柩に入れてやった。それが夫の場合、同じように妻にそうしてやった。しかしそのほかの人の場合、遺体に触るのを拒んだのであった。友人や近所の人を葬儀に呼び求めようとして、祈りをおこなうこともトランペットや鐘を鳴らすこともなかった。またミサもおこなわれなかった。貧窮に喘ぐ人たちは、身分の高い人を墓地まで運んでそれで報酬を得た。死者の身分が自分と対等である者の場合は、病気に倒れるのを恐れて葬儀に出席するのを躊躇したのであった。昼も夜も墓地に人びとは運ばれた。そうしなくてはどうにもならなかったからである。また葬儀もわずかの時間ですませた。多くの場合、死者が出た家はぴったりと閉め切られなければならなかった。といっても、誰もあえてその家に入ったり死者の持ち物に触れたりしようとはしなかったのだが。どうしたらいいのか誰にもわからなかった。誰もが皆一人ずつ順に死の矢に撃たれて倒れていった。

何と悲劇的で悲惨な光景であろうか。これを見て、憐憫のあまり落涙せぬ者がどこにいようか。疫病の惨事と死の恐怖に震えぬ者がどこにいようか。しかしながら、我々の目の前には、もはや期待する将来が存在しないために、我々のこころは非情になっていった。自分の遺産は赤の他人に奪われ、家屋は無縁の者に奪われてしまった。ほっと安堵して涙を振り払うことができるのは、生き残った者だけである。

私は打ちのめされて、もはや書き続けることができない。どこへ行っても死があり、書くのはつらい。全能の神の手は繰り返し打撃を加え、それはますます大きな被害をもたらした。恐ろしい裁きは、時間が経つにつれてますます力を増していく。

我々はどうしたらいいのだろうか。優しきイエスよ、どうか死者の霊魂を受け入れたまえ。我々の罪から目をそらしたまえ。そして我々がおこなったすべての不正を消し去りたまえ。

我々が知っているとおり、我々が受ける苦しみはどれひとつ取っても、我々が犯した罪に対する正当な報いである。だから、主が激怒されている時は、正しき道からはずれて身を滅ぼさないために、甘んじて罪の償いを受けなくてはならない。高慢な者をして謙虚たらしめよ。貧民に施しを与えない守銭奴をして恥辱の念から赤面せしめよ。好色家をしてその不潔な習慣を捨てさせ、清廉な生き方で際立たせよ。激怒する者をして暴力を自粛させよ。大食漢をして断食で食欲を適度にせしめよ。怠惰に服した奴隷をしてよき労働に従事せしめよ。青少年をして流行を追い求める喜びを放棄せしめよ。信義、裁判の公平さ、商人の間での法の尊重を存在せしめよ。ペテンやごまかしをする弁護士をして彼らが書類を作成する前に、彼らによく調べさせ賢明な人間たらしめよ。修道会の人たちをして偽善を放棄せしめよ。高位聖職者をしてもっと世の役に立たせよ。あなたがたすべての者をして急いで救済の道に足を踏み込ませよ。身分の高い女性が示す傲慢な虚栄心を抑制せしめよ――それはいとも容易に性的な挑発と化すからである。預言者イザヤが激しく非難したのはそうした女性の傲慢さであった。

「シオンの娘らは高慢で、首を伸ばして歩く。流し目を使い気取って小股で歩き足首の飾りを鳴らしている。主はシオンの娘らの頭をかさぶたで覆い、彼女らの額をあらわにされるであろう。その日には、主は彼女らの飾られた美しさを奪われる。足首の飾り、三日月形の飾り、首輪、腕輪、ベール、頭飾り、すね飾り、飾り帯、匂袋、お守り、指輪、鼻輪、晴れ着、肩掛け、スカーフ、手提げ袋、紗の衣、亜麻布の肌着、ターバン、ストールなどを。芳香は悪臭となり、帯は縄に変わり、編んだ髪はそり落とされ、晴れ着は粗布に変わり、美しさは恥に変わる。シオンの男ら［美貌の男ら］は剣に倒れ、勇士は戦いに倒れる。シオンの城門は嘆き悲しみ、奪い尽くされて、彼女は地に座る」［イザヤ書3・16～26］。――これは、婦人や若者の高慢に対して向けられたものであった。

疫病は、四度の凶暴な打撃によって人を打ちのめす

私は、この疫病の様子や原因や徴候が誰にでもわかるように、他の人に説明するためにここに書き始めようと決心した。

健康である人も、また死を恐れない人も、男であれ女であれ、四度の凶暴な打撃によって打ちのめされた。第一に、憂鬱感から一種の悪寒が身体を苦しめた。ちょうど矢の先で衝かれているようなちくちくした痛みが感じられた。次の段階は、ひどい発作が走り、非常に固いおできの形ができた。人によっては、これが腋の下で大きくなったが、人によっては陰嚢と胴体の間にある鼠蹊部で大きくなった。それが固くなるにつれて燃えるような熱が起こって、患者は悪臭を放つひどい熱病に陥った。それには激しい頭痛が伴った。それが激しくなるとともにその極端な苦痛は色々なものを引き起こすことがあった。場合によっては耐え難い悪臭を放った。また場合によっては吐血したり、背中や胸部や大腿部のそばの腐った体液が出るあたりから悪臭が漂ったりした。なかにはまるで酔ったように呆然として寝込んでしまい、呼んでも目を覚ますことができない者もいた。しかと見よ、腫れ物を。主から送られた戒めのしるしであるはれものを見よ。こうした徴候の人びとは、皆死の危機に瀕していた人たちである。なかには疫病に取りつかれたまさにその日に死んだ者もいた。また翌日に死んだ者もいた。そしてそのほかのたいていの者は三日目と五日目の間に死んだ。吐血を防ぐ治療法は何もわからなかった。昏睡に落ちた者、あるいははれものができたり体液が腐敗して悪臭を出したりした者で、助かった者はめったにいなかった。しかし時々高熱から回復することもあった。

テリアカの服用のおかげで一命を取り留めた例があった

しかしながら、私は知っているのだが、ひとりの患者に悪臭が漂っていたにもかかわらず、最良のテリアカ［毒消しの一種。疫病の予防効果が信じられた］を服用したおかげで、毒を追い出すことができて、そのために一命を取り留めた例があった。単に表面が大きくなったことによるのではなく、膨らんだ体液があらわに見えてきた場合、それは死の徴候であった。なぜならその時は毒が心臓の血管に流入して患者を窒息させるからである。しかし、悪臭が身体の上の方や下の方に出た場合は、患者は助かるかもしれなかった。患者の身体の適当な場所からすぐに瀉血することで治すことができた。もし身体の上の方が冒されている場合は腕から、下の方が冒されている場合は、脚の腱から血液を取るのである。これに続いて医学的措置をおこない、腫れ物を化膿させ、患部から体液を出せば、患者は健康の祝福を受けたのである。しかし激しい熱が続くと罹病者は命を落とすことになった。経験の明白な証拠から主張することができることだが、月などによる食が起こっている間はこの病気は危険な状態になった。なぜなら、その時はそれがもたらす効果が助長されるからである。そしてこの時こそ、数多くの人びとが息絶えた時であった。

中国ではヘビとヒキガエルが雨のなかから降って来て、人びとを貪るように食べた

東方の中国は世界で最大の国であるが、身の毛もよだつ恐ろしい徴候が現れた。ヘビとヒキガエルが大量の雨のなか降ってきた。そして人間の住居に入り込んで無数の人びとを貪り食って、身体に毒を注入し、歯でかじった。南方のインドでは、地震がすべての町を倒して、都市は天から降って来た火で燃え尽くされた。熱気のある煙霧が無数の人びとの身体を焼いた。そして場所によっては血の雨が降り、石が天から降ってきた。

5　おわりに――改悛し神に目を向ける人びと

この疫病で人びとは主イエスに目を向けるようになった。聖徳な人の幻視にしたがって福者アナスタシアのミサが執り行われた

まことに、この疫病の時こそは、辛苦と悲嘆の時であった。そのために人びとは、主に目を向けるようになった。次に実際起こったことを話そう。幻覚のなかで、あるひとりの聖徳な人から警告が発せられていた。その警告は彼が幻覚を通じて得たものであった。すなわち、その命令とは、都市や町やそのほかの居住地において、男も女も皆それぞれの教区教会に集まって、それぞれが手にろうそくを持ち、非常に敬虔な気持ちを抱いて「福者アナスタシアのミサ」を拝聴せよ、そして聖なるミサの功徳によってこの病気から救われるように謙虚なこころを抱いて皆で慈悲を乞え、という内容であった。――ふつう「福者アナスタシアのミサ」とは、降誕祭の日の夜明けにおこなわれるものであるが。

繰り返された打撃で殉教した福者・聖人は死の矢から人びとを守る力をもっていると信じられ、祈りが捧げられた

また、このほかに、ある人びととは、殉教した福者のことを瞑想することで救いを求めた。また、この病気の不快さから逃れようとして、謙虚な気持ちでそのほかの聖人に祈る人びともいた。それというのは、ここで述べた殉教者のなかには、伝説で述べられているように、繰り返された打撃によって死んだ人もいたといわれ、だから、そうした殉教者こそは、死の矢から人びとを守る力をもっていると、一般的に考えられたからである。

一三五〇年、教皇の贖宥令を求めて数え切れないほどの群衆がローマへ巡礼をおこなった

ついに一三五〇年になって、非常に聖なる教皇クレメンス様〔クレメンス六世(在位一三四二～五二)〕は、心の底から悔悟して告解をした者すべてに罪の償いを免除するという、一年間有効な贖宥令を布告した。その結果、数え切れないほど大量の群衆が、祝福された使徒である聖ペテロの聖堂と聖パウロの聖堂、そして聖ヨハネの聖堂を恭順と敬虔の念を抱いて訪れるために、ローマに巡礼をおこなったのである。

ああ、最愛なる神よ、それだから我々をして、ますます邪悪になっていくヘビのような存在にさせるのではなく、もろ手を天に挙げさせて、みずからのために慈悲を乞うようにさせよ。神以外にいったい誰が我々人間に慈悲をかけてくれようぞ。

これをもって、終わりとする。天国の治癒者が我々の傷――身体の傷というより霊魂の傷――を治癒してくれますように。その治癒者に永遠に祝福と称讃がありますように、アーメン。

第二章　ミケーレ・ダ・ピアッツァの『シチリア年代記』（一三三六〜六一年）

――黒死病に最初に襲われたシチリア島の荒廃

解説

西欧で最初にペストの被害を受けたのは、シチリアのメッシーナであった。

それは、多くの年代記で書かれているように、ジェノヴァ人の居住地であったカッファ［現在のウクライナ共和国のクリム半島のフェオドシャ］でペストに冒されたジェノヴァ人が、カッファを逃れ、ガレー船に乗って最初に停泊した西欧の港がメッシーナであったからである。

ここで紹介する年代記では、メッシーナに始まったペストが、その後シチリア内の諸都市にどのように広がって行ったかが述べられているが、この年代記でとりわけ興味深いのは、この不可解な疫病の蔓延に伴って、人びとがどのように反応し、対応したかが詳しく叙述されていることである。中世の人びとの宗教的な心性と行動様式がここにありありと描かれている。

例えば、メッシーナの人びとが、疫病から身を守るためにどのような行動を取ったかがわかる。彼らはカターニャの聖女アガータが病気から守ってくれると信じて、その聖遺物をカターニャから借りてメッシーナに持ち運ぶことを願い出たが、カターニャの人びとがその申し出を強く拒絶したため、カターニャの総大司教が、その聖遺物を水で洗い、それで得た聖水を携えてメッシーナで病気を治癒したという話などである。さらに、メッシーナの人びとが、疫病から守るために、メッシーナ近郊にあるサンタ・マリア・スカーラ教会にある聖母像をメッシーナに運んで来たが、その時に、目の前に罪にまみれたメッシーナの町が血だらけになっているのを見て、聖母（像）は、罪深いメッシーナの都市に入るのを拒否したという話などである。

一四世紀のシチリアの年代記作家ミケーレ・ダ・ピアッツァ（一四世紀。生没年不明）は、フランチェスコ会修道士であった。彼の『年代記』（一三三六～六一）は、トレチェントに書かれたシチリアの四つの『年代記』のうちのひとつをなすものである。このほかにネオカストロのバルトロメーオの年代記、ニコロ・スペチアーレ Nicolò Speciale の年代記、そして作者不詳の年代記が一点ある。

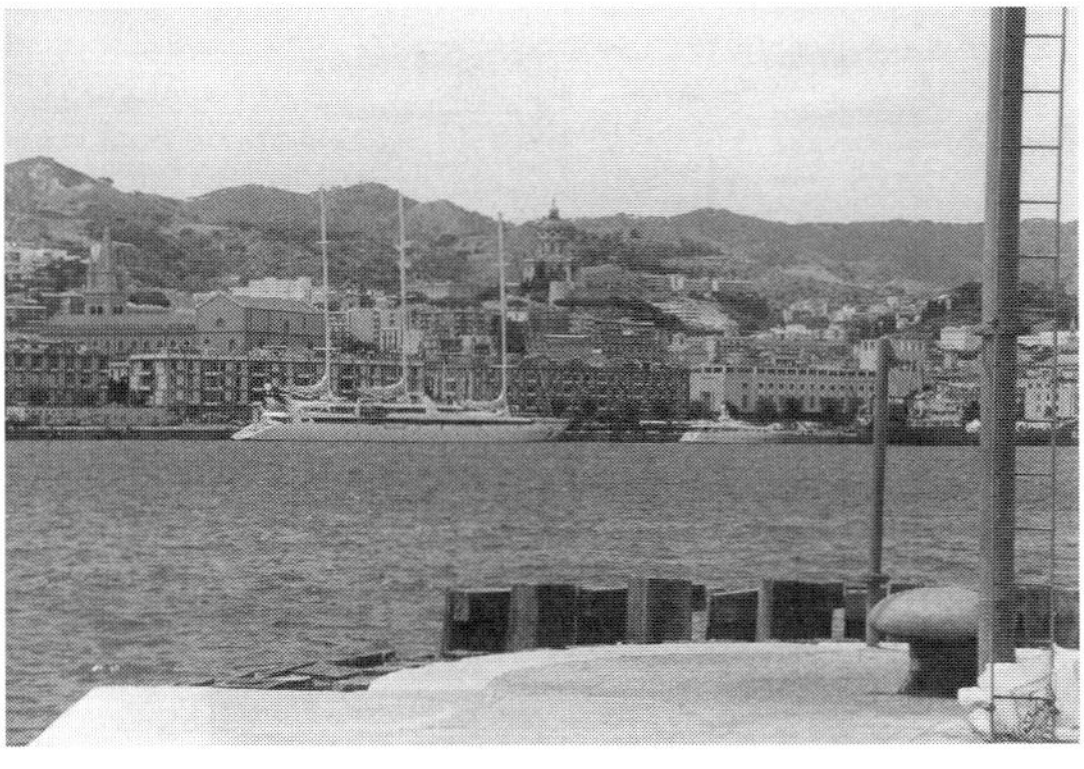

図2-1　現在のメッシーナ港

テキスト（ラテン語）は、次に挙げる一八世紀の末のロザリオ・グレゴーリオの編纂したものにもとづく（その年代記の翻訳部分は、ミケーレ・ダ・ピアッツァの『年代記』のなかの疫病を扱った第二七章から第二九章までのテキストの全文である）。なお、グレゴーリオの編纂に批判的校訂を加えておこなったホローの英訳(17)（これは全訳ではない）も参照した。

Rosarius Gregorio, *Bibliotheca Scriptorum qui res in Sicilia gestas sub Aragonum imperio retulere*, I, Palermo, 1791, pp. 562–568.

史料

シチリア島を襲った疫病
――ミケーレ・ダ・ピアッツァ『年代記』より

＊年代記の第二七章

＊シチリア王国に勃発した疫病について。また時間が経過してから、結果としてその頃なされた事柄について

ようやく手に入れた平和もつかの間、シチリアはジェノヴァ人のガレー船から疫病を移され、メッシーナを初めとして、島中に疫病が広がった

シチリア人はこの頃、手に入れた平和に満足し、この穏やかな平和のなかで過ごし、この贈り物のために神を称えていた。この贈り物こそは、この頃になるまでずっとシチリアの王が古くから手に入れることの出来なかったものであった――まさにそうした最中に、次に述べる原因によって、死をもたらす疫病がシチリア島に広範囲に勃発したのであった。そこで主の受肉から一三四七年、インディクティオの元年、一〇月が始まったばかりの頃、ジェノヴァ人の乗った一二艘のガレー船は、彼らが犯した罪に対して神から下された罰を逃れて、メッシーナ市の港に入った。そしてジェノヴァ人は、骨の髄まで侵された疫病を伝染させたのであった。誰かがジェノヴァ人に話しかけると、人はそれだけで死の病にかかってしまい、死を免れることはできなかった。

疫病は、病人の息を吸うだけで感染し、興奮状態や腫れ物を引き起こし、死に至らしめた

疫病にかかったジェノヴァ人や彼らから疫病を移されたメッシーナ人には、その身体に次に述べるような死の徴候が認められたのであった。疫病にかかった者と話をして、その息を吸うだけで、人は疫病に侵され、疫病は人びとの間に次々と広まっていった。罹病者は病気によってたちまち倒れ、いわば打ち砕かれたようであった。人間を打ちのめすこの衝撃的な病気は、息を吸うだけで感染し、さらに一種の興奮状態に陥れ、股《もも》や腕に豆位の大きさの腫れ物を引き起こした。それは身体をあまりにひどく侵したために罹病者は激しく咳き込んで血を吐いた。そして三日間絶え間なく嘔吐し続け（これには手の施しようがなかった）、死んでいった。そしてその罹病者だけでなく罹病者と話した人も、さらに罹病者の持ち物を手に入れたり、触ったり、つかんだ人も死んでいった。

一軒の家で死んだのは一人だけではなかった。一世帯の全員が、猫や家畜に至るまで生けるものすべてが、主人の跡を追って死んでいった。人は死ぬ前に遺言書の作成を願っても、感染を恐れる公証人から拒否された。臨終の告解の聴聞をした修道士が多数亡くなった

メッシーナの人びとは、彼らの間に素早く広がった疫病が、ジェノヴァのガレー船が来たことと関係があると見て、ジェノヴァ人を素早く都市や港から追い出した。しかし病気はその都市から去らずに、その後大量の死者をもたらした。疫病に対する人びとの嫌悪感は強く、息子が病に伏すと、父親はもはや息子のそばに行きたがらなかった。もし父親があえてそばへ近づいたならば、今度は父親が感染したのであった。そして三日後に父親自身が間違いなく死に至ったのである。一軒の家で死んだのは一人だけではなかった。一世帯の全員が、猫や家畜に至るまで生けるものすべてが、主人の跡を追って死んでいった。死者の規模が大きかったことから、メッシーナの多くの人びとは、死ぬ前に自分たちの罪の告解や遺言書の作成をすませたいと望んだ。しかし、司祭も判事も公証人も彼らの家に行くのを拒否した。もし司祭や公証人たちの誰かが、告解のためにせよ、遺言書の作成のためにせよ、病人のところへ行ったならば、その司祭や公証人たちは間違いなくすぐに死んだのである。実に、フランチェスコ会の修道士やドミニコ会の修道士、さらに、告解の聴聞をして贖罪を与えるためにいやがらずに病人のもとを訪れて、そのため亡くなった修道士たちの数は、非常に多かった。そのため、修道院のなかはほとんど人気がなくなってしまった。

人は遺体には触れず、運び屋に金を払って埋葬させ、死者の出た家には誰も入ろうとはしなかった

このほかに何をか言わん。遺体はその家のなかに手当されずに置かれていた。司祭も、息子も、父も、親類も敢えて家のなかに入ろうとはしなかった。それどころか、人びとは、自分では遺体に手を触れずに、遺体の運び屋に金を払って埋葬させた。死者の出た家は開け放されており、あらゆる宝石、金《かね》、宝物が丸見えになっていた。そしてもし誰かがなかに入ろうと思っても、それを邪魔するものは何もなかった。

メッシーナの人びとは、都市を逃げ出した。病気から救ってもらうためにカターニャの聖女アガータの聖遺物に祈願しに行く者もいた

疫病はあまりの突然襲って来たために、役人は最初の頃から不足し、その後は全くいなくなったのである。メッシーナの人びとはこの恐ろしい、異常な出来事を前にして、そのまま都市に留まって死に絶えるよりも都市を離れる方を選んだ。彼らは都市に留まるのを拒否したばかりではなく、都市の近辺のいかなる場所をも望まずに、都市から出たところにあるぶどう園のなかで家族と野営した。そうした人びとのなかには、いや実に大多数がそう信じたのだが、きっとカターニャの聖女アガータ様［カターニャ生まれの三世紀の殉教者］が病気から救ってくれると信じて、カターニャの都市まで行った者がいた。メッシーナにいたフェデリーコ［一三五五年王位継承］に対して、シチリアのエリザベッタ王妃［カリンツィアのエリザベッタ（一三〇三～五二）。シチリア王ピエートロ二世（一三四二年没）の未亡人］は、直ちに自分のもとに加わるように命じた。そして、彼はヴェネツィアのガレー船ですぐにやって来た。

＊年代記の第二八章

＊カターニャのマッジョーレ教会の管理者であった総大司教が、いかにしてメッシーナ人の祈りによってカターニャに住むことになり、メッシーナ市に赴くことになったか。またそれはどのような時であったか

カターニャの総大司教は病気の治癒のために聖女アガータの聖遺物を携えてメッシーナに行こうとしたが、カターニャ市民に反対されたので、聖女アガータの聖遺物を澄んだ水で洗い、その聖水を持参して、メッシーナ市民を治癒させた

カターニャに来ていた何人かのメッシーナ人は、カターニャの総大司教に敬虔なる要請をしたのであった。彼らは、こう言った——。

「カターニャ総大司教様、どうか聖女アガータの聖遺物をご自身で栄誉をもって携えてメッシーナに運んで来てください。と申しますのも、もし聖遺物がメッシーナに来たならば、その時には、メッシーナの都市は聖遺物によって現在の病から完全に救われるだろうと、私たちは信じているからです」。

総大司教は、メッシーナから来た何人かの人びとの懇願に動かされた結果、みずから聖遺物を携えてメッシーナに行くことに同意した。これが一三四七年、インディクティオ〔一五年周期の紀年法〕の元年の一一月末のことであった。ところが、聖女アガータは、メッシーナ人の腹黒い欺瞞を見抜いていたのであった。すなわち、メッシーナ人は、これまでずっと、聖女アガータの聖遺物をメッシーナにそのまま置いておきたいと望んできたので、彼らがその目的のために今回の災難を利用することができるともくろんでいるのを見抜いたのであった。そして聖女アガータは、神に向かって祈ったのであった。こうして、神の取り計らいによって、今度はカターニャの人びとが一体となって総大司教のところに赴き、自分たちにとってこの計画は全く気に入らないものであると叫びたてたのであった。そ

して彼らは、教会の管理人から鍵をもぎ取って総大司教を容赦なくののしった。そして、彼らは、メッシーナに聖遺物が運ばれるようなことになる前に、まず総大司教の死が選ばれることになるだろうと言い切った。

この騒動に直面した総大司教はもはや計画を実行に移すことは出来なかった。そのため、その聖遺物が納められていた場所に入って、最大の敬虔さと栄誉の念を抱いて、聖歌が歌われるなか、祈禱をおこない、聖女アガータの聖遺物を澄んだ水で洗った。そして総大司教は、メッシーナに旅する時はこの聖水を携えて行くと皆に向かって表明した。

祈禱の装いのもとに聖アガータの聖遺物を盗もうとするとは、メッシーナ人は何と愚かな考えをすることか。聖女アガータの聖遺骸がコンスタンティノープルにあって彼女が生地に帰りたいと望んだ時に、その姿がギスベルトとアゴフェルモの夢のなかに現れて、二人に対して自分の遺骸をカターニャに運ぶように命じたのである。このことをどうして忘れることができようか。

もはやほかに何をか言わん。総大司教は聖水を携えてメッシーナに着き、あらゆる種類の多数の病人にその聖水を振りかけ、十字を切ることによって治癒させたのである。メッシーナの市民は総大司教に会おうとして群れをなして歓声をあげて、駆けつけたのであった。そして総大司教と神に深い感謝の念を捧げたのであった。

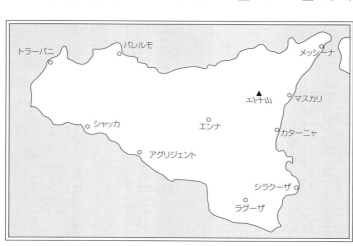

地図2-1　シチリア島

この頃、メッシーナの都市に犬の姿をした悪魔が出没し、人びとに危害を加えていた。そこで人びとは、都市の周りを連禱をして行列した。都市に入ると、犬は教会を荒らした後、出て行った

悪魔は犬の姿をしてメッシーナの都市に出没した。その犬は人びとの身体に危害を加えていたのである。メッシーナの人びとは畏怖の念で呆然として誰も家を出ようとはしなかった。しかしながら、人びとはメッシーナの総大司教の命令を受けて、また広く一般の人びとからの承認も得て、同意して、敬虔な連禱をおこないながら都市の周りを行列した。そして、すべての人びとが都市にまさに入りかけた時に、一匹の黒犬が彼らの間に姿を見せた。そして犬はその前足に剝き出しの剣をもっていた。その犬は猛烈な勢いで教会のなかに突進して行った。そして聖餐台にある銀の器、ランプ、燭台をすべて壊してしまった。これを見た人びとは、恐怖に怯えて、半ば死んだように身を伏せたのであった。しばらくためらってから、人びとはまた起き上がって犬が教会から出るのを見た。しかし、誰ひとりとして犬の後を追いかけようとか、近づこうとはしなかった。

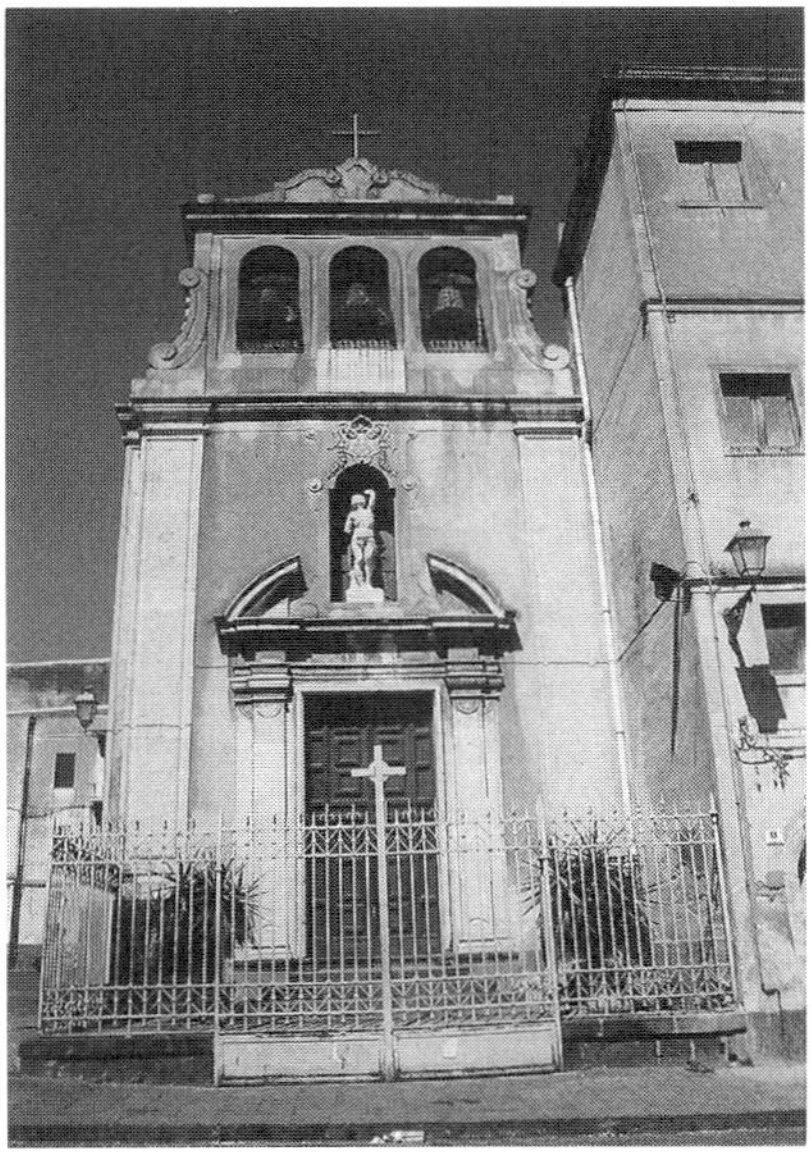

図2-2　カターニャのサン・セバスティアーノ教会

＊年代記の第二九章

＊メッシーナの住民は、どのようにして司祭の祝福を受けてサンタ・マリア・デッラ・スカーラ教会に向かったか。またこの教会でどのような結果が起こり、どのような奇跡が現れたか。また、カターニャでの疫病とジョヴァンニ公の死について述べる

メッシーナの人びとは、犬の姿をした悪魔が教会を荒らしたのに狼狽し、悪魔を追い払い、大量死を防ごうと考えて、裸足で行列した。近郊の教会の聖母像に祈願して、それを持ち帰ったが、帰路の途中、聖母は、罪にまみれたメッシーナへ行くのを拒んで、大地が裂けた。大量死はむしろいっそうひどくなった

メッシーナの人びとは、この驚くべき光景に皆誰もが仰天して狼狽したのであった。そこで行列をおこなうこと

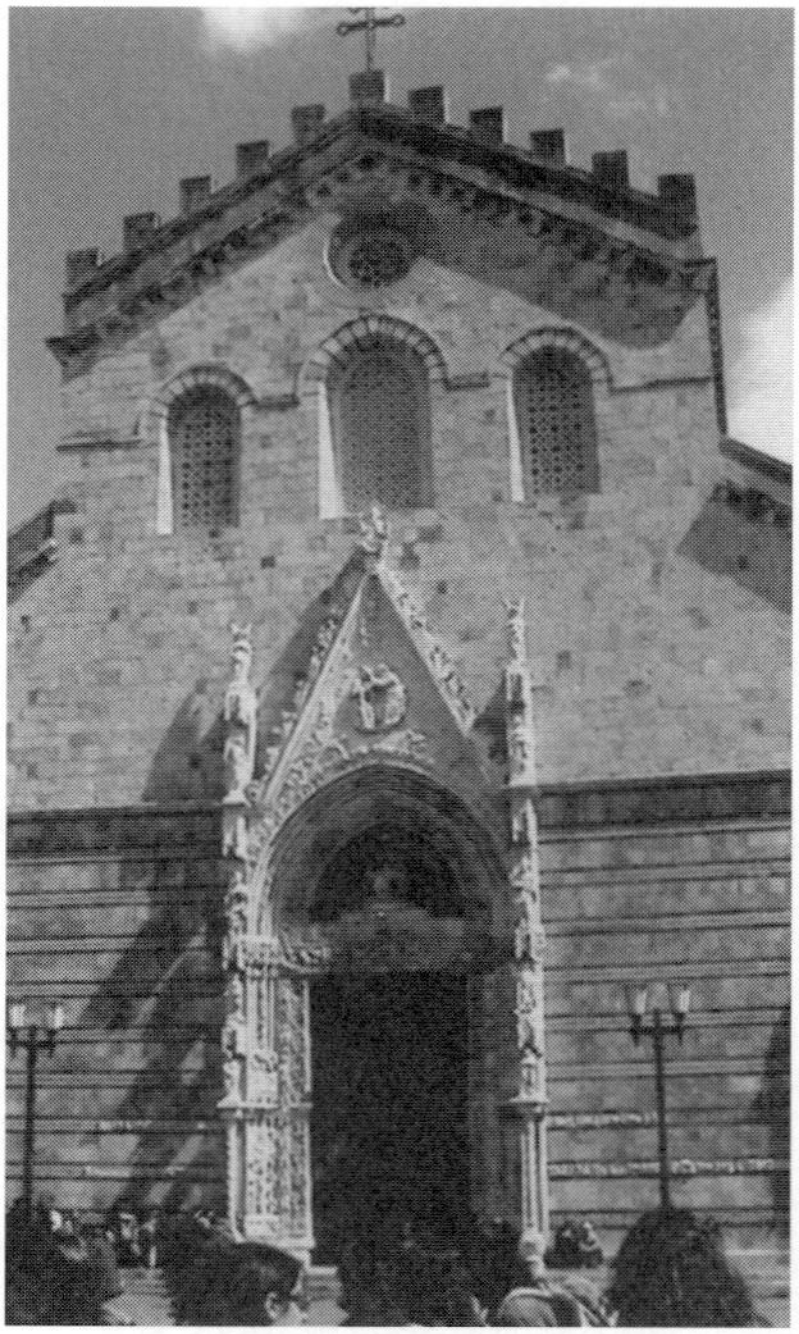

図2-3　メッシーナ大聖堂（12世紀建立）

を決めた。それは、メッシーナから六マイル離れたサンタ・マリア・デッラ・スカーラ教会まで、司祭を伴って裸足で歩いて行く行列であった。そしてその教会の聖母像に近づいた時、人びとは皆そろってひとつとなってひざまずいて、神と聖母に向かって涙を流して、助けを乞うたのであった。それから敬虔な祈りを捧げて教会に入った。聖職者は、賛歌《憐れみ深き我らが神よ》を歌っていた。そして人びとは聖母の彫像に手を置いた。その像は、昔からそこに置かれていたものであるが、人びとがそれを携えてメッシーナに戻ろうと決めたのであった。なぜなら、人びとは、聖母像がメッシーナに到着した時に、聖母像を見てきっと悪魔が都市から逃げ出し、都市を大量死から救うと考えたからであった。それだから、彼らは両腕に聖像を抱えて馬に乗るにふさわしい司祭を選んだのであった。こうして人びとは、聖像を携えてメッシーナの都市へと帰っていったのである。

聖母像が、メッシーナの都市に近づいて来ると、目の前に見えて来たのは、罪のために血だらけになっている都市のありさまであった。それはあまりにも聖母にとっていまいましいものであったので、そこで聖母はその都市に背を向けてしまった。聖母は都市に入りたいと思うどころが、この都市を見ることさえも拒否したのである。それだからこの時、地面が大きく裂けてしまって、聖母の像を乗せていた馬は岩のようにびくとも動かなくなってしまい、前にも後ろにも進まなくなってしまった。この奇跡を見たメッシーナの市民は、聖母に向かって、もはや自分たちの過去の罪に新たに報いをなさいませぬようにと、悲嘆のため息をつき、涙を流して懇願したのであった。聖母へのメッシーナ市民の祈る姿を見て、聖母は、彼らの謙遜な祈りに加えて、みずから神に聖なる願いを添えられたのであった。馬が再び出発すると、それまで大きく裂けていた大地は閉じた。そして人びとは、聖母が入場するのを拒んでいた都市の門を間もなく通り抜けた。ついに聖母への敬虔なる祈りに伴われて、聖母は、メッシーナのドゥオーモであるサンタ・マリア・デッラ・ヌオーヴァ教会に入った。その教会ではメッシーナの女性たちが聖母の聖像に絹の衣装を着せて高価な宝石で聖像を覆った。

しかし、主の母がこの教会に留まることはありえたのであろうか——というのも、聖母は都市に入るのを固く拒否したのだから。聖母はいやいやその場所から運び出されたのか。実際には聖母は不動のままでそこに留まることができたはずである――というのも、聖母を運び去る力などありえないからである。聖母は神の力によってあらゆる慈悲と力と善を与えられているからである。しかしメッシーナの人びとは、恐怖で錯乱したことから、世俗的な誘惑を完全に洗い清めようとしたのであった。

もはやほかに何をか言わん。聖像がメッシーナに到着したことから利する者はひとりもいなかった。それどころか、大量死はいっそうひどくなりさえした。だから誰も他の者を助けることなどできなかった。たいていの市民はメッシーナを逃げ去り、ちりぢりになってしまった。ある者はカラブリアに、ある者はシチリアの他の色々な地域、とりわけカターニャへ行った。しかし、すでに病気が彼らの身体を侵していて、身体を病んでいる状態にあって、いったいこの避難先での保養が何のためになったのだろうか。都市を逃れた者のなかには、道端で息絶えた者、野山や海岸、マスカリ［シチリアのエトナ山西方の麓の都市。カターニャの北方］の宿で息絶えた者、森のなかや溝のなかで死んだ者、その他、ありえないようなあらゆる所で息絶えた者がいた。

カターニャの総大司教は、メッシーナから来た者をカターニャの墓地に埋葬することを禁じた。メッシーナ人は、他の都市の人から恐れられ、嫌われながら、住む場所を求めてシチリア島の各地に散らばり、各地の人に疫病を感染させた

カターニャに到着した人も宿で息を引き取った。そしてその死者の数はあまりに多かったので、総大司教はカターニャ市民からの要求に応えて、ひとつの命令を出した――メッシーナから来た者は誰ひとりとしてカターニャの市内には埋葬してはならない。もしこれに反して埋葬すれば、破門にする。彼らの遺体は、都市の外部にある墓に十分深く掘って埋葬せよ――という命令であった。

もはやほかに何をか言わん。カターニャの人びとは、メッシーナの人びとに対して敵意と恐れを抱いたので、誰もメッシーナの人びとと口をきいたり、接したりしなかった。そして彼らと直接目を合わせることを避け、彼らの吐く息を一切避けたのであった。メッシーナ市民は、すべてのカターニャ市民から侮辱された。そしてもしメッシーナ市民の誰かがカターニャ市民の誰かと話そうとしたならば、その人は俗語で「君がメッシーナから来た者ならば、私とは口をきかないでくれ」と答えたのであった。誰も彼らに身を寄せる家を与えなかったので、彼らは住む家も見つけることができなかった。そして既に住みついたメッシーナ人が避難場所を与えなければ、事実上ほとんど助けのない状態であった。こうしてメッシーナの人びとはシチリア島の至るところに散らばった。彼らはシラクーザに行ったが、今度は、病気はシラクーザ人に感染し、非常に多くの人びとを死に至らしめた。シャッカとトラーパニの周辺の地域とアグリジェントの都市もおなじようにメッシーナ人から死の疫病をうつされた。そして特にトラーパニではほとんど人がいなくなってしまった。そしてカターニャについては、もう忘れ去られてしまったゆえ、もはや何をか言わん。

罹病者の身体には、膿疱のほかに腫瘍ができ、激痛に襲われ高熱と衰弱に苦しみ、さらに体液の腐敗と不調、血痰と喀痰に苦しみ、四日目に死んだ

疫病の発生は非常に強烈なものであった。そのため俗に《アントラーキ》と呼ばれる膿疱《のうほう》ができただけでなく、一種のできものが胸や足や腕や喉など、身体のあちこちに吹き出した。これらの腫瘍は、最初はハシバミの実の大きさで、その後きわだった硬直化と悪寒が続いた。それは人間の身体を非常に衰弱させ、激痛を与えたので、罹病者はもはや立っていることができなくて、病床に倒れた。この段階では病人の身体は非常に高い熱になり、深い衰弱状態に苦しんだのであった。そしてこれらの腫瘍は次第にクルミの大きさになり、それから鶏やガチョウの卵の大きさにまでなったのである。そしてその激痛と、付随して生じる体液の腐敗のために、罹病者は咳をして血痰を出したのであった。そしてこの喀痰《かくたん》は、感染した肺から喉へ通過する時に身体全体を腐敗させた。そして罹病者の死はこの腐敗とこの体液の不調によるものであった。病気は三日間続いた。四日目についに罹病者は死んでいった。

病人は、公証人からも、司祭からも恐れられ、告解を受けることができなかった。そこで総大司教は、カターニャの市民の霊魂の救済を保証するために、聖職者ならどんな下位の者であれ、赦免を与える特権を有するものとした

カターニャ人はこの病気がすぐに死に至ることをよく知っていた。そして衰弱と悪寒と硬直を感じた時に、他の何よりも優先して直ちにおこなうべきことが、司祭から告解を受けて自分の犯した罪のすべてを告白して、遺言書を作成することであった。しかし都市を襲った疫病はあまりに激しかったので判事も公証人も家に行って遺言書を作成するのを拒否したのであった。そして病人の家に行ったとしても、病人に近寄らずに病人から十分に離れたところにいたのであった。司祭でさえも死の恐怖から病人の家に行くのを恐れた。そして疫病は都市において非常に激しく猛威をふるったので、判事も公証人も遺言書の作成を求める人びとの要求に応えることができなかったし、司祭も告解を求める人びとの要求に応えることができなかった。それだから総大司教は、カターニャの人びとの霊魂の救済を気遣ったことから、どんなに下位であれ、いかなる聖職者に対しても、司教や総大司教が享受していた赦免の権限を同じように授けたのであった。その結果、死んだ者は必ず無事に神のもとに達するということが最高の根拠に基づいて信じられたのであった。

ジョヴァンニ公は、疫病を逃れて各地を転々とした末に、結局疫病で亡くなった。遺体はカターニャのドゥオーモに埋葬された。総大司教も疫病死し、同じくドゥオーモに埋葬された

ジョヴァンニ公［Giovanni di Randazzo］（一三一七～四八）は、死を恐れ、空気が汚染された近隣の都市や他の居住地へ行くのを望まなかったので、人の住んでいない所を次々と絶えず巡っていた。そして逃亡者のようにあちこちを転々としたのであった。ある時はカターニャの森の「アクア・ミリ」、ある時はカターニャから六マイル離れた「ル・ブランク」と呼ばれる塔、ある時はカターニャの森のなかの「ブランカルドゥ」のサン・サルヴァトーレ教会というように転々として、ついにサンタンドレアと呼ばれる教会もしくは地域に達したのであった。そこはマスカリの森のなかに彼が新たに建設した所であった。この場所で平穏無事に生活していたものの、ついにここで疫病に襲われて命を落としたのであった。

遺体はカターニャのドゥオーモの墓に埋葬された。そこには先の王であり彼の父フェデリーコ［シチリア王フェデリーコ三世（在位一二九六〜一三〇二）］が埋葬されたところである。これは一三四八年、インディクティオ元年の四月のことであった。疫病は九月からおおよそジョヴァンニ公の死んだ時期まで続いた。疫病は非常に激しかったので男も女も性に関係なく、年齢にかかわらず皆同じように死んでいった。総大司教もこの疫病で死んで、カターニャのドゥオーモに埋葬された。その霊魂の安らかならんことを。

第二部　一三四八年の黒死病に襲われたイタリア中部（トスカーナ地方）

第三章　ラニエーリ・サルドの『ピサ年代記』（一三九九年以前）
――ガレー船を受けいれた港町の悲劇

解説

一三四八年ペストがやって来た頃のピサは、すでに商業・経済・政治の衰退が深刻化していた。ピサは、一二世紀においてサルデーニャを領有し、地中海支配の覇者として君臨していた。しかしピサは、一三世紀末以降、商業利益の衝突したジェノヴァや、海港をもつことを望んだ内陸都市フィレンツェなどとの戦いに苦戦を強いられた。

それでも文化面では、まだ一四世紀においても輝きを失っていなかった。大聖堂（図3-1）においてジョヴァンニ・ピサーノ（一二四五頃～一三二〇頃）が説教壇（図3-2）を完成させ（一三〇二～一一年）、ピサ大学が創設され（一三四三年）、ドミニコ会修道士ドメニコ・カヴァルカが数多くの説教例話

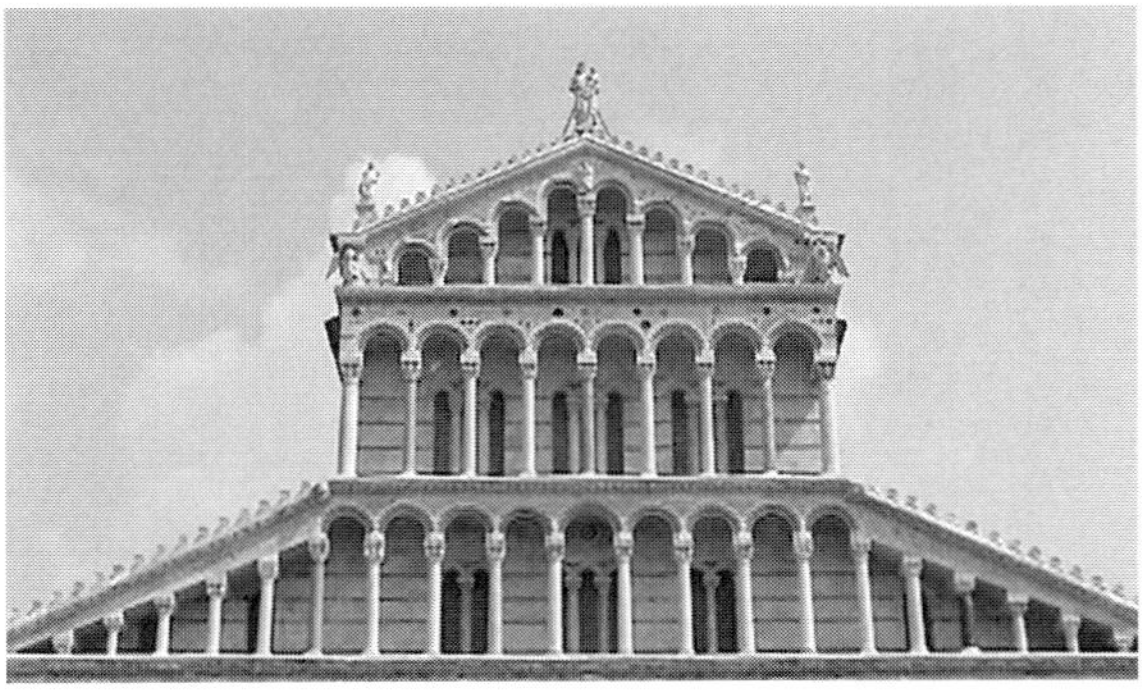

図3-1　ピサ大聖堂

を書き(18)（一三三〇～四〇年代）、カンポサントの建設が営々と続けられ、そこにフレスコ画の大作《死の勝利》が制作されたのである。そして、自治都市としてのピサの矜持から、ピサにおいて独自に年代記が執筆されたのである。

年代記作家ラニエーリ・サルド Ranieri Sardo（一三二〇／二四～九九）は都市の有力な商人の家に生まれた。彼が都市の政治において死の直前まで活躍した記録が残っている(19)。

一三五〇年　コムーネの財務官
一三六九年　ルッカ大使
一三七〇年　コムーネの財務官
一三七五年　ボローニャ大使、コムーネの財務官
一三七七年　長老会のプリオーレ
一三八〇年　シエナ大使
一三七七年　長老会のプリオーレ
一三八九年　大協議会議員
一三九八年　長老会のプリオーレ

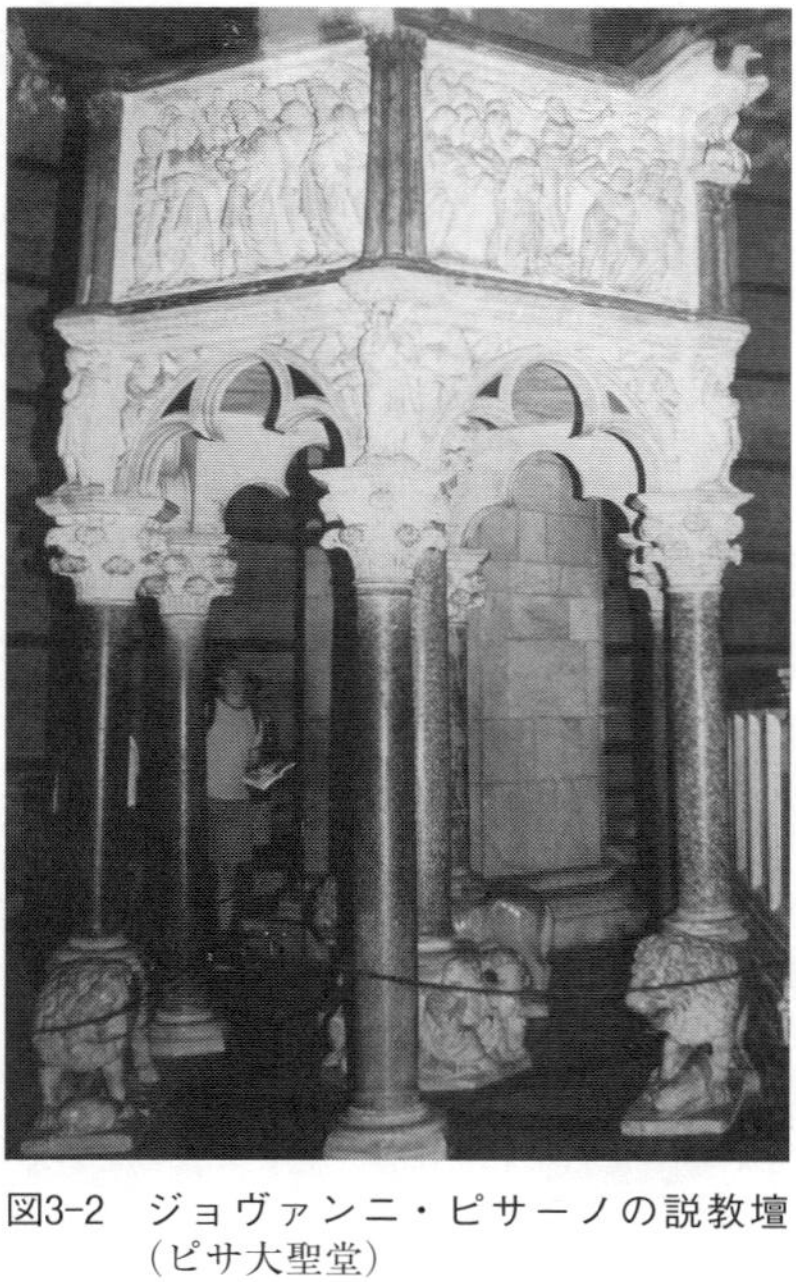

図3-2　ジョヴァンニ・ピサーノの説教壇（ピサ大聖堂）

ラニエーリ・サルドの商人としての気質は、年代記のなかに物事を小まめに数字で示そうとする姿勢などに認められる[20]。これは、ラニエーリ・サルドとほぼ同時代のフィレンツェの年代記作家ジョヴァンニ・ヴィッラーニにも認められるところである。数値にこだわるのは交易商人としての気質であろう。また、ラニエーリ・サルドの年代記においては、年代記の「章」の冒頭や締めくくりなどの部分において、起こった出来事の背後に潜む「神意」を認めてそれについて記述したり、教訓的な解釈を添えたりするスタイルがあり、これもまたフィレンツェのジョヴァンニ・ヴィッラーニと類似したものといえる[21]。例えば、次に紹介する翻訳のなかでの「神は、人びとが互いに助け合うように取りはからわれた」という記述がそうである。しかし第六章で紹介する一四世紀後半のフィレンツェの年代記作家マルキオンネになるとそうした記述は少なくなり、もっと人間の出来事そのものの利害の抗争に目が向けられるようになっていくのである。

以下の翻訳は、疫病の到来した一三四八年について述べた次のテキスト（イタリア語）の全訳である。

Cronaca di Pisa di Ranieri Sardo, a cura di Ottavio Banti, *Fonti per la Storia d'Italia 99*, Roma, 1963, pp. 96–97.

史料

ラニエーリ・サルドの『ピサ年代記』より
——一三四八年の疫病について

ジェノヴァの二艘のガレー船の船員がピサ人に疫病を広げた

一三四八年の一月の始め、ピサにジェノヴァの二艘のガレー船がやって来た。それはローマ帝国［東ローマ帝国（ビザンツ帝国）］から帰って来た船であった。ジェノヴァ人が魚市場に着いた時、今述べたガレー船の船員に話しかけた者は皆、すぐに病気になり、死んでしまった。そして、その病気になった人に話しかけたり、病死した人に触れたりした者も、これまたすぐに死んでしまった。こうして疫病はピサの町中に広がり、そのため誰も彼もが死んでしまうほどであった。

恐れから人びとはお互いに避けあった

恐れはあまりに激しく誰もが人に会おうとは思わなかった。父は息子に会いたいと思わなかった。また、息子も父に会いたいと思わなかった。また、兄は弟に会いたいと思わなかった。そして、妻は夫に、また夫も妻に会いたいと思わなかった(22)。そして誰もが死から逃れた。しかし死を逃れることはできなかった。なぜなら死ななければならない者は、皆死んだからであった。逃れた者は誰もいなかった。

人から見捨てられて死んだ息子を父親は埋葬した

しかし、天と地と海を創りたまわれた神は、あらゆることについてうまく取りはからわれた。息子が皆から見捨てられて死んでいくのを見た父親は、誰も息子に触れようともせず、その遺体を運ぼうともせずに、埋葬もしなかったので、まず息子の死を人びとに伝えて、それから出来る限りのことをしてやった――父親は遺体布を縫い、遺体を柩のなかに入れて、人の助けを借りて墓穴にまで運んで埋葬した。その後、墓穴にまで運んだその父親も、数日後に死んだ。

神は、人びとが互いに助け合うように取りはからわれた

しかし、私は言いたい。まさしく、神は、人が他の人にすすんで援助の手を差し伸べるように取りはからわれたのだ。人は、病人や死者の服や金に触れただけで誰もが死んでしまったにもかかわらず、家のなかで死んだ者で埋葬されずに家にそのまま置き去りにされる者は、金持ちであれ、貧乏人であれ、ひとりとしていなかったのだ。最も神聖なる我らが創造主は、お互いの心のなかに大いなる慈悲のこころをお与えになったので、人びとはお互いに罪を赦しあうようになり、こう言ったのであった――「我々が死んだ時に、墓穴にまで運んでもらえるように、我々も一緒になって彼らが墓穴にまで運ぶのを手伝おう」。

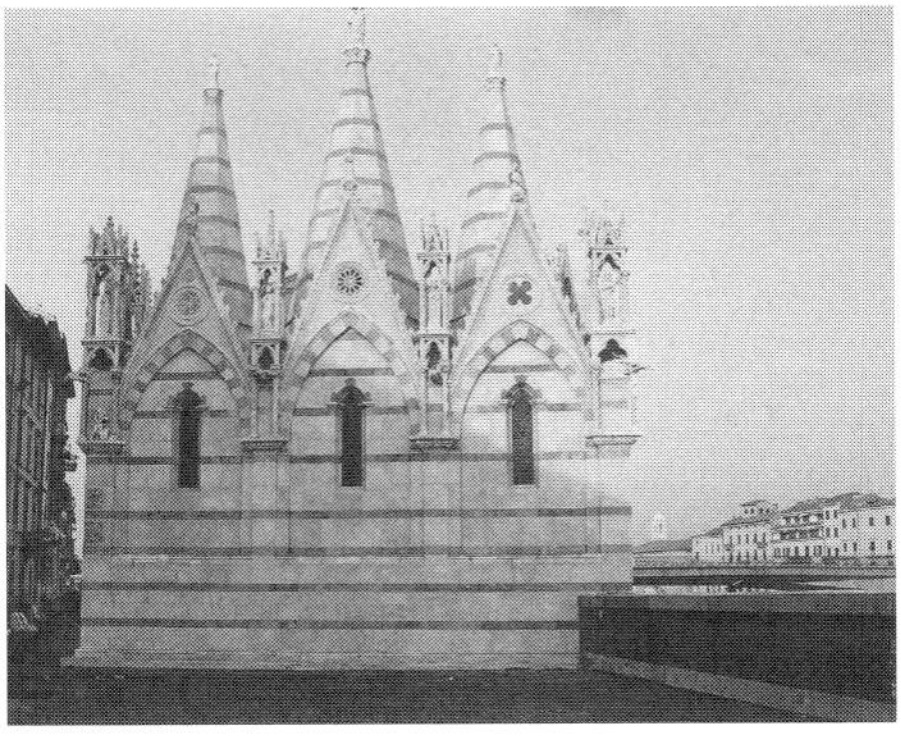
図3-3　ピサのサンタ・マリア・デッラ・スピーナ教会

ピサではこの疫病で一〇人中、五人から四人の人が死んだ

この疫病は五月まで続いた。私が右に述べたような具合で、五カ月が過ぎ去った。ピサではこの疫病で一〇人中、五人から四人の人が死んだ(23)。この疫病は、ピサを襲ったが、同じように他のすべての世界をも襲ったのだ。しかし被害の程度には差があり、ピサより深刻なところもあれば、さほどでないところもあった。そして疫病は、ここピサから始まったのである。しかし、ミラノの場合、疫病はさほど深刻ではなかった。なぜなら、ミラノでは全部で三家族が死んだだけで、死者が出たその家の出入口と窓がふさがれ、疫病はもはやそれ以上は広がらなかった。そしてその家には火が放たれたのであった。

第四章　ジョヴァンニ・ヴィッラーニの『フィレンツェ年代記』（一三四八年）
――東方の疫病とトスカーナ地方への到来

解説

ジョヴァンニ・ヴィッラーニ Giovanni Villani（一二七六頃～一三四八）は、もともとフィレンツェの商人であり、その関係で一三〇二年から一三〇八年までスペイン、フランスを旅したこともあった。またフィレンツェの政治職にも関わり、プリオーレ（都市政府の最高行政官）に三回就いたことがあった（一三一六年、一三一七年、一三二一年）。教皇ボニファティウス八世が初めて定めた一三〇〇年の聖年にローマに巡礼し、そこで数々の遺跡を見て刺激を受けた。このことが、「ローマの娘」である彼の誇り高き都市フィレンツェについての年代記に着手することになったとみずから記している。一三〇〇年の巡礼を執筆の契機とするのは、ダンテの『神曲』執筆の動機と類似しているので、事実と言うより、それに影響されて書いたのかもしれない(24)。

一二巻からなる『年代記』*Cronica*（イタリア語）は一三〇八年から執筆が開始されたといわれる。古代についての記述は伝承や他の年代記からの引用にもとづくものであるが、それに対して、第七巻から第一二巻までの記述（一二六六年から一三四六年まで）は、彼が直接見た事件の記録や同時代の人びとから得た証言、そして当時の資料にもとづく記述などから構成されている。そこにはスイスの歴史家ブルクハルト（一八一八～九七）が注目したように、フィレンツェの人口、学校・生徒などについて数値で具体的に示すなど、統計的要素が認められ、商人としての実際的、世俗的なものの見方が反映されている。この点においてそれまでしばしば修道士によって書かれた年代記と異なった新しい視点が認められる。これについては、ブルクハルトがヴィッラーニの年代記の特長として注目したことである——すなわち、ブルクハルトは、「新鮮な実際的な判断、フィレンツェの統計の基礎、それに他の諸国家に関する重要な報告」と述べている(25)。ヴィッラーニのそうした記述は、他方で旧来どおりの、終末論的な見方に導かれた歴史叙述、すなわち、中世の修道士の年代記を継承した部分を備えながらも、そこから少しずつ脱皮して、世俗的な「歴史学」への歩みをなすものであったものかもしれない(26)。

ジョヴァンニ・ヴィッラーニの一三四八年の黒死病についての記述は、弟のマッテーオ Matteo Villani（一三六三年没）のそれと比べると、引用されることが少ない。それは彼自身が黒死病のさなか（一三四八年の春か夏）に死去してしまったことから、黒死病について、その発生からその終結、その後に続いた社会的混乱までを全体的に眺めて記述することができなかったからである。この意味で彼の記述のなかで最も生々しいのは、この翻訳の終わりから六行目の空白である。すなわち——

「この疫病は　　　　まで続いた。」

この文章の空白部分に、彼は疫病の終息した時期（季節や月）を入れようと思っていたのである。ところが、不幸にも、彼自身がその疫病の牙に倒れてしまったのである。こうしてその続きは弟のマッテーオの手に委ねられたのであった（しかしそのマッテーオもその後に再来した一四六三年のペストで死去してしまうのであった）。

突然の死のためにジョヴァンニ・ヴィッラーニの黒死病についての記述が不十分なものであったにしても、彼の黒死病についての記述は、我々には一定の興味深いものがある。なぜなら、そこには、西欧キリスト教世界に生きる当時の人びとや知識人の一般的なものの見方が垣間見られるからである。すなわちまず疫病の発生を「神罰」とする見方が確認される。またイスラーム世界で起こった疫病についての伝聞的な記述、様々な奇跡や珍事についての報告、そして疫病の発生を占星術的に解釈する学説の紹介などが認められ、そこに彼の生きたキリスト教世界の価値観や感じ方がそのまま反映されているのである。

以下の文はジョヴァンニ・ヴィッラーニ『フィレンツェ年代記』の第一二巻第八五四章の全文を翻訳したものである。

Cronica di Giovanni Villani, tomo VII, Roma, 1980, CAP. LXXXIV.

史　料

ジョヴァンニ・ヴィッラーニの『フィレンツェ年代記』（第一二巻第八四章）（一三四八年）——東方の疫病とトスカーナ地方への到来

飢饉のあとには決まって大量死が発生

キリストの一三四七年のこと、いつも決まって飢饉と飢餓のあとに続いて起こるかのように、病気がフィレンツェとそのコンタード［都市が支配する周辺領域］で発生した。そして続いて大量の死者がもたらされた。それは特に女性と子どもにおいて、またそれはとりわけ貧民層において多かった。そして疫病はその年の一一月まで続いた(27)。

一三四〇年の大量死の方がひどかった

しかしこれから述べるように一三四七年の大量死は一三四〇年のそれと比べると、ひどいものではなかった。大ざっぱに見て――そうもしなければフィレンツェのような大都市ではものを考えることは不可能である――この一三四七年に四〇〇〇人以上が死亡したと推定された。この疫病では女と子どもが多く死んだ。二〇人中一人は死んだのである。都市に布告が発せられたが、その布告とは《人が死んだら、それが誰であっても、それを人に知らせてはならない。また死者が埋葬される時に教会の鐘を鳴らしてはならない。多数の死者の鐘の音を聞いて人びとがおびえることのないように》というものであった。

大量死は占星術の学者によって予言されていた

この死はもともと占星術の学者によって予言されていたことであった。その学者たちによると、冬至の時期、つまり太陽が前年の三月の牡羊座の圏内に入った時に、乙女座は冬至の上昇時にあり、その乙女座の支配星である水星が第八宮のなかの牡羊座のなかに認められたのである。それはつまり「死」を意味するのである。仮に、幸運と生の星である木星が先に述べた水星の宮と星座と一緒に認められるということがなかったなら、また神が大量死を望んだならば、この大量死は限りなく続いたことだろう。

疫病は人間の罪に対する神罰

神は、人間が犯した罪を処罰するために人間や都市や農村に対して、先に述べた疫病やその他のことを引き起こしたのである。これは間違いのないことであり、我々が信じなければならないことである。それというのも、ただ単に惑星や星座がそのような経路をたどるからだけではなく、宇宙の支配者であり天界の経路の支配者である神は、星座の位置をいつでも好きなように神の判断に合致させてしまうからである。

フィレンツェから逃げる人びとによって周辺に疫病がいっそうひどくなって拡大した

フィレンツェから数多くの人びとがピストイア、プラート、そしてフィレンツェの郊外へと逃れてやって来たことから、大量死はそれらの地域、つまりピストイア、プラート、そしてフィレンツェの郊外においてなおいっそう激しいものとなった。またボローニャ、ロマーニャ地方においても、またアヴィニョンにおいても、また教皇庁のあったプロヴァンス地方においても、またフランス王国においても、被害はいっそうひどかった。

トルコ、中近東、タタールで神の偉大な裁きがなされた

しかしとどまるところを知らない、いっそうひどい被害を与えた大量死は、トルコにおいてであり、また向かい側の沿岸の国々［中近東］においてであり、またタタール人の間においてであった。そしてこのタタール人の間に起こったことは神の偉大な裁きであった。それはほとんど信じられないことであったが、しかし正真正銘の、本当に起こった事実である。すなわちパルカという国――これは今のインドのタタール人のカッサーノ公の国である――のトゥリージ山とカッターイオ山の間で噴火が起こったか、あるいはおそらく天から火が降って来たのであった。その火は人、家畜、家、木々、石や大地を焼き尽くし、一五日間以上も絶えず周辺に広がっていき、逃げなかった者を飲み尽くし、絶えず広がり、止めどなくすべての生き物と住民を焼き焦がした。一方、どうにか火を逃れた者も疫病で命を落としてしまった。ターナ［アゾフ海の北の沿岸都市］やトレビソンダ［黒海の南東部の沿岸都市］やその地方の至るところで、疫病のために五人中一人しか生き残らなかった。そして疫病と大地震と稲妻のために地面は陥没してしまったのである。

セバスティアでは悪臭を放つ奇怪な虫が天から降って来た

そして信用できる我々の都市の市民の書いた手紙によると、セバスティア［現在のどこか不明］では八本の足をもつ一ソメッソ〔長さの単位。握りこぶしに立てた親指を加えた長さ〕の長さの虫が大量に天から降ってきたという。そしてその虫の色は黒かったという。降ってくる虫のなかには生きている虫もあれば死んだ虫もあった。その虫は、その地域の至るところで悪臭を放ち、その虫の姿は見るもおそろしげであった。そしてその虫は人を刺し、有毒であった。

アッリディアでは疫病に生き残ったのは女だけであった

またアッリディア〔現在のどこか不明〕と呼ばれるスルタンの地では、生き延びたのは女だけであった。しかし女たちは、ヒステリーに襲われたことから、女同士で互いに相手の肉を食いちぎり合った。アルカジア〔現在のどこか不明〕で起こったことは、いっそう不思議でほとんど信じられないようなことであった。そこでは次のように語られている。男も女も生きている動物は、みな無感覚の大理石の像のようになってしまったというのである。そしてその国の周辺の領主たちはキリスト教に改宗しようと決心したのであったが、ところが西方のキリスト教徒の国もこれまた同じ疫病に苦しんでいることを聞き及んで、自分たちの異端の信仰にとどまったのであった。

異変に驚いたイスラム教徒はキリスト教徒に改宗した

そしてルッコと呼ばれる地域にあるタルッコ〔現在のどこか不明〕の港では沖合のゆうに一〇マイルまで海水が腐敗し、今述べたルッコという地にまで海が押し寄せてきたのであった。彼らはその驚きからキリスト教に改宗したのであった。この疫病はトルコとギリシャにまで広がった。そしてそれは、はじめ全レヴァント地方、メソポタミア、シリア、カルデア〔現在のどこか不明〕、スリア〔現在のどこか不明〕、キプロス島、クレタ島、ロドス島、それにエーゲ海のすべての島々を飲み込んで、それからシチリア島に下って、サルデーニャ島、コルシカ島、エルバ島など、我々の海にある島の浜辺へと広がった。

疫病に汚染されたジェノヴァのガレー船が立ち寄った港から疫病死は始まった

地中海を航行していたジェノヴァの八艘のガレー船のうち、戻って来たのは四艘だけであった。その船には疫病に感染した罹病者があふれかえり、その罹病者も次々死んでいった。そしてジェノヴァに到着した時には皆そこで息絶えていた。彼らが立ち寄った場所の空気は汚染され、彼らと接触した者はすぐに死んでしまった。病気の様子は次のようであった——病人は三日間寝込んだ。その間に鼠蹊部や腋の下のあたりに「ガヴォッチョリ」〔「杭《くい》」の意〕とか、小さな「ギアンドーラ」〔「腺」の意〕とか、あるいは「ボッツォ」〔「瘤」の意〕とか呼ばれる腫れ物が現れて、病人は吐血したのであった。

疫病患者に告解や秘跡をおこなう司祭に赦免が認められた

疫病は病人に告解をおこなっていた司祭や看病していた人びとにもしばしば襲ったことから、疫病にかかった病人たちは皆、告解や秘跡、投薬や看病を拒否されそのまま見放された。そのために教皇〔クレメンス六世（在位一三四二～五二）〕は司祭に対して教書を発布した。その教書によって、その疫病にかかった病人のために告解や秘跡をおこなう司祭や見舞いや看病をおこなう者に対して、それまでの罪の赦免を認めたのであった(28)。

疫病の終息

この疫病は　　(29)まで続いた。そして多くの地方や都市で人びとはずっと悲嘆にくれたままであった。一三四七年三月半ば、厳粛な行列がおこなわれた。この行列は、神が疫病を終息させ、我々の都市フィレンツェとその周辺部を守ってくれるように願ってなされたものであり、それは三日間続いた。

そしてこのようなことは人間が犯した罪を罰する神の裁きである。気の滅入るむごたらしいこの話題についてはこれくらいにして、次に神聖ローマ帝国の新しい皇帝であるボヘミアのカール〔カール四世（在位一三四六～七八）〕の行動について少

――し話そう。

第五章　アーニョロ・ディ・トゥーラの『シエナ年代記』

――五人の子どもを埋葬した年代記作家

解説

一三世紀末から一四世紀前半の時代においてシエナは、イタリアにおいて、さらにヨーロッパそのものにおいて最も繁栄した都市のひとつであった。この時代にシエナは、交易・銀行業を中心に栄え、政治・経済・文化いずれにおいてもイタリアにおいて高い地位を誇った。シエナ様式のゴシック美術が咲き乱れるなか、カンポ広場に面するマンジャの塔、市庁舎、洗礼堂などが次々と建築されたのもこの時代であった。ペスト前の一三四六年において、都市の三つの市区のすべてにおいてその人口増から、市壁が狭くなり、その拡張が必要とされていた。

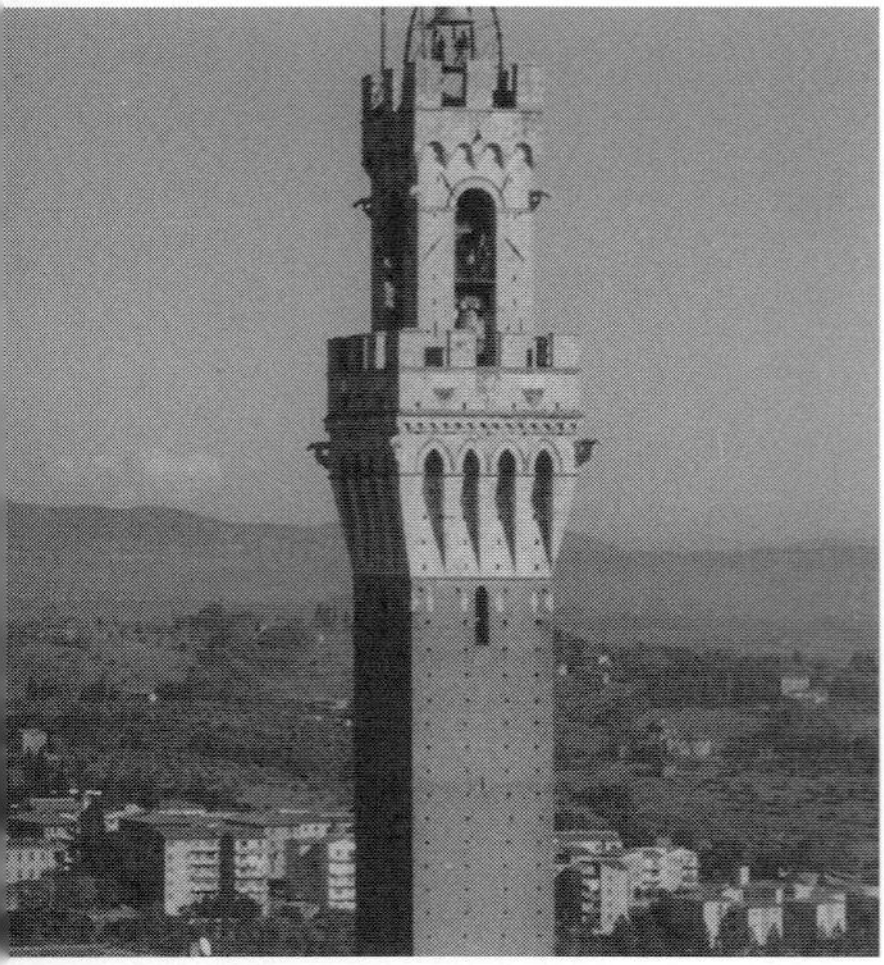

左端にドミニコ会教会

さらに発展の象徴として新大聖堂の着工に向けて足を踏み込んだまさにその瞬間に、シエナは突然の奈落に突き落とされた——それが黒死病の到来によるものであった。新大聖堂は黒死病によって突如中断され、以後決して再開されることがなかったが、その工事の跡は、現在も生々しい残骸として残っている。黒死病の直接の目撃者であるシエナ年代記作家アーニョロ・ディ・トゥーラ Agnolo di Tura（一四世紀の年代記作家。生没不明）は、その年代記（イタリア語）のなかでシエナを襲った地獄の光景を描写している。その記述のなかで、彼自身のことに触れて、父親として自分が五人の子どもを疫病で失い、みずからの手で埋葬したと、簡潔に述べているのが痛々しい。この事例は、子どもが黒死病の餌食になる典型としてよく引用される。

研究者W・ボースキーによると、ペスト直前のシエナの市壁内人口は、五万人を越える人口を擁していたと推定され、それは当時のヨーロッパでは大都市といえたが（一三〇〇年のロンドンで四万人の人口）、ペストによって少なくともその五〇パーセントが減少したという(30)。拡大しようとしていた大聖堂工事も中絶し、今もその跡が生々しく残っている（図5–2）。

原典史料は以下による。

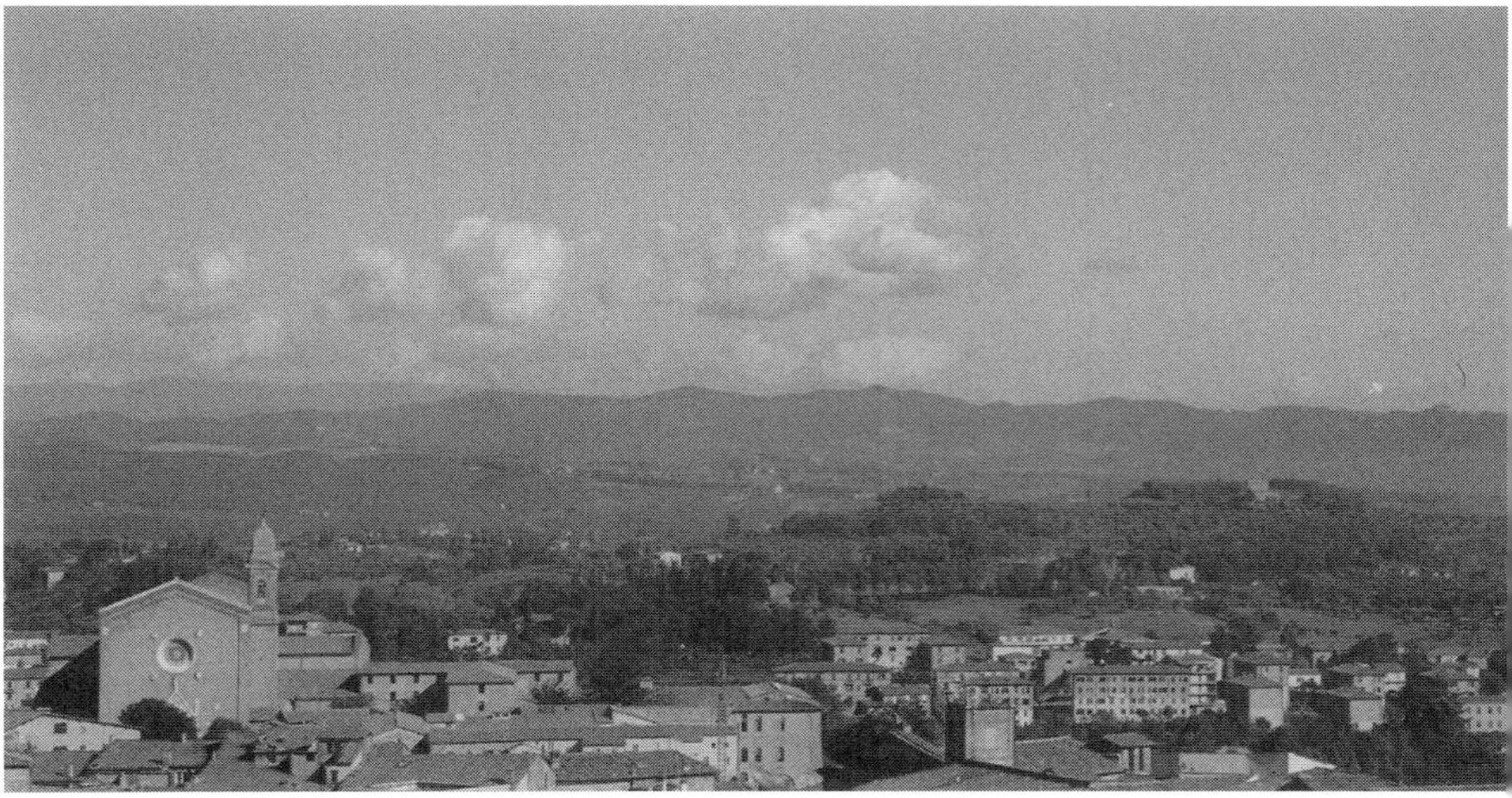

図5–1　シエナを見下ろす　右にマンジャの塔

Agnolo di Tura il Grasso, *Cronaca Senese*, in *Rerum italicarum scriptones: raccolta degli storici italiani dal cinquecento al millecinquecento*, by Giosuè Carducci 1835–1907.

史料

シエナの年代記作家アーニョロ・ディ・トゥーラの年代記[31]
――一三四八年の記述

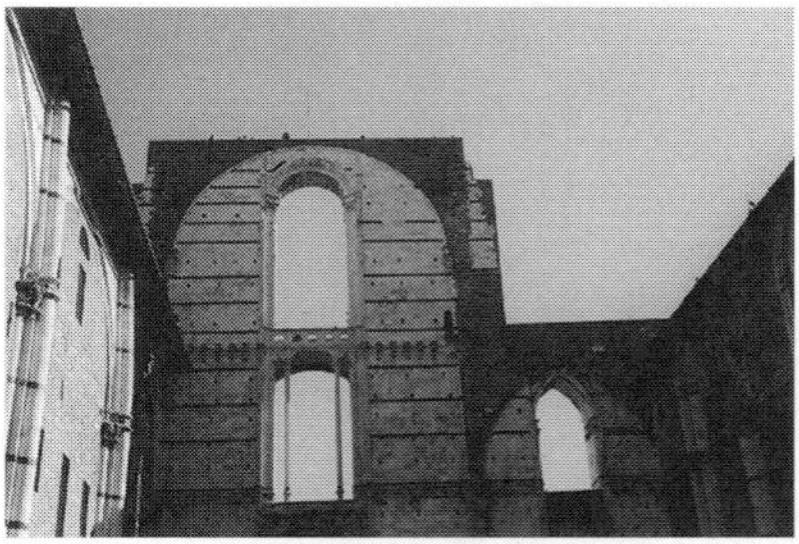
図5–2　シエナ大聖堂の拡大工事中絶の跡
黒死病による打撃

悲惨極まりない疫病は五月に始まった

シエナでは五月［一三四八年］になってから大量の人びとが死に始めた。それは恐るべき、むごたらしいことであった。その残酷で無慈悲なありさまについてどこから書き始めたらいいのか私にはわからない。それを見た者はあまりの心痛から震えおののいたのであった。身の毛もよだつその様相について語ることなどできない。そしてこの恐ろしさを見ずにすんだ者こそ、まさに幸いなる者と見なせよう。そしてこの疫病に罹った人びとは、たちどころに息絶えた。腋の下と鼠蹊部の下が臭く匂って、今話しているかと思ったら、すぐさま息を引き取ったのであった。

死者を埋葬する穴はすぐにいっぱいになった

父は息子を見捨て、妻は夫を、兄は弟を見捨てた。誰もが病気の相手を逃れて立ち去った[32]。この病気は、病人の息を吸ったり病人と目を合わせたりするだけで罹病するように思われた。こうして人びとは死んでいった。しかしいざ埋葬となると、人はたとえ金をもらっても、また故人との友情のちぎりがあったからといっても、その死者のために埋葬をしてやる者などいなかった。だからどの家も自分たちで穴を掘って死んだ家族の埋葬をした。そこには司祭も立ち会わず、臨終の秘跡もおこなわれず、弔いの鐘もならされなかった。そしてシエナの多くの場所で大きな穴が掘られて、そこには大量の死者であふれかえった。昼も夜も何百人もの人びとが死んでその大きな穴にほうり込まれた。そして死者には上から土がかけられた。そしてこの穴が死者でいっぱいになると、さらにまた穴が掘られた。

あふれかえる死体を見て人はこの世も末だと思った

私こと、「デブ」のあだなで呼ばれるアーニョロ・ディ・トゥーラは、自分のこの手で自分の五人の子どもを葬った。しかし死体のなかには土があまりかぶせられていなかったために、犬がそれを掘り起こして、多くの死体が犬に食べられてしまった。これは都市の至るところで起こったことである。そして人は他人の死に嘆き悲しまなかった。なぜなら明日は我が身だと誰しもが思ったからである。そしてあまりに多くの者が死んだので、誰もが、もはや世も末だと思った。そしてどんな薬も治療も効き目がなかった。そして治療を施せば施すほど、ますます早く患者は死んでいった。

貧民救済の委員が任命された

そしてシエナ政府は三人のシエナ市民を任命したが、その三人はコムーネから一〇〇〇フィオリーニ金貨を預かった。その金《かね》は、病気に罹った貧民に出費したり、死んだ貧民の埋葬に使ったりするための金であった。このことを記す私は、疫病のあまりの恐ろしさから、もはやこれについては考えたくない。だから何も語ろうとも思わない。

シエナとそのコンタードでは八万人が死んで三万人が生き延びた

シエナではこの時期に二〇歳以下の者が三万六〇〇〇人死亡した。他の者も含めると全部で五万二〇〇〇人が死亡した(33)。

シエナのコンタードでは全部で二万八〇〇〇人が死んだ。だからシエナの都市とそのコンタードでは約八万人が亡くなったことがわかる。そしてこの時期にシエナとそのコンタードでは約三万人が生き延びた。シエナではそのうち一万人に満たない者が生き残ったにすぎない(34)。

生き延びた者は絶望のあまりもはや何にも心を動かされなかった。囲い込んだ多くの土地やさらにシエナにある銀や金や銅の鉱山を捨てて立ち去ってしまった。それというのも農村部でも多くの人が亡くなり、多くの地域や村にもはや人が住まなくなって捨て去られたからである。農村で起こった悲惨なことについては書かない。狼や他の獣が死体を貪って、むごたらしくて、人が読むに耐えない惨状についてはこれ以上何も記すまい。

第六章　マルキオンネの『フィレンツェ年代記』（一三七八頃〜八五年）
——フィレンツェにおける黒死病の猖獗と都市の荒廃

解説

マルキオンネ・ディ・コッポ・ステーファニ Marchionne di Coppo Stefani（一三三六〜八五）は、マッテーオ・ヴィッラーニ Matteo Villani（一二九五頃〜一三六三）と並んで、フィレンツェの一四世紀後半を代表する年代記作家である。彼の生きた一四世紀後半の時代は、とりわけフィレンツェの激動の時代であった。ゲルフィ（ゲルフ）党対ギベッリーニ（ギベリン）党の争いや有力貴族間の争い、階級間の争いなどの都市内の熾烈な抗争、その最たるものであるチョンピの乱（一三七八年）、一三四八年の黒死病の発生、教皇庁との戦争（一三七五年の「八聖人の戦い」）など、政治的にも、社会的にもフィレンツェはまさに荒波の最中にあった。そうしたなか彼は、神聖ローマ皇帝にしてボヘミア王ヴェンツェル四世（在位一三七八〜一四一九）への大使職、プリオーレ職（都市政府行政官職、一三七九年）など、政界の中心的役職を務めた。そしてチョンピの乱の後の小アルテ政府の崩壊をもって政界を引退し、以後、彼は死ぬまでの八年間現職の時代を回想して年代記を執筆した。その回想は、彼がフィレンツェの様々な重要な役職を歴任したことから第一級の貴重な史料的価値を含むのである。彼の年代記の最高の価値は、彼自身が生き証人として執筆した一三四八年から一三八五年までの記録にあるといえる(35)。

マルキオンネの年代記は、情報そのものの重要性とともに、歴史叙述の視点の新しさという面においても注目すべきものを含んでいる。確かに、形式的にはまだジョヴァンニ・ヴィッラーニ（一二七五頃～一三四八）の年代記のスタイルにしたがって、人類の歴史の起源から執筆を始めたり、天体の動きに次に起こる事件の前触れを見たりする見方はあるにしても、マルキオンネの年代記を貫く叙述の姿勢は極めて現実的、世俗的である。このことは、フィレンツェを襲った疫病についての両者の記述を比べると、はっきりわかる。すなわち――

ジョヴァンニ・ヴィッラーニの一三四八年の記述を見るとわかるように、ヴィッラーニにおいては、「疫病が占星術の学者によって予言されていた」、「この疫病は神の罰である」といった超人間的な、神意的な事柄に関心が向けられている(36)。一方、マルキオンネの年代記の疫病の記述には、そうした記述は認めることができない。かれの関心はこの世に生きる人間の意識と行動それのみに向かっている。

まず、人間のレベルにのみ向かっていることの結果として、マルキオンネにおいては、以下の翻訳で紹介するように、彼が直接自分の目で見たこの世の出来事そのものを忠実に、生々しく描写することに最大の関心が払われている。そこでは目の前で起こった出来事、すなわちフィレンツェの人びとの疫病体験そのものに焦点が据えられている。疫病死の者が町にあふれることで、社会生活にどのようなことが生じたかが詳しく報告されている。ろうそくなど葬儀関係の品物が不足し、価格が高騰したこと、葬儀にかける贅沢を禁止するために奢侈禁止令が出るに至った経過などが報告されている（奢侈禁止令については、本書第二一章「葬儀費用抑制のための条例」参照）。自分の目で見たこうした報告は、ヴィッラーニの年代記において「伝聞情報」が高い割合を示していることと極めて対照的である。ヴィッラーニにおいては、トルコで起こった火山の噴火の話、セバスティアで天から虫が降ってきたという話、アッリディアにおいて疫病で男性が全員死んで女性のみ生き残ったという話、ルッコでのイスラム教徒によるキリスト教徒への改宗など、全体の四分の一が伝聞情報、それも奇跡的で奇妙な内容のはるかかなたの地での事柄であった。一方、マルキオンネのペストの記述では自分の目で確認できたこと以外には目が向けられていないのである。

マルキオンネが政治状況を語る時も、ジョヴァンニ・ヴィッラーニとは大いに異なる姿勢・視点が認められる。ヴィッラーニの年代記においては、フィレンツェに次々と生じる政治の混乱や抗争の原因は、人間の「自然の秩序の破壊」や「悪」によるものであるといった説明がされるのに対して、マルキオンネにおいては、もっと現実的で世俗的な説明がなされる。フィレンツェにおける政治の混乱や抗争の原因は、マルキオンネの年代記においては、政府がすべての階層の要求を満足させることができないことにあると説明される。そしてフィレンツェの政治舞台において人間の利害が激しくぶつかり合うあり様が、それぞれの党派や階層の立場をよく踏まえて克明に描き出されているのである(37)。

以下の翻訳は、疫病のもたらした社会的混乱を記述した『フィレンツェ年代記』の「見出し番号六三四～六三五」のテキスト（イタリア語）の全訳である。

Marchionne di Coppo Stefani, *Cronaca fiorentina*, ed. N.Rodolico, *Rerum Italicarum Scriptores*, n.e. 30/1,1903–55, pp. 230–232.

史料

マルキオンネの『フィレンツェ年代記』より
——一三四八年の疫病について

＊フィレンツェの都市部にあった大量死について。フィレンツェでは多くの人びとが死亡した

疫病の前に医師も薬も役に立たなかった

主イエスの一三四八年、フィレンツェとコンタードに最大の疫病がやって来た。それは非常に激しいものであった。そのため病気が発生した家では、看病すべき者は皆すぐに同じ病気で死亡してしまっていたので、誰も病人を看病する者はいなかった。そして病気にかかった者で四日を越えて生き延びる者はほとんど誰もいなかった。そしてその病気がまだ知られていなかったせいなのか、あるいは医師がこれまで全くその病気について研究したことがなかったせいなのか、医師も薬も役に立たなかった。施す治療法がないように思われたのであった。

一家全滅の家もあった

疫病が引き起こした恐怖の念はあまりに大きく、誰一人としてどうしたらいいか、なす術を思いつかなかった。病気が発生した家には、しばしば一家全滅の場合があった。そして疫病は人間だけでは収まらずに、その疫病のために犬、猫、鶏、牛、ろば、羊などの動物もまた死んでいった。そしてその症状も同じであった。そしてその症状が現れると、治る動物はほとんどいなかった(38)。

疫病の症状として、鼠蹊部の瘤、熱、吐血が認められ、吐血した者で生き延びる者は皆無だった。人びとは疫病から逃れた

その症状とはこのようであった——すなわち、腿と腹部の鼠蹊部の間や、腕の付け根に瘤が出来たり、いきなり熱が出たりした。血を吐いた時は、つばの混じった血を吐いたが、吐血した者で生き延びた者は皆無だった。それは非常に恐ろしいことであったので、一軒の家で疫病に感染した者がいるとわかると、その家に残る者は誰もいなくなった。怯えた人びとは家を捨て、別の家へと逃げて行った。ある者は都市のなかへ、ある者は田舎の別荘へ逃げて行った。医師の姿は見あたらなかった。なぜなら医者も、他の者と同様に死んでしまったからだ。医師が見つかった場合でも、医師は患者の家に入る前に法外な金を手渡すように要求した。そして家のなかに入ると、顔を背けたまま脈をとった。そして悪臭から離れたところから観察しようとした(39)。

多数の人が看病も秘跡も受けず、家族から見捨てられて死んでいった

息子は父を見捨てた。そして夫は妻を、妻は夫を見捨てた。そして兄は弟を、姉は妹を見捨てたのであった(40)。町中のすべての者が、死者の埋葬のために、ただただ死者を運びつづけた。多数の人びとが死んでいったが、彼らは臨終に際して、告解も他の秘跡も何もしてもらえなかった〔臨終時の「終油の秘跡」をしていない場合、地獄に堕ちると考えられていた〕。非常に多くの者が人に気づかれないままにひっそりと息を引き取った。多くの者が見放されてそのまま餓死した。それというのも、家のなかで病人が出ると、家の者は怯えながら、「医者を呼びに行って来るよ」と言って、家の出口の戸をそっと閉めて、外へ出て、そのままもはや家には戻らなかったからである。人間から見捨てられ、食べ物も与えられない病人たちは、発熱に苦しみながら、息絶えたのであった。日が暮れると、多くの病人は家族に向かって、「後生だから、私を見捨てないでおくれ」と懇願したのであった。それに対して家族の者は、病人にこう言ったものであった——「お前が何か必要なものを欲しがると、その度に付き添いの者を夜に起こし、昼も夜も四六時中ずっと疲れさせてしまうのだよ。だから、そうさせないようにお前は自分で砂糖菓子を取って食べて、自分でワインや水を飲むのだよ。ほら、お前の枕元に置いておくから自分で食べていいのだよ」。

そして家族の者は、病人が眠っている時に立ち去ってしまい、もはや戻ってこなかった。病人がたまたま夜の間にこの食べ物を食べて、そのおかげで元気を回復すると、朝、窓際のところに元気な姿を見せることがあった。そこが人通りの少ない道だった場合、病人は人が通るのを半時間ほど待っていたのであった。そしてようやく誰かが通ると、どうにか聞こえる位の声を出して呼びかけた。この時、返事をしてくれる人もあれば、返事をしてくれない人もあった。しかし、たとえ返事をしてくれても、助けに来てくれることはなかった。

こうしたわけで、病人のいる家のなかには誰も敢えて入ろうとはしなかった。仮にその家のなかに入る人がいても、それはごくわずかの人だけであった。また病人の家から元気な姿で出て来た場合でも、その人を迎えてくれる者など、ひとりもいなかった。なぜなら人びとはこう言っていたからである――「あいつは疫病持ちだ。あいつと口を利いてはいけない」。そして付け加えてこう言った――「あの家には疫病持ちがいる。なぜなら、奴の家には《ガヴォッチョロ持ち》がいるからだ」と。人びとはこの疫病の腫れ物のことを実際そのように呼んでいたのであった。

多くの者が看取られることなく死んでいった。そのためその死体はベッドに放置されたままひどい悪臭を放った。その悪臭に気づいた近所の者のなかには、自分の財布から金を出して、死者を埋葬させてやる者もいた。家々は開けっ放しにされたままであったが、誰ひとりとしてあえてその家に入ってそこにある物に手をつけようとはしなかった。それというのも、家のなかの物にはまだ毒が残っていて、それを使った者に病気が感染するように思われたからである。

死体は穴の中に次々と投げ込まれ、その上にはラザーニャにチーズをかけるように砂がかけられた

すべての教会において、あるいはほとんどの教会において、埋葬用の穴が掘られた。その穴は、水が湧くまで掘られた。穴は、住民の数が非常に多かったことから、深く大きく掘られた。埋葬の仕事をおこなう者は、夜、病人が死ぬと、その病人があまり金持ちでない場合、その晩のうちに、みずから肩に載せて穴まで運び、穴に放り投げたのであった。あるいは、自分がそうする代わりに他の者に多額の報酬を与えて、これをおこなわせたのであった。朝になると穴には多数の死体が放り込まれていた。他の場所から取ってきた土が死体の上に投げ込まれた。それから前の死体の上に別の死体が重ねられた。それから死体を水平にして、その上にわずかの砂をふりかけたが、それはちょうどラザーニャの上にチーズをパラパラとかけるようであった。

墓掘りと看護人と薬屋が大儲けした。関係の物価が上がった

埋葬の仕事をする墓掘人に対して非常に高額の金が支払われた。そのため多くの墓掘人が裕福になったが、その一方で多くの墓掘人が命を落とした。墓掘人のなかには金持ちになったものもいたが、もうけをほとんど使い果たしてしまい、無一文の者もいた。しかし彼らが受け取った報酬は、それは大変なものであった。

病人の世話人は一日につき一フィオリーノから三フィオリーノもの金を要求したほか、病人にあてがう砂糖の出費代金も要求した。病人が食べる砂糖製品は法外な値段であった。砂糖の価格は一リッブラで三フィオリーノから八フィオリーノであり、他の砂糖菓子も同じようなものであった。

鶏やその他の家禽類は驚くほどの破格の値がついた。卵の一個の値段が一二デナーロから二四デナーロもした。卵を見つけようとして市内中を探し回ってみて、もし三個も見つけたら幸運であった。蠟《ろう》は驚異的な値段であった。もしフィレンツェの人びとが絶えず起こした猛反対によって値上げに歯止めがかけられなかったら、一リッブラが一フィオリーノ以上しただろう。そのために、《今後、四本用燭台を使用することはまかりならない》という法令が発せられた。しかし、教会は習慣上、二本用燭台を備えておらず、不都合を来した。

教会は、通常使う「遺体運搬用戸板《バーラ》」をもはや持ち合わせていなかった。遺体運搬用戸板が不足したのである。

薬屋と墓掘業者は、柩と柩衣と枕の引き替えに法外な金を手に入れたのであった。女性の死者に使用される「平織り白装束」は、通常の場合、ゴンナ［ロング・スカート］、ゴンネッラ［ショート・スカート］、グァルナッカ［外衣、長い上っ張り］、オーバーコート、ヴェールからなっていて、三フィオリーノの値段であったが、今や三〇フィオリーノにまで跳ね上がった。そして仮に、「平織り白装束」が廃止されることで、裕福な死者が織物を着て、裕福でない死者が粗布の服を着るということがなかったら、一〇〇フィオリーノにまで値上がっていたことだろう。

弔いの鐘が禁じられた

葬儀の参列者のために使用される長椅子は、驚くほど高値であった。その上、長椅子を必要な分だけそろえることもできなかったのである。また、聖職者は死者の弔いの鐘を鳴らして得られる報酬にまだ満足できずにいた。そこで、弔いの鐘を聞くと人びとが不安がるという理由やら、長椅子の法外な値段の理由、それに出費抑制のねらいから、法令が発布されることになった。この法令によって、鐘の音が鳴る度に《また一人死んだ》と知って、健康な人ばかりでなく、病気の人びとの間にも不安が高じないように、たとえ誰が死んでも、その葬儀のために鐘を鳴らしたり、長椅子を並べたりしてはいけないことが規定されたのであった。

托鉢修道士・司祭による秘跡の人数に制限が加えられた

司祭や托鉢修道士たちは、金持ちの人びとの家に行って秘跡をおこなったが、その司祭や托鉢修道士たちの数たるや非常に多いものであった。そして司祭や托鉢修道士たちは金持ちから高額の支払いを受け取って、皆その懐を肥やした。そのため法令が発布された。これによって、秘跡をおこなうために二つ以上の托鉢修道会を呼んではいけないこと、教区教会の司祭は二人以上呼んではいけないこと、托鉢修道士については六人を越えて呼んではいけないことが定められた。

身体に害になる果物の市内持ち込みが禁じられた

身体に害になるあらゆる果物については、これを都市のなかに運び入れることは禁じられた。例えば、熟していない桃や熟していないアーモンドや取りたてのソラマメ、またイチジクやあらゆる種類の役に立たない健康に悪い果物などである。

人びとはインプルネータの聖母マリアの絵に祈願し、和睦し合った

聖遺物とインプルネータ［フィレンツェの南方約一〇キロメートルにある都市］の聖母マリアの絵を掲げた数多くの行列が都市のなかを練り歩き、「ご慈悲を！」と声を張り上げて祈願した。そして祈禱をしてパラッツォ・デイ・プリオーレのロッジャ［柱廊。建築で列柱をもつ吹き抜けの廊。ここによく人が集まった］で立ち止まった。それから、人びとは、それまでおこなってきた激しい争いや殺傷沙汰について和睦しあった。

疫病の不安のなか、集まって仲間と会食を楽しもうとしたが……

この疫病は不安と恐怖を強く引き起こしたので、人びとはいささかなりとも楽しみを得ようとして、皆で集まって食事をしたものであった。ある晩のこと、一人が、一一人の仲間を招いて晩餐をごちそうした。それから、その日に招待された者のうちの一人が、翌日の晩に他の者を食事に招待しようということが決められた。しかし、彼らが彼の家で食事をしようと思ったが、それはできなくなってしまった——なぜなら、招いた当の本人が病に伏してしまったからであった。あるいは、一一人の食事が用意されたのに、招待されたうちの二〜三人が欠席したのであった。

空気を換えるために田舎の別荘やコンタードに逃れた者が、それまで疫病がなかった所に新たに疫病を運んでしまうことになった。こうして疫病はさらに蔓延していったのであった。

町は機能せず、町を歩く人もほとんど見当たらなかった

フィレンツェでは同業組合《アルテ》は全く機能していなかった。商店や食堂は、どれも閉鎖されたままであった――開いていたのはただ薬屋と教会だけであった。また町のなかを歩いて回っても、人はほとんど見当たらなかった。そして都市の多くの有力者や金持ちたちの遺体が、その住居から教会へと、担架で四人の墓掘り人によって運ばれた。そこには十字架を運ぶ貧しい聖職者が付き添った。しかし、その墓掘人と聖職者さえも、それぞれ一フィオリーノずつ報酬を請求したのであった。

この疫病のおかげで大金をもうけた人

この疫病のおかげで大金をもうけた人がいた。それが、薬屋・医師・鶏の小売業者・墓掘人、そして薬草の小売業者であった。薬草の小売業者は、ゼニアオイ、イラクサ、ヤマアイを売ったり、感染を取り除くのに有効な膏薬《こうやく》の草を売ったりした。この薬草の小売業者の多くの者が、ぼろ儲けをした。また織物の布地をもっていた毛織物業者と仕立屋は、自分たちの言い値で商売した。疫病が終わると、あらゆる種類の布地をもっていた者や、布地を織ることのできた者は、金持ちになった。しかし布地のなかには、虫に食われていたものや、織り機のなかにあったために損なわれて役に立たなくなったものがたくさんあった。こうして大量の糸と毛織物が都市やコンタードでむだになってしまった。

疫病後、不当な相続で金持ちになったものがいた

この疫病はすでに述べたように、一三四八年の五月に始まったが、その年の九月に終息した。人びとは都市に戻り始め、家のなかに入って家具の具合を調べ始めた。しかし、財産があふれるほどありながらも、そこに主人のいない家が数多くあった。それを見て人びとは茫然自失に陥った。間もなく財産を相続する者が姿を見せ始めた。こうして疫病前には一文なしだった者が、相続人として金持ちになった。このため疫病の前には何も所有していなかった者が金持ちになった。それらの財産は実は彼らのものでなかったようだ。こうして相続人として不適格と思われる人が、男も女も、衣服や馬に金をかけて贅沢な暮らしを始めた。

＊項目六三六　一三四八年の疫病による死者の数

さて、疫病でどれだけの人がフィレンツェの都市部において死んだかをしっかり調べるようにと、司教とシニョリーア〔都市政府〕から命令が発せられた。疫病でようやく死ぬ者が出なくなった一〇月一日になって、死者の数は、男女の別なく、子どもも大人も合わせて、三月から一〇月までで全部で九万六〇〇〇人と見なされた。

第七章　比較参考史料――イタリア以外における一三四八年の黒死病

1　アヴィニョン教皇庁勤務のカントル の書簡（一三四八年）
2　イングランド、フランスの年代記
（i）アヴェスベリーのロバートの『年代記』（一三五九年以前）
（ii）サン・ドニ修道士の『フランス大年代記』（一三八〇年以前）
（iii）ジャン・ド・ヴェネットの『フランス年代記』（一三五九～六〇年頃）

1　アヴィニョン教皇庁勤務のカントルの書簡（一三四八年）

解説

南フランスのプロヴァンス地方を流れるローヌ川下流の左岸に位置するアヴィニョンは、地理的にはもちろんイタリアではないが、領土的には一二五一年から一三四八年までナポリのアンジュー家の領地であった。そして一三四八年に同家から教皇に売却され、教皇領となり、一七九一年までずっとローマ教皇の所有地であった。

ペストの到来した一四世紀半ばの頃についていうと、イタリアとアヴィニョンとの関係は極めて密接であった。両者は、政治的、経済的、宗教的、文化的に切っても切れないかなり深いつながりがあった。一三〇九年に教皇庁がアヴィニョンに移されたことで（これは一三七七年まで続く）、イタリア人の聖職者や教皇庁の業務に関わる多くのイタリア人が教皇に随行してアヴィニョンに移動し、これによってアヴィニョンとイタリアとのつながりは強められ、移転後もアヴィニョンとイタリアとの行き来は頻繁であった。

もともとアヴィニョンは、南北ヨーロッパを結ぶローヌ川の起点となる町として、イタリアとフランドルを結び付ける交易の中継地点であった。このことから、中世イタリア商人は、モン・スニ峠を経由したり、ピサやジェノヴァから出たりする船によってアヴィニョンを行き来していた。中世末の豊富な史料を残したことで有名なプラートの商人フランチェスコ・ダティーニ（一三三五～一四一〇）も、二〇年以上ずっとアヴィニョンを拠点にして中継貿易で一大財産を築いた。全般的に見て、この頃のイタリア人は主に上質の毛織物、絹、小麦、大麦などを運んでいた。またアヴィニョンからはイングランド産とフランドル産の羊毛その他がイタリアに持ち帰られたという(41)。

こうした経済的、政治的背景は、文化的にもアヴィニョンとイタリアとを結び付けるものとして作用した。詩人、人文主義者としてのペトラルカ（一三〇四～七四）の初期

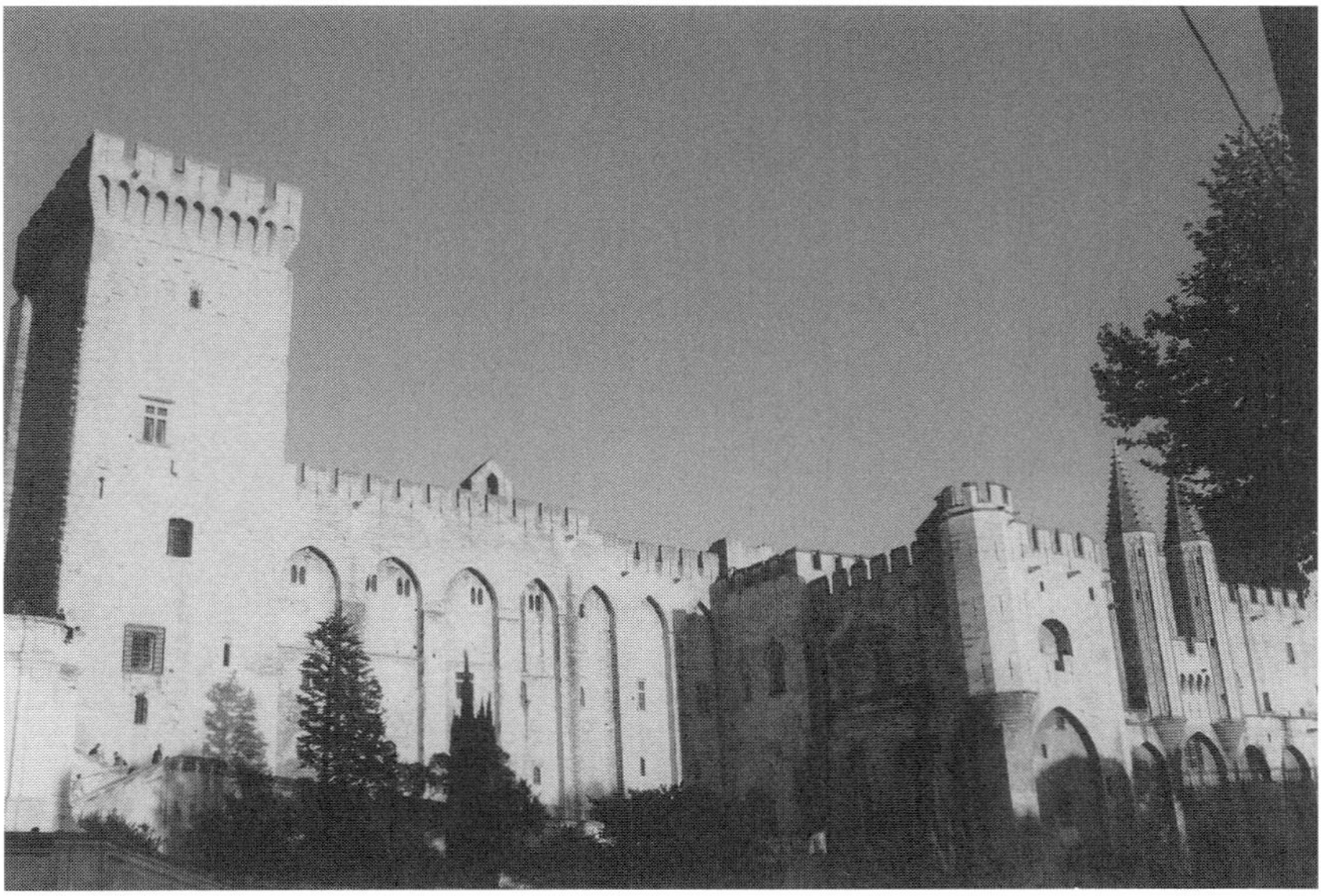

図7-1　残照のアヴィニョンの教皇庁跡

の形成を語るときに、彼のアヴィニョンでの少年時代、青年時代の文化的、知的背景は無視できないであろう。ペトラルカの父親ペトラッコはフィレンツェでの政治抗争に敗れ、フィレンツェを追われた人であった。ペトラッコは、避難先のアレッツォやピサでの生活を経て、心機一転、移転した教皇庁に随伴し、新たな活路を見出そうとした多くのイタリア人の一人であった。ペトラッコは、枢機卿の知遇を頼りにアヴィニョンに移って公証人として働くことになり(42)、この関係でペトラルカもプロヴァンスで少年時代を過ごすこととなったのであった（父親による彼の教育のねらいはペトラルカを公証人にすることであった）。こうして若きペトラルカは、ここアヴィニョンにおいてキケロなどの古典作品——もともと法学研究の導入教育として位置づけられた——に触れて、人文主義運動や詩作活動への刺激を受けることとなるのである。法学は人文主義研究の端緒となったのである(43)。

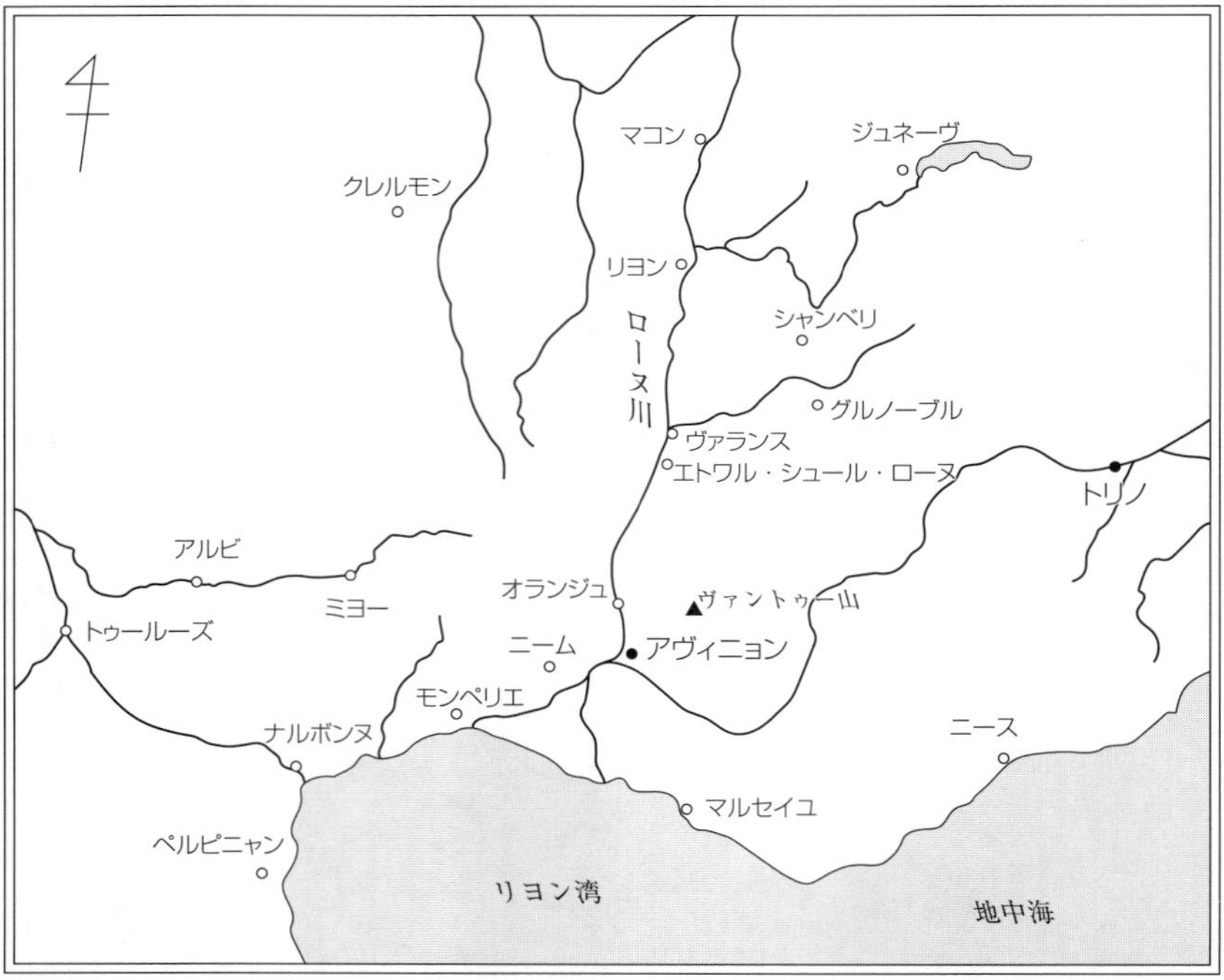

地図 7-1　アヴィニョン周辺

また、永遠の恋人ラウラとの出会いもアヴィニョンにおいてであった。

美術の領域でアヴィニョンと関係の深い画家はシモーネ・マルティーニ（一三四四年没）である。アヴィニョンの教皇クレメンス六世（在位一三四二〜五二）は、今を時めくシモーネ・マルティーニをシエナから招いて新しい教皇庁宮殿にフレスコ画を描かせたのである。

ペストについていうと、ジェノヴァのガレー船がマルセイユ港に停泊したことで、疫病はマルセイユに上陸する。そして、疫病は次に北方約八〇キロメートルにあるアヴィニョンに達するのである（一三四八年一月）。この頃教皇庁移転で人口が膨張したアヴィニョンは、三万人から五万人程度の規模であったと考えられているが(44)、ここで紹介する史料によれば、その半数が疫病死したという。

また、ペストの関連からアヴィニョンの教皇についてひとこと触れておくべきことがある。それは、疫病の蔓延に伴って発した教皇の声明や命令である。そこにはなかなか賢明な思い切った判断が認められるように思われる。――すなわち、鞭打ち苦行の行列が激化し、暴徒と化す傾向を見せたことから(45)、その行列を禁止したこと（教皇クレメンス六世、一三四九年一〇月二九日）。また、疫病の原因をユダヤ人が井戸に毒を撒いたと見なす人びとによってユダヤ人虐殺が実行されるなかで、教書によってユダヤ人もまた疫病死したことを指摘して、ユダヤ人の財産強奪やユダヤ人迫害に抗議したこと（教皇クレメンス六世、一三四八年七月四日、九月二六日）。また、疫病の大流行によって聖職者が死亡・逃亡し不足したことで、臨終の人びとの霊魂の救済のために緊急避難的に、思い切って俗人に終油の秘跡の権限を与えたこと（クレメンス六世、一三四八年）。そして、疫病による犠牲者の総数の調査や、疫病の原因究明のための疫病患者の解剖を命令したことなどである。

次に紹介する史料は作者不詳のフランドルの年代記のなかの一節である。そこでは、その年代記作家が一通の書簡を引用している。その書簡は教皇庁に勤めるカントル（教会の聖歌隊の先唱者）であったルートヴィッヒ・ファン・ケンペン（ペトラルカの友人）がブルッヘにいる同僚に送った書簡である。その書簡はアヴィニョンの疫病の様子を報告したものである（ただどこからどこまでが引用なのかやや曖昧である）。このカントルは、ローマ貴族出身のジョヴァンニ・コロンナ枢機卿に仕えた音楽家であった。

テキスト（ラテン語）は以下による。

"Breve Chronicon Clerici Anonymi", ed. J.-J. de Smet, *Recueil des Chroniques de Flandre*, III, Brussels, 1856, pp. 14–18.

史料

1　アヴィニョンを襲った疫病
――アヴィニョン教皇庁勤務のカントルの書簡

疫病については、ある枢機卿に付き従うひとりのカントルがブルッヘの同僚に書簡を送った。ここではそれを紹介する

同じ年の一三四七年の九月のことである。最大の大量死と疫病が始まった。このことは、当時、サン・ドナス聖堂参事会の会員であり、カントルであった人が書いた書簡の写しのなかに認められるとおりである。その人が仕えていた主人はローマ教皇庁における枢機卿であり、彼は当時その枢機卿に付き従っていたのである。彼はこの疫病について、警告として知らせようとブルッヘにいる同僚に書簡を書いて送ったのであった。それによると、恐るべき、前代未聞の災害が、三日間にわたってインド東部の地域全体を苦しめたことが詳しく述べられている。

アヴィニョン教皇庁勤務のカントルの書簡

以下書簡の紹介。インド東部では空から降って来た有毒の生き物が空気を汚染した

第一日目には、蛙、蛇、トカゲ、サソリ、それに似たような有毒の動物が空から降ってきたという［疫病は爬虫類などによって空気が汚染されることから生じると考えられていた］。第二日目には、雷鳴が聞こえて、信じられないほどの量の雹《ひょう》とともに雷と稲光が地面に落ちてきて、身分の高い者も低い者も、ほとんどの人の命を奪ってしまったという。第三日目には、悪臭のする煙とともに火が空から降ってきて、残っていた人びとや生き物をすべて焼き尽くしてしまった。そしてその地域の都市も村落もすべて焼いてしまったという。その地域全体がこの災害によって汚染されてしまった。そしてその海岸全体と近隣の国々すべてが、疫病に襲われたその地域から吹いて来た悪臭を放つ南風を受け、そのために感染したと推測されている。そして絶えず、日を追う毎に、ますます多くの死者が出た。

インド東部の汚染された空気によって疫病が生じた。この疫病に感染したジェノヴァのガレー船は、帰路、立ち寄る港を次々と汚染して各地に疫病を広めた

今や、神の意思によって、疫病は次のように我々の海岸にまで達したと信じられている。――すなわち、一三四八年の一月になる前日に、三艘のガレー船が香料と他の品物を積んで、東方から吹いてくる暴風を受けてジェノヴァ港に入港した。そのジェノヴァ船はひどく病気に汚染されていた。そしてジェノヴァの都市の人びとは、この汚染に気づいて、船員以外の人びとが手の施しようがないままに急死していくのを知った時に、ガレー船に対して火矢やその他の兵器で攻撃して、港からガレー船を追い出してしまった。もはや誰もガレー船のなかの生き残った船員の身体に触れようとも、また彼らと取引をしようとも思わなかったのである。こうして次々と港を追い出された後、三艘のガレー船のうちの一艘が、ついにマルセイユに入港した。そして入港すると、同じようなありさまで、人びとは知らない間に感染し、たちまち死んでしまった。そこですぐさまマルセイユの住民たちはガレー船を追い出した。それからその一艘のガレー船は、残りの二艘のガレー船と一緒になった――その二艘のガレー船は海をただあてもなくさまよっていたのである。それらの船はスペインの海岸に沿って大西洋に向かって進み、交易を終えるために、出来ることなら、さらに南にある港に入港するつもりだったと言われる。これらのガレー船はたどった全航路に沿って疫病をあとに残したのであった。特に海岸沿いの都市や地域、すなわち最初はギリシャ、それからシチリアとイタリア、とりわけトスカーナ、それからマルセイユ――結果的にラングドック一帯――では汚染はあまりにひどかったので、長く続く恐怖は、人間にとってほとんど信じることも、語ることもできないことだ。

この疫病の第一の症状は、肺の汚染である。死者の解剖の結果、肺が汚染されていることがわかった

この疫病は三つ症状をとるといわれている。まず始めに、人は肺の感染に苦しむ。それから呼吸困難に陥る。この腐敗や汚染に少しでも見舞われた者は皆、もはやこれから逃れることができず、二日以内に死ぬ。イタリアの多くの都市において、数々の死体を切開する解剖学的検査が実行された。そしてアヴィニョンにおいても、この病気の原因を発見せよという教皇の命令にもとづいて、解剖学的検査が実行された。そこでわかったことは、急死したすべての人の肺が、汚染されていて、血を吐いていたということであった。そしてこのタイプは、この疫病のあらゆる恐るべきもののうち、最も危険なものであった――というのも、あるひとりの感染者が死んだ場合、その人がその病気を患っている間に会った者や見舞いに来た者、あるいはその人に何らかの手当をした者や、その人を墓場まで運んだ者は、死んだその人のあとを追って、治療も受けずにすぐさま死んでいくからである。

第二の症状として腋の下に腫れ物ができ、第三の症状として、鼠蹊部に発症して、急死する。患者は、感染を恐れられて、医

師からは診察を拒否され、肉親からは見舞いを拒否される

第一の症状のほかに、それと平行してさらに症状がある。それは腫れ物が突然腋の下に吹き出すことである。そして人はこれで立ち所に死に至る。そしてさらに第三の症状がある。それは他の二つと同時に存在するが、独自の進行をたどる。そして人は男も女も鼠蹊部に発症して、急死する。

病気がますます強さを増してきたので、医師は自分に感染するのを恐れて、たとえ病人の所有するものすべてを与えられても、病人のところへ診察に行こうとはしない。父は息子の見舞いには行かず、同様に、母は娘の、兄は弟の見舞いに行こうとはしない。また息子は父の見舞いに、友は友の、知り合いは知り合いの見舞いに行こうとはせず、また、いかなる者もその親類の見舞いに行こうとはしないのである(46)。みずから好んで急死を望んだり、すぐに死者のあとを追うのを望んだりするというのでなければ、誰も病人の見舞いに行こうとはしないのである。――こうして数え切れないほど多数の人びとが、人からいかなる愛情も敬愛も慈悲も抱かれずに死んでいったが、もしも彼ら自身が、まだ元気な時に病人を見舞いに行くのを拒否していたならば、死を免れていたかもしれないのである。

アヴィニョンでは、疫病のために少なくとも半数の人が亡くなった。墓地が不足し、教皇は新たに土地を購入した

手短にいえば、アヴィニョンで少なくとも半数の人びとが死んだのだ。というのも、現在七〇〇〇軒以上の家が市壁内にあるが、そこの人びとは皆死んでしまったので、その家には誰も住んでいないのである。また、郊外にはひとりとして生き残っている者はいないと考えて差し支えないからである。それゆえに教皇［クレメンス六世（在位一三四二～五二）］はノートルダム・デ・ミラクルの近くの野原を購入されて、そこを墓地として聖別された。その墓地に三月一四日までに一万一〇〇〇人の遺体が埋葬された。このほかに遺体は、オピタル・ドゥ・サンタトワーヌや修道会の墓地、それにアヴィニョンの他の多くの教会墓地に埋葬された。また近隣の地域について、ここで黙ったまま見過ごしてはならないだろう。マルセイユでは二つの裏門を除いてすべての市門が閉鎖された。それというのは、五人中四人が死んでしまったからである。また疫病に対しては逃げてもむだであった。なぜなら、健康な土地に逃げても、そこでもっと早い死が待っているだけだと信じられたからである。同じことはプロヴァンス地方のあらゆる都市と村落についても言えることであろう。

疫病が拡大するなかで人びとは感染を恐れて、病人や病死者を避けた。疫病死した者を墓場まで運んだり埋葬したりする仕事も、貧しい田舎者に任せた

そして今や疫病はローヌ川を横切った。そしてトゥールーズまでの多くの都市と村落を飲み込んでしまった。そして進行するにつれてますます広範囲に拡大した。そして大量死があまりにひどかったことから、人びとは、死を恐れて病死者を出した家の親類とは誰ともあえて口を利こうとはしなかった。なぜなら、ある家族の誰かが亡くなると、その家の残りのほとんどの者が後を追って亡くなってしまうことが、しばしば観察されたからである。寝ている病人が自分の身内であるにもかかわらず、食べ物と飲み物を病人のベッドのそばに置いたまま、その家から逃げ去ってしまう——そのような、病人を犬のように扱う家族がいたことが、一般の人びとの間で普通のことであったと報告されている。

病人が亡くなると、プロヴァンスの山岳地方出身の、半裸の無作法な貧民の田舎者がやって来て、十分な支払いを見込んで、死体を墓地まで運ぶのである。親類も友人も病人の見舞いには行かない。司祭は病人に対して臨終の際の告解の聴聞もしなければ、秘跡を施すこともない。まだ元気な者は、まだ元気なうちに自分の健康を心配するといった具合である。こうして、金持ちの遺体はごろつきの輩の手によって、ほんの二、三の明かりを灯して、彼ら以外にひとりも会葬者もいないままに、墓場まで運ばれるというありさまが毎日続くのである。そして、遺体が通りを運ばれて進んで行く間は、誰も皆、家のなかにじっと身を潜めているのである。

一方、ここで述べている貧民たちは、逃げたりはしない。というのも、彼らは、この疫病に感染したり、あるいは飢餓にも苦しんだりして、間もなく死んでしまうからである。また、実際のところ、ピニョッタ［教皇から貧民に対して与えられる食べ物や衣類などの施し物］は、裕福な人のために奉仕としておこなっているのであって、貧民にはそうしたものは与えられていなかったのである。こうして彼らにはただ死だけがあるのみであった。簡単にいうと、ピニョッタでは通常は一日につき六四サルマ［サルマは容積の単位］の小麦が与えられていたのに（一サルマで五〇〇個のパンがつくられた）、今ではわずか一サルマ（時には半サルマ）だけしか与えられなかったのである。

アヴィニョンでは三カ月間に六万二〇〇〇人もの遺体が埋葬され、司祭の不足から臨終の改悛者には特別に赦免が与えられた

一月二五日から今日［四月二七日］までの三カ月間で、全部で六万二〇〇〇人の遺体がアヴィニョンで埋葬された。三月半ば頃には、慎重審議した末に、教皇［クレメンス六世］は復活祭まで有効とする赦免をすべての臨終にある改悛者にお与えになった。さらにまた週の特別な曜日に連禱を歌う敬虔な行列を実行するように命じられた。この行列に周辺の地域から二〇〇〇人が参加したのであった――そこでは男も女も共に集まって、多くは裸足のまま、そのほかの者は苦行用の毛衣を着て、灰を塗って参加したという。彼らは嘆きの声を挙げ、涙を流しながら、髪を束ねずに行進していく時に、血が流れ出るまで鞭で容赦なく自分たちの身体を打ったのであった。もっと後になって、教皇庁の宮殿の境内で行進がおこなわれたが、教皇自身も、それだけには参加されたのであった。――その結末がどうなるか、あるいは始まりが何であるかは、神のみが知るところである。そうはいっても、人びとのなかには、あのようにアンドラーシュ王に対して、神が罰としてこうした災害でこの世の人を懲らしめているのだと言って恐れている者もいる［アンドラーシュ（Andrea d'Ungheria）は一三四五年に暗殺された。妻（ナポリのジャンヌ、ジョヴァンナ一世）に嫌疑がかかり、ジャンヌはアヴィニョンに逃れた。クレメンス六世は彼女に無罪宣告をした］。

井戸に粉末の毒を入れた科《とが》で多数の者が火刑に処された

悪辣な者どものなかから、ある種の粉末を所有しているものが見つけられて、そうした者たちは井戸に毒を入れたというかどで告発された——それが正しかったか、正しくなかったかは、神のみぞ知る。その結果、不安に駆られた人びとは井戸の水を飲むのを拒んだ。このかどで多くの者が火刑に処されたし、今なお毎日火刑が執行されている。というのも、そうした輩はそのようにして罰せられるべきであると命じられたからである。

人びとは、ガレー船が海や商品を汚染したと考えて、魚や香料を食べなかった

今では海の魚もまた一般的に食べられずにいる。魚もまた汚染された空気によって汚染されていると信じられたからである。さらにいかなる種類の香料も、一年前に貯蔵庫に置かれていたのでもなければ、食べられたり、処理されたりしなかった。なぜならそれが、私が先に話したガレー船から降ろされたかもしれないと恐れられたからである。多くの場合、新鮮な香料や鮮魚を食べたことから、極めていやな結果が発生したことが認められたからである。

この書簡で疫病の危機がまだ身近にあることを知らせる。疫病から身を守るには、節度ある食事、身体を冷やさないこと、不節制を控えること、人との接触を避け、疫病が過ぎ去るまで家から出ないことなどを心掛けるべきだ

親愛なる人たちよ、私は、危機が今なお身近にあることを知らせるためにこの書簡を書いています。もしあなたがたが自分の身を守りたいと思うなら、最良の助言はこうである——すなわち、飲食については節度を保つこと、身体を冷やすのは避けること、いかなる不節制をも控えること、そしてとりわけ人びと——健康な呼吸をするわずかな人は別として——と交わることを避けることである。

疫病が過ぎ去るまで家から出ないのが一番だ。占星術師にいわせると、疫病がその周期を完了するのに一〇年かかるそうだ。そのうち三年がすでに経過した。だから、彼らがいうには、疫病はなるほど寒冷地ではもっとゆっくり進むけれども、結局は全世界を一巡してしまうのではないかと心配されるのである。

書簡のむすびのことば

疫病のために、教皇もアヴィニョンから退避し、商売や業務は停止したままになっている

教皇がアヴィニョンを離れられ、ヴァランスから二レウカ〔長さの単位。時代・地域によって異なるが、四〜五キロメートル〕離れたエトワル・シュル・ローヌに移られると報じられている。状況が変わるまでそこに滞在されるはずである。それでも教皇庁はそのままアヴィニョンに残るのであるが。

商売はミカエル祭〔九月二九日〕まで停止された。訴訟受理官も弁護人も代訴人も、すでに都市から立ち去っていたか、死んでしまっているか、あるいは即座に立ち去るつもりでいた。私は神の手のもとにある。私の主人は教皇に付き従い、私もそれに従うことになるだろう。その場所は疫病がまだやって来ていないヴァントゥー山の方に面しているので、一番いいところだそうだ。ともかく、そういわれている。

全能にして慈悲深き神が、我々の選ぶものが最高のものとなることを許されますように。アヴィニョンにて。

一三四八年四月二七日、日曜日。

2　イングランド、フランスの年代記

（ⅰ）アヴェスベリーのロバートの『年代記』（一三五九年以前）
（ⅱ）サン・ドニ修道士の『フランス大年代記』（一三八〇年以前）
（ⅲ）ジャン・ド・ヴェネットの『フランス年代記』（一三五九～六〇年頃）

解説

一三四八年、ペストは、ヨーロッパ人が一一～一二世紀から発達させた商業交通網に乗って、イタリアを北上、そしてヨーロッパを一気に駆け抜けた。イタリアから見れば、遥か北にあるロンドンやパリでさえも、イタリアの諸都市と同じ年、すなわち一三四八年にペストに見舞われた。そして同様に至るところで大量死をもたらした。その荒れ狂う悲劇の様は、イタリアの場合と酷似してすさまじい——。ここで紹介するロンドンやパリ、あるいはフランス全般のペストについて記述する三点の史料は、どれも聖職者の年代記（ラテン語）である（なお、その聖職者の所属する立場——教区司祭か修道士か——によってやや記述が異なるところが認められよう。例えば、「修道士が、疫病を恐れ逃亡してしまった教区の司祭に代わって、終油の秘跡を与えた」などの記述がそうである）。

（ⅰ）アヴェスベリーのロバートの『年代記』（一三五九年以前）
（ⅱ）サン・ドニ修道士の『フランス大年代記』（一三八〇年以前）
（ⅲ）ジャン・ド・ヴェネットの『フランス年代記』（一三五九～六〇年頃）

最初のアヴェスベリーのロバートは、教区司祭、ほかの二人は修道士、すなわちサン・ドニ修道士、次にカルメル

会修道士（一二世紀創設）である。年代記を記述する人が聖職者であったことは、教養層がすなわち聖職者であったことから、当時は普通のことであった。しかし、聖職者であること、修道士であることは、おのずとその内容の傾向――記述の視点――に現れたことであろう。すなわち常にこの世の出来事に「神意」を読もうとする姿勢が作用するからである。星や天体の動き、この世の疫病の勃発や、さらには人間のおこなう戦争、こうしたことがらは、彼らにはすべて神意なしには理解され得ないからである。

イタリアの文献を読んできた我々にとって興味深いことは、やはり様々な共通性であろう。特にペストの猖獗ぶり、突然やって来た大量死を前にうろたえる人びとのありさま――。

ことにペストの終息後、人びとの人間性が悪くなったことという認識はここにも認められる。カルメル会修道士ジャン・ド・ヴェネットは、ペストが終息してから、生き残った者が多く財産を手に入れながら、それでいていっそう欲がふかくなった、世の中が悪くなったと述べているが、これはイタリアの年代記やそのほかの記述とも酷似して、人間の性として考えさせられるものがある。

なお、見出しについては、これまで通り、基本的に編訳者による。同じく原著者による見出しがある場合のみ、見出しの前に＊をつけた。

使用テキストは、（i）から（iii）までそれぞれ順に以下のとおりである。

E.M.Thompson（ed）, *Robertus de Avesbury de Gestis Mirabibus Regis Edwardi Tertii*, Rolls Series, 1889, pp. 406–407; Jules Viard（ed）, *Les Grandes Chroniques de France*, IX, Paris, 1937, pp. 314–316; H.Geraud（ed）, *Chronique Latin de Guillaume de Nangis avec les continuations de cette chronique*, 2 vols, Paris, 1843, II, pp. 210–216.

史料

2　イングランド、フランスの年代記

（i）アヴェスベリーのロバートの『年代記』（一三五九年以前）

＊一三四八年のイングランドの全域的な疫病について

疫病は、最初サラセン人の占領する領地で発生したものであるが、次第にその激しさを増していった。そのあまりの激しさから、どの国も容赦せずに襲い、サラセン人の領地から北へと進み、ついにはスコットランドにまで広がって、諸々の王国のすみずみまで急死の鞭をもって襲い、そこに住んでいる人びとの大半を打ちのめしたのであった。実に疫病は、イングランドでは一三四八年のいわゆる鎖のサン・ペテロの祝日〔八月一日〕の頃にドーセット伯領から始まり、直ちに次々と地域を突き進んで健康な人びとの大半の命を奪った。瞬く間に彼らはこの世から奪い去られてしまった。わずかな富裕者を除いて、死んだ人びとの誰もが三日から四日を越えて生きながらえることはなかった。同じ日に、二〇人、四〇人、六〇人もの遺体、しばしばそれ以上の数の遺体が、同じひとつの穴で一緒に、聖職者のもとで埋葬するために、運び込まれたのであった。

疫病は、諸聖人の祝日〔一一月一日〕にロンドンに達して、毎日大勢の人びとの命を奪った。そしてスメスフェルドの近くにつくられた新しい墓地では、聖母マリアのお清めの祝日〔二月二日〕から復活祭までの間に、ほとんど連日、二〇〇人以上の人びとが埋葬されるほどであった――しかも、その新しい墓地以外のほかの同じロンドンの墓地でも、大勢の人びとが埋葬されていたのである。

疫病は、聖霊の恩寵のとりなしを得て、つまり聖霊降臨の祝日の日に、ロンドンで終息したが、休むことなく北へ向かって進んで行った。ロンドンでは主の一三四九年のサン・ミケーレの祝日［九月二九日］の頃に終息した。

(ii) サン・ドニ修道士の『フランス大年代記』(一三八〇年以前)

恩寵の一三四八年のこと、先に述べた疫病がフランス王国で始まり、およそのところ一年半かその位続いた。パリでは一日につき八〇〇人もの人が次々と死ぬありさまであった。

また、疫病はロアジーという地方の村で発生した。その村は、ゴネスからほど近いところにあり、フランスのサン・ドニから約三リーグの村であった。そしてこれほどの大量の死体を目の当たりにすることは実に哀れなことであった。というのも、先に述べた一年半の期間に、何人かの者によると、パリでの死体の数は五万人以上にまで及んだという。サン・ドニ市ではその数は一万六〇〇〇人位にまで達した。これほどの大勢の人びとが死んだにもかかわらず、死んでいく者のために休むことなく絶えず告解やその他の秘跡がおこなわれた。

こんなことが起こった。この疫病が流行している間のこと、サン・ドニ修道会の二人の修道士が修道院長の命令にしたがって馬に乗り、訪問先に向かってある村を通り過ぎるときのことであった。その村では男たちと女たちが太鼓やバグパイプの音に合わせて踊って盛大に宴を催していた。そこでその二人の修道士は、どうしてこんなことをしているのかと尋ねた。すると彼らはこう答えた——

我々は、隣の町の人びとが死ぬのをこの目で見ました。また彼らが毎日死んでいくあり様を見ています。それでも、疫病は我々の村にはやって来なかったのです。疫病がやって来ないのは、思うに、我々が陽気にしているからなのです。だから我々は今このように踊っているのです。

それから二人の修道士は、修道院長から任された仕事を果たすためにその村を出発した。それから、命じられた仕事を全部済ませて、帰路の旅につき、先の村に差しかかった。ところが、その村を見ると、ほんのわずかの人しか見当たらなかった。そしてそのわずかの人は皆誰もが悲しい顔付きをしていた。そこで二人の修道士はこう尋ねた――

「少し前にこの村で盛大な宴を催していた男たちと女たちはどこへ行ったのかね」。

すると村人たちはこう答えた――

「ああ、神の怒りはあられを伴う嵐となってやって来ました。というのも、その大嵐は村中の至るところにあまりに突然やって来て、そのため急死する者もいれば、どこへ行くのか、どこに向かうか分からないままに唖然としてそのまま死んでいく者も出たのです」。

（iii）ジャン・ド・ヴェネットの『フランス年代記』（一三五九～六〇年頃）

飢饉、戦争に続いて疫病が起こった。その疫病の前に前触れとなる不可解な星が現れた

一三四八年になって、フランス人にとって、いや事実上、全世界の人びとにとって、戦争とはまた違ったひとつの災難に見舞われることとなった――

最初に述べたように、まず飢饉の被害が人びとに降りかかり、次に、この記述の途中で述べたように、戦争の被害が人びとに降りかかったのであるが、今度は疫病の災難が世界の様々な地域で発生したのだ。

同じ年の一三四八年の八月、晩禱の刻を過ぎた頃、パリの東の空に、光り輝く大きな星がひとつ見えた。太陽はまだ輝いていたものの、西の空に没しつつあった。その星は、我々の半球からは、ほかの星ほどには高いところにはなく、むしろ非常に近いように思われた。そこで起こったことだが、太陽が西に没して夜が近づいたのに、私と私の多くの兄弟が見たように、その星は動かずに同じ地点に留まっているように見えたのである。とうとう夜になって、我々が見て仰天したことに、この非常に大きな星は様々な光線に分かれて、パリの東の空に光を放って、それからすっかり跡形なく消えてなくなってしまった。いったいこの星が彗星であったのか、それともほかの種類の星であったのか、また、それが何かの発散物であってついには蒸気になって消えたものであるかについては、天文学者の判断に任せよう。

しかしながら、これから私が述べるように、このあとすぐ続いてパリとフランスの至るところでとんでもない疫病が広がったのであるが、この星の動きこそが、まさにその前触れを示すものであったということはありうることだ。

見たことも、聞いたこともない疫病で男も女も、老いも若きも、大勢の人びとが死んだ

その年〔一三四八年〕とその翌年に、パリとフランス王国中で、さらに、世間で伝えられているように、世界の様々な地域において、この疫病のために男も女も、老いも若きも、大勢の人びとが死んでいったのであった。非常に大勢の人が亡くなったので、埋葬するのもやっとのことであった。この病気で寝込んだ者は二、三日を越えてもつことはあまりなかった。健康な者もすぐに死んでしまい、その日に元気だった者も翌日にはこの世になく、墓場に運ばれたのであった。突然に腋の下や鼠蹊部に瘤ができ、それが紛れもなく死の症状であった。

医師はこの流行性の病気のことを「疫病」と呼んだ。一三四八年と一三四九年に非常に大量の人びとが死んだが、このようなことはこれまで記録されたことも、見たことも、聞いたことも一度もなかった。

原因不明の死のために恐れをなした司祭は終油の秘跡を放棄した

この死の病気は、それを頭のなかで想像するだけでかかってしまうか、あるいは病人との接触か、あるいは病人からの伝染によってかかってしまうものであった――というのも、健康な者であっても、その病気にかかった人に見舞いに行っただけで、死の危険から免れることはむずかしく、めったに生き残ることはなかったからである。そのため大小様々のあちこちの村々で司祭は恐怖心に駆られて、終油の秘跡はもっと勇気のある修道士に委ねて立ち去ってしまった。こうしてわずかの間に多くのところで二〇人中わずか二人しか生き残らなかったのである。

パリで毎日五〇〇人以上死んだ

パリにおいては施療院では死亡者の数があまりに多かったので、毎日五〇〇人以上の遺体が、埋葬のためにサン・イノサン墓地へと馬車でほとんどひっきりなしに運ばれた。施療院の修道女たちは、死を恐れず、気位を一切捨てて、できる限りいたわりと慎みをもって看護に当たった。幾多のそうした修道女たちが、死によって来世に召され、新たな生を与えられ、今キリストとともに憩うのである――敬虔なことに、そのように思われているのである。

この疫病は異教徒の間に起こり、イタリア、アヴィニョンを経てフランスへ広がった

この疫病は、言われているように、異教徒の間に起こり、それからイタリアにやって来て、次に山々を越えてアヴィニョンに達した。アヴィニョンでは何人かの枢機卿の命を奪い、それから彼らの家族と同居人のすべての命を奪い去った。それから疫病は、少しずつ進んで、村から村へ、町から町へ、ついには家から家へ、人から人へと、予測のつかない状態で進んで、ガスコーニュとスペインを越えて、フランスの地方に広がった。それから、我々の場合よりも規模は小さかったが、ついにドイツにも進んだ。

神のご慈悲で皆告解を受けて死んだ。クレメンス六世は告解聴聞師にあらゆる罪を赦免する力を与えた

しかしこの疫病の間、主はその慈悲において大いなる恩寵を授けてくださったので、たとえ急死してもほとんど皆晴れやかな死を迎えたのであった。告解を受けずに、最後の聖体を拝領しないままに、息を引き取る者は誰一人としていなかった。

また、教皇［クレメンス六世］は、臨終にある者がよき死を迎えることができるようにと念じて、非常に多くの都市や町にいる告解聴聞師が臨終の者にあらゆる罪を赦免する力をお与えになったので、そのために臨終にある者たちは、こころ安らかに死んでいったのであった。そして彼らは、自分より先に跡継ぎが死んでいたことから、自分の多くの遺産と世俗財産を教会や修道会に喜捨して死んだのであった。

水に毒を入れた嫌疑でユダヤ人が虐殺されたが、原因はユダヤ人でなく神の思し召しである

この疫病が発生した原因については、空気と水の汚染によるものであると言われている。それというのは、この頃、飢饉はなかったし、いかなる種類の食糧も不足していないどころか、むしろ大いに豊かに恵まれていたからであった。そのためにこの空気や水の汚染と人びとの急死の原因について想定して、ユダヤ人に罪が着せられた。ユダヤ人こそが、かれらの井戸と水を汚し、空気を汚染したというのである。そのため人びとはドイツやその他のユダヤ人の住んでいる世界の色々な地域において、ユダヤ人に対して武器を持って猛然と立ち向かった。何千ものユダヤ人がキリスト教徒によって虐殺されたり、火刑台に送られたりした。

ユダヤ人とその妻たちによって示された正気ならざる勇気は尋常なものではなかった。すなわち、火刑で焼かれる時のことであるが、実に、あるユダヤ人の母親は、自分の子どもたちが洗礼によってキリスト教徒にされないようにするために、はじめに火のなかに自分の子どもを投げ込み、そのあとに夫や子どもといっしょに焼かれるために、みずから火のなかに身を投じたのであった。

聞くところによると、キリスト教徒のなかにもユダヤ人と同じように井戸に毒を入れた悪党が見つかったという。しかし、実際にそのように毒を盛って、仮にそれに効果があったとしても、これほど広大な地域やあれほど大勢の人びとまで毒で汚染させることなど、とても不可能なことだっただろう。だから、原因は違うところにあったのである。すなわち、汚染された体液や空気や大地の悪化といったようなことは、神の思し召しによるものである。ともかくこの疫病は四八年〔一三四八年〕と四九年〔一三四九年〕の大部分の間、フランスのこの地域で続いた。そしてついに終息した。一方、農村の多数の村と村の家々はほとんど無人となり見捨てられてしまった。それからあっという間に幾多の家が廃屋と化してしまった。それはパリの多くの家についても同様のことがいえたが、それも他の地域の荒廃ほどひどいものではなかった。

疫病後、多くの男女が結婚し、女は皆、妊娠・出産した。生まれた子どもは疫病前より歯の数が少なくなった

疫病というか、悪疫というか、この流行病《はやりやまい》が終息すると、生き残った男と女は互いに結婚した。生き残った女は殊のほか早く妊娠した。不妊の女など一人もいなかった。それどころか、あちこち至るところで妊娠している女が見受けられた。また、多くの女が双子を出産した。なかには同時に三人の子どもを無事に出産する女もいた。そして驚いたことがあった――というのも、疫病の前に生まれた子どもは、歯が出揃った年齢には、上の歯と下の歯と合わせて三二本あったのに、疫病後に生まれた子どもは、二〇本とか二二本しかなかったのだ。疫病の後の時代に生まれた者たちのこの歯の数の減少はいったい何を意味するのだろうか――この歯の数の減少は、そういわれているように、あれほど限りないほどの大勢の人びとが死んで、生き残った者たちがそのあとを引き継ぐことで、この世界がどうにかして一新され、新しい時代が始まったということ――このことを意味するのでなければ、そのほかに何を意味するかと考えて、私はただ呆然とするのである。

世の中の人びとは、疫病後多くの財産に恵まれたのに、むしろ欲張りでけちになった。人は邪悪になって戦争が起こった

ああ、悲しいかな、このように世界が一新された後でさえも、この世界は少しも良い方向には変わらなかったのだ。その後、人びとは、以前よりもいっそう多くの財産を所有したにもかかわらず、ますます欲張りでけちになった。さらにまた、貪欲になった人びとは訴訟や口論や裁判沙汰でこころを乱すばかりであった。

神から放たれたこの種の恐るべき疫病が止んでから後も、諸国の王と領主の間には和睦は結ばれなかった。それどころかフランス王と教会に刃向かう敵対者どもは以前よりもいっそう強力かつ邪悪なものとなり、海や陸で戦争が引き起こされた。そして至るところで悪しきことが発生した。

豊かに物があるのに物価が上がった

おかしなことがさらにあった。物資はどれもあり余るほどあったにもかかわらず、どれもこれも以前の二倍の高値がついたのだ。道具にせよ、食料品にせよ、さらにまた雇用人・農民・召し使いの賃金に至るまでそうであった。唯一の例外があったが、それは今日でもあり余ったままの相続財産、住居であった。

慈善はお粗末になり、罪深い行為があふれ、古典教養は軽視された

この時期から慈善行為もまた非常にお粗末なものとなっていった。そして不正行為と無知と罪深い行為が一緒になって巷にあふれた——実のところ、家庭や町や城のなかでラテン語文法の基礎を子どもに教える能力と意欲のあるものはほとんど見当たらなかったのである。

同じ年の一三四八年、ブルターニュ出身で、類い稀な徳をもつ告解聴聞司祭であったイーヴ・エロリ［一二五三〜一三〇三。ブルターニュのトレギエ近郊ケルマルタン生まれ］が教会とクレメンス六世によって列聖された。そして次の年、彼によってまたは彼を介して神によってなされた多くの奇跡のしるしのために、ブルターニュの聖職者によって墓が掘り起こされた。そして彼の名前を冠した教会がパリの聖ヤコブ地区に初めて築かれた。多く聖徳をもってトレギエの教会に彼の遺体は眠る——。

第三部　黒死病とサヴォイア公領のユダヤ人の迫害

第八章　シュトラスブルク市宛のサヴォイア刑吏による報告書簡（一三四八年）

――井戸に毒を入れたユダヤ人の尋問調書

解説

ペスト大流行とユダヤ人の虐殺

年代記によると、黒死病による人間の病状と死に様は極めて異常なものであった――発狂、異常な腫れ物、漂う異臭、吐血、断末魔、終油の秘跡を許さぬ過酷な急死（これは即「地獄行き」と見なされた）等。そして大量死のために教会の前や広場に遺体があふれかえった。死者のあまりの多さから新たに次々と掘り起こされる墓穴等々。この疫病は、人びとには、その直接の原因を――あれこれ推測するものの――確定できない不可解な病気であった。そして、当時の人びとに驚くべきことが起こった。すなわち第一回目の疫病から約一〇年してわかったことだが、この疫病は、一度限りのものではなかったのだ。そして疫病はさらに周期的に反復したのであった。この、周期的に繰り返されるペストを前に、当時の人びとはその原因についてますますあれこれ様々に考えたのであった。疫病の原因は、自己の

「生死」に関わるものであったことから、極めて高い関心事であった。それから五世紀も六世紀もしてから、北里柴三郎やイェルサンが顕微鏡でようやく突き止めた原因を彼らは顕微鏡なしであれこれ思案したのである。

イタリアの都市《コムーネ》を支配した富裕階級の人びとのなかには、こう思案する者もいた──《貧民どもがあやしいのではないか》と。都市には二種類の貧民がいた。都市の内部に住んでいる下層の者と、都市へやって来る怪しげな貧民の二種類が。都市の支配層は、この両方に対してしばしば疑惑の目を注いで、疫病の病因を思案したのであった。すなわち、都市の内部の貧民については、疫病がしばしば貧民街から発生したことから──事実、疫病の直接的原因であったネズミ（クマネズミ）はそのような衛生状態の悪いところを好んだ──そこでヴェネツィアでは不潔で無知な貧民を追放したり、隔離したりしようと試みられた。また、一方で外部から流れて都市にやって来る貧民も疑惑の対象であった。それというのも、疫病が都市の門をくぐってやってきた節があったからである──確かにそれも紛れもない事実であった。とりわけいかがわしい存在、慈悲を求めて流浪する乞食、売春婦、臨時雇いの労働者や季節労働者などが、疫病の最初の犠牲者の場合がよくあったのである。

しかし、地域によっても異なるが、多くの場合、日頃から、富裕階級のみならず、都市の中層・下層の階級の人びとからも一様に嫌悪され、最も強く反感を抱かれたマイノリティーの存在は、ユダヤ人をおいて他になかった。何がその憎悪の原因であったかの分析は、簡単に処理できない、むずかしい問題であろう(47)。しかし、いくつか考えられる大きな、反感の直接的な要因のひとつとしては、ユダヤ人が非キリスト教徒であるがゆえに許容された高利貸業(48)（スペインなどでは徴税業など）(49)によって、中下層の民衆がユダヤ人に返還する高利（「ウスラ」）によって苦しめられていたことによるものであろう。他方、ふつう都市の支配層はユダヤ人に高利貸業を許すことで、その見返りとして営業許可税を得ており、その収入をもたらすユダヤ人は好都合な存在であった(50)。教会や都市政府は、仲間のキリスト教徒が高利貸しをしてそのために地獄に堕ちることはあってはならないと心配し彼らを悪行に陥らないように「庇護」しても、異教徒たるユダヤ人は庇護の対象ではなかった。こうして中層・下層の民衆が日頃から抱くユダヤ人への反感は、常時鬱積しており、その後（一五世紀）においてもフランチェスコ会説教師たちの説教によって反感はいっそう増幅されていた。「魔女」、「ソドミー（同性愛者）」と並んで、「ユダヤ人」は、槍玉にあげられ、説教師が非難することで人びとから喝采を受ける恰好の対象であった(51)。この三者こそは、托鉢修道士が、その貧民への庇護の姿勢とは対照的に、槍玉にあげるおきまりの対象であった。

そして、一三四八年の黒死病の大流行という一大パニックは、しばしば人間社会の暗部を露呈する役割を担ったのである。日頃から胸の内に抱き、鬱積していたユダヤ人への反感や憎悪の念を一気に吐き出す機会を与えたのである。疫病によってユダヤ人地区でも同じように大量の死者を出していた事実にもかかわらず（もちろん地域によって死者の少ない地区もあった）、また、パリやモンペリエの大学やローマ教皇（クレメンス六世、一三四八年七月五日の教書）が、公式見解としてユダヤ人の毒殺の責任を一切否定したにもかかわらず(52)、多くの人びとは疫病の原因はユダヤ人が井戸や泉に投入した「粉末の毒」によるものとの「決めつけ」をおこなった――ユダヤ人はしばしば医師や薬屋であったことから、ユダヤ人に対して粉末の毒がイメージされたのだろう。ここで紹介するサヴォイアの史料（ユダヤ人の自白調書）は、その「決めつけ」に対して公式の根拠を与え、それがドイツを中心にユダヤ人の大量虐殺を導くひとつとなった重要な史料である。結局、その「決めつけ」は、サヴォイア地方から広汎に北方にたちまち波及し、まだ疫病死を出していない地域や国においてさえユダヤ人が捕らえられて、その殺戮がおこなわれることになったものである。

ジェノヴァやマルセイユから上陸し、次第に北上して猛威を振るった一三四八年の疫病の場合、多くの家族や知人を奪われた者は、そのやり場のない気持ちのはけ口をユダヤ人に向けたのであった――同じように、それから三世紀後、一六三〇年頃、ペストの猖獗するミラノでは、ただの市民がスケープゴートとして「塗り屋《ウントーレ》」（疫病塗り）にでっちあげられ、多数処刑された(53)（後にミラノ市はそれに対して碑に刻んで謝罪している）(54)。やや類似したものとして、日本でも一〇万人の死者が出た関東大震災の直後に多数の朝鮮人が腹いせに殺戮されたのである。

しかし、司教が同時に封建領主であったドイツの支配者の地域の場合、民衆の矛先をユダヤ人に向けさせることで社会的不満が自分の側に降りかかるのを回避しようとしたところもあった。同様に、富裕な都市の支配階級が、疫病の迫る社会的な不安や動揺のなかで、大衆や貧民の不満が自分たち支配階級に向けられないように、入念に画策・操作してユダヤ人虐殺を仕向けた都市も多かったのである(55)（恐らく感情的反感はユダヤ人高利貸のせいで経済的に苦しんでいた中下層の大衆の方が強く、導かれて暴徒と化した）。しかもペストのパニックのなかでユダヤ人虐殺は法的に問われることなく、処罰もおこなわれなかったのである。都市の暴徒によってユダヤ人高利貸が殺されることで借金が帳消しにされる恩恵を喜ぶ者も多く、まるまる残されたユダヤ人の一大財産を手に入れて、それをもとに市庁舎を築いた都市もあった(56)。

もともとユダヤ人に対する敵意は慢性的、持続的な側面があった。コンスタンツなどではすでに一四世紀初頭の飢饉の頻発した頃にユダヤ人の虐殺がおこなわれていて、疫病の時代になって初めて虐殺が起こったわけではなかった。このことはフランスその他の地域でもいえた。そして、《ユダヤ人がキリスト教徒を毒殺する》という一方的な見方、冤罪も以前から存在するものであった。ドイツのラインラントでは、宗教的行為さえユダヤ人虐殺と結びついた。すなわち、本来宗教的であるはずの鞭打ち苦行団さえも過激化して、暴徒としてユダヤ人虐殺に走ることもあった――「自虐的集団」である鞭打ち苦行団さえも、ユダヤ人には「加虐的集団」に転換した。何かあればユダヤ人を槍玉にあげる様相が、ある程度まで常に潜在していたのかもしれない。それ以後も、ユダヤ人への疑惑は様々なかたちでユダヤ人処刑と結びついた（ナチスによるユダヤ人のホロコーストはある程度まで歴史的背景をもっていた）(57)。

ユダヤ人への迫害や襲撃は一三四八年秋、サヴォイアで始まり、チューリヒ、シュトラスブルクへと波及した（一三四九年二月）。バーゼルではユダヤ人は川の中洲に集められ殺され（一三四九年一月）、さらに都市条例によりユダヤ人は以後二〇〇年間、バーゼルへの立ち入りを禁止されたという。シュトラスブルクでは一八八四人のユダヤ人のうち九〇〇人のユダヤ人が火刑にされ、残りのユダヤ人は追放された。次いで同様のことはフランクフルトにも飛び火した（一三四九年七月）。マインツでもユダヤ人の襲撃がおこなわれた(58)。北ヨーロッパでユダヤ人の人数が最も多かったマインツでは、武器を持って抵抗したユダヤ人が二〇〇人以上のキリスト教徒を殺したが、結局包囲されたマインツのすべてのユダヤ人は、殺戮されるか、集団自殺したのであった（一三四九年八月）。

同じような大量虐殺は、ブリュッセル、シュトゥットガルト、アイゼナハ、ドレスデン、バーデン、エアフルト、シュパイエルでもおこなわれた。シュパイエルでは、ユダヤ人の遺体を焼くことで生じる空気の汚染を避けるために（当時、既に述べたように空気の汚染や腐敗が疫病の原因と考えられた）(59)、ユダヤ人の遺体を空のワインの樽に詰め込んでライン川に流して、人びとはそれをおもしろがったのであった。こうして一三五一年までに、六〇の大きなユダヤ人のコミュニティ、一五〇の小さなコミュニティが絶滅され、三六〇以上の個々の大量虐殺がおこなわれたのであった(60)。

こうしたユダヤ人虐殺事件に作用することにおい

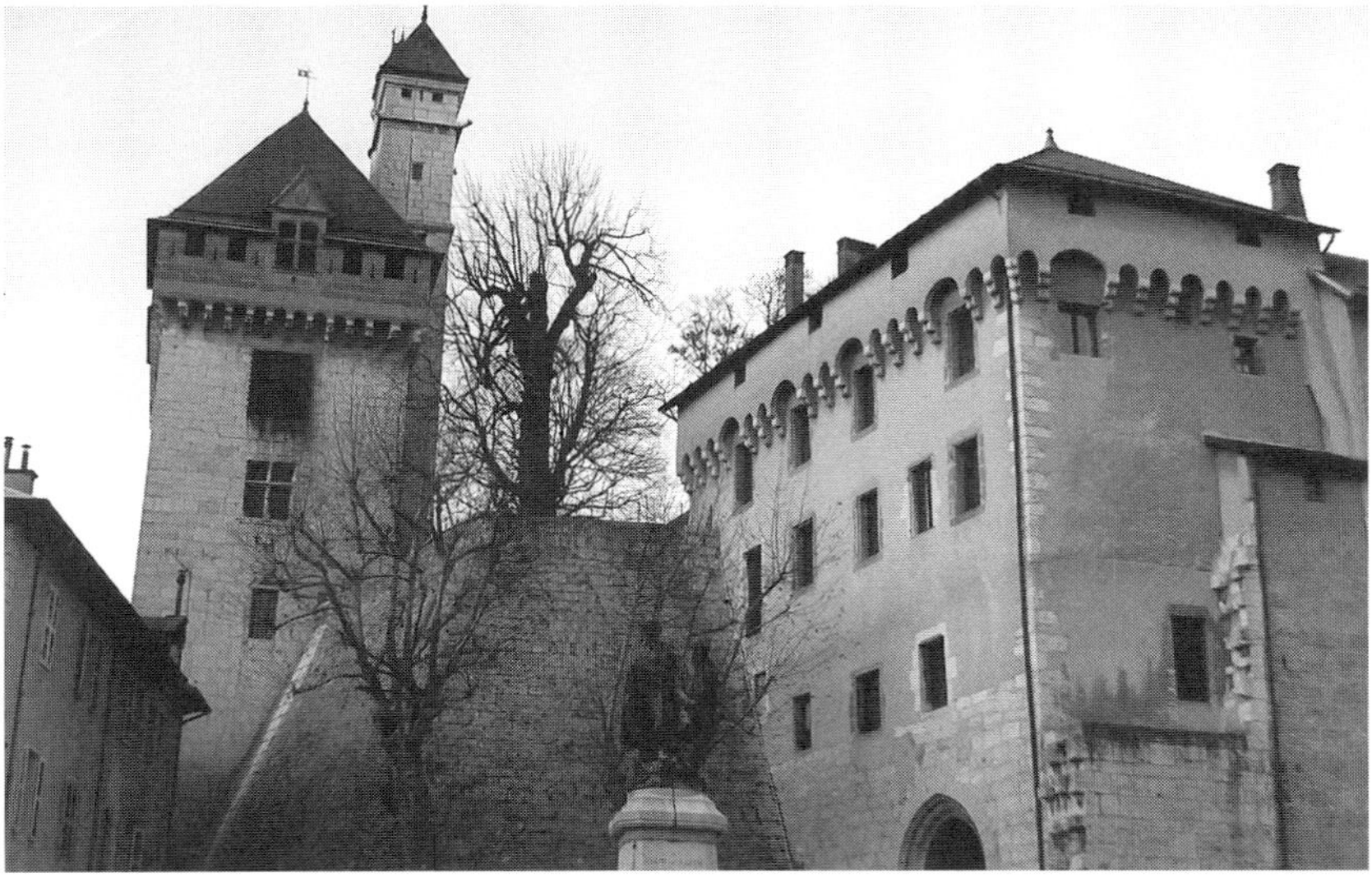

図8-1　シャンベリ城の塔　15世紀　シャンベリは，サヴォイア（サヴォア）家の支配する伯領の都として（後にトリノに移されるまで）政治・経済・文化の中心として栄えた。その支配地域はフランス，イタリア，スイスにまたがるものであった。それはR. ブロンディの著書にまとめられている（R. Brondy, Chambéry. *Historie d'une capital, vers* 1350–1560, Lyon,1968）

て重大であったのは、本章で示すサヴォイアでのユダヤ人の自白調書であったと考えられる。それは、およそモン・スニ峠付近からレマン湖に至る地域に住むユダヤ人から得た調書である。一三四八年、ユダヤ人が毒を井戸や泉に入れたというただの風評が、サヴォイアの執行吏によって「真実」なものとして「立証」され（そう立証されることが他の都市の支配層から望まれたのかもしれない）、それが、一三四八年末、シュトラスブルクに文書で送付されたことは、以後のユダヤ人の運命と悲劇に決定的に作用したように思われるからである。では、次に、サヴォイアで作成されたユダヤ人の自白調書について見てみよう。

ユダヤ人の自白調書の実態とその果たした役割

この時代ではしばしばそうであるように、この自白調書で言う「尋問」や「審問」とは、事実上「拷問」にほかならない。実際、「尋問」の後、すべてのユダヤ人が「自白」している。調書のなかには、わざわざ「尋問」が「穏やか」であったとか、「簡単」であったとか時々述べられていることがあるが、裏返せば、それ以外の尋問は苛酷で長いものであったことを意味する。また、この調書にしばしば繰り返される「自分の意志から任意で自白した」「尋問が済んでから、長い時間をおいてから、自白した」という文言も極めて疑わしい。あたかも被疑者本人が自分の意思で自白したかのように示すための意図にもとづくものであろう。実際には、被疑者ユダヤ人は、苛酷な拷問を前に、もはや無罪を主張する気力を完全に失い、ただ目の前の苛酷な拷問を逃れるために、死を覚悟、いやみずからの早い死を望んでいたと考えられる。生きる希望を一切捨てた人間は、言われることは何でも認めるであろう。近隣の同朋のユダヤ人を次々と芋づる式に「共犯者」として認めることも、現場検証の際に、指差して《ここに毒を入れました》と認めることも、さらに、粉末の毒の調合の仕方——毒は「バジリスク」という架空の動物（！）から抽出（?!）——でさえも認めるであろう。

この自白調書には、そのユダヤ人が誰に命じられて、どのように脅迫されて、どのようなやり方で井戸や泉に毒を撒いたかなどが、具体的に示され、まことしやかにまとめられている。また、毒の「粉末」を入れた「袋」の素材（ぼろきれ、革袋）や粉末の「色」（白、黒、赤）や袋の「大きさ」（くるみ程度、卵程度）が具体的に述べられていることも、信憑性の印象を高めようというねらいのものといえる。また、一人のユダヤ人が単独で計画し、単独で毒を撒くのではなく、ほかのユダヤ人と関係しながら、その地域での相互の役割分担が示されて、グループを組んでいることが述べられているが、これもユダヤ人を芋づる式に摘発する意図によるものであろう。また、数人のグループのユダヤ人が犯行を計画したばかりでなく、夜中にユダヤ人全体による集会がもたれて、ユダヤ人がそろってこの犯罪に関与していることが述べられ、さらに、毒を手にしたユダヤ人はその地域の井戸や泉だけでなく、はるばる世界の至るところに

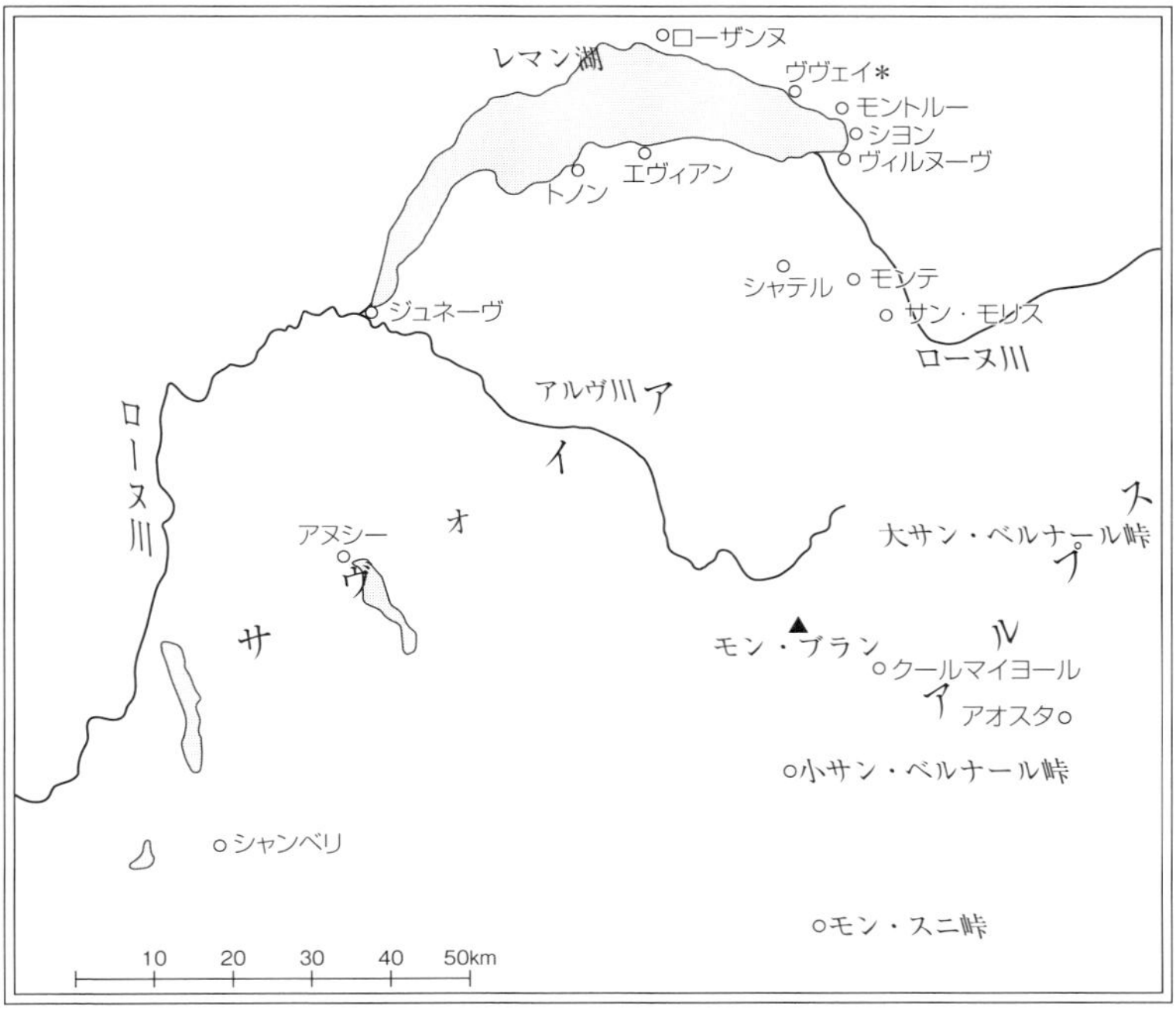

*自白の中でヴヴェイは以下のように様々に呼ばれている。ヴヴェイ／ラ・トゥール／ラ・トゥール・ヴヴェイ／ラ・トゥール・ドゥ・ヴヴェイ／トゥール・ドゥ・ヴヴェイ

地図 8-1　サヴォイア

行ってその毒をばらまいてキリスト教社会の撲滅を意図していることも述べられているのである。そして自白では「ユダヤ人は皆同罪です」とまで述べられる――ここに至って、この文書によってヨーロッパのユダヤ人全体の犯行が「立証」された。そして、その手続きの法的な偽装にもとづいて実際にサヴォイアにおいてユダヤ人のポグロムが実行に移されたのである――「私はユダヤ人で生きている者は一人もいないと信じている」（執行吏のことば）。そればかりでなく、これ以後、この文書によってヨーロッパ全体のユダヤ人のホロコーストが正当化され、その根拠となった可能性も考えられるのである。

サヴォイアで作成されたこの公的な文書は、「一三四八年の末」に書かれた後、ドイツのシュトラスブルク市の官吏・議員・市民に送られた。そこで、シュトラスブルクにおける反ユダヤ人的な立場の市民にユダヤ人の追放や処刑の格好の根拠を与えるものとなった。事実、一三四九年二月、シュトラスブルクにおいてユダヤ人の大量焚殺が実行に移されたのである。そればかりか、ユダヤ人に「全世界に毒をばらまいた」と自白させたこの文書こそ、他の都市やヨーロッパの反ユダヤ人的立場の市民に、ユダヤ人狩りの根拠を与えるものになったと考えられるのである。

テキスト（ラテン語）は以下による。なお、ホロー訳（部分訳）も参照した。自白調書に出て来る地名は地図8–1で示した。

Urkunden und Akten der Stadt Strassburg: Urkundenbuch der Stadt Strassburg, V, Strassburg, 1896, S. 167–74.

史料

井戸に毒を入れたサヴォイアのユダヤ人の尋問調書
——シュトラスブルク市宛のサヴォイア執行吏の報告書簡（一三四八年末）

目次

1　サヴォイア執行吏による報告書簡の前書き

シヨン城主（シャブリの執行吏代理官）は以下のユダヤ人に関する自白調書の抜粋をシュトラスブルク市に送付する。ユダヤ人が述べた自白やユダヤ人に対しておこなわれた立証がどのようなものであったかについて、あなたがたが知りたいのはよくわかっている。ユダヤ人は井戸やその他の場所に毒を入れることに関わったのであるが、ベルンの市民は、近隣に住んでいるそうしたユダヤ人に対しておこなった審問や、それによって得た自白の調書の抜粋を持っている。これについてこれから記す。また、その抜粋の文書にはその問題の真実について詳しい説明が含まれているが、これについても記す。多数のユダヤ人が尋問された後に審問にかけられたり、場合によっては尋問なしに自白をさせられたりして、有罪を申し渡され、火刑に処された。キリスト教徒のなかにも、ユダヤ人からキリスト教徒を毒殺するように命じられて毒を手渡された者がいたが、彼らも刑車にかけられ、拷問された。というのも、ユダヤ人の火刑とキリスト教徒の拷問とは、サヴォイア領では多くの場所でおこなわれたからである。神の御加護を。

2　一三四八年五月になされた五人のユダヤ人の自白

これは、一三四八年九月一五日、シヨン城に投獄されたヴィルヌーヴのユダヤ人によってその城でなされた自白である。その罪状は、あらゆるキリスト教信仰を抹殺する目的のために井戸や泉その他の場所に毒を撒いたこと、また食べ物に毒を入れたことである。

（i）　ユダヤ人外科医ベラヴィニの自白

ユダヤ人外科医ベラヴィニが自発的に自白したところによると、彼はラビから破門の脅しを受け、毒の粉を泉に入れるように命じられ、トノンやモントルー等でそれを実行した。また他にも毒殺に関与したユダヤ人が多数いることも認めた

ユダヤ人の外科医ベラヴィニは、トノンに住んでいたが、居住地で発見された後、シヨンで逮捕された。彼は簡単に尋問にかけられ、それがすんで、長い時間が経ってから自白した。

その自白によると、その年の復活祭以来ずっとシャンベリに住んでいたラビのヤコブ（トレド出身である）から一〇年位前に、ユダヤ人の少年を通じて粉末で卵位の大きさの皮の袋に入った毒を送られたという。そこには手紙が添えられており、従わなければ破門するぞという脅しと、彼がユダヤ法に対して服従する義務のもとに、人びとを毒殺するために、通常最もよく利用されている大きな公共の井戸のなかに毒を入れよという命令と、さらにこのことを一切誰にも口外するなという命令が書かれていた。手紙にはさらに、ほかの色々な場所でも同じことをせよという命令が伝えられていた。

自白によると、ベラヴィニはある晩こっそりと毒入りの粉をトノンの湖岸の泉の石の下に入れたという。さらに自白によると、そのユダヤ人の少年は、ほかの多くのユダヤ人に宛てた同じ内容の手紙を見せたという。すなわちその多くのユダヤ人とは、ヴィルヌーヴ出身の三人モソイエ、バンディトン、サモレ、それにモントルー出身の三人、すなわち、ムセオ、アブラム、アクエトゥス（この三人のユダヤ人はラ・トゥール・ヴヴェイに在住）、それにサン・モリスにいたベネトンとその息子、それにエヴィアンにいた三人のユダヤ人のヴィヴィアン、ヤコブ、アクエトゥスであった。

同じような性質の手紙が数通、モンテのユダヤ人であるヘブレアとムセットに送られた。先の少年は、ほかに多くの手紙を遠く離れた色々な場所に持参したと語った。しかしベラヴィニは、その手紙が誰に送られたかは知らないという。さらに自白していうには、トノンの泉に毒を入れた後は自分の妻や子どもにはその泉を使うのを強く禁じたという——しかしその理由は言わなかったという。ユダヤ人の法とモーセ五書にもとづいて自分が多数の証人を前にして話したことは、すべて本当のことだと語った。

翌日、ベラヴィニは、拷問によらずにみずからの意思で先の自白が真実であることを主張し、そのことを最初言ったとおりに、多数の信頼できる証人の前で繰り返した。そしてさらに自発的に白状して、ある日、ラ・トゥール・ヴヴェイから帰って来る途中でモントルーの泉、すなわちドゥ・ラ・コルネイドの泉のなかに、ぼろきれに包んでおいたくるみ程度の量の毒を入れたと語った。その毒の入ったぼろきれは、ラ・トゥールに住むモントルーのアクエトゥスから受け取ったという。彼がヴィルヌーヴに住んでいるユダヤ人のマンシオヌス、それにムセロトゥスの息子のデロザッツに対して警告して泉の水を飲まないように言ったという。彼は毒の色が赤と黒であると書いている。

九月一九日、ベラヴィニは審問を受けることなく、五旬節の日〔神のわざが完結したことを意味する聖霊降臨日（ペンテコステ）。この時は一三四八年六月八日〕から三週間経ってからヴィルヌーヴのユダヤ人であるムッセウスは、自分の住む町の税関のある公共給水場に毒を入れたこと、また、それ以後自分はその水を飲まずに湖の水を飲んだことを話した。彼はまた、ムッセウスが同じようにシヨンの税関のある公共の給水場の石の下に毒を入れたことも自白した。泉はそれから捜査されて毒が発見された。その毒の一部を一人のユダヤ人に飲ませたところ、そのユダヤ人は死亡し、それが毒であることが証明された。さらに彼がいうことには、ラビは、彼やその他のユダヤ人に毒を入れてから九日間水を飲んではいけないと指図されたのであった。そして泉に毒を入れるとすぐに他のユダヤ人に警告したという。

さらに彼の自白はこうであった――彼はそのゆうに二カ月も前にエヴィアンにいてこのことについてヤコブというユダヤ人の男と話していた時に、彼はヤコブに向かって、「外の者と同じように手紙と毒をもっているか」と聞いてみたという。それに対してヤコブは「持っている」と答えたという。その後、ヤコブは「ラビの指図に従ったか」と聞かれて、自分は毒を入れなかったが、その毒をユダヤ人のサヴェトゥスにあげたと言った。サヴェトゥスは、エヴィアンのドゥ・モレの泉にその毒を入れたという。彼はベラヴィニに対して同じようにその指図に従うように命じた。

ベラヴィニの自白によると、モントルーのアクエトゥスは、ラ・トゥールにある泉に毒を入れたことを自分に語ったという。その泉は彼がそこに滞在している時にふつう使っている泉だという。また自白によると、サモレトは、受け取った毒を泉に入れたことも自分に話したという。しかし、どの泉に入れたかについては、話すのは拒んだという。

外科医ベラヴィニは、病気の感染は、毒の粉を飲んで苦しむ者と接触し、その人の息を吸うだけで可能であると述べた

ベラヴィニは、外科医として語り、さらにこう言う。この毒の力に苦しむ者が、もしほかの誰かと接触することになれば――その人が汗をかいている場合には特にそうだが――ほかの者にも感染することになるだろう。また息を吸うだけで同じようにこの病気がうつることもある、と。また彼は、数多くの優れた医師がこのことを話しているのを聞いたことがあるので、今回の件もこの感染によるものと信じている。またベラヴィニは、ほかのユダヤ人もこの罪から免れることはできないと確信している。というのも、ユダヤ人は自分たちがやっていることをよくおこなっていて、有罪であるからだという。

執行吏はベラヴィニに対して現場検証をおこない、彼が毒を入れた泉を特定することができた。また彼は、毒はバジリスクから抽出されたものと断定している

ベラヴィニが毒を入れたと自白する泉がどこにあるかを特定することになった。このために湖を渡ってシヨンからクラレンまでベラヴィニを連行した。クラレンに着くとすぐにその場所に連れていかれたが、その泉を見るとすぐに「この泉に毒を入れました」と言った。泉は彼の前で調べられたが、その泉から流れ出ている水路のところに毒を包んだ布切れが見つかった。それは多数の人の前で公認公証人のアンリ・ジェラールによって見つけられ、それをユダヤ人のベラヴィニに見せた。ベラヴィニは、その布切れが毒を泉に入れた時に包んでいた布切れに間違いないと言って、毒は黒と赤の二色だと付け加えた。布切れはその場所から移されて、今大事に保管されている。

ここに記録したことの一切はベラヴィニが自白していることである。さらに彼は付け加えて、その毒はバジリスク［伝説上の爬虫類］から抽出されたものと信じているという。その訳は、毒はそうもしなければ有効ではないと聞いたことがあるからだという。彼は、今回のものはそうして抽出されたものだと確信している。

（ii）　ヴィルヌーヴのユダヤ人バンディトンの自白

ユダヤ人のバンディトンは、ラ・トゥール・ドゥ・ヴヴェイのユダヤ人であるムッセウスやシャンベリのラビのヤコブから毒をもらって泉に入れたことを自白した

ヴィルヌーヴのユダヤ人バンディトンは、同じように九月一五日、簡単な審問を受けた。そしてそれが済んでから、長い間を置いてから、以下のように自白した——自分は人を毒殺するために、ラ・トゥール・ドゥ・ヴヴェイのユダヤ人であるムッセウスからもらった大きめのくるみ程度の量の毒をカルトゥの泉に入れた、と。

翌日、バンディトンは、自分が前日に自白した内容は本当のことであることを、審問を受けずに任意で確認した。そして、さらにまた自白として、トレドから来てシャンベリに住んでいるラビのヤコブは、復活祭の時にユダヤ人の男の子を通じて、自分にくるみの大きさ程度の毒をピリウにいる自分のところに送ってきたという。それには手紙が添えられていて、手紙には、「命令に応じなければ破門に処す」との脅しのもとに、「泉に毒を入れよ」という命令が書かれていた。彼は革袋に入っていた毒をセルクル・ドゥ・ロッシュの泉に入れた。さらに彼が自白していうには、自分は、少年が手にユダヤ人宛の手紙をもっているのをたくさん見たし、また少年が、上方の市門の外に住むヴィルヌーヴのユダヤ人のサモレに手紙を渡すところを見たということであった。さらにまたユダヤ人のマッソレトゥスは、ヴヴェイの橋の近くの泉に毒を入れたと話したという。そこはエヴィアン側の場所である。

（iii）　ヴィルヌーヴのユダヤ人のマンソンの自白

ユダヤ人のマンソンは、ユダヤ人の命令で毒を井戸のなかに入れたと自白した。またユダヤ人が全員そろって毒殺について話し合う集会をもったこと、ユダヤ人は皆一緒だったのだから、皆同罪であると主張している

先に述べたヴィルヌーヴのユダヤ人のマンソンは、九月一五日に尋問を受けた時にはこうした事柄については何も自白せず、自分はそれについて全く何も知らないと主張した。しかし翌日になって、今度は全く尋問を受けることなく自分の意思から任意で自白した。それは多くの人びとの前でおこなわれたものであった。

それによると、五旬節から二週間経ったある日にプロヴェンザールという名のユダヤ人と一緒にモンテから旅をしたという。プロヴェンザールと一緒に歩いている時にプロヴェンザールは「お前は私が与える毒をあの水場に入れるのだ。さもなければ、お前をひどい目にあわすぞ」と言った。そこがヴヴェイとミュラの間のシャブレ・クリュイユであった。それでマンソンはくるみほどの量の毒を取って井戸に入れた。彼は、エヴィアンの周辺のユダヤ人全員が毒殺について話し合うために五旬節の前に集会をもったに違いないと信じている。彼が言うには、ある日、ベラヴィニがモントルーの南のドゥ・ラ・コヌレイドの泉に毒を入れたことを自分に話したという。さらに彼は、ユダヤ人たちは皆一緒だったから、皆有罪であり、ユダヤ人で無罪になる者は一人もあり得ないと言う。マンソンは、一〇月三日、査問委員会に連れて来られた時に、泉に毒を入れなかったということ以外に、証言は何も変更しなかった。

死刑の執行前に、これらのすべてのユダヤ人は、ユダヤ人の法にもとづき、すべて自分たちが述べたことは本当のことであると自白した。そして、彼らユダヤ人は、七歳以上のユダヤ人はすべてのことがおこなわれているのを知っていたのだから、誰ひとりとして罪を免れることはできないとみずから主張した。

（iv）　ユダヤ人アクエトゥスの妻ベリエータの自白

ユダヤ人のアクエトゥスの妻であるベリエータは、ユダヤ人のプロヴェンザールからくるみと同じ位の大きさの毒を渡され、命令にしたがって、泉に毒を入れたと自白した

一〇月八日、ユダヤ人アクエトゥスの妻であるベリエータは、簡単な尋問を受けた。そしてそれがすんだ時に、以下のように自白した——逮捕され、その後ヴヴェイで釈放されたプロヴェンザールから、私は、どのような理由かわからないままに、前年の真夏頃、彼の住んでいる家の前で毒を渡された。毒はくるみ程度の大きさのもので、リネンのぼろか布に包まれていた。私は泉を使う者たちを毒殺するために泉に毒を入れることになっていた。そしてそれをマンソンとその妻に手渡すことになっていた、と。

一〇月一八日、ベリエータは尋問にかけられた。そしてそれがすんでから自白した。それによると、水を使う人びとが病気になって死ぬようにするために泉に毒を入れるように、プロヴェンザールからくるみと同じ位の毒を渡されたという。そして毒を受け取り、命じられたとおりにしたという。誰かユダヤ人がこの毒殺について知っているかと尋ねられて、彼女はユダヤ人女性のジェネィとラ・トゥールのジョセがそれについてよく知っていたと答えている。

（v）　ユダヤ人女性ベリエータの息子アクエトゥスの自白

ユダヤ人女性ベリエータの息子であるアクエトゥスが、ユダヤ人のプロヴェンザールに命じられて、毒を泉に入れた話を立ち聞きしたので、アクエトゥスを告発した。告発されたバンディトンの息子のアクエトゥスは、はじめは否定したが、すぐに自白し、毒殺について多くのユダヤ人が話し合っていることも認めた

ユダヤ人女性のベリエータの息子のアクエトゥスは、穏やかに尋問にかけられた。そしてアクエトゥスは、その尋問がすんでから、バンディトンの息子である（同名の）アクエトゥス（ヴィルヌーヴ在住）を告発した。告訴した方のアクエトゥスはこう言った――

「私は、バンディトンの息子のアクエトゥスが彼の父親に話しているのを彼の家の窓から偶然耳にしました。その話によると、一二週間前にプロヴェンザールというユダヤ人（自分は知らない人だという）から三角の紙袋に入った毒を渡されて、「どこか人のよく利用する井戸にその毒を入れろ」と、命じられたという。そして、バンディトンの父親は、それを聞いて、「それではとにかく最初に見つけた泉に毒を入れてしまえ」と答えていた。その後、私は、アクエトゥスが父親に向かって「セルクル・ドゥ・ロッシュの泉に毒をばらまいたぞ」と言うのを聞きました」。

告発された方のアクエトゥスは、二人の審問委員の前に連れて来られた。その時に、告発した方のアクエトゥスに対してその面前で自分に対する告発を否定した。告発人であるアクエトゥスは、「アクエトゥスが聞いた話のとおりです。彼のでっちあげた話ではありません」と答えた。すると告発されたアクエトゥスは、すぐに自白して、「ここで起こったことはどれも本当のことです。自分は、その水を飲んだ者を死なせるために泉に毒を撒きました。そして確かにこのことを父親に打ち明けたことがあります」と言った。そして審問委員から「毒殺についてお前の父親やヴィルヌーヴにいるほかのユダヤ人は知っているのか」と問われて、彼は、「彼らは確かに知っています。というのも、この問題についていつもユダヤ人社会の中心的な人物はヴィルヌーヴの市壁の門の外で話しているし、身分の低いユダヤ人でも同じことを話しているからです」と答えている。

この話は尋問をせずに彼が自白したことであった。また彼は、この話はユダヤ人の法とモーセ五書にかけて真実であると言った。また、彼は付け加えて、誓ってユダヤ人は十分死に値すること、自分が死を免れることができるなどとはさらさら思っていない――というのは、自分もまた十分に死に値するからだ、と言った。

3　一三四八年一〇月になされた五人のユダヤ人の自白

一三四八年一〇月一〇日、金曜日、シャテルの城において、我々の優れた君主アマデーオ伯［アマデーオ六世 在位一三四三〜八三］の宮廷の権威にもとづいて、ユダヤ人に対して取り調べがおこなわれた。その取り調べは、城に投獄された男女のユダヤ人に対してうわさや騒ぎによって至るところに広まった告発に関するものであった。彼らユダヤ人は、彼らの使う泉、井戸、その他の場所に毒を入れることでキリスト教徒を殺そうとしたことで有罪が証明され、そのために罰せられた。彼らの自白は多くの信用できる証人の前でなされたものである。

（i）　ユダヤ人アジメトゥスの自白

アジメトゥスは、シャンベリのラビのペイレに命じられて、買い付け先のヴェネツィアや途中の地域で井戸や泉に毒を入れたことを自白した。またカラブリアとプーリアでもたくさんの井戸に毒を入れたことも自白した

ユダヤ人アジメトゥスはジュネーヴに滞在していたが、この城に投獄された。彼は簡単な尋問にかけられてから、長い期間をおいて再び尋問がなされた。この時の尋問は穏やかなものであった。その結果、多くの信用できる証人を前にして、以下に明らかにされるような自白をした。

まずはじめに、その自白によると、去年の四旬節のこと、クラウ・ドゥ・ランスの取引所は彼をヴェネツィアに派遣することにした。絹やそのほかの物の買い付けのためである。このことを聞いたシャンベリのラビのペイレはアジメトゥスを呼びにやった。そして彼が姿を見せた時に彼にこう言った――。

「お前が商品を買いにヴェネツィアに行くという話を聞いた。この薄い皮の袋のなかに毒の袋がある。少量の毒をヴェネツィアや途中の他の地域の井戸や貯水槽や泉のなかに入れなさい。水を利用する人びとを毒殺するためだ」。

アジメトゥスは毒のいっぱい入った袋を携えてヴェネツィアに行った。そして着いてから、そこが先のドイツ人の館の近くの真水の井戸や貯水槽の最良の水源に違いないと思って、その水を利用する人びとを毒殺しようと井戸や貯水槽のなかに毒をばらまいた。彼はさらにまた、ラビのペイレはその行為に対してほうびをやると約束したと述べている。さらに彼は自発的に自白して、それを実行してからすぐに市民やその他の人に捕まるのを避けるためにその場を立ち去ったこと、またカラブリア地方とプーリア地方に行ってその地域のたくさんの井戸に毒を入れたこと、またバルレッタ広場の泉やトゥールーズの公共給水場や海岸沿いにある泉に毒を入れたことを認めた。彼は、毒を入れた場所で誰か死んだかと問われた時に、それは自分にはわからない。なぜなら自分は大急ぎでその場を立ち去ったからだという。そうした場所にいるユダヤ人は有罪かと問われて、自分にはわからない。ここで述べたことはモーセの五書とユダヤ人の巻物にかけて本当であること、そして自分に起こったことについて自分は何ひとつ偽っていないと自白した。

（ii）　シャテルのユダヤ人ヨケトゥスの自白

ユダヤ人ヨケトゥスは、シャンベリのラビのペイレから手渡された毒の粉をヴヴェイからシャテルまでの途中の泉に入れたと自白した。また、ユダヤ人アクエトゥスとアブラハムもラビのペイレから同じような指示を受けていたことを証言した

ユダヤ人ヨケトゥスはシャテルの住民である。尋問にかけられた後、彼は、長い間隔をおいてから、信用できる多くの証人の前で以下の自白をおこなった。ゆうに一四週間も前のこと、彼は家の近くでシャンベリのラビのペイレに会って、こぶし程度の量の毒を手渡された。小さな穴からそのなかに粉があるのが見え、その粉は黒かったという。そして彼はそれを大きな三角紙に移して、その粉をヴヴェイからシャテルまでの途中の泉に入れた。その泉は、そこを通る者の誰もが使っていた泉であった。それから毒の残りを塔の近くの草むらや土くれの下に捨ててきたのであった。

さらに自白して言うには、ラビのペイレからは袋を二つ渡された。いずれも卵の大きさであった。それは人びとを毒殺するためのものであった。そしてその袋に添えられていたものが、トゥール・ドゥ・ヴヴェイに住む二人のユダヤ人アクエトゥスとアブラハムに届けるはずの手紙であった。その手紙には泉に毒をいれよと書かれてあった。二人のユダヤ人は、ラ・トゥールで彼から袋を受け取った。そして二人は、手紙の指示を実行するつもりだと語った。

(iii)　ユダヤ人イコネトゥスの自白

ユダヤ人イコネトゥスは、穏やかな尋問の後に自白した。イコネトゥスは、バスのアブジェから命じられて、人びとを毒殺するためにブリュッセルとエノーの泉に毒を入れたという

ユダヤ人のイコネトゥスは、以前はバスに住んでいたが、この時シャテルに住んでいた。逮捕されて、穏やかな尋問を受けた。そしてその尋問がすんで長い時間が経ってから、次のように自白した。自分は、二年前にバスで最も金持ちで有力であったアブジェから毒を家の外で手渡された。その毒は白くてこぶし二つほどの大きさであった。手渡された時にこう言われた――「ブリュッセルとエノー〔現在のベルギー南部。州都モンス〕に行って、泉を利用する人びとを毒殺するためにその地域で最もよい泉にこの毒を入れて来い」。そしてその手当として二フィオリーノを手渡された。そして付け加えて、「毒は、ばれないようにこっそりと入れろ。そしてこのことを誰にも話すな」といわれた。

イコネトゥスは、毒を受け取ってから立ち去り、毒を入れる特定の場所へと旅に出た。そしてブリュッセルに着いた時にティネモンの町とその町の頂にある泉に毒を二つ入れた。その毒は正午頃に大きな石の下にこっそりと隠したのであった。それから急いで戻って町を去って、エノーに向かった。そしてエノーにあるモンスの市場町の近くのきれいな泉にもうひとつの袋をこっそり入れた。前と同じように水を利用する者を毒殺するために、大きな石の下に入れたのであった。そしてほかの地でパンの物乞いをするためにすぐにその地を再び立ち去ったのである。

その毒が何からできているか尋ねられたが、自分にはわからないと答えている。そして一切のことはモーセ五書にかけて本当のことであると白状している。

（iv）　ヴァーレンボン生まれのユダヤ人アクエトゥス・ルビの自白

ユダヤ人のアクエトゥス・ルビは、自白した。自分は、賭けに負けて無一文の時にル・ポン・ドゥ・ボーヴォアゾン在住のユダヤ人のサラミンに言われて、水の利用者を毒殺するためペリオーゾの泉のなかに毒入りの袋を入れ、報酬をもらったという

ヴァーレンボン生まれのユダヤ人のアクエトゥス・ルビは、この時シャトゥに住んでいた。簡単な尋問を受けた後に、次のように自白した――自分は、一年前にル・ポン・ドゥ・ボーヴォアゾンにいたが、賭けに負けて、持っている金をすべて失って、ジェネーヴの近くの地域に向かおうとしていた。その時、ル・ポン・ドゥ・ボーヴォアゾン在住のユダヤ人のサラミンがやって来てこう言った――「お前は有り金を全部失って一文なしだ。その地域へいくがよい。この毒を持って行き、大きい町や中位の町の泉に入れて来い。そうすればサヴォイアの金で六ソルドをやる」。

アクエトゥスは、六ソルドの金と、皮に入れた指二本程度の大きさの毒を持って出掛け、ある日メゾン・デュ・シャの噴水式水飲み場の近くにあるペリオーゾの泉に行き、そのなかの大きな石の下にいっぱい毒が入った袋を入れた。それは泉から出る水を利用する者たちを毒殺するためであった。それ以外の他の場所に毒を入れたかという質問に答えて「いいえ」と言った。冗談でやったとも言ったが、やってしまったことは悪かったと思っていると言った。ラ・トゥールやエヴィアンやヴィルヌーヴやシャテルのユダヤ人の誰かが、毒殺について何か知っているかと問われて、自分は何も知らないと答えた。そしてユダヤ人の法にかけて自分が自白したことは本当のことだと言った。

（v）　ユダヤ人ヨケトゥスの息子アクエトゥスの自白

ユダヤ人のヨケトゥスの息子アクエトゥスは、シャンベリに住むラビのペイレから、破門の脅しのもとに、ペイレの家の近くのコルヴェルスの井戸のなかに毒を入れるよう命じられ、それを実行した

ユダヤ人ヨケトゥスの息子のアクエトゥスは、シャテルに住んでいたが、一〇月一一日、穏やかな尋問を受けた。そして尋問がすんでから長い間隔をおいて、真実を自白した。以下のとおりである。――自分はゆうに一年前にシャンベリに住んでいて、シャンベリのラビであるペイレの家で研究していた。そしてある日、ラビに呼ばれて彼の部屋に連れていかれて、こう言われた。「見てみなさい。ここに三角袋に入った毒がある。これを私の家の近くのコルヴェルスの井戸に入れなさい。従わなければ破門にするぞ」と言って、これを飲んだ人たちを毒殺するように命じ、このことを誰にも話すなと言った。アクエトゥスは粉状のその毒を持って、ラビに言われた井戸に直行し、井戸の底に入れた。彼はまたこうも言っている――「自分はその水は飲まずに、父親と一緒にシャンベリを立ち去り、シャテルに行った、と。そして彼はユダヤ人の法に誓ってここで述べたことが真実であると自白した。

4　報告書簡の結びのことば

サヴォイアではこれ以外にも告発や審理がおこなわれた。ユダヤ人に限らず、彼らから毒を手渡されて、ばらまいたキリスト教徒も罰せられている。ヴィルヌーヴに住んでいるすべてのユダヤ人が正当な法的措置によって火刑に処された。私はユダヤ人で生きている者は一人もいないと信じている

ユダヤ人たちは、二人の公認公証人と、この目的のために呼び求められた多数の優れた人びとを前にして、以上のことを自白した。

親愛なる友人の方々。あなた方から書簡をいただいた後で、こうした自白の調書の抜粋を手に入れました。しかし、これ以外にも多くの告発や審理があります。それは今述べたユダヤ人に対するもの以外にもまだあります。サヴォイアのほかの地域の人びとに対する告発や審理があり――そこにはユダヤ人もいればキリスト教徒もいます――彼らはこのひどい犯罪のために今罰せられているところです。そうした他の人びとについては、現在手元に持っていないので、ここに加えることはできません。あなた方も知っておくべきことですが、ヴィルヌーヴに住んでいるすべてのユダヤ人が正当な法的措置によって火刑に処されました。そしてオーギュストでは三人のキリスト教徒がこの毒殺に関与したことで鞭打ちに処されました。多くのキリスト教徒が、他の多くの地域でこの犯罪のために同じように逮捕されました。特にエヴィアン、ジュネーヴ、ラ・クロアゼッテ、オートヴィルにおいてそうでした。彼らは死の最後の瞬間になってユダヤ人から渡された毒をばらまいたことを正式に認めています。こうしたキリスト教徒のなかには八つ裂きにされた者もいれば、鞭打ちや死刑に処された者もいます。審問委員会の者がユダヤ人を罰するために伯から任命されました。そして私はユダヤ人で生きている者は一人もいないと信じています。

第四部　例話に見る心性——高まる煉獄への恐怖

第九章　ペスト期の例話「煉獄での「女狩り」の責め苦――ヌヴェールの炭焼き屋」

（パッサヴァンティ『真の改悛の鑑』第一一話）（一三五四年）

比較参考史料――ペスト期以前の例話

「司祭のめかけに対する罰について――悪魔がめかけの猟をする」

（ハイスターバッハのカエサリウスの『奇跡についての対話』〈一二二三年頃〉より）

解説

フィレンツェに生まれたヤーコポ・パッサヴァンティ Iacopo Passavanti（一三〇〇頃～五七）は、一三一七年にドミニコ修道会に入って、まずフィレンツェのサンタ・マリア・ノヴェッラ修道院で修行を始めた。それからパリに行って神学の研究をし（一三三〇～三三）、それからピサ、シエナ、ローマをまわって哲学と神学を教えた。そしてペストの発生した年である一三四八年にサンタ・マリア・ノヴェッラ修道院の修道院長に就き、次いで管区総代理を歴任した（一三五〇～五二）。そして一三五四年とその数年前の四旬節に、改悛のあり方を説く説教をおこなったのである。「ドミニコ修道会」は、正式には「説教者兄弟修道会」Ordo Fratrum Praedicatorum という名称であり、説教活動を本質とする修道会であった。パッサヴァンティは、この四旬節――復活祭前の回心のための四〇日間――に話した例話によって、彼の例話作家としての名声を不朽のものとしたのである。

一三五四年にまとめられたヤーコポ・パッサヴァンティの四九話からなる例話集『真《まこと》の改悛の鑑』*Specchio di vera penitenza* は、キリスト教のこの本質的な課題である改悛（改心）に正面から取り組んで書かれた例話集である[61]。そして、彼みずからが、フィレンツェのドミニコ修道会の教会、すなわちサンタ・マリア・ノヴェッラ聖堂において、復活祭前の「四旬節」と呼ばれる改悛のための四〇日の期間に、ミサの中間部分にある例話の披露の場で信徒にそれを話して聞かせたのである。その意味で、これは彼自身の説教師としての実践の書である。同時に、この例話集は、聖職者が例話を有効に用いて、信徒のこころを揺さぶり、信徒から、いかにして真の改悛を導き出すか、そのための聖職者の説話のための手引き書としても書かれたのである。もともと例話は伝統的に数多く存在しており、工夫を加えられてきたが、パッサヴァンティは、この例話集によって新たな困難な時代に対応した新たな例話のスタイルを打ち出したのである。同時代の画家オルカーニャ（一三六八年没）の峻厳な作品様式が大黒死病の時代と相関するように[62]、例話のスタイルは時代と相関しているのである――すなわち、パッサヴァンティは、実はこの新しい時代特有の状況に強く問題意識をもってこの例話集を書いた。そもそも「改悛」がキリスト教徒にとって時代を越えて常に本質的なものであったにしても、一四世紀中葉を生きたパッサヴァンティの場合、それを貫く色調は、前世代、さらに前世紀のものと比べて格別に厳しいものであった。この例話ではしばしば苛酷な神罰と改悛の必要が語られている。

それはなぜであろうか――

実はヨーロッパは一三四八年を中心に大黒死病に襲われた。その死者の数たるや恐るべきものであった。既に述べたように、また、第一八章「サンタ・マリア・ノヴェッラ聖堂の『死者台帳』」でも触れるように、この黒死病によってフィレンツェでは、人口の五九・九パーセントが死亡したという算出がなされている[63]。市内に約九万二〇〇〇人いた人口が三万七七二五人にまで減少してしまったと推定されているのである。また、彼が修道院長を勤めるサンタ・マリア・ノヴェッラ聖堂に残された詳細な記録（『死者名簿帳』）によると[64]、この大黒死病によって一三〇人の聖職者のうち八〇人がペスト死した（六六パーセント）。パッサヴァンティは、この地獄のような大惨事の只中で修道院長として日々、人びとを救済に導くための教えを説いていたのである。

表9-1 『真の改悛の鑑』 全49話に登場する天使・悪魔・天国・地獄・煉獄等の使用回数

	天 使		悪 魔		天国○	地獄●	煉獄▲	霊魂	救済
	語数	登場人数	語数	登場人数	(各語数)				
第1話 蘇生した男						(●5)		1	
第2話 若いドミニコ会士						●1			
第3話 回心した騎士			10	●●●●●●(多数)				1	2
第4話 天使と悪魔	1	○2人	7	●2人					
第5話 ある罪人			3	●●●●●●(多数)		●1			3
第6話 聖アンセルムス								1	1
第7話 マコンの領主						●1			
第8話 教えに背いた息子	1							2	1
第9話 聖マカリウス						●3			
第10話 地獄で苦しむ学生						●6			
第11話 煉獄の女狩り						●2	▲2	1	
第12話 サレルノの君主						●3			
第13話 聖アントニウス			5	●(数人)					
第14話 聖アンブロシウス					○1	●1		1	
第15話 立派な騎士			14	●1人					
第16話 托鉢修道会									2
第17話 浪費家の青年騎士			4	●1人					
第18話 ある娼婦の改悛					○2	●3			
第19話 近親相姦と父親殺し			1		○1				3
第20話 大聖堂参事会員						●4			
第21話 フランスの貴族						●2(1)			
第22話 学生の犯した罪									
第23話 悔悟した妹								1	
第24話 告解を回避した罪					○1		▲1		
第25話 アラスの異端者									
第26話 告解で隠した罪			1	●1人					
第27話 無効な告解			14	●1人					
第28話 不倫をした司祭			7	●1人					
第29話 ミサと白鳩の奇跡									
第30話 修道士の煉獄の罰			1		○1	●1	▲2	2	1
第31話 ある海賊									
第32話 堕落した修道女			1						
第33話 傲慢な修道士			7	●●●●●●(多数)					
第34話 聖修道院長の謙遜									
第35話 冒瀆のことば									
第36話 アルキビアデス									
第37話 悪魔払い			14	●1人					2
第38話 謙虚と聖書の解釈	1	○1人							
第39話 聖アントニウス									
第40話 マカリウスの謙遜			3	●1人					
第41話 聖ヒラリウス									
第42話 この世の栄光									
第43話 人間よ、忘れるな									
第44話 豚の世話									1
第45話 聖修道院長の思慮									
第46話 テミストクレス									
第47話 パウサニアス									
第48話 ヒエロニムス									2
第49話 責められる悪魔			4	●1人		●1			
計	3	3人	96	多数	6	29(6)	5	10	18

全体として天国・天使に対して地獄・悪魔の占める割合がはるかに高い
使用語の比較 天国関係:天使(3)+天国(6)=9(語数)/地獄関係:悪魔(96)+地獄(29)=125(語数)(使用語数は邦訳による)。表の「地獄」のなかの( )は推定による

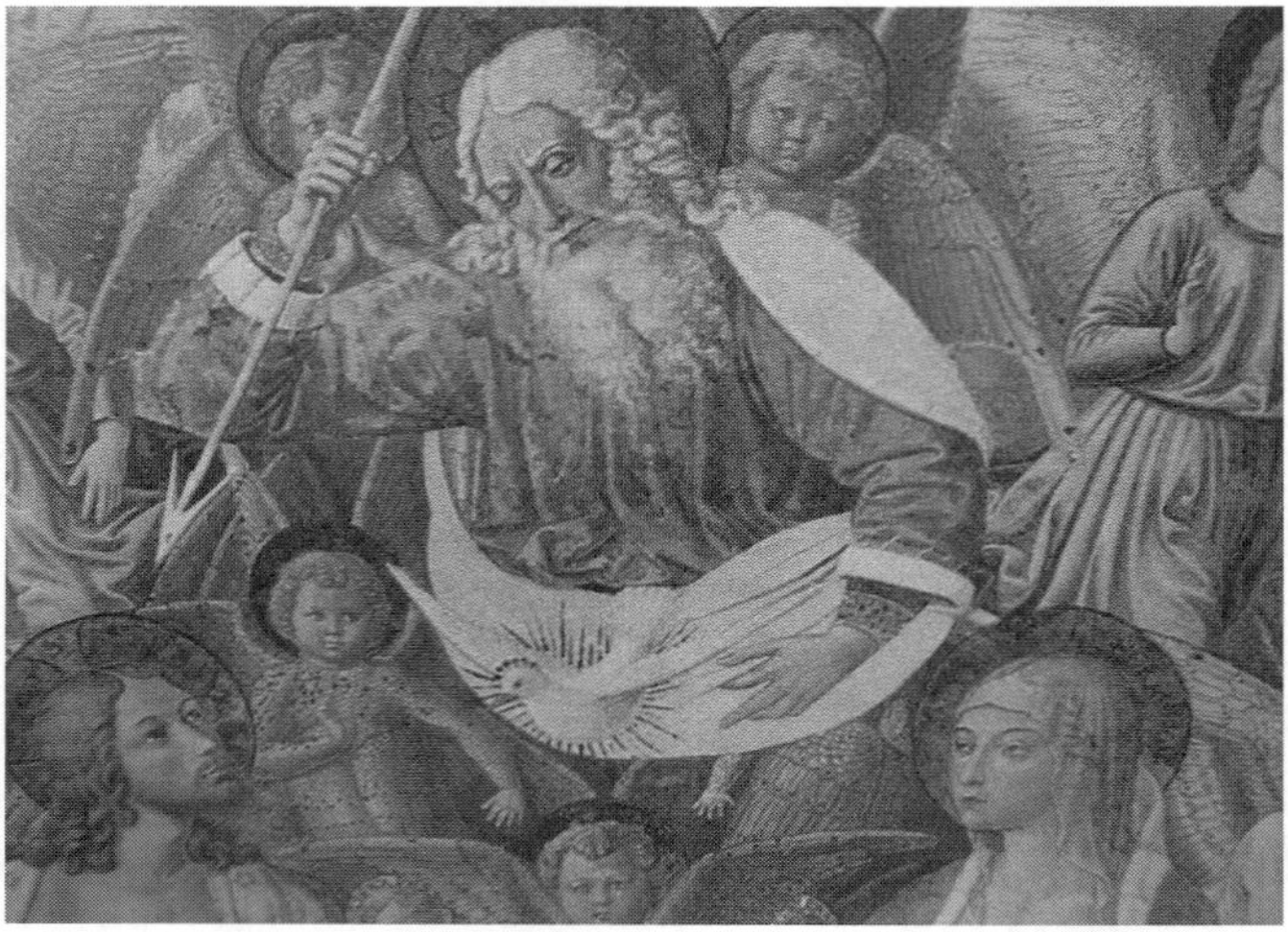

図9–1　ゴッツォリ画《聖セバスティアヌス》（部分）1464年　サン・ジミニャーノのサンタゴスティーノ教会フレスコ画　神は，かつては「全能の神」として威厳のある顔立ちで描かれるだけであったが，ペスト期になって天上から矢を投じる姿として描かれるようになり，同時に，この例話にあるように，この神は煉獄で罪人に過酷な贖罪を科す存在と思われたのであった

煉獄の過酷な罰を描写したこの例話は、ペスト期の例話として最も象徴的である。確かにそれが誕生した一二世紀や一三世紀の時点から「煉獄」は、頭のなかで観念されていたが、それは、どちらかといえば天国に達するための一種の方便とか、漠然とした一段階であった。一般的な罪を犯す程度の平均的な人間であっても、天国は一定の罪の浄化を経て達しうるという、一三世紀のやや楽天的な雰囲気のなかで、煉獄はイメージされていたように思われる。

その煉獄の世界が本当に震え上がるようなリアルな世界として身近に意識されるようになったのは、目の前でペストが猛威を振るい、多くの身内や友人が激痛で苦しみもだえて死んでいき、この現世そのものが、まさに煉獄や地獄のような世界に化してからである。ペストの惨禍を体験して、この世がこれほど過酷であるならば、煉獄の過酷さはいかばかりであろうかと、人びとは恐れおののいたことであろう。ペストは煉獄世界の厳しさのイメージを強化したのである。文学作品では、ペスト期になって死者は幽霊となってしばしば出没し、煉獄の苦しみを生者に訴える。死後の煉獄の責め苦を緩和してやろうと、生者が死者のためのミサ、供養ミサを数多く要求するようになったのは、こうした背景によるものであった。

パッサヴァンティの例話は、素材を先行する多くの例話から得て、伝統に従ってはいるものの、この例話「煉獄での「女狩り」の責め苦— ヌヴェールの炭焼き屋」からわかるように、かなり文学的なオリジナルな表現を加えるとともに、「煉獄」の厳しい責め苦を表現し、死後の世界すら我々を責め苛むこと、そしてそれゆえの改悛の重要性を説いている。彼の例話は、素材として利用した一三世紀の例話（ハイスターバッハのカエサリウスの『奇跡についての対話』、一二二三年頃）を遥かに超えて、ペスト（神罰）の荒れ狂う時代に必要とされる真の改悛を打ち出している。

彼の想念においては、罪に対する神の峻厳さはあまりにも強い。彼は、神がこの世に多くの悪魔を泳がせてそれにみずからのこころを許し、地獄への道をたどってしまう罪人を描いているが、それとともに、改悛— 告解の秘跡(65) — によって我々を慈悲深く赦す神もまた存在するのだと訴える。表9-1は、彼の例話においていかに「悪魔」と「地獄」の語が多いかを示している。これはペスト体験によって刺激されたものであろう。こうしたことはペスト前のドメニコ・カヴァルカ（一二七〇頃～一三四二）の例話にはあまりなかったことである。

史料（イタリア語）の出典は以下による。

Iacopo Passavanti,“Specchio di vera penitenza,”pp.493–626. *Racconti esemplari di predicatori del Due e Trecento*, a cura di G.Varanini e G. Baldassarri, tomo II, Roma, 1993, pp. 549–553.

史料

煉獄での「女狩り」の責め苦──ヌヴェールの炭焼き屋

（パッサヴァンティ『真の改悛の鑑』第一一話）

これはヘリナンドゥスによって書かれた話である(66)。

ヌヴェール(67)の農村にひとりの貧しい男が住んでいた。彼は善良で神を畏れ敬う人であった。彼は炭焼きを生業《なりわい》にしていた。そしていったん炭に火をつけると彼は一晩中そのカマドの火の見張りのためにずっと小屋に残っていた。ところが、真夜中頃に耳をつんざくような甲高い悲鳴が聞こえた。

彼は何事かと思って外へ出た。するとカマドの方に向かって泣きわめきながら、ひとりの女が髪を振り乱し、裸のまま走って来た。そして女のあとにはひとりの騎士が黒い馬にまたがって来た。彼は剣を鞘から抜いて振りかざしていた。そして騎士と馬のそれぞれの口、目、鼻からは炎が燃え上がって出ていた。女は、燃えているカマドの所に着くと、もうそれ以上先には進まなかった。そしてカマドのなかに思い切って身を投げるようなこともせずに、カマドの回りを走っていたが、女を追ってやって来た騎士につかまえられてしまった。騎士は悲鳴をあげる女を引っ張って、彼女のたなびく髪をぐいとつかんで、手に持っていた剣で容赦なく彼女の胸を突き刺した。

そして女は大量の血を流して倒れた。それから騎士は、血に染まった彼女の髪の毛を再びつかんで、燃えている炭焼きカマドの中に彼女を投げ込んだ。そしてしばらく彼女をそのままにした。そして全身いっぱいにやけどを負った女を火の中から出して、それから騎士は、だらりとした女の体を馬の首のところに乗せて、もと来た道を走って行った。

炭焼き屋は、二日目の夜も三日目の夜もこれと同じ光景を見た。

さてこの炭焼き屋はヌヴェールの領主と親しかった。というのも、彼が炭焼きの技術に優れていたことのほか、領主が品性の高い優れた人物であったことで、人を快く受け入れたからである。そこで炭焼き屋は領主のもとにやって来て、三夜にわたって見た光景を領主に話したのであった。

そこで領主はその炭焼き屋と一緒にカマドのある場所にやって来た。そして一緒に眠らずに用心して見張った。——すると、いつもの時刻に女が泣きわめきながらやって来た。その後ろには例の騎士がいた。それから炭焼き屋が目撃したのと全く同じ光景が繰り返された。領主は、目の当たりにしたすさまじい出来事のためにひどく怖気付いたが、それにもかかわらず、勇気を奮い起こした。そして冷酷な騎士がやけどをした女を黒い馬に乗せて出発しようとする時に、領主は騎士に向かって声を振り絞って

「少し馬を止めて今の光景の意味を説明せよ」

と言った。すると騎士は馬を振り向かせてから、慟哭しながら、こう言った——

領主よ、神はあなたにこの責め苦の光景を見せるのを望まれたのです。我々が受けているこの責め苦のありさまの意味について、あなたが知りたいのであれば、敢えてお話し致しましょう。思い起こしてください——私こそが、あなたに仕え、あなたの宮廷で学問を身につけた騎士ジョフロアなのです。

私がひどくむごたらしく扱ったこの女性こそ、あなたの臣下の騎士のベルリンギエーリの妻ベアトリスです。我々二人は、お互いに道ならぬ愛を楽しみ、合意のもとにずるずると罪を重ねていきました。そしてそれはさらに高じていき、拘束されずにもっと自由にこの悪事にふけることができるようにと、私は彼女を言い含めて、夫を殺させたのです。我々はこの罪を改めようとはせずに繰り返していきましたが、そのうちとうとう二人とも重い病気にかかってしまいました(68)。その病気は我々を死に至らしめる病気でした。しかし死の病のさなかにあって、最初に彼女が、次に私が、これまで繰り返してきた罪の改悛を始めました。私たちは罪を

告白し、神の慈悲を授かりました。すると神は我々二人に対して、地獄で受けるはずだった永遠の罰を取り下げて、煉獄での一時的な罰に変えてくれたのです。

だから考えてみてください——我々は地獄に堕ちずに済んだにしても、あなたが見たように、あのような有り様で自分たちの罪を償っているのです。この我々の責め苦は、いつまで続くかはわかりませんが、いつかは終わりが来ます。

そこで領主は、二人が受けている罰がどのようなものであるかを、もっと詳しく教えてほしいと尋ねると、彼は涙を流し、ため息をついてからこう答えた——

私への愛ゆえにこの女は自分の夫を殺してしまいました。ですからここ煉獄で彼女に与えられる罰は、神の裁きにしたがって、毎晩ずっと決められた時刻に、今度は彼女自身が剣によって殺される苦痛を味わうことです。また彼女は現世では私に対して肉欲の炎の愛をもっていたので、今度は、あの光景の中であなたがご覧になったように、私の手によって毎晩燃える炎の中に投げ込まれるのです。

私たち二人は、すでに現世では激しい欲望と大いなる悦楽をもって会っていたので、来世では今度はお互いに激しい憎悪の念を抱いて会うのです。だから憤怒の念に駆られた男は、逃げる女を追って馬に乗って「女狩り」をするのです。そして現世では一方が、他方の不倫の愛に火を点けて、それが燃え盛る原因をつくったのだから、今度は来世では一方の側が他方の側に対して、残忍な責め苦を与える側になって苦しめ続けるのです。私が受ける罰は彼女をあらゆるかたちで苦しめることです。私が女を傷つける剣は、燃え盛る火であり、その火は決して消えることはありません。私が彼女をカマドの火のなかに投げ込み、そこから彼女を引っ張り出し、それから彼女を馬に乗せる時、私も自分自身の霊魂のすべてを焼き尽くし自分を罰しているのです(69)。そして馬は悪魔です。我々は悪魔の支配に屈したのです。悪魔は我々に責め苦を与えなくてはならないのです。

我々に対する罰はこのほかにもまだたくさんあります。どうぞ我々二人のために神に祈ってください。どうぞ、我々が受けている苦痛をやわらげるために、施しをし、そしてミサをおこなってください。

こう言うと、騎士は忽然と消えてしまった。

比較参考史料―ペスト期以前の例話

「司祭のめかけに対する罰について―悪魔がめかけの猟をする」

（ハイスターバッハのカエサリウスの『奇跡についての対話』〈一二二三年頃〉より）

解説

パッサヴァンティに先立つ女狩りの例話はどのようなものであったのだろうか。次にハイスターバッハのカエサリウスの例話（ラテン語）を紹介する(70)。

このハイスターバッハのカエサリウスの例話は、簡単にいえば、司祭のめかけが、その罰としてあの世―煉獄とも地獄とも特定されていないが、前後の例話が煉獄ばかりなので煉獄であろう―で悪魔に追われて連れ去られたという、ただそれだけの話である。最初に買ってほしいといった靴も、悪魔から逃げ去るための意味があったにしても、それほど深い「落ち」にもなっていない。最後の、墓を開けたら、髪の毛がなかったというあたりは、真実味を出そうとする、いつもの例話らしい結びである。

一方、パッサヴァンティの例話は、コンセプトとして「改悛」や「煉獄」の意味がはっきりと打ち出されている上に、最初から最後まで壮絶な動作や光景が次々と繰り広げられ、息をつかせない。ここで描かれたすさまじい、この世のものとは思えぬ光景―実際、この世のものではないのだが―は、パッサヴァンティが意図的に打ち出した三つの描写による効果によるところが大であろう。すなわち、それが「動き」「色（色彩感）」「音・声」の描写である。

Caesarii Histerbachensis monachi ordinis Cisterciensis Dialogus miraculorum. Textum... J. Strange, 2nd vol. Coloniae-Bonnae-Bruxellis, 1851, p. 331.

史料

ハイスターバッハのカエサリウス作「司祭のめかけに対する罰について──悪魔がめかけの猟をする」

これは、ある修道士から聞いた話である──

ある司祭にめかけがいて、その女が臨終にあったその時、女はこう言った──「どうかお願いですから、かかとの頑丈な新しい靴を私に買ってください。本当にそれは私に絶対必要なものですから」。

言われたとおりにしてやったが、次の夜のこと、夜明けまではまだあった。月が明るく照らしていた。その時、従者をひとり従えた騎士が馬に乗り走って来た。すると、騎士は女の悲鳴を耳にした。騎士と従者は何事かと驚いたが、するとひとりの女が二人の方に素早く走って来た。そしてこう叫んだ──「お助けください。お助けくださいませ」。すぐに騎士はその女を受け入れてやった。騎士はその女をよく知っていた。女は下着だけ着ていて、足には例の靴をはいていた。

すると、何と、遠くから猟師と思われる人の声が聞こえてきた。それとともに、猟師の角笛のような不気味な音の響きと、その先を走る猟犬の吠える声が聞こえてきた。それを聞いて、女はひどくおびえ、身を震わせた。

騎士が「これは一体何事か」と聞くなり、馬を従者に任せて、騎士は女の三つ編みの髪を自分の左腕に縛りつけ、剣を鞘から抜いて、右手に持った。冥界の猟師が近づいてくる前に、女は騎士にこう言った──「私を逃がしてくださいませ。ほら近づいてきます」。

騎士が力を振り絞って女を引き留めていた間、女の方は、両手で騎士をたたいてもがいた。そして、ついに髪の毛を切りとって逃げた。それから、悪魔は女を追いかけて捕まえた。悪魔は、女を馬の背に寝かせて乗せた――馬の一方の側には女の頭と両手が、もう一方の側には女の両足がだらりとしていた。このようにして、悪魔は騎士と少しだけ向かい合っただけで、獲物を奪い取ってしまった。

騎士は、朝になってから村に帰った。それから目にしたありさまを人に聞かせ、女の髪の毛を見せたが、誰もその話を信じようとはしなかった。そこで騎士は女の墓を開けてみた。すると、女の遺骸には髪の毛はなくなっていた。このことは、マインツの司教区でおこったことである。

修錬士　もし神が内縁の妻に対して肉欲の罪ゆえにこのように罰するならば、司祭に対しては神の罰し方は、もっといっそう厳しいものになると考えます。司祭は、内縁の妻に罪を犯させたからです。

修道士　さよう。おまけに司祭の場合、司祭の地位にあって知識をもっているがゆえに、犯した罪はいっそうひどいものになるのだ。同じ罪の階層において、司祭の罪は俗人の罪よりずっと大きく、修道士の罪は、俗人の罪よりずっと大きいのだ。女性の場合も同様なのだ。

第五部　コムーネの疫病条例

第一〇章 「疫病時の衛生法」(一三四八年) ――ピストイアの疫病条例

解説

トスカーナ地方の北部に位置するピストイア(ピストーイア) Pistoia は、中世のコムーネ(自治都市)としての最盛期を一三世紀に迎えた(71)。その頃には金融業が栄え、フランス王に金を貸し付けるほどであった。しかし飢饉の頻発する一四世紀に入ってからは、ヨーロッパの多くの地域、都市と同様に、経済は低迷期に入り、ピストイアの主力銀行家も倒産してしまう。また国際政治の舞台でも、ギベッリーニ党に属するピストイアは、宿敵ゲルフィ党の強国フィレンツェの前に劣勢を強いられた。また、コムーネとして、片やルッカ、片やフィレンツェのはさみうちにあって、その支配の危機に脅かされ、加えてボローニャからの脅威もあり、政治的独立は脆弱であった。一三四八年、ピストイア(都市人口約二万四〇〇〇人)が黒死病に襲われた頃にはすでに新しい市壁(現在も残っている)の完成を見ていたものの、ペスト後の人口の急激な減少(六割の減少と推定される(72)。この減少率は周辺の多くのコムーネとほぼ同じである)を余儀なくされ、急激にフィレンツェからの支配の手が伸びてきて、プラートと同様に、一三五一年にフィレンツェの支配下に下ってしまう(73)。さらに、つづく一四世紀後半の一連の大規模ペストによって人口減少を来たし、また、フィレンツェ政府の税の免除による人口増加策によって、ピストイアからフィレンツェに移住する富裕市民が多く出て、ピストイアは政治的、経済的勢力を失い、一四〇一年にはフィレンツェからそのすべての自治権を奪われることになってしまうのであった。

ピストイアの農村部の人口は一三四四年において「二万三九六四人」（ハーリヒー）であり(74)、都市部はその「三分の一」（G・プロカッチ）であったと推定される(75)。この条例が制定された頃は、その直前のどうにか独立を得ていた時期であった。

一三四八年の春、ピサからイタリア半島に上陸したペストは、すぐに東に進んで、ついにピストイアの都市に迫っていた。この疫病の恐ろしいうわさ、特殊な性質については、いち早く伝えられていた。この緊急時に際して、一三四八年五月、ピストイアのコムーネ協議会は「疫病時の衛生条例」*Ordinamenta sanitatis tempore mortalitatis* を素早く可決した。これは、最も初期の衛生法（疫病条例）のひとつとして歴史的に貴重な史料である。そこには疫病に対する当時の人びとの考え方が反映されている点においても、我々にとって興味深いものがある。

この条例は、その「前文」に記されているように、都市の「有識者」によって作成された。有識者（医師等）にとって、ペストの原因がよもやクマネズミに寄生したペスト・ノミにあるなどということは全く思いもよらないことであり（これは一九世紀末まで続く）、そうしたなかで疫病の防止策が思案された。そこで打ち出された提案の多くは、疫病についての伝統的な見方であるガレノス（古代の医学者）の空気汚染説に支配されたものであった。その理論では、異変を来した天体や地域から、汚染された空気が伝わってきて、その空気を吸うことによって人間が疫病に感染するとされた。汚染・腐敗した空気を吸うことで、人間は体液の不調を来し、病気になると考えられた。ヨーロッパでは、一三四八年、ペストの流行に先立って同年一月、巨大な地震に襲われたが（第一六章ジョンニ・ダ・パルマの『トレント年代記』参照）、その大地震が地中にいた爬虫類を地上に這い上がらせて、そのために大気が汚染され、疫病が発生したと考えた者もいた。あるいは、占星術的、天文学的な動き（「合」や彗星）から大気の汚染（「瘴気《ミアズマ》」の発生）が起きて、人間の体液は異変を来すと考えた。

こうしたことから、空気の汚染の原因となるものが色々と考えられ、この条例においても、あやしいもの、いわば臭いものに蓋をする処置が認められる。例えば、遺体を入れた柩から「悪臭が出ないように」板の蓋をして釘を打ち込む規定、柩は「悪臭を避けるために」一定の深さにまで埋める規定、腐敗した肉の悪臭を避けるために、屠殺場・精肉店での肉の保存・管理を規定した条項、精肉店の周辺での馬（馬糞）の管理に関する規定、野菜・果物の腐敗防止の規定、市内（市壁内）での皮なめしの禁止などの規定が記されている。もちろん、現代から見ると、これらの「悪臭」への対処によっては決してペストが阻止されないことはいうまでもないことである。

しかし、その一方で、ピストイアの「疫病時の衛生法」のなかには、空気汚染説から導かれない、実際の経験・体験にもとづいた予防策のものもあった。例えば、織物・布地などの市内への持ち込みを防ぐために、他地域から運ばれたものを市壁内へ入場させることを制限しようとした。つまり、織物や布地――そこにペスト・ノミが好んで潜む――が都市から都市へと運ばれるのに伴って、疫病が次々と都市間に流行した形跡、経験があることに注目して、ピストイアの市壁内へ織物・布地を持ち込むことに制限が加えられたのであった。この対処は、空気汚染説の原則からは説明しにくいことで、何らかの物的なものとの接触によって疫病が感染しうると考えたのである。これは体験的な認識にもとづく措置と理解することができる（一種の接触感染説）。人びとは、体験上、疫病患者が使用していた品物を使用することは非常に危険であると認識していた。ムッシスはジェノヴァの近くで起こった出来事についてこう記している――

四人の兵士が略奪物を求めて軍隊を離れ、海岸のリヴァローロに向かって進んだ。その町では疫病がすべての住民を死なせてしまっていた。家々が締め切られていたが、四人はあたりに誰もいないのを見て、一軒の家に押し入ってベッドの上に毛布を見つけて盗んだ。それから軍隊に再び戻って、次の晩、四人は毛布をかけて寝た。朝になると、彼らは死んでいた。その結果、皆恐怖に怯えた。それから誰一人として死者のもっていた品物や衣類は使おうとしなかった。それどころか、手に触れようとさえせずに、即座にはねつけたのであった(76)。

実際は、ペスト・ノミが毛布に潜んでいて、兵士はそれに刺されて感染したと考えられるが（それにしても一晩で疫病死するのは早すぎるだろう）、ガレノスに支配された医学理論では、織物の中での空気の腐敗によるものと強引に説明されたのであった。

実際、人びとは空気汚染説に対する疑問を身の回りで得た疫病体験のなかからしばしば抱き始めたようである。例えば、これはもっと後の一三八〇年代のこと、フィレンツェの書記官長サルターティの体験によると、ピサの市壁の中は感染者が全くいないのに、市壁の外には感染者が溢れかえっている状況があった。たかだか数メートルの高さの市壁を一枚隔てるだけで全く違った状況が認められる事実を前にして、素朴な疑問が抱かれたのであった――本当に空気（大気）のせいならば、果たしてそれほどの違いが出るものであろうか、と（第一五章「フィレンツェ書記官長サルターティの疫病論『都市からの逃亡について』」参照）。

事実、当時、疫病への対処として、疫病から距離を置き、そこから「逃げる」べきであるという考え方は、黒死病が最初やって来た時に、すでに一部の金持ちのなかでおこなわれていた。ほとんど本能的にその考え方に立って反応していた。すなわち、人びとは、素早くその場を逃げたのであった（といっても、当人は、「汚染された空気」から逃れるつもりで逃げていたのであるが）――おそらくこれは、病気が「うつる」という認識によるものであろう。つまり、個体であるひとりの人間から、別のひとりの人間に病気が「うつる」。これは伝統的な医学理論に対決するものである。すなわち、古代から継承され、当時においても支配的であった医学理論では、天体の動きや大気の汚染によって、人びとは「共通に」病気にさらされると考えられた。汚染された大気は天上や近隣の地域から「集団」を覆い包むようにして迫り、そして集団の人びとを汚染し、人びとを病気に陥れると考えられた。それに対して、人びとの間で、すでに「個体」そのもののなかに病気の「源」が存在し、その源が別の個体に「うつる」という認識、あるいは再認識が生じたのである(すでに中世の癩病はそう考えられていて、癩病棟が築かれていた)。

黒死病が生んだ最高の文学であるボッカチョの『デカメロン』の場面設定がそうした疫病の認識のその端的な証拠である。文学の世界であるにせよ、『デカメロン』において、裕福な若い男女は一三四八年に勃発した疫病を素早く逃れて、フィレンツェから田舎の別荘(ヴィッラ)へ移ったのである(そこで一〇〇話の色恋沙汰の話が展開される)。実際、都市の富裕階級は一三四八年以降、経験的にこの反応に出て、疫病が発生する度に、荷物をまとめて都市を逃げて、農村部の別荘の避難先へ逃げた。また、一三四八年、ペストが荒れ狂う最中に著作された本(『疫病に対処するための勧告』)において、医師トンマーゾ・デル・ガルボは「最初に取るべき最も確実な措置は、疫病が存在する場所から逃れることである」と率直に述べているのである(本書第一三章「医師トンマーゾ・デル・ガルボの『疫病に対処するための勧告』(一三四八年)」参照)。

では、ピストイアのこの疫病条例はどのように施行されどれだけ効果をあげたのであろうか。

結果として、残念ながら、高い死亡率が推定され、条例は効果を上げなかったとみられている。ペストを前にして条例が実際に施行された時の状況や具体的な経過・問題点は記録に残されていない。ただわかるのは、周辺の他の都市と変わらない高い死亡率を被ったということである。研究者R・S・ゴットフリートによると、二万四〇〇〇人の人口のうち、四〇パーセントの人びと(九六〇〇人)が瞬く間に疫病の餌食となったと推定されている(77)。K・ベルクドルトは、「ピストイアの市門は外部の者には完全に遮断された。しかしネズミとノミはそれにおかまいなく町のなかには入ってきた」と言って、ピストイアの都市がピサやルッカから完全に遮断されたと言い切っているが(78)、実際にはそうではなかったと考えられる。すなわち、ピストイアの疫病条例のなかには、「但し書き」によって特定の階層に対して法の適用を免除する優遇措置が存在していたのである。またそこには、罰金さえ払えば違法行為もそのまま許容されたのであった。容赦なく四方八方から迫り来るペストに対しては、例外者なしにコムーネが断固とした態度で阻止しなくては、防御は不可能であっただろう。また、施行が「五月二日」とあるが、これも遅かったのではないかと考えられる。年代記に記された流行の時期によると、巻頭表D「イタリアにおける一三四八年のペストの流行の広がり」にあるようにピストイアにはすでに「三月から四月」に疫病が発生したと記述されているからである。都市の門の封鎖にせよ、対処が手遅れだったかもしれない。

こうして、ピストイアにおいては、疫病を阻止する法令の効果はなく、乳幼児の高い死亡率や行政的に存在を無視されていた最下層の貧民層の多数の死亡者を考慮すれば（ベルクドルトはそれをあまり問題していない）、ルッカやサン・ジミニャーノなどの周辺部のコムーネと同様に、死亡率はもっと上がり、五〇パーセントから六〇パーセントに上がるかもしれない(79)。おそらく前代未聞の大ペストによるパニック状態のなかで法令は機能できず、行政もなす術もなかったようである。

ミラノのヴィスコンティ家による独裁的体制の場合、一三四八年、即断によって高圧的に疫病患者を迅速にかつ非情に排除し、疫病死した家族の家を焼き払うことが可能であったが（ミラノのペスト死亡率は一五パーセント以下という）(80)、一般的な市民が支配する通常の共和国ピストイアにおいては、他の多くの共和国都市と同様に、素早い、断固とした有効な措置は取られなかったのかもしれない。

なお、ピストイアの疫病条例には、疫病そのものを防御し対処する規定だけではなく、疫病が発生してしまってから、疫病死した者の葬儀に関する規定もあった。例えば、死者が出たことを知らせる弔いの鐘が人を不安に駆り立てると考えて、鐘を鳴らすことに一定制限を加えた規定などがそうである。また、そのほかに、葬儀に伴ってしばしばおこなわれた多額の出費や奢侈行為を禁ずる規定などがあった。そうした規定は、社会的に有効なものと考えられて他の都市にも採用されている。

では、疫病条例はイタリアにおいてそれ以後どのような展開を見せたのであろうか。ペストは一回切りのものではなかった。ペストは一三四八年以後、ヨーロッパで風土病と化し、広く見て二年から二〇年のサイクルで反復・頻発した（それは西欧では一七二〇年頃まで続くことになる）。これに対して、多くの都市が疫病条例を制定して対処した。その疫病条例のなかに認められるひとつの明確な傾向は、大気汚染説に立つ規定だけではなく、伝染説（一種の接触感染説と思われる）を前提とした規定が増加していったことである。先に述べた一三四八年のミラノが、感染者を市内から排除することによって疫病をほとんど完全に遮断できたことは、伝染説に根拠を与えるものであっただろう。保健局の役人は疫病患者の衣類の焼却を命じるようになったが、これは物的な感染を信じた考え方に立つ措置ということができよう(81)。

また、一四三〇年から五〇年頃に多くの都市で隔離病棟が設置されたが、隔離病棟の設置こそは、疫病患者を市壁外に移して健康な者から距離を置くことによって、市壁内の健康な者を感染から守ろうというもので、感染説に立つものにほかならない(82)。こうして、一五世紀後半になると、疫病の感染源とにらまれた貧民、乞食、ジプシー、他国人などが、衛生法の条例によって都市への入場を阻まれることがあったのである。

以下の翻訳は、一三四八年五月二日に発布されたピストイアの条例「疫病時の衛生条例」（ラテン語）の「全訳」である（制定直後から改訂・削除・追加がおこなわれたが、ここではそれは含めていない）。この条例については、イタリア語訳と英訳（部分訳）がある(83)。ピストイアの疫病条例のテキスト（ラテン語）は、以下の歴史雑誌の「史料紹介」のなかのラテン語のテキスト"*Ordinamenta sanitatis tempore mortalitatis*"を利用した。なお、この条例では、条文には番号が付けられており、「第一条」から始まり「第二三条」まで続く。本書の冒頭の「凡例」で明示したように、各条文の小見出しは、他の史料と同様に訳者が便宜的に付け加えたものである。

A. Chiappelli（ed.）, "Gli Ordinamenti Sanitari del Comune di Pistoia contro la Pestilenza del 1348", *Archivio Storico Italiano*, quarta serie, XX, 1887, pp. 7–16.

史料

ピストイアの疫病時の衛生条例

前文

キリストの名においてアーメン。以下の条例はピストイアの数名の有識者の市民によって作成された。その有識者の市民は、都市の元老院議員の諸氏と正義の旗手が選出した人たちである。彼らは人びとの健康を守り、人間の体に襲いかかる様々な疫病を阻止する任務を委託された人たちである。その法令は私シモーネ・ボナッコルソによって記録された。私は、その公証人であり書記であり、一三四八年、インディクティオの元年における彼らの文書について責任を負うものである。

第一条　疫病の蔓延防止のためのピストイア市への出入りの禁止

先の有識者は、ピストイアの周囲の領域に疫病が蔓延するどんな機会をも与えないために、まず、はじめに以下のことを定めた。すなわち市民も、コンタード［都市が支配する周辺の農村地域］とディストレット［支配下の都市］の住民のいかなる者も、いかなる身分の者であれ、いかに高い地位のものであれ、ピサとルッカの都市に行ってはならないものとする。またいかなる者といえども、これらの地域からピストイア市やそのディストレットとコンタードにやって来ること、帰ってくることは許されないものとする。これに反した場合、五〇〇リラの罰金を科すものとする。またピストイアの市民やそのコンタードとディストレットの住民は、先に述べた地域から人を受け入れたり、招き入れたりしてはならないものとする。市壁の監視人は、いかなる者といえども、ピサもしくはルッカからピストイア市に入場するのを許してはならない。これに反してそのような入場を許した監視人に対して一〇リラの罰金を科すものと定めた。ただし、ピストイア在住の市民がピサとルッカに行くこと、またピストイアに戻ることは、個々の事例の是非を票決するポーポロ協議会の同意を得て、元老院議員と正義の旗手の雇う公証人が作成した許可証を携えている場合には許可されるものとする。

第二条　ピストイアへの布地の運搬の禁止

同様に以下のごとく定めた。すなわちピストイアの市民も、またコンタードとディストレットの住民も、いかなる者といえども、麻や羊毛の布地については、その布地が男子用であれ、女子用であれ、ベッド用であれ、いかなる使用目的であるにせよ、都市のなかに運び入れたり、他の者に運び入れさせたりしてはならないものとする。これに反した場合、二〇〇リラの罰金を科すものとする。その布地はそれを発見した役人によってピストイアの広場で焼却されるものとする。しかしピストイアとその領内を旅行するピストイア市民が、個人で使用するための麻や毛織物の服を携えることについては、荷物の重さが最高三〇リブラまでならば認められる。そしてこの条例は、批准の日から一月一日まで持続して遵守されるべきものとする。そして、もし布地がすでにピストイアに運搬されてしまった場合、運搬者は条例の批准の日から三日以内に運び出さなくてはならないものとする。これに反した場合、同額の罰金を科するものとする。

第三条　遺体の運搬の仕方の規定

同様に以下のごとく定めた。遺体は以下のやり方によって墓地に運ばなくてはならない。遺体は、木製の箱に入れて閉じられ、悪臭が出ないように板の蓋に釘が打たれ、一枚の柩衣や覆いや布（それ以上はしてはならない）が掛けられるまでは死んだ場所から移動させてはならないものとする。これに反する場合は、五〇リラの罰金を科すものとする。その罰金は死者の相続人が、もし相続人がいない場合は、男系の最も近い親類が支払う義務を負うものとする。死者の財産は罰金の支払いの抵当としても有効とする。さらにまた遺体は同じ一つの箱に入れたまま墓で運ぶものとする。これに反した場合、同額の罰金とする。都市の役人が、これがなされているかを点検できるように、ピストイアの教区教会の司祭は、遺体がその教会に運ばれてきた場合、ポデスタ〔行政長官〕もしくはカピターノ〔警察長官〕に対して通知して、死者の名前と死者が住んでいた地区名を提出しなくてはならないものとする。これに反した場合、同額の罰金とする。通知を受けたポデスタもしくはカピターノは直ちにそこに役人を送り、葬儀を執り行う他の規定とともに、条例のこの条文が遵守されているかを調べ、有罪と認められた者を罰するものとする。もしポデスタもしくはカピターノが、この規則を執行するのを怠れば、彼を任命した者によって罰せられなければならない。しかし、この規定は都市の貧民には適用すべきものではない。貧民については、別の都市条例をもって扱うものとする。

第四条　墓穴の深さの規定

同様に以下のごとく定めた。すなわち遺体から発する悪臭を避けるために、墓穴は、ピストイアの計量で二ブラッチョ半〔ピストイアの一ブラッチョは二フィートから二・五フィートの間。従って、ここでの墓穴は約一五〇〜約一八八センチメートル〕の深さまで掘るものとする。法令に違反する穴を掘った者や穴を掘らせた者に対しては一〇リラの罰金を科すものとする。

第五条　ピストイア市内への遺体の搬入の禁止

同様に以下のごとく定めた。すなわち、いかなる身分の者であれ、いかに高い身分の者であれ、何人《なんぴと》も、たとえ柩に入れていようといまいと、都市に遺体を運び入れたり、あるいは人に運び入れさせたりしてはならないものとする。それに対しては二五リラの罰金を科すものとする。また都市への入場を許した市壁の監視人に対しても同額の罰金を科すものとする。

第六条　会葬者の教会内への立入の禁止

同様に以下のごとく定めた。すなわち葬儀に参列する者は、何人といえども、葬儀のおこなわれる教会のなかに死者や親族に付き添ってはならない。また死者が住んでいた家に戻ってもならない。また、ほかの者の家に集まることも許されないものとする。これらのことに反する場合は一〇リラの罰金とする。また死去から一週間後におこなわれる供養ミサにも行ってはならないものとする。これに違反した場合、同額の罰金とする。

第七条　葬儀に関連した贈与行為の禁止

同様に以下のごとく定めた。誰かが死去した際、葬儀の前にせよ後にせよ、その死者の家やその他の家に贈与をしてはならない。あるいはその家を訪問したり、そこで会食をしたりしてはならない。これに違反した場合、二五リラの罰金とする。ただし、これは死者の息子・娘、実の兄弟姉妹とその子供・孫には適用しないものとする。ポデスタとカピターノは、第三条にあるように、司祭から届け出を受けた時に、これに反することがなされたかどうかを調べるために、また責任者を罰するために役人を送らなければならない。

第八条　葬儀の際の衣類の新調の禁止

同様に、無用な出費を避けるために以下のごとく定めた。すなわち何人も喪に服する期間ならびにその後に続く最初の八日間には新調の衣服を着てはならないものとする。これに反した場合、二五リラの罰金を科すものとする。ただし死者の妻についてはこれを適用しないものとする。妻は望むなら、罰を受けることなく、新品の織物の衣服を着てもよいものとする。

第九条　葬儀への参列・遺体の弔問のための扇動の禁止

同様に以下のごとく定めた。人が死亡した時に、泣きわめいたり、人を呼び集めたり、ドラムを叩き鳴らすなどの行為をして、ピストイア市民を葬儀への参列・遺体の弔問へと招き入れることは、私的であれ公的であれ、これをしてはならないものとする。またいかなる者も、そのような行為をする者を送り出してはならない。泣きわめく者、ラッパを吹き鳴らす者、人を呼び集める者、ドラムを叩く者やそのような者たちを雇った者に対して一〇リラの罰金を科すものとする。

第一〇条　弔いの鐘の制限

同様に以下のごとく定めた。ピストイアの大聖堂の鐘の管理人は、弔いの鐘を鳴らすことで病床に伏している者の心を動揺させ、彼らを不安に駆りたててしまうことから、葬儀の間に鐘を鳴らさせないようにしなければならない。また他の何人も同様にそのような場合に鐘を鳴らしてはいけない。鐘を鳴らすのを許した管理人、鐘を鳴らさせた故人の相続人、相続人のいない場合は、親族は一〇リラの罰金を支払うものとする。ただし、教区の信徒が教区教会に埋葬される場合、あるいは修道士が修道会の教会のなかで埋葬される場合については、鐘を鳴らしてもよい。しかし鐘を鳴らすのは、ただ一度の機会に限定され、それを越えて鳴らしてはならないものとする。これに反した場合、同額の罰金を科すものとする。

第一一条　群衆による墓地までの寡婦の付き添いの禁止

同様に以下のごとく定めた。何人も、群衆に命じて彼らを寡婦に付き添わせて、死亡した夫の家から墓地まで行かせたり、教会から墓地まで行かせたりしてはならない。ただし寡婦の親類が四人の女性を遣わせて寡婦の家から付き添わせるのは合法である。何人もそのような群衆に参加してはならない。これに反した場合、招かれた者や招待状を出した者に対して二五リラの罰金を科すものとする。

第一二条　泣き屋の使用の禁止とその免除者

同様に以下のごとく定めた。葬儀に際して死者の親類・配偶者以外の人びとを呼び集めること、鐘を鳴らさせること、泣き屋やその他の手段を使って町中からそのような群衆を招くこと、ピストイア以外の地で死去した者のために人を嘆き悲しませたり号泣させたりすること、こうしたことは何人もしてはならない。これに反した場合、関係した者のそれぞれから二五リラの罰金を科すものとする。ただし、これは騎士、法学博士、判事、内科医の埋葬には適用しないものとする。彼らの遺体は相続人によって埋葬において好きなやり方で名誉を与えてもよいと理解されるべきである。

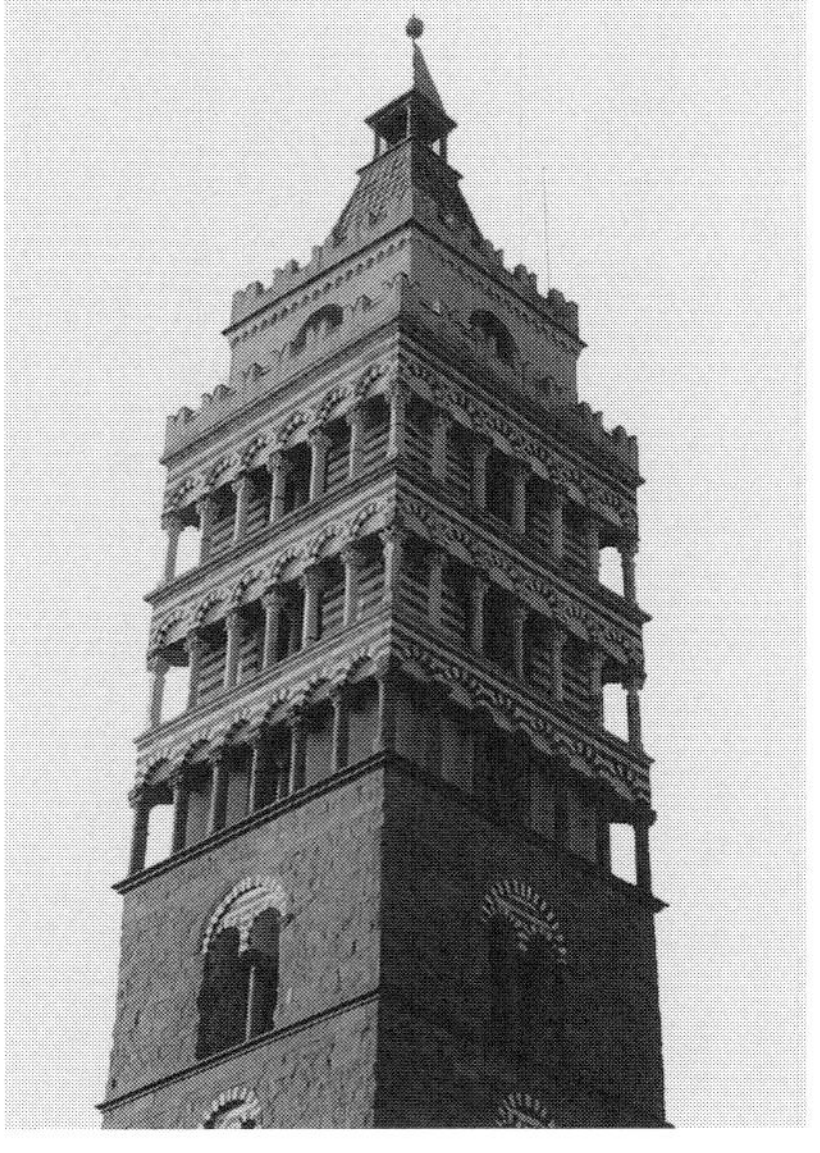

図10-1　ピストイアの鐘楼

第一三条　肉を吊り下げたままの保存・販売の禁止

同様に以下のごとく定めた。生きている者が腐敗した食料によって病気にかからないようにするために、屠殺業者や肉の小売業者は、店の中や帳場の上に肉を吊り下げたり、吊り下げたまま保存したり売ってはならない。これに反した場合、一〇デナーロ［一デナーロは一リラの二四〇分の一］の罰金を科すものとする。また、精肉業組合の監督者は屠殺がおこなわれた日には必ずこの事柄を調査しなくてはならない。そして違反者があれば、速やかに都市の支配者たるポデスタもしくはカピターノに、もしくは役人に訴えなければならない。もし職業組合の監督者がこの務めをみずからまたは代理によって実行するのを怠った場合は、職業組合の監督者に対して同額の罰金を科すものとする。ポデスタとカピターノは、それぞれ誰かを送ってこの事柄を調査させ、罪があると認められた者を罰しなければならない。ポデスタとカピターノは、職業組合の監督者が違反者を訴えるのを怠った場合、職業組合の監督者を罰しなければならない。規則違反と認めた役人の言葉は十分な証拠と見なされる。

第一四条　屠殺場・精肉店の周辺の馬の管理規定

屠殺業者と肉小売業者は、店舗内や肉を売る他の場所や貯蔵庫の中あるいはその近辺やその外の道路に馬を止めたり、そこを馬の泥や糞で汚させたりしてはならない。また馬小屋で獣類を屠殺したり、馬小屋や糞のある他の場所で皮を剝いだ肉を保存したりしてはならない。これに反した場合、一〇リラの罰金を科すものとする。ポデスタもしくはカピターノが従える役人は、そのような問題を綿密に調べるべきであり、条例違反についての彼の述べた言葉は書き留められるものとする。

第一五条　異なる肉の同時保存の禁止

いかなる屠殺業者も肉小売業者も、肉を売る同じひとつの店頭に一頭を越える量の雄牛・子牛・雌牛の肉を同時に保存してはならない〔この頃、異質の牛肉を同時に保存すると腐敗がしやすくなると考えられていた〕。ただし子牛の肉の場合は、そのそばに雄牛や雌牛の肉を保存するのは許容される。これに反する場合、一〇リラの罰金を科すものとする。職業組合の監督者は、動物の屠殺がおこなわれた日には必ずこの事柄を調べ、違反者があれば都市のポデスタかカピターノに訴えなくてはならない。これに反した場合、同額の罰金を科すものとする。

第一六条　夏季には屠殺は肉を食べてよい日にすべし

屠殺業者と肉小売業者は、五月・六月・七月・八月には、日曜日と祝祭日のほかに、肉を食べるのが許される当日に屠殺しなくてはならない〔当時、金曜日などは、肉食は禁じられていた〕。そして肉を求める者には求めているその当日に売らなくてはならない。そして動物は、この目的のために任命された都市の役人によって慎重に検査されねばならない。

第一七条　無許可の屠殺の禁止

屠殺業者と肉小売業者は、ポデスタもしくはカピターノの役人から最初に許可を受けなくては雄牛や雌牛や子牛を屠殺してはならない。許可が求められた場合、直ちに家畜が健康か否かを見極めるために、家畜の所に行って点検しなくてはならない。屠殺の許可が与えられたら、屠殺業者自身が役人の面前で家畜を適切に屠殺すべきである。これに違反した場合、一〇リラの罰金を科すものとする。

第一八条　豚の屠殺の期間の規定

いかなる屠殺業者も肉小売業者も、五月一日から一二月一日の期間には二歳から三歳のいかなる雄豚・雌豚も屠殺してはいけない。これに反した場合、二五リラの罰金を科すものとする。

第一九条　皮を剝ぐべき豚についての規定

いかなる屠殺業者も肉小売業者も、一二月一日から五月一日の間に屠殺した二歳から三歳のすべての雄豚・雌豚については、その皮を剝がなければならない。もしその塩漬けを望むならば、それは許可されるが、まず始めに皮を剝がなくてはならない。これに反した場合、二五リラの罰金を科すものとする。

第二〇条　肉の販売・価格の決定に関与する役人の選出について

同様に以下のごとく定めた。ピストイア市の条例や法令の内容にしたがって、肉の販売を許可し切り売りする肉の価格を決定する者の任務の遂行のために、これまで数多くの要請が繰り返されてきたことから、また、そのために法に基づかない五回の投票がなされていることから、販売と価格の決定に関するこの任務は、以下の者によってなされるものとする。すなわち、販売と価格の決定に関するこの任務は、ピストイアの大聖堂のなかにあるベアート・ジャコモ礼拝堂の管理人と任期中のピストイアのコムーネの会計局の会計員の両者によってなされるか、あるいはそうでなければ、同じ部局の少なくとも三人の行政官、すなわち大聖堂の教会財産管理委員会のうちの一名と、それに加えて会計局のうちの二名、あるいは、会計局のうちの一名と、それに加えて大聖堂の教会財産管理委員会のうちの二名によってなされるものとする。選出がこれとは異なった別のやり方でなされた場合は、無効とする。切り売りする肉の価格を規制する役割をもつ大聖堂の教会財産管理委員会とコムーネの会計局は、適宜彼らが好むときに任務を果たすことができるものとする。そして彼らによって決定される価格は任命された役職者によって施行するためにポデスタやカピターノに送られなければならない。役職者は、これと対立する都市の法令や条例を妨げることのないように、これを施行させなくてはならない。役職者は、精肉業者と肉の販売に関するこの都市の法令や条例にしたがって、彼らによって決定された事柄を守らない者を罰するべきものとする。

第二一条　食料の市外持ち出しの禁止

人の健康を維持するために、あらゆる種類の家禽類・子牛・食料品とあらゆる種類の豚をピストイアから持ち出すことは、何人たりといえどもこれを禁じる。これに反した場合、一〇〇リラの罰金に科し、禁令に反して持ち出そうとした物品は没収とする。そしてそのような運搬者を捕らえて、物品とともにコムーネの監獄にまで連れてきた者には、違反者から罰金が支払われ、その物品が最高値で売れた後に、罰金の半分と物品の価値の半分が与えられるものとする。

第二二条　市壁内での皮なめしの禁止

悪臭と腐敗による害を避けるために今後ピストイアの市壁内において皮なめしをおこなってはならない。これに反した場合、罰金は二五リラとする。

第二三条　ポデスタ・カピターノ・担当役職者の職務怠慢についての規定

同様に、これらの条文と死者の葬儀と精肉業者と肉の切り売り販売に関する条文に含まれるすべての事柄を遵守させるために、以下のことを定めた。ポデスタとカピターノと担当する役職者が、先の法規に背き、それを守らず、守らせず、彼らの役人による捜査に従って、また彼らにとって都合がよいと思われるやり方で捜査を開始しない場合には、彼らはいかなる時も、先に述べた死者の葬儀と精肉業者と肉の切り売り販売に関する法令と条例について担当する彼らの監督役を通じて、一〇〇デナーロの罰金に服さねばならないものとする。また、ポデスタとカピターノと担当する役職者は、この措置の違反者に対しては絶えず捜査をおこなわなければならず、上に記された罰則をもって、また葬儀、食料、肉の販売について述べた法令と措置に含まれた他の罰則をもって違反者を罰しなければならない。先の法令と条例の内容に違反する者があれば、その違反者をポデスタやカピターノに告発することはいかなる者にも認められる。告発した者は、規定と違反者の罰金の支払いにもとづいて、罰金の四分の一を受け取ることができる。そして現職のピストイアの会計局の収入役は、違反者から罰金が支払われたならば、直ちにこの四分の一を告発した人に支払わなければならない。先に述べた場合のいかなるものについても、信用に値するひとりの証人の証言、もしくは、世間の評価によると正直である四人の証言があれば十分なものとする。ポデスタとカピターノは、告発者の観察や行動を理由にして異議申し立てや阻止をすることはできない。この規定、措置、条文は、ピストイアのポーポロ協議会によって承認されたものである。ポーポロ協議会は、慣例に従って、伝令と鐘の音によって召集され、栄誉あるカピターノ・デル・ポーポロである貴族フランチェスコ・セッラ・ディ・グッビオ殿に代わって、ピストイアの元老院議員の諸氏と正義の旗手によってパラッツォの広間で開催された。

この法令に携わった公証人

この規定は、署名を添えて私、公証人シモーネによって記され、直ちに読み上げられ、公にされ、俗語に直された。先の協議会の委託を受け、公証人でありピストイアの書記官のセル・ビアージョ・ジョヴァンニ・ダ・ヴォルテッラの手によって記された。

先に記した年並びにインディクティオにおける五月二日。

私シモーネ、すなわち正規判事にして帝国の公認公証人であったボナコルソ・ダ・ピストイアの息子は、この命令・措置・条文の承認に臨席した。それを読み、記述し、そのまま忠実にここに公表した。

第六部　トレチェントの黒死病を生きた人文主義者ペトラルカ

第一一章　ペトラルカの『近親書簡集』より

1　ペトラルカの親友宛の書簡（一三四九年）
―疫病で死んだ友人について

2　ペトラルカの親友宛の書簡（一三五〇年）
―人生は夢にすぎない。死のみが、夢から目を覚ましてくれる

解説

スイスの歴史家ブルクハルト（一八一八〜九七）によると、ペトラルカ（一三〇四〜七四）は「美しい自然の景色を眺め、それに直接感動した」人であり、それゆえに「最初の完全な近代人」であったという(84)。しかしこの見方は、ブルクハルトの近代人としてのおごりがもたらした誇張表現ではないだろうか。中世の時代に山や丘の頂に築かれた多くの修道院から眼下の景色を実際に眺めて見ると、実は、ベネディクト会やシトー会の修道士たちが、この世の一切の喜びから遮断された完全な禁欲的生活にあったのではなく、朝夕、あるいは季節によって変化する周囲の美しい景色を楽しんでいたことが容易に想像されるである。むしろ、ペトラルカの新しさは、その自然美を詩人としてペンをもって表現したところにある。また、沐浴する若い女性の官能的な美しさに打たれて（打たれることはいつの時代にもある）、それを詩人として直截に表現したところにペトラルカの新しさがある、と見るべきである。

また、ペトラルカは詩人として自然美や女性美を表現するばかりでなく、人びとを新しい価値のわき出る泉へと導

いた。彼の指し示した新しい価値観の世界は、すでに彼が詩人として高い評価と名声を博していたことも作用したのであろうか、大いに注目され人びとを刺激するところとなった。その価値の世界が、古代ローマ人の享受していた学芸の世界、とりわけ古代ローマのキケロらが追究した人文主義的な学芸の世界であった。それまでキリスト教的な生き方のみが絶対視されていたなかで、これは新鮮な輝きを放ったのである。そこから、古代ローマ人らの生きざまやものの見方、古代人がこの世俗をいかに生きるかを論じた生の声が聞こえてきたのである。

こうして、英知の泉である古代人の写本を捜し求める気運が高まり、芸術も教育もすべて古代人の指針を仰ごうという、ルネサンスの古典主義のブーム――一種の流行――が開始された。この世俗世界を生き抜くために古代人が教えたこと、すなわち、世俗世界が生きるに値する世界であること、そして世俗的栄誉の享受が正当なものであること――こうした教えは、それまで繰り返されたキリスト教的価値観、すなわち《死を思え。この世は空しい涙の谷間にすぎず、来世での救済こそ唯一の関心事にほかならない。この世では悪を避け、善をなせ。この世の苦しみこそ、来世の楽しみに通じるものである》――などと説くキリスト教聖職者の典型的な教えとは異質な教えであった。そして、ペトラルカはみずから、実践においても桂冠詩人の称号を受けて世俗的栄光を全身に浴して、世俗的栄誉の享受が正当なものであることを示したのであった（一三四一年）。ペトラルカの教えとそれが依拠する古典主義は、実は、富と政治と世俗的価値が中心をなすイタリア都市社会に生きる人びとの意識と相通じる要素をもっていたのであり、彼らを大いに刺激し、彼らを引き入れるところとなったのである（あるいは、そうした背景があったからこそ、ペトラルカの教えが生まれたのかもしれない）。

しかしながら、あくまで来世の存在と神の審判を信じるペトラルカのキリスト教信仰は、当時のすべての人びとと同様に、本質的で絶対的な、揺るぎのないものであった。彼自身、聖職禄を受ける聖職者でもあった。また、「フランチェスコ」という彼の名前も、フランチェスコ修道会の創始者、聖フランチェスコにちなんで名づけられたはずの名前であり、極めて宗教的なものであったし、（聖職者でありながら）もうけたみずからの娘にも（おそらく自分自身と聖人の両方にちなんで）「フランチェスカ」という名前を与えているのである。むしろペトラルカが考えたことは、キリスト教信仰を土台にしながら、同時に世俗的学芸としての人文主義研究も二元的に追求していこうということであっただろう。両者のバランスの取り方――ウェイトの置き方――は、その時の彼の置かれた立場・社会状況によってかなり幅が認められるところとなったのである。

例えば、ペストの到来とそれによる大量死という社会状況は、彼に神の存在とその「神罰」を強く自覚させ、彼の精神における本来的な宗教性を大いに高揚させるように作用したのであった。一三四八年、彼が四四歳の頃に襲ったペストとそれから絶えず繰り返されるペスト（彼の生涯にイタリアは四回もペストに見舞われた）は、彼の生きる社会を激変させた。特に最初の一三四八年のペストは彼の周囲の多くの友人や庇護者の命を奪った。さらに最愛のラウラの命をも奪ったと聞かされ、彼は悲嘆の淵に陥った（一三六一年の二度目のペストでは息子を失ってしまう）。

「一三四八年という年は、多数の友人の死去によって、私から人生の慰めのほとんどすべてを奪ってしまった。私の嘆きと涙はいかに大きなものであったか……」(85)。

悲嘆にくれたペトラルカは、ここで「自己変革」を決意したのであった。最初のペストに先立つ数年前にすでに『我が秘密』で「自己変革」を決意したことがあったが、実行に移せず、ここに改めて「自己変革」、すなわち禁欲的生活と肉体蔑視に踏み切ることが可能になったという(86)。そしてさらに一三五〇年には、同時代の非常に多くの人びとと同様に、意を決してローマに向けて贖罪の巡礼の旅に出たのであった。

私は、人生の短さを思って、それに圧倒された。白状すると、私はわなにはまっているのではないかと心配した。実に人生ほど移ろいやすいものはなく、死ほど情け容赦のないものはあろうか。私は考えた――いったい私はどのような足場に自分の足を置いているのか……(87)。

ペストこそは、ペトラルカにとって、神の怒りをもたらした人間の罪深い行いに対する神の処罰にほかならなかった。一三六七年にこう言っている。

疫病については、我々は本で読んで知っていた。しかし、人類を全滅させるのにやって来る全世界的な疫病というものについては、これまで見たことも聞いたことも読んだこともなかった。この疫病は、二〇年間ずっとあらゆる国々を襲い続けている——時々、ある地域で中断、潜伏するものの、実際には決して消滅しないといった具合に。もう過ぎ去ったと思ったまさにその時に、再びやって来て、束の間の幸せを送る我々を欺いて再度襲いかかる。これは、私の間違いでなければ、罪を繰り返す人間に対する神の怒りのしるしなのである。もし人間が罪を犯すことをやめるならば、神の処罰は少なくなるか、もっと穏やかなものになっていくことだろう[88]。

彼の後半生に吹き荒れた黒死病——この黒死病についての理解なしには、ペトラルカの生涯について、また思想の本質について正しく理解することはむずかしいかもしれない。

次に紹介する二点の史料（ラテン語）は一三四八年、ペトラルカが黒死病によって友人を失った時の書簡である。

Francesco Petrarca, *Opere, Canzoniere-Trionfi. Familiarium Rerum Libri con testo a fonte*, p. 241; *Fam.*, I, 1, Firenze; p.285, Fam., VIII, 9.

史料

1　ペトラルカの親友宛の書簡（一三四九年）
――疫病で死んだ友人について

一三四八年は我々に孤独と不幸をもたらした

我が兄弟よ、なすべきことがまだあるだろうか。私は、「静寂」を求めて、ほとんどすべての場所を探してみたが、「静寂」はどこにも見出せなかった。いつになったら「静寂」になるのだろうか。「静寂」はどこに見出せるのだろうか。時間は、よく言われるように、指の間から逃げ去ってしまった。我々が昔から抱いていた希望もまた、友達の死とともに、死に絶えてしまった。一三四八年という年は、我々に孤独と不幸をもたらしたのだ。そして一三四八年は、インド洋やカスピ海やカルパチア海によっても回復することのできないほどのものを我々から奪い去ってしまった。そして最後に受けた損失は取り返しがつかないものであった。死がもたらした心の痛手はどれも治癒しがたいものがある。たったひとつだけ慰めがある――我々もまた先に逝った人びとのあとについていくだろうという慰めが。どのくらいの期間待たねばならないかは、知らない。しかし知っていることがある――それは、その期間はそれほど長くはないはずだということである。といっても、たとえその時間が短いにしても、その期間は、きっとつらく長く感じられることだろう。

2　ペトラルカの親友宛の書簡（一三五〇年）
――人生は夢にすぎない。死のみが、夢から目を覚ましてくれる

人生は夢にすぎない。死のみが、夢から目を覚ましてくれる

昨年降りかかったこの世界の破滅〔大ペストのこと〕から難を免れた友人が、私にはまだ数名残っていた。その中でもとりわけ、パガニーノ・ダ・ミラノこそは、著名な人物であり、お前〔書簡の相手ルードヴィッヒ・ケンペン。あだ名は「ソクラテス」〕が信じてくれるならば、才知聡明な人であった。彼は、その数々の美徳のゆえに私と親密になったが、単に私だけではなく、お前と私の両方の友情に値する人であった。彼は、私にとって、ソクラテス〔書簡の相手のあだ名〕がもう一人できたようなものであった。お前と同じ位の忠誠と好意、彼が抱いていたいっそう甘味な友情、そして幸運と不幸の十分な享有、最後に秘密をお互いに交換できる忠実な心――そうしたものを彼は示してくれた。

彼がどれほどお前に親愛の情を抱いていたか、彼がどれほどお前と会いたがっていたか。彼がどれほどお前の姿を想像の目で見ていたことか。昨年この世が災難にさらされていた頃、彼がどれほどお前の身の安全を心配していたことか。まだ会ったことのない人に、人はこれほどまでに親愛の情をもつことができるものかと、私は驚いたものだ。彼に会うと、彼は決まって、いっそう悲しげにお前の身を案じながら、「私たちの友は、どこか悪いところはありませんか。お元気なのですか」と尋ねたものだ。しかし、彼は、お前が健康だと聞かされると、心配を振り払って、今度は感嘆すべき快活さをふりまいたのであった。

そしてこの人については、私は涙なくしては語れない。そしてこれからも、いっそう多くの涙を流して語ることだろう。そして彼もまた――私の目がこれまでに被った不幸のおかげで涸れてしまって、また、私の目に涙がまだ残っているにしても、その涙で差し迫った不幸のためには流すまい――彼もまた、現在この世を荒廃させている疫病に突然襲われてしまったのだ。それは黄昏時であった。友人たちと晩餐をすませたあとで、彼は、残された夜の

時間を我々と語り合って過ごし、我々の間の友情やお互いの関心事について思い出を語っていた。それから、その夜、彼の身体には激痛が走った。彼は、その激痛を不屈の精神で耐え抜いた。それから翌朝、忽然と息を引き取った。今や身近となってしまった恐怖は弱まることはなかった。そして三日も経たないうちに、彼の子供たちと世帯人の全員が彼の後を追って死んでいった。

さあ、死すべき人間よ、保持できないほどの富の山を築き上げるために、汗し、あえぎ、苦労して、海と山をさまよい歩くがよい。しかし栄光は長続きしない。我々が歩む人生は眠りにすぎない。何をしようが、それは夢に過ぎない。死のみが、眠りを打ち破り、夢から目を覚ましてくれる。ああ、せめてその前に目を覚ませたらいいのだが。

第一二章　ペトラルカの『老年書簡集』より

「ジェノヴァ大司教宛書簡」（一三六七年）――神罰としての疫病

解説

苦難の世紀としての一四世紀――疫病・地震・飢饉

「キリスト教人文主義者」といわれるペトラルカの立場には、すでに述べたように（第一一章）、異質の二つのものを追求する姿勢が同時に存在していた。それは、「人文主義研究」を追求しようとする「世俗的な姿勢」と、「キリスト教信仰」を追求しようとする「宗教的姿勢」とであった。西欧の一四世紀社会という、キリスト教聖職者の支配する絶対的な宗教的な体制のなかで、キリスト教成立以前の、「異教の学問」を追究しようとする人文主義研究の姿勢は、当然ながら聖職者から激しい非難を浴びることになるものであった。しかし、二つの姿勢は、異質なものの共存でありながら、彼の頭のなかではきちんと整理され、正当化されており、彼の生き方に確信を与え、活性化するものであった。教父アウグスティヌスにおいてそうであったように、「異教の学芸」は「キリスト教信仰」を損なうものではないという揺るぎない確信に支えられていたのである(89)。

さらに、この新しい生き方は、古典古代の文化を尊重・研究する運動（古典主義・人文主義運動）の推進力となって、同時代の（さらには次世代の）多くの知識人に多大な影響を与えた。ペトラルカが「人文主義の父」といわれるゆえんである。そしてさらに、イタリア都市全体が知識人に導かれてひとつの一大文化運動――ルネサンス運動――へと高まっていくものであった。「人文主義」（古典主義）がルネサンスの真髄であるとすると、ペトラルカは「ルネサンスの父」でもあったといえるであろう。

彼においては、「人文主義研究」と「キリスト教信仰」の二つは、通常は比較的バランスよく存在していたのであった。それは、矛盾なき「二元的追求」ともいうべきものであった。ところが、疫病が到来して――それを彼は紛れもなく「神の罰」と認識した――、彼の身近な人びとが数多く疫病死するのを目の当たりにして、ペトラルカにおいて「キリスト教的真理」の再覚醒が強く促されて、そのバランスがいささか崩される傾向となったのである。そうしたなかで真摯なキリスト教徒としてローマへの巡礼の旅やキリスト教的な苦行の実践がおこなわれたのであった。

しかしながら、もともとペトラルカの人文主義研究は、自ら認め、弁明するようにキリスト教信仰を前提にし、それを条件に存在していたものであった。このことから、彼の姿勢の本質そのものは変わったわけではなかったといえるものである。むしろペトラルカの疫病体験は、より包括的な人文主義研究への試練となったのかもしれない(90)。

次に紹介する書簡（「ソクラテス」というあだ名の友人に宛てた一三四九～五〇年の書簡〈ラテン語〉）においても、キリスト教的姿勢の傾向は非常に強い。ペトラルカは、この書簡において、自分たちの時代が直面した数々の深刻な災難を例に挙げて、自分の生きる時代がそれまでの時代と違って、神から厳しく罰せられている時代であると認識し、「もし人びとが罪を犯すことをやめるならば、神の処罰は少なくなるか、もっと穏やかなものになっていくことだろう」と述べ、キリスト教信仰の重要性を強調するのである。

一四世紀の苦難

次に、そうしたペトラルカの個人的、内面的問題から離れて、もっと大きな観点から、実際にペトラルカが生きたトレチェント（一四世紀）の時代がいったいどのような時代であったのか、また、さらに一歩踏み込んで、そうしたトレチェントの社会のなかから、どのようにして新しい精神が形成されていったのかについて概観してみたい。

トレチェントはまさしく苦難の時代であった(91)。そしてその苦難は、すでにペストが一三四八年に発生する半世紀も前から始まっていたのであった。トレチェントになってからは、一三世紀とは大きく変わって、悪化した気象変動によって、飢饉・災害等が頻繁に起きるようになった。トレチェント前半の時代を襲った災難は、黒死病が与えた前代未聞の打撃には及ばないものの、それでも例えば一三一五～一七年の、歴史上「大飢饉」と呼ばれる飢饉では、人口の約二〇パーセントを失う都市もあったことを思うと、極めて深刻な状況であったことはまちがいないことなのである(92)。

気候史的に見ると、一一世紀から一三世紀半ばの時代は、乾燥した暑い夏の気候によって多く穀物生産の向上がもたらされた。ところが、一四世紀初頭は、すでに小氷河期に入り、多雨と豪雨の続く夏のために凶作が相次ぎ、しばしば飢饉に見舞われることになる。この時代の気象悪化についての克明な長期的な記録と作物の収穫状況がイングランドのウィンチェスター司教区の荘園の会計簿（一二〇九～一三五〇年）に記載されていて、それは誇張しがちな年代記作家の記録以上に実務的で正確な記録を提供してくれている(93)。それによると、穀物の豊作が得られる条件は、「前年の夏の乾燥・冬の寒冷・その年の夏の乾燥」というパターンであったが、この時期のほとんどが凶作のパターンであったという。すなわち凶作のパターンとは、「前年の秋の多雨・冬の多い降水量（または平均的な冬）・その年の夏の多い降水量（または乾燥）」であった。

そもそも一四世紀の時代において、経済全体から見て、農業の地位は現代のそれと比べものにならないほど圧倒的な重要性を占めていた。この時代は商業貿易の七五～八〇パーセントが農業生産物であり、飢饉は社会の全活動の停滞と生活水準の下降、困窮は必至であった。この苦難は諸地域の年代記作家が証言しているように、西欧全域に及ぶ現象であった。西欧はひとつの統一体として苦難を共有していたといえる。

一四世紀の飢饉のなかで特に深刻であったのが、一三一五～一七年の、文字通り「大飢饉」と呼ばれるものであった(94)。夏の多雨と洪水が重なり北ヨーロッパ全域に大飢饉がもたらされた。その被害の程度について見ると、ネーデルラントの場合、小麦の輸入が不可能となり、魚の値段は五〇〇パーセントの高騰を見たといわれる。イングランドのいくつかの年代記は、小麦の価格が一三一五年になってから数カ月で二倍になり、それは二年前と比べると八倍になったことを伝えている。こうしたことは食料品全般についていえた。また、アントウェルペンはこの時期の西ヨーロッパ貿易の中心地のひとつになりつつあったが、ここでも穀物の高騰は典型的に現れていたことが示されている。またイングランドでは、国王エドワード二世はパンの供給が困難であったことから、一三一五年の聖ラウレンティウス祭（八月一〇日）をとりやめにしなくてはならなかった。また飢饉による餓死に続いて赤痢、炭疽病などの疫病が発生し、このため諸地域で数多くの人びとが急死したために、埋葬する人手が不足したと年代記は記している(95)。数値のわかっているフランドルの都市イーペルについて見ると、一三一五年の六カ月間で都市人口の一〇パーセントにあたる二八〇〇人が餓死し、既に述べたが、一三一七年までに一七～二〇パーセント死亡したのである(96)。これは三〇年後に到来する黒死病を想起させる被害である。

この「大飢饉」は深刻な社会問題にも発展した。法廷資料の統計分析からこの時代の飢饉のもたらした社会的混乱ぶりを見ると、イングランドのケントでは窃盗・強盗の件数が一三一四～一六年の間に一・三倍、同じくイングランドのミッドランドの地方では全犯罪の一五パーセントが食料の窃盗であったという。一三二〇年代のラインラントの年代記作家の記述によると、「罪人を絞首刑にした時に、飢えた人びとが罪人の死体にかけつけて、死体を切り裂いて食べたので絞首台に兵隊をおく必要があった」とある(97)。また、家畜伝染病の流行（一三一六～二二）も破局的被害を及ぼした（第二〇章の「付記　黒死病時代の遺言書を研究したS・コーンの方法論への批判」参照）。

ジョヴァンニ・ヴィッラーニはフィレンツェを襲った一三四七年――ペストの前年――の夏の飢饉について詳しく報告し、四〇〇〇人が死亡したといっている(98)。そして以上述べてきたことは自然災害等が中心であったが、これに加えて――というより、そうした困難な状況ゆえにかもしれない――都市間や国家間における戦争（例えば、英仏百年戦争）や内乱、都市の財政の悪化等が人びとを苦しめた。また、都市が雇っていた傭兵が略奪をおこなうこともあった(99)。そして、こうした人的災難にもまた人びとはその背後に神の怒り・罰を痛切に感じたのである。このことは第一章のムッシス『疫病の歴史』のなかの神罰を下す神のことばからもうかがえる。

死の絵を見よ。私が地獄の水門を開けるのを見よ。……この世の隅々から慈悲を消滅せしめよ。災害や疫病、暴力や略奪、争いやあらゆる類いの邪悪を生じせしめよ(100)。

このほかペスト到来の直前に至るまで、ヨーロッパ全域の現象とはいえないにしても、異常現象が多発した。イタリアにおいては火山（エトナ山）の大噴火による農作物の多大な被害、トビバッタの大量発生、大降雹などが続いて、それらは飢饉にいっそう拍車を掛けたのである。一三四三年から四六年、イングランド王エドワード三世は百年戦争による出費の過多から債務支払い停止令を発行し、フィレンツェにおいては、その一三六万五〇〇〇フィオリーノの不払いによって、バルディ家、ペルッツィ家などの有力商社・銀行が一連の倒産劇を演じた。毛織物・国際貿易を支えるフィレンツェの富がそうした家の銀行に集中していたことから、「全市のほとんど完全な破産」ともいわれた。そしてフィレンツェにおける経済的動揺は政治的動揺を来し、新興勢力（メディチ家など）の台頭を引き起こしたのである。

ここで、比較的豊富な資料ゆえに人口の詳しい推移がわかっているイタリアのトスカーナ地方のプラートについて見てみよう(101)。グラフ12-1「プラートの人口変動（一二九〇～一四二七）」を見てまず注目されることは、プラートの都市人口は、一三四八年のペスト以前の時点ですでに大幅な人口の減少が認められることである。すなわち、まだペストが到来していない時期である、一三〇五年頃から一三四〇年頃の時期の都市人口の急激な減少は驚くべきである。

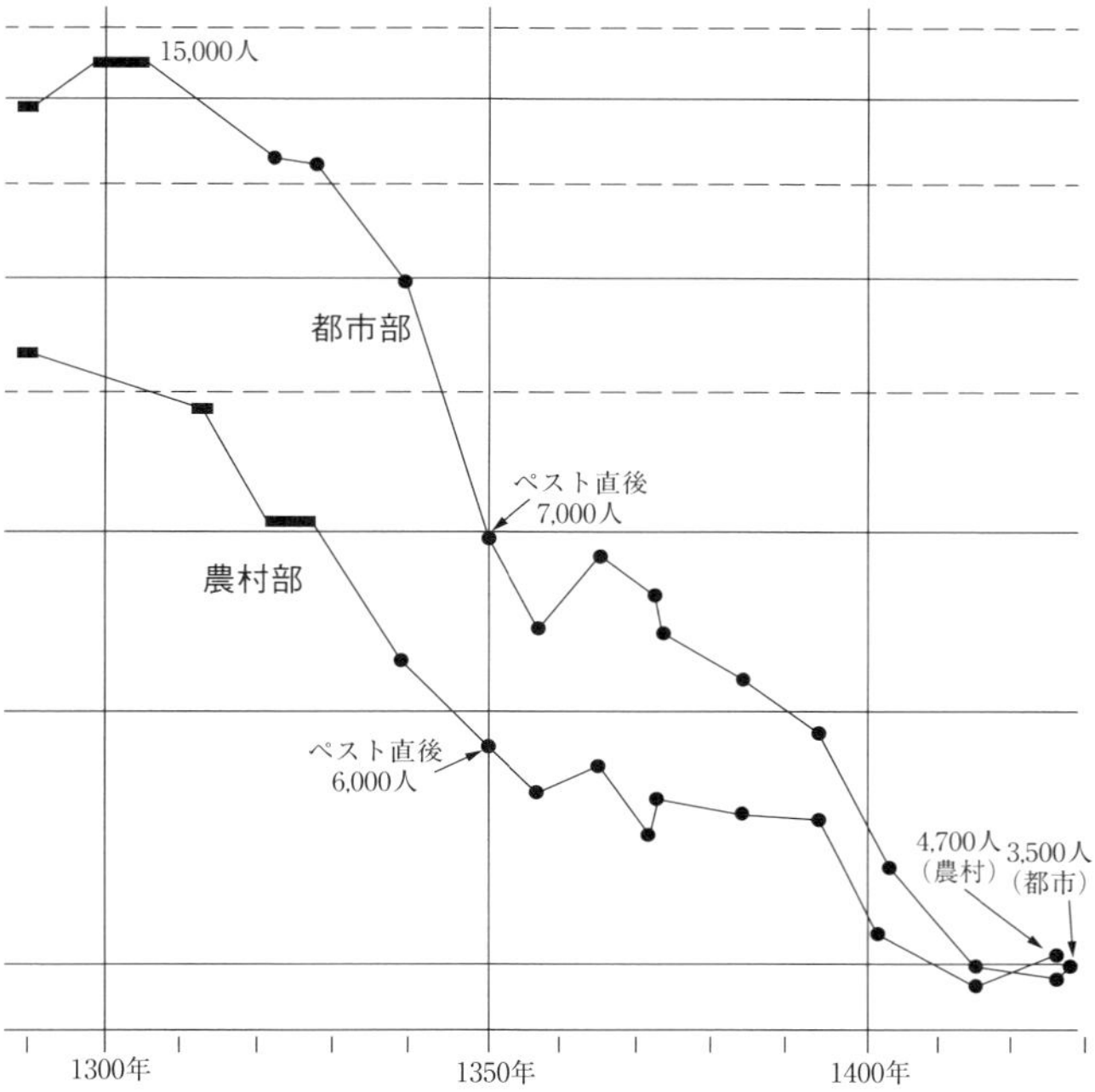

グラフ12-1　プラートの人口変動（1290〜1427）
D. Herlihy and C. Klapisch-Zuber, *Tuscans and their Families,* 62.

一三〇五年頃に一万五〇〇〇人程度だった人口は、わずか三五年ほど後に一万人程度にまで減少してしまうのである。そして、さらにそれに続いて世紀半ばから六回にわたって襲ったペストによって、一四〇二年にはその半数以下の約四〇〇〇人の人口となってしまうのである。また、プラートの都市に限らず、農村部も、また他の都市もそれと平行した人口減少となっており、都市の人口の減少は農村部や、他都市への流出によるものではなかった（全くなかったとはいえないが）。同様のことは、同じトスカーナの他の都市や農村部についてもいえることである。史料はイタリア全体を網羅するものではないが、飢饉と疫病はほぼ公平に発生したと考えられることから、イタリアのトレチェントの時代が苦難の時代であったことは間違いない事実といえるであろう。そうした度重なる苦難を反映してか、あるいは個人的な性格からか、マッテーオ・ヴィッラーニ（一三六三没）のような世紀の後半の年代記作家の筆のタッチも、一三四八年の疫病で死んだ兄ジョヴァンニ（一二七六頃〜一三四八）と比べると、ペシミスティクである。こうして、一三世紀を通じて発展し、市壁を拡大してきたイタリアの多くの都市は、一四世紀になってからはもはやそれ以上の市壁の拡大をおこなうことはほとんどなかったのである。

こうした疫病などの苦難による人口減少の時代のなかで、他の都市を抑えて勢力を得るには、状況に対応することが必要であった。フィレンツェが周辺の多くの都市を支配下に置いて、ルネサンス都市として、富と文化の先頭を切ることができた一因は、人口減少の時代に即応して、毛織物の生産において、「量」ではなく「質」（上質）中心の生産に切り換えて、それに成功し、利潤の獲得と蓄積をすることができたことによると考えられるのである(102)。

しかも、飢饉や疫病のほかにこの時代に痛感された災難があったのである。それが地震であった。ペトラルカは、次に紹介する書簡のなかで、自分たちの生きる時代が、歴史上それまで人類が全く経験したことのない二つの大規模の災難を受けているといっている。そのひとつが言うまでもなく、ペストである。そしてもうひとつが、大地震であった。これは飢餓、疫病と並ぶ第三の災難であった。彼のことばによると――

実に、誰も二〇年前までは本当の地震を体験したことはなかった。そしてこの地震こそ、以後に続く二つの災難の最初のものであった。この年（一三四八年）の一月二五日の日没時に、我々のアルプスが揺れた時には――ヴェルギリウスが言っているように、アルプスは常に揺れることはないのだが――イタリアの全体とドイツの大部分が非常に激しく揺れたので、多くの人びとがこの世も終わりかと思ったほどであった。このような揺れは全く初めてのことであり、その激しさは、それまでは全く考えられないほどの地震であった(103)。

そして次に、ペトラルカは、この大地震を含めて、この時代に頻発する災難のことを念頭に置いて、自分たちの時代が「わずかの間に次々と頻繁に災難が発生している」(104)時代であり、「人々のこころのなかから、驚きとか不安といった感情は消えてしまっている」(105)と述べている。

一方、現在は、わずかの間に次々と頻繁に災難が発生しているので、人々のこころのなかから、もはや驚きとか不安といった感情は消えてしまっているのである(106)。

しかし、この苦難に満ちたトレチェント――私はトレチェントこそが中世からルネサンスへの移行期と見ている――を生きたイタリアの人びとは、この苦難にもかかわらず、いやこの苦難ゆえに、新しい「ものの見方・考え方」、一種の新しい精神形成をもって対処したのであった。その精神は、頻発するペストが作用してか、決して宗教と対立するものではなかった。その精神こそは、ルネサンス精神を形成する合理主義的傾向の強い精神であった。それは、例えば、美術史における「遠近法」の発見・発展、H・ヴェルフリンのいう「構築的表現」(画面における左右対称、ピラミッド的構図など)の確立、商業史において画期的な「複式簿記」の成立をもたらしたものであり、次のような合理的なものの見方にもとづくものをもたらしたのである。

まず一四世紀イタリアにおいて「海上保険制度」が成立した(107)。それまでは、商人は、たった一度でも船舶の沈没に遭遇すれば、その商品のすべてを失い、破産と再起不能に陥らざるを得なかったが、この保険制度によって、ともに加入して出し合った資金によって、お互いに事故から救済し合うことが可能となったのである。一度の非運・不運によってもつぶされない運命を構想するこの保険制度は、合理的精神のたまものといえるであろう。――現在も、保険会社の名前に「海上」ということばがよく使われるのは、地中海貿易を背景に、保険制度がまず「海上」で成立したことを示すものである。

また一四世紀の時代に定着した「機械仕掛けの時計」の生活もまた一日の合理的な利用の意識によるものであり、

この時代の合理主義的な精神の産物であるといえよう。時間は都市の商人にとって契約・約束・債務履行など、様々な意味で重要な要素を構成する必須のものであり、とりわけ使用者と労働者との間に交わされる雇用契約において不可欠なものである。機械仕掛けの時計は一三世紀末に考案され、それから一四世紀を通じて改良され、広く受容された。時計は、トレチェントの一世紀の間にイタリア中の都市のほとんどすべての広場に設置され、活用されるようになったのである。トレチェントにおけるこの時計の普及こそ、近代的感覚、時間を合理的に処理しようとする精神、合理主義的な精神の形成として注目すべきではなかろうか。

また「為替制度」も、一四世紀イタリア商人の合理主義的なアイデアから生まれたものであった。当時市壁を出て一歩でも都市を離れると、そこは山賊のたむろする世界であった。現金を持ち歩くことから来るリスクを回避するものとして、為替の考案はまさに合理的な精神から生みだされた産物ということができる。巨額の貨幣（通常金貨・銀貨であった）――これは物理的にも重く負担になるものであった――を持ち歩くリスクを避けるために、イタリア商人は、その価値を凝縮させた一枚の書き付け（これは記載された特定の受取人のみに有効となった）を持参して安全に事を済ませたのである。そしてイタリア商人は、さらにこの為替制度にもう一工夫を加えて、極めて世俗的な精神を含ませた。すなわち、為替交換に「手数料」（実質的に利子・高利）を加えて、公然たる高利の獲得の追及をくぐり抜ける便利な仕組みとしても利用したのであった。教会からの追及を逃れるこの利用法は、世俗的な精神の実践と言えるかもしれない。ルネサンス精神が「合理的精神」と「世俗的精神」の両輪から成り立つものとすると、為替制度はその両輪から成るものであり、まさにルネサンス精神の象徴といえるかもしれない。

ただ、再度断っておくと、このルネサンス精神はキリスト教を無視し、排除するものではなかった。いや、信仰の形態こそ変化したかもしれないが、キリスト教は、むしろ大いに刺激された。キリスト教は、頻発するペストを背景にして（「追い風」にして）イタリア・ルネサンスの時代（一五世紀を中心）に一層活発化したとさえいえるかもしれない。ここでは詳しく述べる余裕はなく、別の機会に譲るが、ペトラルカの人文主義がそうであったように、ルネサンス精神は、キリスト教信仰を土台にして、その上に花咲いた文化であった。――「ルネサンス精神」と「キリスト教信仰」との二元的追求、これに大いに作用したと考えられるものの大きな要因こそが、ペストの頻発、すなわち神罰の繰り返される脅威であったと考えるのである。そしてペストを神罰と捉えるこの見方こそ、この時代の心性によるものである。それは誰からも一様に受容されたものであった。なお、出典史料（ラテン語）は以下（対訳）による。

Francesco Pertarca, *Le Senili*, a cuta di Guido Martellotti. Traduzione Italiana di Giuseppe Fracassetti Torino, 1976, pp. 2-3.

史料

ペトラルカの「ジェノヴァ大司教宛書簡」（一三六七年）
――我々の時代を襲う神罰としての災難について

人間が罪を犯すのをやめるならば、疫病と地震――神罰――もまた止むことだろう(108)

疫病という名前については、我々は本で読んで知っていた。しかし、人類を全滅させるのにやって来る全世界的な疫病というものについては、これまで見たこともなければ、聞いたことも、また読んだこともなかった。この疫病は、二〇年間ずっとあらゆる国々を襲い続けている――時々、ある地域で中断、潜伏するものの、実際には決して消滅しないといった具合に。もう過ぎ去ったと思ったまさにその時に、再びやって来て、束の間の幸せを送る我々を欺いて再度襲いかかる。これは、私の間違いでなければ、罪を繰り返す人間に対する神の怒りのしるしなのである。もし人間が罪を犯すことをやめるならば、神の処罰は少なくなるか、もっと穏やかなものになっていくことだろう。

地震についても、同じようにその名前は読んでいたし、また聞いたことがあった。しかしこれについても、我々はそれが起こった事実の様子について歴史家に尋ねてきた。またそれが起こる原因について哲学者に尋ねてきた。――そして多くの者たちは、地震とは、夜中に感じた何らかの軽い揺れのようなものと想像していて、眠っている時に夢でも見たのではないかと思う程度の揺れと思っていた。実に、誰も二〇年前までは本当の地震を体験したことはなかった。そしてこの地震こそ、以後に続く二つの災難の最初のものであった。この年［一三四八年］の一月二五日の日没時に、我々のアルプスが揺れた時には――ヴェルギリウスが言っているように、アルプスは常に揺れることはないのだが――イタリアの全体とドイツの大部分が非常に激しく揺れたので、多くの人びとがこの世も終わりかと思ったほどであった。このような揺れは全く初めてのことであり、その激しさは、それまでは全く考えられないほどの地震であった。

私はその時ヴェローナにいて、自分の書庫にひとり座っていて、このとんでもない出来事に不意打ちされた。私は地震という現象を知らないわけではなかったが、これには本当に不意打ちを食らわされてしまった。そして足元で地面が揺れるのを感じた。そして回りから本が次々と私の方に落ちて来た。びっくりして部屋から飛び出したが、見ると、最初に家族の者が、次いで多くの者たちが顔面蒼白になっておびえて外へ逃げ出して来た。

翌年、ローマで地震が起こり、塔と教会が破壊された［サン・パオロ聖堂やラテラノ聖堂が破壊された］。私がソクラテスに書いて送ったように、この地震はトスカーナまで広がって揺るがしたのである。

そしてそれから七年後に今度は低地ドイツとライン川の全流域において非常に強い地震があり、この時、バーゼルが破壊されたのであった。バーゼルは大きくないが美しい都市であり、極めて堅固に築かれた都市と思われていたのだが。いったいこの自然の衝撃に耐えられるほどの堅固な都市がどこにあるだろうか。

実は、私はずっとこの都市にいたのだが、地震の起こる数日前にこの都市を出発していた[109]。出発するまでまる一カ月間、私は、ずっとバーゼルで皇帝［カール四世（在位一三四七～七八）プラハ大学を設立した教養人］がやって来るのをただむなしく待っていた――この皇帝こそ、まことに立派な方で寛大な君主である。しかし状況の進展は一切が遅々としたものであったので、私は遥かかなたの異国の地［プラハのこと］へ旅立たざるをえなかった。

思い出すのだが、この地震がどうであったかについて、私はこの都市のヨハンネス大司教に手紙を書いて送ろうと決めていた[110]。というのも、この大司教からこれ以上ない名誉あるもてなしを受け、それはいまだに忘れることができなかったからである（といっても、その手紙については、私が本当に送ったかどうかわからないでいる。その写しも私の手元に存在していない）。

だが、地震のあった当日、ライン川の両岸にあった八〇以上の城が地震で倒壊したのである。もし、まだ我々の時代が始まった昔の頃［ローマ帝国が崩壊して以後の時代を指す］だったら、地震が起こって牧童の一軒のぼろ小屋が倒れでもしたら、それだけで当時は記憶に留めるに値する、驚くべき事件として語られていたことだろう。一方、現在は、わずかの間に次々と頻繁に災難が発生しているので、人々のこころのなかから、もはや驚きとか不安といった感情は消えてしまっているのである。

こうした出来事は、私がその発生の原因が隠されていると述べた出来事である。ほかのことと同じく、この災難についてこれこそ人間の罪に対する神のおとがめだということを人間が信じなければ、今後も限りない規模で災難はなくならないだろう。疫病と地震の違いといえば、一方が人間によって直接もたらされ、もう一方が自然からもたらされるという位のものである。

神は、人間の犯した罪を罰するために災難がやって来るのを許したり、命じたりしているのである。人間が罪を犯すのをやめるならば、この神罰もまた止むことだろう。結局は、原因がどうであれ、世の著述家たちがどう書こうとも、事の真実は私がここで述べたとおりであり、それ以外の何ものでもないのである。

第七部　いかにして疫病に対処するか

第一三章　医師トンマーゾ・デル・ガルボの『疫病に対処するための勧告』（一三四八年）

解説

ボローニャの医師トンマーゾ・デル・ガルボ Tommaso Del Garbo（一三〇五頃〜七〇）の『疫病に対処するための勧告』（*consiglio contra a pistolenza*　イタリア語、一三四八年）は、まさしく黒死病がヨーロッパを襲った年一三四八年に書かれ、当時の最大の関心事、すなわち疫病（特に飛沫感染するタイプの肺ペストか）をいかに防御するかについて教えた書であった。この意味でこの書は、疫病に対する当時の医師の基本的認識のレベルを知るうえで貴重な史料である。ここに貫かれている理論は中世医学に伝統的なガレノス理論である。ここでは、ペストの原因が体液病理学や腐敗した大気（瘴気）の理論から説明される一方で、疫病を防止するには、なぜか、ワインに浸したパンや万能薬テリアカや丁子などが推奨された。ジョヴァンニ・モレッリが息子に教えるように、酢は疫病に対して殺菌効果があると教えた。この書で記載されていることは、次章（第一四章）で紹介するジョヴァンニ・モレッリの疫病対策と共通している部分が多い。本翻訳は部分訳である。

Tommaso Del Garbo, *Consiglio contra a pistolenza*, Firenze, 1978.

史料

医師トンマーゾ・デル・ガルボの『疫病に対処するための勧告』

疫病には逃げるに勝るものなし

最初に取るべき最も確実な措置は、疫病が存在する場所から逃れることである。……また空気が汚染されていない場所に身を移動することである。その理由は、疫病というものは風に吹かれることで次から次へと先へ移動していくからである。風が吹くおかげで腐敗した瘴気は腐敗していない場所へと運ばれているのである。ある場所でいったん疫病が発生すると、その疫病は、たとえばコンタードといった、そのすぐそばの所へと次々と広がっていくというのは、ほんとうのことである。第二の措置は、疫病が近づいてくる度に次々と場所を変えていくことである。

酢やバラ香水が疫病の毒消しに有効

さらに人の住む家や部屋に強い酢やバラ香水を毎日まく必要がある。バラ香水をもっていない者は酢だけでもまく必要がある。さらに、暑い日には体を何度も酢やバラ香水で洗わなければならない。バラ香水をもっていない者は酢だけでもいいから洗わなければならない。さらに疫病がはやっている時は、多くの人びとが出入りするところに気をつけなければならない。なぜなら人込みのなかには疫病にかかった人がいて、その人と接触するのは避けられないからだ。

司祭、医師、公証人は、疫病患者の部屋に入る前に換気せよ

疫病にかかった者がいる部屋には注意して入らないようにしなくてはいけない。さらに疫病にかかった人がしばらくそこにいた部屋についてもしかりである。そうした病人に近づかないように注意しなくてはならない。なぜなら彼らの吐く息は有毒だからだ。それによって部屋の空気は腐敗し有毒になるのである。それだからそこに近づいた者もそこにいた者もその毒に感染してしまうのである。そしてこの感染のせいで人はしばしば急死してしまうのだ。司祭、医師、公証人、病人の世話をする女など、実際上、多くの者がこの病人に近づかねばならないわけであるが……私は、司祭や公証人のために、彼らが家に入る前に、その部屋の空気を変えるために出入口と窓を開けるように命ずることにしている。

告解を聴聞する司祭は病人の息を吸わずにすむように病人に大きな声を出させよ

病人の部屋に入る前に、酢やバラ香水で手を洗浄して、顔のなかの鼻と口のあたりを洗浄するべきである。また二粒の丁子を口に含んだ方がよいだろう。司祭が病人の告解の秘跡をおこなう時は、病人のいる部屋からまず他の皆の者を出すべきである。そうすれば病人が大きな声で罪の告白をすることができて、そのために司祭が自分の口を病人の口のそばに近づけてその息を吸わなくてすむからである。そして部屋から出た時は、もう一度酢かバラ香水で鼻と口のあたりを洗浄しなさい。あるいは酢に浸した海綿を手にもって何度もその匂いを嗅ぎ、口に丁子を含みなさい。

夏に疫病を予防するには日の出前に酢浸けのヤギの乳清を服用するのが有効

夏に、酢に浸けたヤギの乳清を朝、日の出前に服用すると非常に効果がある。さて言い残していることがある。それはある種の薬と調合剤についてである。通常の処方に従って調合された、アヘンチンキの成分からなる丸薬をまず手にとってその匂いを嗅ぐことは、非常に有効であり、脳を活気づけてくれるのである。……

ジョヴァンニ・ダマッシェーノの丸薬は疫病対策に最高

精製した砂糖を「きくぢしゃ」の水に混ぜる処方は優れているだろう。また丸薬は疫病対策に最高である。ジョヴァンニ・ダマッシェーノ〔ダマスカスの医師〕という名前の大きな丸薬は、疫病の流行時には人間の身体を発熱やあらゆる心臓疾患から驚くほど守ってくれる。食事の前や食事の後に服用するのがよいが、寝る前や朝早く服用するならば、もっと有効である。一日に三錠か五錠か、あるいは二錠か一錠服用するのがよい。

その丸薬の処方は以下のとおりである。すなわち、カッコウチュロギとプロピネッラ、これはそれぞれ半オンチャ〔地域差・時代差あり。目安として一オンチャは約一オンスで、約二八・四グラム〕、それからカメドリオを一オンチャ、次に目の病気に使われる粉状の微量のトリティンソ〔どのようなものか現在では不明〕、それからえり抜きのミルラ〔アフリカ、アラビア産カンラン科植物の樹脂による香料・薬剤〕を二オンチャ、それにアロエ、クローチェ、ブローロ・アルメトリーコをそれぞれ一オンチャ半、これらを調合するのである。

第一四章　一市民の疫病対策と健康法
――ジョヴァンニ・モレッリの『リコルディ』（一四一一年）

解説

一四世紀のフィレンツェの富裕な商人や公証人のなかには幼少時から読み書きを習い、青年期に教養を深めた数多くの人びとがいて、仕事の合間にダンテやペトラルカなどの高尚な文学を愛読した。そもそもダンテの文学は都市社会の市民から孤立したものではなく、むしろそうした教養ある読者層を意識して書かれ、それを支えにして成立したものであった。事実フィレンツェは当時知的、文化的土壌のレベルは他の都市を抜きん出ており、フィレンツェの年代記作家ジョヴァンニ・ヴィッラーニもその年代記（ムルティブラフィカ社版の第六巻第一一書九四章）のなかで、フィレンツェにある学校と生徒の数の多さを自慢げに記述しているほどである。さらに一四世紀後半になって俗語の説教例話集が発行されたが、それは説教をおこなう聖職者のためだけではなく、それを純粋に読書の対象とする俗人のためでもあった。そしてそうした教養ある市民層の需要を背景として「例話」から「小説」が分離していくのである(111)。またフィレンツェのようなイタリアの商業都市で老眼鏡が発明され、普及したのもこうした文化的背景と無縁ではない。

こうした中世末から「初期ルネサンス時代」（一四世紀から一五世紀初頭の時代）のイタリアの富裕な都市世界を背景に、一般の市民層のなかにも読書を楽しみ、ペンを執ってみずからの考えを記す教養人がいた。そのなかには自分の子どもや孫のために、自分の商人や市民としての実体験をもとに、思いつくままに教訓や生き方を書き残す者がいた。彼らは、決して、時代を代表し、時代をリードするような思想家ではなかった。たとえば、当代一流のエリート教育を受け、時代を代表する人文主義者レオン・バッティスタ・アルベルティ（一四〇四～七二）のような大思想家は、その鋭い知性で新しい価値観を掲げて人びとを啓発し、新しい時代を先取りする存在であった。それゆえにこそ、そうした思想家は実は、一面において特殊な、例外的な存在と見るべきかもしれない。ところが彼ら教養豊かな、もの書きの市民層は、当時広く受容されていた一般的なものの見方、感じ方を比較的ありのままに反映している存在である。この意味で市民の書き物《リコルディ》（覚書や回想録）は社会史的な研究対象となりうるものかもしれない(112)。

一三七一年生まれのジョヴァンニ・モレッリ Giovanni di Pagolo Morelli（一四四四年没）はそうした教養市民層のひとりであろう。彼は一五世紀の最初の一〇年間に『リコルディ』のペンを執る。それは大黒柱となって一家を支えるべき自分の息子（「お前」）に向かって記したものであった。そのなかで、彼はフィレンツェ社会を生き抜くのに役立つ、実利的な知識を伝えようとする。そしてその見方の多くは決して彼独自の、時代から突出した思想ではない。その考え方は彼が生まれ育った社会のレベルに沿ったものである。それは「世間」や「人様」に歩調を合わせようとしたものの考え方であり（彼自身がそう言っている）、この時代の市民層の見方をそのまま映し出しているといえよう。それは「心性」と呼ぶべきものであり、時代や社会に広く一様に浸透していた見方であった。

ここで述べられている「健康法」は、現代人がイメージするような健康の増強法とは本質的に異なるものかもしれない。なぜならそれはペストという、一瞬で命を奪う悪疫を想定して、それを免れることを最大の関心事として書かれているからである。実際、彼の父や伯父（三人すべて）や従兄弟（四人中三人）はみなペストで死亡したのである（第

一七章の章末「〈付録〉参考史料」参照）。

モレッリが語る健康法は、そのすべてがそうではないにしても、そのかなりの部分がおそらく当時多くの人びとに信じられた健康法であっただろう。特に、どうすれば疫病の災難から逃れることができるかという問題を扱った記述は、現代から見れば誤謬に満ちたものかもしれないが、当時の疫病観やそれにもとづく対処法・治療法、医学的常識の姿をかなり忠実に表している点において歴史的に意味をもつものである。

実際には、ペストの原因は、言うまでもなく、ペスト菌をもつペスト・ノミ（クマネズミを宿主とする）がヒトを嚙むことによって感染するもので、この事実は当時の医学には全く思いもよらないことであった。この意味でペストは当時の医学には全く手に負えない、どうしようもないあまりに荷の重い過大な敵であった。ところがモレッリの文を読んで意外なことがある。それは当時の医学やその治療法・薬に対して、彼が非常に高い信頼を抱いていたことである。我々の先入観では、ペストの勃発による非情なまでの大量死を前に、それまでの医学が木っ端みじんに粉砕されたことから、当時の医学が当時の人びとによって役に立たない全く無力なものと断定されたと思いがちである。しかし実際はそうではなかった。彼が注目する事実は、《疫病によっても死ななかった者がいた》という事実である。この事実こそが、当時の医学や民間療法が疫病に対して一定有効であったことの証しであると主張するのである。この主張は我々にとってなかなか注目すべき、興味深い主張ではないだろうか。なおモレッリの著作は第一七章でも扱う。

Giovanni di Pagola Morelli, *Ricordi*, ed. V. Branca, Firenze, 1956, pp. 287–92.

史料

一市民の疫病対策と健康法
――ジョヴァンニ・モレッリの『リコルディ』（一四一一年）(113)

一三四八年の疫病についてのボッカッチョの記述

キリストの年の一三四八年、フィレンツェの都市で大量の人びとが死んだ。人びとは悪疫で死亡したのだ。これについてはとりわけメッセル・ジョヴァンニ・ボッカッチ［『デカメロン』の作者ボッカッチョのこと。このように表記されることもあった］が一〇〇話からなる本のなかで余すところなく書いている。そのことはその本の冒頭で記載されている。人びとはある種の腫れ物ができて、それがもとで死に始めた。その腫れ物は鼠蹊部や腋の下や耳の付け根のところにできたが、それには激痛と突然の高熱が伴ったのである。……

フィレンツェでは一二万人中八万人が死亡

その悪疫は、はかり知れないほど大きなものであった。言われていることによると――確かにそれに間違いないのだが――、当時一二万人の人びとがフィレンツェに住んでいたが、そのうち八万人が死亡したと推定されている。このことから我々の都市ではその三分の二の人びとが亡くなったということになる(114)。

なぜ疫病の被害がこれほど大きかったのか

そのとてつもない混乱ぶりを考えてもみよ。しかしこんなことが起こったからといってあまり驚いてはいけない。なぜならこの疫病が起こる要因が数多くあったからだ。色々なことをよく考え合わせると、実は、死んだ者がいたことよりも、死なずに生き残った者がいたことの方がもっと驚くべきことなのだ。原因のひとつとして次のことがある。つまり、都市の大多数の住民についていうと、フィレンツェではこの病気はずっと知られていなかったのである。なぜならそれは長い間発生したことがなかったからである。しかもフィレンツェには人口が非常に密集していた。ここにはかつてないほど多くの人びとが密集していたのであった。

疫病の前年に発生した大飢饉のために疫病に対処できる状態になかった

その前の年にフィレンツェは大飢饉に見舞われた。パンや小麦をもっていた者は一〇〇人中二〇人もいなかったと私は信じている。パンや小麦をもっていた者でも少ししかもっていなかった。草や草の根、それにひどい食べ物——今ではそれがどのようなものかわからない——を食べ、水を飲んで生きた。そしてコンタードでは牛や馬のように草を食む人びとであふれかえっていた。彼らの身体がどんなにやせほそっていたか考えてみよ。すでに述べたように彼らは疫病に対して手立ても治療法も何ももっていなかったのである。事態は極めて厳しい状態になったので、もはや互いに助け合うことなどできなかった。こうした理由のために彼らは何も治療の施しようもなく死んでいったのである。

疫病で死ななかった人がいたのは医師の助言の成果

この一三四八年の疫病やそれ以後しばしばやって来た数々の疫病の例［ペストは一三四八年の後も一三六三年、一三七三年、一三八三年、一四〇〇年と次々とやって来た］についていうと、罹病による被害を少なくしようとして、あれこれと様々な治療が施されたのも事実である。しかし多くの医師の助言のおかげで人びとが生き延びることができたと私は信じている。なぜなら、医師がいっているように、この疫病に対する措置としては、身を守るためにいわば武器をもって防備することが大事であるからだ。たしかによく防備した者でさえ死ぬことはある。人はよく防備したとしても槍や弓矢や大砲や石の攻撃を受けて殺されるかもしれない。健康な人であっても疫病に侵されるかもしれない。彼は、漂うガスや腐敗物の悪臭、あるいは病人が吐き出す抵抗できないほど強い息で汚染されて、それで命を落すかもしれないのだ。

医師の処方箋を実践した人の方が死なない

いったいどうしたらいいのだろうか。よく防備し武装した者が戦いで優位に立つということは全くもって明らかである。そして武装した者は、武装しなかった者に比べれば、死ぬ人は少ないのだ。だから治療は有効なものであると言いたい。優れた医師に助言を仰ぐことは必要なことである。医師から書面の形で助言と処方箋をもらうべきである。そしてそれを熱心に実践することである。決してそれを甘く見てはいけないのである。

疫病はロマーニャ、ロンバルディーアでの発生の翌年か翌々年にフィレンツェにやって来る

私としてはお前に以下の助言を与えたい。お前も他のどの話よりも真っ先に聞いているだろうが、来年か再来年には疫病がフィレンツェにやって来るのだ。なぜなら疫病は我々の都市よりも先にまずロマーニャとロンバルディーアを襲う。そしてたいていの場合、翌年にフィレンツェにやって来るからだ。あるいは遅くともその年の冬には都市のコンタードか都市郊外に疫病の徴候がはじめて感じられるだろう。

こう考えるとよい――疫病は二月から都市のなかでその兆しを見せ始める。そして七月の間はずっと広がっていく。七月半ばから上層階級の人びとやそれまで節度ある生活を送ってきた人びとにも伝染する。そして命を落とす人びとが少し出てくる。しかしそのなかには都市の重要人物も交じっている。こうなるのは、毒があまりに広く蔓延してしまって、その結果、人はその毒によって打撃が加えられて防備する力を失い、体の中に毒が侵入するのを許してしまうからだ。毒による苛酷な戦いがつづくうちに、人は少しずつ衰弱し破滅に向かう。そしてついに毒によってお前の息の根は止められてしまうのだ。

疫病を防ぐ予防措置

湿気と寒気を避けよ

それだから次のような予防措置を心がけなさい。疫病が流行する前の冬の間は、自分だけでなく家族のみんなを次のような手立てに従わせなさい。まず第一に、できる限り湿気を避けること。そして寒い所にいるのを我慢してはいけない。次に毎朝、出かける前に火をおこしなさい。

有効なものはマルヴァシア・ワイン、疫病用丸薬、テリアカ、しょうが

また自分の胃に応じた分の量だけ食べなさい。パンを少量食べ、グラス半分の上等のワインかマルヴァシア・ワイン［ギリシャのラコニアのマルヴァシアに由来する上質のワイン］を飲みなさい。また疫病用の丸薬［前章（第一三章）「医師トンマーゾ・デル・ガルボの『疫病に対処するための勧告』」に説明がある］を服用しな

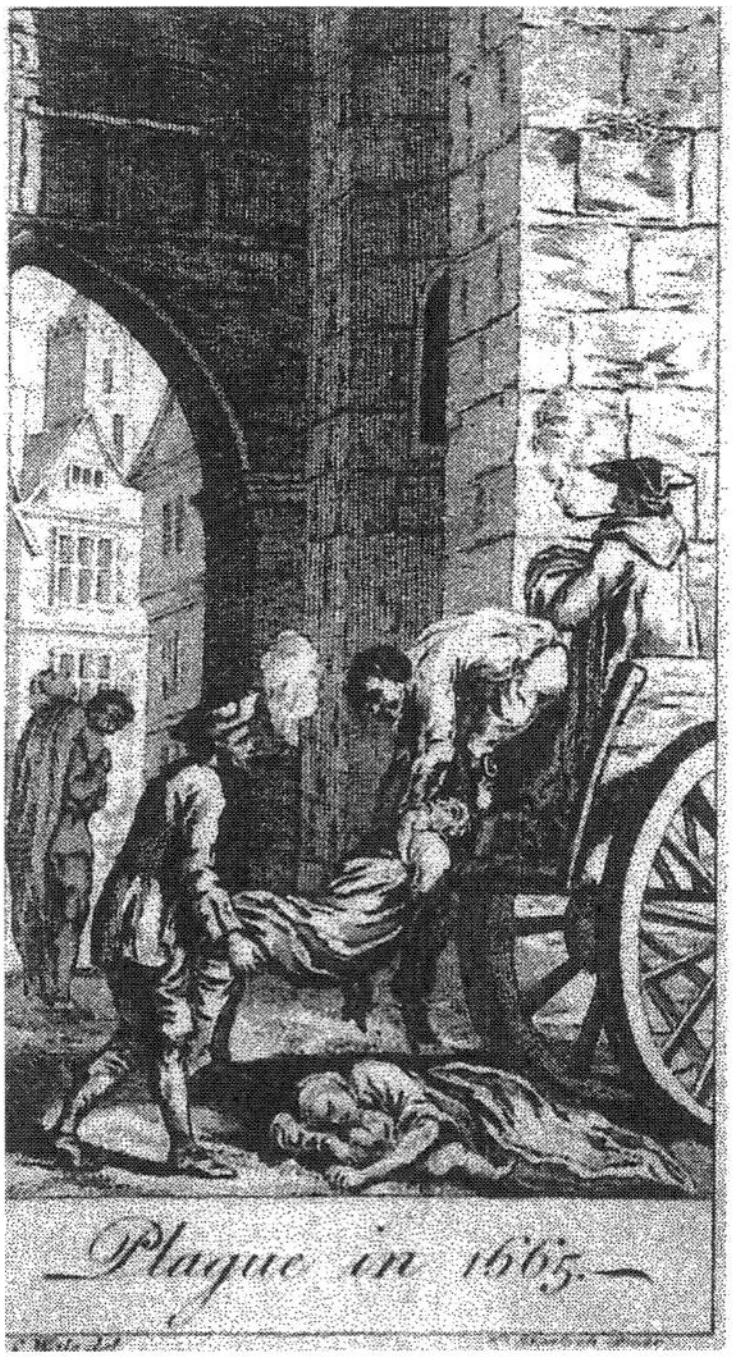

図14-1　たばこを吸う死者運搬人　1665年のロンドンのペストでは，たばこの煙が疫病に汚染された空気を防ぐと信じられた。この図では死体運搬人がたばこを吸っている

さい。雨の日や湿気の多い日には少量のテリアカ［毒消しの一種］を服用しなさい。または、一五日間に二回か三回、夜明け直後に、あるいは寝起きする前に服用しなさい。ただし服用後、五時間はテリアカを飲んではいけない。もし飲みものがほしくなったら、グラス半分のマルヴァシア・ワインが体にいいだろう。しかし他の強いワインは飲んではいけない。もしお前の胃が弱くなっているならば、八日間に一回、しょうがの根の保存食を食べなさい。そしてグラス半分のマルヴァシア・ワインを飲みなさい。飲んでから五時間は他の何も食べてはいけない。

丁子、シナモン、砂糖、クルミ、イチジクがよい

丁子あるいは少量のシナモン、あるいはスプーン一杯の砂糖、四包みのサフラン、あるいは二、三個の焼いたクルミ、あるいは二、三個のイチジク（ただしパンと一緒に食べないこと）［いわゆる食い合わせのことか］、あるいはその他のいくつかの小さな食べ物を医師の助言に従って食べなさい。食べてみて不調を感じさせるような食べ物があった場合、それを食べるのは控えなさい。何も食べずにいる時の方が胃が快調ならば、胃に負担をかけないようにしなくてはいけない。あまり朝早くから外出してはいけない。雪や雨が降っている時は、暖を求めなさい。また適切な時間に食事をとること。また身体にいいものを度が過ぎない程度に食べること。また起きた時に食欲を感じるのがよい。それに果物やキノコに気をつけなさい。それはわずかな量をたまに食べるのがよいのだ。

汗が出るほどの運動、女性との交わりは控えよ

身体を動かしなさい。しかし疲労するほど身体を動かしてはいけない。また汗を流したり、息を切らしたり、服を脱がなければならないほど運動してはいけない。女性との交わりも控えなくてはいけない。疫病の年にはいかなる女性とも関係してはいけない[115]。

胃に負担をかけるな

食欲がないのに食べたり、飲みたいと感じないのに飲んではいけない。胃がもたれた時には、はじめは胃が消化するのにまかせなさい。そして食べたり飲んだりする前に一時間ほど間を空けなさい。そして夕食は控えなさい。身体によいものを少しだけ食べなさい。豚はどのような仕方で料理しても食べてはいけない［豚は消化が悪いと理解されていた］。もし胃の調子がよかったら、酢と未成熟のぶどう果汁を飲みなさい。しかし消化できないほど取りすぎないように。体を節制するようにしなさい。もし便秘していたら少なくとも一日に二回は外出しなさい。そして八日間に一回か、一五日間に一回ほど、浣腸をしなさい。また寝る時に毛布で身体をあまりきつくくるまないこと。そして夜明けとともに起きること。このようにして冬を過ごしなさい。この生活法やさらによい生活法を守れば、胃——というより身体全体——が浄化されて、そのおかげで汚染された空気は感染する媒介を認めないだろう。

疫病が近づいて来た時、いつ都市から逃げるべきか、どこへ避難すべきか

春になると、いやもっと正確にいうと三月になると、お前はどこに避難したらいいかわかるだろう。都市のなかで動き出す市民が出てくるのを待ちなさい。動き出す最初の市民になろうと思ってはいけない。最初の何人かが動き出し出発した後に、自分の出発の決断をしなさい。そして多くの人びとが行くところに行きなさい。また健康に必要なものがある場合、お金を出せば買える都市に行きなさい。出費をけちって節約しようと思ったり、そのほかの理由から、役に立つ医師が不在だったり、薬のない町や村落に閉じこもるというような軽率な行為を取ってはいけない。たとえば、お前の友人が、お前が助言したせいで医師がいなくて薬のない町に住み、それで疫病で死んでしまい、結局ほかの者の倍の出費をした上に、人から批判されることになったとしよう。お前は、その町を勧めたことの後悔にさいなまれ、その町では心の安らぎを決して得ることはできないだろう。

疫病の避難中は惜しみなくお金を使え

この時こそは節約をする時ではない。出来る限り色々のところからお金をかき集める時である。そしてけちけちせずに、必要なものに惜しみなくお金を使いなさい。なぜなら、お金というものは生き延びるために使うのでなければ稼ぐ意味がないからだ。生きるために、また名誉のため、また訴訟やそのような状況のなかで生き延びる手段として使うのでなければ、もはやお金を稼ぐ意味などないのだ。

だからお前にはただちに逃げることを勧める。ただちに逃げるということ、これこそが考えられる最も確かな救済策である。努めてお金を手元に携えなさい。しかし賭け事をしてはいけない。賭け事では無一文になるのが落ちだからだ。また疫病がやって来た時は、種々様々な理由からお金など貸してくれる人はめったにいないものだ。あらかじめ少なくとも三〇〇フィオリーノ金貨は集めて用意しておきなさい。そしてその金は必要でなければ決して手をつけてはいけない。またそのお金をもっていることを口にしてはいけない。なぜなら誰かにそのことをいえばその人からそのお金を貸してくれと頼まれるのが落ちだからである。

避難先での心得――借家・食べ物・薬――

疫病からの避難先では家族のために快適な家を借りなさい。それは狭い家ではなく、部屋が余分にある広い家にしなさい。夏には新鮮な食品を使いなさい。ワインは上等のものを飲みなさい。強いワインは飲んではいけない。鶏の肉、小ヤギの肉、子羊の胸やすねの肉を酢やレタスを添えて食べなさい。またもし手にいれることができるならばエビを食べなさい。午後は涼しいところにいなさい。できることなら昼寝をしてはいけない。あるいは寝るなら座ったまま寝なさい。医師がラバルバロ〔ダイオウ（大黄）。薬用の多年草〕からつくらせた「なめ薬」を使用しなさい。それは回虫を殺してくれるので幼児に与えるとよい。また朝、時々シナニッケイを少量食べなさい。ただし食べるのは、つぼみのところにしなさい。それは幼児にも与えなさい。家のなかに少量の新鮮なシナニッケイ、砂糖、バラ香水、シロップを備えておきなさい。日中に喉が乾いたら、それを飲みなさい。また強い酢を使うと、脈やこめかみや鼻が爽快になるものだ。

接触を避けるべき人や行くべきではない場所

たくさんの人びとがいるところは避けなさい。特に閉じ込められた場所にいてはいけない。ロッジャ（図14―2）〔柱廊。涼み廊下。建築で列柱をもつ吹き抜けの廊〕や教会やそれとよく似たような場所はいけない。出来る限りそばに近づいてはいけない相手はどのような人か。それは腐敗した場所からやって来た人びと、家に病人がいたり、家族から死者を出したりした人たちである。しかし彼らを怒らせてはいけないので、彼らを避けているそぶりをあらわにしてはいけない。

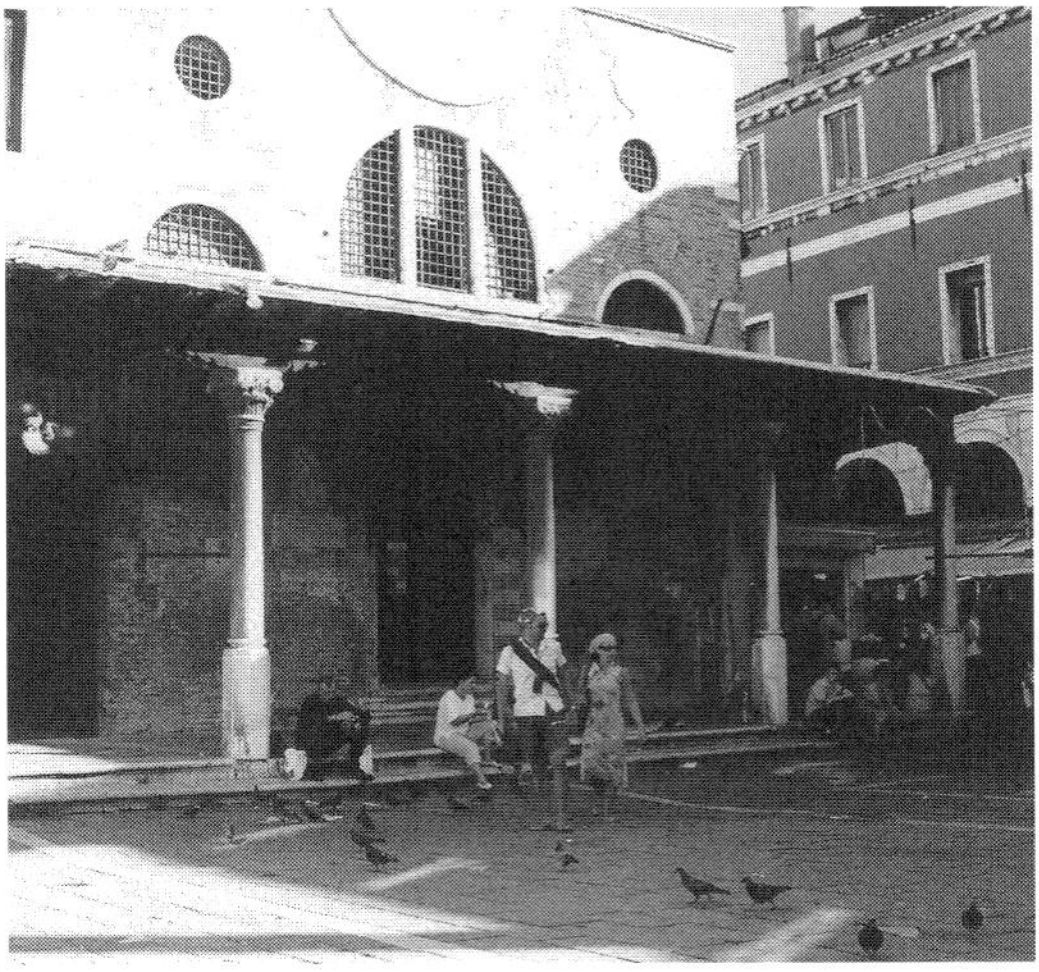

図14-2　ロッジャ（ヴェネツィア）

常に心持ちを明るく持て

また憂鬱なこと、心配なことについて出来る限り考えてはいけない。楽しい催しがおこなわれている場所や明るく気晴らしができる所へ足を運びなさい。考えていくうちにそこから悲しみや悪い考えが生まれるような事柄については考えてはいけない。

もし悪い考えが思い浮かんだら他のことを考えたり、楽しいことを話す場所、あるいは楽しませてくれる場所、あるいは賭け事をする場所に行きなさい。しかし賭け事をする場合、携えるお金はわずかにして、時折行く程度にしなさい。そこでは一フィオリーノを越えるお金を使ってはいけない。また一フィオリーノのお金を失っても気にせずに、くよくよせずに放っておきなさい。決して取り戻そうと思ってはいけない。それがもとでいらいらすることのないようにしなさい。もし賭けで失ったそのお金のせいでくよくよ悩む位なら、逃れようとした本来の悲しいことや心配事を思い返して、それについて思い悩みなさい。

馬をもっていたら、さわやかな空気を求めて、気晴らしに朝と夕方に町や田舎を回りなさい。できるだけ身体を清潔に保ちなさい。そして腐敗したものはどんなものでも逃れ、そのそばの空気を逃れなさい。楽しく愉快な家族にしなさい。そして家族に健康的で立派な生活をさせなさい。心配事なしに節約して生活していきなさい。なぜなら健康なままに、死を逃れて生きていくことの方がずっといいからである(116)。

第八部　ルネサンス人文主義者の疫病論

第一五章　フィレンツェ書記官長サルターティの疫病論『都市からの逃亡について』（一三八三年）

解説と考察

史料の意義

一三四八年以降、ほぼ周期的に繰り返されるようになった疫病に対して、トレチェント（一四世紀）の都市の人びとは、どのように反応し、どのような行動を取ったのだろうか。フィレンツェの場合、富裕な市民の多くは疫病が迫って来ると、荷物をまとめて、都市を見捨ててさっさと農村に逃げ去ったのであった——

ここで紹介するリーノ・コルッチョ・サルターティ Lino Coluccio Salutati（一三三一〜一四〇六）の疫病論『都市からの逃亡について』（一三八三年〈ラテン語〉）(117) はそうした市民の行動を激しく非難したものである。この著作は人文主義および黒死病関係の研究者にはほとんど注目されることがなく、このラテン語テキストはこれまでいかなる現代語にも翻訳されることはなかった(118)。それにもかかわらず、そこには当代一流の人文主義者による注目すべき独自の疫病の原因論が提示され、さらに疫病時のコムーネ市民の責務のあり方、貧民観、チョンピの乱（一三七八年）直後のフィレンツェの政情、医師の疫病論や治療に対する批判などが述べられて極めて興味深いものがある。また、思想史的に見ても、ペトラルカの「キリスト教人文主義」を継承したサルターティが、この著作において「人文主義」と「キリスト教」の二つの異質の価値観を矛盾なく、むしろ補強しあってひとつの理論を見事に展開している点において、大いに注目すべきものがあるだろう。

作品の社会的、政治的背景と都市からの逃亡

この著作が執筆された頃、フィレンツェ共和国の政治はどのような状態であったのだろうか。フィレンツェ共和国は、毛織物貿易業者（大商人）・毛織物産業家・銀行家らの富裕市民層（しばしば三者は一体化していた）――彼らを「大市民」（「ポーポロ・グラッソ」）と呼ぶ――らの有力な家によって支配されていた（「寡頭体制」）。もともとフィレンツェでは、大組合（七つからなる）に加入できる少数の富裕市民層が政治の実権を握ることのできる政治システムにあった（同様に、都市の富も圧倒的な割合で彼らに集中していた）。一方、ほとんど政治から排除された中下層の市民（手工業者・小売業者等「小市民」すなわち「ポーポロ・ミヌート」、一四からなる小組合に所属）や、日雇いの毛織物労働者を主とする貧民層の不満は、通奏低音のごとく常にフィレンツェ市内に響いており、時には大きな轟きとなって爆発したのであった。

疫病が都市に近づいたとか、都市に発生したとか聞くと、富裕市民層は必要な物資を買いだめし、荷物をまとめ、家族・使用人ともども、農村部にある自分たちの別荘へさっさと逃げ去ったのであった（彼らの多くが、農村部に別荘や耕地やぶどう畑を所有し、そこで農民――小作人――を雇用していた）。農村部へのこの一時的な移転は非常に出費がかさんだ上に、彼らが携わっていた経済活動や都市の行政的、政治活動の一時的停止を余儀なくされるものであった。し

かし疫病がかなりの確率で容赦なく人びとを死に追いやる現実のなかで、やむを得ない行動と考えられた。実際、疫病は次々とフィレンツェにやって来た。大まかな時期を言うと、二度目が一三六三年、三度目が一三七三～七四年、そして四度目が一三八三年であり――まさにこの年、ここで紹介するサルターティの著作が執筆された――というように十年から十数年の周期でやって来た。こうして都市からの逃亡は、次第に疫病に対する上層市民の、当然の習慣的、集団的な行動となっていった。

しかし上層市民のこの集団的行動には実は問題があった。サルターティが、ここで紹介する文献において声を大にして批判するのは、まさしく彼ら上層市民の都市からの逃亡であった。彼によれば、この逃亡は都市に極めて深刻な社会的、政治的問題を招くものであった。それは、彼らが逃亡することで、それまでくすぶっていた都市の下層階級の労働者の不満が噴出して治安の悪化――不穏な動きや暴動――につながるというものであった。ここで、その状況を知るために、この書簡が執筆された一三八三年に至る歴史的過程に目を向けたい(119)。

「苦難の世紀」、すなわち飢饉や天災や戦争や経済不況が相次いで起こったトレチェント、特にその中葉以降は、慢性的に社会不安の強い時代であった。フィレンツェの場合、黒死病に先立って様々な状況がこれに拍車をかけ、政治的、経済的状況を悪化させていた。もともと一三三〇年代において、フィレンツェは市壁内（約六三〇ヘクタール）に人口一二万人を抱えていたというが（ハーリヒー他）(120)、そのうち三分の一の人びとが毛織物産業に従事していたという（年代記作家G・ヴィッラーニの一三三八年の記述）(121)。毛織物産業は前世紀から順調に発展し、それによって一部の有力な上層市民層は巨大な利潤を得て、その利潤をもとに貸し付け（銀行業）を営んでいた。ところが、まずイングランド国王エドワード三世に対してフィレンツェの銀行が貸していた巨額の金が、同王の支払い停止令（一三三九年）によって返済されなくなった。その結果、大打撃を受けたフィレンツェの二大銀行バルディ家、ペルッツィ家の銀行が相次いで倒産してしまう（一三四三～四六年）。さらに、毛織物産業と国際貿易を支えるフィレンツェの富はこの二つの銀行に集中していたことから、直接このあおりを受けてフィレンツェの多くの主要な富裕市民の事業が崩壊した。

一方、この金融恐慌の直接のあおりを受けなかった、メディチ家などの新興勢力がそれに代わって台頭するチャンスを得た。ここに、都市の政治を支配する大組合に属する都市上層部の中において勢力交替の動きが活発化して、新旧勢力の対立が激しくなった。

都市の上層部の対立のほかに、政治から締め出されていた小組合の構成員である中小の市民層（手工業者・小売業者）も政治参加を強く求め、都市の大商人に圧力をかけていた。また、コンタード（周辺領域、農村部）からやって来て武力で威圧した豪族（封建領主）と、それに対して「正義の規定」によって豪族の威圧的権力を市政から排除しようとする「都市大商人」との対立（フィレンツェでは後者が優位）、ギベッリーニ派（皇帝派）とゲルフィ派（教皇派）との抗争（フィレンツェでは後者が優位）が、前世紀からつづいて慢性的に内紛や戦争を引き起こしていた。これは第六章で紹介したマルキオンネ・ディ・コッポ・ステーファノがその年代記で詳しく分析するところである。

この危機の時期に、都市内で熾烈化した党派的、階級的対立を解消するねらいから、中立的な第三者に権力を委ねて、その調停的支配によって対立を緩和しようとする試みがなされたこともあった（一三四二年、アテネ公の「シニョーレ」――一種の委任された独裁君主――）。しかしシニョーレを導入した統治の試みは結局すべての党派・階級から不満を招き、シニョーレを追放することとなった。そしてその追放のために富裕市民は小組合に大きく譲歩して(122)、それまで与えていなかったシニョリーア（都市政府）の中枢構成員であるプリオーレ（最高行政官、全部で八人）のポストのうち二つを小組合に与えることとなり、ここに中小の市民層の市政への参加が開かれることになった（一種の民主化の動き）。この中小の市民層の政治的進出は、経済不況によって没落しつつあった旧勢力の弱体化と対応する動きであったといえるかもしれない。しかもこの中小の市民層の背後には、市民権のない、いつでも要求運動や暴動騒ぎに参加しようとする貧民層が群れをなしてうごめいていた。

こうした、もともと深刻な政治的、経済的混迷のなか、まさに黒死病が容赦なくフィレンツェ共和国を直撃した。市壁内の総人口九万人のうち、その六〇パーセントの人びとの命がこの黒死病によって奪われたと考えられている

（フィレンツェでは、一三四八年初頭の黒死病直前の人口九万二〇〇〇人が、一三四九年の黒死病直後には三万七七二五人に減少したという）(123)。この人口の大減少が都市のあらゆる側面において影響を与えないはずはなかった。それはまず勢力交替にいっそう拍車をかけた。事実、黒死病のために全滅する旧勢力の家も多数あり、不法な、または疑わしい遺産相続等でその遺産を手に入れて台頭した成り上がりの人びとがいた(124)。また、都市政府は人口激減を埋め合わせる政策として、近隣のコンタードから下層労働者（主としてチョンピと呼ばれる毛織物労働者）を引き入れたほか、税金免除などの優遇措置を提示してアレッツォなどのディストレット（従属都市）から富裕な市民を招いた。こうして従属都市からやって来た富裕な市民もまた勢力争いに参入することになった。

また、重要なことに、人口の半減は——一家全滅の家も多くあった——、当然ながら、都市の上層部においては、生き残った人間の資産をしばしば倍加させた。そのため富裕化した市民においては、贅沢を追い求める風潮が顕著となり、ここに市民一般に対して繰り返し奢侈禁止条例が（他の地域と同様に）発布されるようになった。この時代の奢侈禁止令は、生き残った人びとの富裕化を象徴するものと見ることができるだろう。

社会の下層部にいた労働者について、都市人口の半減は、その労働力の価値を倍加させる傾向をもたらした。農村部の農地もそうであったが、都市においても、織物の作業場があっても働き手がなければ収益は得られないからである。こうして使用者側は労働力の獲得のために賃金を上げざるをえなくなった。ペストを生き抜いた下層労働者は、ペストを生き抜いた上層市民が人口減少から恩恵を得たのと同じように、貴重な労働力として優遇されるという恩恵を得たのである。この時期、イタリアに限らず多くの都市で労働者に対する賃金抑制が条例によって頻繁に試みられたが、これは体制側の苦慮を表している。労働者にとって、賃金や労働条件において、以前より格段に優遇されるようになったこの時代は、「良き時代」として強く労働者の脳裏に刻まれた。だから、その後、体制側が巻き返して労働者に反動的な政策を講ずるようになり、生活が苦しくなると、恩恵を受けた過去の「良き時代」をまだ覚えている世代の労働者は、懐古的な要素も加わって、さらには、二度目、三度目のペストが引き起こした混乱・不安、その他の経済的状況も加わって(125)、チョンピの乱（一三七八年）などを引き起こしたのである。

こうした状況のなか、フィレンツェにおいて、中小の市民層とともに、下層労働者の存在感は、以前よりもいっそう顕著に認められるようになったのである。個々の一人ひとりの存在が、固有名詞、つまり人名で語られることがなく、ひとまとめに語られる存在であった彼らは、様々な規模で群れをなし、とらえどころのない存在であった。だが、今や彼ら下層民（この頃のフィレンツェ市の総人口四万人のうち三万人ともいわれる）の動向こそ、フィレンツェ史において決して無視できないファクターとなった。彼らの存在は後にメディチ家（しばしば慈善行為などで彼らに配慮した策を講じた）の台頭やサヴォナローラの台頭（さらには没落）に少なからず影響を与えるのである。

都市の労働者を中心とする反乱は、フィレンツェに限らず、一四世紀後半のヨーロッパの多くの都市に認められる一般的、全体的な傾向であったといえる。そこには直接間接ペストが強く作用していたのだ。M・モラが指摘するように、まさしく一四世紀の七〇年代から八〇年代の内乱は、以前の「良き時代」——恩恵に恵まれた時代——を思い出して、そこに立ち返ろうとする者たちの引き起こした要素があった。ヨーロッパの広汎に及ぶ諸地域の労働者の反乱は、一部に相互に刺激しあった部分も認められるが、ヨーロッパのあちらこちらで内発的に頻発した。これほどまでに反乱の多発する時代はかつてなかったことである。次にその反乱の数々を列挙しよう（なお、反乱に特定の名前が付いているものには《〇〇》で示した）(126)。

《チョンピの乱》（フィレンツェ、一三七八年）
一三七五年のラングドックなどでの反乱
一三七八〜八二年のラングドックなどでの反乱（ル・ピュイ、ニーム、ポン・サン・テスプリ、オーブナ、アレス、モンペリエ、クレルモン・レロー、ペジエ、カルカッソンヌ、アルビ）
一三七九年のヘントでの乱
一三八〇年のパリでの反乱

一三八〇年のマリーヌ、リエージュの反乱
一三八一年のサン・カンタンでの反乱
《ワット・タイラーの乱》（イングランド、一三八一年）
ロラード派の乱（イングランド、一三八一年、その後も）
《アレールの乱》（ルーアン、一三八二年）
一三八二年のカーンでの反乱
一三八二年のオルレアンでの反乱
一三八二年のリヨンでの反乱
《テュシャンの乱》（南フランス、一三八一〜八四）
《マイヨタンの乱》（パリ、一三八二年）
一三八二年の北フランスの反乱
ハンザ都市での反乱（一三七四〜七五）
一三八一年のイングランドの労働者の反乱
一三八二年のヘントでの反乱
《肉屋一揆》（リューベック、一三八四年）

こうしたヨーロッパ的な傾向のなかでチョンピの乱が起こった。一三七八年七月、市政への不満から広場に集まって暴動を起こした一万人ものチョンピは、暴徒となって有力な富裕市民の家々を次々に焼き打ちし、市庁舎にまで火を放った。そして彼らは警察長官を八つ裂きにしてさらし首にした。そして市庁舎に立てこもったプリオーレたちを追い出して、中下層の市民と提携して、そのポストに小組合のメンバーと毛織物産業労働者の出身者を就かせたのである。この時、サルターティは自宅にいたが、命からがら、自宅から最も近かったサンタ・クローチェ聖堂に逃げ込んだという(127)。このチョンピの乱は、その過激さに恐れをなした中小の市民層が彼らを見捨て、チョンピの指導者ミケーレ・ディ・ランド Michele di Lando（一三四三〜一四〇一）が富裕市民から買収されるなかで短期（四〇日間）に瓦解し、鎮圧された。

こうして政治世界からチョンピの勢力が排除され、その後、小組合を一定尊重した形で小組合と大組合の協調の体制が続く。次第に大組合の巻き返しが進み、結局一三八三年に、実質的にアルビッツィ家などの一部の家の支配による「寡頭体制」が樹立された（制度史的に見て、この体制は、一四三四年に始まるメディチ家独裁体制の基礎を築いたといえる）。

産業的に見ても、この時期のフィレンツェは、他都市の毛織物産業がペストによる人口減に伴う需要減少によって落ち込んだのに対してその毛織物の上質さによって勝ち残ったのであった。また、フィレンツェはこの寡頭体制のもとに、アレッツォ（一三八四年）やピサ（一四〇六年）など、周辺の有力都市を次々と征服して、領域支配の拡大に成功したのであった。また、美術史的に見ても、この体制においてルネサンス絵画様式の決定的な到来を告げるファンファーレ、すなわちマザッチョのブランカッチ礼拝堂が制作されたのであった（一四二七年）。――しかし、その一方で下層労働者の不満は消えることなく、以後もくすぶり続け、時にはそれは暴動となった。不穏な動きは、特に疫病が都市に迫り、都市から富裕市民たちが立ち去ってしまった時などにしばしば表面化し、略奪行為に及んだりしたのであった。事実、サルターティのこの書簡の書かれた一カ月前に、暴動と略奪が発生したばかりであった。

サルターティが、この著作において富裕市民層の都市からの逃亡をひとつの社会問題として非難したのは、都市からの彼らの逃亡によって、誇るべき祖国フィレンツェ共和国が下層労働者や中小の市民層の無法な支配にさらされることを危惧したからであった。疫病の流行するフィレンツェは、こそ泥と暴徒がはびこり、略奪がまかりとおる無法者の世界に化してしまうからであった。――ここに「黒死病の到来」が都市の「社会的、政治的状況」にも大きく作用したひとつの歴史的側面が認められるのである。

コルッチョ・サルターティと作品

サルターティはイタリア中部のトスカーナ地方のルッカとピストイアの間にあるスティニャーノに生まれた（一三三一年）。父がゲルフィ派の有能な政治家としてボローニャのペーポリ家に招かれた関係で、ボローニャに行き、そこで公証人養成学校で学んだ後、故郷に戻り、それから約二五年間トスカーナやウンブリアの都市において公証人として働いた。それから一三七四年にフィレンツェから公証人として雇われた。この年はちょうど人文主義の父ペトラルカの死んだ年であった。そして翌年の一三七五年にサルターティは栄光のフィレンツェ書記官長に昇進したのであった（四四歳）。この年はもうひとりの偉大な人文主義者ボッカッチョが死んだ年であった。それから三一年間、七五歳で死ぬ一四〇六年までサルターティは、一方で書記官長として修辞学を駆使した外交書簡によってフィレンツェの内外に高い名声をとどろかすとともに(128)、他方でペトラルカ亡き後の時代において、人文主義研究の実践（写本の研究・分析など）と、北イタリアの知識人・人文主義者や教皇庁の知識人や人文主義者との知的交流によってイタリア人文主義運動の中心的存在として活躍したのであった。

また、ギリシャからマヌエル・クリソロラス（一三五〇～一四一五）を招いて、彼が依頼したその約三年間の講義（一三九七～一四〇〇）によってフィレンツェやイタリアのギリシャ古典研究の基礎作りに貢献した。これによってそれまで古代ローマ文化に片寄っていた傾向（これにはローマ人が自分たちの祖先であるという意識が作用していた）から、関心は古代ギリシャ文化をも加えたものへと広がりを見せるようになった。これ以後古代ギリシャ語の文献の翻訳とその知的なウェイトが圧倒的に増えていった。

サルターティの著作はキケロなどの古典古代の作家にならって主に書簡体形式（書簡論文）を取っている。ここで紹介する史料『都市からの逃亡について』もアントーニオ・ディ・ケッロ Antonio di Chello 宛の書簡である。『僭主論』（一四〇〇年）、『ペッレグリーノ宛書簡』（一三九八年）については、編訳者（石坂）の詳しい内容の紹介と分析がある(129)。

議論の発端

この書簡形式の著作『都市からの逃亡について』は、友人アントーニオ・ディ・ケッロが書いて送って来た書簡による「反論」に対して回答した、一種の「反批判」である。その文面からサルターティとアントーニオの間で交わされた議論は、おそらく次のように展開されたであろう――

最初、サルターティは、書簡を通じて――あるいは直接口頭によるかもしれない――アントーニオに対して、疫病を恐れて都市から逃れる行為を批判した。この時、アントーニオは、サルターティによれば、疫病死への怖さから「打ちひしがれて茫然自失の状態にいた」。「身体に熱はほとんど残っていないように見受けられた」。この時、アントーニオには反論（する元気）がなかったようである。

しかし、しばらくしてから、サルターティの「批判」に対して、アントーニオはおそらく移転先から、サルターティにとって意外にも、猛烈な「反論」の矢を放ってきたのであった。それは極めて激烈なことばづかいであった。逃亡者を責めて刺激したことから返ってきた激烈な「反論」は、サルターティが以前みずから書いた詩の一節「蜜蜂の巣箱に指を入れる者は蜂に刺されるのを覚悟せよ」を思い起こさせるものであったという。しかし、サルターティは「私に怒りをぶつけるまでに力を回復したこと」にこの上ない安堵の念を感じたのであった（ここには皮肉もあろう）。

ではアントーニオはサルターティにどのような「反論」――逃亡の正当化――をしたのか。サルターティがそれに回答した「反批判」の文面から推測して、その要旨は、およそ以下のように考えられる――

医師は「感染した地域を逃れよ」と勧めている。汚染された地域の大気から逃れ、田舎の健康な大気に移転するのがよいのだ。疫病に汚染された都市に留まることは非常に死の危険性が高いのだ。これまでの経験によれば、都市を逃亡した者のうち、死亡する者は一〇〇人のうち一人いるかいない位なのに、祖国に留まった者は、大体四分の一か五分の一の者が命を落としているのだ。

命ほど尊いものはないのだ。この尊い命を失ってしまっては善行をすることもできない。命を守ること、それは富を蓄積するためではなく、また貪欲の炎をあおるためでもなく、傲慢な者を誉めそやすためでもなく、我々の子どものために、そしてその他の必要な物を得るために、そして友を助けるために、さらに貧乏な人を助けるために必要なことなのである。

君は、祖国を守るためといって祖国に留まっているものの、所詮君も疫病を恐れて人と交渉を絶っているのだろう。じっと家に閉じこもっているのだったら、我々のように都市を離れ、田舎に引っ越して暮らしているのと変わらないではないか。

君は、飢えた悪党どもが町で略奪したり、家のなかに入って窃盗行為をするといった、都市の治安の悪化を恐れるが、祖国にはまだ多くの者が残っている。大部隊が兵士や騎士や歩兵を徴用している。それは裏切り者の企てやたくらみに対して防衛を確固たるものにするためである。だから、我々が祖国をあとにして田舎に引きこもったからといって良心の呵責を覚える必要はないのだ。

君は我々の祖国愛はどこへ行ったかというが、たとえ祖国の地を離れても、我々のこころは常に祖国に留まっており、祖国への愛にかけては誰にも負けないつもりだ。我々はどこへ行っても常に祖国フィレンツェを追い求めているのだ。

サルターティの主張――二元的価値観

祖国愛について

都市からの逃亡を断固として拒否するサルターティが論拠としたものは何であったか。その論拠は二つある。ひとつは市民的、世俗的な価値にもとづくものである。ここでは具体的には「共和国への愛」である。
サルターティは、ここで強く訴える――「イタリアで最も偉大な」「自由な都市」「学芸の盛んな」「軍事力の恐るべき」国であるフィレンツェを、疫病が来たからといっておめおめと「悪党ども」（チョンピのこと）の支配に委ねてしまっていいものか。連中こそは、「以前町に火を放ち、多くの市民を追放し、最富裕層の人びとの家を略奪したのだ」。祖国が窮地にある時は自分の命をかけてでも祖国を守らねばならない。祖国は失って初めてその大きさがわかるものだと説く。

この強い主張にはサルターティの書記官長としての責任ある立場が作用しているであろう。彼はフィレンツェ書記官長として就任した一三七五年以来、この時点で一〇年以上に及んで、フィレンツェの三つの最重要政治機関シニョリーア・一六人会・一二人会に参加した。そして、そこでの審議を議事録にまとめ、その要請にしたがって、諸外国に送る外交書簡の文章を作成するという重要な任務に従事していたのである。サルターティは就任以来ずっと、諸外国に対して、ペンを執って修辞学を駆使して、「フィレンツェ共和国の自由」を高らかに賛美してきたのであり、その表現力は敵国の羨むところであった(130)。サルターティは、その表現力でいわばフィレンツェの知性と精神の象徴的存在であった。恐らくこうして培われたサルターティのフィレンツェへの思いが、職務の自覚とともに、疫病時であってもフィレンツェに留まり続け、祖国を守り続けようという決意につながったのであろう（彼は、ペトラルカと同様に、その強靱な体力と健康さによって生涯に体験した疫病のすべてを生き抜いた）。アントーニオ宛のこの書簡にはその強い信念がみなぎっている。その信念は公的な責務にとどまらずに、揺るぎない私的な信念にまで達していることを感じさせる。

サルターティは、力のこもった次のような修辞的表現で、祖国は死守しなければならないと訴える。

君たちは、おこりうる死の危機に対しては、都市・祖国を放棄してもかまわないと考えている。君たちの祖国フィレンツェは、トスカーナで最も重要であり、イタリアで最も偉大で、世界で最も有名であり、市民が最も大きな誇りを抱いている、自由な都市である。それは至るところで自由の創造者である。この祖国こそは、隣国の人びとが敬い、敵対する人びとが恐れ、王たちが称え、諸国の人びとが多くの点で羨む国ではないか。また、学芸の盛んな国であり、その軍事力によって恐るべき国ではないのか。英雄たちよ、ローマ人の血を継ぐ者たちよ、ローマ人の相続者たちよ。本当に死ぬかどうかわからない程度の死を避けるのはさておいて、たとえ間違いのない死への恐れのためであっても、これほどまでに偉大な祖国を見捨てて、恐怖心と無力感を抱いて、悪党どもの支配に委ねてしまうとは――これがいったい名誉なのだろうか。

そしてこの主張に知的、権威的バックボーンを与えていたのが、彼がペトラルカから受け継いだ人文主義的価値観であった。それはキリスト教的価値観とは異質なものであった。それは本質的に市民生活・公生活を関心とする価値観であった。それは、古代ローマの一市民キケロの生き方を模範とするものであった。彼にならってルネサンス人文主義者は、「市民的」生活に向けた「雄弁術」(修辞学)と「道徳哲学」(哲学)の追求を目指す姿勢を備えていた。したがって、この意味においてキケロやペトラルカにならう一五世紀の「人文主義」にはすでにそれ自体に「市民的」なものが本質的なものとして内包されているわけだから、そこにさらに「市民的」人文主義ということばを使うのは、不適当かもしれない。具体的には、彼らは、たとえば、「この世」に生きていく者への指針・理想として、その世俗的価値観の象徴として、世俗的な「美徳」を提示し、その追求を刺激したのであった。――この考え方は、現世蔑視の傾向の中世キリスト教の考え方に対して全く新しい、まぶしいほどの価値観であったといえる。

あなたは、美徳の宝を追求しなくてはならない。またきわだった栄光による名声を獲得しなければならない(131)。

(ペトラルカ)

そしてこの美徳の具体的な内容や実践例が古代ローマ人の残した古典にあるとされ、古代人の残した写本の収集やその紹介・解釈が精力的におこなわれるようになったのである。ペトラルカが後世の人文主義者に残した遺産は、「指針（美徳）の掲示」とそれへの「アプローチの仕方」（古典の研究）、そして市民的、世俗的生活での実践の重要性を示唆したことであろう。一五世紀の人文主義者はいう――「ペトラルカは我々が学問を獲得できるように我々に道を開いてくれた」(132)（ブルーニ）。このサルターティの書簡においても、「古典と古代人に従え」という人文主義的立場から、祖国愛のみなぎる古代ローマ人が示した模範的実践例が次々と挙げられて、書簡の主張の核心部を飾っている。そしてその主張は、象徴的には高々と掲げられた世俗的な「美徳」の提示となって結晶化しているのである。

君たちの意思の自由は、ただ、どのような生き方をするかということにおいてのみ、残されている。それだから、君たちのこの逃亡は不名誉なことである。その逃亡こそ、あらゆる美徳と対立するものである――この美徳こそは、正直な人の根底を完全に築くものであるのだ(133)。

キリスト教的価値観

都市からの逃亡を非難するサルターティの論拠の二つ目は、キリスト教的な神観念から帰結するものであった。恐らくこの神観念は、彼の独自の見解ではなく、中世や近世の多くの人びとと共有された考え方であろう。疫病は、サルターティの理解するところによると、神の裁きであり罰であった（これはペトラルカを初めとして当時の共通の認識であった）。したがって疫病が到来したから都市から逃げるという行為は、不遜にも、神の裁きから逃げることを意味した。サルターティは言う――「他の場所に逃亡することで神の裁きを回避できると思う人びとのなかに、どのような信仰が存在しえようか」。サルターティによれば、聖グレゴリウスのいうように、「人間はこの世でどれだけ生きるかは決定されている」。人に下される罰は神の怒りによるものであり、人の命は神の意思次第なのである。

どこへ逃げようと死ぬ場所と死ぬ時期は神によって何世紀も前から決定済である。都市に残って疫病で死んだ人の場合、彼らはもともと疫病で死ぬ運命にあったのだ。彼らはどこに逃げていても、死ぬ日がやって来た時には、命を奪われたはずなのだ。一方、都市に残っても死なない者は死なないのだ。逆に、都市を逃れても、神の決定によって死ぬ運命の者は死ぬのだ。神のみが、人がどこに逃げようと、望まれる時に、死をその避難場所に送り込むことができるのだから、住む都市を変えることで死から免れることができると考える人びとの願いはいかに浅はかなものであることか──そう、サルターティは主張する。信仰重視から、ペストに襲われた都市からの逃亡を悪とする考え方は、一般の市民（例えばプラートの商人ダティーニの妻など）のなかにも認められるが、理論的なものとしてはサルターティが最初のものと思われ、それは一世紀後の宗教改革者ルターの考え方にも認められる(134)（図15-1）。

こうした意味から、サルターティによると、神の与えた運命に逆らうことは、キリスト教的な美徳すなわち「対神徳」virtus theologica（「神学的徳」。信仰・希望・愛からなる）に反するものである。「対神徳」とは、スコラ学者トマス・アクィナスもその『神学大全』でも考察した伝統的なキリスト教概念である。──このように見てくると、都市からの逃亡こそは、サルターティにおいて二重の悪となる。一方で「キリスト教的価値観」からは神の決定した運命に逆らう行為として「対神徳」に反する悪であり、他方で「人文主義価値観」にもとづく祖国愛という「美徳」の観点からも、逃亡は祖国を裏切る行為として悪なのである。

同じことは、「死を恐れるな」という主張についてもいえる。まず祖国の救済のためには、古代ローマ人の示した美徳にならって、死を恐れず命を捨てよ、と訴える。そして、それに追い打ちをかけるように、続いて、キリスト教徒として「この世での命など、取るに足らないものだ──むしろ死後の永遠の生を考えよ」と訴える。つまり、死を恐れるなという主張を支えるものは、古代ローマ人の「美徳」と「キリスト教的来世観」の二つなのである。

君はこう言うのだ──いったい「生」以上に尊いものがほかにあるだろうか、と。もしそれが「永遠の生」を

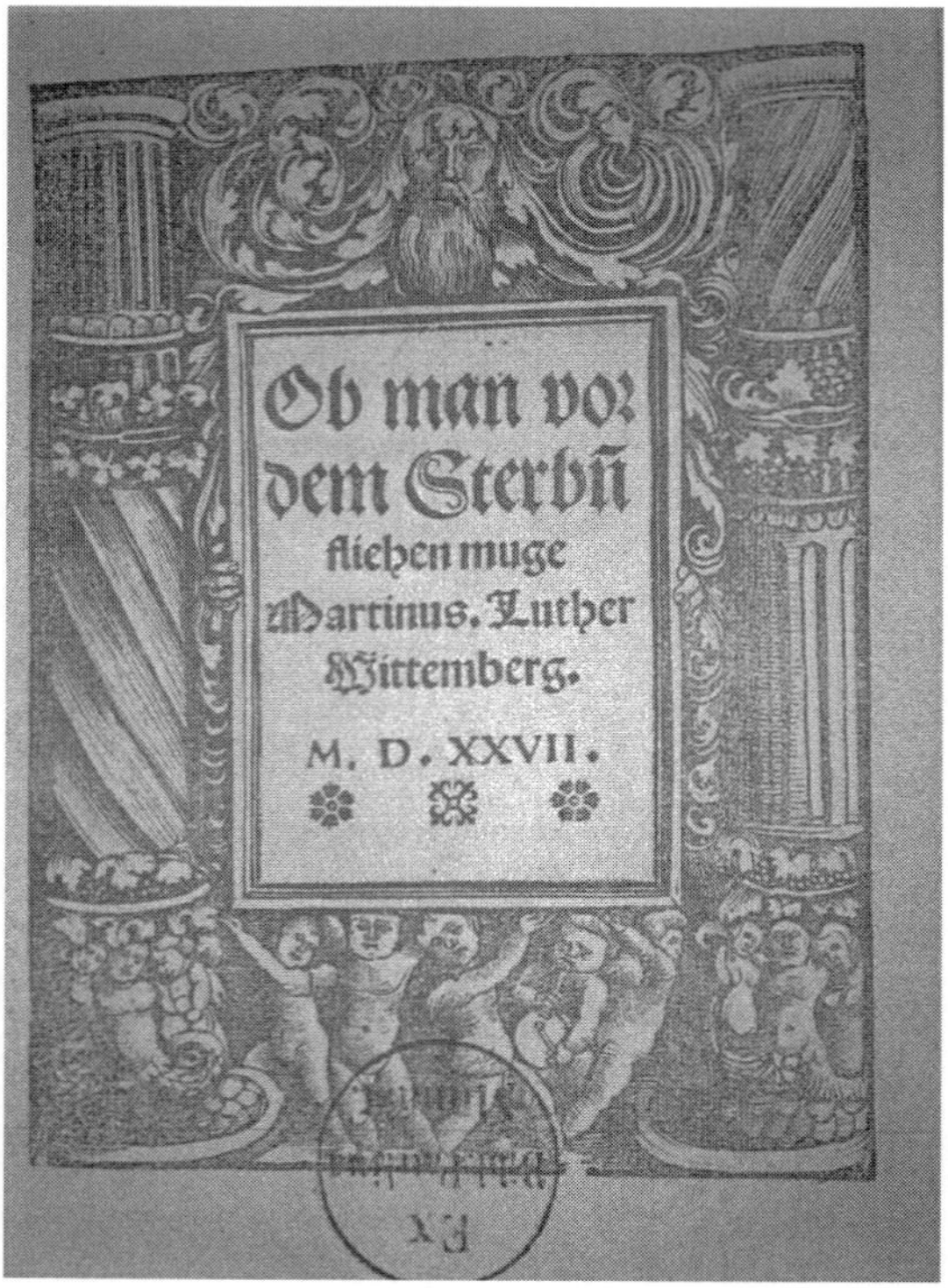

図 15-1　参考史料
《牧師は疫病の流行した時に都市から逃げるべきか否か》（1542 年『卓上語録』）
ルターは，食事の際に，学生に尋ねられて疫病について口頭で論じている。話題は，《牧師は疫病の流行した時に都市から逃げるべきか否か》（No. 5503）というものである。この『卓上語録』は，後に宮廷の牧師になったフライブルク生まれのカスパー・ハイデンライヒ（1516 ～ 86）が筆記したもので，ひどいザクセンなまりの方言で筆記されている。彼は，わずか 12 歳でヴィッテンベルク大学に入学した早熟の秀才であったと言われる。以下，ハイデンライヒの筆記したものである

疫病が流行した時に，ナウブルク［ザクセンにある町］の説教師２人が疫病死したと聞いて，一体，説教のためだけに雇われた牧師の場合は，疫病の流行時に病人に対して宗務を断ることができるものかと問われて，ルターは，こう答えた――「否，断じて否である。説教師は人びとに不安を与えないために逃げてはならない。時々，牧師や説教師は疫病の時はあまり仕事を与えてはならないと言われることがあるが，それは，他の聖職者が疫病死した時には代わりになっていつでも病人を見舞うことができるようにするためである。……もし運命が私に降りかかったとしても私は恐れないだろう。私はこれまで３度疫病を生き抜いてきたのだ。そして，私は疫病にかかった人のところにも何人か見舞いをしてきた。だからシャッデヴァルト［ヴィッテンベルクの都市参事会員］の家に２人の疫病患者が出た時にも，私は２人の身体に触ってやった。だが，私はそれで害を受けるようなことは全くなかった。神に感謝である。そして帰宅してから私は，当時幼かった娘のマルガレータの顔に，手を洗わないままに，触ってしまった。そうしたのは実は忘れていたからなのだが。そうでもなければ，私は触ったりしなかっただろう――触れることを神は望まれたのだ

意味するならば、疑いなくそれ以上尊いものは何もない。もし君が頭のなかで、哲学者のなかでも最も優れた哲学者が、死をそのように定義づけた、滅びるべき、はかないこの世の「命」と考えているならば、これほどつまらないものはなく、さして責任をもって手当てすべきほどのものではないのだ(135)。

我々において生への愛は生来のものである。なぜなら我々の身体は感覚的であるという点で動物と共通し、生きているという点で植物と共通している。しかし霊魂を感覚と区別する者は、その気持ちを表明してこういうのである――。「私は朽ち果ててキリストとともにいたいと望む」と(136)。

このように見ると、サルターティにおいては、水と油のような二つの異質な価値観は相互に対立するのではなく、むしろ支え合うものとして同居しているのである。サルターティの考え方においては、ペトラルカの場合と同様に（以後の人文主義者も多かれ少なかれそうなのだが）考え方のすべての前提にキリスト教的価値観があったが、その価値観の土台の上に人文主義的価値観――美徳――をうまく植え付けたものといえるだろう。厳密には、異質なファクターの共存として、そこには矛盾が内包されているかもしれないが、姿勢としては、むしろ両者は提携・協調する方向へと向けられているのである。この姿勢は、この著作においてうまく成功しているといえよう。

疫病の原因について

疫病の原因についてサルターティは鋭い観察を展開している。彼自身が経験した事例から、疫病の原因について当時信じられていた大気汚染（腐敗）説を直撃する疑問を提示している。

今回私が目の当たりにしたことだが、フィレンツェの市壁の外側では、市門の入口の前まではこの疫病が猖獗を極めていたのに、一度市壁のなかに入ると、誰ひとり疫病にかかっている者はいなかったのである。これはなぜなのか。さらに、ピサの都市では、市壁のなかでは人びとは病気に侵され始めていたのに、一方市門の外に一歩でも出ると、そこではどこもかしこも健康そのものであったが、これはいったいなぜなのか(137)。

市壁の内側も外側も全く同じ大気のもとにあるのに、全く状況が異なるのはどういうことだ。大気汚染説ではどうにも説明のつかないこの状況を指摘することでサルターティは、当時の医師の権威主義的、観念的な「治療」に対して不信感をぶちまけている。「医者は、私に言わせれば、疫病について自分が何もできないことを穏やかに表明しているにすぎないのだ」。多くの人びとは医者など必要とせずに最高の健康を楽しんでいること、病人は、自然の作用によってみずから治癒していること、医者は死を防ぐ措置をわからぬままに、我々の身体を実験しているにすぎない。さらに、彼らは治した患者の数よりも多くの患者を殺していると指摘して、率直に医師の存在を疑問視する。そして疫病の原因については、それは神によるものであると結論して、キリスト教的価値観に回帰するのである。当時の他のすべての人びとと同様に、サルターティにとって、ネズミ（クマネズミ）やノミ（ペストノミ）の存在は目に入らず、人間がその媒介によって発病するとは全く思いもよらないことであった。こうして原因についてキリスト教徒的見地からサルターティは次のように結んでいる――

私の言うことを信じなさい――こうした出来事は、超自然的なことなのだ。なぜなら、超自然的な創造主は、疫病を広げるのに、風や沼のガスや汚染された遺体を必要としないのだ。神は、ほんの一言発するだけですべてを創造されたように、ほんの一言ですべてを破壊することもできるのである(138)。

この著作においてサルターティの主張は全体として首尾一貫したもので、修辞学的表現を駆使して極めて雄弁であり、また堂々たる自信にあふれている。しかし、アントーニオが提示した問題に「死の割合の問題」がある。すなわちアントーニオによると、都市からの逃亡が正当なものである理由として、割合として、都市に留まった者の多くは死に、都市を逃亡したものは死なない。だから逃げるのだという考え方である。これに対してサルターティは彼を納得させる明快な回答ができたであろうか。これに対するサルターティの回答は、観念的であって説得力に欠けるように思われるが、どうだろうか。

いずれにしても、サルターティの見解はおそらく少数派であったように思われる。まず、文献としても他にサルターティと同意見の見解はイタリアにおいてこれまでのところ見出すことができない[139]。また、フィレンツェの知的指導者サルターティの訴えた主張にもかかわらず、歴然とした事実として、これ以後も疫病を回避して都市から逃亡する富裕なフィレンツェ人の習慣はごくあたりまえのことであった。アヴィニョンの教皇クレメンス六世（在位一三四二〜五二）もアヴィニョンから逃げた（一三四八年）。

むしろ問題は「農村に向けていつ出発するか」であったようである。前章の第一四章で紹介したジョヴァンニ・モレッリの場合、疫病が近づいたら、この時ばかりは必要なものを惜しまず買って、さっさと逃げよ、とはっきり指示している。問題は、人様から目立ってはいけないということであった。「最初の何人かが動きだし出発した後に、自分の出発を決断しなさい」[140]。――目立たない頃を見計らって出発するというあたりに、都市からの逃亡者には、やはり一定の良心の呵責を感じている姿が認められるようにも思われる。

テキスト（全訳）（ラテン語）は以下による。

Francesco Novati, ed., *Epistolario di Coluccio Salutati*, 4 vols., Roma, 1891–1911, 2, pp. 83–98.

史料

フィレンツェ書記官長サルターティの疫病論『都市からの逃亡について』（一三八三年）

はじめに

疫病を避けて都市を逃亡した君を批判した私は、君から猛烈に非難されてしまった
――蜜蜂の巣箱に指を入れる者は蜂に刺されるのを覚悟せよ

フィレンツェ市民でありセル・ケッロの息子である賢明なアントーニオへ

我が最良の友よ。君がこれまで死〔疫病死のこと〕への恐れによって打ちひしがれて、茫然自失の状態にいたのに、現在はどうにか私に怒りの念で燃えるまでに力を回復したことに、私はこの上なく喜ばしさを感じている。君の心は、以前は死への恐れのために氷のように凍ってしまって、もはや身体に熱はほとんど残っていないように見受けられたのだ。しかし、死の恐怖に再び取り付かれることさえなければ、そのわずかな熱も次第に私への怒りの気持ちによって刺激され、赤々とした炎の光のなかで燃え上がっていくことだろう。

君に少し腹を立てた私に対して、君もまた同じように私に向けて赤々と燃える怒りの矢を放つことになったのだが、こういう結果になったのは実に意外のことである。

このことから私が書いた次の小さな詩が全く真実であることがわかる――

蜜蜂の巣箱に指を入れる者は

蜂に刺されるのを覚悟せよ

君や他の人びとは、明らかな危機のなかで、死への畏怖から心を動揺させ、不安を抱きながら祖国を捨て去ってしまったのだが、もし我々の議論において、私がそうした君たちを実際に挑発さえしなかったら、針で武装した君の蜂の群は、結集してこれほどまでに怒って獰猛に私を襲うことはなかっただろう。

都市に疫病が発生したことで都市を逃れてしまい、都市の統治を放棄した君たちの行動の是非について検討しよう

我らが都市こそは、君たちに多くの富をもたらし、多くの喜びを与えてくれ、さらに多くの輝かしい職務で君たちを飾ってくれたのである。君に関して言えば、都市は君に対して、ほかの人びとと同様に、利益をもたらしてくれたのである。それにもかかわらずこの都市を君やほかの者は、死の危機から免れるために、恥ずかしくも祖国愛を忘れて捨ててしまったのだ。そのために、君たちは臆病にも、その都市を信用のできない人びとの支配に委ねてしまった。彼らこそは、かの有名な厄介ども［チョンピ］が猛威を振るった四〇日間の、あの恐るべき統治［チョンピの乱のこと。その指導者ミケーレ・ディ・ランドシニョリーアによる、シニョリーア（都市政府）に登場した一三七八年七月二一日から小市民層（ポーポロ・ミヌート）の完全な挫折となった八月三一日までの統治］の際に、そのおつむのよさで有名になった人びとである。

私は、ここでの議論を簡潔にするために、不滅の神の威厳とその力の名において、いったいこのように祖国を捨てることが正しいものかどうか、また、疫病のない所に移転することが疫病への正しい措置なのかどうかについて検討してみたいと思う。この論題について、あれこれと手広く触れるのではなく、私の頭がもうそれに向けて準備ができているとおりに、論点を絞った形で触れようと思う。そうする理由は、三つある。まず第一に、論争において君が主張する陣営が勝利したも同然の状態にさせておくわけにはいかないからである。次に、君と、この選択に従う人びとが、いかなる誤謬の闇に陥っているかについて、君たちがよく納得できるようにするためである。第三に、もともと君の主張は真理に反しているのだが、それにしてもそれをもっと穏やかな口調で話すことを身につけてほしいからである。私は、たまたまほかの機会に多くの人たちと議論したことがあるので、ここでこの問題をいっそう深く論じるつもりである。そのねらいは、それによって私の意見が反駁されることになるか、あるいは君と他の者たちが、多くの誤りから、恥ずかしい逃亡から、そして死への大いなる恐怖から解放されることになるかの、いずれかである。

1　フィレンツェ市民としての務めを果たせ——死をも恐れぬローマ人の祖国愛を見ならえ

ローマ人の血を継ぐ君たちフィレンツェ人よ、君たちはそれで本当に死ぬかどうかわからない疫病を恐れて、イタリアで最も偉大な祖国フィレンツェを悪党どもの手に委ねたまま、恥ずかしくも逃げてしまった。祖国は名誉と命にかけてでも守るべきであるのに

まずはじめに、私は君とともに皆に言いたいのだが、君たちは、起こりうる死の危機に対しては、都市・祖国を放棄してもかまわないと考えている。君たちの祖国フィレンツェは、トスカーナで最も重要であり、イタリアで最も偉大で、世界で最も有名であり、市民が最も大きな誇りを抱いている、自由な都市である。それは至るところで自由の創造者である。この祖国こそは、隣国の人びとが敬い、敵対する人びとが恐れ、王たちが称え、諸国の人びとが多くの点で羨む国ではないか。また、学芸の盛んな国であり、その軍事力によって恐るべき国ではないのか。英雄たちよ、ローマ人の血を継ぐ者たちよ、ローマ人の相続者たちよ。本当に死ぬかどうかわからない程度の死を避けるのはさておいて、たとえ間違いのない死に対する恐れのためであっても、これほどまでに偉大な祖国を見捨てて、恐怖心と無力感を抱いて、悪党どもの支配に委ねてしまう——これがいったい名誉なのだろうか。そもそも連中は人間か。そう人間なのだろうか。いや、ここで言っているのは人間ではなく、邪悪極まりない獣だ。連中は過去において町に火を放ち、多くの市民を追放し、最富裕層の人びとの家を略奪したのである。成功に有頂天になり、略奪品で豊かになり、人殺しを獣のようにやりたい放題やって国家政治と政治権力を略奪したのである。君たちが、多大な栄誉の光輝とともに祖先から受け継いだ、この自由で栄誉ある祖国を、かくも恥ずかしくも、不名誉にも、見捨ててしまわないために、たとえどんな危険や労苦や死に直面しようとも、そのために今すぐ直ちに受け入れられないような、どんな危険、労苦、死があるというものか。

もし君たちが、先月起こったばかりの、窮乏した下層民の略奪ぶりを見れば、残留した兵士の軍事力や、都市に残った善良な市民の勇敢さだけでは彼らを抑制するには不十分と痛感したことだろう

しかしこれに対して都市からの逃亡者はこう言うだろう——

「祖国にはまだ多くの者が残っている。大部隊が兵士や騎士や歩兵を徴用している。それは裏切り者の企てやたくらみに対して防衛を確固たるものにするためである。だから、我々が祖国を無防備にして危険にさらすからといって良心の呵責を覚える必要はないのだ」。

こうした考えに対して私はこう答える——

「もし都市に残った君たちの市民が、祖国を防衛し、死を拒むことなく、ますます増加する輩に立ち向かっていくならば、その祖国の窮地において君たちの方はいったいどんな名誉を獲得し、どのような責務を示すというのだろうか。君たちの市民が称讃され褒美を受ければ受けるほど、君たちは叱責と非難を受けることになるのだ。君たちが対決するのは、傭兵ではなく、君たちや他の人びとが金で徴集した集団である。この集団に関心があるのは防衛することではなく、自分たちを見せびらかすことである〔一三八二年二月一五日のチョンピの騒動の際に歩兵・騎兵を引き連れた傭兵隊長ホークウッド（ジョヴァンニ・アクート）が役に立たなかったことを言っている〕」。——これはいったいどういうことか。まだ先月の七月二一日に起こったばかりのことだ。もし君たちが、あの軽蔑すべき悪辣な連中がプリメ・ノクティスの時間［夜九時頃から一二時頃までの時間。「第一夜」の意］の静けさのなかでかくも重要なこの都市を襲い、町中をうろつき回り、下層民を略奪へとけしかけるあのあり様のすべてを勇気と力を振り絞って見ていたならば、きっと君たちは、都市に留まった善良な市民の勇敢さや軍事力だけではもはや十分ではないと言ったことだろう。それどころか、富裕階層の上層市民と全共和国の全階層が、打って一丸となって彼らと戦闘を交えるべきだったし、今後もずっとその必要があるだろうと、言ったことであろう。しかし、食糧に窮乏したこれら貧民どもは、信用がおけず、気まぐれで、都市の混乱状態を待ち焦がれており、混乱状態になれば、君たちの財産や家財道具を今にもぶん取る念を抱きかねないだろう。また、きっと以前おこなった略奪行為のことを思うことだろう。だから、もし彼らの傲岸不遜さにいっそう厳しく歯止めをかけなければ、連中が何をしでかすかわからない状態になるだろう。だから共和国は今なおこれらの疫病神の輩から解放されたわけではないことを信じなければならないのだ。

古代ローマ人の祖国への愛と勇敢さを見よ。祖国は命と引き換えにしても守るべきであり、それは失って初めてその負債の大きさがわかるものである

君たちと、あの古代ローマ人との間には何たる違いがあることだろう。

彼らローマ人は、祖国を救うために火のなかを猛然と、死なずに突き進んで行った。共和国の勝利のためには彼らは死ぬことさえ躊躇することなく、みずからを犠牲にしていった。彼らは自由のために敵陣で一緒になって死んでいったのである。彼らは包囲攻撃にも耐え、そのみずからの手を焼くことさえしたのだ。これについてはガイウス・ムキウス・スカエウォラを見てみよ［紀元前六世紀の伝説的英雄ガイウス・ムキウス・スカエウォラは、エトルリアのポルセンナ王の暗殺に失敗し捕らえられた。罪を認めないと火刑に処すると脅かされたが、みずから右手を焼いたため、王は驚嘆し、ローマと和睦したという］。少女たちでさえも川を渡ったのだ［エトルリアのポルセンナ王が人質に取ったローマの少女が逃亡したと聞いてその返還を要求したが、勇敢にも少女がみずからティベリス川（テーヴェレ川）を渡って逃げたと知って、讃嘆し贈り物を添えて返還したという］。そして古代ローマ人は敵の全軍に対して単身で戦いに挑んだ［伝説的英雄ホラティウス・コクレスはローマ人がティベリス川の橋を破壊することができるまでポルセンナ王の前進を単身で阻止したという］。ローマ人は、互いに身体をぴったりとくっつけて一枚の壁のように姿を見せ、戦闘に向かった。こうして彼らは、王を追放し、人間に対して新しい方法の戦争をおこなっただけでなく、動物とも戦ったのである［ローマ人がターラント人・ピュロスとの戦で象と戦ったことを言っている］。彼らはアレクサンドロス［古代ギリシャのエペイロス王アレクサンドロス一世（前三六二～三三〇）。マケドニアのアレクサンドロス大王の叔父。南イタリアのタレントゥム（ターラント）の人びとから援軍を要請されたが、実際にはローマ人とは戦っていない］、ピュロス［古代ギリシャのエペイロス王。アレクサンドロス大王の従兄弟。前二八〇年からイタリアに進軍しアスクルム（現在のフォッジャの南方）などでローマ軍と戦った］、ハンニバル［第二回ポエニ戦争を指揮したカルタゴの将軍（前二四七頃～一八三）］と対決しなければならなかった。とりわけブレンヌス［前三九〇年ローマの略奪の時のガリアの指導者。「征服せられたる者は不幸かな」という言葉で有名］やその他のガリア人の傭兵隊長とはイタリアの国境において、またそのガリア人の内のひとり［西ゴート王アラリック（三九五～四一〇）のことであろう］とは都市の城壁の内部において、それぞれ対決しなければならなかった。一方、ローマ人の子孫であり、強靱な人間であり、あらゆる栄光を渇望する君たちよ。君たちは、今では剣を携えることなく、戦場においてではなく、ぬくぬくとした快適な家のなかで、汗や血を流すことなく、いつ来るかわからぬ自然な死でこの世を去るつもりでいる。

君たちは、ただ祖国にいるだけで祖国を守ることができるのに、祖国を見捨ててしまう。そして都市にいれば死がもたらされるかもしれないとして祖国に留まることを拒むのである。私は信じるのだが、もしも君たちの心のなかに、祖国が否定されるなかにありながら、自分の命と引き換えても祖国に帰ることさえ厭わないほどに祖国を思う気持ちがあるならば、君たちは、苦労やいかなる種類の危険をも乗り越えて、何としてでも祖国に戻ろうと、あらゆる可能性を模索することだろう。なぜなら、祖国というものは失って初めてその失った負債の大きさがわかるからである。これとは反対に、君たちは命をかけて祖国に留まるべきなのか、あるいは祖国を離れて生きていくべきか、確信がもてずにいる。しかしこのようにして何の措置も講ずることなく祖国を永久に失ってしまうのである。

愛とは？　正義とは？　勇気とは？　分別とは？　知恵とは？　――祖国への愛なしにはこれらはいったい何だろうか

「愛」とはいったい何だろうか――この世において「祖国愛」ほど大きな愛がないとすれば、君たちが示す「愛」

とはいったいどんな「愛」であろうか。

「正義」とはいったい何だろうか――もし「祖国の確かな救済」のためにみずから進んで自分の命を捧げないような「正義」があるとしたら、その「正義」とは、いったいどんな「正義」であろうか。――そもそも自分の命は「個人の不確かな救済」のために結局はいつか捨てなくてはならないものでしかないのに。

「勇気」とはいったい何であるか――死を見下すばかりでなく、同時にこれほどまでに死をびくびくと怖がるとは、その「勇気」とはいったいどんな「勇気」であろうか。

「分別」とはいったい何であるか――祖国の方は君を求めるが、君の方は死を逃れ、君は死が確実とは限らない危機に脅えながら、確実にやって来る死は逃れることはできないのに、自分の祖国を捨ててしまう――そのような「分別」とはいったいどのような「分別」であろうか。

最後に、「知恵」とはいったい何であるか――すなわち、都市に残った多くの人びとにはなおも都市に残ってほしいと望み、自分は祖国を逃れて、どこへ行こうとも行った先で死ぬかもしれないことを知りながら、たとえ祖国を離れた地にあっても見舞われるかもしれない死をあえて逃れつづけることが「知恵」であるというのなら、その「知恵」とはいったいどんな「知恵」であろうか。

2　キリスト教徒としての務めを果たせ――神の裁きである疫病から逃げずに永遠の生を求めよ

人がいつまで生きられるかは神の支配のもとにある。しかし、どのように生きるかは人間の自由意思のもとにある。名誉を捨てて、神の裁きを恐れて都市を逃亡するなら、それは美徳と対神徳に反する行為である

君たちは、たとえ自分の命を自分で縮めることができても、決して自分の寿命を伸ばす力はもっていない。哀れな者たちよ、君たちは、多分このことが何もわかっていないのだ。ものの本には、人の命が何日もつか、その日数の長さは神の手のもとにあると書かれている。またほかのところには、人の命が何カ月もつか、その月の数は神のもとにあるとも書かれている。預言者の権威ある様々な引用文を紹介することでこの原則を支持することができるほどに、この種のことばには事欠かない。預言者の権威はこういう――人に下される罰は神の怒りのもとにあり、人の命は神の意思のもとにある。実際『知恵の書』［旧約聖書関係の知恵文学］にも書いてあるように、生と死の支配をおこなうのは汝、神である。神は人を死の入り口へ導き、そこからさらに奥へと導くのである。

実に『知恵の書』が強く主張しているように、人間には神の聖霊を捨てる力はないし、人間はいつ死ぬかに対して力をもっていない。ここから理解できることは、君たちが生きていることとそのことは、君たちの自由意思によるものではないということだ。君たちの意思の自由は、ただ、どのような生き方をするかということにおいてのみ、残されているということである。それだから、君たちのこの逃亡は不名誉なことである。その逃亡こそ、あらゆる美徳と対立するものである――この美徳こそは、正直な人の根底を完全に築くものであるのだ。同じ理由から、この逃亡こそ「対神徳」［信仰・希望・愛の三つからなる。文字どおりには「神学の扱う徳」の意］に反するものにほかならないと誰もが考えるのである。我々の抱く信仰の教えによれば、「対神徳」とは、「四美徳」［賢明（賢慮）・勇気（剛毅）・節制・正義の四つからなる「枢要徳」］から区別されているものである。

自分の祖国を捨てて他の場所に逃亡することで神の裁きを回避できると思う人びとのなかに、果たしてどのような信仰が存在しえようか。あるいは、我々人間がおこなったり、耐え忍んだりするこの世でのあらゆることが、神の意志にもとづくわけではないと信じる人びとのなかに、果たしてどのような信仰が存在しえようか。神のみが、人がどこに逃げようとも、望まれる時に、死をその避難場所に送り込むことができるのだから、住む都市を変えることで死から免れることができるなどと考える人びとの願いは、いかに浅はかなものであることか。祖国が救われるかどうか不安を抱きながら祖国を捨ててしまうような人間が、祖国において、彼が奉仕することができ、また奉仕すべき人びとに対していったいどのような愛を抱くことができようか。君は死のために生まれ、死を逃れることができないのだから、君たちの間でこの問題について考察する場合は、死を恐れることがいかに臆病なことで愚かなことであることか——このことについてはここでは措いておこう。君たちが、邪悪で、びくびく怯え、放縦で、分別の欠如から、尊厳のために生まれながらも、かくも惨めにも羞恥の闇のなかに落ち込んでしまうのは、あらゆる美徳の輝かしい光に照らして大いに恥ずかしく思うべきである。

君たちは、医師の助言にしたがって、疫病を免れる唯一の措置は逃げることであるという。また、疫病から逃げた者は一〇〇人中一人しか死なないのに、逃げなかった者はその四分の一から五分の一もの人が死ぬという

しかしこう言われている——「疫病に対してなしうる唯一の措置は、感染した地域からもっと健康な地域へと移動することである。毒に侵された大気から立ち去らないでいるのは何という狂気の沙汰であることか。感染した地域では人間は毒によって損なわれ、もはや栄養は与えられないのだ。「感染した地域を逃れよ」とは、医師が勧めることでもある。哲学者もそれと同意見だ。どんな議論よりも経験がそのことを確かに教えている。都市から逃亡した者のうち、割合としてわずかの者しか死なないのに対して、都市に留まった者の多くが死んでしまうことを見てみよう。都市を逃亡した者のうち、死亡する者は一〇〇人のうち一人いるかいないかである。正確な数字で示すと、祖国に留まった者のうち、大体四分の一か五分の一の者が命を落としてしまうのである」。——君たちは大体以上のことを言うのである。我々がよくよく理解するならば、君たちはこのことを自分たちが犯した多くの誤りの弁解として、いやそれどころか、正当化して申し立てるのだ。

　私は大気のことについて言うことはほとんどない。いったい大気が汚染されているならば、そのもとに暮らす人びとの全員の命を奪わないのか。しかし君はこう言うだろう——「人間の性質は、ほかの動物などの性質と比べてそのような影響を受けやすいのだ」。それなら私はこう言おう。「疫病の毒は、いかなる人間の身体にも適したものではないと言われている。あるいは、少なくとも、人を死に至らしめないまでも、治癒しがたい損傷をもたらすと言われている。しかしながら、この状況において、多くの者が死なないばかりか、軽い病気にもかからないということを見るべきだろう。トリカブトが他のすべての生き物を殺してしまうのに、ツグミの場合、それで死なずに、むしろトリカブトは最高においしい食べ物なのである。おそらく人間のなかに、毒で死なないツグミの性質を手に入れた者がいたのではないだろうか。疫病が毒だと認めよう。しかしそれでもこの毒は経験が示すように、それほど強烈な毒ではない。なぜなら、多数の人びとのうちその大半の人を殺すものではないからだ。

多くの人びとは医者を必要とせずに最高の健康を楽しんでいる。病人は、自然の作用によってみずから治癒している。医者は死を防ぐ措置をわからぬままに、我々の身体を実験しているにすぎない。彼らは治した患者の数よりも多くの患者を殺しているる

君は、「しかし医者はこの逃亡を勧めている」と言う。これに対して私はこう言おう——。

「医者は、私に言わせれば、疫病について自分が何もできないことを穏やかに表明しているにすぎないのだ。医者は、奇跡を約束しておきながら、死の病いを防ぐ薬を調合することができないことをはっきりと表明しているのだ。カトーが証言しているように、医者はその活動を六〇〇年〔紀元前六〇〇年のこと〕までローマでは受け入れられなかったのだ。多くの人びとは医者のことなど知らずにいるし、病人は医者の解毒剤を用いずに治癒し、最高の健康を楽しんでいる。真実を言うと、医者は我々の身体を実験するだけで、死を防ぐ措置をわかっていないのだ——ああ、せめて死の進行を早めることさえしなかったらいいのに。また、医者たちは病人の扱いには不慣れであり、介助どころか、「自然の作用」なしには治癒を見出すことができない。以前、私を診察にやってきたひとりの医者は、豊かな知識をもった冗談好きの男であったが、もし彼が言うことが本当だとするならば、医者たちは、自分の病気を治すのにほかの医者の助言に耳を貸さないのだ。また、私にはどうしても黙っているわけにいかないことがある。それは、医者は治した患者の数よりも多くの患者を殺しているということだ。そして、医者が絶対治ると約束した患者が死んだ場合、医者は自分のことばを正当化するのに、あれこれともっともらしい言い訳に事欠かないのである。

> 実は医者は病気についてほとんど何もわかっていない。それだから無知であるという印象を与えないようにするために、疫病――これは明らかに神罰である――に対しては、逃亡するのが得策であると断言するのである

そして最後に、医者たちは、全員はおろか、たったひとりの患者についてさえも、その身体の各部の比や重さを覚えることができずにいるが、もしおよそ職業というものが何らかの一般的な真実を備えているか、または備えることができるとするならば、医師は、その体格についてにせよ、薬についてにせよ、その違いについて知らないにしても、正しい量で薬を投与する必要があるだろう。だから、彼らはそもそもその病気のことをまるで理解していなくても、どんな病気でもその治療に自分たちこそが最も熟達した専門家であるときっぱりと言い切ってしまうのである。それだから、連中は自分たちが実はほとんど何もわかっていないという印象を与えないようにするために、疫病――これは明らかに神罰である――に対しては、逃亡するのが得策であると断言するのである。

実際、哲学者について何を言うことがあろうか。哲学者の考えは医学に関する問題において一般的に医師から反駁されてしまう。そして、哲学者は、たとえ強い動機でそう主張するにしても、自分たちが確信を抱いていることについて、証明することよりもむしろそれを我々に強引に信じ込ませようとするのである。

> どうして、同じ地区でありながら同じ一軒の家ばかりから疫病による死者を出し、ほかの家では誰も死なないのか。どうして一方の家で老人ばかり死んで、他方の家では子どもの方ばかり死ぬのか。どうして一方の家では男性ばかり死んで、他方の家では女性ばかりが死ぬのか。この疫病死のかたよりを医師や哲学者に説明してほしいものだ

医者や哲学者の階層の人びとに説明してほしいことがいくつかある。まず、どうして同じひとつの地区（そこには多数の住民がいるのだ）の同じ一軒の家ばかりから、何度も疫病による葬式がおこなわれ、その隣近所では誰ひとり疫病死しないのか。どうして一方の家で老人ばかり死ぬのに、他方の家では子どもばかりが死ぬのか。どうしてこちらの家では男性の方が死んで、あちらの家では女性の方が死ぬのか。また、その人の身体の体格についてある

程度知ることができた場合、非常に弱い人びとが助かったのに、どうして非常にがっちりした体格の人びとが死ぬのか。そして最後に、これこそ他の何よりもまず説明してほしいことだが、環境を腐敗させるものはいったい何なのか。それが風や沼やまだ埋葬されていない遺体やその他の何かによるとするならば、同じ地区でこの有害なものに同じようにさらされているのに、どうして都市の全域で、近いにせよ、遠いにせよ、同じように疫病で汚染されないのか。

今回フィレンツェで見たことだが、市壁の外側では疫病が猖獗を極めていたのに、市壁のなかに入ると、誰も疫病にかかっていなかった。一方、ピサでは、市壁のなかでは人びとは病気に侵され始めていたのに、一歩市門の外に出ると、健康そのものであった。市壁の内も外も同じ大気のもとにあるのだから、大気の腐敗を疫病の原因とする医者の見方には疑問がある

今回［一三八三年］私が目の当たりにしたことだが、フィレンツェの市壁の外側では、市門のすぐ前までこの疫病が猖獗を極めていたのに、一度市壁のなかに入ると、誰ひとり疫病にかかっている者はいなかったのである。これはなぜなのか。さらに、ピサの都市では、市壁のなかでは人びとは病気に侵され始めていたのに、一方市門の外に一歩でも出ると、そこではどこもかしこも健康そのものであったが、これはいったいなぜなのか。これは、市壁だけで健康な大気と疫病に侵された大気とを分離できるせいなのか。それとも、市壁という障壁が、差し迫った死や疫病をそばに近づけないでいることができるためなのか。

ウルバヌス五世の幸ある在位期［一三六二〜七〇］のこと、ローマ教皇庁はヴィテルボに駐留していた。私はこの目で見たが、ヴィテルボで深刻な疫病が教皇庁の関係者だけを襲い、約三〇〇〇人が死亡したのだ。その一方で、その時ヴィテルボの都市のなかでは、若い者も老いた者も、男も女も、誰ひとり病気にかかる者はいなかったのだ。もし、この疫病は彼らが冬を過ごしていたローマですでに広がっていたと言いたいならば、どうしてその冬の間中ずっとローマの大気が全く健康だったかが説明されるべきである。

こうした出来事は超自然的な神によってなされることなのだ。疫病は神罰によって引き起こされたものにほかならない

しかし、私の言うことを信じなさい——こうした出来事は、超自然的なことなのだ。なぜなら、超自然的な創造主は、疫病を広げるのに、風や沼の瘴気や汚染された遺体を必要としないのだ。神は、ほんの一言発するだけですべてを創造されたように、ほんの一言ですべてを破壊することができるのである。

以前〔六世紀のこと〕、この疫病が猖獗を極めていた時のことであった。ユダヤ教の教会に人びとを打ちのめす天使が現れた。そしてキリスト教の教会の方にも投げ槍で門を叩く悪の天使が現れた。そしてその悪の天使が叩いた数だけ、次々と遺体が運び去られるのが見えた。それから最も聖徳な教皇である大グレゴリウス〔聖グレゴリウス〕は、ハドリアヌスとクレシェンツィオの墓の上に、ひとりの天使の姿が現れるのを見た。その天使は血の付いた剣を払ったのであった。そしてこれを見て聖グレゴリウスは、猖獗を極めた疫病が今や神の慈悲によって終息したと理解した。これ以上何を言うべきであろうか。ここで我々の時代に現れた事柄に触れるべきだろうか。我々にはダヴィデや聖グレゴリウスのような目撃者がいないので、ことばだけでは信用されないだろうが。

君に笑われるかもしれないが、ひとつの話をしよう。我々の都市フィレンツェにおいて二人の少女がそれぞれ別の場所で同じ幻視を見たのであった。少女の生活の純真さとこころの汚れなさから、いとも容易に二人の目の前にこの世ならぬ恐ろしいものが示された。そして少女は、それを見ながら聖母の名前を呼びながら、泣きながら助けを求めたという——そして見たことを話して言うには、それは翼をつけた恐ろしい巨大な男で、男は空中に現れたという。男は剣を身につけており、剣で二人に襲いかかった。そして二人の少女のうちひとりが、涙ながらに、男に襲われたことを話したが、帰ってたちまち病気になり、静かに息を引き取ったという。これは、君たちが信じなければ、それでよい。

疫病は、医師が認めているような諸要素や大気の腐敗というよりも、むしろ神罰によって引き起こされたものであり、結局のところこのことを認めるだけで十分である。医師たちは、疫病の原因は、多くの者を罰し、いくらかの者を是認する神の意思であることを認めるべきなのに、腐敗した大気やいくつかのほかの要素のせいにしているのだから、医師の考えに根拠のないことがはっきり理解できるのである。神の意思に反しては医学も役に立たないのであり、都市からの逃亡も、また優れた頭脳をもつ人がようやく発見できるその他の事柄も役に立たないのである。

人間に起こることはすべて神によって先に決定されており、偶然によって起こるものは何もない。すべて神の意思次第なのだから、疫病の地域で生活することが、そのまま命を縮めることになるわけでもないし、健康な地域に移り住むことで我々の命が死から守られるわけではない

聖徳な人［聖グレゴリウス］が言うように――

「神は、悪魔が人を鞭と涙によって苦しめるのを容認されるのだから、神は、人間に対して乗り越えることのできない限界を置かれたのである。キリスト教の教会とまことの哲学的議題が教えるように、神は、永遠の世界からあらゆる事柄をすでに先に見通されており、物事が起こるべくして起こるように定められたのである。だから、私の言うことを信じよ――すなわち、我々は、あらゆるものの王である神によって定められた時に、定められた場所で死ぬことになるのである」。

実際、この引用した文で聖グレゴリウスが言わんとしたように、この世で人間に起こることで神による神秘の決定なしに起こるものは何ひとつ存在しないのだ。実際、神は何世紀も先にわたってすべてのことを事前にご存じであり、物事がどのように準備されているかを早くから決定されているのである。さらに、聖グレゴリウスはこう付け加えて言う――「人間の世界に対して、どの位の期間、繁栄を与えるか、また、どの位の期間、不幸の打撃を加えるかは、実際に既に決定されているのだ」。それから少しあとのところで聖グレゴリウスはこう言っている――「人間はこの世でどれだけ生きるかは決定されている」。

だから、我々がどれだけこの世を生きるかがすでに決定されているとするならば、疫病の地域で生活することが、そのまま命を縮めることになるわけでもないし、また、疫病の時期に君たちが特に信じていることだが、健康な地域に移り住むことで我々の命が死から守られるわけではないのである。神は将来のことをいつも決まったやり方で決定するわけではなく、いくつかの状況のもとで神がそう決定されるような具合で決定を下されるのである。例えば、アントーニオが、疫病の流行する時期に祖国に残るなら死ぬ、反対にフィレンツェのサン・ミニアートの町に引きこもるなら死なないと、と神が言われるかのように、状況に応じて決定されるのである。このことを信じなければ、疫病の地域で生活することが、そのまま命を縮め、また健康な地域に住むことがそのまま死から守ってくれることになってしまうのである。以上のことは、将来を準備するというよりも、むしろ将来を偶然の不確かさに委ねてしまうことになるであろう。おまけに、自分たちがこの世でもっと長生きができるとか、差し迫った死を避けることができると信じる連中は、神のご意思によって生じる事柄は、定められた命令から引き出されるのではなく、その時その時の偶然に決定されて、ある不安定さによって揺れ動くものであると主張する者たちであり、そのように死ぬ日を避けることを考えるならば、デモクリトスとエピクロスの憎むべき、賛同しがたい見解に陥ってしまうのである。そうして、彼らは、神の摂理の命令に従うのではなく、むしろ偶然に従うかのように、都市から逃亡するのである。

仮に、都市に残った大多数の人びとが疫病で死ぬと認めたにしても、彼らはもともと死ぬ運命にあったのだ。彼らはどこに逃げていても、死ぬ日がやって来た時には、命を奪われたことだろう

都市からの逃亡に関する限り、私が考えるように、死は逃亡とはどんな関係ももっていないことが反駁のしようのないやり方で証明された。しかしどのようなやり方において証明されたのであろうか。君は言うだろう――都市に残った多数の者たちが死ぬということは、たぶんはっきりした証明によって我々には示されていない、と。確かに都市に残った非常に多くの人びとが死ぬことは認めよう。しかし、彼らは死ぬ運命にあったのである。そして我々が見るように、何年も前に逃げていたにしても、また、サルマティア［黒海の北方の地方］や北極海の向こうに隠れたにしても、死ぬ日がやって来た時には、まさにその日に疑いなく命を奪われたことだろう。しかし都市を離れた人びとのうちで死ぬ者は、我々が確認しているように、少ししかいない。都市に残って死んでしまう非常に多数の人びとと一緒にいるよりも、むしろそのほとんどが死ぬ運命にない人びとと一緒の方が安全ではないのか。――いや、私はそうとは思わない。そもそも、もし君が都市に残って少数の人びとと一緒に死んでしまうとするならば、また、もし都市を離れて、生き残った人びとの間で死ぬことになるならば、死なずに生き残った人びとは、君にとってどんな意味があるというのか。また、もし君が危機を乗り切って生き残るならば、その時、その場において君は死ぬ運命にはなかったことに自信をもつべきである。仮に、生き延びた逃亡者たちが、もし祖国に残っていたら本当は死ぬ運命であったことが証明できるなら、また、仮に、祖国で死んだ者たちが、もし君たちとともに都市から離れていたら、命が救われていたはずだということが、真実のこととして証明できるならば、私は君たちの見解に与するだろう――普通よく使われることばを用いると、見解を支持しよう。しかし、死ぬべき運命の者だけが祖国の地においても祖国以外の地においてもいずれにおいても死んでしまい、その一方で死から逃れることのできる者は逆にどこにいても生き延びることができるのだから、結局、疫病を防ぐ方策などどこにも見当たらないだろう。

さらに君をもっと驚かせることを言おう。すなわち、自分が育った祖国を逃れ、そこでの楽しみを逃れる者たちは、並々ならぬ困難さに直面し、死の時期を早めるのではなく――というのは、それは永遠によって既に決定済みだからである――都市から移転することでひとつ死ぬ理由を見つけるのである。――これについてはここまでにしよう。

君たちが祖国を逃れて、疫病死を避けることを神はすでに予見し決定されのだから、この逃亡もひとつの神のはからいとみな

して正当化する考えはおかしな話だ。誰かが人を殺した場合、その行為は、神のはからいとして正当化されるのではなく、それを犯した人の意思から判断してその善悪が判断されるべきである

さあ、君の考えを論駁することに取り掛かろう。はじめに、君はこう言う――すなわち、君たちが祖国を逃れて、疫病死を避けることを不変の形で神はすでに予見し決定されたのだから、私が気違い沙汰だと明言したこの逃亡もひとつの神のはからいとみなすべきだという。しかし、君のことばは最初からおかしな話だ。我々の罪や我々の非難すべき性格のゆがみから起こったことのすべてが、たとえそれが善からかけ離れた恐ろしいことであり、起こったすべてのことが、神のご意思にもとづくもので、神のはからいによるものであるとしても、その行為は、それを犯した人の意思や意向から判断して、善であったとか悪であったとか、賢明なおこないであったとか、愚かなおこないであったとか、正義であったとか、不正であったとか判断されるべきではないのか。それゆえに誰かが人を殺した場合、その殺人は神のはからいによるのだから、罪にはならず、悪事をなしたとか、神の法に反した行動であったとか言われることはないのだろうか。単に恐れることと、叱責に値することを恐れることとは別だということを君はわかっていない。だから君たちに出費を負わせ困難さで苦しめるこの逃亡は異論なく愚かなことなのだ。都市からの逃亡は、君たちが逃れたいと欲する死から守ってくれる薬にはならないのだ。たとえ神がこの逃亡に力を貸しても、君たちが死を恐れて逃げるのだから臆病なのだ。それが、まさに君が主張しているように、命を救う心配事であるという主張に異を唱えるつもりはさらさらないが、それは無益な心配事にすぎないのだ。君が、神のみが命を与えてくれ、神のみが命を守ってくれることを理解しているならば、その命は何としてでも、いかなる手当やいかなる力をもってしても守らねばならないものであることは認めよう。

君は、善行をするために何としてでも「生」は守られるべきだというが、命の心配がなかったとしたら、君は善行のために祖国を捨てたりしただろうか

しかし君はこう言うのだ——いったい「生」以上に尊いものがほかにあるだろうか、と。もしそれが「永遠の生」を意味するならば、疑いなくそれ以上尊いものは何もない。もし君が、哲学者のなかでも最も優れた哲学者たちが、死について定義づけた、滅ぶべき、はかないこの世の「命」を考えているならば、これほどつまらないものはなく、さして責任をもって手当てすべきほどのものではないのだ。

しかし君は哲学を学んでいる印象を与えるために、遠回しにこう言うのである——「生は尊いものであり何としてでも守られなければならない」、と。そして君のことばを使うと——「自分は、善行をするために生を追い求めなければならない。それは富を蓄積するためではなく、また貪欲の炎をあおるためでもなく、傲慢な者を誉めそやすためでもなく、我々の子どものために、そしてその他の必要な物のために、そして友を助けるために、さらに貧乏な人を助けたり、そのような類いのことをするためである」。君は、都市から逃げ出していながら、自分は決して死の恐怖や生の渇望など気にかけてはいないのだということを私に訴えたのだ。ああ、私は思わざるをえないのだが、もし命の心配がなかったとしたら、君はこれほどまでに仰々しく誉めそやすもののために、祖国を捨てたり、大きな労苦と困難にぶつかっていったのだろうか。

人間は、感覚的である点において動物と共通し、生きている点において植物と共通する。しかし、人間はひとり霊魂を有する点において、来世においてキリストとともに永遠の生を享受できる存在である。だからこの世の移ろいやすい生を永遠の生と見間違えて追い求めてはいけない

我々において生への愛は生来のものである。なぜなら我々の身体は感覚的であるという点で動物と共通し、生きているという点で植物と共通している。しかし霊魂を感覚と区別する者は、その気持ちを表明してこういうのである——「私は朽ち果ててキリストとともにいたいと望む」と。

また独裁官カエサルのねらいは、他のローマ人と同様に祖国愛と栄光への途方もない欲求であり、ガリアでの勝利以後、ポンペイウスに勝利し、彼を殺し、元老院の権力を奪い、共和国を従わせたのであった。そしていつも次のように繰り返していたといわれる――「私は存分に自然に従って生きてきた。私は栄光のために生きてきた」。我々はそれとは反対に動物のように感性に没頭してきた。我々はただ生のみを心配してきた。おお、愚かなことよ、では、いったいどのような生を心配してきたのか。確かに我々は絶えず消耗する移ろいやすい生のことを考えている。その生は、一方で付け加えられながら、同時に失われていくものである。それは流れる川のように止まることがないのだ。

よく注意して見てみよ――私は、自分の命を救済しようとする君たちのことを死と戦った人たちとはたとえたりはしなかった。単に色が黒いから「烏」を「黒」にたとえてしまうのが許されるのでもなければ、そうしたたとえをするべきではないと思う。実際のところ、たとえ我々が「生」のために戦ったとしても、また全力をふりしぼって、「逃亡」したとしても――より適切に言えば――「疫病からの逃亡」を考えたとしても、我々がいつまで生き、いつ死ぬかについては不確かなのである。もし我々が精神的な大きさを求めるならば、いかなるたとえもすべきではないだろう。

君はうそをついている。疫病に襲われた地域であっても、死なずに生き延びた経験をもつ人も非常にたくさんいた

君が不安に動転したあまり、その後何を付け加えて言ったかを思い起こしてみよ。まことに君はこう言っているのだ――「この毒の腐敗のなかで救済された者は全くいないか、あるいはほとんどいないと思う」。もし君が「救済された者」を「死んだ者」の意味で理解するならば、どうして君は逃げたのか。また、私が考えているように、「救済された者」を「生存者」の意味で理解するならば、どうしてこれほどあからさまなうそをつくのか――というのも、疫病に襲われた地域であっても非常に多くの人びとが死なずに生き延びたのが認められるからだ。それに対して、君にとってこの世の事物の女主人である君の「経験」から判断して、君は驚くほど多数の逃亡者の人命が救われたこと、また祖国に残った人が恐ろしい大量死に見舞われたこと、この事実を思い出したにすぎない。しかし我々はすべての人の経験を所有するわけにはいかない。その所有する経験によって、「もし都市に留まらなかったら、おそらくじきに死んでしまうことになるだろう」と言う者もいれば、一方「移転せずに都市に留まったら救われるだろう」と言う者もいるだろう。

私は疫病のなかで人との交渉を避けてはいない。私はいかなる危険も死も恐れてはいない。私の養生法の丸薬の使用も気晴らしにすぎない。一方、君たちは自分たちが都市を去るのは、恐れからではなく、健康への心配からと言うが、健康の管理が死の恐れでなくて何だろう

君の指摘に関して、私は自分自身について何か言わなくてはならないだろうか。君は、私について、私が家の囲いのなかに閉じこもって、多くの人びととの交渉を避けていると指摘する。このようなことを君が私に書いてよこしたのは驚きだ――というのは、君は私の家に出入りする友人であり、仲間であり、私がこれまで仲間を避けたり、人との語らいを避けたことは一度もないことは君がよく知っているはずだからだ。私が家族を田舎にやったとしても、それは私の意志ではなく、神がよくご存じのように、妻が姉妹や父親が死んだ後に、心配のあまり正気を失って決定したものである。私は、妻にいかなる危険をも避けていけないと命じている。また、私が養生法を取り入れて、香料入りの丸薬を使ったからといって、私が死を逃れるためにそうしたと思ってはいけない。それは私の身体の弱さからであり、気晴らしにすぎない。

君は、「祖国にとっては、祖国に残って人びとが絶えず死んでいくよりも、市民がしばらくの間不在でいることの方が利益になると考えている」と書いてよこしたが、思い違いをしてはいけない。それどころか、祖国は、祖国を見捨てた人びとに憤慨しており、在留した人びとに感謝しているのだ。もし都市に在留した人びとが、さらに逃亡者の例に追従するようなことになれば――私の言うことを信じなさい――もはや我々には「祖国」はないだろう。

だから君の言うように、もし君たちの「逃亡」という行為が英雄的行為であるならば、君たちは、びくびく怖がる女性ではなく、力強い男性のように先に進んで行くことだろう。それが英雄的行為であるならば、君たちは、力強い男性のように先に進んで行くことだろう。――しかし、その逃亡こそは、美徳に反してなされたものであると私があらゆる真実をもって証明したものなのだ。

君が遠回しに言うように、君たちは自分たちが都市を去るのは、恐れからではなく、健康への心配からであるとする。確かに健康を心配してのことかもしれないが、同時に死の恐れでもあるのだ。いったい健康の管理が死への恐れでなくて何だろう。

おわりに

君たちが愛するのは繁栄している限りのフィレンツェだ。君たちは祖国フィレンツェが悪党どもの暴力やこそ泥によって窮地に苦しんでいる時に、祖国を見捨てて逃亡してしまう。祖国が嵐に襲われた時に、祖国でともに嵐を受けるのを君たちは拒否するのだ。君たちは、「祖国へのまことの愛」からフィレンツェを逃れ、フィレンツェの外にまことのフィレンツェを追い求めているのだ。この前提自体を間違えた君の考えは当然に間違えざるをえない

最後に、君が書いた結びのことばに答える。そして弁証学者の昔からのやり方にしたがえば、君が前提を間違えたことから、当然に誤らざるをえないということを私の結びのことばにする。それによって君がどのような誤りに陥っているかよく見てみよ。

その文章を正式に繰り返すと、君は実際にこう書いている――「この件に関しては我々は祖国を逃れたり、捨てたりしてはいないのだから、我々は祖国を求め、祖国を愛しているわけである。祖国を立ち去りながらも、そこに留まらずにいながらも、たとえ離れていようとも、我々はなおも祖国の地に留まっているということをどうしても認める必要があるのだ」。

　祖国に広がった疫病を恐れるあまり、これほどまでにあくせくと他国の土地へと移動する君たちにとって、その行為は祖国を逃れることではないというのか。君たちにとって祖国を見ないということは、気になることではないのだ。およそ高い山には強い風が吹きすさんでいるのだが、君たちは、その強い風にさらされずに山を越えることを望むのだ。それゆえに、君たち、すなわち、心を動揺させ、不安な気持ちを抱いたまま、祖国を多数のこそ泥どもに委ねてしまった者たちは、祖国を捨てたわけではないというのか。さっさと他の土地に逃げ移っていながら、祖国を追い求めているというのか。いったいフィレンツェから離れたところにフィレンツェを探す必要がどこにあるのか。君たちが探している本当のフィレンツェは別のフィレンツェなのか。

　アントーニオよ、愚か者よ。君はひどく気がおかしくなってしまっているので、自分がしていないことや、しようとは考えてもいないことまでもが、君にはしていることのように思われてしまうのではないか。祖国を大変な危険な状態に陥れておきながら、それでいて君は祖国を愛しているというつもりか。だから君たちが愛するのは、窮地に苦しみ、死の淵にあえぐ祖国ではなく、繁栄している時の祖国なのだ。君たちは祖国を愛しているが、それは祖国が繁栄している限りのことなのだ。祖国が嵐に襲われた時は、君たちは嵐を受けるのを拒否するのだ。君たちは祖国を愛するが、危険にさらされるのは御免こうむるのだ。ああ、君がそうだと信じている「国をまことに愛する者たち」よ、いやむしろ、「愚か者たち」よ。国をまことに愛するとは、ある人が言うように、国のためにみずからすべてに耐えることなのである。祖国へのまことの愛は、ある人が言うように、すべてに耐えて、艱難辛苦の大事に正面から立ち向かいながら、それでいて不安の苦しみも知らずに、不確かなこと〔死の時期〕を気にかけないのである。祖国のためにこうしたすべてのことを請け負うならば、君たち、賢明なる人びとよ、それを評価しなさい。しかし、君が言うような、祖国にいたまま祖国を離れているとか、祖国に留まりながら、別の地にいるとか——このようなことを人に認めさせる強引さには無理がある。

アントーニオよ、君は愚か者なのだ。君は寝ぼけているのか。あるいは、君は不安で気が動転したために、あたかも私が祖国を出ていて、君が祖国にまだ残っているかのように思えてしまうのか。また、私が争うことなく君に祖国の市民権を譲渡すると考えるとは、何たる狂気の沙汰であることか。およそひとつのものは、ただの肉体と霊魂をもってよりも、精神それのみをもってこそ、よりしっかりと所有されるのである。君が都市から逃れているのに、どうして私は君が祖国を所有していると思わなければならないのか。また、君が今、祖国や、死や、悪党どもの暴力から除外されていることについては疑問の余地はないのだ。君の市民法の勉強のやり方はまずかったのだ。所有物ほどいとも容易に失われてしまうものはほかにないのだ。

もうおしまいにする。私は君たちの愚かさと君の冗談にあまりに長いことお付き合いしすぎた。私がこれまで展開して述べたことは真実であり、そのことに君が同意してくれることを疑わない。また、君が手紙を書いてきたのは、君が考え出したこれほど明白な誤謬をわざわざ自己弁護しようとする意志からというよりも、ただの冗談のつもりからであることも信じて疑わない。たとえ君が非難すべきほどに死の恐れを抱いているにしても、これほどに真剣にうわ言にうわ言を重ねていることに私は納得がいかないでいる。

さようなら。ご機嫌よう。フィレンツェにて。一三八三年八月二一日（インディクティオ六年）。ご自愛下さい。

第九部　大規模ペスト期の苦難を生きる

第一六章　ジョヴァンニ・ダ・パルマの『トレント年代記』（一三七五年）
——トレントを襲った四回の疫病

解説

歴史的に見て、トレントは重要な地点にあった。トレント（Trento 伊語。独語ではトリエント Trient）は、アルプス東部のブレンネロ（英語 ブレンナー）峠に近く、ドイツ、オーストリアなどのアルプス以北の政治世界とイタリアの政治世界との接点として重要な地点であった。そのため、歴代の神聖ローマ皇帝はトレントを重視し、トレントの司教に世俗権力（君主権）を与えて支配下に置こうとした（今も、トレントのブオンコンシリオ城の開廊には代々の司教伯のフレスコ画の肖像が見られる）。こうしてトレントは、通常、君主である司教が支配する都市として、皇帝派に属し、皇帝の権力の庇護の下にあった。そのため地理的にはイタリアにありながら、政治的にはドイツ的な要素が強かったのである。

一三世紀初頭には司教フェデリーコ・ヴァンガ Federico Vanga（在位一二〇七～一八年）の統治のもとでトレントは平和の時代と一大繁栄期を迎え、この時期のヨーロッパの他の地域と同じように人口は拡大し（推定人口一万人）、大

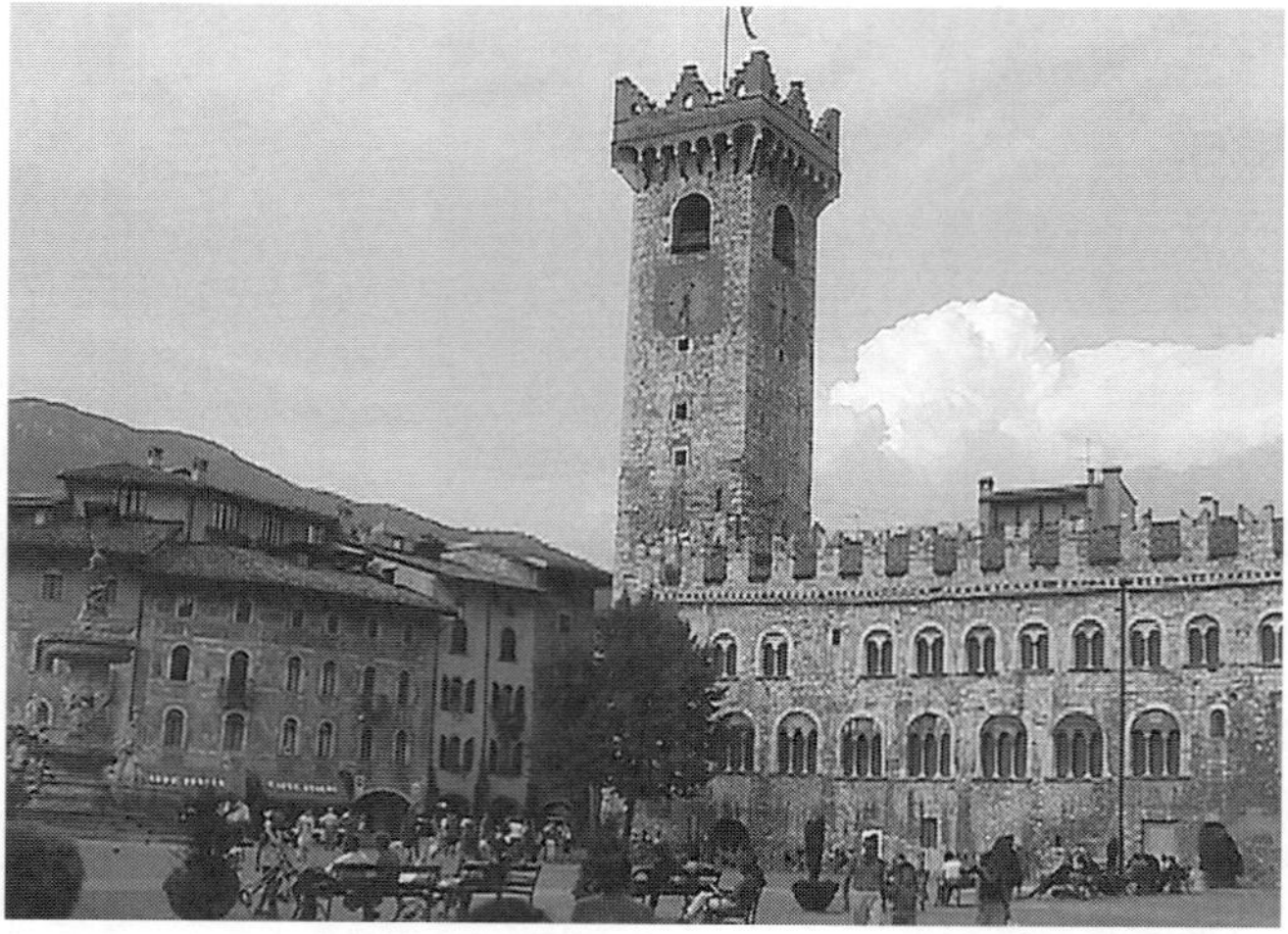

図16-1　プレトリオ館　F. ヴァンガ（司教君主）による建設（1220年）。
塔は「市民の塔」（13世紀）と呼ばれる

聖堂の再建とともにプレトリオ館の建設をおこなった（図16-1「プレトリオ館」）。しかし、一二七三年、トレントの司教は、それまで有していた世俗権力をチロル伯に奪われ、チロル伯が世俗権力を行使することとなった。一三四八年にトレントに疫病がやって来た頃は、トレントはチロル伯に支配されていた時期であった（その後、一三六三年にハプスブルク家に支配されることになる）。

宗教的に見てトレントという地名は、「トレントの公会議」（一五四五～六三）が開催された都市として名高い。実はこの公会議が開催されたゆえんもこの都市のもつ二重性によるものであった。当初目指されていたカトリックとプロテスタントの和解のためのこの公会議が、トレントで一五四五年に開催されることになったのは、この都市の二重性によるものである[141]。すなわち——

ルターの提起した宗教改革（一五一七年）によってヨーロッパが宗教的混乱に陥った。そこで教義の問題をめぐって様々な交渉や調停が試みられたが、どれもうまくいかずに、結局ルターのことばに従って公会議によって両者の調停を模索するということになった。ところが、どこで開催するかという開催地の問題をめぐって交渉は難航し、紛糾した。ルター派とカトリックの双方は、それぞれ自分たちにとって会議を優位に進めることのできる環境や背景を提案した。ルター派は開催地として、問題が起こったドイツの都市（ケルンやマインツなど）を主張した。一方、ローマ教皇は、教会大分裂を収拾したコンスタンツの公会議（事実上、「公会議は教皇の上位にある」という公会議至上説の見方にもとづいていた）の悪夢を繰り返すまいと思い、当初は公会議そのものの開催に否定的であった（クレメンス七世）。逃げ腰の教皇が開催地として提案した都市は、当初は本拠地ローマ（！）であった。次にそれが全く受け入れられずに、教皇国家の北部にあるボローニャ、次にイタリアにある神聖ローマ帝国都市のマントヴァやミラノ、そして最終的に落ち着いたのが、神聖ローマ帝国都市であるとともにチロル伯領に属するトレントであった。トレントは、いわば「イタリアであってイタリアでない都市」――「トレント」であるとともに「トリエント」でもある都市――であった。こうして、トレントのもつ二重の性格ゆえに、妥協の産物として公会議の開催地に選ばれたのであった(142)――

文化的にもトレントは二つの世界を結びつけるものであった。トレントはとりわけ中近世以来、ドイツやオーストリアの芸術家や知識人が古典文化に目を開く窓であり、いわば古典文化への玄関口であった。トレントは、ドイツの画家デューラーや音楽家モーツァルトや文豪ゲーテなどの人たちが、イタリア世界に足を踏み込む最初の都市であった。南下して来た彼らにとって、トレントは気候とともに様式が開かれる玄関口であった。芸術家に限らず、マックス・ウェーバーのような研究者も、療養のためにトレントを南下したが、そこからドイツとイタリアの文化と風土の本質的相違に知的啓発を受けたのである。すなわち、ウェーバーは、プロテスタンティズムの支配する厳格なドイツとは対照的な晴れやかなイタリアの諸文化と風土に魅了され、そこで『プロテスタンティズムの倫理と資本主義の精神』の着想を得たのである。――このようにトレントはイタリア世界と北方世界とを結びつけたが、同じようにトレントはペストの感染ルートの中継地点にもなった。第一回目（一三四八年）のペストはイタリアからドイツへと北上した。一三四八年の場合、ペストはヴェネツィアからトレントに進み、トレントでは「六月二日に疫病が始まった」という記録がある(143)。こうしてペストは、さらにトレントからボルツァーノを経てブレンナー峠を越え、チロル地

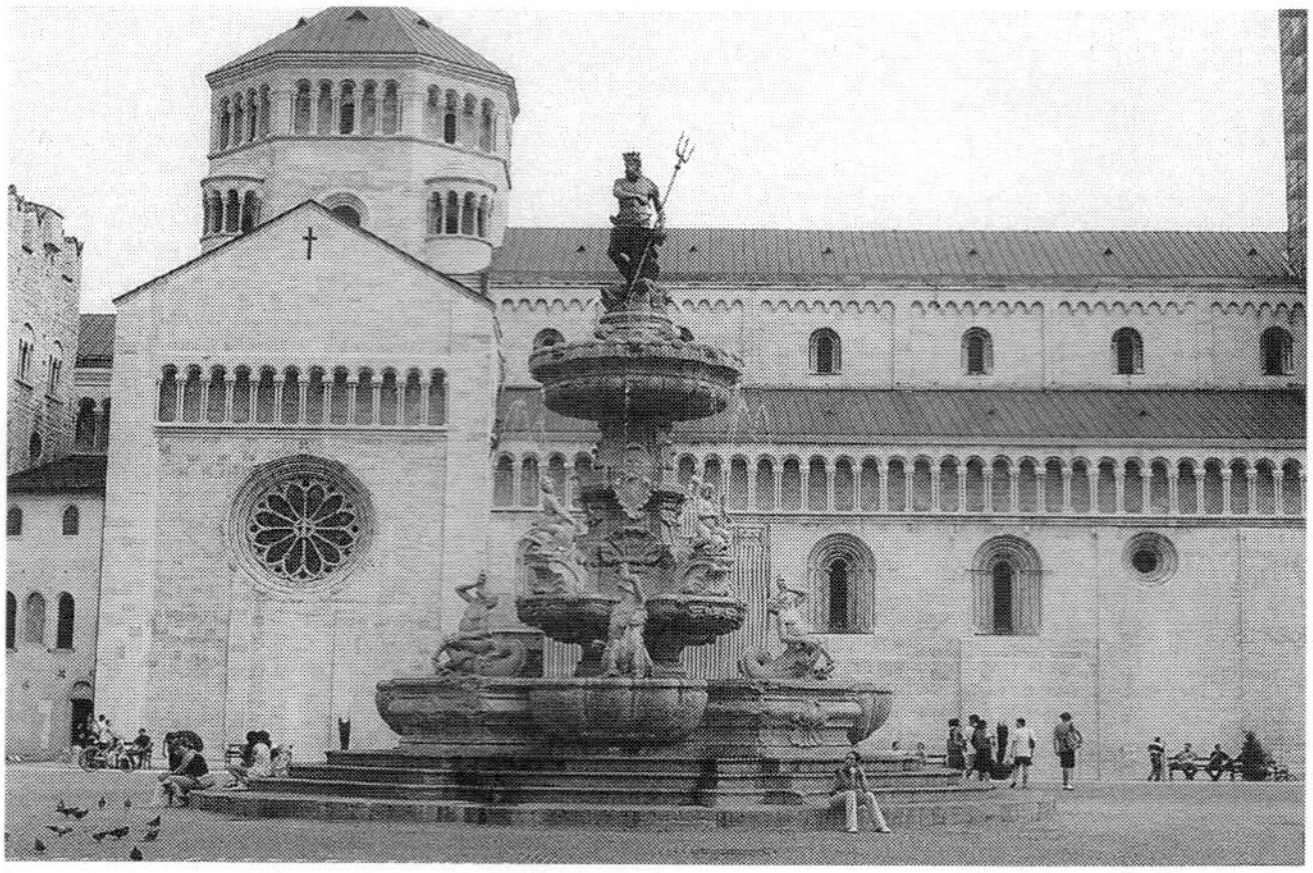

図16-2　トレントの大聖堂　12〜13世紀　手前は「ネプチューンの泉」(18世紀)

方に広がった（九月にはチロルの南部の山岳地帯で大流行した）。それ以後、ペストは、ヨーロッパで風土病と化し、二度目の流行以降は、おそらくアルプスの山間部かドイツで発生し、ふつうそれから次第にイタリアへと南下した――なかにはイタリアのフリウーリ地方などで最初に発生したペストもあった。

ここに紹介するジョヴァンニ・ダ・パルマ（一四世紀）の『年代記』（全文）（ラテン語）は未刊行のまま長く失われていたが、アンジェロ・ペッツァーナ Angelo Pezzana によって発見されて一八三七年に刊行されたものである。トレントの大聖堂（図16-2）の司教座聖堂参事会員であったジョヴァンニ・ダ・パルマは、自分が目の当たりにした疫病のあり様を「長く記憶に留められることを望んで」ペンを取ったという。その叙述の姿勢には多くの年代記作家と同様に、使命感が感じられる。その記述において注目されることは、彼自身が疫病にかかった罹病者であること、疫病に見舞われる最中にそれと平行して「ここ千年間で起こった飢饉のうちで最大の小麦の飢饉」について報告していることなどが注目される。また、疫病についての記述を目的にしていながら、半年前に発生した大地震の記述から始めて、両者の関連を示唆しているのもこの時代の疫病論のあり方を示唆している。つまり、当時疫病が起こった原因について、地震によって爬虫類が地表に出て空気を汚染し、そのため疫病が発生したと考えているのである。さらに、特徴的なことは、一四世紀後半にトレントに到来した四回の疫病についてそれぞれその症状を詳しく観察して報告していることである。

テキスト（ラテン語）は以下による。

"Cronaca inedita di Giovanni da Parma canonica di Trento", in A. Pezzana, *Storia della città di Parma*, I, Appendice, Parma, 1837, pp. 50–57.

史料

ジョヴァンニ・ダ・パルマの『年代記』

異常な事件に耳を傾けよ。
いっそう異常な事件に耳を傾けよ。
最も異常な事件には耳を傾け、それを読みなさい。

私は疫病の出来事が長く記憶に留められることを願って記述する。一三四八年一月、疫病に先立って大地震が発生した

トレントの司教座聖堂参事会員である私、ジョヴァンニ・ダ・パルマは、以下に述べる疫病の出来事を直接この眼で見、またそれについて人から聞いた者である。またこの私自身もこの疫病にかかったひとりである。そこで以下に述べる事柄が長く記憶に留められることを望んで、実際に起こったことやその並々ならぬ出来事の一切について、起こった通りそのままにきちんと記述しておこうと決心した次第である。

主の生誕から一三四八年、インディクティオの第一年の一月二五日、聖パウロの改宗の祝祭日の晩禱《ヴェスペル》の刻［一五時から一七時の間の時間〕に、最初微震が起き、それからほとんど休まずにすぐに再び非常に激しい地震が発生した。そのため教会の洗礼盤の中の水が外にあふれ出てしまった。またサンタ・マリア教会の鐘楼が大きく傾いて、そのなかの鐘がひとりでに鳴りだした。また、館《パラッツォ》のたくさんの軒蛇腹《コーニス》が倒れた。また家々も倒れてしまった。また、この地震は、アヴェ・マリアの聖句＊をゆっくり六回繰り返し唱えることができる位に長い時間揺れ続けた。

＊（訳注）アヴェ・マリアの聖句とは以下のとおりである。

Ave Maria gratia plena Dominus tecum.
Benedicta tu in mulieribus et benedictus
fructus ventris tui Jesus.
Sancta Maria Mater Dei ora pro nobis
peccatoribus nunc et in hora mortis nostrae. Amen.[144]

また、さらにいっそう重大な出来事が他国からやって来た人びとから伝えられた。すなわち、アクィリア〔イタリア東北部のフリウーリ地方の都市〕の総大司教であるウティーノの館が倒壊した。ドイツでは川に土砂が地滑りしたために逆流した川があった。そして他の地域では地震のために多数の人びとが死んだ。そして私が書き留めることのできないもっと深刻なことが数々伝えられた。

一三四八年六月、トレントで五つの症状を伴う疫病が発生した。この疫病で六人中五人が亡くなった

同じ年の一三四八年の六月二日、五つの症状を伴う疫病がトレントに発生した。その症状とは、第一に発熱、第二に鼠蹊部や腋の下に現れる腫れ、第三に疔、第四に「アントラス」という血液の流出、第五に、「聖クリストフォルスの患い」と呼ばれる昏睡であった。そしてトレントでは間違いなく六人中五人が亡くなった。そして家族のなかに死亡者を出さないところはなかった。多くの家族が全滅した。また、生き延びる者がいなかったために多くの一族が途絶えてしまった。かくして貴族の多くの家には一人も住む者がいなくなってしまったのである。

おまけに多数の人びとが発狂した。その病気にかかった者のうちで三日や四日や五日を越えて生き延びる者はほとんどいなかった。しかし、二〇日以上生き延びた人は治癒した。しかし、大多数の者は罹病してから三日目か、二日目か、一日目か、さらには、罹病してすぐに死亡した。たくさんの人びとが、道を歩いている途中に、ちょうど熟した果実の実が木からぽとりと落ちるように、倒れて息絶えたのであった。

私は、血痰が治った者がいたとか、その他の病状から治った者がいたとかいうのは、これまで見たことも聞いたこともない。ほとんど大部分の人が病にかかり、治らないままであり、長い時間が経っても容易には解放されることはなかった。かく言う私自身もまだ腺の病が完治していない。

前日夫を失ったために墓地に祈りに来た妻がその場で頓死するのを見た

ある早朝のことである。他に聖職者がいなかったので、私はサン・ヴィジリオ教会〔トレントの大聖堂〕の聖具室にいたのであるが、その時、窓からひとりの女性が見えた。女性は、前日死んだ夫の墓に行くところであった。そして彼女が墓で祈っていたまさにその時に、その女性がそこで頓死するのを私は見たのだ。そうして、今度はその女性が、夫の墓のそばに掘った穴に投げ込まれたのであった。それはちょうど獣が投げ込まれるようであった。遺体は柩に入れられることもなく、また司祭が付き添うこともなかったのである。

家族はお互いに避けあった。人は、息子の埋葬にも参加しなかった。聖職者はほとんど死亡した。死亡者が多かったので、墓場が不足した

今回の疫病の到来によって人びとの間に恐怖心が非常に高まった。そのため多くの金持ちが家族を連れて農村の別荘に逃れ、住居を捨てて行ったのであった。そしてキリスト教徒は、お互いに避けあったのである――まるでうさぎがライオンを避け、健康な者が癩病患者を避けるように、父と母は息子を避け、息子は父と母を避け、兄は妹を避け、妹は兄を避けたのであった。そしてあたかもお互いに知らない赤の他人同士であるかのように、親類同士も避けあったのであった。人びとのなかには、病気が自分に移る恐れから自分の息子の埋葬にさえ加わろうとしない者もいた。多くの人たちはきっと病気が治ると確信していた。そして昼も夜も、聖体と聖油は祭壇の上に置かれたままであった。司祭はほとんど誰もが、金儲けの欲求に駆られるのでなければ、ミサをおこなおうとしなかった。そしてトレントの修道士と司祭はほとんどの者が疫病で死亡してしまっていた。霊魂の治癒［秘跡］をおこなうトレントの司牧者のなかで助かった者は、私の見たところ、ひとりしかいなかった。教区のすべての墓地が瞬く間にいっぱいになり、墓地の囲いの外側に柩を埋めなくてはならなかった。そしてたったひとつの墓穴に五つか六つの柩が入れられることもしばしばおこなわれた。さらに墓穴を一日に二度も掘りおこすことさえあった。

名義聖職者が四〇人死亡した。妊婦で生き残ったのは六人だけであった

サン・ヴィジリオ大聖堂では、聖職禄を受給する名義聖職者のうち四〇人が死亡した。そのうち一四人が大聖堂参事会員［典礼祭儀において司教を補佐する司祭の団体の構成員］であった。二つのマンシオナリオ［聖堂参事会員を補佐して下級聖職禄を享受する聖職者］の職が六カ月の間に二度空位となった。妊婦についていうと、疫病の時に妊娠していた女性で助かった人は、トレントではたった六人しかいなくて、ほかの女性は皆死んでしまった。

世界中に広がったといわれるこの疫病で死にやすかったのは、老人より若者、若者のなかでも女の子、女の子のなかでも美しい女の子であった

そしてこの疫病は、トルコ人やユダヤ人やサラセン人といった異教徒の人びとの間や、キリスト教徒の間など、世界中に広がったと言われた。しかしながら、いつも決まった同じ時期だけに発生したわけではなかった。なぜなら、秋に発生した地域もあれば、冬に発生した地域もあった。また春に発生した地域もあれば、夏に発生した地域もあったからである。そしてまず老人よりも若者の方が先に死んだ。若者のなかでは女の子の方が多数死んだ。そして女の子の場合、美しい女の子であるほど早く死んだ。また、成人の場合、男性より女性の方が早く、また多く死んだ。

そしてどの地域においても、私の聞いた限りでは、今回の疫病は、いつも女の子から始まった。それも特に美しい女の子から始まった。このことは、実際にトレントで起こったことだ。というのも、私自身、この目で見たのだが、宮廷において、美しかった三人の少女が、ここで述べた出来事が始まった時に、一日のうちに死んでしまったのである。

日当が値上がり、ワインが値上がった

また、この疫病の時期には、働き手がいなくなった。作物は農場に置かれたままであった。――それを刈り入れる者がいなかったからである。一三四九年には、日当として労働者に一三ソルドか一四ソルド、あるいは一五ソルドが支払われるようになったが、それでもその額でも労働者を見つけることはできなかった。また女の労働者には六ソルドか七ソルド、あるいは八ソルド支払われた。

ワインのなかでもあまり値打ちものではない場合、一カッロ〔数ヘクトリットル（一〇〇リットル）程度の量〕が卸値で四〇リラか四五リラ、あるいは五〇リラで売られた。上等のワインの場合、卸値で六〇リラか七〇リラであった。しかし私は、上等のワインが一カッロで一〇〇リラの値で売られているのを見たことがある。しかもこれはトレント産のワインの話である〔トレント産のワインは上等というわけではなかった〕。このほかにもっと書くべきたくさんのことがあるだろうから、これについてはもう書くことはしない。

一三四八年の疫病は六カ月間続いた。薬がなくなったことから、都市の有力者までもが命を落とすようになった

今回の疫病は六カ月間続いた。──ああ、神のご加護なしには！

医師の死亡は他の人びとよりも多かった。おまけに、私がこの眼で見たし、またほかの地域からも聞いていたように、都市の有力者まで命を落とすようになった。これは今度の疫病のおかげで薬がもはや誰にも見つからなくなったためである。──ああ、栄誉と栄光はいつの世まで永遠に神のものである、アーメン。

一三六一年の疫病は、その死に方は前と同じ型であった

同様に、また一三六一年になって全世界に疫病がやって来た。それは先の疫病と勝るとも劣らない深刻な疫病であった。またその型も同じ疫病であった。といっても、死者の数に関して同じではなく（今度の場合、最初の疫病ほど死者の数は多くはなかった）、人びとがあっという間に急死し、同じような死に方をしたという点で、同じ型の疫病であった。

一三七一年の疫病は、急死をもたらす点は同じであったが、疔と横根の病気を引き起こした

同様に、一三七一年になって、またもや疫病が地域から地域へと次々と伝わってやってきた。しかしそれは同時に一度にやって来たわけではなかった。この疫病は、死者の数では、前の二回の疫病ほどではなかったが、前と同じような具合に人を急死に至らしめるものであった。そして疫病は六カ月間トレントに留まった。

こうしてこの時広がった病気が、疔と横根の病気であった。私は、横根が右の脇腹にできた人で助かった人がいたなどとは、これまで見たことも聞いたこともない。左の脇腹にできた場合は、わずかながら助かった人がいた。

以上述べたことは、私こと司教座聖堂参事会員ジョヴァンニ・ダ・パルマがこの眼で見たことだ。そこで私は、この事件の後に生まれて来る人びとのために、上で語られた出来事の記念のために、自分の手でこの事件を記述した次第である。

一三七一年の疫病では、幼児と子どもが多く亡くなった。生き残った幼児と子どもは一〇人中一人であった

同様に、また一三七三年になって、類似した疫病がやって来た。この疫病は、前と同じように地域から地域へと次々と伝わってきたもので、トレントには一三七四年の年末まで二年間にまたがって居座った。若い者も年寄りも、男も女も死んだことから先と同じ種類の疫病であった。しかし、幼児と子どもの方が多く死んだ。それというのも、トレントでは、幼児と子どものうち生き残ったのは一〇人中一人であったからであり、私の聞いた限りでは、他の地域でもそうであったという。だから大人のそばで奉公している子どもの姿は見当たらなくなってしまった。

一三七三年の疫病も類似した疫病であった。病人は大半の者が記憶を失った。また症状は腋の下や鼠蹊部の腫れ、疔、昏睡となって現れた。この年はパンとワインがあり余るほど豊富にあった

病気にかかると、はじめ大半の者が記憶を失ってしまい、一日か二日経ってから意識を取り戻した。それからなかには、快方に向かう者もいたが、それもつかの間、すぐに死んでしまうので、自分の財産の整理をすることもできなかった。一方、病人のなかには、病気が治らないものの、深い心の平安を抱いて、祈りながら息を引き取っていく者もいた――彼らは、自分を取り囲む人びとに、ごめんなさいと声に出してあやまって、死んでいったのである。

この時の疫病には次の三つの症状があった――その一、腋の下や鼠蹊部の腫れ。その二、疔。その三、昏睡である。この病気で死ぬ運命の者は、五日目の夜を過ごすことはなかった。時々最初の疫病で述べたように死んでいった者もいたが、そのほかの者は今ここで述べたように死んでいった。

付け加えていうと、この年〔一三七三年〕にはパンとワインがあり余るほど豊富にあったので、人びとはこの豊富さにあまり快く思っていなかった。というのは、ワインと同様に、穀物もほとんど商いされなかったからである。一スタイオの量について、小麦は八グロッソ［貨幣の単位］、ライ麦は四グロッソ、キビは三グロッソ、粟は二グロッソで手に入れることができた。一インジェステリア［液体の計測単位。どの程度か不明］の量の極上のワインについては、俗に「バガッティーニ」と呼ばれている小銭で八枚からせいぜい一二枚で売られた。こうしたことは一三七三年に見られたことである。そして今述べた品物の豊富さは、一三七四年の年末まで続いた。

それから四旬節と復活祭が素早く過ぎた。そしてもっと高い値段で売られ始め、ますます上昇していった。というのも、一カッロの量の上等のワインは、ブドウの収穫期に、卸値で二〇ドゥカートや一七ドゥカートや一八ドゥカートで売られたからである。一方、前年のブドウ収穫期には上等のワインは最高でも六ドゥカートを越えて売られることはなかった。こうしたことは穀物も同様であった。また軽いワインは一三七五年には卸値で、二グロッソで売られた。もっと軽いワインは卸値で、一グロッソで売られた。

ここ千年間で最大の小麦の飢饉が発生した

そしてこの年、イタリアにおいてここ千年間で起こった飢饉のなかで最も大きな小麦の飢饉が発生した。というのも、この時、ミラノやそのほかのロンバルディーア地方の都市、さらにはジェノヴァさえも、小麦を遠くバイエルン地方から輸入しなくてはならないほどであったからである。そして一スタイオの量の小麦粉が少なくとも二三ドゥカートから二四ドゥカートもの値打ちがして、この価格で売られたのである。トレントでは通称「ソンマ」と呼ばれるスタイオで売られていた。八スタイオの小麦粉に対して二四リラにまで高騰した。ライ麦の場合、二〇リラにまで高騰したのである。

以上、ここで述べたすべてのことは、私ことジョヴァンニが見たことであり、また聞いたことである。そしてこのように私自身の手で子孫への記録として書いたものである。

七月二〇日。将来何が起こるかは、我々の思索の域を越えている。しかし神はよい手立てを用意してくださるのだ。アーメン。

第一七章　モレッリ家の人びとの疫病死
――ジョヴァンニ・モレッリの『リコルディ』（一四一一年）

目次

解説

疫病の生活史料としての『リコルディ』と商人的リアリズム

1　年代記作家による疫病の記述の二つの特徴

人は事実を報告する時、自分が抱いている関心や価値観のレンズ、一種のフィルターを通じて、自分の網膜に映ったものを報告する。だから、同じ大きさのものであっても、人によって、それが非常に大きく見えたり、反対に小さく見えたり、あるいは全く見えなかったりする。

　こうしたことは、絵を描く時も同じであり、例えば、幼い子どもが父親を描くとき、父親の体全体をバランスよく描くのではなく、顔を特に大きくはっきり描き、髭などをしばしば強調して描く。子どもにとって、父親はその顔や髭こそが、最も象徴的であり、重要なのである。同じことは一四世紀の画家ジョットについても言える。遠近法の先駆者であったジョットの絵画でさえも、図17-1ジョット《荘厳の聖母》（一三一〇年頃、ウッフィッツィ美術館）の場合、聖母は左右の天使よりも後方にいるにもかかわらず、遠近法を無視して、聖母は天使よりもずっと大きく、輝かしく描かれている——それほどジョットにとって聖母は偉大な、文字通り「荘厳」な存在であったのである。ここには心的なレンズが作用しているのである。

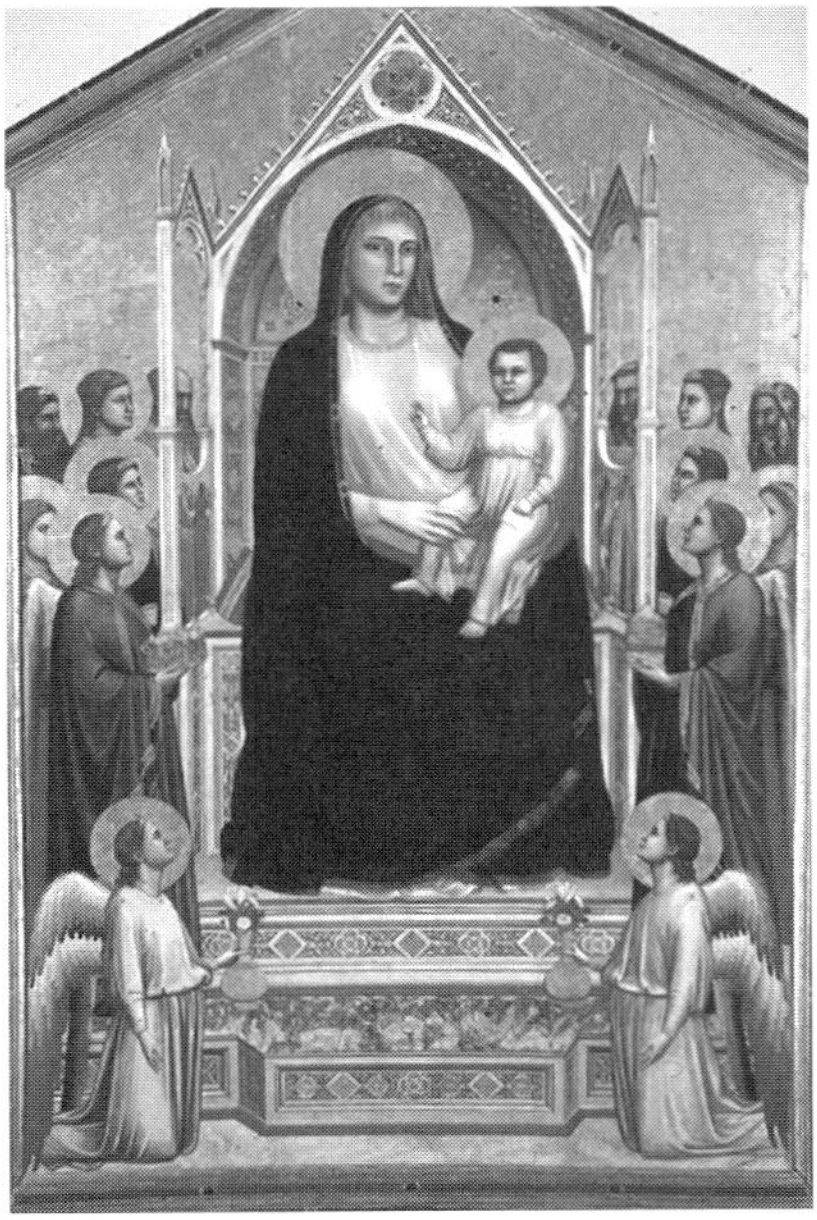

図17-1　ジョット《荘厳の聖母》

同じように、中世の年代記作家も、彼の関心や価値観のレンズを通じて彼の網膜に映った「事実」を、さらに、彼らなりの「表現」で報告した。黒死病の報告も、したがって、彼らなりに「見えた」ものを、彼らなりの「表現」でおこなっている。我々はそれを注意して見抜く必要がある。このことを具体的に見ていこう。

一四世紀のペストを報告した年代記作家――当時、その多くが托鉢修道士であるが、都市の俗人の年代記作家も彼らから影響を受けた――の場合も、彼らの関心のフィルターを通じてペストの出来事を描写した。宗教的世界に生きる彼らにとって、彼らのレンズは、聖書や教父の書物を中心軸としており、キリスト教的な神観念によって物事を見る。その視点にもとづいて生じた出来事を記述しようとするものであった。この宗教的な関心・宗教的な価値のレンズから見えたものを表現することが、年代記作家の一種の務めであり、その記述の第一の特徴であった。

彼らは、この世の出来事に《神の意思》を認めようとしていた。そもそも、この世界自体が、その始めにおいて神によってつくられ（「天地創造」）、さらに、現在においても、未来においても永遠にわたって、天体の動きも、自然の世界の現象（豊作・凶作・災害等）も、人間の営み（生死・事故・幸や不幸）も、すべて神のなすがままに、神の支配下、神の摂理のもとにあると、そのように考えていたのである。この世の出来事は、その「世界の終末」（これは最大の関心事であった）も含めて、すべて神の意思（神意、思し召し）のもとにあるとすれば、年代記作家の仕事は、様々な分野で起こっている出来事を広い視野から等しく結びつけ、そこに一貫した神意を探ることであった――

こうしたことから、彼らのアンテナは、目に見えるこの世のすべてに対してほとんど同じくらいの強い関心度で向けられた。彼らの見方においては、人間世界も、天体や自然の世界も、すべて神の絶対的な支配下で起こる同一次元の現象であると考えられたことから、一三四八年のペストの場合、ペストの発生という事象だけではなく、その前や後に起こったあらゆる異変、すなわちバッタの大群、洪水、天体での彗星の発生、地震、飢饉、雷、火山の噴火、大気の汚染、政治的異変、人心の乱れ、国家財政の困窮など――こうしたことすべてが、我々が考えるような因果関係の合理的（科学的）な結びつけとは全く別の次元で、終末を示唆するかもしれない一連の「危機の兆候」として、すべてはほとんど対等な重さをもって、密接に結びつけられて認識される傾向があった(145)。世界の終末の兆候に対して常に嗅覚を利かせた托鉢修道士たちは、一連の「危機の兆候」のなかに神の怒りのメッセージを読んだのである――「神は、不信心な人間に怒りを感じておられる」、と。托鉢修道士は、中世後期の物的な豊かさのもとに生きる都市民の信仰の欠如とそれゆえの神罰の可能性に警告を発していたから、疫病の発生は「そら見ろ」と言わんばかりの出来事であったのだ。

こうしたことから、托鉢修道士は、疫病の流行に「神の怒り」や「神罰」のメッセージを読み、人びとにそのことを強く喚起させようとした。この強いねらいから、出来事の報告の実証性、事実の客観性の点検、真偽には、あまり関心がなかったと言える。彼らには、我々の時代の新聞記者のように、起こった事件を確認するためにわざわざ現地に赴いて、「取材」すること、起こったことの様態を確かめて克明に報告するという気はなく、むしろ奇妙な出来事であれば、伝聞情報であっても漏らさずに伝達した。そして、疫病による大量死の地獄絵のような有り様、惨事のむごたらしさを、ほかならぬ「神の裁き」として断定して、そのことを生き残った者や後世の者に思い知らせたいという強い思いから、死者の数を、彼の特殊なレンズを通して、しばしば誇張して（それは信仰の喚起に必要であった）、報告する傾向があったのである。ひどい場合、疫病による死亡者の数が住民の数を上回るような報告さえあった。彼らにとって「事実」より「真実」の方が重要であったから、「事実」の報告よりも、「真実」の報告をしたかったのである――その真実とは、キリスト教的真実であった。それは、聖書が教える啓示――すなわち、「神」の存在と支配、神罰の厳しさ、「霊魂の永遠の生」（「肉体の死は永遠の生に近づくための門なのである」）(146)、「天国」と「地獄」の存在、「終末」と「最後の審判」などであった。

年代記作家は、目の前の出来事、つまり危機の兆候として認められる事柄をほとんど対等な重さをもって認識したと述べたが、しかし、厳密には、それも年代記作家によって強弱があった。年代記作家によっては、疫病の起こる前や起こった後に起こった特定のある出来事に強く関心をもち、そこに《神意》を強く直感し、詳しく論じた者もいた。

研究者G・ザネッラによれば(147)、あるドミニコ会の托鉢修道士の場合、「疫病」よりも「地震」の方に重大な《危機の兆候》を認めた。彼は、一三四八年一月の大地震について一〇行に及んで報告しているのに、そのあとに起こったヨーロッパ史上最大の不幸であったペストの方については、わずか五行しか書いていないのである。しかも、その場合でも、疫病の前年に発生した「地震」（これも大被害であったが）そのものよりも、その直前に「雷」が鳴ったことの方が、彼には神意の現れと思われたのである。そして、これについて詳しくコメントしたのである。閃光と轟きを伴う「雷」は、前近代人にはあまねく神的なインパクトを与えたようである（確かに日本語でいう「雷」は、大和言葉「かみなり」であり、つまり「神鳴り」である）。一五世紀末のフィレンツェの一市民のランドゥッチも雷に何かの前触れを感じて、次のように日記に綴っている。

　これはなんとも不思議なことだと考えられ、なにか重大なことの前触れではないかと考えられた。というのも、空は晴れ上がって雲ひとつなかったのに、雷はだしぬけにやってきたからだ（一四九二年四月五日）(148)。

　同じようなことは、シエナの作者不詳の年代記についても言える。彼は、一三四八年のペスト直後に起こった飢饉による大量死について三五行にわたって詳しく報告しているのに、直前の、肝心の一三四八年のペストについては、わずか一行半（！）しか報告していない(149)。このように、「神意を推し量る」という観点や関心に立つこの二人の年代記作家にとって、ペストの被害そのもののドキュメンタリーな事実の実証的な報告よりも、神意を暗示した、その前や後に起こった「雷」や「地震」や「飢饉」の意味の解釈の方に強い関心を示したのであった。実際、ペストさえも、もっとひどい出来事――すなわちこの世の終末！――の前触れであるかもしれなかった。

　以上のように、年代記作家は、起こった出来事について、そのキリスト教的価値観のレンズを通して「見えた」ものを描写した。そこでは「事実」より「真実」が重視された。こうした「真実」の重視の姿勢にもとづいて年代記作家は疫病の報告を記述したのである。これを年代記作家の記述の第一の特徴とするならば、第二のもうひとつの注目すべき特徴は、「表現法」に関するものであり、キリスト教的価値観とは別次元のものであった。

すなわち、それはギリシャ・ローマの古典古代の伝統的な表現法から影響を受けたものであった。このギリシャ・ローマの古典古代から引き継いだ伝統的な表現法は、あまりに高い修辞意識ゆえに、事実の正確な描写から乖離することにつながる側面（誇張的側面）があった。それが年代記作家の「常套句」の使用である。古典への通暁ゆえに、「疫病」といえば、すぐに彼らは機械的にその常套句を用いる習慣があった。そこには、これまたステレオタイプ化された、事実報告からは乖離した表現が横行しがちであったのである。

2　常套句の利用

その常套句とは、《疫病が流行すると、人びとは、疫病が自分に感染するのを恐れて、疫病に苦しむ家族を見捨てて逃げ去ってしまった》というタイプのフレーズである。

都市の人びとを容赦なく大量死に追いやる疫病――この疫病の猛威を前に、みずからの死と感染の恐怖に駆られて、最愛の家族さえ見捨ててしまうという無情な情景こそは、疫病のすさまじさを伝えるのに効果的なものと思えた。そこには古典の教養が後押しした。その表現は、「疫病」のいわば「枕詞」のようなものとして、疫病とは切っても切れないほど深く結びついた決まり文句として、古典古代の時代から中世の時代まで伝統的な表現として用いられるようになった。この常套句は、古典古代のトゥキュディデス（前四六〇頃～前四〇〇頃）、ルクレティウス（前九四頃～前五五頃）、ヴェルギリウス（前七〇～前一九）、セネカ（前四頃～後六五）、ルカヌス（三九～六五）、セビーリャのイシドルス（五六九頃～六三六）などによって用いられ、引き継がれてきた伝統的な表現であった(150)。

この常套句は、研究者ヴィットーレ・ブランカによれば、ボッカッチョも、その『デカメロン』（イタリア語）の疫病の描写においても利用したものであった。

兄弟は自分の兄弟を見捨て、おじは甥を見捨てた。また姉は自分の弟を見捨て、しばしば妻は夫を見捨てた。そしてさらに大変なことで、ほとんど信じられないことだが、父親と母親は息子たちをまるで自分のものでないかのように、その具合を窺ったり世話をしたりするのを嫌がったのである(151)。

ボッカッチョがこの常套句を利用した背景には、ひとつに、同時代の年代記でしばしば常套句が利用されていたことがある。ボッカッチョはそれを模倣して採用したのである。また、それと同時に、人文主義者であるボッカッチョが直接触れた古典の著作から刺激されたことにもよる。それが、八世紀のカロリング・ルネサンスの歴史家パオロ・ディアーコノ Paolo Diacono（パウルス・ディアコヌス、七九五年没）のラテン語の『ロンバルド人史』*Historia Langobardorum* の表現であったという(152)。すなわち――

子供は、親の遺骸を埋葬しないまま見捨てて逃げ去った。また親は胎児へのいつくしみの情を忘れて、生まれたばかりの子を、身を震わせ捨て去った(153)。

それでは、これまで紹介した本史料集での疫病の情景の記述はどうであっただろうか。これまでイタリアの諸都市の年代記と教皇庁の書簡、あわせて七名による疫病の報告を紹介したが、実はその全員が口をそろえてこの常套句を用いている(154)。次に七名の常套句を紹介してみよう。

本書第五章　アーニョロ・ディ・トゥーラ『シエナ年代記』（イタリア語）

父は息子を見捨て、妻は夫を、兄は弟を見捨てた。誰もが病気の相手を逃れて立ち去った。誰も彼もが皆恐れて、人はほかの者を助けようとはしなかったのである。また父親は息子を見捨て、息子は父親や母親を見捨て、妻は夫を見捨てた。

本書第三章　ラニエーリ・サルド『ピサ年代記』（イタリア語）(155)

恐れはあまりに激しく誰もが人に会おうと思わなかった。父は息子に会いたいと思わなかった。また、息子も父に会いたいと思わなかった。また、兄は弟に会いたいと思わなかった。そして、妻は夫に、また、夫も妻に会いたいと思わなかった。そして誰もが死から逃れた。

本書第六章　マルキオンネ『フィレンツェ年代記』（イタリア語）(156)

息子は父を見捨てた。そして、夫は妻を、妻は夫を見捨てた。そして兄は弟を、弟は姉を見捨てたのであった。

本書第一章　ガブリエーレ・デ・ムッシス『疫病の歴史』（イタリア語）

ある人の家で病人が出た時には、誰もその人に近づこうとしなかった。親友でさえ涙を流しながら身を隠したのである。……「ああ、お父さん。どうして私を見捨てたのですか。私があなたの子供なのですよ。忘れたのですか」。

本書第二章　ミケーレ・ダ・ピアッツァ『シチリア年代記』（イタリア語）

疫病に対する人びとの嫌悪感は強く、息子が病に伏すと、父親はもはや息子のそばに行きたがらなかった。

本書第一六章　ジョヴァンニ・ダ・パルマ『トレント年代記』（ラテン語）(157)

キリスト教徒は、お互いに避けあったのである――まるでうさぎがライオンを避け健康な者が癩病患者を避けるように、父と母は息子を避け、息子は父と母を避け、兄は妹を避け、妹は兄を避けたのであった。そしてあたかもお互いに知らない赤の他人同士であるかのように、親類同士も避けあったのである。

本書第七章1　アヴィニョン教皇庁のカントルの書簡（ラテン語）(158)

父は息子の見舞いには行かずに、同様に、母は娘の、兄は弟の見舞いには行こうとしない。また息子は父の見舞いに、友は友の、知り合いは知り合いの見舞いには行こうとはせず、また、いかなる者もその親類の見舞いには行こうとしないのである。

では、本史料集以外では疫病の報告はどうであったのだろうか。G・ザネッラの紹介するイタリアの年代記には次のような常套句の利用例が示されている(159)。どれもステレオタイプの表現に徹している。

マッテーオ・ヴィッラーニ『年代記』（イタリア語）(160)

母親や父親は息子を見捨て、息子は母親や父親を見捨てた。兄弟は自分の他の兄弟や親族を見捨てた。

マルコ・バッターリ・ダ・リミニ『マルカ』（ラテン語）(161)

それから父は衰弱した息子のもとを逃れ、兄弟は自分の兄弟のもとを逃れ、妻は夫のもとを逃れて行った。

『パルマの小年代記』（ラテン語）(162)

父親と母親は息子のもとを逃れた。妻は夫のもとを逃れた。息子は父親と母親のもとを逃れた。

『ピストイアの歴史』（イタリア語）(163)

父親は息子を息子は父親を見捨て、兄弟は自分の兄弟を見捨てた。

ピエトロ・アザリオ（ラテン語）(164)

父が息子に、反対に、息子が父に、厚く手当を受けることもなく、また兄弟が自分の兄弟に、友人が友人に、隣人が隣人に、厚く手当を受けることも見られなかった。

ヴェネツィアのある碑文（イタリア語）(165)

親は息子のところへ行こうとはせず、また息子も親のところへ行こうとはしない。

3 「疫病を恐れて人は皆家族を見捨てた」は事実か——「年代記」対「リコルディ」

では、疫病の流行時において、事実はどうであったのだろうか。人びとは疫病にかかった家族を前にして、実際どう反応したのだろうか。人は皆、常套句どおりに反応したのであろうか——すなわち、無情にも皆そろって病気の家族を見捨てて、終油の秘跡も与えず、放置して逃げたのであろうか。

確かに常套句が示すように、感染を恐れて疫病患者を逃れた者がいたことは間違いない事実である。それが人の自然な反応であるからである。当時、疫病患者に触れただけで急死した者が出たと伝えられ、そばに近寄ることが恐れられたのである。また、仕事柄、治療・秘跡・遺言書のために臨終の疫病患者に対応しなければならなかった医師・司祭・公証人たちは、そのために多くが疫病死したといわれることもある。だから身近にいた家族による無情な行動があったことは、フィレンツェの年代記作家マルキオンネの次のような具体的な、リアルな記述からも納得がいく——

息子は父を見捨てた。そして夫は妻を、妻は夫を見捨てた。そして兄は弟を、姉は妹を見捨てたのであった。町中のすべての者が、死者の埋葬のために、ただただ死者を運びつづけた。多数の人びとが死んでいったが、彼らは臨終に際して、告解も他の秘跡も何もしてもらえなかった。非常に多くの者が人に気づかれないままにひっそりと息を引き取った。多くの者が見放されてそのまま餓死した。それというのも、家のなかで病人が出ると、家の者は怯えながら、「医者を呼びに行って来るよ」と言って、家の出口の戸をそっと閉めて、外へ出て、そのままもはや家には戻らなかったからである。人間から見捨てられ、食べ物も与えられない病人たちは、発熱に苦しみながら、息絶えたのであった。日が暮れると、多くの病人は家族に向かって、「後生だから、私を見捨てないでおくれ」と懇願したのであった。それに対して家族の者は、病人にこう言ったものであった——

「お前が何か必要なものを欲しがると、その度に付き添いの者を夜に起こし、昼も夜も四六時中ずっと疲れさせてしまうのだよ。だから、そうさせないようにお前は自分で砂糖菓子を取って食べて、自分でワインや水を飲むのだよ。ほら、お前の枕元に置いておくから自分で食べていいのだよ」。

そして家族の者は、病人が眠っている時に立ち去ってしまい、もはや戻ってこなかった(166)。

しかし、問題は、「誰も彼もが皆」、このマルキオンネの言うように、本当に病気の家族を見捨てて、逃げ去ったかどうかである。ふつう常套句を用いたステレオタイプの記述をしてしまった後では、もはやそれに反するような、個別の、具体的な事例――すなわち、逃げずに看病した家族がいたということなど――は記述しにくいものである(167)。実際、常套句を用いた年代記作家は多くの場合、次に、疫病が引き起こした別の注目すべき話題――「町中に死体があふれていた」「遺体はひとりの会葬者もなしに墓場まで運ばれた」など――に転換してしまっている。

しかし、実はこうした無情な人の反応とは正反対に、情愛をもって病人を見取った家族もいたのである。病人から逃げずに、愛情をもって接して、臨終の終油の秘跡にまで立ち会った家族がいたのである――

それを示す詳しい報告の例がある。それは年代記ではない。それは家族の人びとの日々の記録や生涯を記述した私的文書であり、私のいう「生活史料」である。「生活史料」の執筆者は、托鉢修道士のように、宗教的理念に導かれて、神罰としての疫病のひどさや無情さをことさら誇張して、特殊なレンズで世界を通して描写する必要もなかったし、年代記作家のように、常套句を用いて古典の修辞的教養をひけらかす必要もなかったのである。

それが本章で扱うジョヴァンニ・モレッリの『リコルディ』（一四一一年）である(168)（彼の『リコルディ』については第一四章「一市民の疫病対策と健康法」でも扱った）。モレッリ（一三七一～一四四四）はフィレンツェの大商人で、「正義の旗手」（行政長官）にまで登り詰めた人であったが、その『リコルディ』のなかで、みずからの半生について、その出生から生育歴、結婚、フィレンツェの役職の経歴などについて多くを語る一方で(169)、祖先や親類の生涯についても綴り、そのなかでもボローニャで疫病死した従兄弟の臨終の場面について書いているのである。そこでは家族の皆に取り囲まれて、ペストで死んでいく従兄弟の最期が克明に報告されている。

4　モレッリによるグァルベルトの疫病死の報告

グァルベルトは、モレッリの従兄弟であった。モレッリは、はじめにグァルベルトのことをこう紹介している――「彼は学問に興味をもっていて、確か、法学を勉強したと思う。彼について私が理解したことによると、その学問と生来の善良な性格のおかげで、彼は有能な人物へと成長していったのである。やがてそれが立派に証明されることとなった。そのことは、とりわけ次のことからわかるのである」。モレッリは、このように述べてから、グァルベルトの疫病死に至る様子を説明する。まず、フィレンツェに疫病が流行したので、モレッリ家は親戚の家族（ジョヴァンニの家族）とともに、そろってボローニャに逃げて、そこで共同で避難生活を始める。そして、食料の買い出しと会計がグァルベルト（ジョヴァンニ家の一員）に任されることになったという。

一三七四年に疫病が発生したために、ジョヴァンニの生き残った家族全員とパーゴロの家族全員は、ボローニャへ逃げ、一軒の家に合同で住んで、生活費を両家で半分ずつに出し合った……。我々は、男、女、子ども、乳母、外国人の召使い、友人を含めて全部で二〇人を越える所帯であった。買い物の準備や必需品の調達はこのグァルベルトに任された。そして彼は、手渡されたお金を帳簿につけ、収支をしっかり計算しなくてはならなかった。彼は、知ってのとおり、年端も若く、見知らぬ地にあってこのような仕事をおこなうことに全く慣れていなかったにもかかわらず、しっかりと対処して、深い配慮と節度をもって、命のある限り、必需品のすべてを共同生活する家族集団に調達したのであった。そして彼が皆のために出費したものは、大きい出費も小さい出費も正確に帳簿につけたのである。……グァルベルトがまだ若者であったことや、その揺るぎのない、素早い決断力を考慮すると、彼こそは強い精神力と、大いなる思いやりのこころと、大いなる配慮のこころの持ち主であったと私は考える(170)。

ところが悲劇がグァルベルトを襲う。彼が疫病に感染し、死が近いことがわかるのである。そして、家族の皆は、感染を恐れ彼から逃げるどころか、臨終の床で終油の秘跡を受け天国を目指すグァルベルトのために、そろって枕元で美しい詩篇の歌を歌ってやるのであった。最後に、グァルベルトは家族の者に自分の犯した罪の赦しを乞い、わずかな不正の金を返却して、告解とともにこの世の罪を清めて、安らかに死の旅に出る――この場面の描写は、モレッリ自身の最愛の息子アルベルトの死をめぐる記述(171)などとともに、『リコルディ』のなかでも涙を誘う最も感動的な場面のひとつである。

運命は、はっきりと、その姿を現わすこととなった。死が近づいた時のことであったが、グァルベルトが示したふるまいは、青少年が示すようなものではなく、人生に長けた老人が示すようなふるまいであった。ついにグァルベルトは疫病に罹ったことがわかり、自分の命が長くないことを悟ると、同じくらいの配慮をもってみずから霊魂の救済を目指して、準備した。そしてすべての秘跡を要求し、それを最大の敬虔さを抱いて受けた。そして神聖で美しい敬虔な詩篇の歌が流れるなかを、彼は信心深いこころを胸にして自分の霊魂を神にゆだねるのであった。それにつづいて家中の人たちの前で、大人に対しても、またそれと同じように子どもに対しても、すべての家族に対して、同じような敬意を抱いて、やさしい愛情のこもった声で赦しを乞い、自分の霊魂を皆にゆだねた。最後に、集まった皆を前にして彼は自分の罪を告白した――「ぼくは、自分のために一〇リラか一二リラほどを生活費から使い込んでしまいました」と。そして今述べたように、皆の前で自分の犯した罪を責めて、金庫箱に金を返したのであった。

それからついに息を引き取る最後の瞬間さえも、頭はしっかりしていて、皆に聞こえるようなはっきりとした、大きな声を出して、司祭とともに祈禱を唱えたのであった。それから死期が迫ったのを感じ取って、司祭にもっと早く祈禱を唱えるように促した。そして神のおかげで祈禱を唱え終えて、司祭の声に合わせて最後のことば「神に感謝を。アーメン」を言ってから、まぶたを閉じ、まさにその瞬間に霊魂を神に返したのであった。その死は疫病によるものであった。これはボローニャで起こったことであり、その日は［━］であった(172)。

そして、グァルベルトの葬儀と埋葬も避難先のボローニャのフランチェスコ教会（図17-2）で手厚く誉れ高くおこなわれたという――次のように記されている。

　葬儀が執り行われ、それから遺体が埋葬された。埋葬された場所は、ボローニャにあるサン・フランチェスコ教会であった。その墓は新たに築かれたばかりのものであり、埋葬された位置は、内陣席と教会の壁の間の右側の方で、それはもうほとんど内陣席の末尾であり、大礼拝堂や祭壇がすぐそばにあった（図17-3グァルベルトの墓の位置）。確か、墓石には我々モレッリ家の紋章があると思う。いやおそらく、紋章は教会の壁の正面にあるだろう。すでに述べたように、遺体は名誉をもって埋葬された。それゆえに彼の遺骸はそこに残したままにして、フィレンツェに持ち帰らないことが兄弟によって決定された(173)。

　このようにモレッリ家の人びとはそろってグァルベルトの疫病死に立ち会い、その死を見届けて、さらに立派な葬儀をおこなっ

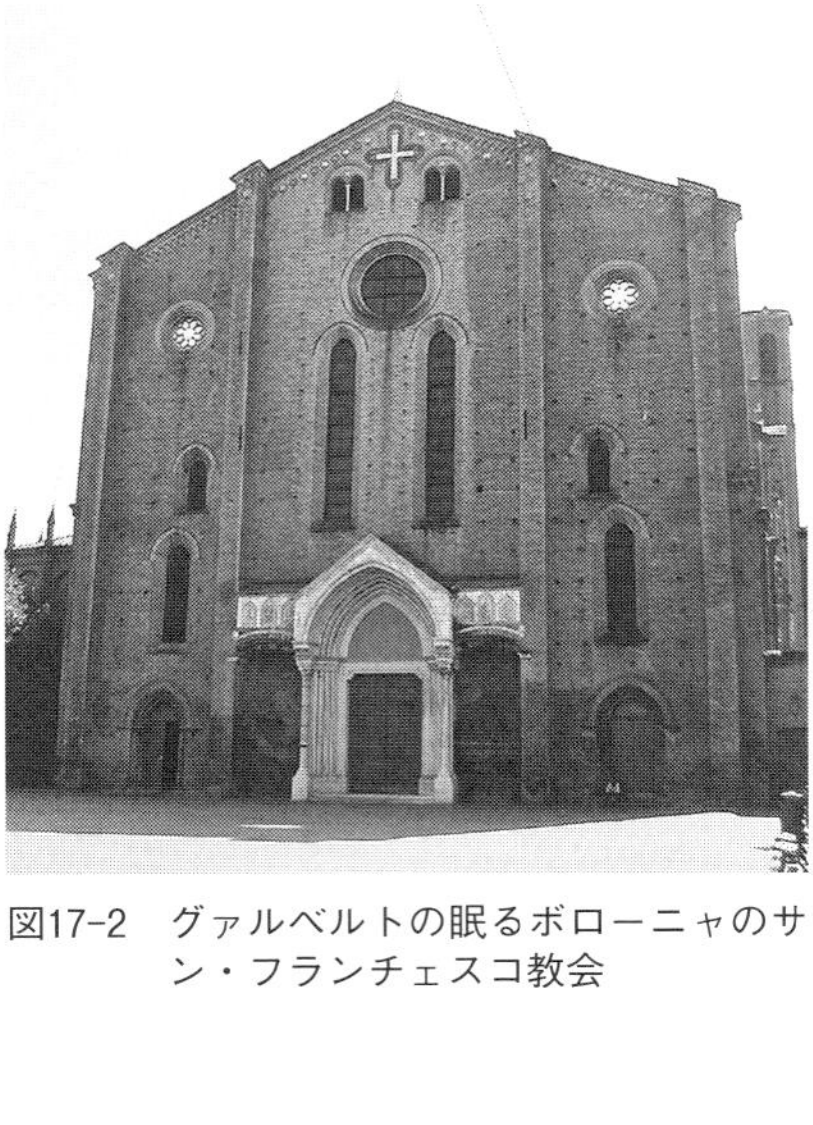

図17-2　グァルベルトの眠るボローニャのサン・フランチェスコ教会

ているのである。年代記作家の紋切り型の報告とはまた違った「事実」がここで鮮明に報告されていると言えよう。年代記と比べてこのように比較的ありのままに報告がなされたのは、托鉢修道士や修道士と異なって、大きな宗教的な意図から解放されて、生活レベルから家族の様子に向かい合って、托鉢修道士のレンズとは異なったレンズを通して出来事を見たからである。

ただ断っておくと、このレンズは、執筆者モレッリが抱いたモレッリ家を愛する思い、その祖先への敬愛の念、そして一家の栄光と繁栄を願うモレッリの深い気持ちで貫かれたレンズである（実際、グァルベルトの臨終の時にはモレッリはまだ幼少だった）。したがって宗教的意図から自由であっても、他方で、モレッリ家への愛と矜持の念から、身内や親類の者たちの行いを美化する姿勢が作用した可能性はありうるかもしれない。

なお、グァルベルトの最期には「飼い馴らされた死」（アリエス）が垣間見られる(174)。すなわち、古代においては、「死」が獰猛な野生の動物のように、何をしでかすか分からない恐るべき不可解な存在として嫌われて、死者の墓も町から遠ざけられていた。それに対して、キリスト教が導入されて「死」が管理され、見事に「飼い馴らされた」のである。今や中世において死者は町のなかの教会に埋葬されるようになったのである。そして臨終の別れは、いわば日本の学校の卒業式のように整然とおこなわれるように

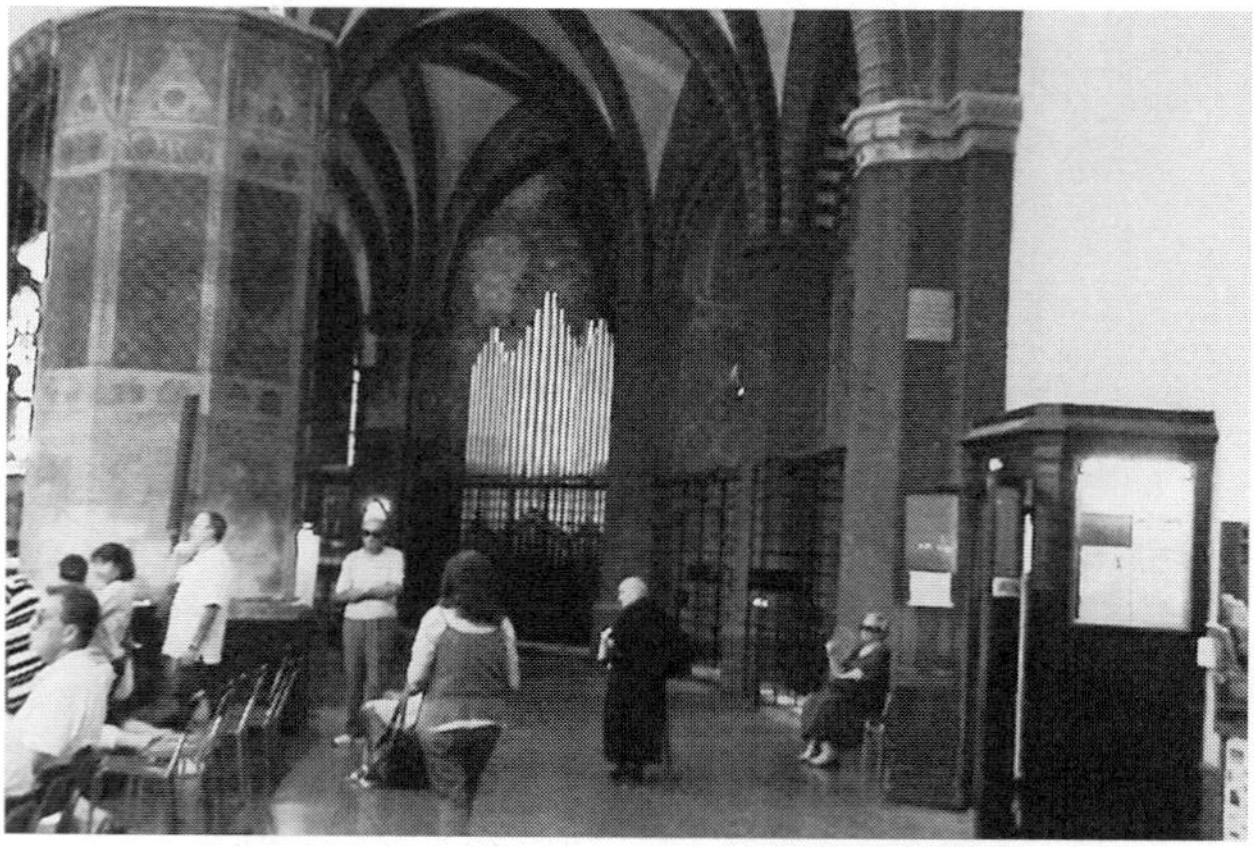

図17-3　グァルベルトの墓の位置　グァルベルトの墓はこの写真の右側に座っている女性のあたりにあったと考えられる。写真の左端が内陣席の人たち。『リコルディ』によると，「内陣席と教会の壁の間の右側の方で，それはもうほとんど内陣席の末尾であり，大礼拝堂や祭壇がすぐそばにあった」。後の改修・改築のためか，現在は墓の形跡はない

なる。すなわち、個人や地域や時代によって差異があったかもしれないが、臨終の人は、旅立ちの際に、来世の救済を信じて、それに向けて、取り乱すこともなく、「死」——つまり、《永遠の生》に入るための一通過点としての門」——をくぐったのである。そこでは人は、聖職者による儀式化された段取りのなかで、終油の秘跡や罪の赦しを厳粛に受けることができていたのである(175)。まさにキリスト教の教えにおいては、「キリスト教徒は死なない」のだから、死は恐れるに足らないはずであった。

5　大規模ペスト期の社会史的資料としての『リコルディ』

モレッリの『リコルディ』は、このほかにも一四世紀後半の疫病によるモレッリ家の数多くの家族の苦難と疫病死に言及しており、私見によれば、ひとつの貴重な黒死病関係史料である。しかし、それにもかかわらずこの書はこれまで黒死病関係史料としては誰にも注目されてこなかった——では、どうして注目されてこなかったのであろうか。

これまでペストといえば、「一三四八年のペスト」にばかり関心が集中し、二度目以降のペストにはあまり関心が向けられてこなかった。しかし、広い視野から歴史的にものを見る必要がある。そうすることによってこの時期特有の「時代性」が見えてくるかもしれない。すなわち、一四世紀後半の時代は、疫病が飢饉と絡み合うかたちで一〇年前後の周期で繰り返された時代であり（一三四八年から一四〇〇年までイタリア中北部で六回発生）、そのいずれも疫病の被害の規模が大きく、ある程度疫病の同質性が高い時代であった——それは、特にペストが小規模化、散発化する一五世紀のペストと比べると明らかである(176)。そして、それはかりでなく、この時代の災難による困難性は、それが本質的な一要因として、政治的、経済的な困難性とも密接に絡み合うものであった（この時期において西欧の政治的混乱を象徴する事件がいかに数多く起こったことか）。

その総合的な多難さから、次々とペストが襲うこの時期は、「一時代」を画する時代であり、ひとつの名称を与えてもよさそうな時代と思われる。私は「大規模ペスト期」と呼びたい。そもそも一四世紀全般については「トレチェントの危機」と言われ、ピレンヌによって強調されて以来、一四世紀は危機か発展かをめぐって議論が盛んにおこなわれた(177)。一方で、従来からおこなわれているように、巨視的に（いわば「上から」）政治史的、経済史的に見るとともに、同時に、同時代を生きた人びと（市民・家族）の次元で、つまり「下から」の個別的な視線で見ていくことは、必要なことであり、この両方から相互補完的なかたちでアプローチしていくべきである。――事実、ここ数十年、この「下から」の視線による研究はかなりおこなわれている。フィレンツェの「カタスト」（課税のためにおこなわれたフィレンツェ領の全世帯の資産と家族構成の調査）の数量的解析にもとづいて、家族や家庭のレベルを中心におこなったハーリヒーとクラピッシュ＝ズベールの研究がその代表的なものである。この研究によって、一四世紀の疫病が家族や都市民に及ぼした人口学的影響や都市と農村の家族の様態の相違などが数量的に見事に浮き彫りにされているのである(178)。

「一時代」を本当に理解する（「わかる」）という観点に立って、個別研究を積み重ねてゆくことは大切である――そのひとつとしてモレッリ家の人びとの生涯にアプローチして、それを一連の大規模ペストと結びつけて考えると、モレッリの『リコルディ』は、半世紀に及ぶ家族のレベルから見える史料として、俄然迫力をもって迫ってくるのである。すなわち、モレッリはこの『リコルディ』のなかで、モレッリ一族の代々の数多くの人びとの生涯――延べ五八人〈〈付録〉参考史料の**表17-1**「モレッリ家系図」参照〉――について、とりわけ一四世紀後半の家族、すなわち彼の父親とその兄弟、さらに彼の兄弟たちとその子どもたちの生涯について、実に克明に記録しているのである。その記録から私が作成した〈付録〉参考史料の**表17-4**「モレッリ家における疫病死の割合（大規模ペスト期）」（289頁）によると、同家の疫病死亡率は、実に六一・五パーセントと試算されるのである。

それは奇しくも一四世紀後半の「大規模ペスト」の時期の疫病死亡率と見事に合致する（〈付録〉参考史料の**グラフ17-2**「サンタ・マリア・ノヴェッラ聖堂に埋葬された男性の疫病死者と非疫病死者の割合」参照）。そこにおいて、モレッリ家の人びとは、一方でフィレンツェの名門として長距離商業に励み、大きな財を成しながらも、相次ぐ大規模ペストによって無残にも次々と疫病死していく──その悲惨な有り様と、それに付随して生じた家族──遺族──の人びとの惨状が克明に記されているのである。我々がペストのことを「知る」場合、都市におけるその死亡者の数や死亡率を数値として「知る」だけでなく、可能なら、生活レベルでこころを通わせて「知る」ことも大切である。生活レベルで知って初めて「わかった」気がするものである──

例えば、『リコルディ』の「パーゴロ・ディ・バルトロメーオ」（300頁）（「パーゴロ」は「パオロ」のこと）を是非読んで戴きたい。そこでは、パーゴロ（『リコルディ』の執筆者モレッリの父）は、一三六三年に兄たちが三人皆、疫病で死んでしまい、ひとり取り残されて、疫病後の混乱のなかで家族の再建に立ち向かって必死に苦労する。この生々しい場面を読んで、こころを動かされない者はいないであろう。我々はそこで初めて疫病の実態が「わかる」（生活レベルで共感する）のである。さらに、次に発生した疫病でそのパーゴロも死去してしまう（これを見ると、富裕者層でも、疫病を逃れて田舎に退避していなかったことがわかる）。そのパーゴロの息子、すなわち、この『リコルディ』の執筆者（ジョヴァンニ・ディ・パーゴロ）は、三歳で孤児になり、孤児院に送られて、辛酸をなめるのである。こうして彼にとって疫病は、プラートの商人ダティーニと同様に、人生最大の関心事となるのである。このように見ると、『リコルディ』が書かれた痛切な背景が「わかる」であろう。彼はこうしてまさに疫病による孤児としての深刻な体験から、孤児が被る「七つの損害」（父親や母親を失うことや庇護の損失）を挙げて、さらにそれに対処する方法を詳しく論ずることになるのである(179)。

また、『リコルディ』を読むと、疫病に対する家庭レベルの対処の実態がわかり、さらに、それは歴史人口学的な考察に示唆を与えるだろう。というのは、当時発生した流行性の「熱病」（流感）や疫病によって結婚が刺激されたという実態が示唆される。例えば、モレッリの最年長の叔父ジョヴァンニ（ジョヴァンニ・ディ・バルトロメーオ）は四〇歳になるまで結婚しなかった。その理由は、ひとつとして、父親が長生きをしたことが大きい。父親は黒死病以前の時代を生きた人で、一三四七年に流行性の熱病で亡くなる（この年は飢饉による死亡者とともに、インフルエンザによる死亡者も多かった)。その時、叔父ジョヴァンニは三八歳か三九歳であった。そこでジョヴァンニは一三四九年、父の死後二年経ってから、妻を娶ったのであった。その理由は「彼が長男であったから」であった。そして彼の一番下の弟(今述べたパーゴロ)を結婚へと駆り立てたものも、三人の兄たちの疫病死(一三六三年のペスト)であった。生き残ったパーゴロはそこで一家の存続のために妻を迎えなければならなかった。こうして一三六四年一月に妻を迎えたのである(180)(――そこで生まれたのが、『リコルディ』の執筆者であるモレッリすなわちジョヴァンニ・ディ・パーゴロであった)。

このように実情を伝える『リコルディ』は、この時代についての人口学的研究に貴重なものである。「家族レベル」の「生活史料」の個別的な視点によって、疫病が人びとの死・結婚・誕生に与えた影響のあり方が、かなり鮮明に見えてくるのである。なお、この時代、モレッリ以外にも家族の記録としてのリコルディはいくつも書き残されており、我々の研究の可能性を与えてくれる。

6　モレッリ『リコルディ』の基本的性格――執筆された文化的、都市的背景

最後に、『リコルディ』が大規模ペスト期の家庭レベルの「生活史料」であるという性格のほかに、『リコルディ』のもつ本来の基本的な性格について触れておかなくてはならないだろう(181)。

大商人が支配した一四世紀の都市フィレンツェは、ヨーロッパでも教育水準が極めて高く、商人層を中心に高い識字率にあった。さらに、高い知性を備えた大商人の存在においても際立っていた。ダンテの『神曲』(一三〇七～二一年)はそうしたフィレンツェの高い教養層を背景に生まれたといえる。フィレンツェの富裕で聡明な大商人は、帳簿に交易の商品と収支を書き込み、その指に「インクで染みをつけ」ながらも、その仕事の合間に、人文主義者の勧める古典作品に触れたのである。ジョヴァンニ・モレッリも、そうした古典古代の著作に通じた極めて高い教養を有していた商人のひとりであった。

そうした古典作品の講読は、都市での彼らの生活や人生とどのように結びついていたのであろうか――実は、古典

作品は、フィレンツェの上層部の一部の富裕商人層の生き方（価値観）と直結していたのである。モレッリの『リコルディ』や、その一世代後のレオン・バッティスタ・アルベルティの著書からはっきり認められるように(182)、「古典作品の講読」と「富と政治的地位の追求」とは、遊離した別個の存在ではなく、同じ次元のなかで考えられていた。具体的に言えば、「古典作品の講読」を通じて古代人の生き方――英知――を学ぶことで、都市を生き抜く力が得られると考えられた。つまり、古典によって育まれた力は、「富」や「権力」の熾烈な抗争が渦巻く都市世界において、それを勝ち抜く力となると教えられたのである。それはとりわけ家長となる息子にとって重要な力となるものであった(183)。

家長となる息子の教育は、厳密に言うと、個人の「人格そのものの育成」というよりも、都市世界という政争の場を生き抜く、「指導者に求められる人格の育成」であった。当時、市民にとって、都市国家「コムーネ」（これ自体も、歴史的には地域の豪族「マニャーテ」を排除した市民の権力によって成立したもので、極めて政治的な産物である）こそが、生きる世界であり、その市壁に囲まれた狭い世界においては「家族集団」は厳然たる「政治集団」の単位であり、その長たる家長は、政争の荒波を巧みな竿捌きで乗り越えるべき船頭であったのだ。その竿捌きが失敗すれば、一家は暗礁に乗り上げて破滅する。

実際、フィレンツェの市壁内は、食うか食われるかの戦いが絶えなかった。ダンテは、フィレンツェの政争に敗れて（一三〇二年）、不本意にも亡命先のラヴェンナで死去したし（一三二一年）、ペトラルカもアルベルティも、ともに父親がフィレンツェの政争に敗れて逃亡先で生まれたのである。また、サンタ・マリア・ノヴェッラ聖堂の『死者台帳』（本書第一八章）には、政争に敗れ処刑された人たちの名前（多くは数人まとめて）が時々認められる。さらに、ランドゥッチ（一四三六～一五一六）の日記を読むと、政治的敗北者が処刑された様子が次々と報告される。

こうした生々しい政治的な背景から、モレッリの『リコルディ』やアルベルティの『家族論』(184)は、息子を、将来において政争の都市を生き抜くことのできるような立派な家長に仕立て上げ、自分たちの《家族》を守る礎にしようという強い意図のもとに書かれている。かつてアルベルティの *Della Famiglia*（『家族論』）の書名の翻訳を『家庭論』と訳す人がいたが、この訳語（「家族」でなく「家庭」）では、「政治集団」として「家族」のもつ、外部へ向かう社会性の強い意味が霧散してしまう。ちょうど一九世紀のヘーゲルにとって「国家理由」（「国家の論理」）が最高の価値であり、それがア・プリオリに、有無を言わせない正当化の根拠とされたように（同様に、日本の戦中・戦前において「お国のために」のことばのもとに、ほかの一切の価値が従属させられたように）、モレッリにとって「家族理由」（「家族の論理」）は最優先されるべき価値であり、それに比べれば、その「家」に住む一人ひとりの個人の希望や欲求などは、すべてそれに従属させられるべきものであった(185)。

モレッリが『リコルディ』（一三九三～一四一一、一四二一）を執筆した主たる意図はここにあったことから、『リコルディ』は、人に読んでもらうためではなかった。息子（長男アルベルト、一三九六年生まれ）を立派な家長に仕立て上げるために書かれたものであった。モレッリは、まだ幼い息子が、いつか大きくなってこの『リコルディ』を読み、モレッリ家の祖先の生涯から生き様を学ぶことができるようにと願って、『リコルディ』のなかで自分の息子（アルベルト）に向かって「お前」と語りかけながら、執筆を続けた。それは「家族理由」の観点に立って息子と家族のために精選された役に立つ実践的、実用的な知識であった――すなわち、疫病の対処法と健康法（第一四章参照）、よい嫁の見つけ方、結婚すべき年代、男児の産み分け方、性欲の処理や性生活のあり方、小作人と使用人の扱い方、仲間の市民との付き合い方、金の使い方、そして政争に対する対処の仕方などであった。政治生活に役に立つはずのモレッリ家の歴史とフィレンツェの歴史も同じ観点から書かれた（モレッリはゲルフィ党に属した）。その実践的知識の多くは、モレッリがみずからの体験から身につけたものであったが、そうした経験にもとづく知識のほかに、偉大な古代人の学芸、とりわけ人生の示導動機となって導く道徳哲学の「ヴィルトゥ（ヴィルトゥー）」（美徳、気概、力量）の理念も重視された。具体的には大帝国を築き上げた古代ローマ人の「ヴィルトゥ」が歴史書から説かれたのである。だから、不幸にも、長男アルベルトが一四〇六年、一〇歳位で死亡し、次男アントニオットも一四二一年に若くして死亡してしまうと、もはや執筆の意味はなくなり、この書の執筆はもはや続けられなかったのである。

ついでに言うと、そもそもこの時代、執筆は実用的、実践的に役立つためのものであり、後世に読んでもらい、その考え方そのものを知ってもらうことなど、ほとんど眼中になかったと思われる。次元は異なるが、一六世紀初頭の政変で職を失ったマキャヴェッリの場合でも、その動機において本を書くことは、まさに政治への復帰の手段でしかなかった。「職を忘れたはずがない」(186)マキャヴェッリにとって、著述という行為は、不本意にフィレンツェから離れて田舎暮らしをする「苦悩の「無為」の中」から早く脱却し、「我、ここに在り！」と訴えるためのものであった(187)。それは、晴れて自分に役職が与えられ、以前のように外交世界で活躍することを目的としていたものであった。実践と現場を志向したリアリストのマキャヴェッリが、よもやアカデミックな政治思想の分野で後世にこれほど名を成そうとは思っていなかっただろう。

こうした背景から、人文主義者が強調した学芸である「道徳哲学」（生きていく理念、生き方）と「修辞学（雄弁術）」（表現のためのテクニック、技能）は都市生活に不可欠のものと考えられた。まず道徳哲学について言えば、人文主義者は、「運命」と対峙するものとして《ヴィルトゥ》という理念を掲げて古代人の模範的な生き様を教えたのである。この理念は一般的には一六世紀のマキャヴェッリ――彼も人文主義教育を受けた――の著書において多くの人に知られる示導動機であるが、実はすでに一四世紀末のモレッリの『リコルディ』において重要な示導動機になっていたのである。

ブルクハルトは「古典古代の教養の必要」がルネサンス時代の都市社会に感じられたと言っているが、まさにこの意味で、モレッリも「お前はヴェルギリウス、ボエティウス、セネカやその他の著者を学ぶことから、英知のなかに偉大なヴィルトゥを導くことになるだろう」という(188)。古典こそが、人にヴィルトゥを教えてくれる。それはこの世を生きる力を与えてくれると考える。モレッリは、道徳哲学がキリスト教以前の異教の学芸であったにもかかわらず、それを弁護して、それがキリスト教の倫理と一致すると主張する。もちろん聖書を読むことで信仰と神の子の到来を学ぶだろう。しかし古代人の研究は、道徳と教育の見地から聖書の倫理的な規範と一致するものである(189)。このように、古代人の道徳哲学の教えがキリスト教の教えと一致するものであると訴えるのは、人文主義の最初の世紀である一四世紀の人文主義（「キリスト教人文主義」）に特徴的なものであり、そこに当時の人文主義者の直接的な影響が感じられる(190)。――なお、キリスト教に関連して断っておくと、モレッリも修道士やほかの人びとと同様に、この世の出来事の生起に作用する神の絶対的な支配（思し召し）を強く信じていた。『リコルディ』においても、例えば、一四〇五年にフィレンツェがピサを喪失したことの記述に現れているように、不幸な事件に直面すると、それを「神の摂理」と解釈してそれを甘受する姿勢は強く認められる(191)。

モレッリが『リコルディ』のなかで自分の尊敬する父親パーゴロについて語る時、父親の《ヴィルトゥ》が語られる。父親パーゴロは、生まれて里子に出されたまま、ずっと田舎で親兄弟から疎外され、無教養のまま育てられた。しかし、そうした不遇な運命にめげずに、それに敢然と立ち向かって涙ぐましい努力で《ヴィルトゥ》を勝ち取ったことを述べている――「まさに常に心優しい《自然》［これも古典古代の価値判断のキー・ワードである］は、いつも《ヴィルトゥ》に近づいていくものなのである。（パーゴロが）人から無視されているからといって、そうした者が《ヴィルトゥ》から見放されるわけではなく、《ヴィルトゥ》を手に入れていくものなのである」(192)。かくしてパーゴロは、自分から進んで学校に通い、年下の者たちや教師の差別に負けずに文字を習得していき、一家の繁栄の基礎を築いたのである。

また、修辞学（雄弁術）について言えば、そのテクニカルな有用性が尊重された。現代の研究者L・マルティネスは人文主義者が重要視し提起した古代人の学芸――修辞学（雄弁術）――がルネサンス都市の政治生活のニーズに応えたものであったと述べている。

うまく話し、かつ立派に書くということは、役割をもった人、とりわけ公生活に参加する人びとにとって絶対的に不可欠のことであった。この領域においてキケロとクインティリアヌスが、人文主義者の指名した教師であった。こうして人文主義者は、フィレンツェにおける公職と雄弁に対する新たな意向と完全に合致したのである(193)。

このように古典古代の学芸は都市生活を営む上で重要なものとして位置づけられたが、それを方向づけたのは、「人文主義の父」であり、フィレンツェの人文主義者の第一世代であるペトラルカであった。以下、私の分類で人文主義者の第四世代まで主要人物を挙げてみよう。そして同時期を生きた有名な商人（思想的には直結するものではない）も並べておく。

人文主義者の第一世代
ペトラルカ（一三〇四～七四）、ボッカッチョ（一三一三～七五）
同期の商人　パオロ・ダ・チェルタルド（一三二〇頃～七五）
人文主義者の第二世代
サルターティ（一三三一～一四〇六）
同期の商人　フランチェスコ・ダティーニ（一三三五～一四一〇）
人文主義者の第三世代
ブルーニ（一三七〇～一四四四）、ポッジョ・ブラッチョリーニ（一三八〇～一四五九）
同期の商人　モレッリ（一三七一～一四四四）
人文主義者の第四世代
レオン・バッティスタ・アルベルティ（一四〇四～七二）
同期の商人　コジモ・デ・メディチ（一三八九～一四六四）

このように見ると、モレッリは、フィレンツェのかなり上層部に属する教養層の人であった。彼は、人文主義者の第三世代を生きる者として、人文主義文化がフィレンツェに浸透した時代を生きた人であったといえる。つまり、モレッリは、ペトラルカの指導した人文主義が、限定的ながら、都市の上層市民においてひとつの文化と精神を形成した時代に生きていたといえる。人文主義的学芸、とりわけ《ヴィルトゥ》をいただく道徳哲学はモレッリを教え導く重要な理念であった。そしてその指針は、商人が日々の商業活動で培った感覚、すなわち《リアリズム感覚》とともに商業と都市生活を営む大きな力となったのである。

では、モレッリやイタリア商人の《リアリズム感覚》とはいかなるものであったか。それは、すでに述べたような現実の公生活に役立つ実践的、実用的な知識を重視する心性であるとともに、数値や利害から判断して峻厳に現実を把握し対処・改革していこうとする心性である。この心性は、マザッチョなどのルネサンス絵画の精緻なリアリズム表現（遠近法等）をもたらした心性と共通するものである。次にこの心性について見てみよう。

7　モレッリの実証的、現実的な態度――イタリア商人のリアリズムからマキャヴェッリ思想へ

家族に起こった出来事やそれを扱った文書について、それを勝手に歪曲することなく、できるだけ事実のままに、具体的、実証的、客観的に描き上げようとするリアリズム感覚は、モレッリにおいて自覚的なものである。彼は『リコルディ』の冒頭で次のように明言している。太字は引用者による。

> **我々の家族の歴史上の事実を示したいと思う**。今見てのとおり、私は先祖の一人ひとりを右のごとく系列的に挙げてみたが、それは、**非常に古い本や文書のなかに私が見出したものにもとづくものである**(194)。
>
> 以下においては、はっきりわかっていることだけを述べようと思う。そこで私ジョヴァンニは、神の助けを借りて、**文書や確かな言い伝えによって本当に知られていることを、そのどのような細部も削除したり付け加えたりせずに次に示そう**(195)。
>
> 第二部では、**手元にある本や文書を利用して、我々にはっきりしている人物について、その名前や住んでいた**

場所、その時期について、間違いに陥らずに推定しながら、述べているつもりである(196)。

（第四部では）**我々の時代に起こった事件についてのみ叙述する。すなわち、私が覚えている出来事や、それが起こるのをこの眼で見た出来事や、確かな情報——ほかの出所ではなく——についてのみ叙述する(197)。**

こうしたモレッリの、比較的、意識的な、現実的・実証的・客観的なものの見方は、「数値」を重視する。『リコルディ』の記述のなかには、「数値」の使用がしばしば認められるが、これは会計簿において商品の価格や量を具体的、客観的に示そうとしていた商人の心性の現れであろう。商人は業務や契約において常に数値を扱う。例えば、商人が商品を注文する際に与える指示としては、「商品をたくさん送れ」ではだめである——具体的に商品の数量を指定しなくてはならない。また、「商品を早く送れ」ではだめである——いついつまでに送れといって、何月何日かを明示しなくてはならない。結局、数値ほど現実的なものはない。

「ルネサンス」を歴史的に確立したスイスの歴史家ブルクハルト（一八一八～九七）は、「フィレンツェは、世界最初の近代国家の名に値する」(198)と述べてから、真っ先にジョヴァンニ・ヴィッラーニ（一二七六頃～一三四八）の名を挙げる。そこでヴィッラーニの歴史叙述の数値重視の具体的な記述スタイルに触れて、フィレンツェの国家財政、人口、学校、施療院、疫病、貧民、両替商など、様々な領域について、ヴィッラーニが、具体的に数値で統計的に説明する態度に着目している。「我々がジョヴァンニ・ヴィッラーニとマッテーオ・ヴィッラーニに負っているのは、深遠な政治的考察より、むしろ新鮮な実際的判断、フィレンツェの統計の基礎、それに他の諸国家に関する報告である。商工業はここでも、政治的な思考のほかに、国家経済的な思考を呼び覚ましていた。金融事情に関しても、世界じゅうどこにもフィレンツェの人びとほど、正確な知識をもったところはなかった」(199)。

商業においては、損得は常に数字となって明確にはじき出される。数字は現実のそのままの反映である。数字は商売の成否の審判者である。商人にとって最大の関心事である損得の明快な把握のために、まさに「複式簿記」がイタリア商人によって考案されたが、これは決して偶然ではない。必要は発明の母であった。しかも、「中世後期のイタリアで生成したとされる複式簿記は……生成時より完結性と普遍性をもった完全体系として、長きにわたって実務において用いられ続けてきたことは、非常に驚くべきこと」である(200)。ゲーテもその小説(『ヴィルヘルム・マイスターの修行時代』)のなかで「複式簿記が商人にあたえてくれる利益は計り知れないほどだ。人間の精神が産んだ最高の発明の一つだね」と書いている(201)。

托鉢修道士が、神の摂理や終末などの大きな宗教的視野から世界の出来事を見る存在であるのに対して、イタリア商人は数字で目の前の現実と損得を見る。また、中世の農民は、天候の良し悪し――これは「神次第」と考えられた――で農作物の出来不出来が左右されていたが、一方、イタリア商人は、托鉢修道士とも農民とも異なって、みずからの意志と計画によって事業を推進して現実を切り開いた。

イタリア商人のこうした態度は、人種・民族やいくつかの宗教の行き交う地中海を股に掛けて、現実の利益・安全を直視しながら、長距離貿易の事業に従事することから現実的、経験的に育まれてきたといえるかもしれない。現実を直視して、そのリスクを回避するイタリア商人の姿勢やその心性から、すでに述べたように(第一二章)、歴史上、イタリアにおいて初めて「海上保険制度」が成立したことが確認されており(「一三六九年の世界最古のジェノヴァの海上保険条例」、「一三九三年のフィレンツェや一四二一年のヴェネツィア等の海上保険条例」などが有力視される)(202)、さらに、金銭の安全な運搬のために合理的で現実的な「為替(手形)」が初めて考案されたのである(一三世紀、シエナ、フィレンツェ等)。

こうした現実的な姿勢からなされた記述ゆえに、『リコルディ』は、この時代の様子を知るのに有効な一定の実証的な史料を提供してくれる。例えば、家族・親族の「誕生した年」と「死去した年」、「結婚した年」とその相手の家柄の名前や妻がもたらした「嫁資(持参金)の金額」、遺言書に書かれた「遺産の総額」などが、多くの場合、商人の会計簿のように綿密に、その多くは数値をもって記載されている。そうした記録のなかで、一族の者、とりわけ家長が疫病で死んだ場合、埋葬された教会とともに、「疫病による死」などと死因がきちんと記載され、家族における疫病死の割合の把握がある程度まで可能なのである。

　このような『リコルディ』の綿密さはハーリヒーとクラピッシュ＝ズベールによって社会史的史料として注目された。統計や調査が存在せず、客観的史料の乏しいこの時代において、商人らが書き残した一連の『リコルディ』は、その綿密な記載ゆえに一定の社会史的史料を提供しているのである。ハーリヒーらは、モレッリとその他のフィレンツェ人の残した『リコルディ』（一二五〇〜一五〇〇年）を合わせて、当時のリコルディに記載された人びと——総数二二〇人（男一五七人、女六三人）——の誕生した年と死亡した年などを集計して、条件つきで、当時の時代の平均寿命（男「三七・二歳」、女「三三・一四歳」）を算定したのである[203]。グラフ17-1「『リコルディ』から見た平均寿命」はその総合的な成果である。このグラフによると、一三〇〇年頃には平均寿命が約四〇歳であったが、一連の大規模ペストのために何と一〇代にまで落ち込む。大規模ペスト期の悲惨さがここに如実に現われている。そして一四五〇年以降は四〇歳の平均寿命を取り戻していく。ただ、『リコルディ』を読む際の注意点であるが、執筆者（男性の家長）にとって重要な人物の死はしっかり記録され、そうでない人（例えば当時多かった死産した子ども等）

グラフ17-1　『リコルディ』から見た平均寿命

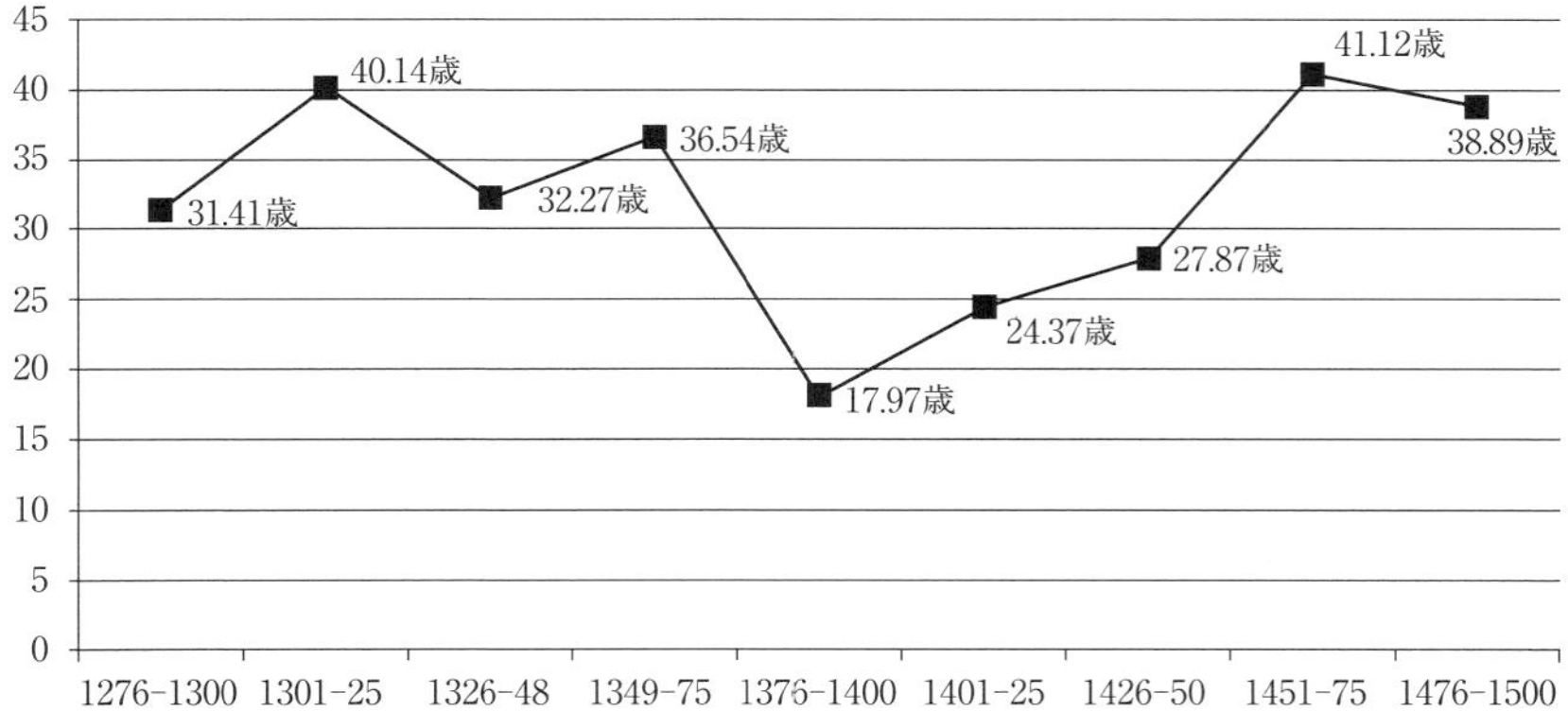

David Herlihy and Christiane Klapisch-Zuber, *Tuscans and their Families : A Study of the Florentine Catasto of 1427*, New Haven, 1985, p.84. より作成

については見過ごされる場合が多いので（その証拠に、記載された女性の数が圧倒的に少なく、全体の二九パーセントにすぎない）、条件的に見て、実際とはかなりの誤差がありうることを考慮しなくてはならないだろう(204)。

こうした綿密な記録は、ブルクハルトが『イタリア・ルネサンスの文化』の「芸術作品としての国家」のなかの「興味ある統計」で、詳しく述べているとおりである。その数値の重視は、一四世紀においてモレッリに限ったことではなく、同じくフィレンツェ商人のボナッコルソ・ピッティ（一三五四～一四三〇年以後）の『リコルディ』や、フィレンツェ商人で、一四世紀前半の有名な年代記作家のジョヴァンニ・ヴィッラーニ（一三四八年没）にも共通するものである。ヴィッラーニにおいては、その年代記の叙述（特に一三三八年のフィレンツェの社会状況の記述においては、具体的数値で実証的に説明する姿勢——どこまで実地調査したかは疑問だが——が顕著であり、彼の歴史叙述は、マルキオンネのそれと比べるとまだ伝聞情報や宗教的視点が大きなウェイトを占めているものの、数値による説明という視点で新機軸に達したといえる。

一四世紀のイタリア商人に先立って、特筆すべきは、一三世紀の第四回十字軍（一二〇二～〇四）の時のことである。悪名高いヴェネツィア商人は、周知のように、十字軍を利用して、宗教（キリスト教）や国家（ビザンツ帝国）を踏みにじってさえ、みずからの現実の利益の追求に走ったのである。これは《商業の理論》（「商業理性」）が一人歩きした行為であった。一四世紀のイタリア商人も、経済不況などの様々な困難にもめげずに、利益追求のために突き進んだ。利潤追求のリアリズムを抱いて、運命に流されることなく力づくによって現実を切り開く。こうした一四世紀の商人の姿勢の延長上に、ひとりの政治思想家が見えてはこないであろうか——すなわち、マキャヴェッリである。イタリア商人の現実の営利追求の商業的リアリズムを、さらにもう一押し推し進めるなら、そこには、政治的利益を追求するリアリズム、すなわちペトラルカが伝統的なアリストテレスの『国家論』をより所にしてその政治理論の中枢として掲げた「道徳」、この既成の道徳の破棄をものともしないマキャヴェッリのリアリズム——「政治的積極主義の法則」（永井三明）(205)——に達するであろう。すなわち商人的リアリズムとマキャヴェッリの政治的リアリズムとは非常に近い関係にあるのである。前者から後者への展開は、同じリアリズムに立って、《商業の論理》を《政治の論理》にすりかえてしまえばよいのである。

しかも、このマキャヴェッリにおいても、《ヴィルトゥ》が掲げられて、それは「美徳」より「力」の意味合いへと転換される(206)――マキャヴェッリは、その『君主論』（一五一三年）の最後のことばを次のように締めくくっている。そこにはペトラルカも抱いたイタリアへの熱烈な思いが《ヴィルトゥ》の概念と古代ローマ人の武勇に託されているのだ。古典学芸から導かれた《ヴィルトゥ》は、ここでは、リアリズムと合体して果敢に「行動」に出て、目の前の現実を打破するたくましいエネルギーの爆発、すなわち《フォルトゥーナ》（運命）を屈服させる「力」となっているのである。

ペトラルカのあのことばが現実のものとなりますように
《ヴィルトゥ》は狂暴に対して武器をもって立たん。
戦い、すみやかにやまん。
イタリアの民の心に
いにしえの武勇はいまだ滅びぬゆえに(207)

Giovanni di Pagolo Morelli, *Ricordi in Mercanti Scrittori: Ricordi nella Firenze tra Medioevo e Rinascimento*, ed. Vittore Branca, Milano, 1986; pp. 103–105; pp. 131–138; pp. 142–151.

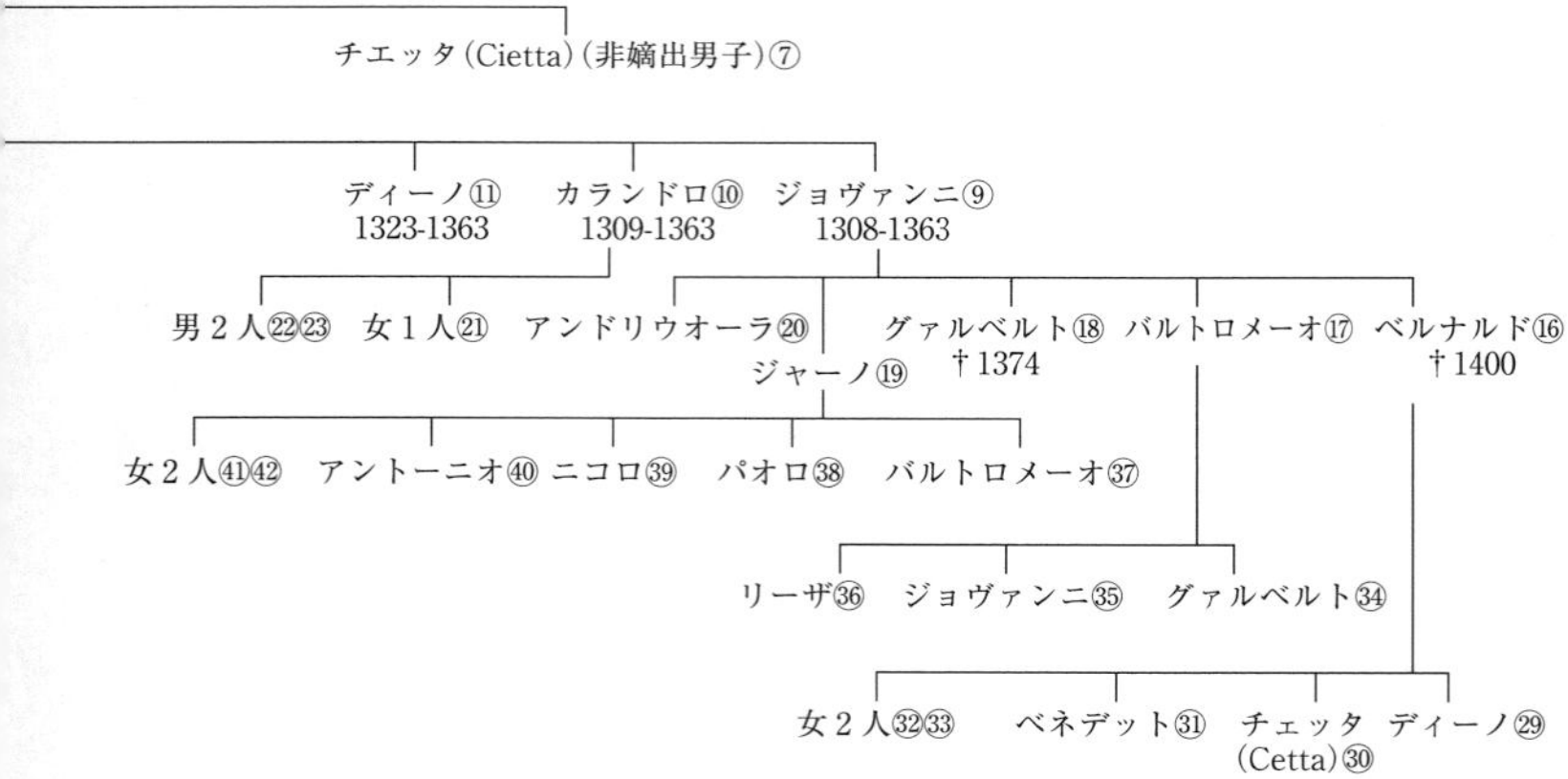
チエッタ(Cietta)(非嫡出男子)⑦
ディーノ⑪ 1323-1363
カランドロ⑩ 1309-1363
ジョヴァンニ⑨ 1308-1363
男２人㉒㉓
女１人㉑
アンドリウオーラ⑳
ジャーノ⑲
グァルベルト⑱ †1374
バルトロメーオ⑰
ベルナルド⑯ †1400
女２人㊶㊷
アントーニオ㊵
ニコロ㊴
パオロ㊳
バルトロメーオ㊲
リーザ㊱
ジョヴァンニ㉟
グァルベルト㉞
女２人㉜㉝
ベネデット㉛
チェッタ (Cetta)㉚
ディーノ㉙

〈付録〉参考史料

表17-1　モレッリ家系図

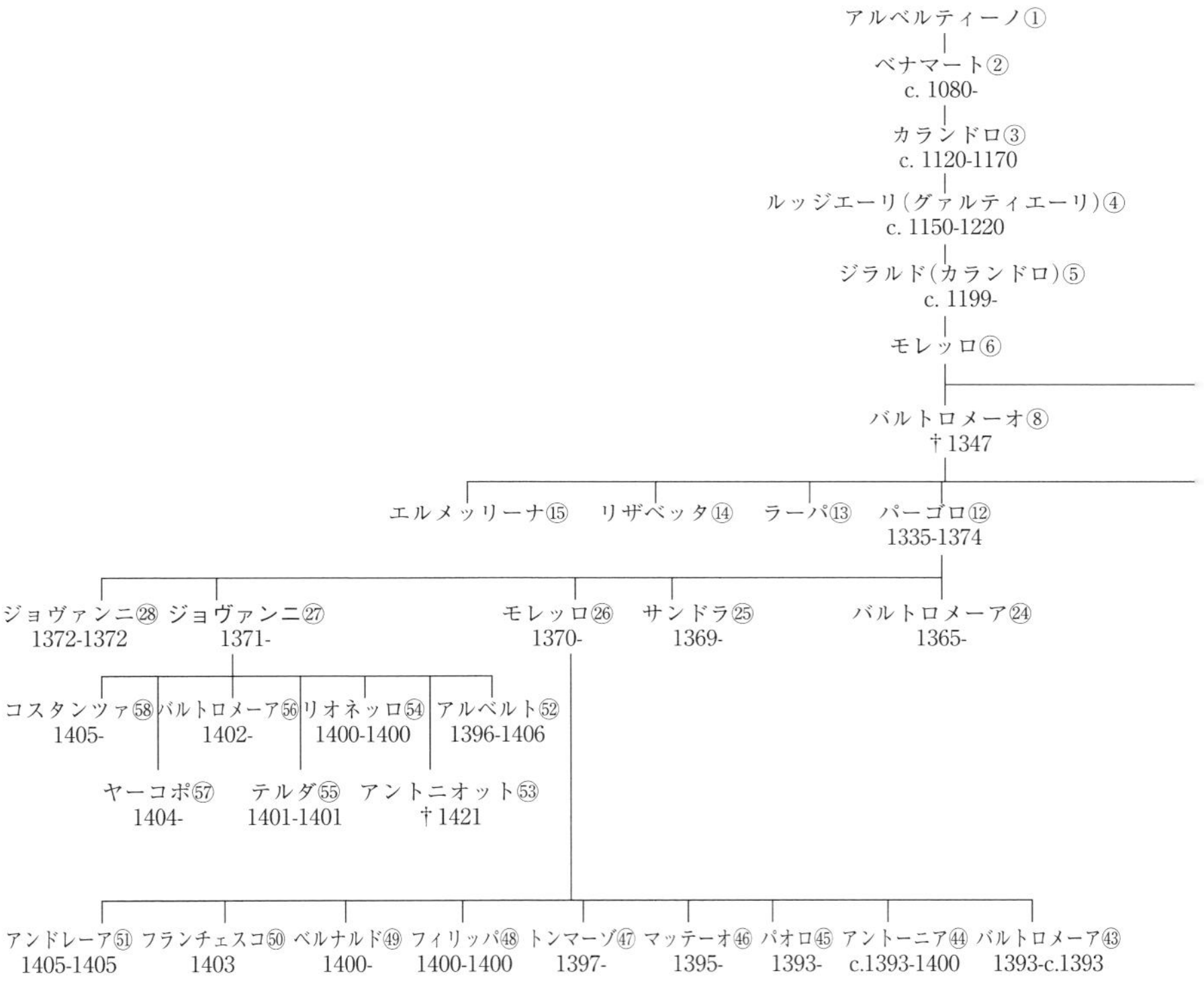

Leonida Pandimiglio, "Giovanni di Pagolo Morelli e le strutture familiari", *Archivio Storico Italiano*, CXXXVI, p 13. より作成

52.	3,757	ピエーロ・ディ・バルトロ・デーリ・アルベルティ（および息子たち）
53.	3,675	アンドレーア・ディ・ザノービ・ボルゴニョーニ
54.	3,673	ベルト・ディ・ボニファツィオ・ペルッツィ
55.	3,638	アントーニオ・ディ・ピエロッツォ・ディ・セル・ドナート
56.	3,627	アントーニオ・ディ・ニッコロ・デル・ブオーノ・ブジーニ
57.	3,603	ジョヴァンニ・ディ・フランチェスコ・ディ・スピーナ
58.	3,542	ジョヴァンニ・ディ・ニッコロ・リッカルバーニ（および息子）
59.	3,500	イングレーゼ・ディ・シモーネ・バロンチェッリ
60.	3,417	ニッコラーイオ・ディ・メッセル・トレッロ・トレッリ（および兄弟たち）
61.	3,380	ビンダッチョ・ディ・グラネッロ・ディ・フィビンダッチョ・リカソーリ
62.	3,363	フィリッポ・ディ・ジョヴァンニ・ダ・ディアチェット
63.	3,246	ジョヴァンニ・ディ・ヤーコポ「小間物商人」
64.	3,242	ニッコロ・ディ・ベッラチーノ・ディ・ニッコロ・ベラッチ（および兄弟）
65.	3,149	ロミジ・ディ・リッコ・ディ・ブッチェッリ（および兄弟たち）
66.	3,148	ジョヴァンニ・ディ・ザッケリア・ディ・ヤーコポ
67.	3,112	ベルナルド・ディ・メッセル・ヤーコポ・サルヴィアーティ
68.	3,108	ルイージおよび・ガレオッティ・ディ・フランチェスコ・ディ・ビアージョ・リオーニ
69.	3,085	ヤーコポ・ディ・メッセル・フランチェスコ・リヌッチーニ
70.	2,965	ベルナルド・ディ・バルトロメーオ・ゲラルディ
71.	2,956	バスティアーノ・ディ・マッテーオ・ディ・アントーニオ・マルティーニ
72.	2,949	ベルナルドおよびフランチェスコ・デル・マエストロ・フランチェスコ・ディ・リドルフォ
73.	2,915	メッセル・バルトロメーオ・ディ・バルダッサーレ・フォラボスキ「法律家」(および兄弟たち)
74.	2,909	グァスパーレ・ディ・フランチェスコ・ダ・ディアチェット
75.	2,899	フィリッポ・ディ・ジョヴァンニ・ニッコリーニ
76.	2,888	ルドヴィーコ・ディおよびジュリアーノ・ディ・サルヴェストロ・チェッフィーニ
77.	2,840	ピエーロ・ディ・ニッコラーイオ・ディ・マネット・フィリカーイア
78.	2,838	ベット・ディ・ヤーコポ・ディ・ベット・ベルリンギエーリ（および従兄弟たち）
79.	2,826	ミケーレ・ディ・ジョヴァンニ・カリレイ「小売り商人」
80.	2,782	ジョヴァンニ・ディ・メッセル・フォレーゼ・サルヴィアーティ
81.	2,645	マエストロ・ガリレオ・ディ・ジョヴァンニ・ガリレイ「医師」
82.	2,601	パオロ・ディ・ジョヴァンニ・ディ・ルドヴィーコ・チェッフィーニ
83.	2,598	アルディギエーリ・ディ・フランチェスコ・ビリオッティ
84.	2,556	ニッコロ・ディ・ナスタージョ・ブチェッリ
85.	2,540	ピエーロ・ディ・メッセル・ヴァンニ・カステッラーニ
86.	2,517	トンマーゾ・ディ・ドメーニコ・ボリギーニ
87.	2,489	ニッコロ・ディ・アメーリオ・ブオナジュイージ
88.	2,435	アラマンノ・ディ・メッセル・ヤーコポ・サルヴィアーティ
89.	2,405	バルトロ・ディ・ドメーニコ・コルシ
90.	2,383	タッデーオ・ディ・サラモーネ・ディ・トレッロ［デル・ガルボ］
91.	2,377	フランチェスコ・ディ・ドメーニコ・コルシ
92.	2,353	ジョヴァンニ・ディ・リオナルド・ヤーコポ
93.	2,353	トンマーゾ・ディ・スコラーイオ・チャッキ
94.	2,334	パオロ・ディ・サンティ・ディ・リッコ・ブチェッリ
95.	2,310	ニッコロ・ディ・ドッフォ・ディ・ベルナルディーノ
96.	2,298	フィリッポ・ディ・グイード・ファーニ
97.	2,250	フランチェスコ・ディ・ピエーロ・ディ・ニッコロ・ディ・フォレーゼ
98.	2,194	ジョヴァンニ・ディ・ミケーレ・ディ・ヴァンニ・カステッラーニ
99.	2,176	ドメーニコ・ディ・フランチェスコ・スピネッリ（および息子たち）
100.	2,173	オルシーノ・ディ・ズッケリーノ・ダ・チニャーノ（および息子たち）

L. Martines, *The Social World of the Florentine Humanists 1390–1460*, Princeton, 1963, pp.365–367. より作成（部分利用）

表17-2　1427年の『カタスト』におけるサンタ・クローチェ市区高額納税者名

（単位　フィオリーノ）

順位	資産額	納税者名
1.	41,727	ベルナルド・ディ・ランベルト・ランベルテスキ
2.	28,239	アントーニオ・ディ・サルヴェストロ・ディ・セル・リストロ［セリッストーリ］
3.	25,000	フィリッポ・ディ・トンマーソ・デーリ・アルベルティ
4.	23,144	ドメニコ・ディ・ノーフリ・ブジーニ
5.	20,807	ジョヴァンニ・ディ・ドメニコ・ジューニ（および兄弟たち）
6.	20,542	リドルフォ・ディ・ボニファツィオ・ペルッツィ
7.	17,883	ヤーコポ・ディ・ピエーロ・ディ・ヤーコポ・バロンチェッリ
8.	15,816	ヤコポ・ディ・チーノ・ディ・メッセル・フランチェスコ・リヌッチーニ
9.	14,180	フランチェスコ・ディ・チーノ・リヌッチーニ
10.	13,842	フィリッポ・ディ・チーノ・リヌッチーニ
11.	13,234	メッセル・マッテーオ・ディ・ミケーレ・ディ・ヴァンニ・カステッラーニ
12.	12,431	ジャンノッツォおよびアントーニオ・ディ・トンマーゾ・デーリ・アルベルティ
13.	12,300	バルトロメーオ・ディ・ゲラルド・ダ・ボローニャ
14.	118,18	ウベルト・ディ・アメリーゴ・ザーティ（および兄弟たち）
15.	11,000	メッセル・リオナルド・ディ・フランチェスコ・ブルーニ
16.	10,752	フランチェスコ・ディ・アルトビアンコ・デーリ・アルベルティ
17.	9,521	ベルナルド・ディ・ビンダッチョ・ディ・ボニファツィオ・ペルッツィ
18.	9,503	ベルナルド・ディ・アンブロージョ・ディ・メーオ
19.	8,364	ニッコロおよび・ジョヴァンニ・ディ・ジョヴァンニ・デル・ベッラーチョ・ベラッチ
20.	7,979	リオナルド・ディ・トンマーゾ・ディ・セル・リストロ［セッリストーリ］
21.	7,958	シモーネおよびサルヴァドーレ・ディ・ヤーコポ・ディ・ビーノ
22.	7,956	ジネーブラ・ディ・メッセル・ジョヴァンニ・ディ・セル・リストロ［セッリストーリ］
23.	**7,558**	**ジョヴァンニ・ディ・パーゴロ・モレッロ**
24.	7,454	ニッコロ・ディ・コンテ・ディ・リニエーリ・ペルッツィ（および兄弟たち）
25.	7,404	ジョヴァンニ・ディ・ピエーロ・ディ・ヤーコポ・バロンチェッリ
26.	7,127	パオロ・ディ・ピエーロ・ヤーコポ・バロンチェッリ
27.	6,846	ピエロッツォ・ディ・ジュリアーノ・ディ・セル・ドナート
28.	6,838	トンマーゾ・ディ・メッセル・トンマーゾ・サッケッティ
29.	6,705	ベルナルド・ディ・トンマーゾ・ディ・リストロ［セッリストーリ］
30.	6,633	ジョヴァンニ・ディ・ヤーコポ・ピーリ（および兄弟たち）
31.	6,576	トンマーゾ・ディ・ニッコロ・デル・ブオーノ・ブシーニ
32.	6,434	ラーポ・ディ・ジョヴァンニ・ニッコリーニ
33.	6,421	ジョヴァンニ・ディ・バルトロメーオ・モレッリ
34.	5,918	フランチェスコ・ディ・ジャキノット・ボスコーリ
35.	5,837	ズメラールドおよび・ジョヴァンニ・ディ・ザノービ・デーリ・アルベルティ
36.	5,796	ヤーコポ・ディ・トンマーゾ・ディ・セル・リストロ［セッリストーリ］
37.	5,583	ロレンツォ・ディ・アントーニオ・スピネッリ
38.	5,378	アントーニオ・ディ・ピエーロ・ディ・フロンテ
39.	5,360	ブオーノ・ディ・ニッコロ・デル・ブルーニ・ブジーニ
40.	5,179	マイナルドおよびドナート・ディ・メッセル・カルロ・カヴァルカンティ
41.	4,967	フランチェスコ・ディ・アンドレーア・アルノルディ「絹織物業者」
42.	4,955	ヴァンニ・ディ・ニッコロ・ディ・セル・ヴァンニ
43.	4,436	ザノービ・ディ・ヤーコポ・ディ・ベルカーロ［ベルカーリ］
44.	4,283	ドナート・ディ・ボニファツィオ・ペルッツィ
45.	4,148	ヤーコポ・ディ・ヤーコポ・ディ・ザッカリーア
46.	4,067	クリストーファノ・バニェージ
47.	4,006	ヤーコポ・ディ・ジョヴァンニ・ヴィッラーニ
48.	3,997	ラーポ・ディ・パチーノ・ダ・カステルフィオレンティーノ「絹織物業者」
49.	3,949	バンコ・ディ・フルオージノ・ダ・ヴェラッザーノの寡婦ベッタ
50.	3,874	フランチェスコ・ディ・セル・ルドヴィーコ・ディ・ヴァンニ
51.	3,769	シモーネ・ディ・サラモーネ・ディ・トレッロ

表17-3　『リコルディ』に記載されたモレッリ家の人びと（大規模ペスト期）

執筆者ジョヴァンニ・モレッリの家族・親族（父・伯父・叔母・きょうだい・いとこの場合）
（最終執筆年の1411年頃の時点まで）

系図番号	著者との関係	名前	生死	死亡年	備考	生年	享年(約)
⑨	伯父（長男）	ジョヴァンニ	●疫病死	1363年7月8日	2度目のペスト	1308年	55歳
⑩	伯父（次男）	カランドロ	●疫病死	1363年6月18日	2度目のペスト	1309年	54歳
⑪	伯父（3男）	ディーノ	●疫病死	1363年7月7日	2度目のペスト	1323年	40歳
⑫	父（4男）	パーゴロ	●疫病死	1374年6月14日	3度目のペスト	1335年	39歳
⑬	叔母	ラーパ	?	?	?	?	?
⑭	叔母	リザベッタ	?	?	?	?	?
⑮	叔母	エルメッリーナ	?	?	?	?	?
⑯	従兄弟	ベルナルド	●疫病死	1400年8月2日	6度目のペスト	1356年	44歳
⑰	従兄弟	バルトロメーオ	●疫病死	1383年夏	5度目のペスト 妻は1400年●疫病死	?	?
⑱	従兄弟	グァルベルト	●疫病死	1374年夏	3度目のペスト	?	(20歳代)
⑲	従兄弟	ジャーノ	(存命)	–	–	–	–
⑳	従姉妹	アンドリウオーラ	(存命)	–	子ども多数出産。1人以外皆1400年疫病死●●●●	–	–
㉑	従姉妹	(女)	乳児死亡?	?	–	?	?
㉒	従兄弟	(男)	乳児死亡?	?	–	?	?
㉓	従兄弟	(男)	乳児死亡?	?		?	?
㉔	長姉	バルトロメーア	病死	1369年2月15日	–	1365年	4歳
㉕	次姉	サンドラ	●疫病死	1400年7月29日	5度目のペスト 夫も●疫病死	1369年	31歳
㉖	長兄	モレッロ	(存命)	–	–	1370年	–
㉗	本人	ジョヴァンニ	(存命)	–	–	1371年9月	–
㉘	弟	ジョヴァンニ	乳児死亡?	1372年	–	1372年	0歳

『リコルディ』が執筆された最終時点において死亡の原因の確認のできる者13名のうち12名が疫病死と記載されている。このままで単純計算すると，疫病による死亡率92％となる。しかし世帯主への関心が高く，偏った傾向となっていると考えられる（下記のB「『リコルディ』の関心の対象」を参照）。しかし，少し割り引いたとしても大変な疫病死亡率である。モレッリ家のような富裕な家でも高い死亡率となったことから，ひとつに，大規模ペスト期のすさまじさが想定されるとともに，14世紀において，都市に疫病が発生すると，富裕者は決まって農村部へ避難したとは限らなかったことも想定される

このリストに人名が記載されている者20名のうち，3名が不明，4名が存命，病死が1名，疫病死と確認できるのは8名。残り6名のうち乳幼児の死亡者3名の死因は不明。全体における乳幼児の死亡者は12人中3名＋「多数」（アンドリウオーラの子ども）

《備考》 ⑲ジャーノ1416年死去（死因は不明だが，この年はペストの流行年である）。執筆者ジョヴァンニ・ディ・パーゴロ・モレッリ1444年死去（享年72歳，コッラーディによると，この年はペストの流行年ではない。非疫病死と考えられる）

表17-4　モレッリ家における疫病死の割合（大規模ペスト期）

	疫病死	他の病死	不明	乳幼児・子どもの死亡	存命者	疫病による死亡率（不明・存命者除く）
リストの中の全20名	8名	1名	3名	4名	4名	8÷13 61.5%
リスト以外の者も含める（配偶者等）	10＋＊4名？（アンドリウオーラの子）	1名	3名	4名	4名	（10＋4）÷19 74%（？）

＊⑳アンドリウオーラの子どもは「多数」いたという。この時代で「多数」とは少なくとも6～7名が考えられるが，ここでは，5名と推定して，そのうちひとりだけが1400年のペストを生き延び，残り4名は疫病死したと計算する（ここでの4名とは控えめの数値である）

《参考》　大規模ペスト期の高い死亡率

第18章「サンタ・マリア・ノヴェッラ聖堂の『死者台帳』」で扱った時代とジョヴァンニ・モレッリの『リコルディ』の記載時期はほぼ一致する。『死者台帳』で確認されたフィレンツェの人びとの高い疫病死亡率62.1%は，モレッリ家の高い疫病死亡率61.5%とほぼ対応する。ここで下にサンタ・マリア・ノヴェッラ聖堂の14世紀の半ばから後半の時期の疫病死の割合を示す

グラフ17-2　サンタ・マリア・ノヴェッラ聖堂に埋葬された男性の疫病死者と非疫病死者の割合（計438人）
──1340～1383年夏冬──

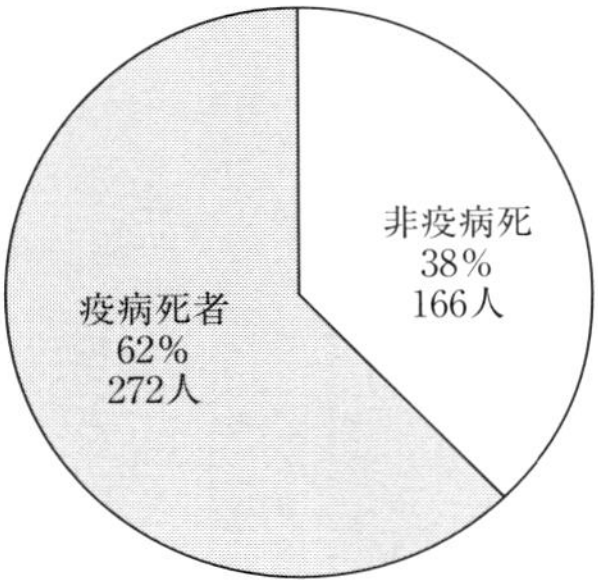

表17-5　『リコルディ』における男性・女性・子どものそれぞれの死の原因に対する関心度

	リストに記載された人数	死亡の原因について記載のある者（生存者以外）	死の原因の記載率
男　性	10名	10名	100% 非常に高い関心
女　性	10名	7名	70% やや低い関心
子ども	4名	0名	0% 全く関心なし

表17-6　『リコルディ』における男性中心の記載

	記載数	記載率
名前の記載のある男性	37	64%
名前の記載のない男性	2	3%
名前の記載のある女性	14	24%
名前の記載のない女性	5	9%
合計	58	100%

「モレッリ家系図」の男女の内訳　総数58名
ふつう男女の比はほぼ5分5分のはずだが，系図では全58名中39名（67%）が男性，19名（33%）が女性であり，この時代の家父長社会において世帯主や男性に対して関心が高いことがわかる
表17－1「モレッリ家系図」において系図に記載された総数58名のうち，
　名前の記載された男性の数28人
　名前の記載された女性の数16人
乳幼児で死亡した場合，名前は記憶に残さない傾向が強い
世帯主として商業や政治で力を発揮した男性は記録と記憶に強く留められた
⑦チエッタと㉚チェッタは男性に分類した

史料

モレッリ家の人びとの疫病死
——ジョヴァンニ・モレッリ『リコルディ』（一四一一年）

凡例

・『リコルディ』から「序文」の全文（Branca, pp. 103–105.）と第三部のうちから一部（pp. 131–138; pp. 142–151）を訳出している。
・本文中の人名のあとの〔系図①〕などの丸数字は、**表17-1**「モレッリ家系図」（284～285頁）内の番号を示している。
・＊の付いた見出しはV・ブランカの原文に記載された見出しである。その他の見出しは編訳者が便宜的に付けたものである。
・『リコルディ』ではしばしば「年月日」の欄が空白になっている。これは執筆者が後日調べて記入しようとしたためである。そうした空白部分は〔━〕で示している（「年月日」が特定できる場合は、割注で示した）。
・疫病に関する文章は太字で示している。

序文

この書き物にはまだ何も書かれていない。そこで最初に私が書いてみようと思った事柄は、我がモレッリ一家の血筋や祖先の身分についてである。また、我々に起こった昔からの出来事についてである。ここでそれらのことについて、書き留めうる限りを書き留めてみようと思う。

私こと、ジョヴァンニ・モレッリ〔系図㉗〕こそは、すなわち、アルベルティーノ・モレッリ〔同①〕の息子のベナマート〔同②〕の、そのまた息子のカランドロ〔同③〕の、そのまた息子のルッジエーリ（またはグァルティエーリ）〔同④〕の、そのまた息子のジラルド〔同⑤〕の、そのまた息子のモレッロ〔同⑥〕の、そのまた息子のバルトロメーオ〔同⑧〕の、そのまた息子のパーゴロ〔同⑫〕〔「パオロ」に同じ〕の息子のジョヴァンニである。

訳注　これは血筋をたどるややこしい言い方である。原文の言い方――すなわち、自分から父、祖父、曾祖父へと祖先を遡る言い方――をそのまま示すと、大体以下のようになる。――《ジョヴァンニ・ディ・パーゴロ・ディ・バルトロメーオ・ディ・モレッリ・ディ・ジラルド・ディ・ルッジエーリ（グァルティエーリ）・ディ・カランドロ・ディ・ベナマート・ダルベルティーノ・デ・モレッリ》。便宜的にここで最も古い祖先を初代とすると、以下のようになる――〔初代〕アルベルティーノ・モレッリ→〔二代目〕ベナマート・モレッリ→〔三代目〕カランドロ・モレッリ→〔四代目〕ルッジエーリ（グァルティエーリ）・モレッリ→〔五代目〕ジラルド・モレッリ→〔六代目〕モレッロ・モレッリ→〔七代目〕バルトロメーオ・モレッリ→〔八代目〕パーゴロ・モレッリ→〔九代目〕ジョヴァンニ・モレッリ（＝『リコルディ』の執筆者本人）

これを書く目的は、まずそれで暇つぶしをするためである。また、我々の家族の人たちにその歴史について何かを考えてもらうためである。我々が現在あるのはまさに重要な先祖のおかげだからだ。だから、我々の家族の歴史上の事実を示したいと思う。今見てのとおり、私は先祖の一人ひとりを右のごとく系列的に挙げてみたが、それは、非常に古い本や文書のなかに私が見出したものにもとづくものである。

我々は、この書き物を「ジョヴァンニ・ディ・パーゴロのリコルディ」と呼ぼう。

神とその栄えある聖母マリアと洗礼者ヨハネと聖アントニウス〔エジプトなどで活動した三～四世紀の隠修士。修道院制の創始者。(伊)「アントーニオ」、(希)「アントニオス」〕と聖女カタリナ〔四世紀に殉教したといわれるアレクサンドリアのカタリナ。教育・学問の守護聖人。伊語「カテリーナ」〕、すべての聖なる天界の方々の名において、主の一三九三年に、ここに執筆が開始された。すべての聖なる天界の方々に対して、私は伏して慎んで祈りを捧げる。すなわち、私が捧げる祈りとは、私の家族について私が役に立つ知識を得ることで、至上の神の栄誉と栄光を称える内容のものを私が書くことができるように、どうか必要な恩寵――私がそれに値しないにしても――を与えて下さいますようにという祈りであり、さらに、我々の家族の死者の霊魂と、現在、生を受けて生きている我々の霊魂のために、何よりも永遠の喜びとなる救済をどうか与えて下さいという祈りである。そしてさらに、我々と、神のおかげで後に続いて来る子孫たちの、有徳で優れた神聖な人生から、栄誉と称讃が生まれるようにという祈りである。

＊モレッリ家の起源

我々の祖先は、三〇〇年かそれ以上前にフィレンツェの都市にやって来て住み始めたが、彼らは自分たちのことについて最初何も書き残さなかった。あるいは、何かを残したとしても、彼らが金持ちではなく、むしろ困窮状態にあったことから、取るに足らない文書などにわざわざ注意を払うとか、保存するようなことをしなかったのであり、その多くは失われるか、破棄されてしまったのである。だから、以下においては、はっきりわかっていることだけを述べようと思う。そこで私ジョヴァンニは、神の助けを借りて、文書や確かな言い伝えによって本当に知られていることを、そのどのような細部も削除したり付け加えたりせずに次に書き示そうと思う。

まず始めに、私が書こうと意図している事柄について、その書く順序と基本的知識を示すために、私が説明したいと望むことのすべてを、その起こった順に、我々が自由に使える知識にもとづいて、また、理解できる限り簡潔さをもって説明していこうと思う。

第一部では、我々の先祖がやって来た出身地とその正確な位置について述べるつもりだ。第二部では、はっきりと突き止めることができなかったので、祖先のなかのいったい誰が最初にフィレンツェにやって来て住み始めて、それがいつのことであったと想定されるのかなどについては述べない。したがって、第二部では、手元にある本や文書を利用して、我々にはっきりしている人物について、その名前や住んでいた場所、その時期について、間違いに陥らずに推定しながら、述べていくつもりである。

第三部では、第二部で引き合いに出された最初の祖先から生まれた子孫とその職業・住居について記述するであろう。

最後となる第四部では、我々の都市の内部や我々の家族（すなわち我々の私的な領域）に降りかかったいくつかの大事件が述べられるだろう。そして私は、我々の時代に起こった事件についてのみ叙述する。すなわち、私が思い出す出来事や、それが起こるのをこの眼で見た出来事や、確かな情報――ほかの出所からではなく――についてのみ叙述する。そして年月が経って起こったとおりに、ほかの話題のなかにこうした部分を挿入する。そして最後に、先に述べた結末に達することを願う。なぜなら、我々の家族に起こった実例や出来事によって、なんらかのかたちで我々の子どもたち、つまり我々の子孫に教訓を与えたいからである。もし我々の子孫が、何度もこうしたことについて深く考察するならば、彼らはそこから将来への優れた対処法を導き出すことになるだろう。また、家族の出来事は、完全なものではないにしても、また、あまり重大な事柄を扱っているわけではないにしても、ある程度まで聡明さを与えてくれることになるであろう。

第三部　家族の記録

＊バルトロメーオ・モレッリ〔系図⑧〕

我々の祖先の思い出をたどるとなると、モレッロ〔系図⑥〕〔執筆者ジョヴァンニ・モレッリの曾祖父〕の息子であるバルトロメーオ〔系図⑧〕〔執筆者ジョヴァンニ・モレッリの祖父〕について、今ここで語っておく必要がある。このバルトロメーオは聡明で正直な人で、誉れ高い市民であり、有能な商人であった。彼は、あらゆる能力において彼の祖先をしのいでいた。そして商業においても、財産においても、親戚関係においても、他の祖先より秀でていた。それでいて彼は他の祖先よりも手広く、また大量に大青〔アブラナ科の藍色・青色の染色用植物。一三世紀以降、好まれた青の染色のためヨーロッパで活発に取引される〕の取引をおこなった。また、その取引や彼が従事したことにおいても、その仕事ぶりは立派であった。そして神のおかげで彼はますます繁栄したが、それは、彼が良心をもつ人であり、慈愛に富み、立派なこころを抱いていたからであった。

このバルトロメーオは、フィレンツェやその他の地域の地所に大金をつぎ込んだ。すなわちコルソ通り〔フィレンツェにある通り］にある家やヴェネツィア地区［フィレンツェのなかにある地区］の貸し家がそれであった。彼は、売り手が出た時に祖先の地、つまりムジェッロに多くの土地を購入した。農場を二つ買ったと思うが、それはエーメ川を越えた側のガッルッゾにあった。それは現在ジャーノ・ディ・ジョヴァンニ・モレッリ［系図⑲］の所有である。

バルトロメーオは、ジェーリ［ジェーリ・ディ・ルッジェーリ・チリアモーキ］の娘を娶った。彼は、現在我々の都市のパラッツォ・シニョリーア［パラッツォ・ヴェッキオ。市庁舎］があるところに住んでいた。そこにはバルトロメーオの祖先からの家があったからである。祖先はゲルフィ党であり、我々のコムーネのなかでも、それはとても誉れ高い人たちであった。

バルトロメーオは妻との間に七人の子をもうけた。四人が息子で、三人が娘であった。彼の妻の名はモンナ・デーアと言った［モンナは敬称］。彼の子どもたちについてはもっと後で書き記そう。彼の寿命がどうだったかについてはよく知らないが、およそ六〇歳まで生きたと思う。彼は熱病で死んだ。一三四七年四月三日に安らかに息を引き取った。遺体はサンタ・クローチェ聖堂のなかの墓に埋葬された。すなわち、その聖堂のなかには、グイダロッティ家の礼拝堂に通じている男性専用の通路があって、その入口のそばに彼の墓が置かれているのである。

モレッリにはもう一人息子がいたが、それは嫡出子ではなかった。名前をチェッタ［系図⑦］といった。この息子は、生前において勇猛果敢であったが、他の能力よりも議論や言い

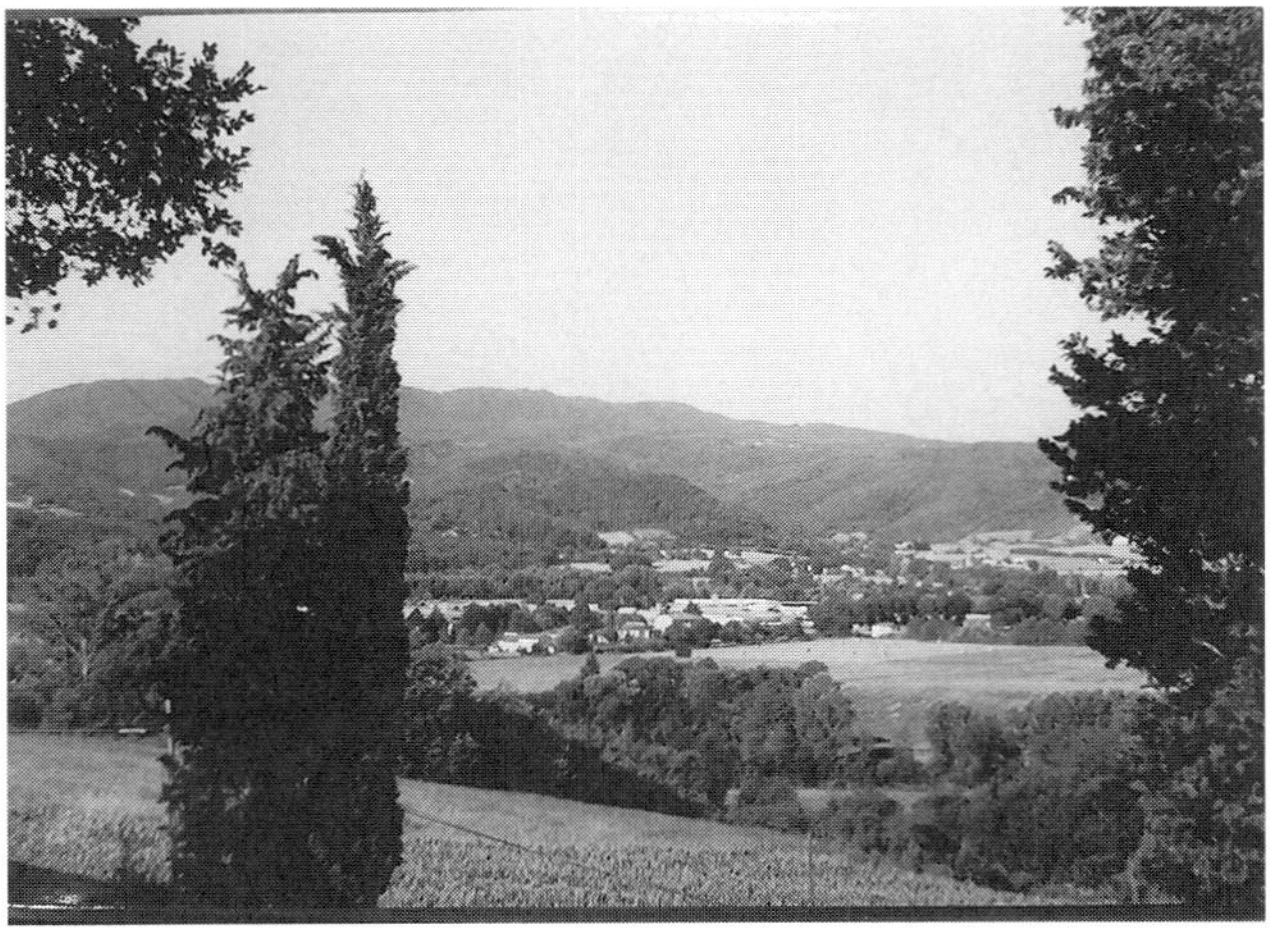

図17-4　ムジェッロの風景

争いに向いていた。しかし短命であった。彼についてはこれ以上のことは知らない。

訳注

バルトロメーオ・ディ・モレッロ［系図⑧］
執筆者ジョヴァンニ・ディ・パーゴロとの関係　祖父
有能な商人　大青の取引
妻　デーア（ジェーリ・ディ・ルッジェーリ・チリアモーキの娘）
子ども　息子四人　娘三人　庶子（息子）チェッタ　短命
死去　一三四七年四月三日　熱病による病死　享年およそ六〇歳　埋葬先　サンタ・クローチェ聖堂

＊ジョヴァンニ、ディーノ、カランドロ

バルトロメーオ・ディ・モレッロの長男ジョヴァンニ［系図⑨］

このバルトロメーオの長男はジョヴァンニという名前であった。ここで彼について述べよう。ジョヴァンニは一三〇八年に生まれた。有能な男であり、祖先の商売、つまり大青の取引を継いだ。父親が死んだ時、ジョヴァンニは全く変わらず大きな力を持ち続けた。というのは、彼が聡明で、父親が雇っていた何人かの社員に感謝の気持ちを抱いていたことから、彼らと一緒に事業を続けたからである。ジョヴァンニは、父親のバルトロメーオが死んだ時には、三六歳を越えていた。そして会社は彼の所有するところとなった。彼は父親に代わって同じ会社に留まったのである。こうしてしばらくの間、同じ会社にいた。だが、それはあまり長くはなかった。というのは、他の会社と合併したからである。結局、ジョヴァンニは、会社の帳簿に書面で認められるように、弟のディーノ・ディ・バルトロメーオ・モレッリと提携することになったのである。

ジョヴァンニは、ロッソ・バニェージの娘を妻とした。妻の名はリーザと言った。ジョヴァンニは、先に述べたように賢い人で、この縁組によって彼には思慮があることが証明された。というのは、これで近隣や同じ旗区に住

んでいた古くからのゲルフィ党の一族と縁組をおこなったからである――同じ旗区には有力者や親交の深い人たちが住んでいたのである。

ジョヴァンニと妻は、ともにずっと長生きをして、たくさんの子どもたちをもうけた。それらの子どもたちについては、もっとあとで書き留めるつもりだ。**ジョヴァンニは、神の年の一三六三年七月八日、この世を去り、天国に召された。疫病死であった。息子が四人、娘が一人残された。彼は、子どもたちに一万五〇〇〇フィオリーノかそれ以上の金を残した。遺体は、彼の父親の眠るサンタ・クローチェ聖堂に埋葬された。**

訳注
ジョヴァンニ・ディ・バルトロメーオ〔系図⑨〕バルトロメーオの長男
執筆者ジョヴァンニ・ディ・パーゴロとの関係　伯父
生年　一三〇八年
商人　有能な商人　大青の取引　三六歳の時に父が死んで会社を受け継ぐ、後に弟ディーノと提携
妻　リーザ（ロッソ・バニェージの娘）妻の実家の同じ地区のゲルフィの一族と親交を結ぶ
死去　一三六三年七月八日　疫病死　享年五五歳頃　埋葬先　サンタ・クローチェ聖堂

バルトロメーオ・ディ・モレッロの次男カランドロ〔系図⑩〕

バルトロメーオ〔系図⑧〕の次男は名前をカランドロ〔系図⑩〕と言った。この名前は、バルトロメーオの祖父カランドロ〔系図⑤〕にちなんで付けられた名前であった。カランドロは、ジョヴァンニ〔系図⑨〕より一一カ月若かった。彼は素行が悪く、先祖の誰よりも良心に欠いた。商業にはほとんど打ち込もうとしなかった。しかしそれでもラーナ商人〔毛織物商人〕であり、兄弟のジョヴァンニとパーゴロの共同経営者であった。しかしこの会社はわずかの間しか続かなかった。というのは、カランドロがしでかした一〇〇〇フィオリーノもの詐欺が見つかったからである。カランドロは、それから、もっていた現金で金貸しをして儲けた。もし生きていたら大金持ちになっていたであろ

う。

カランドロは、チリア・ディ・リストーロ・ディ・ピエーロを妻に娶った。嫁資は五〇〇フィオリーノ金貨であった。そして三人の子どもをもうけた。二人が息子で一人が娘であった。この子どもたちについては、もっとあとで述べよう。

カランドロは、一三六三年六月一八日、疫病のために息を引き取った。遺体は祖先とともにサンタ・クローチェ聖堂に埋葬された。彼は、遺言書を書き、約四〇〇〇フィオリーノの財産を遺贈した。あとには妻が残されたが、彼女はその後メッセル・アントーニオ・マキャヴェッリと結婚した。現在一四〇二年であるが、まだ存命である。子どもたちの名前については以下のとおりである。一番目が［――］［このように筆者モレッリはしばしば空白のままにしているが、これは後で書き加えようとしたためである。以下同じ］

……

訳注

カランドロ・ディ・バルトロメーオ［系図⑩］　バルトロメーオ・ディ・モレッロの次男
執筆者ジョヴァンニ・ディ・パーゴロとの関係　伯父
生年　一三〇九年
素行悪し
商人　ラーナ（毛織物）商人　一〇〇〇フィオリーノの詐欺行為をする　金貸業
妻　チリア（リストーロ・ディ・ピエーロの娘）　嫁資　五〇〇フィオリーノ　夫の死後　メッセル・アントーニオ・マキャヴェッリと再婚
子ども　息子二人、娘一人
死去　一三六三年六月一八日　疫病死　享年五四歳頃　サンタ・クローチェ聖堂　遺産　四〇〇〇フィオリーノ

ディーノ・ディ・バルトロメーオ［系図⑪］

バルトロメーオ［系図⑧］の三番目の息子は、名前をディーノ［系図⑪］と言った。生まれたのは一三二三年であった。聡明な人で正直であった。商業によく通じていて、大青を扱う商事会社ではジョヴァンニ・モレッリ［系図⑨］の同僚であった。その会社では、ディーノとジョヴァンニの二人は、仕事が優れていて、大金を蓄えた。もし二人がまだ生きていたら大金持ちになっていただろう。ディーノには妻はいなかった。また、庶子もいなかった。

ディーノは、一三六三年七月七日、神の思し召しでこの世を去った。疫病による死であった。この頃、知ってのとおり、フィレンツェには大きな疫病がはやっていて、先に述べた我々の祖先を襲ったのである。そのために四人の兄弟のうち生き残ったのは、ただひとり、末の子［パーゴロ［系図⑫］のこと。この人は『リコルディ』の執筆者ジョヴァンニ・ディ・パーゴロ・モレッリの父親］**だけであった。**ディーノは、遺言書を書いて金六〇〇〇フィオリーノの遺贈をした。パーゴロ［系図⑫］が半分、ジョヴァンニ・モレッリ［ジョヴァンニ・ディ・バルトロメーオ・モレッリ［系図⑨］のこと。ただし同じ疫病で彼の死の翌日に死去］が残りの半分を相続した。同じようにカランドロ［系図⑩］［同じ疫病で死去］の財産の半分をジョヴァンニの相続人とパーゴロが相続した。どうか、神がディーノと他の者の罪をお赦しくださいますように。彼の遺体は、祖先の遺体とともにサンタ・クローチェ聖堂に誉れ高く埋葬された。彼らに対して、神がまことのお赦しをお与えくださいますように。

訳注
ディーノ・ディ・バルトロメーオ［系図⑪］　バルトロメーオ・ディ・モレッロの三男
執筆者ジョヴァンニ・ディ・パーゴロとの関係　伯父
生年　一三二三年
人柄　聡明にして正直
商人　大青の取引　兄（長兄）のジョヴァンニと共同経営　高利貸も手広く営む
妻　若い
死去　一三六三年七月七日　疫病死　享年四〇歳頃　遺産　六〇〇〇フィオリーノ　相続人　ジョヴァンニの相続人とパーゴロ

＊パーゴロ・ディ・バルトロメーオ・モレッリ［系図⑫］

今ここでバルトロメーオ［系図⑧］がもうけた四番目の息子、末息子のことを書き留める段になった。彼の名はパーゴロ・モレッリ［系図⑫］［『リコルディ』の執筆者ジョヴァンニ・ディ・パーゴロの父親］と言った。彼が末息子でしかなかったにしても、彼が有徳であったまさにその理由のために、彼の品行方正なおこないによって人のために役に立ち、さらに、賢明で立派なおこないをしたことについて、ここで記して、彼に栄誉を与えるのは妥当なことと思われる。彼はそうした立派なおこないをしばしばしたので、私の知力などでは、とてもそれを書き上げることはできないと考える。しかし私は、そうした考えを変えて、こう言おう――すなわち、私は彼の偉大で優れたおこないについて何も知らないのだから、そういう私がここで書き記すことは、決して彼に栄誉を与えることにはならない。いやむしろ彼の栄誉を損なうことになるのである。なぜなら、私は、彼について知らず、彼について書くこともできず、彼をふさわしい、正しい、適切な水準にまで引き上げて、さらに、ふさわしい名声の高さにまで押し上げることができないからである。しかし先に触れたところでは、たんに表面的にしか述べなかったので、今度は真実そのものから目をそらさずに的確に述べよう。

パーゴロの生まれたのは、主の年の一三三五年頃であった。ディーノが生まれてからパーゴロが生まれるまでの間には、何人かの女の子が生まれたと思う［ラーポ、リザベッタ、エルメッツリーナの三人の女性］。私は、父パーゴロが我々の母に言うのを聞いたことがあるが、それによると、パーゴロは一度も彼の父親、つまりバルトロメーオには会ったことがなかったという。このようなことが起こったのは、父親がパーゴロをムジェッロ［フィレンツェの北約二五キロ］の乳母のところに遣って、かなり大きくなるまでの間ずっとムジェッロに預けたままであったことから起こったことのようだ。さらに、パーゴロが我々の母に話していたところによると、この乳母はかなり変わった女で、その荒っぽい性格は尋常ではなく、何度もパーゴロをぶったそうだ。だから、パーゴロはこれを思い出すと、こころのうちにあまりに激しい怒りが込み上げてきて、もし今度また乳母に会うようなことがあったら、乳母を殺してしまうだろうと言うほどであった。こうした思い出と「自分は父親に会ったことがない」というパーゴロのことばは、私には全く同じことを示している。思うに、バルトロメーオには多くの息子がいて、すでにわかっているだろうが、息子たちはすでに大人になっていて、もう仕事に就いていたことから、この末息子のことはあまり評価していなかったのだ。そして、たまたまパーゴロの母親も亡くなり、バルトロメーオも老いていたことから、わざわざパーゴロの世話をしようとは思わなかったのだろう。あるいは節約のためか、あるいはその他の理由のために、今述べたこのような事態になったのである。

パーゴロは父親がもう死んでからムジェッロからフィレンツェに帰ったに違いないと思う。それはパーゴロが一一歳か一二歳の時であったに違いない。生まれてからほとんどずっと田舎暮らしをしていたわけだから、パーゴロがあえて置かれた状態のことを考えてみるがよい。それは、農民が置かれた状態よりほんの少しだけましだったにすぎないのだ。

しかし、まさに常に変わらずに心優しい「自然」は、いつも美徳に近づいていくものなのである。人から無視されているからといって、そうした者が美徳から見放されるわけではなく、やがては美徳を手に入れていくものなのである。これについては、はっきりと原因が認められるのであり、その原因は結果となって現れてくるものなのである。まさに「自然」が常に心優しいことは、あらゆることのなかでもこの見捨てられた青年において証明されるのである。私は、神の助けを借りて、子孫が後に思い出せるように、こうしたことについて語ろうと思う……。

純真で素朴な少年は、フィレンツェに戻った。しかし、たとえ彼が心優しく、優れた能力があったとしても、彼には父はいなくて、兄たちの保護のもとに置かれざるを得なかったのであった。そして兄たちは、全財産を奪い取って自分たちの間だけで分けてしまったのである。彼らはこの弟のことを全く尊重せず、なおざりにしたか、あるいは、……［文字の解読不可］のである。

彼は、長い間ずっと町から離れて暮らして、世間のことを知らずに、無教養で、教育も何も出来ていなかった。しかし、その前向きな性格に導かれて、彼は自分から進んで読み書きを習うために学校に通ったのである。しかし、彼は、不慣れなことや、ほかの学習仲間よりも年上だったことから恥ずかしい思いをしたうえに、さらに、彼の先生から鞭でたたかれたので、学校をやめてしまい、その学校に戻ろうとはしなかった。このために――これは彼の妻テルダに話したことだが――自分の意思で、誰の仲介も得ずに、学校を次々と変えて、学校と約束を交わしたのであった。それが、彼を殴らないという約束であった。そして、もしこの約束が尊重されるならば、自分は学校に留まるが、もし、約束が尊重されなければ、学校をやめるというものであった。このようにして彼は、向学心と、失われた時間を取り戻したいという意欲から、ただただ前向きで立派な意欲それのみに駆られて、優れた記憶力で、読み書きと算術を習得したのであった。

神のご加護を受けて、一八歳かそれ以上の成人年齢に達した時に、パーゴロは、兄たちに対して、自分の財産の分け前を返還するように要求した。パーゴロは、この要求をする前に、数年間大青の店で給与をもらって働いていた。三人の兄は財産のほとんどすべてを横取りしたので、彼らが神や理法でもない限り、パーゴロに対抗できるはずはなかった。そこでパーゴロは、自分の利益についていくつかの要求を提示したが、それにもかかわらず、兄たちはそれに耳を貸そうとはしなかった。それで彼は身を引いたのであった――その理由は、パーゴロが自分自身の利益を理解していなかったためか、あるいは、彼がまだうぶで、物おじしていたためである。

しかしながら、兄たちによって確保されていた財産は、ついにパーゴロの分け前として彼に返還されたのであった。こうしてパーゴロは、ムジェッロの土地やフィレンツェのいくつかの家や、さらに約五〇〇フィオリーノの現金を手に入れたのであった。そして彼は、大青の会社にジョヴァンニとディーノの社員としてそのまま留まった。パーゴロは、勤め人として彼らのもとで何年も留まった。そのことは、帳簿に記載されているとおりである……。

パーゴロの兄たちが、パーゴロに対してどのように振る舞ったかについては、私はお前［『リコルディ』の執筆者の長男アルベルト。［系図㊾］］にすでに示したとおりだ。また、彼の兄たち三人の死去についても、また、兄たちが彼にどのような扱いをしたかについても、もうお前にはわかっていることだ――すなわち、パーゴロは、先に述べたように、ジョヴァンニともう一人の仲間、さらにほかの二人の兄らの後見人の手に委ねられたのである。このパーゴロは、まだ若い奉公人であり、当時の年齢からすれば、未成年であったが、すべてを自分で物事に対処しなければならなかった。こうして彼は何かと困難に直面し、機敏に対処し、危険にもさらされた。私は、神の助けを借りて、お前にこうした状況のすべてを提示して説明しようと思う。

この兄たちは、いずれも一三六三年の疫病が最も荒れ狂う最中に死亡した。疫病は、その時に最もひどく、三人は二〇日間のうちに神の足元にひれ伏して息絶えた［次兄カランドロは六月一八日、三兄ディーノは七月七日、長兄ジョヴァンニは七月八日に死去］。お前もわかっているように、二人［ジョヴァンニとディーノ］は、大青と染料の取引に従事していた。それに約一万五〇〇〇フィオリーノの金を投入していた。三番目の兄［ディーノ］――彼の方が先に亡くなる――は妻を娶っていたが、この嫁は、彼の死後も生き残り、歳もまだ若かった。この三番目の兄は、少しほかの仕事もしていて、高利貸業に関わっていた。この不正な商売をフィレンツェだけでなく、コンタード中の至るところにまで手を広げ、とりわけ労働者や貧民を相手にした。そして、彼らだけでなく、有力者や実力者も相手にしていた。それはフィレンツェだけでなく、その他の地域にまで手を伸ばしていた。

パーゴロは、まだ若く、純朴であり、援助や助言についても、もし友人から得られなければ、もはや誰からも得られない孤独の身であった。そして疫病が流行する最中《さなか》で、家族の人たちが死んでいくのに怯え、また自分も死ぬのではないかと怯えたのであった。そうしたなかで、彼が幾千フィオリーノもの貸金を回収するのは、それは非常に困難なことであった。というのは、まず、貸金を帳簿に書き留めた債権者や社員がたくさん死んでしまったからであり、また、貸金の回収先もフィレンツェやそのコンタードだけではなく、フィレンツェ領を越えて、アレッツォ、ボルゴ・サン・ロレンツォ、シエナやその他の地域にまで及び、そこまで足を運んで貸金を追い求めなくてはならなかったからである。さらに、商品を回収し、それを販売しなくてはならず、そこで多くの困難を解決しなくてはならなかったからである。そうしたことから彼は不安に駆られ、疲労困憊に陥ったのであった。

お前がもしそのような状況に置かれたならば、一体どのようにして勇気を奮い立てたらよいものか、よく考えてみなさい——しかしながら、パーゴロは、非常に重大なこの仕事を注意深くかつ見事に処理したのだ。その後すぐに今度は、カランドロ〔疫病死した〕の妻に五〇〇フィオリーノの金〔カランドロの妻が実家から持って来た嫁資（持参金）〕を返還しなければならなかった。さらにまた、パーゴロは、彼らの財産や家屋を回収し、その管理をしなければならなかったし、葬儀の挙行や遺産の処理など、こうした状況において際限なく続くその他のすべてのことを処理しなければならなかったのである……。

パーゴロは、所帯を持ち、妻との間に五人の子どもを得た。すなわち、最初に女の子二人、それから続いて三人の男の子を得たのである。この子どもたちについては、それにふさわしいところで語ろう。パーゴロは、立派にかつ賢明に行動することができた。そして徳の誉れの高い高潔な行動に励んだ。そしてもし神がお気に召してもう一〇年だけ生きることをお許しになっていたら、彼はきっと五万フィオリーノを越える財産を積み上げたことだろうし、また、大人数の家族を築き上げたことだろう。というのも、毎年少なくともひとりの息子をもうけていたからである。さらに、きっと彼はあらゆる面で一流の政府要職に就いていたことだろう。というのも、彼は既に一三六六年に被選挙人の抽選袋《ボルサ》に入れられていたからである。そして、彼はジェーリ・チリアモーキの息子ディーノによって選ばれた選挙立会人となった。ディーノ（彼はパーゴロの叔父である）は、その時シニョリーアでひとつの役職〔プリオーレ〕にあったのである。そして、パーゴロは、死んでからこの抽選の袋からプリオーレに選ばれたのである〔死去したにもかかわらず抽選の袋に入れられたままであったことから、このようなことが起こった〕。パーゴロは我々の祖先のなかでシニョリーアの要職の最初の候補者であったと思う。**彼が重大な事業経営のすべてにおいて順風満帆のその時に、神の思し召しによって彼は霊魂を神に返した。これは一三七四年六月一四日のことであった。一〇年六カ月の結婚生活であった——すなわち妻を娶ったのは一三六三年一月一八日であった。遺言書によって二万フィオリーノの財産を残した。遺言書に書かれているように、霊魂の救済のための準備がしっかりと、また敬虔におこなわれた。**

パーゴロは人柄が良くて、人からとても好感を持たれた。施し物についても、もの惜しみなくおこなった。求めて来た者に対しては、それが貧者であれ、富者であれ、誰もはねつけることをせず、とりわけ金銭については、非常に気前がよかった。パーゴロに対しては、誰も彼を打ち負かそうとは思わない、誰にとっても良い友であった。**彼は疫病で死んだ。遺体は大いなる栄誉をもってサンタ・クローチェ聖堂**（図17-5）**のなかの墓に埋葬された**（図17-6、図17-7参照）。**その聖堂には彼の父と兄弟も埋葬されていたのである。**

彼のあとには二人の娘と二人の息子が残された。このうち三人はまだ乳飲み子であった。この子どもたちについては、それにふさわしい時が来たらそこで書き記そう。

訳注
パーゴロ・ディ・バルトロメーオ［系図⑫］バルトロメーオ・ディ・モレッロの四男、末子
執筆者ジョヴァンニ・ディ・パーゴロとの関係　父親
生年　一三三五年頃
生育　一一歳か一二歳までムジェッロに里子　父親の顔を知らず　苦学して読み書きを習う
財産　後見人の兄たちから財産を奪い返す　疫病死免れ、疫病死した兄たちから遺産相続　兄たちの葬儀・財産整理・債務返済・債権回収に尽力
人柄　有徳の人　多くの徳行・施しをおこなう　気前がよく誰からも好かれる
商人　大青の交易事業順調
結婚　一三六三年一月一八日　妻テルダ（出自不詳）結婚生活一〇年六カ月　子ども　娘二人、息子二人

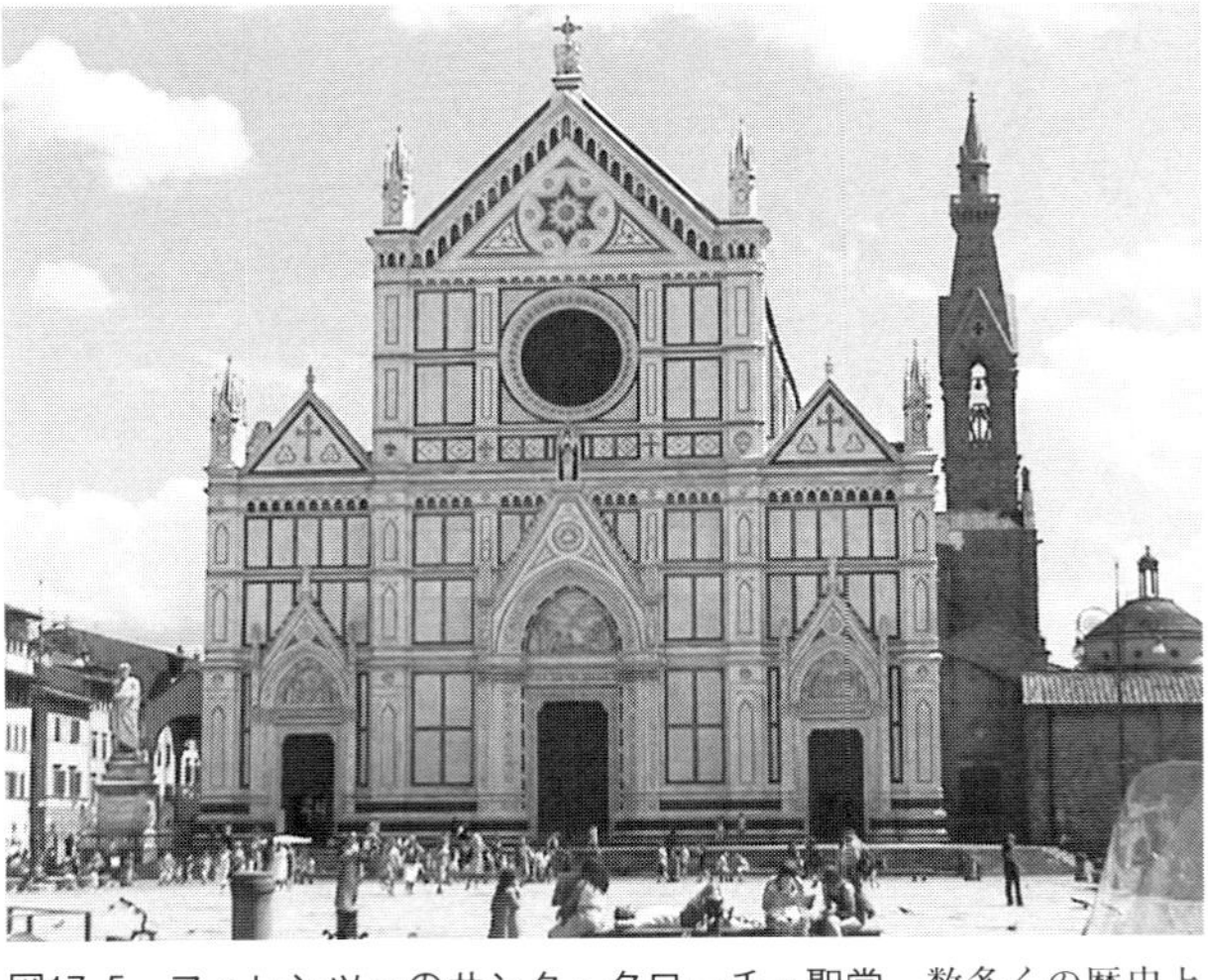
図17-5　フィレンツェのサンタ・クローチェ聖堂　数多くの歴史上著名な人物が眠る教会。ここにモレッリ家の祖先も眠る

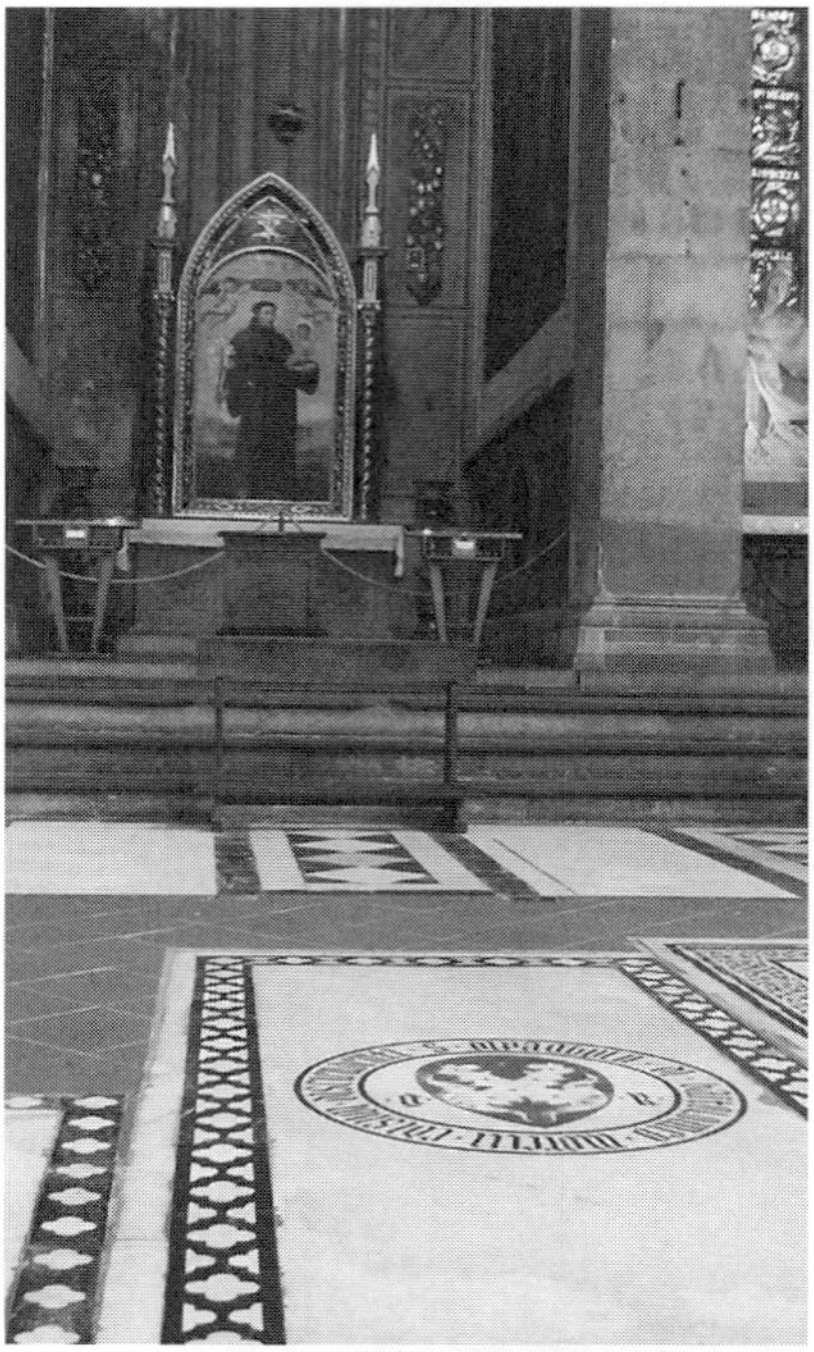

図17-6　パーゴロ・モレッリの床面墓の位置
写真は聖堂を入って中央の奥にある大祭壇のすぐ左側。翼廊（トランセット）のやや左側。手前に見える床面墓がパーゴロの墓。これより手前側にレオン・バッティスタ・アルベルティの墓がある

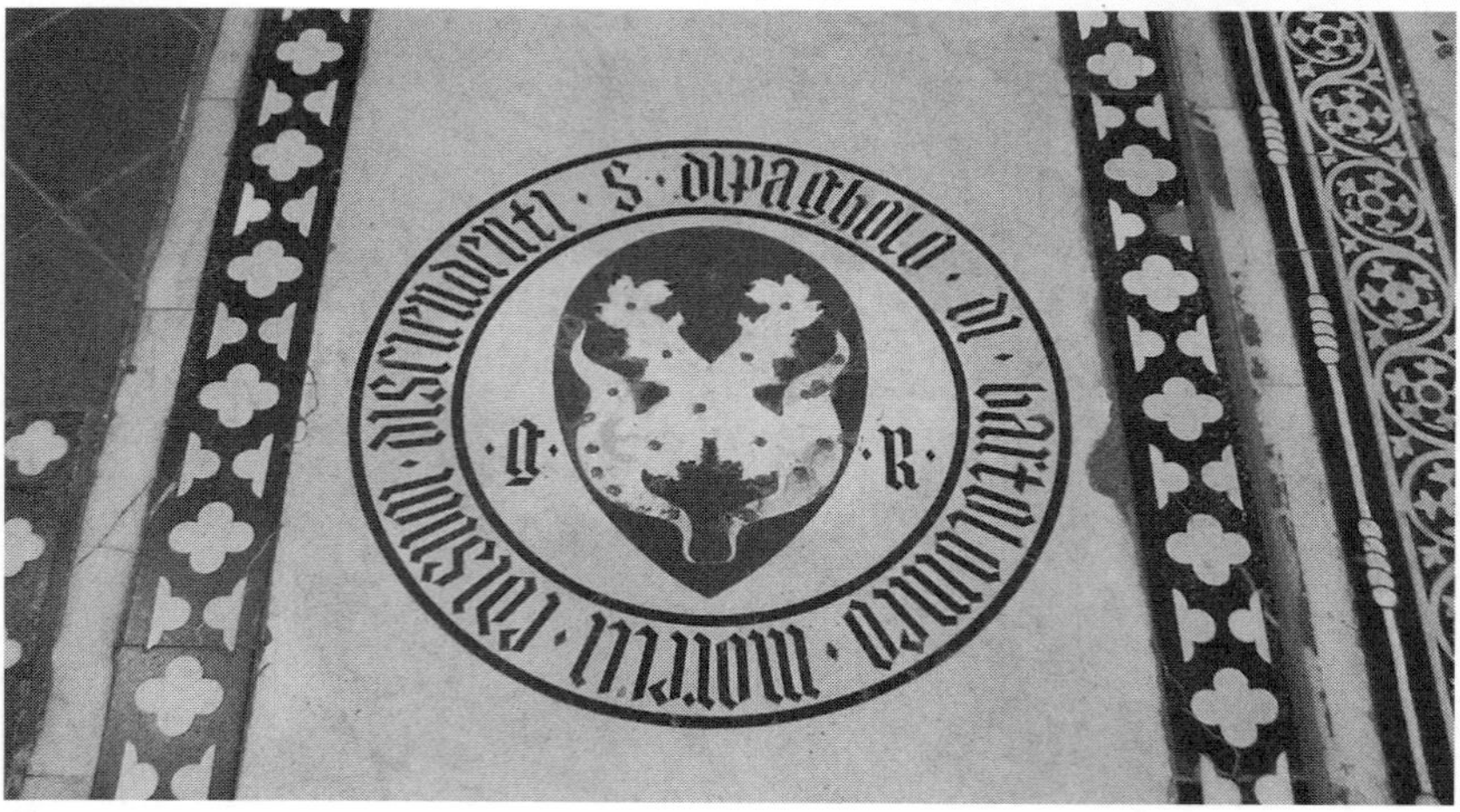

図17-7　同床面墓　これは「パーゴロ・ディ・バルトロメーオ・モレッリ」の墓。『リコルディ』の著者ジョヴァンニの父である。中央にモレッリ家の紋章が描かれている

政治　一三六六年　被選挙人の抽選袋に入れられる
死去　一三七四年六月一四日　疫病死　享年三九歳頃　遺産　二万フィオリーノ　埋葬先　サンタ・クローチェ聖堂

バルトロメーオの娘たち

バルトロメーオ［系図⑧］が死んで、先に述べたように、三人の幼い娘が残された。長女はラーパ［系図⑬］という名であった。彼女は、フィレンツェのサン・ピエトロ・マッジョーレ修道院の「誓願修道女」［生涯修道生活を入る意思で神の前で自己奉献の誓いを正式に立てた修道女］であった。二番目はリザベッタ［系図⑭］と言った。病弱な人であった。サン・フランチェスコ修道会の「第三会修道女」［世間で職業をもちつつ修道会の規律に従う在俗修道女。正規修道士が第一会、修道女が第二会］であった。最後の、三番目の娘がエルメッツリーナ［系図⑮］といい、パーニョ・ディ・ゲーリの妻になった。彼女は我々の家族、つまり祖先の台帳に記載されているとおり、たくさんの子どもをもうけた。

彼女たちが、いつ生まれて、いつ死んだかということについては記さない。というのは、それはどこにも記載されていないからであり、また、どうしてもそれを記さなければならないとは思われないからだ。だからそれは省くことにした。ここでは彼女たちの名前を記し、彼女たちがこの世に存在したということを書き留めるだけで十分である。

訳注

バルトロメーオ・ディ・モレッロの娘（長女）ラーパ［系図⑬］
　フィレンツェのサン・ピエトロ・マッジョーレ修道院の誓願修道女
バルトロメーオ・ディ・モレッロの娘（次女）リザベッタ［系図⑭］
　サン・フランチェスコ修道会の第三会修道女
バルトロメーオ・ディ・モレッロの三女エルメッツリーナ［系図⑮］
　パーニョ・ディ・ゲーリの妻

＊ベルナルド・ディ・ジョヴァンニ・モレッリ［系図⑯］

ジョヴァンニ・ディ・バルトロメーオ・モレッリの長男［ベルナルド、系図⑯］については、今ここで書き留めるのが妥当である。彼が生まれた日は、［――］［本文記載なし。『リコルディ』の執筆者の従兄弟。一三五六年頃］であった。名前をベルナルドと言った。彼は若い頃から物惜しみせず、浪費家同然であった。というのも、彼の出費はむだなものに注がれ、虚栄心に満ちたものであり、決して誉められたものではなかったからである。しかしこれについては、驚くに足りない。というのも、母親と後見人たちにこの少年の教育が委ねられてしまったからである。そして彼女たちは、一緒になってベルナルドからものを奪い取り、彼を滅ぼすことに同意したのである。そしてベルナルドと他の弟たちは、彼らの父親、つまり亡きパーゴロ・モレッリに代わってその役割を果たすべきであった人たちを排除してしまったのである。そして実際、ベルナルドは、父親が彼と弟たちに遺贈した財産の大部分を、惜し気もなく使い果たしてしまったのであった。こうして、若者［ベルナルド］と母親は、他の後見人たちと一緒になって――パーゴロはそのようなことは求めなかったにもかかわらず――、むしろパーゴロの意志と反対のことをするために、商人であるグッチョーゾ・デ・リッチの娘を娶らせた。このグッチョーゾ・デ・リッチは、金持ちで聡明で、家柄と身分の高さで有力者であった。

ベルナルドは、妻を得て、後見人から解放され、金遣いを加減し始めた。最初は浪費家であったが、今や弟たちの生活費を賄うことをやめて、弟たちと別れて、物が不足するようになり、青年期の情熱から手を切った。そして非常に質素な人間になり、大の倹約家となったのである。

彼は、明朗快活な人で、その言動はとても思慮深かった。そしてまた、弁舌さわやかで機知に富み、情が深く、親しみがあり、すばらしい語り手であった。

ベルナルドは、シモーナ、つまり彼の妻との間には、子どもは一人もいなかった。しかし、他の女性との間に嫡出でない子どもがたくさんいた。ひとりの女性は、非常に正直な女性であった。しかし、もうひとりの方の女性は彼の女奴隷であった［女奴隷は当時珍しくなかった。ダルマチア地方やスラブ系の人が多かった。『デカメロン』第二日第六話、第五日第七話等］――それは大変な美人であった。ベルナルドは、後になってからこの女奴隷をムジェッロの家に嫁にやった。その女のことについては口にしたくない。というのは、たとえ、その経済状態が良かろうが、その身分がよろしくなく、そうした家柄について書くのは正しいことではないからだ。

このベルナルドは、一三八一年に抽選袋《ボルサ》に入れられ、神の年の一三八七年、一一月一日にプリオーレになった。その時の「正義の旗手」がメッセレ・ルイージ・グィッチャルディーニであった。ベルナルドは、非常に賢明にふるまった。そして我々のコムーネの国事をうまく司ることができ、理性を失うことなく、特に、要求する一人ひとりの市民に奉仕することができた。そして全フィレンツェ人の愛情とよき評価を得て任期を終えた。その後、「コンパニーアの旗手」[一九人のコンパニーアの長]や「一二人会」[一二人の「善人委員会」のこと。シニョリーアの諮問機関]の委員になった。そして彼は、フィレンツェの内外にあるすべての役職の候補者として抽選袋に入れられた。そして、いくつかについて彼は、名誉ある任務の遂行を果たしたのであった[たとえば、一三八二年のモンテ・ヴィットリーニのカステッラーノ職（城代職）、一三九一年のカステリオーネ・アレティーノのポデスタ職を歴任]。やっかいな問題が何度か彼に降りかかったこともあった。その一部は後でその時が来れば、話そうと思う。

ベルナルドは、重大なことに、我々の祖先が代々おこなってきた商業、さらに商品やもうけをもたらすその他の活動をやめてしまった。そのようなことになってしまった理由は、ほかでもない、父親がいないままに金持ちになってしまったことによるにものだ。そして彼を教育すべきであった人たちによって、彼は金をもうけるよりも、むしろ金を出費することの方に刺激されてしまったからである。

ベルナルドは一四〇〇年[――][本文記載なし。八月二日]**にこの世を去った。遺体は我々の祖先の墓、すなわちサンタ・クローチェ聖堂の墓に埋葬された。彼は、疫病のためにほんの数日で死んでしまったのだ。**

彼の子どもが残された。三人の息子と二人の娘である。長男はディーノ、次男はチェッタ、三男はベネデットである[研究者P・イルデフォンソはこれと違って五人の息子とひとりの娘を示している。五人の息子とは、通称ディーノことボルドリーノ、通称チェッタことアントーニオ、そしてカルロ、サーノ、ベネデットであり、ひとりの娘がデーア]。資産総額を数えると、金二万フィオリーノの価値の遺産を遺言書によって残したと思う。神が、その慈しみのこころから、彼の霊魂を栄光のうちに引き受けられんことを。

訳注

ジョヴァンニ・ディ・バルトロメーオの長男ベルナルド
執筆者ジョヴァンニ・ディ・パーゴロとの関係　伯父（父の兄）
生年　一三五六年頃
人柄　浪費家（しつけや教育をする者がいなかったことによる。結婚後、質素になる）　明朗快活　話し上手
職業　商業をやめて富裕な利子生活者になる
妻　シモーナ　商人グッチョーゾ・デ・リッチの娘
子ども　嫡出子なし。ただし二人の女性（一人は「正直な女性」。もう一人は女奴隷。後者はムジェッロに嫁にやる）との間に庶子「たくさん」あり　長男ディーノ（ボルドリーノ）、次男チェッタ（アントーニオ）、三男カルロ、四男サーノ、五男ベネデット、長女デーア
政治　一三八一年、役職候補者の抽選袋に入る　一三八七年一一月、プリオーレ　賢明に国事をおこなう　ほかにも名誉ある職務を遂行――「コンパニーアの旗手」「一二人の善人委員会」一三八二年、モンテ・ヴィットリーリの城代、一三九一年のカステリオーネ・アレティーノのポデスタ
死去　一四〇〇年八月二日　疫病死　享年四四歳頃　サンタ・クローチェ聖堂　遺産　二万フィオリーノ

＊ジョヴァンニの二人の息子バルトロメーオとグァルベルト

次男バルトロメーオ［系図⑰］

このジョヴァンニ［系図⑨］の次男は、名前をバルトロメーオ［系図⑰］と言った。彼が生まれた日は［―］であった。バルトロメーオの兄のベルナルド［系図⑯］の体格については、先に述べなかったが、とても太っていた。しかし、二人は、大きいということでは共通していた。ベルナルドは、頑強な体格でとても太っていた。その肌は赤みがかり、ホクロがあった。一方、バルトロメーオの方は、太っていたが、健康的であった。肌は白いというよりも、オリーブ色であった。また、バルトロメーオは、人付き合いがよく、陽気で、身分も立派であった。

バルトロメーオは、セル・ニッコロ・ディ・セル・ヴェントゥーラ・モナーチの娘を妻にもらった。セル・ニッコロは、当時「リンフォルマジオーニの公証人」［フィレンツェ共和国の書記官職のひとつ。*Notaio delle rinformagioni*］であり、経済状態はよく、サン・ロメーオの近くに住んでいた。バルトロメーオの妻の名は、モンナ・レーナと言った。思慮深い女性であり、とても話し上手で、利口であった。自分でしようと思ったことは自分の手でやることができた。文章を読むことにも、書くことにもたけていた。

バルトロメーオには三人の子どもがいた。息子が二人、娘がひとりである。長男はグァルベルト、次男はジョヴァンニ、娘はリーザと言った。子どもらに起こったことについては、もっと先のところで書面で述べられるであろう。**このバルトロメーオがフォルリ**［原文では「フルリ」（Furli）とあるが、ロマーニャ地方のフォルリ（Forli）のこと］**でこの世を去ったのは、**［━］［本文記載なし。一三八三年］**のことであった**［一三八三年、ペストがロマーニャ地方で大量死をもたらしていた］。**疫病でほんの数日で亡くなった。そしてフォルリのフランチェスコ修道会の教会に埋葬され、その後、遺体はフィレンツェまで運ばれ、ほかの祖先とともにフィレンツェのサンタ・クローチェ聖堂に埋葬された。ほかの祖先に対しておこなったように栄誉をもって埋葬された。彼の妻が残された。妻は一四〇〇年の疫病まで寡婦として子どもたちとともに生活した。彼女は、その一四〇〇年の疫病で亡くなった。**そして彼女は息子たちを相続人として遺贈した。母親の財産と合わせて全部で金貨四〇〇〇フィオリーノの財産が彼ら三人の息子に遺贈されたと思う。

訳注
ジョヴァンニ・ディ・バルトロメーオの次男バルトロメーオ
執筆者ジョヴァンニ・ディ・パーゴロとの関係　伯父（父の兄）
生年　記載なし
人柄　陽気で人付き合いよい
妻　レーナ（リンフォルマジオーニの公証人で経済状態のよいセル・ニッコロ・ディ・セル・ヴェントゥーラ・モナーチの娘）一四〇〇年に疫病死

子ども　息子二人（長男グァルベルト、次男ジョヴァンニ）娘一人（リーザ）
死去　一三八三年　疫病死　フォルリのサン・フランチェスコ教会で埋葬された後、フィレンツェのサンタ・クローチェ教会へ遺体を移送

ジョヴァンニ・ディ・バルトロメーオの三男グァルベルト［系図⑱］

今ここで書き記すべきは、ジョヴァンニ［系図⑨］の三番目の息子のことである。彼は名前をグァルベルト［系図⑱］と言った。彼が生まれた日は［―］であった。体つきは、年齢からすると普通以上で、大きい方であった。細身ではあったが、痩せこけてはおらず、血色がよかった。学問に興味をもっていて、確か、法学を勉強したと思う。彼について私が理解したことによると、その学問と生来の善良な性格のおかげで、彼は有能な人物へと成長していったのである。やがてそれが立派に証明されることとなったそのことは、とりわけ次のことからわかるのである。

一三七四年に疫病が発生したために、ジョヴァンニの生き残った家族全員とパーゴロ［執筆者の父。系図⑫］**の家族全員は、ボローニャへ逃げた。**そして、一軒の家に共同で住んで、生活費を両家で半分ずつ出し合った。これはジョヴァンニ家からの大きな恩恵によるものであった［ジョヴァンニ家の方が人数は少なかったのに両家の全生活費の半分を出したことからこう言っている］。言いたかったことに話を戻すと、我々は、男、女、子ども、乳母、外国人の召使い、友人を含めて全部で二〇人を越える所帯であった。買い物の準備や必需品の調達はこのグァルベルトに任された。そして彼は、手渡されたお金を帳簿につけ、収支をしっかり計算しなくてはならなかった。彼は、知ってのとおり、年端も若く、見知らぬ地にあってこのような仕事をおこなうことに全く慣れていなかったにもかかわらず、しっかりと対処して、深い配慮と節度をもって、命のある限り、必需品のすべてを共同生活する家族集団に調達したのであった。そして彼が皆のために出費したものは、大きい出費も小さい出費も正確に帳簿につけたのである。

人は、このささいな事柄に対して、私がグァルベルトのことをおおげさに称讃していると思われるかもしれない。しかし、私はこう主張したいのだ――すなわち、このあまり例のない、変わった二つの家族の様子のことがわかっていて、実は彼らの間では同意できることがほとんど存在せず、しかも我々が、フィレンツェからはるばると全く異なった土地のボローニャへやって来た他国人であることを了解するならば、グァルベルトがまだ若者であったことや、その揺るぎのない、素早い決断力を考慮すると、彼こそは強い精神力と、大いなる思いやりのこころと、大いなる配慮のこころの持ち主であったと私は考える。人はこの私の考えに例外なしに同意することだろう。

そして運命は、はっきりと、その姿を現わすこととなった。死が近づいた時のことであったが、彼が示したふるまいは、青少年が示すようなものではなく、人生に長けた老人が示すようなふるまいであった。ついにグァルベルトは疫病に罹ったことがわかり、自分の命が長くないことを悟ると、同じくらいの配慮をもってみずから霊魂の救済を目指して、準備した。そしてすべての秘跡を要求し、それを最大の敬虔さを抱いて受けた。そして神聖で美しい敬虔な詩篇の歌が流れるなかを、彼は信心深いこころを胸にして自分の霊魂を神にゆだねたのであった。それにつづいて家中の人たちの前で、大人に対しても、またそれと同じように子どもに対しても、すべての家族に対して、同じような敬意を抱いて、やさしい愛情のこもった声で赦しを乞い、自分の霊魂を皆にゆだねた。最後に、集まった皆を前にして彼は自分の罪を告白した――「ぼくは、自分のために一〇リラか一二リラほどを生活費から使い込んでしまいました」と。そして今述べたように皆の前で自分の犯した罪を責めて、金庫箱に金を返したのであった。

それからついに息を引き取る最後の瞬間さえも、頭はしっかりしていて、皆に聞こえるようなはっきりとした、大きな声を出して、司祭とともに祈禱［終油の秘跡でおこなわれる祈禱］を唱えたのであった。それから死期が迫ったのを感じ取って、司祭にもっと早く祈禱を唱えるように促した。そして神のおかげで祈禱を唱え終えて、司祭と合わせて最後のことば「神に感謝を。アーメン」と言って、まぶたを閉じ、まさにその瞬間に霊魂を神に返したのであった。その死は疫病によるものであった。これはボローニャで起こったことであり、その日は［――］であった。

葬儀が執り行われ、それから遺体が埋葬された。埋葬された場所は、ボローニャにある［―］教会［サン・フランチェスコ教会］であった。その墓は新たに築かれたばかりのものであり、埋葬された位置は、内陣席と教会の壁の間の右側の方で、それはもうほとんど内陣席の末尾であり、大礼拝堂や祭壇がすぐそばにあった。確か、墓石には我々モレッリ家の紋章があると思う。いやおそらく、紋章は教会の壁の正面にあるだろう。すでに述べたように、遺体は名誉をもって埋葬された。それゆえに彼の遺骸はそこに残したままにして、フィレンツェに持ち帰らないことが兄弟によって決定された。

この青年グァルベルトのおこないについては、ここで挙げることができないほど、実に数多くの美徳と多くの立派なおこないふるまいがある。だが、最初に約束したように、まだ語っていないほかの家族とそのおこないについて述べるために、彼についてはこれまでにしておこう。

訳注
ジョヴァンニ・ディ・バルトロメーオの三男グァルベルト［系図⑱］
執筆者ジョヴァンニ・モレッリとの関係　伯父（父親の兄）
死去　一三七四年　ボローニャにて疫病死

＊ジャーノ・ディ・ジョヴァンニ［系図⑲］**とモンナ・アンドリウオーラ**［系図⑳］

今から話すジョヴァンニの一番末の息子は、神のおかげで今も存命であるが、名前を「ジャーノ」［「ジュリアーノ」の愛称］という。彼が生まれた日は［―］である。洗礼の聖水のところで「ジュリアーノ」と名付けられた。彼が生まれた日は［―］であった。身長つまり背丈は普通であり、きれいな肌をしている。しかし、髪の毛については、この兄弟は皆二〇歳頃かそれ以前から若白髪であったと思う。彼はとても太っている。この肥満は、三五歳を過ぎてから強まった。太ってはいるが、それほどひどいものではない。

ジャーノは、ヤーコポ・アラマンノ・ヴェットーリの娘を妻にもらった。その名はモンナ・ナンナという。この妻を娶った日は〔━〕であった。二人には子どもがたくさん生まれた。生まれた子どものうち、三分の二が女の子であった。一四〇三年の現在、子どものなかには一六歳か一八歳になった者もいると思うが、生まれたなかで今も生きているのは六人である。四人が息子で、二人が娘である。

長男は、今も存命であるが、名前はバルトロメーオという。次男はパーゴロ、三男はニコラーイオ〔「ニッコロ」に同じ〕、四男はアントーニオである。女性については話す必要はない。なぜなら、まだ年端もいかない娘だからだ。結婚する年齢になったなら、その時に、神のお気に召すならば、書き記そう。同様に、生まれた子どもたちについても書き記そう。というのも、実際、ジャーノは、これまでになくたくさんの子どもをもうけたように思われるからである。

このジャーノは、プリオーレの選出用の一三九一年の候補者の抽選袋に入れられた。また、このことが、彼の兄弟のベルナルドにもなされた。ジャーノは〔━〕〔本文記載なし。一三九九年九月〕一五日に「一二人委員会」〔一二人の善人委員会。一六の旗区の代表ゴンファロニエーレ・ディ・コンパニーアと共に政府の協同機関をなす〕に加わった。その後、〔━〕〔本文記載なし。一四〇一年九月八日〕に「ゴンファロニエーレ・ディ・コンパニーア」になった。

ジャーノは今、シニョリーアの役職に就くのを待っている。だから彼がその役職を行使した時に、そのことを書き記そう。このジャーノは、兄弟と違って、商業に就かなかった。彼は現在、非常に裕福だ。債権を損なうようなことさえなければ、きっと豊かに生活していくだろう。彼は、コムーネから課税を全く課されていないか、課されてもそれはわずかなものである〔ジャーノは一三五九年に生まれ、一四一六年頃死去。三回にわたってプリオーレの任期を勤めた（一四〇四年と一四一二年の五・六月期、一四一六年の一月・二月期）。ほかにも重要な役職を歴任し、「大ジャーノ」とも呼ばれた〕。

ジョヴァンニ・ディ・バルトロ〔バルトロメーオ。〔系図⑨〕〕が死んで、娘のアンドリウオーラ〔系図⑳〕が残された。彼女は、兄たちによって、チリアーコ〔原文は「クリアーコ」(Criaco)。Ciriaco のこと〕・ディ・グェルニエーリのところに嫁に行かされた。チリアーコは、アルベルティ家の商館に勤務していた。優れた商人であり、非常によい経済状態であった。だが、一三九八年かそれ以前に亡くなった。彼のことについては覚えていない。彼が受け取った嫁資は八〇〇フィオリーノであった。たくさんの子どもたちが残されたが、その子どもたちは、モーネと呼ばれる息子のシモーネを除いて、一四〇〇年の疫病でみな死んでしまった。アンドリウオーラは、寡婦として、母親とジャーノとともに同じ家に、離れてであるが、ひとり暮らしている。

訳注

ジュリアーノ（ジャーノ）・ディ・バルトロメーオ〔系図⑲〕
生年　一三五九年
妻　ナンナ（ヤーコポ・アラマンノ・ヴェットーリの娘）
政治　一三九一年の役職候補者の抽選袋に入れられる　一三九九年九月、一二人善人委員会　一四〇一年九月八日、ゴンファロニエーレ・ディ・コンパニーア　一四〇四年と一四一二年の五・六月期、一四一六年の一・二月期にプリオーレ
現在（リコルディ執筆時）存命（一四一六年頃死亡）

ジョヴァンニ・ディ・バルトロメーオの娘のアンドリウオーラ〔系図⑳〕
結婚　夫は「優れた商人」「経済状態のよい」チリアーノ・ディ・グェルニエーリ（嫁資　八〇〇フィオリーノ）　子どもをたくさん産む　シモーネを除いて、一四〇〇年の疫病で皆死亡
現在　寡婦（実家に帰り暮らす）

第一〇部　『死者台帳』

第一八章　サンタ・マリア・ノヴェッラ聖堂の『死者台帳』（一三三〇～八七年の記録）

目　次

［解　説］

解説

はじめに――史料としての価値と先行研究

サンタ・マリア・ノヴェッラ聖堂は、フィレンツェの中央駅である同名の「サンタ・マリア・ノヴェッラ中央駅」のすぐ駅前にある（図18－1「フィレンツェ中央駅から見えるサンタ・マリア・ノヴェッラ聖堂」）。この聖堂の美しいファサード（正面）は、一五世紀にレオン・バッティスタ・アルベルティ（一四〇四～七二）の図案・設計にもとづいて一四七〇年頃に制作されたものである（図18－2「ファサード」・図18－3「ファサードの一部」）。この教会はその起源を一〇世紀にまでさかのぼり、一二二一年からはドミニコ修道会の付属教会となっている(208)。その古い付属教会（サンタ・マリア・デッレ・ヴィーニェ教会）は、その後取り壊され、「新しい」（ノヴェッラ）教会の着工がおこなわれ、その主要部分が一三六〇年に完成した(209)。ここには多くの貴重な史料が残されたが、そのひとつ、『死者台帳』*Libro dei Morti* は、一四世紀前後の時期にここに埋葬された人びとの死亡年、死亡日、所属教区等を記載した台帳（過去帳）である。一四世紀に発生した大規模な疫病の衝撃のありさまを知るには、死者の実名と死亡日を克明に記したこの台帳は、まことに貴重な注目すべき史料である(210)。

　実際、これまで、この『死者台帳』についていくつかの先行研究があり(211)、ひとつはペストの季節性の研究である。年代記、一家の家長の記したリコルディ（覚書、書き物）、托鉢修道士用の『死者記録帳』*Necrologia*（ネクロロジー

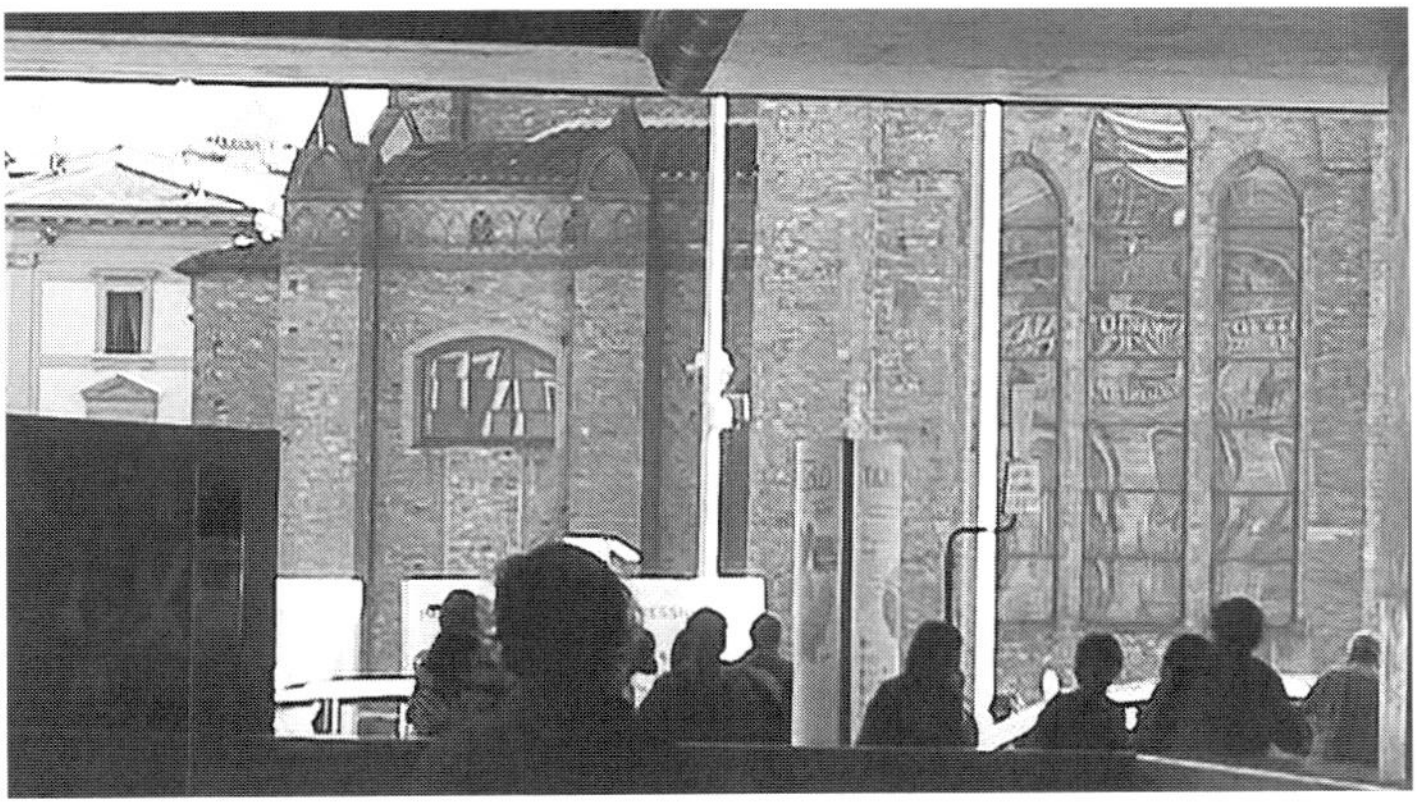

図18-1　フィレンツェ中央駅から見えるサンタ・マリア・ノヴェッラ聖堂。1279年からの新築により「ノヴェッラ」（新しい）の名が与えられた

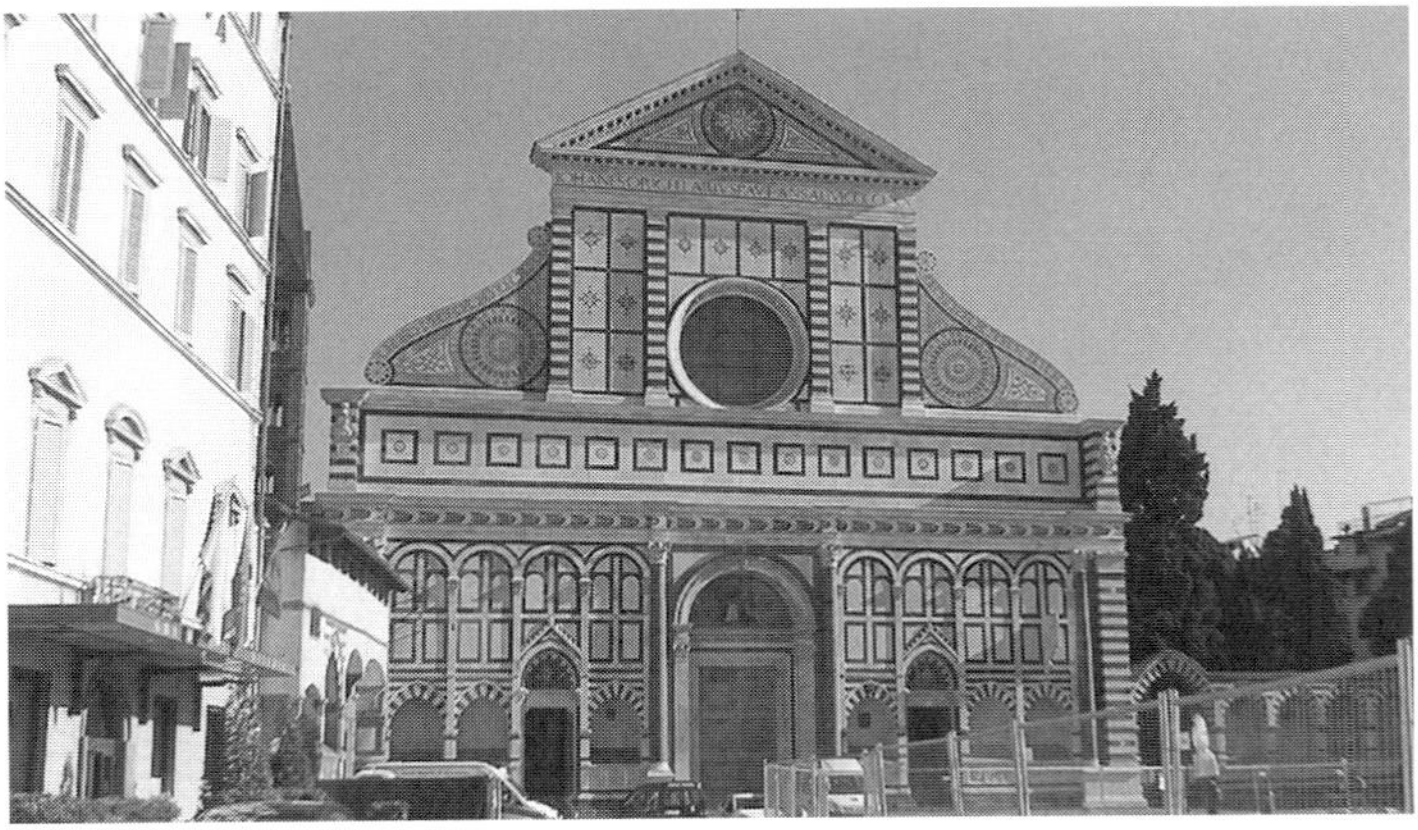

図18-2　アルベルティの図案によるファサード（サンタ・マリア・ノヴェッラ聖堂）

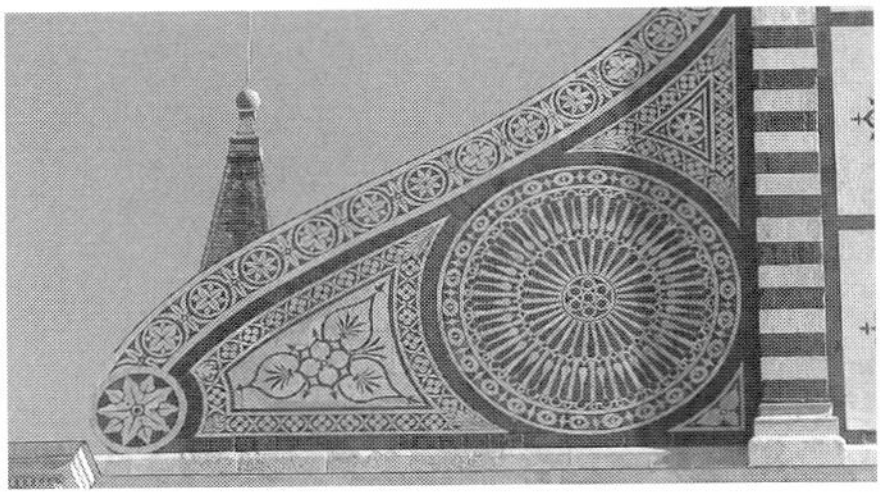

図18-3　同ファサード（部分）

ア）[212]等、他の史料をも合わせた形で、イタリアにおいて発生したペストがいかに季節的性格の強いものであったかが証明されている。とりわけハーリヒーらの研究（グラフ18-1「非疫病年と疫病発生年の月毎の死者の平均」）[213]は、フィレンツェを中心に「月別平均死亡者数」を算出して、それを「疫病年」と「非疫病年」に分けて比較することで、両者の歴然とした違い――ペストの季節性――を明快に立証している。「非疫病年」では各月の死亡者の割合はほとんど変わらないのに、「疫病年」では夏季に極端に高い死亡率が示される。ペストによる被害の季節性はこれによって一目瞭然である。後述するように、私のおこなった『死者台帳』そのものの解析からも、このペストの季節性は、明快に示される。

またサンタ・マリア・ノヴェッラ聖堂の『死者台帳』は、ペスト研究とは全く別の研究領域にも貴重な史料を提供した。すなわちこの台帳は、そこに一七七〇名の人びとの名前を擁することから、「名前の研究」に対しても豊富なデータを提供し、関係の研究者に強い刺激を与えた。それは次に述べるように、一種の心性史研究といえるものである――

すなわち、親は、誕生したばかりの子どもに対してどのような気持ち――心性――を抱いて名前をつけたか。ふつうの場合、名前には子どもへの親の願いが託されている。もしそうなら、名前の付け方を見ることで、そこにこの時代を生きる人びととの一種の心性が浮き彫りにされることになるかもしれない。この台帳に記された総数一七七〇人に及ぶ人びとの名前（いわゆる「下の名前」）

グラフ18-1　非疫病年と疫病発生年の月毎の死者の平均

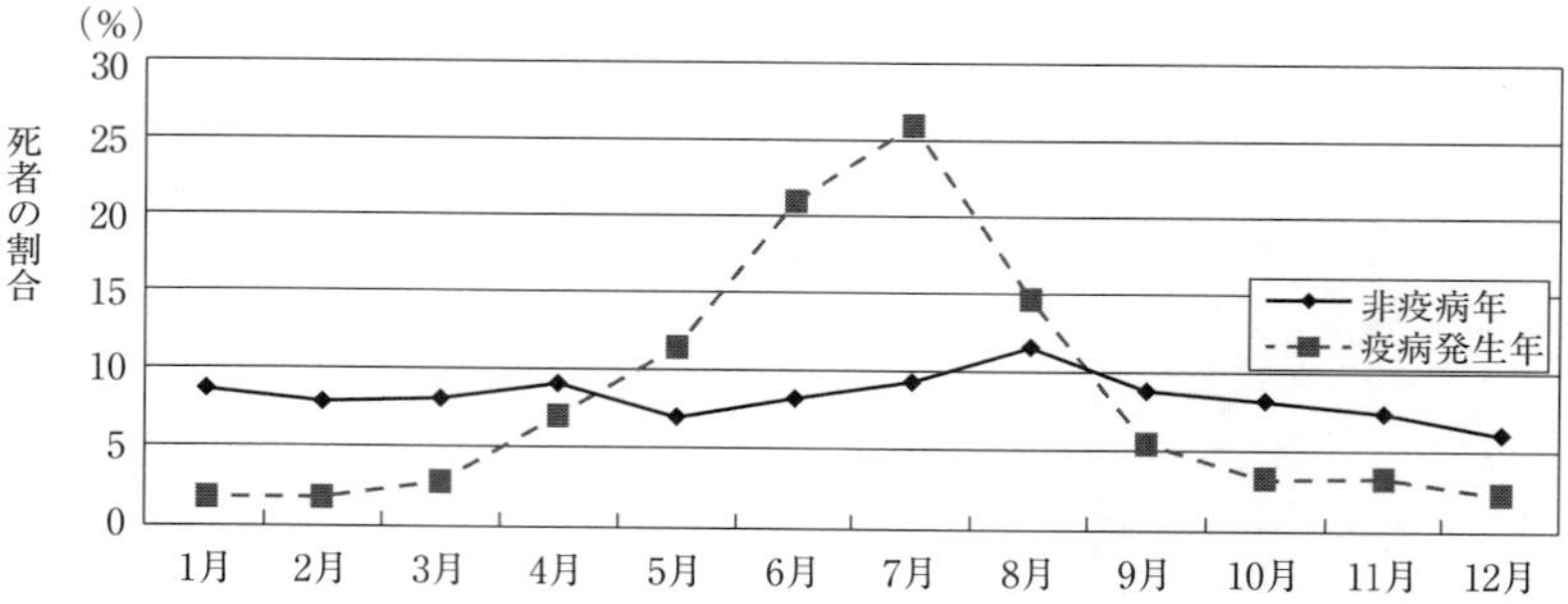

D. Hearlihy and C. Klapisch-Zuber, *Toscans and their Families*, 79. より作成

についてデータ解析がおこなわれ、それによって、実は、ようやく一四世紀の時代になって、托鉢修道士の布教運動などの成果として、キリスト教がようやくイタリアに深く、真に日常的レベルにまで浸透し、その結果として、子どもの命名法にまで作用したことが確認されている。具体的に見ると、一三世紀半ばにはまだキリスト教とは無縁の名前（古代ローマ系やゲルマン系の名前、縁起を担ぐ名前）がほとんどの子どもに付けられていたのに対して（一二六〇年のシエナの兵士のリストでは八一パーセントが非キリスト教的な名前が付けられていた）(214)、ようやくこの時代になって、現代にまで及んで支配する、キリスト教的な色彩の強いヨーロッパ人の命名のパターンがはっきりと確認されるのである。ヨーロッパ人の命名のパターンとは、「名前をつくる」というよりも、新約・旧約聖書やその他のキリスト教の諸聖人から好みの聖人を「選択」して、その名前を子どもに与えるというパターンである。この聖人の名前の「選択制」によって子どもの名前の種類は限定されることとなり、このサンタ・マリア・ノヴェッラ聖堂の台帳では、男性の名前については、二七の名前があれば全体の半数がカバーできるようになったのである(215)。

今日、日本ではふつう親は、名前を付ける際には、漢字の意味やその組み合わせを考えたり、同音であっても異義語の漢字（あるいはひらがな）を与えたり、画数やことばの響き、名字（苗字、姓）とのバランスなど様々な要素を考慮して子どもの名前をあれこれ「考える」「つくる」が、ヨーロッパではふつうキリスト教の聖人のなから「選択」する（ある種の習慣にしたがって「選択」する）。聖人、それも人気のある聖人の名前から「選択」することから、おのずと名前は限定され、使われる名前の種類はずっと少なくなり、おのずと同名の子どもが多くなる。実際、日本と比べると、ヨーロッパ人の間では、学校のクラスや職場では下の名前が同じ者が非常に多い。これは一四世紀にその傾向のルーツをたどることができるのである。

ついでにいうと、どうも西洋と日本とでは下の名前に対する感覚が本質的に異なっているように思われる。西洋人は、名字よりも下の名前の方に個人のアイデンティティーの本質を感じているようだ。私の見たイタリアの銀行の行員や郵便局の局員の名札には、驚くべきことに、日本の幼稚園の幼児やスナックのホステスのように、名字ではなく、何と下の名前だけを書いている（これなら覚えやすい！）。西洋人は「名前は？」と尋ねられた時に、名字を言わずに、下の名前だけ答える場合が多い。一方、日本人は、自己紹介で自分の名前を言う時に、名字についてははっきり発音するのに、下の名前になると（人に知られるのが恥ずかしいのか）急に声が低くなることがあり、場合によっては、下の名前を省略して、言わないことがある。下の名前に対する意識の違い――文化の違い――があるように思われる。しかし、考えてみれば、名字とは、あくまで家族の名前であって、その人固有の個人の名前ではないような気がする。確かに下の名前にアイデンティティーがあるようにも思われる。日本でも文豪などは下の名前で通っている場合が多い。

さらにいえば、命名において、一四世紀においてこのようにして「聖人」が全般的に注目されるようになったが、つづく一五世紀になると、聖人のなかでも「殉教の聖人」がいっそう注目されるようになる。それはなぜか――それは周期的に頻発するペストが大きく作用したと考えられるからである(216)。ペストは一種の「責め苦」とも考えられたが、一五世紀になると、初期キリスト教時代に迫害――「責め苦」――に耐えて見事に宗教的栄光を勝ち取った「殉教の聖人」が俄然人気を得るようになった。アントーニオ（アントニウス）、ロレンツォ（ラウレンティウス）、ニッコロ（ニコラウス）などは、そうした流行に乗った一五世紀に初めて一般化した新しい名前である。親は、ペストで死なずに生きる元気な子どもになってほしいと願って、苦痛に耐えて栄光を得た殉教の聖人の名前を選択したのである(217)。また、一五世紀になって、周期的に発生するペストを背景にして、疫病や急死への恐れや、死後の煉獄の苦しみからの解放を願って、著しい数の供養ミサの要求をおこなうとともに(218)、疫病死を防いでくれる守護聖人が注目され、それにあやかってセバスティアーノ（セバスティアヌス）、ロッコ（ロクス）、コジモ（コスマス）、クリストーフォロ（クリストフォルス）などが新顔として登場する(219)。この命名の傾向には、生まれた子どもが無事に健康に育つことを願う同類の親の切実な願いが込められている。

この命名の傾向は、一六世紀以降のプロテスタントの世界にさえ生き残った。プロテスタントは、理論的には、聖書に出てこない中世カトリックの聖人を拒否したにもかかわらず、実際には、例えば、ペストなどによる急死を防ぐために、教会の壁に大きく描かれた、キリストを肩に載せた大男クリストフ（〈羅〉クリストフォルス、〈伊〉クリストーフォロ）の像を見上げて祈りを捧げ、さらに、生まれた子どもにその名を与えたのである。北ドイツの教会ではクリストフ（クリストフォルス）の大きな像が消されずに今もしばしば残っている（図18-4「リューベックのマリエン教会のクリストフォルス像」）。クリストフと同様に、カトリックの疫病除けの聖人である「セバスティアヌス」（〈独〉ゼバスティアン）などの名前も子どもに与えられていた。例えば、大作曲家バッハは、一六八五年、ルターの宗教改革の教えの息吹が非常に強く残っていた町アイゼナハ（ルターはここで教育を受けた）に生まれたにもかかわらず、その名を、洗礼名を含めていうと、ヨハン・ゼバスティアン・バッハである。

しかしながら、それでもなお、サンタ・マリア・ノヴェッラ聖堂の『死者台帳』には、「名前の研究」以外にも、内に秘められまだまだ我々の気づかない事実が隠されており、光さえ当てれば見えてくる貴重な事実を内在しているように思う。そこで、私は一二カ月からなるこの台帳の夏季三カ月間と冬季三カ月間、合わせて六カ月間の死亡者、

グラフ18-2　サンタ・マリア・ノヴェッラ聖堂に埋葬された男女の割合（全期間・夏冬）

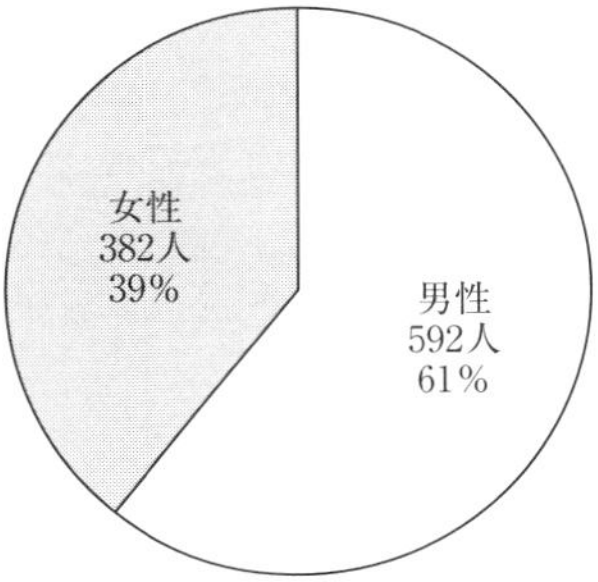

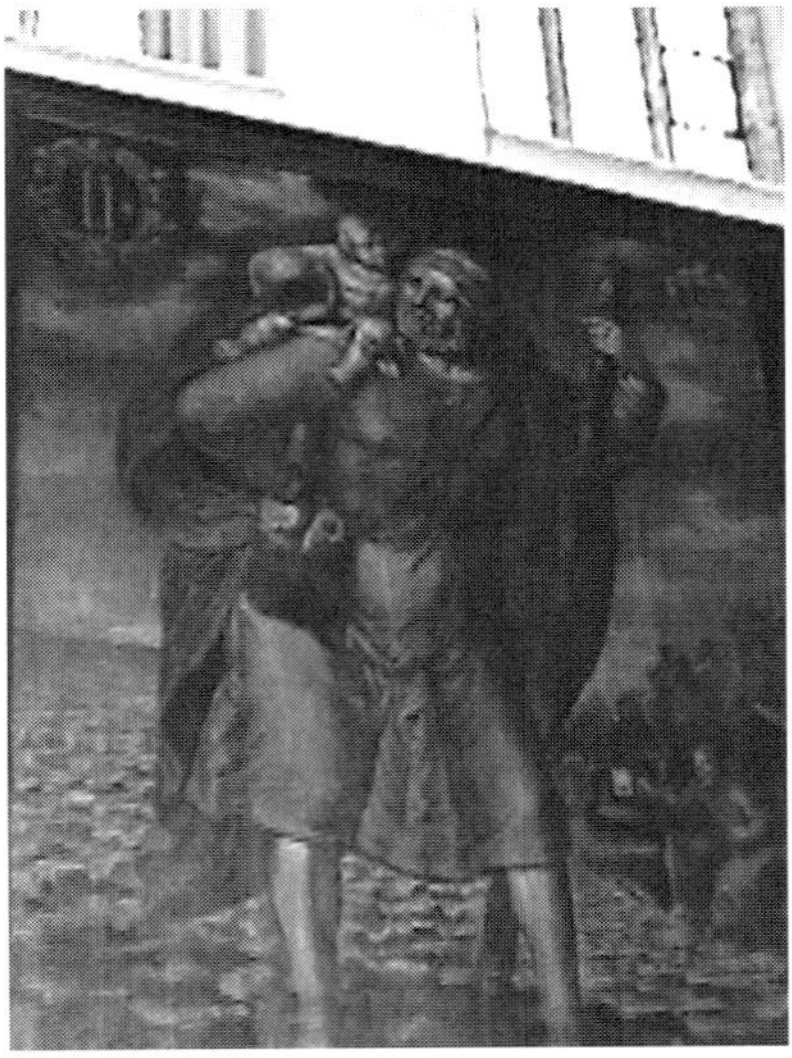

図18-4　リューベックのマリエン教会のクリストフォルス像

すなわちこの台帳に記載された全埋葬者一七七〇名のうち全体の六割の約一〇〇〇名（正確には九七五名）の氏名と記載項目をすべてパソコンに入力して、データ解析を試みた。内訳は、男性五九二人、女性三八三人であり、男性が六一パーセント、女性が三九パーセントである（グラフ18-2「サンタ・マリア・ノヴェッラ聖堂に埋葬された男女の割合（全期間・夏冬）」）。なお、ここでいう「全期間」とは、基本的に、台帳に記載が開始された一二九九年からその記載の最後の年である一四九一年まで（その夏季と冬季の六カ月間）をいう。

ここでは、データ処理によって、全死亡者のうち、「ペストによる死者」[220]の割合を「男」と「女」について数量的に示すことで、両者の「疫病死亡率」（全死者のうち疫病流行時に死んだ者の割合）を特定することができた。また、女性の全死亡者のうち、疫病の流行時の死亡者の割合を「妻」「寡婦」「独身」に分類した。当時は記述の習慣から、「妻」「寡婦」「独身」の三者に分類できることから、それぞれ死亡の傾向を数量的に特定できた。特に「寡婦」について非常に興味深い事実を発見した。これらの数量的特定はこれまでなされたことがなく、トレチェント（一四世紀）のペストによる被害の傾向について新しい発見といえるものを提供できた。

方法論的には、原点としての「個人」に視点を設定することから出発した。この『死者台帳』には、疫病や熱病その他様々な理由から世を去った一人ひとりの死者の名前が次々と報告されている。記載を担当した托鉢修道士は、当然ながら業務に徹して事務的に氏名を記載しているので、記述に信頼がもてる。それでいて、名前が記されているので我々は、当時死んでいった一人ひとりの個人の死を厳粛にイメージできる。この、一人ひとりの死者の名前を次々と記録する形式は、ある意味では単調でありながら、我々に独特のリアリティ、身近な現実感を与えてくれるものである。特に一四世紀の時代は、ヨーロッパやイタリアでは、ほとんどどこでも飢饉・疫病・内乱・戦争が多発し、人口が激減した「苦難の時代」であり、それが台帳での市民一人ひとりの死去の日々の克明な記録を通じて如実に感じ取られる。例えば、飢饉に続いて発生した疫病の結果、多数の死者の名前が連日つづけて異常に多く記載され、同じ日に、同じ家族から複数の死者が出たり、息子が死んだ翌日になって後を追うように父親もまた死んでいったことなどが、実名を挙げて記載され、それに比べればまだ比較的平安な現代の日本に生きる我々の胸を打つ。また有名なチョンピの乱によって死刑に処された者たちが次々と埋葬されるのが、この台帳から認められる。――ふつう歴史の研究者は、人を「集団」としてしか見ずに、どこの都市で「何万人」死んだとか、「何パーセント」死んだとか述べて、「個人」を消去して語る。しかし実際には、当然ながら、歴史的現実はその時代を生きる一人ひとりによって構成されている。この史料は、ペスト研究においても、まず時代を生き、時代のなかで死んでいった「個人」が存在していることを痛感させるものであり、この史料は「個人」の死から出発しているという意味でも真性の「一次史料」である。

本章の構成について述べると――

(一)「解説」として、まずこの台帳の「基本的性格」を概観し、次に私のデータ解析から得た成果を論じる。

(二) この台帳に記載された埋葬者のうち、夏季の六・七・八月分、冬季の一二・一・二月分、すなわち一年間のうちの六カ月の埋葬者については、台帳の一年周期の配列を並び替えて、年代・月日の流れ(時系列)に沿って、付録として「年代順死亡者リスト」を添えた。

「史料」として、サンタ・マリア・ノヴェッラ聖堂の台帳から夏季のうちの「六・七月分の埋葬者」、冬季のうちから「一二・一月分の埋葬者」、計四カ月間の埋葬者の記録(ラテン語)を翻訳して紹介する。

第一節　『死者台帳』とサンタ・マリア・ノヴェッラ聖堂

1　『死者台帳』の基本的性格

フィレンツェのサンタ・マリア・ノヴェッラ聖堂で記録された『死者台帳』の目的のひとつは、この聖堂に埋葬された人びとの「死亡日」すなわち「命日」を記録することであった。「命日」の記録は、キリスト教徒にとって重要な意味をもっている。なぜなら、故人のために「供養ミサ」(追悼ミサ、追善ミサ)をおこなう場合、「命日」は一年間のひとつの区切りであり、少なくともこの日には故人のために供養ミサをおこなうことが望まれたからである。当時、死後、たいていの死者の霊魂は「煉獄」(浄罪界)に滞在して、そこで生前犯した大小の罪に対して、贖罪として責め苦が与えられると考えられた——そして晴れて贖罪がすんだ暁にようやく天国に行くことができると考えられた。そして本人の遺志や遺族の願いによっておこなわれる「供養ミサ」は、この煉獄での滞在期間を短縮する力を備えていると信じられたことから、この「供養ミサ」は死後の重要な行事とみなされたのである。供養ミサは、遺言によって教会への喜捨のひとつの条件として、毎年、「命日」などに実施されることが望まれたのである。地域にもよるが、それが次第にこの日だけに限定されずに、多ければ多いほどよいと考えられるようになったと思われる。——北イタリアのローディの司教館に保存されているローディ市民の遺言書にはこう記されている(221)。

サン・クリストーフォロ教会の聖堂参事会にローディのコムーネの下記の地代の一〇〇帝国ソルドを毎年授与するものとする。この授与によって遺言者の霊魂のために毎年ミサが挙行されるべきものとする。
またチェッレートの修道院に毎年一〇帝国ソルドを授与する。この授与によってチェッレートの修道士はこの遺言者の霊魂のために毎年ミサを挙行すべきものとする。

このようなことからわかるように、死者台帳が作成され用意されたひとつの大きな目的は、年忌の際に「供養ミサ」を実施するために、命日の日を記録することであった。ペストの繰り返される襲来は、来世の煉獄のイメージを刺激し、供養ミサの必要性を強く抱かせるものとなったのである。目的がそのように命日の「日にち」を特定するものであったことから、教会によっては台帳には故人の命日だけを記載し「死亡年」を記載しない場合があった。つまり「供養ミサ」の実施のためだけなら、「死亡した月日」さえわかれば、それで十分であり、わざわざ「死亡年」まで記載する必要はないからである。それが証拠に、フィレンツェのサンタ・レパラータ教会（現在のフィレンツェ大聖堂の前身）の『死者台帳』には、死亡した「月日」の欄に死者の氏名が記載されるだけで、その人の「死亡年」は記載されていないのである[222]。

このように教会で記載された『死者台帳』は、目的において当然ながら、宗教的要素が本質であったが、一三八〇年代からいよいよ都市コムーネも世俗的なねらいから『死者台帳』を作成し出す。このコムーネによる『死者台帳』は、疫病対策そのものを念頭に置いて作成された。特に一五世紀以降、コムーネは本腰を入れて疫病対策として都市の衛生管理に取り組むようになるが、その一環として、都市全体の死亡状況をより早期に把握していこうとする動きによるものであった（それは、以後一八世紀まで継続して記録されていく）。フィレンツェ政府はそうした動きの一環として「穀物局《グラシア》」*Grascia* を通じて『死者台帳』*Grascia morti* を作成させたのであった。

この穀物局は、本来、穀物の調達・供給の管理や経済的、政治的危機の際の物価の統制を委ねられた政府の部局であった。その観点からフィレンツェの人口変動の把握を命じられ、疫病という人口減少問題に対処する役割が与えられた。また、この部局は都市住民全般に対して治安維持的な役割も担っていて、そのことは間接的に疫病に関係することになった。すなわち穀物局の役人は、「正義の規定の執行官」（もともと豪族の抗争等を取り締まるものであった）から命じられて、一三七八～七九年に制定された法令にもとづいて、主に下層民に対する取り締まりとして、「売春婦・召使・死者その他の類似した多数の者」（傍点石坂）に対する取り締まりをおこなった。その一方で都市の富裕層に対しては、葬儀や結婚式において「奢侈禁止令」に反した行為がないかを取り締まった（第二一章「葬儀費用抑制のための条例」参照）。つまり葬儀や結婚式の宴会で規制を越えた出費・装飾、奢侈行為がないかを監視した。その監視において穀物局の役人の手足となって監視の第一線で動いたのが、葬儀においては墓掘人、宴会においては料理人であった[223]。

こうした経過で「死者」の人数の把握は、穀物局の監督下にある墓掘人に委ねられた。墓掘人は役人の厳しい管理のもとで死者の数を役所に報告する義務を負った。彼らは、自分たちが墓地に運び、そこに葬った死者の名前やその所属教区などを公証人に報告した。公証人は、毎日の死者を記録し、それを『死者台帳』として保存したのである。年によっては時々紛失による欠落はあるものの、例えば一三八五年から一四四九年までの場合、四巻に分けられ保存されている。特に一四〇〇年に勃発し猛威を振るった大規模ペストについて特徴的なように、その詳細な報告のおかげでグラフ18-3「穀物局『死者台帳』によるフィレンツェの一日の平均死亡者数」を作成することができるのである(224)。

　この穀物局の『死者台帳』は、一四一〇年代から二〇年代にかけてその記載事項に重要な変化が認められる——すなわち、死亡者の氏名、教区名のほかに「疫病」の流行の早期のチェックと対処のために「死因」が記載されるようになったのである。「疫病」pestilenzia による死については、台帳に大文字で「P」と記載された。こうした死因への関心は、コムーネの医学的専門家においてはいっそう強かった。すなわち穀物局の作成した『死者台帳』のほかに、医師・薬種業組合は、以前から死者の埋葬に関与していたが、一四五〇年（本格的には一四七六年）になってから、死因に強い関心を示し、死因を記載した『死者台帳』を記載し始めたのである(225)。

　こうして穀物局と医師・薬種業組合の二つの『死者台帳』がそれぞれ独立して平行して継続的に記載された。研究者G・パレンティによって、前者については一七五五年まで、後者については一七八五年まで一覧が作成されてい

グラフ18-3　穀物局『死者台帳』によるフィレンツェの一日の平均死亡者数

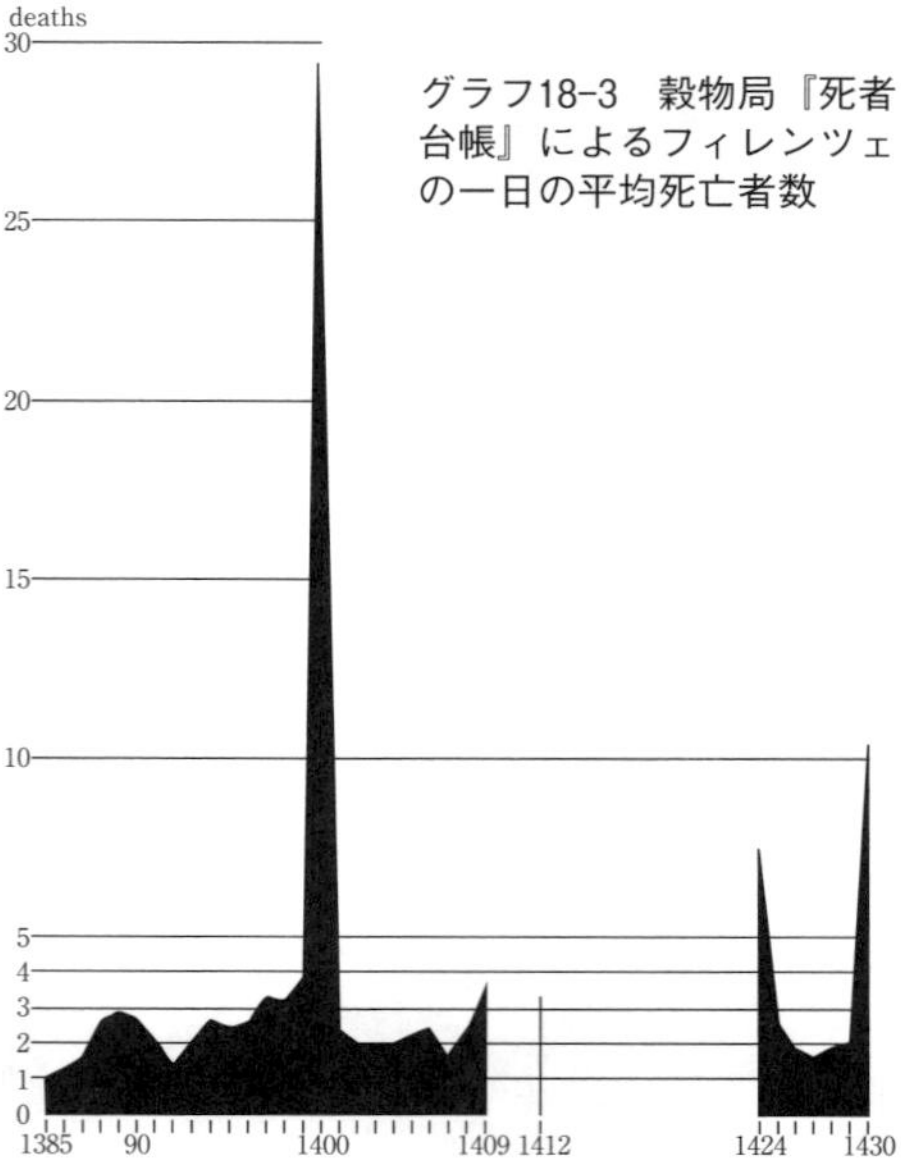

る(226)。いずれの『死者台帳』も行政的、医学的要素を本質としたもので、宗教的目的から記載された我々のサンタ・マリア・ノヴェッラ聖堂の『死者台帳』とは本質的に異なるものである。このように見ると、サンタ・マリア・ノヴェッラ聖堂の『死者台帳』*Libro dei morti* は、その性質上、『過去帳』と訳しても差し障りがないが、穀物局や医師・薬種業組合の『死者台帳』は文字通り『死者（死亡者）台帳』としか訳せない性質のものである。しかし、史料の極めて少ない一四世紀全体について、その世紀をほぼ包括するサンタ・マリア・ノヴェッラ聖堂の『死者台帳』は、我々にとって、ほかのものでは代えられないまことに貴重な史料なのである。

では、サンタ・マリア・ノヴェッラ聖堂に埋葬された人びとは、フィレンツェ市全体においてどの程度の割合を占めていたのであろうか。残念ながら、これは知ることは困難な問題である。というのは、この頃フィレンツェには五〇から六〇を越える教区（小教区）があり、そこにある教区教会（単数または複数）のほかに、サンタ・マリア・ノヴェッラ聖堂、サンタ・クローチェ聖堂のような修道会系の教会を含めると実に多数の教会（埋葬先）があり、（おそらく一〇〇前後か）、その教会の総数、すなわち、母数を特定することそのものが極めてむずかしいからである。さらに、この聖堂は、原則として富裕層の受け入れを中心にしていて誰でも埋葬するわけでなかった。実際、この死者台帳において職業の記載のあった者について筆者が作成した次頁の**表18-1**「埋葬者の所属組合・職業――職業の記載のある埋葬者九五人」からわかるように、大組合に所属した人びとが最も多かったことがわかる。つまり、この教会は決してフィレンツェの平均的な教会、つまり全体の傾向を反映した平均的な教会ではなかったのである。

参考に、フィレンツェ全市での死者の数が年代記に報告されている一三四〇年（飢饉・疫病の年）を見てみよう。ジョヴァンニ・ヴィッラーニ（一二七六頃～一三四八）の年代記によると、一三四〇年三月末に彗星が東方に現れ、それから飢饉とともに夏に「疫病」が発生したという（これは「ペスト」ではなかった）。これによって「男も女も子どもも、フィレンツェで遺体が一万五〇〇〇人以上も埋葬され、町中に涙と嘆きが満ちあふれた」(227)という。この年、サンタ・マリア・ノヴェッラ聖堂に埋葬された死者の数は、「九九人」――夏季（六月～八月）の三カ月に限定して「六四人」

表18-1 埋葬者の所属組合・職業
―職業の記載のある埋葬者95人―

◎七大組合（48人）
◎医師（２人）1339. 8. 30; 1340. 6. 8. ◎理髪業者（１人）1491. 12. 4. ◎施療院長（１人）1331. 6. 6. ◎薬種商者（12人）1334. 8. 6; 1335. 1. 21; 1336. 12. 9; 1340. 6. 3; 1347. 8. 15; 1348. 6. 19; 1359. 7. 13; 1363. 7. 12; 1363. 8. 26; 1373. 6. 15; 1383. 7. 28; 1387. 2. 13. ◎香料販売業者（２人）1383. 8. 23; 1395. 12. 6. ◎公証人（３人）1363. 7. 16; 1366. 6. 13; 1380. 2. 17. ◎弁護士（２人）1383. 7. 13; 1398. 8. 6. ◎判事（３人）1370. 12. 4; 1407. 8. 29; 1412. 8. 18. ◎銀行業（２人）1366. 6. 19; 1383. 6. 25. ◎毛織物業者（１人）1376. 6. 16. ◎絹織物業者（５人）1348. 7. 1; 1363. 7. 13; 1363. 7. 18; 1363. 8. 22; 1383. 8. 29. ◎商人（２人）1333. 7. 21; 1374. 7. 29. ◎仲買業者（３人）1347. 7. 18; 1363. 7. 17; 1386. 1. 23. ◎毛皮業者（５人）1340. 5. 3; 1357. 7. 21; 1374. 2. 2; 1382. 7. 29; 1383. 7. 12. ◎靴下職人（１人）1386. 1. 18. ◎小売業者（２人）1363. 7. 1; 1363. 7. 17. ◎帽子職人（１人）1360. 7. 4.

○五中組合（20人）
○亜麻布製造業者（５人）1355. 7. 18; 1382. 7. 25; 1382. 7. 25; 1366. 7. 4; 1383. 8. 1. ○古物商（４人）1331. 6. 16; 1340. 8. 10; 1353. 7. 6; 1386. 1. 28. ○仕立て屋（１人）1340. 1. 25. ○上着製造業者（１人）1381. 12. 25. ○胴着屋（１人）1374. 8. 29. ○鍛冶屋（６人）1327. 2. 15; 1340. 6. 2; 1344. 12. 17; 1348. 6.17; 1348. 7. 1; 1374. 1. 31. ○反物屋（２人）1358. 2. 4; 1381. 2. 3.

△九小組合（13人）
△ワイン商人（２人）1336. 7. 6; 1386. 1. 22. △帯革紐業者（２人）1374. 2. 3; 1380. 7. 1. △粉挽業者（１人）1374. 2. 7. △穀物商（３人）1347. 8. 21; 1360. 7. 20; 1387. 2. 2. △鉄板（薄鉄板）業者（２人）1382. 8. 7; 1412. 8. 31. △材木商（１人）1381. 7. 29. △パン製造業者（１人）1383. 7. 26. △宿泊業者（１人）1366. 6. 20.

×組合以外（４人）
×下女（１人）1407. 7. 14. ×剪毛職人（１人）1382. 2. 17. ×従者（都市高位役職者の従者）1383. 7. 28（１人）×梳毛職人（１人）1333. 2. 14.

その他
聖職者（10人）
托鉢修道士（１人）1308. 6. 13. 司祭（５人）1339. 12. 21; 1342. 8. 5; 1368. 7. 20; 1387. 8. 1; 1416. 8. 30. 聖堂騎士団員（１人）1348. 6. 23.〈高位聖職者〉聖堂参事会員（１人）1348. 6. 23. 枢機卿（２人）1412. 7. 1; 1436. 7. 1.

郵便はがき

料金受取人払郵便

神田局
承認
3753

差出有効期間
2019年2月9日
まで
(切手不要)

101－8791

507

東京都千代田区西神田
2－4－1　東方学会本館内

株式会社刀水書房
読者サービス係　行

❶ご住所　〒（　　-　　）電話	
❷お名前	男　　才　　女　　才
❸ご職業・ご専門	1. 学生　2. 教員　3. 会社団体勤務　4. 公務員 5. 自由業　6. 自営業　7. その他（　　） ご専門（　　）
❹ eメール	
❺ご希望の方には弊社の出版図書目録をお届け申し上げます。	希望する　希望しない

刀水愛読者カード

①本書の書名をご記入ください

②お買い上げ書店名

③本書を何でお知りになりましたか？

④購読雑誌、新聞は？

⑤本書について御意見、御感想をお聞かせください

⑥どんな本がお読みになりたいですか？

――だった。これは先立つ一〇年間の平均的な年間埋葬者数「一〇・八人」より飛び抜けて多い。ここで敢えて全市におけるこの聖堂の埋葬者の割合についておよその目安をいうなら、「〇・五パーセント」以下であろう。私のデータは、五月や九月以降を含めていないので不十分なデータであるが、ともかく、この聖堂に埋葬された人びとは、フィレンツェ全市から見るとかなり限定された少数の集団ということになる。

同様に、ヴィッラーニによると、一三四七年の飢饉によるフィレンツェ市内の死者は、四〇〇〇人であったという。この時のサンタ・マリア・ノヴェッラ聖堂での夏・冬の死者は、他の死因によるはずの若干の死者も含めて三〇名（夏季三カ月で二二名）である。富裕層の多いこの聖堂の利用者で多く餓死者が出たと考えにくく、この頃、同時に夏に熱病などによる死者もいたと考えられる。事実、大商人G・モレッリの『リコルディ』には、この時期に彼の身内に熱病で亡くなった者がいたと記述されている[228]。この時の全市の人口を九万二〇〇〇人（ベネディクトヴ）とするならば[229]、この時の聖堂での埋葬者の全市での割合は、やはり〇・五パーセント以下となる。この数値からも、この聖堂に埋葬された人びとはかなり限定された割合となる。

一三四八年の夏の有名な黒死病の場合、この聖堂に埋葬された人びとの実数は、把握しにくいように思われる。というのも、当時のフィレンツェの総人口に関して、有力と考えられる学説では九万二〇〇〇人であるが、その六〇パーセント程度の死者がこの黒死病によって出たのに、サンタ・マリア・ノヴェッラ聖堂の埋葬者はわずか七二人である。この数は、一三四〇年の埋葬者の数（七〇人）とあまり変わらない。この信じがたい少ない埋葬者の数は、思うに、この聖堂が一三四八年においては、埋葬の対処について、通常どおりでなかった可能性が高いことを示している。つまり、黒死病のもたらした大パニックのなかで埋葬の受け入れにおいて特別の制限を加える措置を取らざるを得なかったか、あるいは我々に知られていない特殊事情が作用したのかもしれない。例えば、台帳の記載を担当する修道士自身が疫病死し、台帳への記載がうまくできなかったのかもしれない。あるいは、あまりの多さのために特別に別の台帳に記載したものの、その別の台帳が失われてしまったのかもしれない。この別の台帳への記載という措置は、一四〇〇年の大規模ペストの流行時に取られたと考えられている。このペストでは、人口六万人のフィレンツェ市のうち一万二〇〇〇人もの人びとが犠牲になった大ペストである（死亡率二〇パーセント）。ところが、この一四〇〇年における埋葬者の『死者台帳』への記載の数は、表18−4「『死者台帳』に記載された各年の埋葬者の数（一二九〇〜一四一七）」や〈付録〉「年代順死亡者リスト」からわかるように、皆無である。このことから、この台帳が使用されなかったことは明らかである。

一三四八年の夏は、実際、この聖堂に所属する托鉢修道士も襲来したペストによって大パニックに陥っていた。この聖堂の修道士の死と生涯について一人ひとり克明に記録した『死者名簿帳』*Necrologio*(230)によると、この黒死病によって、このサンタ・マリア・ノヴェッラ聖堂にいた聖職者一三〇人のうち八〇人の修道士とその他の六人の聖職者がペスト死し、それは「六六パーセント」の死亡率であった(231)。この数値は信頼できる数値である（フィレンツェ全市の推定死亡率六〇パーセントより多い）。

結局、結論的にいうと、サンタ・マリア・ノヴェッラ聖堂を死後の埋葬先に考えていた埋葬予備軍がフィレンツェ全体においてどの程度の割合を占めていたかは、残念ながら、この大黒死病の年の不可解な埋葬者の数、一四〇〇年の記載の欠損を前にして、判断不能となるのである。

また、ついでにいえば、この聖堂において、埋葬する家の階層が時代によって変化し、流動的であったかもしれない。当初において、例えば、一二九〇年から一三二〇年代の埋葬者の数の少なさ（〇人か一人か二人がほとんどである）は、埋葬される階層がかなり狭められ、固定化されていたことを示し、この聖堂のエリート性を反映しているように思われる。彼らは、後述するように、教会の正面や内部の立派な場所に墓を設置したのであった。しかしながら、一三四〇年代の深刻な経済不況、特に大黒死病以後、階層変動が激しく生じた。埋葬予備軍の名家の一部が存続する一方で、新興勢力が台頭し、生き残った者の相対的な富裕化の現象などによって、この聖堂への埋葬者の層が拡大されたように思われる。同じ聖堂に埋葬され、同じように台帳に記載されるにしても、中下層の者でも場所によってはここでの埋葬が可能であっただろう。事実、小組合の者（すべてが貧困にあったとは限らないのだが）も一四パーセントほど埋葬されている事実がそれを示している。

ともかくこのようなことから、ある年のペストによるこの聖堂での死亡者数からそのペストによるフィレンツェ全市の死亡者数を類推するなどといったこともむずかしいように思われる。しかしながら、原則的には、『死者台帳』に記載された死者の数の多さから、ある疫病と別の疫病とを比べて、両者の疫病の被害の大きさを比べる史料にはなるだろう。

2 『死者台帳』の形状と埋葬者の記載の仕方

(1) 『死者台帳』の形状

サンタ・マリア・ノヴェッラ聖堂の『死者台帳』(232)は、縦二九センチメートル、横二〇センチメートルの大きさの羊皮紙を一八七枚束ねて一冊に製本されている（一部破り取られた形跡がある）。その羊皮紙の厚さは様々であり、厚いものもあれば、裏側が透けて見えるほど薄いものもある。台帳の背表紙には、「一二九〇年から一四三六年までの死者」と書かれ、その上の方に「サンタ・マリア・ノヴェッラ」と書かれている（実際には一四三六年以後にも記載された）。

この『死者台帳』は、背表紙に「一二九〇年から」と書かれているように一二九〇年から記載が開始された。しかしその最初の記載に先立って、各羊皮紙（カルタ）の一番上に、一年間の日付が順に書き込まれた。ラテン語で、「一月一日」「一月二日」、「一月三日」……と書き込まれ、一月から一二月まで順に続き、最後に「一二月三一日」で終わる。この一年間の日付の書き込みは、字体・筆跡が同じであることから、その記入を担当したひとりの托鉢修道士の手によってなされたと考えられる(233)。

サンタ・マリア・ノヴェッラ聖堂のドミニコ会の托鉢修道士は、この『死者台帳』にどのような記載の仕方をしたのであろうか。

例えば、信徒が四月一日に死亡した時、托鉢修道士は、まず台帳の「四月一日」のところを広げる。そして、原則的には、そこに「死亡した年」、「死亡者の氏名」、「所属する教区」を記載した。個人によってはそのほかに、ここでの埋葬の仕方の特徴である「修道服を着て」埋葬がおこなわれた場合、その事実が書き加えられ、その他、聖堂への喜捨など、補足的な記載事項や特記事項が付け加えられた。パソコンにはそうした項目をできるだけ細分化して入力している(234)。

パソコンへの入力内容

①その死亡者の死亡年
②死亡した月
③死亡した日
④死亡した季節（夏か冬か）
⑤その年が疫病年の夏であったか否か。疫病年の夏なら疫病死の可能性が大きいとしてその項目の欄に●を入力する
⑥死亡者の名前（「下の名」、これは「名前の研究」に有効）
⑦死亡者の名字（妻の場合嫁ぎ先の家の名字。疫病では同じ住居に住んでいることが重要なので）または便宜的に父親の名前
⑧性別
⑨家庭的立場（これは女性の場合についてであり、妻・寡婦・独身のどれであったかを入力）
⑩所属した教区
⑪職業（妻の場合、夫の職業であっても入力）

⑫備考・特記事項（「修道服を着て」のフレーズがあるか否か。喜捨の内容。死者の略伝その他）

（2）「死亡した年」

記載を担当した托鉢修道士は、『死者台帳』にまず最初に「死亡した年」を書き込んだ。台帳にはラテン語で記入するのが原則であることから、数字はローマ数字で書き込まれた。例えば死亡した年が「一三六九年」ならば、「MCCCLXVIIII」と書く（つまり、M〔千〕―CCC〔三〇〇〕―LX〔六〇〕―VIIII〔九〕）。しかしローマ数字は、アラビア数字（算用数字）が瞬時に認識できるのに対して、単純ながら足し算と引き算を伴うので、誰にとってもわかりにくいものである。また書く場合も読む場合と同様、足し算引き算を伴うので、やや面倒なものである。実際、この台帳にローマ数字で年号を書き込んだ托鉢修道士も時に勘違いをした。台帳の同じ「六月」の「一一日」の欄では、「一三六九年」と記入すべきところを間違えて、「MCCCXLVIIII」（「一三四九年」）と書いてしまっている。つまり「六〇」は「《五〇》プラス《一〇》」であるから、「L」の右側に「X」を添えて「LX」と書くべきであるが、間違えて左側に添えて「VL」（四〇）としてしまっているのである。また、台帳の「六月一三日」の欄でも年号の単純な書き間違いがある。すなわち「一四〇八年」は「MCCCCVIII」と書くべきであるが、「MCCCVIII」とミスしている。こうしたことからか、「合理化」の傾向によるものか、一四世紀も後半になると、フィレンツェ商人と同じく、「１４０８年」というようにアラビア数字（これは見れば瞬時に認識できる）で年号を書き込む托鉢修道士も出てくる。「六月」の欄について見ると、その月に記載された全死亡者二一九人（石坂の正確な確認。カルツォラーイによるとなぜか「二三三人」）のうち、八人についてはアラビア数字で書かれている（「１３８７年」、「１４０２年」、「１４０４年」など）。なお、本章史料での日本語への翻訳では、托鉢修道士がローマ数字で書いた「年」は、アラビア数字に直して示したが、もともと史料のなかでアラビア数字で書かれている場合は、アラビア数字をイタリック体（斜体）に直して示した。

X Junius c. 81r

MCCCXL Jacopo di Nuto di Donato d'Uberto populi Sancti Pancratii

MCCCXLVIII Giovanni Ottolini

MCCCLXIII Benedetto di messere Giovanni degli Strozzi

MCCCXL Domina Maffia uxor Andree righattiere populi Sancti Michaelis de Vicedominis

MCCCXL Domina Lisa uxor de Sassettis populi Sancti Petri Boniconsilii

MCCCXLVIII Domina Lapa madre di Giovanni da Santo Sebio

XI Junius c. 81v

MCCCXXXV Petrus Corsellini Nuccii Boni de populo nostro

MCCCXL Ciangherino de Becchenugis populi Sancti Michaelis Berteldi

MCCCXL Sassettino de Sassetti populi Sancti Petri Boniconsilii

MCCCXLVIII Obiit Ubaldinus de Ardinghellis populi Sancte Trinitatis

MCCCLXVIIII Dominus Andreas de Oricellariis miles honorifice sepultus est in ecclesia ante ostium campanilis

MCCCLXXXIII Franciscus Symonis del Pecora populo Sancte Marie Maioris cum habitu Ordinis

MCCCXXV Domina Ghina de Ricciis

テキスト18-1 『死者台帳』のレイアウト

（3）「死亡者の氏名」

台帳には死者の氏名等が記載されたが、ここで掲載した史料の最初の「六月一〇日」と「六月一一日」（一部省略）を紹介したテキスト18-1「『死者台帳』のレイアウト」からわかるように、カルタの一枚（一頁）のレイアウトはやや特殊である。すなわち、一枚の縦長の羊皮紙を左右半分に仕切り（縦の実線は引かずに）、左半分の欄が男性用、右半分の欄が女性用として記載された。記載されたすべての死者の総数一七七〇人のうち男性が一〇二三人、女性が七四七人であることから、記載の数の少ない右半分の女性欄については、どうしても空白が目立ちがちである。このように、レイアウトとして、左右に男女が分けて記載されたことから、例えば、ペストで夫婦が同じ日に死亡した場合に、左の欄に夫、右の欄に妻が記載されて、夫婦が共に死去したことを視覚的に示すことができる。台帳の記載を担当した托鉢修道士はここでも時々ミスをして男性の欄に女性を、女性の欄に男性を書き込んでいる（なお、史料の翻訳では、男女を左右に分けた書き方も空白部分の設定もおこなわずに、男女をそれぞれ詰めて記載している）。また、時に托鉢修道士は、最新の死者の記録を末尾の余白に書かずに（書けない場合もあったかもしれない）、年代をさかのぼってずっと上の過去の余白の部分に、強引に挿入するように書き込んでいる。

この時代のイタリアでは、いうまでもなく、正式な書類、つまり契約書・遺言書・公文書などはふつうラテン語で記された。また、同じことであるが、法律家・聖職者・医師などの知識人によって作成された文書は、公私いずれの場合もふつうラテン語で書かれた。こうしたことから、托鉢修道士の書いた『死者台帳』（一種の公文書）も、ラテン語で記された。したがって当時、日常使われていたイタリア語（トスカーナ語）の氏名も、ここではわざわざラテン語読みの名前に直された。したがって翻訳では台帳のラテン語名を本来のイタリア語名に戻している。例えば、『死者台帳』では、ラテン語名「ヨハンネス」はイタリア語名「ジョヴァンニ」に直される。同じように、ラテン語名をイタリア語名に変換した例を挙げると――

ヨハンネス・グッチ　Johannes Ghucci →ジョヴァンニ・グッチ　Giovanmi Gucci

アンドレアス・デ・オリケラリイス　Andreas de Oricellariis →アンドレーア・ルチェッラーイ　Andrea Rucellai

ただ、台帳に記入する托鉢修道士がイタリア語の人名をラテン語の人名に変換する仕方も一様ではなく、担当する托鉢修道士によって異なる場合があった。例えば、イタリア語の人名「ロッソ」は、ラテン語において「ルベウス」

と直す托鉢修道士もいたが、その一方でそのまま変えずに「ロッソ」とする托鉢修道士もいた。

しかし、ルネサンス以降の近世に認められる「合理化」と「世俗化」の傾向は『死者台帳』にもあらわれた。すでに以前（一三世紀頃）からフィレンツェの商人は、会計簿への記入において、伝統的な「ローマ数字」――このローマ数字には「0」（ゼロ）を表現できない決定的な欠陥がある――から決別して「アラビア数字」を使って「合理化」の道を進んでいたが、それとちょうど同じように、「世俗化」の傾向として、人名をラテン語式に書かずにイタリア語の人名をそのまま書く托鉢修道士も多かった。「六月」についてその割合を示すと、この月の全二二九名の死亡者の記載のうち、七〇名、およそ三割について、托鉢修道士は氏名をイタリア語名のまま記載している(235)。

ラテン語で書くにせよ、イタリア語で書くにせよ、名前の記載の仕方は、この時代の男性（男系、父系）中心社会の法意識・習慣にしたがっていた。これはどういうことであろうか。次に具体的に示そう。

わかりやすくするために日本人の名前を使って説明しよう。男性については、「長嶋一茂」の場合、台帳にそのまま「長嶋一茂」とする場合もあったが、この場合は、父や祖父などの記載されていないことから、当時の人びとには格式は感じられなかったことであろう。正式には「長嶋茂雄殿の一茂殿」あるいは「長嶋茂雄殿の息子一茂殿」と記載された。現在の日本では「本籍」「生年月日」「氏名」が役所で個人を特定するポイントであるが、ここでは父親の名前を示すことが重要であり、遺言書・契約書などにおいてもそうであったが、その男性個人を正式に特定する重要ポイントとされた（この場合、アイデンティティーを示すのに母親の名前を記載することは、ないわけではなかったが(236)、極めてまれであった）。

名字を書かずに、単に「一茂」とだけ記す例もあるが、この場合、名字をもたないことからかなり低い身分が暗示された（実際には、「一茂」だけでは、個人が特定されにくいことから、「鍛冶屋の一茂」というように、しばしばその職業を添えたりした。「六月二日」の「一三四〇年」には「鍛冶屋のキーノ」とある）。

具体的に見ると、史料の個別例（「六月二日」の「一四〇二年」）では、イタリア語に直して示すと――「ヤーコポ・

ディ・フランチェスコ・ディ・ヴェントゥーラ」とある。

実は、この名前のなかには三人の人物が存在している。一人の人物をそれぞれ《 》にくくって示すと——

《ヤーコポ》・ディ・《フランチェスコ》・ディ・《ヴェントゥーラ》

である。この名前のなかの二つの「ディ」は所有を表す英語の「of」と同じ意味である（台帳ではラテン語で Jacobus Francisci Venture と書かれている）。それは「～の息子の」という意味である。したがってこの場合、その意味するところは、「《ヴェントゥーラ》の息子の《フランチェスコ》の息子《ヤーコポ》」「《フランチェスコ・ディ・ヴェントゥーラ》から生まれた息子《ヤーコポ》」である。また、実際に「息子」ということばを使う場合もあった。例えば、「六月三日」の「一三四〇年」の欄では「《ドナート・ウベルティ》の息子《ジョヴァンニ》」（台帳ではラテン語で Johannes filius Donati Uberti と記載）と書かれている。なお《ウベルティ》のように最後に来る名前に《ディ》がなければ、それは苗字を指す。「『死者台帳』の年代順死亡者リスト」では、苗字がない場合、便宜的に父親の名前を入れている。

女性の場合はその名前はどのように記載されたのであろうか。

女性の場合、次に述べるように、既婚・未婚によって異なる記載がなされたので、都合がよいことに、その女性の「家庭的身分」、すなわち「独身」であったのか、「妻」であったのか、「寡婦」であったのかが把握できるようになっている。この女性の三種類の身分の割合について、『死者台帳』の「全期間」について見てみよう。

まずことばの使い方についてであるが、ここでいう「全期間」とは、台帳が扱う「一二九九年から最後までの期間」を指す。また我々のデータ処理は「夏」と「冬」に絞っているので「全期間」といっても「春」と「秋」は含まれない。

どうして春と秋を無視したのか。データ入力の労力の問題もあるが、一定の合理性の側面もある。実は、ペストから見ると、春と秋は、曖昧な時期である。というのは、春はペストの初期の段階でペスト死は別の病気による死と区

グラフ18-4　全期間の全死亡者の家庭的身分

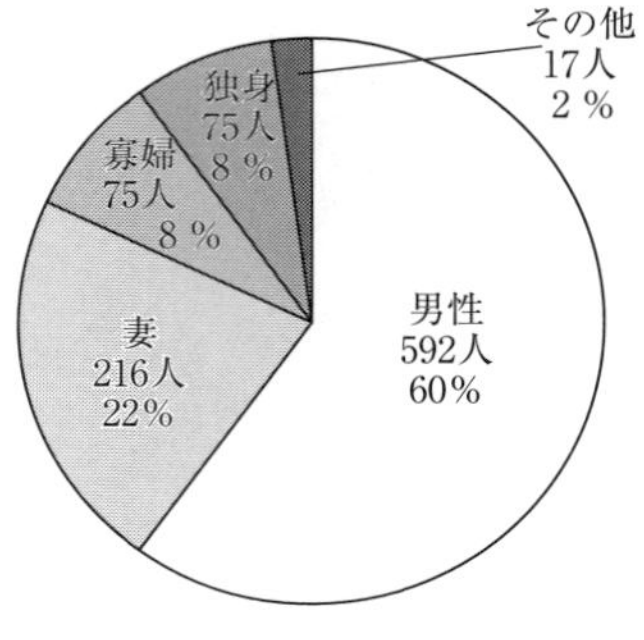

別がしにくい。また、秋はペストが勢いを失って終息しつつあり、この時期にペストで死んだ人の死と、別の病気で死んだ死とは区別しにくい。一方、夏にペスト死は集中し、冬になると、ふつうペスト死は皆無になる（表18-5「サンタ・マリア・ノヴェッラ聖堂の五八年間の夏と冬の死亡者」参照）。

ここでいう「夏」は六月・七月・八月の三カ月間を指す。「冬」は一連の同じ冬、すなわち一二月に始まり、翌月の一月とそれに続く二月までの三カ月間を指し、この三カ月間はフィレンツェ暦にしたがってすべて同じ年号となっている（フィレンツェでは三月二五日になって年号が変わる）。我々の現代の暦では、この一続きの同じ冬が、一月一日をはさんで別の年に二分割されてしまうのに対して、フィレンツェ暦では同じ年であるので、むしろ好都合である。だから、史料ではフィレンツェ暦をそのまま採用している。事実上、このフィレンツェ暦は、日本において四月一日から始まり、三月三一日で終わる「年度」（学校・役所・会社で採用）とは、一週間のずれが出る程度であってほぼ同じなので、ほとんど違和感はない。

こうして「全期間」の全女性の身分の内訳は370頁のグラフ18-13「女性の死亡者の家庭的身分（全期間）」で示される。全女性三八三人のうち、「妻」が、五六パーセント（二一六人）、「寡婦」が二〇パーセント（七五人）、「独身」も同じく二〇パーセント（七五人）、「その他」（不明なもの）が四パーセント（一七人）である。また、「男性」——これについては、台帳の記載からは妻帯者・独身者等の区別はつかない——を含めたものが、グラフ18-4「全期間の全死亡者の家庭的身分」である。

女性が結婚していなければ（つまり死ぬまで独身の場合）、男性の場合と同様に、ふつう父親の氏名を添えて「バルトロ・オルランディーノの娘モンナ・ジェンマ」（『死者台帳』の「六月一三日」の欄参照）と書かれるか、少し格式が欠くが、そのまま「モンナ・ガーレ・ボスティーキ」（「六月二日」）とか「ピヴァンナ・ネーラ」（「六月三日」）と記載された。「モンナ」とは、「既婚の女性」（日本の伊和辞典などではそう書いてある）に限らず、「未婚の女性」にも使用される女性全般への敬称である。

一方、結婚した女性の多くは、台帳では、夫の所有物であるかのように、「誰々の妻（または寡婦）」と記載されている。ごくまれに著名な息子の母親である場合などに「誰々の母」などと記載される場合があり、この場合は「妻」なのか「寡婦」なのか「不明」となる（これがグラフの「その他」の主要なものである）。妻が、アイデンティティーとして生まれながらにもっている出身の家の名前（名字、姓）はふつう記載されてない。例えば「六月五日」の女性欄を見ると――

一三三七年　チェンノ・テリーニの妻モンナ・ジョヴァンナ

と記載されている。この場合、この女性の名字は「テリーニ」ではない。ここでは記載されていないが、本質的には実家の名字、アイデンティティーが終生厳格につきまとう。女性は嫁に行っても婚家の名字を与えられることは決してなかった。結婚しても、法的に見て、今の日本でいう入籍、すなわち戸籍の名義上の変更はなかった。結婚はあくまで「契約」でしかなかったのである（だから片方が死ねば契約は解消された）。実際、結婚には、ふつうの場合、結婚契約書が作成された。さらに、契約として「嫁資」（妻が夫に預ける）が渡されることもあって、法的文書の専門家である公証人が仲介した。ともかく母親から生まれた子は、その父親の名字を受け継ぎ、母親とは別の家系の人間となる。これが名字の厳格さであった。同じように名字の厳格さは庶子の身分に立ちはだかった。ある男が、庶子の身分を偽って（そうしたい差別があまりに大きかった）「嫡出子」と名乗って、そのために死刑にされた例がある(237)。おそらくここにはローマ法とキリスト教の両方が強く作用していたのであろう。

ローマ法のもとでの名字の厳格さは男性にも適用された。一家に男子が生まれない場合、日本のように、娘の夫が婿養子のようなかたちを取っても、その夫は、名字は妻の名字に変えることができず、法的な跡継ぎにはなれなかった。ヨーロッパの王家や君主の家において、しばしば実の息子が生まれず、その家系が途絶えるのは、原則的にこのためである。

女性が再婚した場合はどうであろうか。その場合、『死者台帳』の女性の記載には、前の夫と次の夫の両方の名前が記載されることがあった（しかしこの記載方法がどこまで徹底したものかはわからない）。例えば、台帳の「六月二六日」の欄にはこう記載されている――

一三八三年　最初はバルトロ・パラディィージの妻、次にヤーコポ・ベッカヌージの妻であったビーチェ

女性が夫に先立たれて寡婦になった場合、再婚は可能であった。この時代、一〇歳以上も年上の男性と結婚する女性も少なくなく、夫がペストなどで先立つ場合があった。生きている夫と離婚しての再婚は許されなかったが（これはキリストの教え――マタイ19・6――にもとづく）、配偶者が死んでこの世にいない場合については、再婚は許された。子どもを産めるだけの若さがあればしばしば再婚した。夫が死んだ場合、いわば「契約」が切れたとして、寡婦は、婚家から嫁資を取り返してから、子どもを婚家に残して、実家に帰ることがふつうであった。そうした場合でも、名実ともに婚家と縁が切れたわけではなかった。子どもとのつきあいが続く一方で、名義上、夫の名前を引きずっていたのである。女性は夫と死別した場合も、婚家に残っても実家に帰った場合も、台帳では、例えば「故アンドレーア・グィーディの妻モンナ・ヴァッジャ」Domine Vaggia uxor olim Andree Guidi と記載された。

女性や子どもなど、この時代において社会的地位が低かった存在については(238)、台帳での記載の仕方にそれが反映された。つまり女性の場合、その名前そのものが記載されないこともあった。例えば、「故ダンテ・ディエティサルヴィの妻」（「六月七日」）のように、単に「妻」と書かれるだけで名前が記載されていない。それが子どもであれば

──フィリップ・アリエスを喜ばすことになるかもしれないが──なおいっそうそのことが言えた。次にペスト死と考えられる一三四八年と一三六三年の事例を示そう。一方の事例（A）は、「六月二〇日」の「一三四八年」の欄に記載されている事例で、父親と共に同じ日に亡くなった幼い息子の名前は示されていない。もう一方の事例（B）は、一三六三年の二度目のペストによって一家のうち父親と二人の娘、合わせて三人が同じ日に同時に死んだ悲惨な例である。ここでは幼い娘二人の名前は記載されていない（「七月四日」の「一三六三年」）。

（A）一三四八年　バルトロ・リッチ殿並びに幼い息子二人共

（B）一三六三年　ジョヴァンニ・グェルッチ・ダ・サン・ジーリョ並びに幼い娘一人とその妹一人

（4）「所属する教区」

『死者台帳』の記載を担当した托鉢修道士は、「氏名」を記載してから、次にその故人の所属する「教区」を記載した。しかしこの「教区」の記載は、ペストの死者が続出した時には、しばしば無視された。一三四八年や一三六三年の夏は続出するペストの死者にせわしかったせいであろう──私の作成した「年代順死亡者リスト」の一三四八年六月を見ると、托鉢修道士はしばしば「教区」を記載していない。それが大量死の忙し

グラフ18-5　サンタ・マリア・ノヴェッラ教区民と非教区民の割合（全期間）

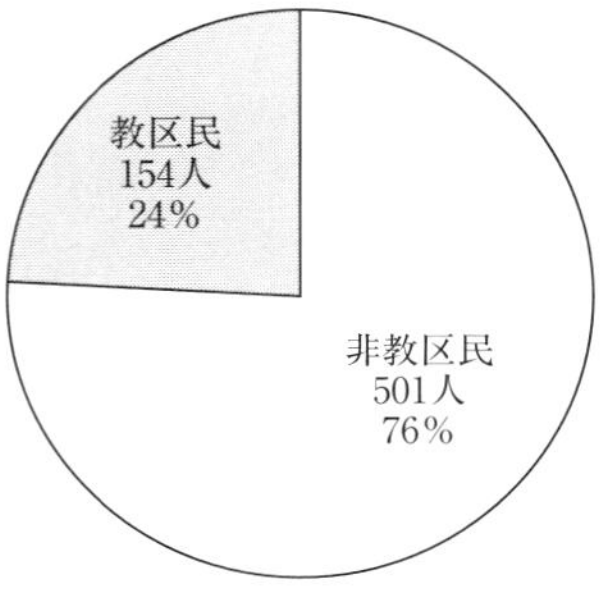

グラフ18-6　聖堂に埋葬されたS・M・ノヴェッラ教区民と非教区民の疫病死と非疫病死の割合（1330～87）

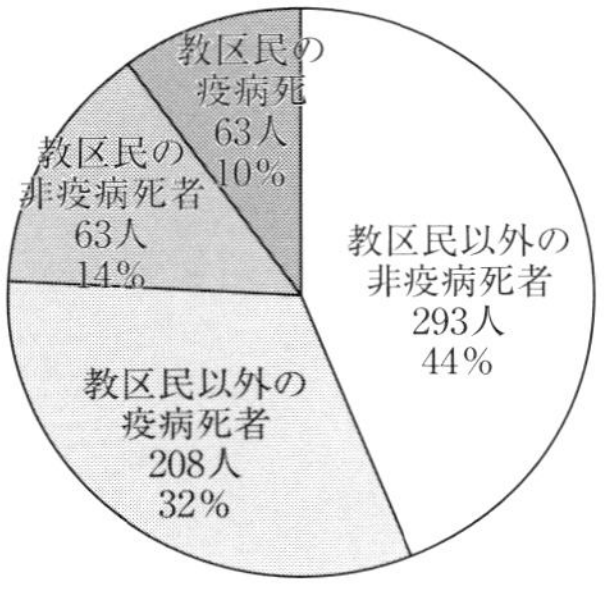

さを伝えるようでかえって生々しい気がする。

この時代、フィレンツェには「教区」（「小教区」に同じ）が六〇以上あったが、サンタ・マリア・ノヴェッラ聖堂に対しては、これらの教区のほとんどの教区（五一教区）から埋葬の依頼があった。通常の場合、その死者の所属する教区の教会の墓地（教会に隣接していた）に埋葬されるはずであったが、この聖堂に対しては、例外的に様々な教区から自分の所属する教区を越えて埋葬の希望があったのである。グラフ18-5「サンタ・マリア・ノヴェッラ教区民と非教区民の割合（全期間）」は、台帳の夏・冬を合わせた全期間について、この聖堂に埋葬された人びとがサンタ・マリア・ノヴェッラ教区民であったかどうかを示したものである。また、グラフ18-6「聖堂に埋葬されたサンタ・マリア・ノヴェッラ教区民と非教区民の疫病死と非疫病死の割合」（一三三〇～八七）は、両者の人びとの疫病死と非疫病死の割合と数を加えて作成したものである。これを見ると、サンタ・マリア・ノヴェッラ教区民以外の者の実に四分の三を越える人たちが、疫病時も非疫病時も、わざわざ越境してここでの埋葬を望んだことがわかる。このことから、この聖堂が通常の教会の墓地であったと言い切れないということができる。ではどうしてわざわざそのような面倒なことを望んだのであろうか。

第二節　サンタ・マリア・ノヴェッラの「聖堂」としての特別の地位

1　特別の地位のゆえん

自己の教区を越えてまでこの聖堂での埋葬を望んだのは、実はこの聖堂のもつ格式のためであった。すなわちサンタ・マリア・ノヴェッラ聖堂は、その格式の高さから、厳密には、「教会《キエーザ》」chiesa ではなかった。それは「聖堂《バジリカ》」basilica であった。「教会」と「聖堂」は厳密には区別されなくてはならない。ここでいう「聖堂」とは、建築様式のひとつ「バジリカ様式」を指すことばではなく、格式をもった由緒ある特定の教会に与えられた教会法上の称号であ

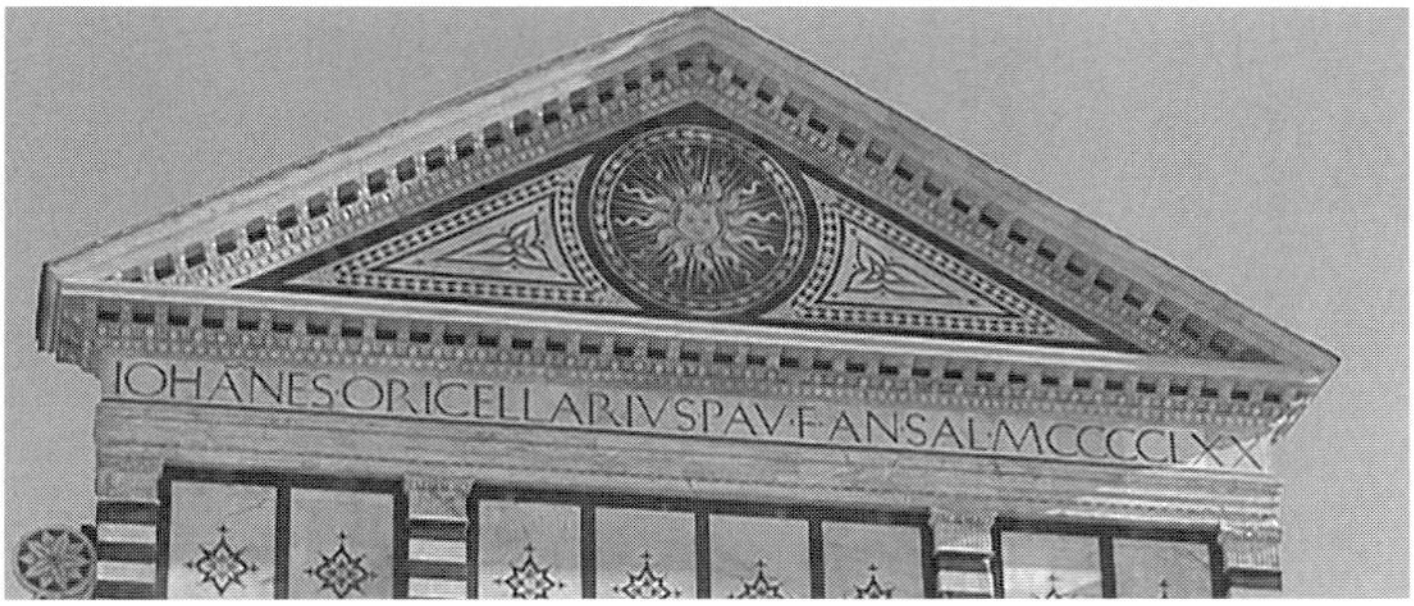

図18-5　「ジョヴァンニ・ルチェッラーイ」の名が刻まれたファサード

る。例えばミラノではサンタンブロージョ聖堂（聖アンブロシウス聖堂）、パドヴァではサンタントーニオ（聖アントニウス）聖堂、ラヴェンナではサン・ヴィターレ聖堂などがこれに相当する。事実、このサンタ・マリア・ノヴェッラ聖堂は、その格式ある教会としての地位から、ルネサンス教皇がフィレンツェに訪れた場合の宿泊所として機能したし、その修道院にはルネサンス教皇たちが参拝した「教皇の小礼拝堂」もある(239)。このようにサンタ・マリア・ノヴェッラ聖堂は、サンタ・クローチェ聖堂などと共に、フィレンツェにおける希有な格式をもつ「聖堂」として特別の権威を有していたのである。

したがって、奢侈禁止令を扱う第二一章「葬儀費用抑制のための条例」で触れるように、都市での権勢を何かと誇示したがる有力な一家にとって、最高レベルの教会であるこの聖堂は、最も重視された教会のひとつであった。一家の栄誉の誇示のために彼らがここに目をつけない手はなかった。こうしてこの聖堂は、彼らの多くの埋葬先として「永遠の生」のすみかに指定されたのである。そればかりでなく、その死への準備として、この聖堂に対して、家族礼拝堂の建設、宗教美術の作品の寄進、日常的喜捨および遺言書による喜捨などがなされたのである。こうしたことから、ルネサンス期のフィレンツェの第一級の名家であったストロッツィ家、バルディ家、ルチェッラーイ家などが、ここに家族の礼拝堂をもち、この聖堂に当代一流の画家を採用して最高傑作の作品を寄進しているのである。例えば、ドゥッチョ《荘厳の聖母》（一二八五年）（現ウッフィッツィ美術館所蔵）、ジョット《磔刑図》（一三一二年）、オルカーニャ《ストロッツィ祭壇画》（一三五七年)、マザッチョ《三位一体》(一四二五〜二六)、ブルネッレスキ《十字架像》(一四四三年)、ウッチェッロ《ノアの洪水》(一四四五年頃)、フィリッピーノ・リッピ《聖ヨハネとピリポ伝》(一五〇二年)、ギルランダーイオ《聖母マリア伝》(一四八六〜九〇)などがあり、その他の大作の数々から、この聖堂はさながら一大ルネサンス美術館である。そしてその聖堂のファサードは、ジョヴァンニ・ルチェッラーイ(一四〇三〜八一)がその制作費を出して聖堂に寄進することによって、みずからの「救済」を獲得しようとしたものである。事実、それが証拠に、ファサードの一番上の三角形のすぐ下に「パウロ・ルチェッラーイの息子ジョヴァンニ　救済　一四七〇年」の文字が大きく刻まれているのである。このファサードの図案は、普遍人レオン・バッティスタ・アルベルティによるもので、それは、ルネサンス的な調和の比例美を駆使したルネサンス建築史上の最高傑作のひとつである(図18-5「ジョヴァンニ・ルチェッラーイ」の名が刻まれたファサード)。

また、この聖堂がドミニコ修道会の付属の教会であったことも大商人や銀行家を強く引き付ける大きな要因(ことによると最大の要因)として作用したと考えられる。もともとイタリアにおいてドミニコ修道会は、都市に進出して設立した付属教会の数や托鉢修道士の数においてフランチェスコ修道会に圧倒されていた[240]。フランチェスコ修道会はイタリアのほとんどの都市に進出し、階層的にも下位の市民層も含めて都市全体を掌握していた。フランチェスコ修道会は「モンテ・ディ・ピエタ」(公益質屋)などに力を入れて(これは一五世紀のこと)、下層市民を含む市民層全体をターゲットにすえていた。ドミニコ修道会は、数的な劣勢のなかにおいて、決して中層・下層の人びとを軽視したわけではないが、「効率性」から都市の上層部にターゲットを向ける傾向がやや強かったかもしれない。ここにドミニコ修道会とメディチ家などの大都市の上層支配層との関わりがあった。すなわち、都市に進出し、強力な足場を得ようとしたドミニコ修道会士は、その富の獲得にやましさを感じていた大商人に対して、告解聴聞師として、救済の道を指し示すことにおいて、寛大に対応したのである。ドミニコ修道会は、大商人の利潤の「不正な」獲得に対して、金品の喜捨による「贖罪」(喜捨行為)をもって代償させることでその罪を赦したのである。ここに、都市で力を得ようとするドミニコ修道会の立場と、商業・金融活動にやましさを感じていた大商人の立場とが、相互に結びつく利害の一致が存在していたのである。この富による贖罪のパターンについては、基本的にフランチェスコ修道会が示した富裕層への対処と同じであったかもしれないが、効率性の考慮からドミニコ修道会の力点が大都市の富裕層に向けられる傾向は強かったように思われる。また、ドミニコ会は、学識追究を重視して時代の知性を先行し、トマス・アクィナス（一二二五〜七四）を始め、多くの優れた托鉢修道士を輩出した。

ただ、断っておくと、一四世紀から一五世紀のドミニコ修道会士の抱いていた多様な考え方を単純化・一般化して理解するのは危険である。しかし、彼らの多くは、ペストという当代の大事件を思想の中心に据えて思考したのであった。例えば、フィエーゾレのドミニコ会修道院長ジョヴァンニ・ドミニチ（一三五七〜一四一九）やフィレンツェのサン・マルコ修道院長ジローラモ・サヴォナローラ（一四五二〜一四九八）のように、ペストなどによる不安の時代において示したその妥協なき厳しい教え、最後の審判のイメージが、むしろ人びとを引き付けて強い影響力を及ぼしたのである(241)。

同じことは、サンタ・マリア・ノヴェッラ聖堂のドミニコ会修道院長ジョヴァンニ・カローリ（一四二九〜一五〇三）についてもいえる。少し、横道にそれるが、カローリの一種の疫病論を紹介する。まさにペストの流行がフィレンツェの人びとをして私利に走らせ、一三世紀のフィレンツェにあった公共善の精神を損なってしまい、メディチ家の支配を許したと指摘する彼のことばを紹介する。カローリは疫病——彼は具体的に「一三四八年」「一三六三年」「一三七四年」「一四〇〇年」の疫病による影響を論じている——によってもたらされたフィレンツェ人のモラルの荒廃に対して、さらには、メディチ家独裁による私利私欲の風潮に対して、鋭い批判の矢を放っているのである。カローリの『修道士伝』（一四七四／七五〜八〇／八一）によると、一連の疫病は一時代の終わりを画したという——《一三四八年の疫病、一三六三年ならびに一四七四年の疫病、また、一三四八年の疫病と同じ位に流行し壊滅的な被害をもたらした一四〇〇年の疫病によって人口が激減し、大量死は、正常な世代のつながりを損ない、結果として市民社会、宗教社会の文化的、精神的な連続性を破壊した》。カローリ研究家のサルヴァトーレ・カンポレアーレは、カローリがメディチ家の批判者であったとして次のように述べている。

疫病によって引き起こされた亀裂は、フィレンツェにおけるコムーネの時代の終焉を意味し、その文化的、市民的な衰退期を意味していた。カローリにとって、同時代のフィレンツェはメディチ家による寡頭体制にあり、ここではかつての独特の個性を決定づけた価値がもはや機能していないひとつの頽廃した社会であった。カローリは、コムーネ時代の商人と、一五世紀後半の有力貴族とを比較する。前者は、厳格な基準（彼自身と彼の家族の両方の基準）に従い、コムーネの利益という見方を保って商業をおこなっていた。一方、後者すなわち富裕な同時代の商人は、利益や政治的支配、彼や彼の一族の社会的優位のみに関心を抱いた。商業をおこなう方法は、全く変化していた。商取引は、道徳の退化を経験し、これらの要因が市民や政治生活のすべての範囲に影響し、結果として生き様や嗜好の変化につながったのである(242)。

しかしながら、カローリの場合はむしろ例外であって、一般的に見て、托鉢修道士は都市の有力者に対して寛大であった。そのひとつの例がある。それは特殊なタイプの死者の埋葬についてのものであった。それは、埋葬の歴史をかなり変えてしまうほど大胆なものであった。すなわち、従来の教区教会や都市政府は、反逆罪などによって処刑された者――彼らの多くは都市の政争で敗北した有力者であった――に対しては、教会への埋葬は拒否していたのであるが、托鉢修道会は教皇の支持をとりつけて、時の世俗権力に対抗して「謀反人」・政治犯の埋葬を受け入れたのである(243)。実際、チョンピの乱などが発生したフィレンツェの一四世紀という政治的激変の時代において、政治犯として死刑に処された者たちが多数いたが、このサンタ・マリア・ノヴェッラ聖堂の『死者台帳』にもそうした人たちの埋葬が時々見受けられる。本章で紹介する史料について見ると、「一二月二一日」の三名の処刑、「一月一四日」の七名の処刑、「二月七日」の一名の処刑、「六月一日」の三名の処刑などがその例である。

以上のいくつかの理由から、サンタ・マリア・ノヴェッラ聖堂に埋葬された者は、傾向として都市全域に及ぶ富裕層の市民が多かった。高額の埋葬料等の実証的な記録は入手していないが、修道士はこの台帳に埋葬者の九・六パーセントについてその職業（妻の場合、夫の職業）を記している（表18―1「埋葬者の所属組合・職業」参照）。その職業に就いている者が所属するはずの組合を見ると、グラフ18―7「聖堂の埋葬者の所属組合（全期間）――職業の記載のある九五人」からわかるように大組合が断然多かった（五〇パーセント）。ここに埋葬された人びとは、その多くが絹織物業者や大商人・銀行家・薬剤師など大組合（アルテ）に所属する政治的、経済的、社会的に有力な上層市民を中心とした集団であったといえる。しかし、ベネディクトヴ、リーヴィ・バッチは、ここに埋葬された者は「（都市）貴族」であるといっているが(244)、そこまで言うのは問題であろう。大組合のなかの一部が都市貴族にすぎない。この表18―1やグラフ18―7からわかるように、さらに大組合に属していない人は全体の二分の一ほど存在しているのである。

最上層の富裕層は、埋葬においていっそう高額の費用を要する場所を指定しておのれの墓を設置した。例えば、聖堂内の身廊・内陣の床面には、碑文を刻み込んだ「床面墓」（図18―6参照。この「床面墓」は筆者の造語）がある。（これは、サンタ・マリア・ノヴェッラ聖堂のものではなく、サン・ミニアートのサン・サルヴァトーレ・アル・モンテ教会のもの）、さらにアルベルティの聖堂ファサードの下部の「アーチ付き石棺」（図18―7）、回廊（「死者の回廊」、このファサードの左側の見学者用入口から入ったところにある）などである。そしてそれに準ずる戸外の墓地が聖堂の東側、すなわちファサードに向かって右側の場所（現在、聖堂の見学者が通るやや広い空間）である（図18―8「旧墓地」）。この場所には今でもその通路沿いに墓碑が見受けられるが、ここが

グラフ18-7　聖堂の埋葬者の所属組合（全期間）
―職業の記載のある95人―

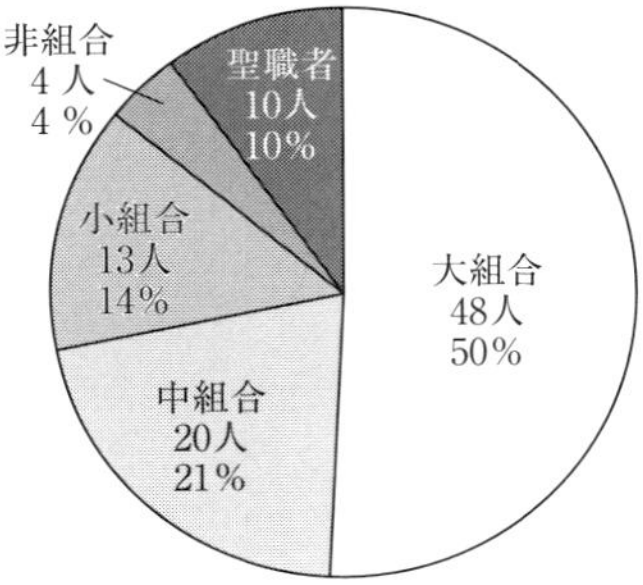

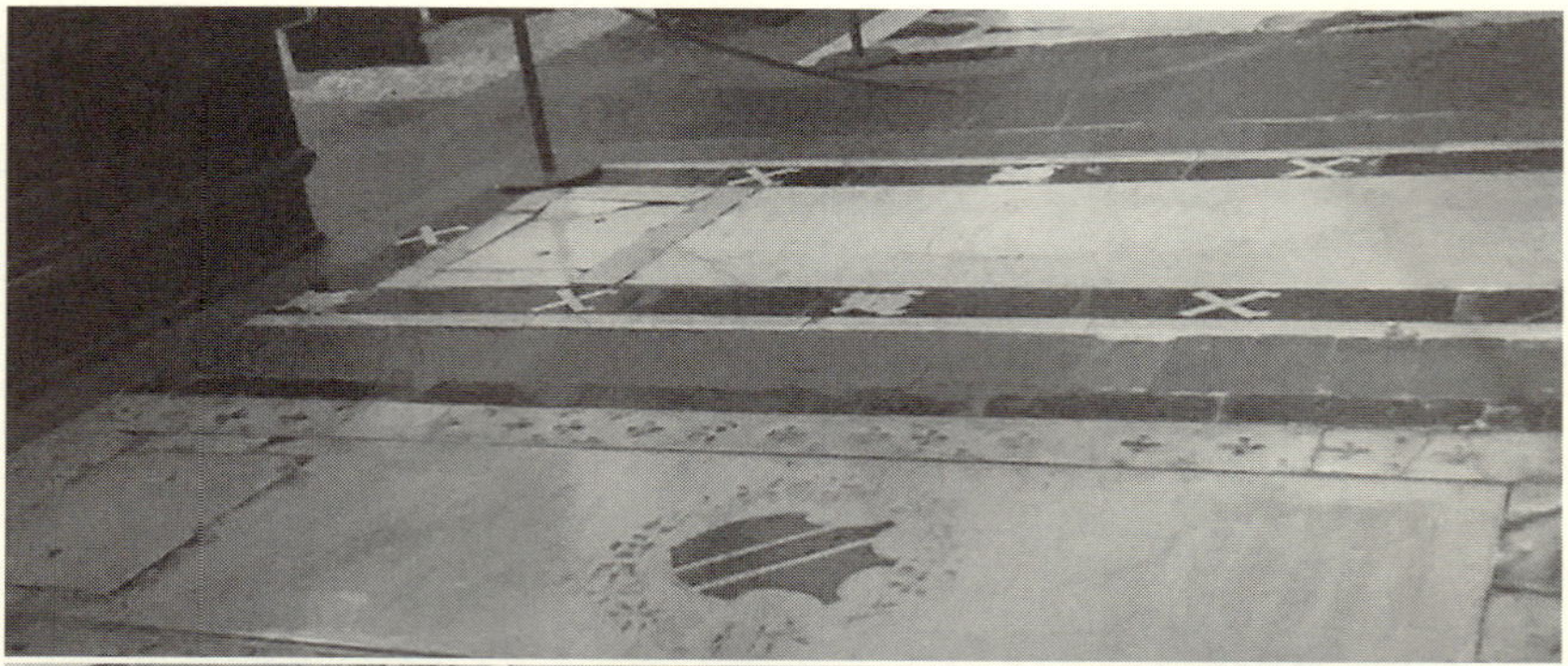

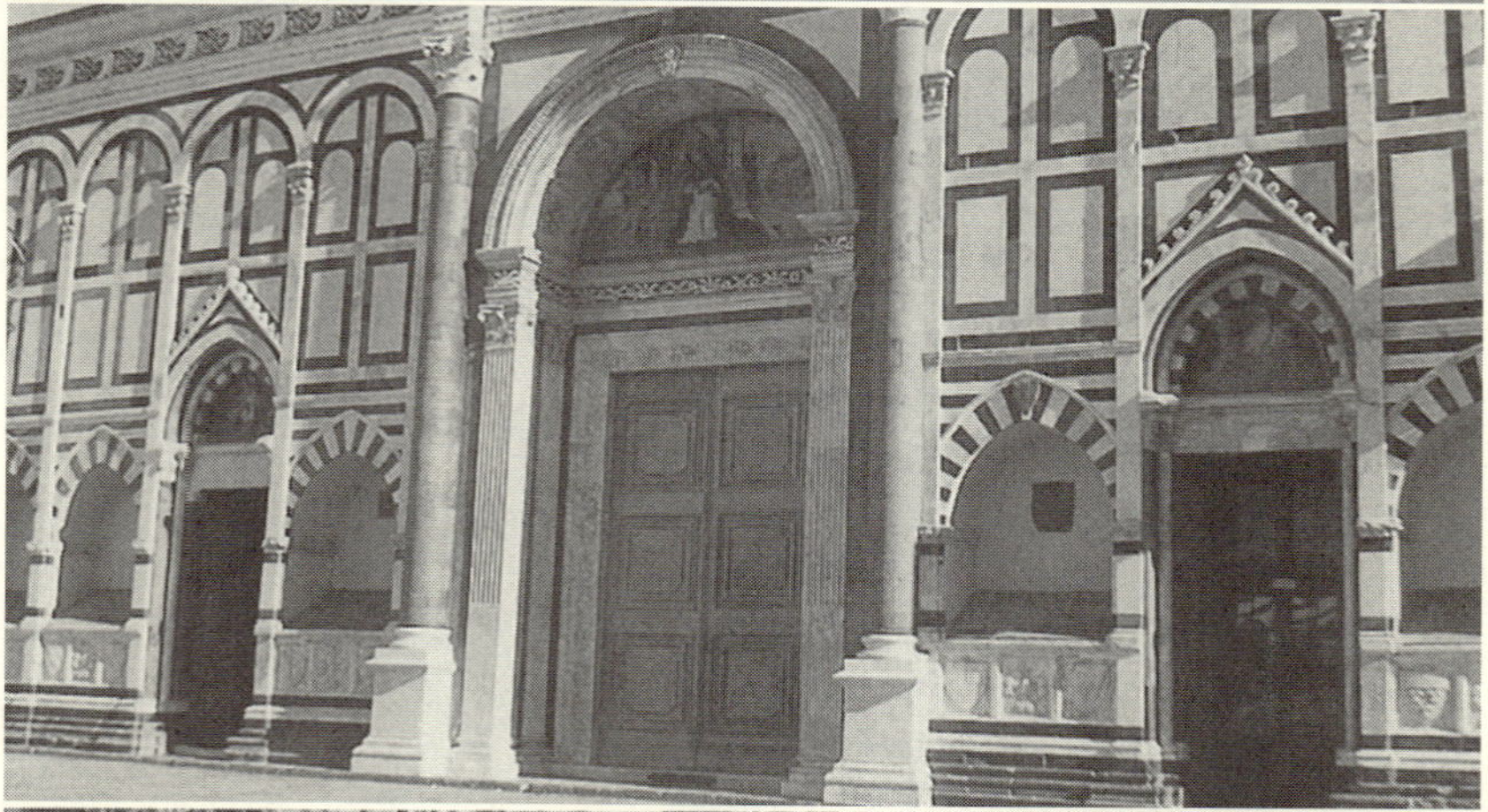

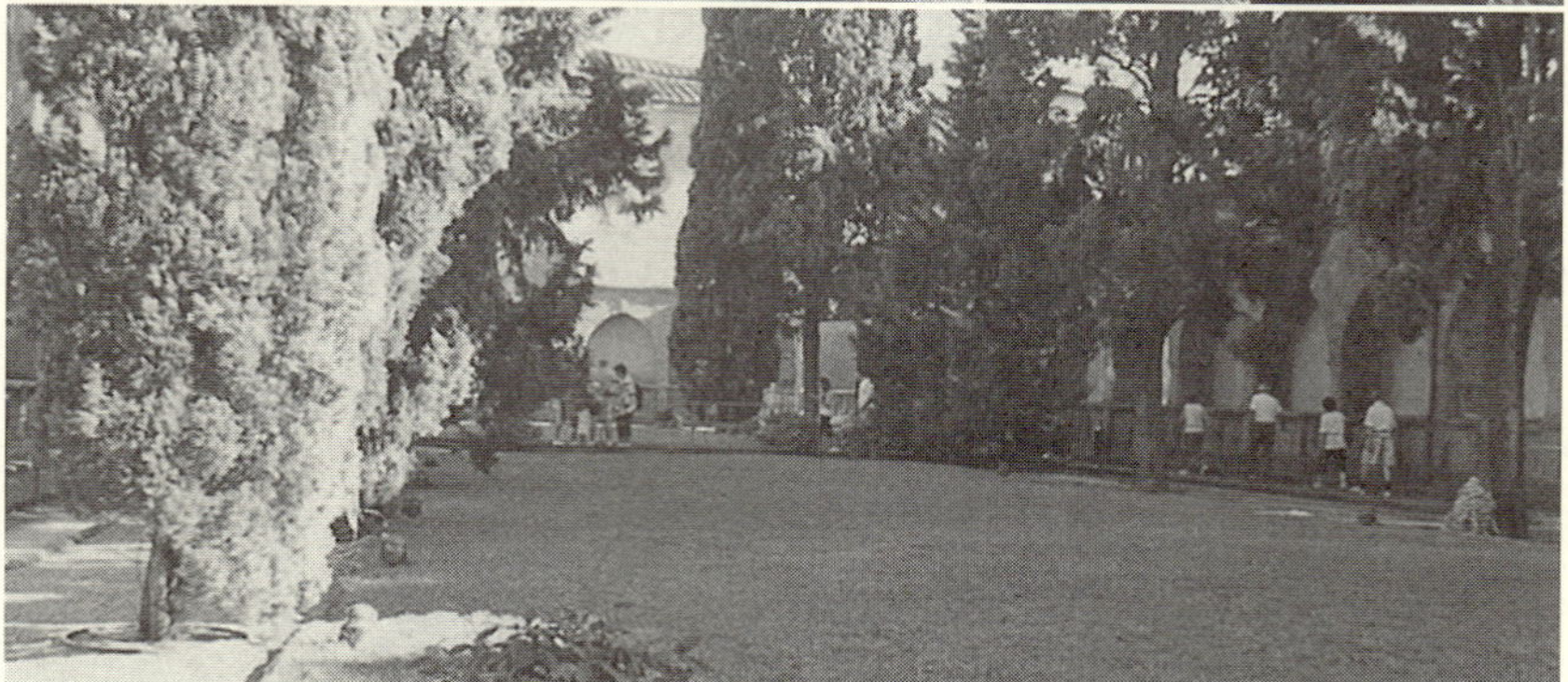

(上)図18-6　床面墓　これは，サンタ・マリア・ノヴェッラ聖堂のものではなく，サン・ミニアートのサン・サルヴァトーレ教会のもの。この床下に遺体が埋葬されている。「床面墓」は石坂の造語
(中)図18-7　アーチ付き石棺　中央の門扉の左右にいくつかあるのが，14世紀に制作された「アーチ付き石棺」(アルケ・トンバリ)。その下方に貴族の家などの紋章が三つずつ刻まれている。門扉の上のルネッタ（半月面）にはドミニコ会が誇るトマス・アクィナスが描かれている
(下)図18-8　旧墓地　ファサードの右側の入口から入ったところ。遺骸は撤去されて今はない

かつて教会に隣接する墓地であった。彼らの遺体は、キリスト教徒であるので、すべて火葬にせずにそのまま埋葬され、「最後の審判」を待つのである。

なお、二〇世紀になって、この聖堂に隣接する戸外の墓地に埋葬された遺骸も、また、聖堂内の遺骸も、他の市内の教会の場合と同じく、衛生上の理由などから、撤去されてしまったという。死者はフィレンツェの南西、ミケランジェロ広場に近い「サン・ミニアートの共同墓地」（図18–9・図18–10参照）などに埋葬されるようになったのである。

2　富裕層の疫病死亡率

表18–2「サンタ・マリア・ノヴェッラ聖堂に埋葬された名家

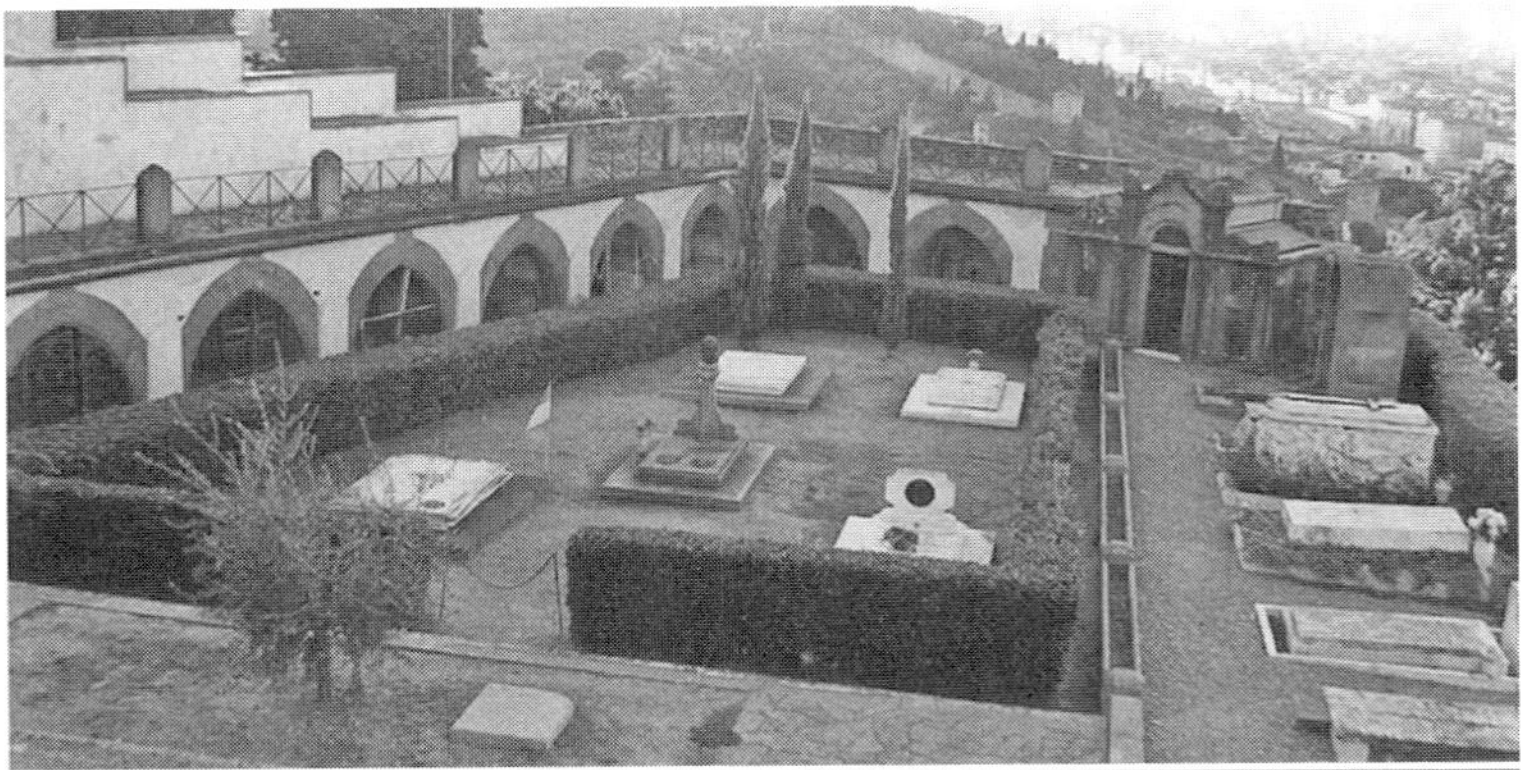

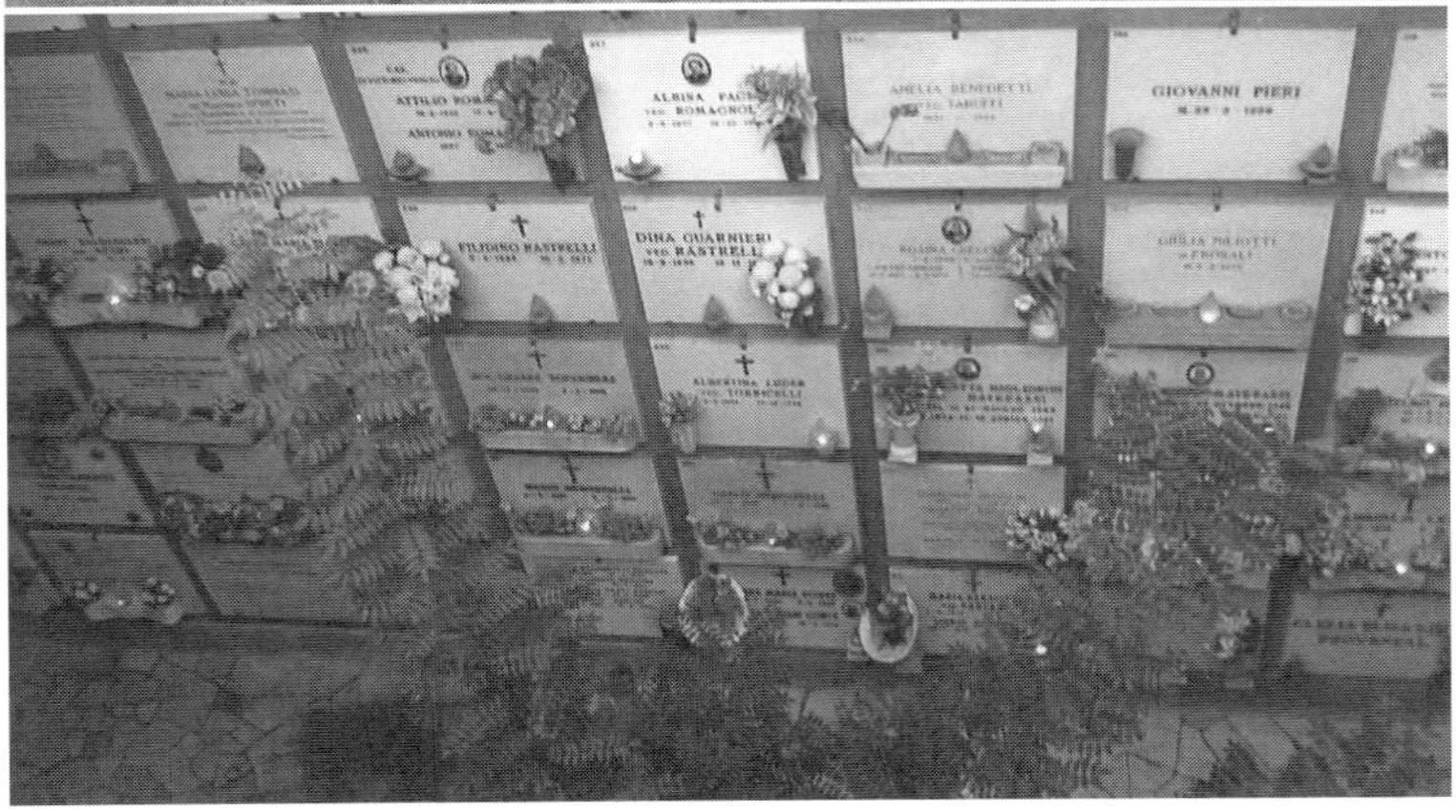

図18–9, 10　サン・ミニアートの共同墓地　（上）功績のあった人の墓。右手遠方にアルノ川とフィレンツェ旧市街が展望される（下）扉に故人の写真が貼られている。棺は扉の奥に収められている

表18-2 「サンタ・マリア・ノヴェッラ聖堂に埋葬された名家（教区別）」（Calzolai, pp.188-190.）
＊〈付録〉「『死者台帳』の年代順死亡者リスト」ではスペースの関係から教区名は省略して記載した。［ ］のなかにそこでの省略名を記している

サンタンドレーア・イン・メルカート・ヴェッキオ教区［サンタンドレーア］ディエティサールヴィ家，アミエーリ家，アルディンギ家
サンティ・アポーストリ注教区［アポーストリ］アッチャイウオーリ家，ブオンデルモンティ家，ベルノッキ家
サン・バルトロメーオ・アル・コルソ教区［バルトロ］アディマーリ家，マッキ家
サン・ベネデット教区［ベネデット］トシンギ家，テダルディーニ家
サンタ・チェチーリャ教区［チェチーリャ］ピーリ家，バルドゥッチ家
サン・クリストーフォロ・イン・コルソ・デーリ・アディマーリ教区［クリストーフォロ］アディマーリ家
サン・ドナート・デイ・ヴェッキエッティ教区［ドナート］ヴェッキエッティ家，ブオーニ家，オルランディーニ家
サント・エジーディオ教区　グエルッチ家，ベルナルドーニ家
サン・フェリーチェ・イン・ピアッツァ教区［フェリーチェ］ストロッツィ家，チェンニ家，ベンヴェヌーティ家，モレッリ家
サンタ・フェリチタ教区［フェリチタ］バルデージ家，ボンファンティーニ家，アンジョンリーニ家，ロッシ家
サン・フィレンツェ教区［フィレンツェ］ドミーニチ家，ジャニーニ家
サン・フレディアーノ教区［フレディアーノ］ネルリ家，ソデリーニ家，スクァルチャ家，バキーニ家，フレスコバルディ家
サント・ヤーコポ・オルトラルノ教区　マルシーリ家
サン・レオナルド・イン・アルチェートリ教区　バルディ家
サン・レオーネ教区［レオーネ］ブルネッレスキ家，アッリグッチ家
サン・ロレンツォ教区［ロレンツォ］ベッティ家，ダル・カント家，アルドブランディーニ家，バルッチ家，ダ・ソンマーイア家，モナルディ家，ロンディネッリ家
サンタ・ルチーア・オニッサンティ教区［オニッサンティ］グランドーニ家，ピエーリ家
サンタ・ルチーア・デ・バルディ教区　バルディ家
サンタ・マルゲリータ教区［マルゲリータ］ジュオッキ家
サンタ・マリア・アルベリギ教区［アルベリギ］リッチ家
サンタ・マリア・イン・カンピドーリオ教区［カンピドーリオ］ボラテッリ家
サンタ・マリア・イン・カンポ教区［カンポ］アディマーリ家，ヴィズドーミニ家
サンタ・マリア・マッジョーレ教区［マッジョーレ］グイダロッティ家，ソルダニエーリ家，アーリ家，ベックーティ家，アルマーティ家
サンタ・マリア・ニポテコーザ教区［ニポテコーザ］コルビッツィ家，リッチ家，ボンファンティーニ家，アディマーリ家，ドナーティ家
サンタ・マリア・ソープラ・ポルタ教区［ソープラ・ポルタ］カヴァルカンティ家，ボスティーキ家
サンタ・マリア・ソプラルノ教区［ソプラルノ］バルディ家
サンタ・マリア・ア・ウーギ教区［ウーギ］ストロッツィ家
サン・マルティーノ教区　ジューニ家
サン・ミケーレ・ベルテルデ教区［ベルテルデ］ベッカヌージ家，ゲラルディーニ家，ファントーニ家，ボルドーニ家
サン・ミケーレ・パルケット教区　アディマーリ家
サン・ミケーレ・ヴィズドーミニ教区［ヴィズドーミニ］ヴィズドーミニ家，トシンギ家
サン・ミニアート・トラ・レ・トッリ教区［ミニアート］ラーピ家，ストロッツィ家，ミネルベッティ家
サン・パンクラーツィオ教区［パンクラ］ソルダニエーリ家，トルナクィンチ家，ストラッチャベンデ家，バルデージ・デル・ビアーダ家
サン・パオロ教区［パオロ］デル・ブオーノ家，リストリーニ家，ルッシッリ家，ダルトメーナ家，トルナブオーニ家，ダ・モンテ・ルーポ家
サン・ピエーロ・イン・ブオンコンシッリョ教区［ブオンコンシッリョ］サッセッティ家
サン・ピエール・チェロールム教区［チェロールム］チカリーニ家
サン・ピエール・マッジョーレ教区［ピエール・マッジョーレ］アルビッツィ家，ピーニ家
サン・ピエール・スケラッジョ教区［スケラッジョ］ダ・コンビアーテ家，ダ・フッチェッキョ家
サン・プローコロ教区［プローコロ］アルビッツィ家
サンタ・レパラータ教区［レパラータ］アルファーニ家，メディチ家
サン・ローモロ教区［ローモロ］チェルキ家，ランベルティ家，ウベルティ家
サン・ルッフィッロ教区［ルッフィッロ］スピーナ家，ピーニ家
サン・サルヴァドーレ教区［サルヴァドーレ］ペコーリ家，メディチェ・デッレ・ブラケ家
サント・ステーファノ・アル・モンテ教区［ステーファノ］サルテレッリ家
サンタ・トリニタ教区［トリニタ］コッキ家，ダ・ルチニャーノ家，コンパーニ家
サン・トンマーゾ・イン・メルカート・ヴェッキオ教区　メディチ家

（教区別）」は、他の教区民でありながら希望してこの聖堂に埋葬されたフィレンツェの有力な家を教区別に挙げたものである。彼ら富裕層の多くは、パラッツォと呼ばれる石造りの衛生的な住居に住んでいて、ペストの原因であるクマネズミを（無意識に）遠ざけていた。また、そのしっかりした栄養による食生活によって、いかなる罹病の際にも抵抗力を備え、病気の際の周囲からの看護にも恵まれていた。この看護の有無も重要である。ボッカッチョは、『デカメロン』冒頭のフィレンツェの疫病の惨状の報告のなかで「このほかにも多くの人々の死［疫病死］がそれにつづきました。彼らはもしかして看護されていたならば、死なずにすんだかもしれません」(245)と述べているからである。

また、富裕層の人びとは、ペストを逃れる決定的な「切り札」をもっていた。すなわち、夏やその近くになって時にフィレンツェに疫病が流行し始めると、荷物をまとめさっさと田舎のヴィッラに逃れ、疫病が収まるのを待つのである（――ヨーロッパの夏のバカンスの習慣の成立は、一五世紀に始まるといわれるが(246)、もしそうなら、この夏のペスト対策がきっかけのひとつになっていたかもしれない）。医師でさえ疫病の場所から逃れるのが最高の疫病の対処策であると言っていた（第一三章「医師トンマーゾ・デル・ガルボの『疫病に対処するための勧告』参照）。――そうした都市からの逃亡者に対してフィレンツェの書記官長コルッチョ・サルターティは、キリスト教的信仰心と愛国心から激しく批判したのであった（第一五章「フィレンツェ書記官長サルターティの疫病論『都市からの逃亡について』〈一三八二年〉」参照）。

一方、下層民や下層市民は、じめじめした貧民街の不潔な環境や木造の家屋に住み、ペスト・ノミを寄生させたクマネズミが好んでやって来る場所に住んでいた。事実、ペストの発生は大体いつも決まって貧民街からであった。そして彼らは疫病が発生してもどこにも逃げる力も場所もなく、また都市から逃げるだけの資力もなく、死の不安を抱えながら市内から疫病の収まるのをじっと待つだけであった。むしろ疫病時には食生活は最悪となった。なぜなら富裕層市民が逃亡して不在になったために、稼ぐだけの仕事がなくなってしまうからである。こうした事態に対してサンタ・マリア・ヌオーヴァ施療院などが貧民のためにわずかに慈善活動をおこなっていたに過ぎない。

このように見ると、富裕層のペストの死亡率は、下層民や下層市民のそれと比べて少ないことが考えられる。表18

表18-3 各教区の全死者における疫病死者の割合（1330～87）

教区名	疾病死者数(男・女)	死者の総数(男・女)	教区名	疾病死者数(男・女)	死者の総数(男・女)	教区名	疾病死者数(男・女)	死者の総数(男・女)
アポーストリ	3（2・1）	8（6・2）	ノヴェッラ	63（37・26）	150（87・63）	アルベルギ	1（0・1）	5（3・2）
パオロ	19（12・7）	53（27・26）	ヴィズドーミニ	4（3・1）	15（7・8）	バルトロ	0（0・0）	1（1・0）
ウーギ	11（9・2）	16（13・3）	パンクラ	28（17・11）	68（42・26）	オニッサンティ	1（1・0）	3（1・2）
ピエール	1（1・0）	1（1・0）	カンピドーリョ	0（0・0）	2（1・1）	フィレンツェ	1（0・1）	2（1・1）
カンポ	3（2・1）	10（7・3）	フェリチタ	3（1・2）	11（5・6）	クリストーフォロ	0（0・0）	4（2・2）
ブオンコンシッリョ	7（6・1）	14（10・4）	チェロールム	3（1・2）	7（4・3）	フレディアーノ	2（1・1）	4（2・2）
サルヴァトーレ	0（0・0）	4（0・4）	プローコロ	1（1・0）	1（1・0）	サンタンドレーア	7（3・4）	17（9・8）
ベネデット	0（0・0）	2（2・0）	ジーリョ	1（1・0）	1（1・0）	ベルテルデ	6（5・1）	20（12・8）
シモーネ	2（2・0）	4（3・1）	ポルタ	2（2・0）	8（7・1）	スケラッジョ	2（1・1）	2（1・1）
マッジョーレ	13（8・5）	29（18・11）	ステーファノ	2（1・1）	6（2・4）	マルゲリータ	1（1・0）	6（3・3）
ソープラ・ポルタ	2（1・1）	2（1・1）	ミニアート	7（6・1）	21（17・4）	ソプラルノ	1（1・0）	1（1・0）
ルチーア	3（1・2）	6（3・3）	チェチーリア	2（1・1）	2（1・1）	ルッフィッロ	7（7・0）	10（9・1）
ドナート	7（6・1）	8（7・1）	レオーネ	3（2・1）	6（4・2）	トリニタ	17（13・4）	33（21・12）
レパラータ	4（4・0）	7（5・2）	ニポテコーザ	1（1・0）	2（1・1）	ローモロ	2（1・1）	3（2・1）
ロッフェッリ	1（0・1）	1（0・1）	ロレンツォ	26（16・10）	75（43・32）			

―3「各教区の全死者における疫病死者の割合」（一三三〇〜八七）は、サンタ・マリア・ノヴェッラ聖堂に埋葬された、サンタ・マリア・ノヴェッラ教区以外から来た富裕層の「疫病死亡率」を知るためのものである。もしこの時期の貧民層を含む一般的な教区教会の史料が見つかるならば、比較することによって、貧民層と富裕層の死亡率の違いが明らかになるものがあるだろう。

表18―3によると、メディチ家などが住んでいて、名実ともに富裕層の地区といわれている「サン・ロレンツォ地区」の場合、その疫病死亡率（厳密には、総埋葬者数における疫病年の夏季の埋葬者数の割合）は、サンタ・マリア・ノヴェッラ聖堂の疫病死亡率（四二パーセント）と比べて、少ない結果（三五パーセント）が出ている。これは興味深いことである。

第三節　台帳において史料として活用できる時期の限定

データの解析の報告の前に、まず断っておくと、私には、『死者台帳』が扱っているすべての時期の記述をそのまま信用することはできなかった。この台帳が扱っている時期は、名目上一四〇年間（以上）に及ぶ。確かに、台帳の背表紙の見出しには「一二九〇年〜一四三〇年」とある。しかし、本当に台帳が日々むらなく利用されていたか疑問を抱かせる時期がある。カルツォラーイは、この一四〇年間のほとんどの年について、その年に何人の死亡者が記載されているかを示してくれているが、これを利用して死者が「ゼロ」とされる年も含めて、表にしたのが表18―4『死者台帳』に記載された各年の埋葬者の数（一二九〇〜一四一七）」である。この一四〇年間から、私は、托鉢修道士がむらなく正確に継続的に記録していると判断した時期を選んだ。というのは、台帳のなかには、ほぼ同じ時期でありながら、一方で十数人から幾人かの死者がいるのに、一一〜一三年かそれ以上（時には七年間）に及んで誰一人として死者が記載されていない時期があり、このことは、一定の基準で埋葬されていたのか、また、台帳が日常的に利用されていたのか、やや疑問を抱かせたからである（一二九一〜九七、一三〇五〜〇九、一三一一〜一三、一三二一〜二三等々）。さらに、一四世紀末の大惨事、六万人いたフィレンツェの人口から一万二〇〇〇人もの命を奪った五度目の大規模ペストの年である一四〇〇年のペスト（グラフ18-3「穀物局『死者台帳』によるフィレンツェの一日の平均死亡者数」）については、台帳では一人も死亡者は記載されていないのだ。これは、カルツォラーイのいうように、別に特別の台帳が用意され、そこに死者の名前等が記録されたのであろうが、そのことはその年の前後の時期についても信頼性に不安を抱かせる。こうしたことから、かなり慎重に判断して、結局、データ解析は、「一三三〇年から一三八七年の五八年間」に絞ることにした。一五世紀の初頭の十数年間については史料として信頼できるようにも思われるが、一五世紀になると、史料としてずっと有効なフィレンツェの穀物局や医師組合の『死者台帳』があることから、あえて含めなかった。サンタ・マリア・ノヴェッラ聖堂の『死者台帳』は、まさに一四世紀の史料であるところに希少価値があるのである。

第四節 データが新たに語るもの——三つの数量的発見

1 夏、恐るべし！——数量的発見 その一

まず「疫病年」について規定しておきたい。「疫病」——ペストはその一種として「疫病」に含まれる——は、一四世紀において何度か発生した。しかし

表18-4 『死者台帳』に記載された各年の埋葬者の数（1290〜1417）

1290	1291	1292	1293	1294	1295	1296	1297	1298	1299	1300	1301	1302	1303	1304	1305	1306	1307	1308	1309
1	0	0	0	0	0	0	0	4	1	0	0	0	2	1	0	0	0	0	0
1310	1311	1312	1313	1314	1315	1316	1317	1318	1319	1320	1321	1322	1323	1324	1325	1326	1327	1328	1329
3	0	0	0	2	0	1	1	1	2	1	0	0	1	2	5	6	3	1	2
1330	1331	1332	1333	1334	1335	1336	1337	1338	1339	1340	1341	1342	1343	1344	1345	1346	1347	1348	1349
16	38	4	24	21	20	31	127	19	31	99	19	6	14	5	14	10	30	47	6
1350	1351	1352	1353	1354	1355	1356	1357	1358	1359	1360	1361	1362	1363	1364	1365	1366	1367	1368	1369
5	9	4	8	3	11	7	17	14	9	13	9	21	95	6	7	7	9	15	9
1370	1371	1372	1373	1374	1375	1376	1377	1378	1379	1380	1381	1382	1383	1384	1385	1386	1387	1388	1389
10	12	8	21	67	10	3	13	12	20	16	27	23	152	15	7	9	22	18	2
1390	1391	1392	1393	1394	1395	1396	1397	1398	1399	1400	1401	1402	1403	1404	1405	1406	1407	1408	1409
0	1	0	2	1	2	1	6	7	2	0	0	4	8	2	6	5	10	6	8
1410	1411	1412	1413	1414	1415	1416	1417												
4	5	10	8	8	4	11	2												

Calzolai, 23より作成

「一三三〇年〜一三八七年の五八年間」に発生したなかで「疫病年」として規定するものは、一三四〇年（疫病）、一三四八年（第一回目のペスト）、一三六三年（第二回目のペスト）、一三七三〜七四年（第三回目のペスト）、一三八二〜八三年（第四回目のペスト）の五つの疫病（計七年間）である（一四〇〇年のペストは『死者台帳』に記載がないので含めていない）。これはすべて年代記の記述と一致する。しかし、実際には、様々なタイプの疫病による死去が色々な年に重なり合いながら散在していた――これはA・カーマイケルやG・アルファーニらによって指摘されている(247)。現実には、この時代においてこの「疫病年」のほかの年にも、ペストの「本流行」の年に先立つ「予兆年」として、その死者の一部が「ペスト死」と認められる年があった（また、当時の年代記、日記、リコルディのいう「疫病」は幅広い）(248)。だが、ここでは便宜的に、死亡者のほとんどが疫病死といえる五回の疫病年についてのみ「疫病年」と設定した。この設定は、ヴィッラーニなどの年代記の記述や現代の研究者の通説と一致している。そのために、干魃や洪水など、やや慢性的な災難の時期であった一三三〇年代においては、その死者が飢饉によるものなのか疫病によるものなのか特定しにくいために、あえて「疫病年」としていない。その意味で、ジョヴァンニ・ヴィッラーニがその年代記のなかで詳しく様子を報告している一三四〇年は、ペストの年ではないが（まだジェノヴァのガレー船は来ていなかった）、まぎれもなく「疫病年」と特定できる年である――すなわちヴィッラーニによると、「全市の死亡者一万五〇〇〇人」のほとんどすべてが疫病死と認めることのできるものである。実際、『死者台帳』に見出せる一三四〇年の夏季三カ月の突出して多い数値「六四人」（〈付録〉「『死者台帳』の年代順死亡者リスト」の「一三四〇年」を参照）の埋葬者は、それとまさに符合するのである。

我々、現代に生きる者にとって、健康と命が特に危機にさらされる季節というものは存在しない。しかし、一四世紀のイタリアでは（他の地域でもそうだったが）、そのような季節が存在し、それが「夏」であった。グラフ18-8「夏・冬の総死亡者数における夏と冬の死亡者の割合（一三三〇〜八七）」は、一三三〇年から一三八七年までの五八年間（その夏・冬）にサンタ・マリア・ノヴェッラ聖堂に埋葬された人びとの数について、夏と冬を比べたものである。冬に

「二五一人」が埋葬されたのに対して（年平均四・四人）、夏はその倍以上の「六二〇人」（年平均一〇・七人）が埋葬されている。今回作成したデータには、春と秋の埋葬者は含まれていないが、ハーリヒーらのグラフ18-1「非疫病年と疫病発生年の月毎の死者の平均」から類推するに、春と秋についても冬と同程度のものであろう。そしてこの夏の埋葬者の多さは、主に疫病が夏に発生することによるものにほかならない。

したがって、当初『死者台帳』を作成して、一月一日から一二月三一日まで均等のスペースを与えていた托鉢修道士は、後になって大きな誤算をしていたことに気づくようになったであろう。すなわち、ペストのせいで夏の死者が圧倒的に多いのだ。何年にもわたって台帳に死者を記入していくうちに、冬はあまりに余白が多いのに対して夏は、死者の書き込みが多くなり、余白が格段に少なくなっていくのである。

さらに疫病の発生した年――「疫病年」――に限定して、その夏の死亡者の数と冬の死亡者の数を比較したものが、グラフ18-9「疫病年の夏と冬の死亡者数の割合（一三三〇～八七）」である。七年間の疫病年を平均してみると、冬の死亡者（四六人）の八・七倍にあたる四〇二人が夏に死亡している。そして、たとえ疫病年であっても、冬になると疫病による死者（埋葬者）は（少なくともサンタ・マリア・ノヴェッラ聖堂では）一人も出なくなる。まさに夏恐るべし、である(249)。

グラフ18-8　夏・冬の総死亡者数における夏と冬の死亡者の割合（1330～87）

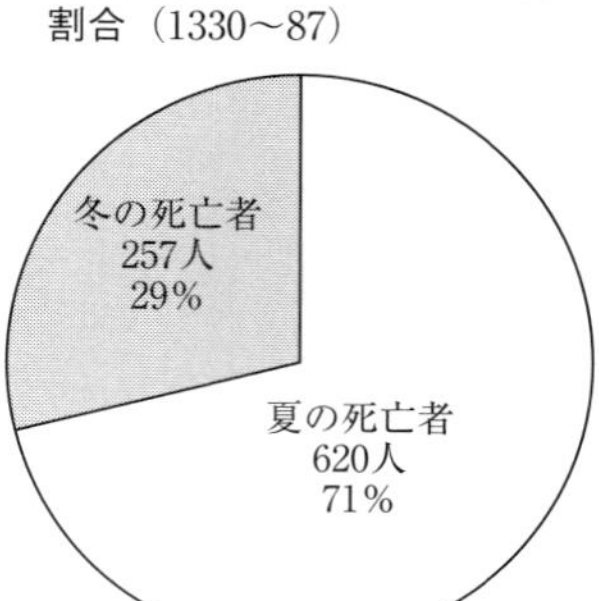

グラフ18-9　疫病年の夏と冬の死亡者数の割合（1330～87）

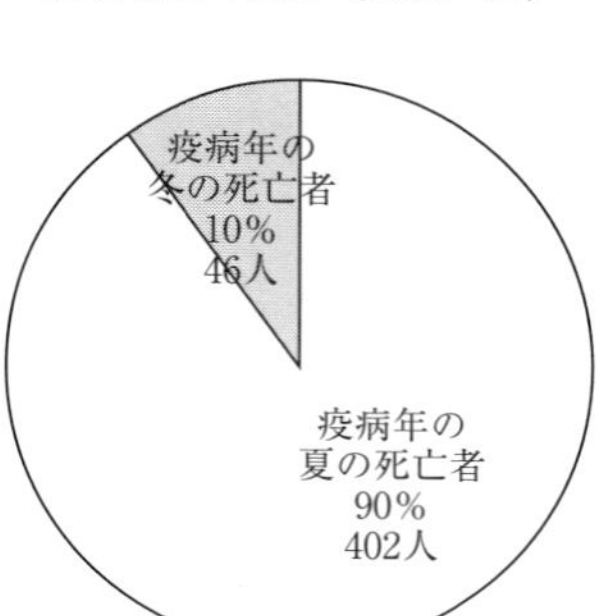

2　強き者よ、汝の名は……——数量的発見　その二

一四世紀の五回の疫病（うち四回がペスト）がもたらした破局的な人口激減については、これまでしばしば語られてきた。しかし、この時期の疫病について、男性に与えた被害と女性に与えた被害とを比べて具体的な数値をもって示すことはこれまでなされなかった。当時の年代記作家や知識人は、男女の死亡率の違いについて、具体的に数量的に示すことはせずに、印象や勘で報告しているにすぎなかった。例えば、一三四八年のペストについてトレントの惨状を報告した年代記作家ジョヴァンニ・ダ・パルマ（生没年不明。一四世紀）は「女の子の場合、美しい女の子の方が早く死んだ。また、成人の場合、男性よりも女性の方が早く、また多く死んだ」と述べている。彼の目にはそのように見えたかもしれないが、実際はどうだったろうか。人の見方には、好ましい、美しいものが失われた場合、その無念さから、それを実際以上に強調して報告しがちであることもまた事実であろう。女性——それも若くて美しい少女——の死は、目の前で起こった場合、極めて鮮烈で強く印象に残る事実かもしれない。同じくジョヴァンニ・ダ・パルマは、さらにつづけてこう伝えている——。

私の聞いた限りでは、今回の疫病は、いつも女の子から始まった。それも特に美しい女の子から始まった。このことは実際にトレントで起こったことだ。というのも、私自身、この目で見たのだが、宮廷において美しかった三人の少女が、ここで述べた出来事が始まった時に、一日のうちに死んでしまったのである(250)。

また一五世紀の医師で哲学者のフィチーノ（一四三三〜九九）も「子どもと女性が格別に疫病に弱かった。というのは、彼らの身体は腐敗した体液で満たされているからである」(251)。さらに現代の研究者ハーリヒーらもフィチーノの見方について「我々の知識の現状は、この可能性を排除しない。すなわち、一四世紀末と一五世紀初頭に繰り返されたペストによって女性集団の数が特に減ったかもしれない。ペストの発生によってトスカーナ地方の人口において、

男女の間の持続的な不均衡がもたらされることになったかもしれない」(252)と述べている。

さらに、O・P・ベネディクトヴのようなほかの現代の研究者も、女性の体質的な弱さに起因する疫病死の高い割合を指摘している(253)。しかし、サンタ・マリア・ノヴェッラ聖堂の『死者台帳』のデータ解析から見るに、一三四八年、一三六三年の二度のペストについては、事実として、どうやら女性の方がペストに強かったようだ。もちろん、サンタ・マリア・ノヴェッラ聖堂の『死者台帳』には特有の条件が存在している。例えば、富裕層の死者が比較的多かったことがそうである。しかし、それで男女の死亡率に差が出たとは考えにくい。ともかく、その他の我々に知られていない条件があったのかもしれず、無条件に一般化できるものではないが、しかし同じ時期の同一のペストである場合、ここで確認したこと――女性の疫病死の少なさ――は尊重されるべきであろう。

この**表18-5**（「サンタ・マリア・ノヴェッラ聖堂の五八年間の夏と冬の死亡者」）は、『死者台帳』が内包するデータについてパソコンを利用することで整理して得た総合的な成果である。これによってペストの与えた死亡率に男女差があったのか、あった場合どの程度あったかを、具体的に数量的に、数値をもって示すことができる。まず、**表18-5**の最初の項目である「死亡者」の太字の数字を追いながら「疫病年」の内訳を見ていこう。表では下線を引いた七年が「疫病年」である。一三四〇年の疫病（これは「ペスト」ではない）については、ジョヴァンニ・ヴィッラーニはその症状について詳しく報告していない。しかし、それはジョヴァンニ・ヴィッラーニのいう「いつも決まって飢饉と飢餓のあとに続いて起こるかのように」やってくる疫病であった。その疫病は飢饉とセットである点において彼の時代に特徴的な疫病であった。実際のところ、飢饉と疫病の密接な結び付きは、気候が再び悪化した一七世紀にも繰り返し認められることで、これはG・リパモンティ（一五七三～一六四三）が報告していることである(254)。一三四〇年のこの疫病による聖堂での全死亡者のうち男性が占める割合は、五五パーセント、女性の占める割合は、四五パーセントであった。少しだけ男性の犠牲者の方が多かったといえる。

この疫病は夏季に猛威を振るう点で後のペストとよく似ている。台帳によると、一三四〇年の夏季（三カ月）と冬

表18-5　サンタ・マリア・ノヴェッラ聖堂の58年間の夏と冬の死亡者

	死亡者	夏	冬	男	夏	冬	女	夏	冬
1330	5	4	1	3	2	1	2	2	0
1331	14	13	1	8	7	1	6	6	0
1332	3	1	2	2	1	1	1	0	1
1333	21	6	15	6	3	3	15	3	12
1334	6	4	2	4	3	1	2	1	1
1335	11	2	9	4	2	2	7	0	7
1336	17	9	8	8	4	4	9	6	3
1337	18	9	9	10	5	5	8	4	4
1338	6	4	2	5	4	1	1	0	1
1339	7	2	5	6	2	4	1	0	1
1340	**70**	**64**	6	46	41	5	24	23	1
1341	14	12	2	6	6	0	8	6	2
1342	1	1	0	1	1	0	0	0	0
1343	11	4	7	8	5	3	3	1	2
1344	4	2	2	3	2	1	1	0	1
1345	11	1	10	3	0	3	8	1	7
1346	9	3	6	5	1	4	4	2	2
1347	22	22	0	14	14	0	8	8	0
1348	**72**	**71**	1	55	54	1	17	17	0
1349	5	5	0	4	4	0	1	1	0
1350	1	0	1	0	0	0	1	0	1
1351	2	1	1	2	1	1	0	0	0
1352	6	4	2	3	1	2	3	3	0
1353	5	2	3	3	2	1	2	0	2
1354	0	0	0	0	0	0	0	0	0
1355	11	8	3	4	2	2	7	6	1
1356	3	1	2	2	1	1	1	0	1
1357	6	6	0	4	4	0	2	2	0
1358	7	4	3	6	4	2	1	0	1
1359	2	2	0	1	1	0	1	1	0
1360	10	7	3	6	2	4	4	3	1
1361	5	5	0	1	1	0	4	4	0
1362	9	6	3	5	2	3	4	4	0
1363	**99**	**96**	3	77	74	3	22	22	0
1364	5	4	1	3	2	1	2	2	0
1365	3	1	2	2	1	1	1	0	1
1366	8	7	1	5	5	0	3	2	1
1367	7	4	3	2	2	0	5	2	3
1368	2	2	0	2	2	0	0	0	0
1369	10	1	9	8	0	8	2	1	1
1370	11	6	5	4	3	1	7	3	4
1371	7	5	2	2	0	2	5	2	3
1372	12	1	11	4	0	4	8	1	7
1373	**19**	**13**	6	12	10	2	7	3	4
1374	**44**	**36**	8	23	18	5	21	18	3
1375	1	1	0	1	0	1	0	0	0
1376	3	2	1	1	1	0	2	2	0
1377	12	3	9	7	3	4	5	0	5
1378	9	3	6	3	0	3	6	3	3
1379	10	2	8	9	2	7	1	0	1
1380	13	3	10	4	1	3	9	2	7
1381	18	8	10	9	4	5	9	4	5
1382	**27**	**16**	11	12	9	3	15	7	8
1383	**117**	**106**	11	72	67	5	45	39	6
1384	8	5	3	6	4	2	2	1	1
1385	3	3	0	2	2	0	1	1	0
1386	12	2	10	8	1	7	4	1	3
1387	17	5	12	9	4	5	8	1	7
	871	620	251	525	397	158	346	221	125

季（三カ月）、合わせて六カ月間に七〇人が死亡したが、そのうちのほとんどにあたる六四人が夏季に死んでいる。それに先立つ一三三〇〜三九年の九年間を見ると、その夏季・冬季合わせて六カ月間の平均死亡者数が一〇・八人であるから、この年は実に六・五倍である。ヴィッラーニには、その猛威は衝撃的であったようで、後に一三四七年になって飢饉による大量死がフィレンツェの人びとの命を容赦なく奪っていた時でさえも、ヴィッラーニは「一三四〇年の疫病ほどひどいものではない」と評したほどであった。しかしそう書いた翌年、一三四八年のペストのピーク時に彼自身がペスト死してしまう。ここで彼の年代記の執筆は急に予期せずピリオドを打たれ、ペンは弟のマッテーオ・ヴィッラーニに手渡された。

表18-5「サンタ・マリア・ノヴェッラ聖堂の五八年間の夏と冬の死亡者」のなかの二つ目の疫病が今述べた有名な一三四八年のペスト（大黒死病）である。このペストは、黒海沿岸都市カッファでペストに感染したジェノヴァ人によってヨーロッパ中世に初めて持ち込まれたものであった。年代記作家マルキオンネ（一三三六〜八五）によると「五月から九月まで」猛威を奮ったという（第六章「マルキオンネの『フィレンツェ年代記』〈一三四八年〉」）。サンタ・マリア・ノヴェッラ聖堂の『死者台帳』の「五月」を見ると、計三名（これはペスト死と断定できないが、おそらくペスト死であろう）が記載されている。おそらくペスト死によるここでの最初の埋葬者の死亡日は、五月二三日であろう（事実、この時には、すでにフィレンツェのあちこちでペスト死は発生していた）。すなわち台帳では——

五月二三日　ニコラーイオ・ベルティの妻モンナ・フランチェスカ、パンクラーツィオ教区民
五月三〇日　アンドレーア・ディ・ウベルティーノ・ストロッツィ
五月三一日　我々の教区民のパーチェ・ディ・チーノの娘にしてサン・シモーネ教区民のトンマーゾの妻であるビーチェ

とある。このあと六月になってこのペストによる死者の数はピークに達する。六月から八月までの死者については、〈付録〉「『死者台帳』の年代順死亡者リスト」で全員の死亡者を紹介している。台帳での各月の死者の総数は、六月が「三八人」、七月が「二九人」、八月が「三人」である（計「七〇人」）。九月の死者の総数は八月と同じく「三人」（二〇日、二三日、二四日）である。その後一〇月一五日までまる一カ月死者はひとりも記載されていない。結局台帳によると、この夏にこの聖堂に「七〇人」の埋葬者があった。

　台帳の解析からわかることだが、このペストでは男性の方が女性より圧倒的に多くの命を奪われた。台帳では「五四人」が男性、女性が「一七人」が死亡した。サンタ・マリア・ノヴェッラ聖堂の場合、埋葬された男女の比は、「六」対「四」（「男五九二人」対「女三八三人」）で男性が多いので、その数値を「五」対「五」になるように調整すると、男性が「五四人」に対して、女性は増えて「三二人」となる。これを割合で示すと、グラフ18-10「一三四八年のペスト——男性の圧倒的な死亡率」が示すように、死者のうち男性が「六八パーセント」、女性が「三二パーセント」となり、男女の疫病死亡率は圧倒的な違いを示す。これは、トレントでの年代記作家の報告とは全く異なる結果である。これまで一三四八年の黒死病について、死者の男女の割合をこのように具体的に示した研究は他にないであろう。

グラフ18-10　1348年のペスト
男性の圧倒的な死亡率

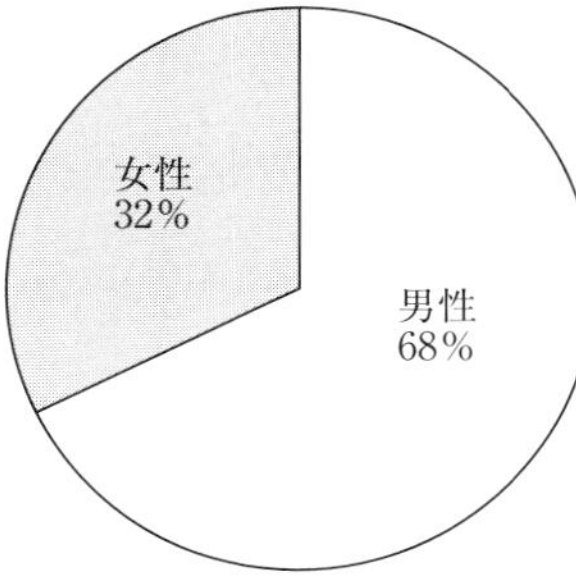

　この歴史に名高い悲惨な黒死病が収束したあと、注目すべきことに、十数年間は毎年の埋葬者は驚くほど減少する。一年間に一人とか二人、ゼロの年もある。せいぜい五〜六人、多くて十数名である。黒死病の勃発する前の七年間（一三四一〜四七）の各年の夏季・冬季合わせた平均死亡者数が一〇・三人であるのに対して、黒死病の後の一四年間（一三四九〜六二）の場合、わずか五・一人である。ということは、フィレンツェの総人口もそれに近い減少を被っていたことを示唆するのかもしれない。これは、一方で完全に健康な日々が復活したという面もあるが、研究者ベネディクトヴの指摘するように、一三四八年の

グラフ18-11　1363年のペスト
男性の圧倒的な死亡率

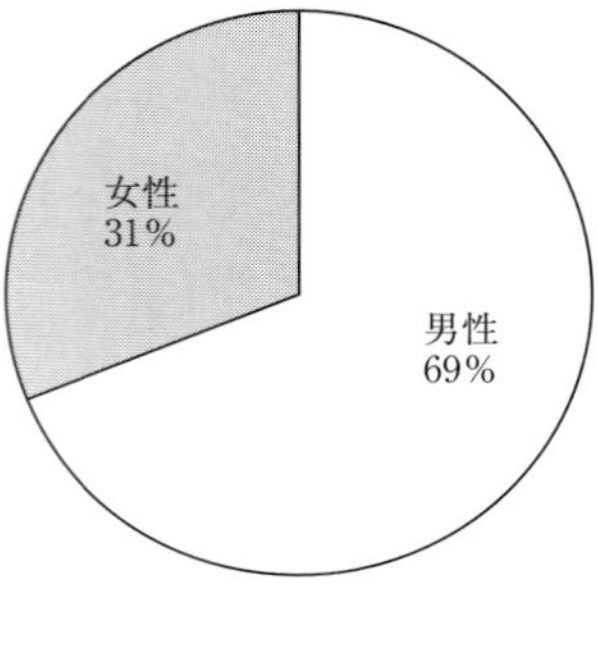

ペストであまりに多くの人命が奪われてしまって人口が激減したことが大きい(255)。変な言い方をすれば、今では死ねるだけの命が少なくなってしまったのである。

一三六三年になって二度目のペストが到来する。兄ジョヴァンニ・ヴィッラーニから年代記の執筆のペンを受け取って一三四八年から年代記を書いていたマッテーオ・ヴィッラーニもこのペストで死亡。このペストも腺ペストとして夏季に集中し、夏の死亡者の総数はサンタ・マリア・ノヴェッラ聖堂において「九六人」であり、数値そのものとしては、なぜか一三四八年の最初の歴史的なペストよりも多い数字が出ている。すでに人口が最初のペストで六〇パーセントほど激減した上でのこの被害であるから相当な被害である（――そうはいっても、フィレンツェ政府の人口回復政策によってこの一四年間でフィレンツェは周辺から多くの人びとを招いて人口はかなり増加していた）。

遺言書研究から見ると、精神的、心性的にはこの二度目のペストの方が最初のペストよりも強いダメージを人びとに与えたと見る研究者がいる――「神はまだ我々を赦してはおられない」と。遺言書の遺贈先・遺贈内容を分析したS・K・コーンは、ここに大きな精神的衝撃が認められると指摘する(256)。ここに従来からおこなっていた遺贈形態が変化を来すという。

この一三六三年のペストも女性より男性の方に圧倒的に多数の死者を出した。台帳では「七四人」が男性、女性が「二二人」が死亡したとあり、この聖堂の男女の「六」対「四」の人数の不均衡を「五」対「五」になるように調整すると、男性の「七四人」に対して女性が増加し「三四人」となる。これを割合で示すと、ペストによる死者のうち男性が「六九パーセント」、女性が「三一パーセント」である（グラフ18-11「一三六三年のペスト――男性の圧倒的な死亡率」）。ここでも圧倒的に多くの男性の死亡が確認される。こうしたことから、まさに二度連続して男性の方が人口激減を被ったことになる。大量死を導いた二度に及ぶペストが、これほどまで男性の方を多く死に追いやったという指摘——それも具体的な数値で示す指摘——は、これまでになされたことがなかった。もともと一三四八年のペストで男性の人口比が落ち込んでいたうえに、一三六三年のペストでさらに男性人口が減少したと考えられ、男女の人口比はますますいびつになったはずである。

次に第三回目のペスト（一三七三〜七四）と第四回目のペスト（一三八二〜八三）が発生するが、そこでは男女の間に死亡率にあまり大きな差が出ていない（第三回目のペストの場合、男性の死亡率は四七パーセント、女性の死亡率は五三パーセント。第四回目のペストの場合、男性の死亡率が五二パーセント、女性の死亡率が四八パーセント）。この理由はわからないが、ことによると、ペストの病気としての性質そのものが変わったのかもしれないし(257)、あるいは、男性の間に免疫などがうまれて作用したのかもしれない。そして、何より考えられることは、先の二度のペストですでに男性があまりに多く死んでいたことが要因かもしれない。こうした判断は、医学的、細菌学的、生物学的研究の領域に属するものであろう。——結局、七年の疫病年の全体を見ると、グラフ18-12「男女の死亡率の比較——五回の疫病」に示されているように、聖堂内で男性が六七パーセント、女性が三三パーセント、調整すると男性が六二パーセント、女性が三八パーセントの疫病死亡率となる。

トレチェント末期のフィレンツェの人口減少の要因として、ペストによって多数の子どもが失われたことで、次世代の結婚と出産の減少を余儀なくされたと、従来から

グラフ18-12　男女の死亡率の比較
5回の疾病

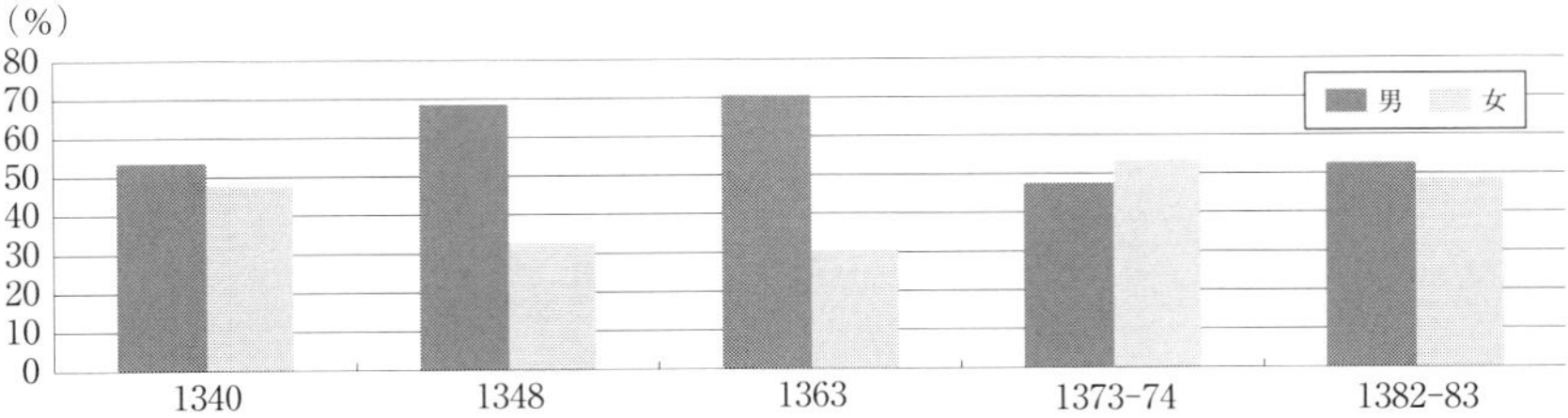

指摘されてきたが、それに加えて、この男女のいびつな人口比が結婚、すなわち、カップルの正常な成立をやや難しくさせ、少なくともそれからの二〇〜三〇年の間、結婚・出産を少なくさせたのかもしれない。つまり、二度のペストによって多くの男性が死亡したので、当然ながら結婚する年代の男性の青壮年層が減少した。そのため適齢期の女性が嫁ぐ相手を見出しにくくなったかもしれない。そこで父親はまだ幼いうちから娘の嫁入り先を見つけなければならなかったかもしれない（女性の結婚の低年齢化）――加えて、それは嫁資（持参金）の増額にもある程度まで作用したかもしれない。また、嫁資の高額化ゆえに娘を不本意に修道院に送らねばならなかったかもしれない。こうした現象はルネサンス期フィレンツェの一般的傾向とも合致するが、二度のペストがその傾向に拍車を掛けたかもしれない。

とにかく男性の方が多い割合で疫病死した。ここに男女比に不均衡がもたらされたのである。この男性の疫病死の多さは、本書第一七章「ジョヴァンニ・モレッリの『リコルディ』」のなかの「家族の記録」の記述内容とも一致する。すなわち、執筆者ジョヴァンニ・モレッリには全部で三人の伯父（ジョヴァンニ、バルトロメーオ、ディーノ）がいたが、その三人すべてを一三六三年のペストで失っているのである（父親も一三七四年のペストで死去）。モレッリ家の親族全体を見ても男性の疫病死の傾向は認められるかもしれない。

ルネサンス期社会において、例えば、高齢の花婿と若い花嫁のカップル、つまり男女の年齢差が大きな夫婦が多くなったという社会現象とその社会的影響がしばしば指摘される。そうした年齢差のある夫婦は、一四二七年の『カタスト』でも認められるほか(258)、すでにトレチェントの『デカメロン』にもよく登場する(259)（実際、『デカメロン』では老いた夫をもつ若い妻と独身の青年との不倫がしばしば話題にされている）。このサンタ・マリア・ノヴェッラ聖堂の死亡率の男女比の解析結果（男性の高い死亡率）がその現象を裏付けるひとつといえるであろう（少なくとも一四世紀後半についてそうである）。確かに年齢差の結婚の増加という現象に作用した要因は、この時代において、ほかにも存在するであろうが、少なくともこれは主たる要因のひとつといえよう。

ペスト死したために男性が少なくなったということ、つまり結婚市場における男性の優位は、女性が結婚時に習慣的に持参する嫁資の高騰にいっそう拍車を掛ける一因となったかもしれない（「若い女性を持つ家族は、花婿の必死な獲得競争に加わった」）(260)。こうしてフィレンツェやヴェネツィアの父親は、娘のすべてを嫁にやるだけの金がなく、娘をしばしば女子修道院に送らざるを得なかったのである。父親は、娘を嫁にやる場合でも、（青田刈りのように）まだ少女同然の年齢で結婚させたのである。ハーリヒーらは、同じ箇所でつづけてこういう――「この競争によってすさまじい段階にまで嫁資の価格水準をつり上げた。同様にまた、この激しい競争のために多くの家族が娘の運命を何としてでも落ち着かせたいという切望から、まだ幼い年齢のうち、納得して娘を嫁にやったのである」。

ここに夫婦間に親子のような年齢差がうまれたのである。総じてもともと幼児・子ども・青年は（男女を問わず）ペストの餌食になりやすく、それは後の数十年に及んで社会的影響をもたらすが、特に若い男性の数多くの疫病死は、おのずと結婚の減少をもたらし、ひいては出産の減少、すなわち、人口の減少に至ったと推定される。一三三〇年代において一〇万人（あるいは一二万人）を越える人口を誇り、市壁を最大規模に拡大させた都市国家フィレンツェは、最初のペストで四万人以下に落ち込み、今やフィレンツェ政府の政策の重要な課題は、人口回復となった。ほかの多くの都市や国でも同様であるが、都市国家の国力を支えるのは、多数の市民の租税からもたらされる財源であり、活発な経済活動をうみだす多数の市民の活力であった。当時、大規模なコムーネであったフィレンツェは、もともと毛織物工業にもとづく経済力において他の中小のコムーネに対して優位にあった。そうした背景を念頭に置くと、一方におけるペストによるフィレンツェの人口減少という事実と、他方における二つのこと、すなわち、周辺の市民を積極的に誘致するフィレンツェ政策の遂行、周辺のコムーネへの帝国主義的な領土拡大、それゆえの戦費の膨張という事実は、相関するものであろう(261)。

3　寡婦は強かった！――数量的発見　その三

若い女性と老齢の女性とでは、どちらの方が多く疫病死したのだろうか。若い女性の場合、その活力でペストをはねのけ、老いた女性は、抵抗力が弱っている分だけ、あっけなくペストの餌食となったのであろうか――

すでに述べたように、サンタ・マリア・ノヴェッラ聖堂の『死者台帳』では、女性については、男性の場合と違って、埋葬される女性が「独身」であるか、「妻」であるか、「寡婦」であるかがわかる書き方をしている。そのおかげで全期間（夏・冬）の女性の死亡者の家庭的身分の割合は、**グラフ18-13**「女性の死亡者の家庭的身分（全期間）」で示される。したがって、この三種類の家庭的身分の女性については、「疫病死亡率」をおよそ算定することができる。それが**表18-6**「家庭的身分による非疫病死と疫病死の割合（全期間）」である。ここでいう「疫病死亡率」とは、誤解を避けるためにいうと、《すべての死亡者のうち疫病で死亡した者の割合》である。例えば、妻の「疫病死亡率」とは、死んだすべての妻のなかで疫病死した妻の割合を示すものである。その割合が低ければ低いほど、疫病による直接的な死去を免れたということができる。人は必ず死ぬわけであるから、その場合、疫病以外の一般的、ないしは個別的な原因による死の割合が高くなるわけである――つまり、「非疫病死」の割

グラフ18-13　女性の死亡者の家庭的身分
（全期間）

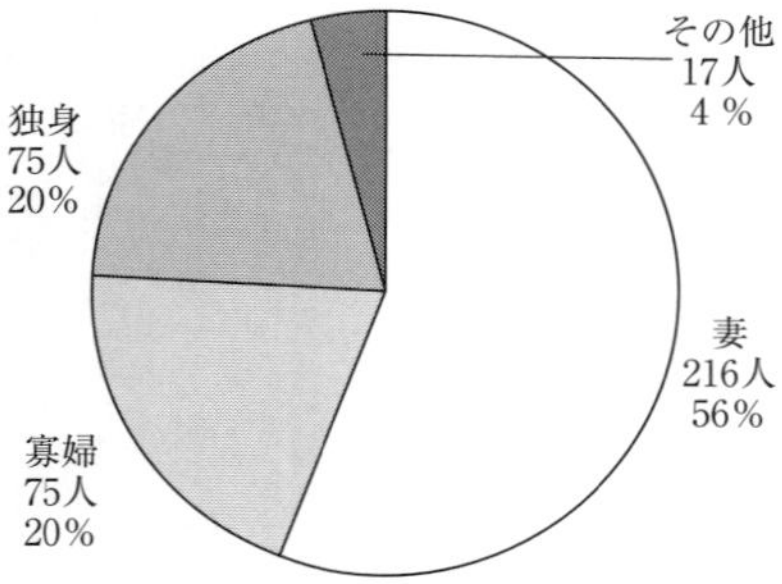

表18-6　家庭的身分による非疫病死と疫病死の割合（全期間）

	男	女（計366人）				
	計	妻	寡婦	独身	その他	計／平均
	592人	計216人	計75人	計75人	計17人	計975人
非疫病死	319人	133人	62人	45人	10人	569人
	54％	62％	83％	60％	59％	58％
疫病死	273人	83人	13人	30人	7人	406人
	46％	38％	17％	40％	41％	42％
聖堂での全疫病死者のなかでの割合	67％	21％	3％	7％	2％	100％
同上	67％	33％				100％

合が高くなることになる(262)。

この三種類の女性の「疫病死亡率」を知ることで、女性における疫病死と年齢との関係、すなわち、疫病死に年齢傾向が認められるかどうかということがわかる――というのは、三種類の女性のうちで「独身」の女性が一番若いはずである。独身女性には、もちろん終生独身であった非常に高齢の女性も含まれるが、人は誰でも生まれてから結婚するまでは皆ずっと独身であり、この層が必ず含まれている分だけ、「独身」の女性は平均的に若くなる。また、妻と寡婦とでは、いうまでもなく平均的に寡婦の方が高齢である。もちろん、妻のなかには夫とともに非常に長生きをして、妻のままの身分を保ちながら、夫より先に亡くなる高齢の女性もいる。しかし「寡婦」の地位は、条件として、長いにせよ短いにせよある期間、結婚生活をした上で、さらに夫が亡くなって初めて獲得される地位であり、この二つの条件を済ませた寡婦の女性は、当然平均的には妻よりも高齢となる。

この想定は、次の世紀である一五世紀の史料とも合致する。ハーリヒーらが一四二七年のフィレンツェの優れた歴史資料である『カタスト』（租税台帳）をもとに作成したグラフ18-14「一四二七年における独身・妻・寡婦の割合」を見ると、年齢構成として、「妻」を中心としてそれより若い世代に「独身女性」、それより年長の世代に「寡婦」が存在しているのである。

グラフ18-14　1427年における独身・妻・寡婦の割合

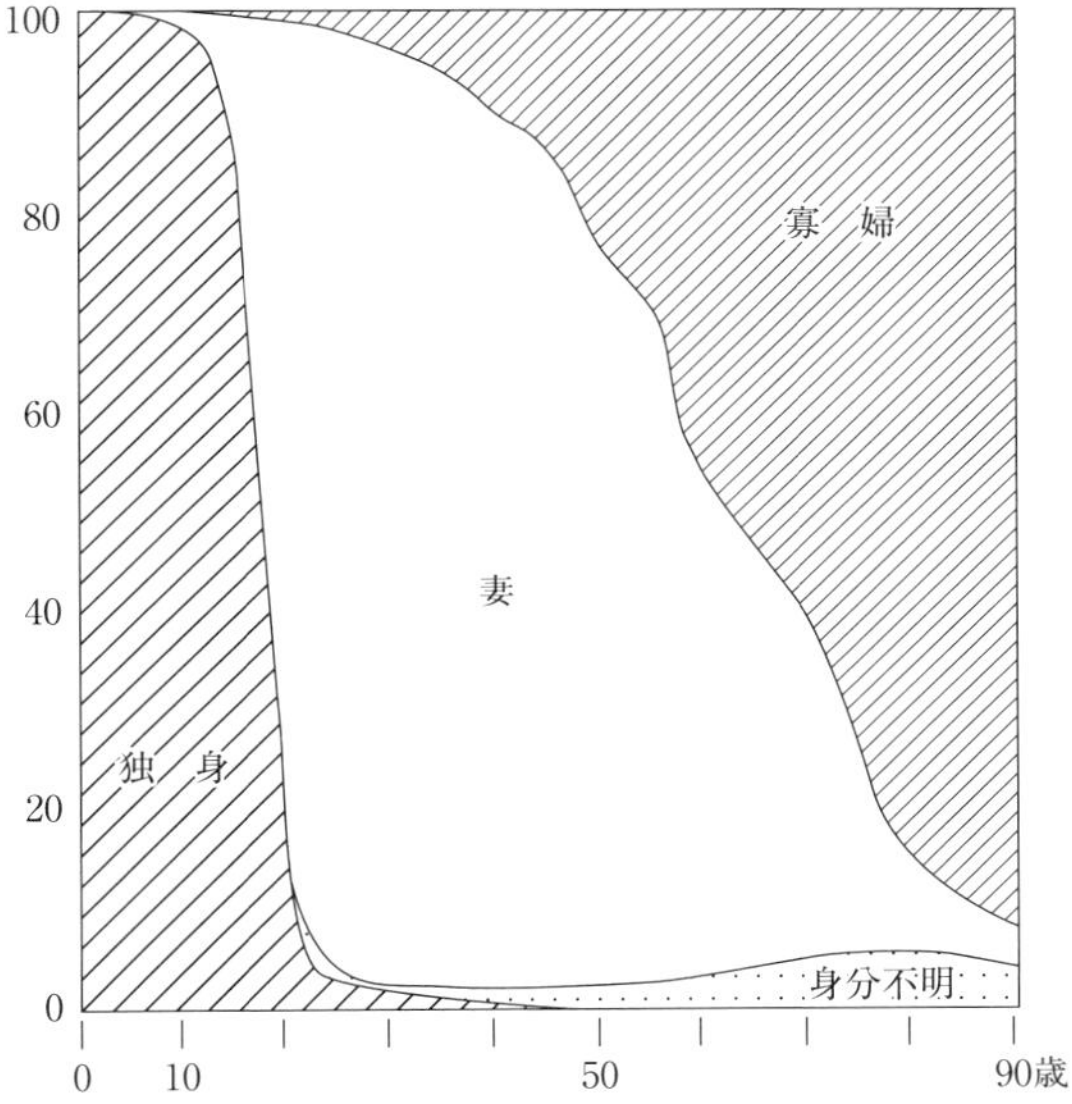

D. Hearlihy and C. Klapisch-Zuber, 79.

我々のデータは、この三種類の身分の女性の死のあり方について集計している。表18-6「家庭的身分による非疫病死と疫病死の割合（全期間）」によると、「疫病死亡率」は、妻については「三八パーセント」（妻の全死者二一六人中八三人が疫病死）であり、これが、グラフ18-15「非疫病死の妻と疫病死の妻の割合」で示される。独身女性については、グラフ18-16「非疫病死の独身女性と疫病死の独身女性の割合」で示されるように、「四一パーセント」（全独身女性の死者七六人中三一人が疫病死）であり、いずれのタイプの身分の女性も同程度の疫病死亡率であるのに対して、興味深いことに、「寡婦」は、断然低い疫病死亡率、すなわち「一七パーセント」（全寡婦の死者七五人中一三人が疫病死）である（グラフ18-17「非疫病死の寡婦と疫病死の寡婦の割合」）。老いた女性は、その抵抗力の弱さのために疫病や病気に弱いと思われるのに、まさに逆の結果であるのは、不思議な結果で非常に興味深い。

「寡婦」――高齢女性と言い換えていいだろう――について、なぜこれほど低い疫病死亡率が出るのであろうか。その理由は、おそらく医学的、疫病学的、血液学的、生物学的な特殊な理由によるものと思われ、医学の素人の考えるべきことではないかもしれない――しかし、推測が許されるなら、物理的、直接的な要素が考えられないであろうか。血を求めてノミが特に好んで刺す皮膚は、刺しやすい皮膚、例えば、幼児や子どもの柔らかい皮膚ではないだろうか。この時、皮膚について高齢女性特有の体質的なものがペスト・ノミに対して作用したのではないだろうか。ペ

グラフ18-15　非疫病死の妻と疫病死の妻の割合（計216人）（全期間・夏冬）

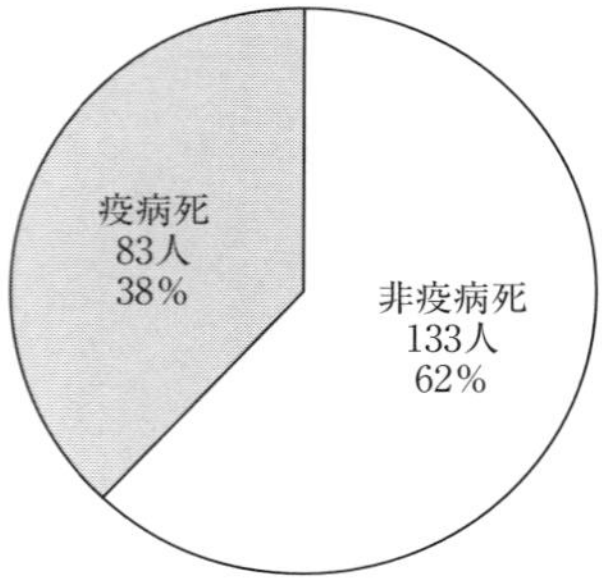

グラフ18-16　非疫病死の独身女性と疫病死の独身女性の割合（計76人）（全期間・夏冬）

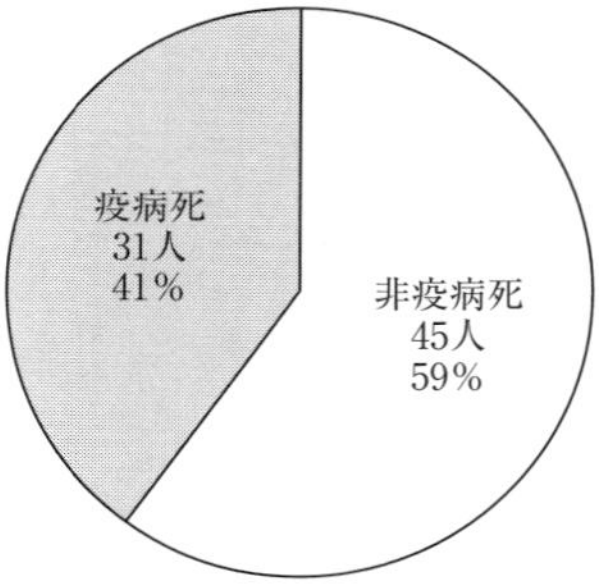

グラフ18-17　非疫病死の寡婦と疫病死の寡婦の割合（計75人）（全期間・夏冬）

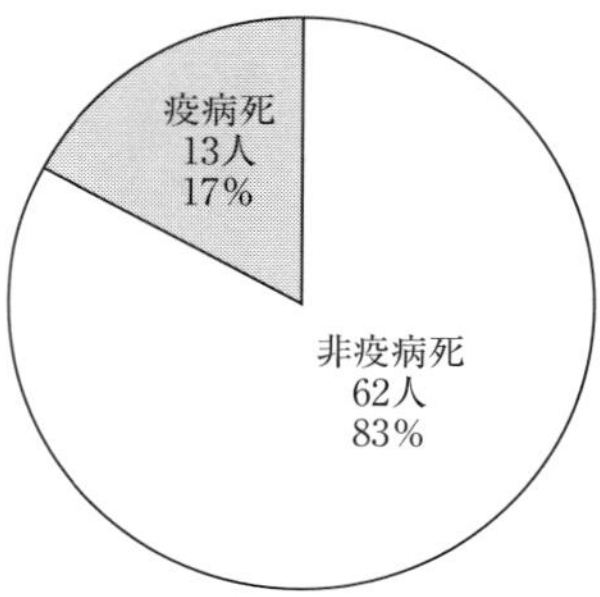

スト・ノミがあまり寄り付かない――ペスト・ノミから、幸いにして、嫌われるような何か物理的なもの、例えば、「皮膚の硬さ」などが高齢女性に存在しているのではないだろうか。これは高齢男性についても同じである。色々と想像したくなるのであるが、ここでは安易な判断は控えたい。

ただ断っておくと、「寡婦」は老齢のために家にこもっていたので疫病にかかりにくかったと見る人がいたら（これは主婦も同じ）、その人は間違っているかもしれない。ペストで問題なのは、外出するかしないかとか、あるいは、外出すると、人からペストが移りやすくなるとかではない。すでに述べたように、（ノミやネズミのいる）家にいること自体が問題であった、本質的に住居が大きな問題であった――つまり、クマネズミが近づきやすい住居に住んでいるか（中下層民のわらや木造の家）、近づきにくい住居に住んでいるか（上層民の石造りのパラッツォの家）ということが問題であった(263)。不衛生な家の場合、男性も夜になれば帰宅し、そこで寝るので女性と同じくペストにさらされるのである。

また、高齢の女性が長年かけて獲得した「免疫力」が作用しているのではないかという見方もあろう（この場合、それは高齢男性についてもいえる）――つまり、過去にペストに罹病したものの、幸いそのペストで死なずにすんだ場合、次のペストに対して免疫力がうまれて、死なずにすむ場合が多いのではないかということである。一般的に言えばその可能性もあるかもしれない。ところが、免疫の話は、第一回目のペストについては当てはまらないのだ。というのも、ここでの「寡婦」に注目すべき事実がある。すなわち、一三四八年に最初のペストがやって来た時点においてすでに疫病死が極めて低かったという事実である。これはどういうことか――

すなわち、ペストは、六世紀にユスティニアヌス・ペスト（疫病）と呼ばれるペストが初めてヨーロッパを襲ったが（厳密にはこれが中世最初のペストである）、それ以来八世紀間、ヨーロッパはペストを免れていた。そのため事実上、ヨーロッパでは全員がペストに免疫をもっていなかったはずなのである。それにもかかわらずこの時、「寡婦」の疫病死亡率は極めて低かったのである。一三四八年の夏の聖堂の全死亡者七〇名のうち、「寡婦」は一名のみである（I

D番号「三七六」一三四八年七月一六日死亡の「故サバティーニの妻モンナ・チリア」のみ)。平均して聖堂には「八パーセント」の寡婦が埋葬されていたので、この時「六名」程度がペスト死していいはずである。それが「一名」だけである。誰もペストに対して免疫をもっていない第一回目のペストにおいて、すでに寡婦はペストに強かったのである。この寡婦のペスト死の極めて低い実態は、免疫力とは別の理由から説明づけられねばならない。

男女の「疫病死亡率」を比べると、男性が約六〇パーセント、女性が約四〇パーセントである。このもともと低い女性の疫病死の割合のなかで、「寡婦」はさらに低い割合の一七パーセントなのである。さらにいえば、疫病に限らず、女性の健康は、そのまま次の一五世紀にもつづいていたようである。すなわち、一五世紀に流行したフィレンツェの疫病については、穀物局と医師・薬種業組合による「死因」を添えた報告が残されているが、それを利用したA・G・カーマイケルの研究成果によれば(264)、女性は長生きであった。傾向として女性の「死因」は、一五世紀の台帳に記載されたことばによると「年齢による」死が多かったということである。つまり「高齢死」——すなわち疫病やその他の病気などによって死なずに、老齢者に相応の病気や衰弱で死ぬこと——の割合が高かったというのである。この女性の平均寿命の高さは、現代のどの国についても言えることであって驚くべきことではないかもしれない。しかし、驚くべきは、台帳によれば、「寡婦はペストに強かった!」という「事実」である。

男性については、家庭的身分は記載されていない。英語でいうと、ふつう女性には「ミス」と「ミセス」が用いられて既婚・未婚が示されるのに対して、男性は「ミスター」の一種類しかなく、男性の家庭的身分は伏されている。この時代のイタリア男性についても同様である。男性については、独身も帯妻者も寡夫(男やもめ)も、台帳ではすべて同じような記載の仕方なので、高齢かそうでないかの区別はつきにくいのである。だから、『死者台帳』からは、男性については、年齢差による疫病死の差異の判断は留保せざるを得ないことになる。

しかし、ほかの史料や研究を見ると、どうやら高齢の男性もまたペストを免れやすかったことが示唆される。確かに男性は最初の二回のペストで全体として多くの死者を出した。それでも、総じて見ると、次に紹介する史料や証言から、乳幼児や青少年や、時に中年男性が多くペストの犠牲になった一方で、高齢男性についてはペストをしぶとく生き延びたということが示されている。

研究者G・ロシオは、述べている――「疫病の流行で死の選別が行なわれた結果、都市は老人の重みでゆがんでしまった。疫病の時代は、他のどの時代よりも、人々が若者の弱さを認識した時代である。黒死病はおそろしく残忍で、長く生きてきた者を残す一方、若者の命を奪った」[265]。

同様に、研究者G・ミノワは一九八七年の著書で次のように述べている。

> 老人がペストをまぬかれたと判断する根拠には、人口統計にあらわれた確かな事実がある。当時の人々を驚かせたこの事実を、歴史家たちは最近になるまで見落としていた。つまり、一四～一五世紀に流行した殺人的な疫病、とりわけペストは、とくに子どもや青年を襲い、その結果一時的に老人が増加し、年代層の構成に不均衡が生じたのである。当時の人々は、一三五〇年頃から老人の割合がふえていることに気づいていた[266]。

さらにミノワは、「今日の人口統計学者たちも、こうした観察記録の信憑性を認めている」と述べて、フランスやスペインやイタリアなどのヨーロッパの地域の研究成果を具体的に見て、老人の割合が目立って増加している例を示す。《高齢者がペスト死しにくかった事実》を地域の先行研究を利用して、極めて具体的に説明しているので、長い引用になるが紹介する。すなわち――

> 一五世紀前半のコンタ地方［現在のヴォークリューズ地方の一部］では、疫病が猛威を振るった後、老人の割合が目立って増加している。家長の二四パーセントが五四歳以上、二一パーセントが五七歳以上、一二パーセントが六二歳以上である。
> 一三八〇～一四〇〇年のシャロン＝シュール＝ソーヌでは、死亡率は、年齢が上がるにつれて明らかに低下して

いる。一四〇〇年のペリグー地方では、死亡率は年齢が上がるにつれ明らかに低下している。ナバラ王国の状況は、モーリス・ベルトの詳細な記録によって明らかにされているが、ここではペストの波が襲うたびに一人暮らしの老人の数が増えた。一四二一年、オテザ村ではペストで老女だけが生き延びた世帯が六戸あった。ラランザールのマルタン・ミギュア一家については《家族全員が死亡したが（中略）、オルシャンダという老女だけが一人だけ生き残った》と戸籍台帳に記されている(267)。（中略）

サン・マルタン・ダンクスでは、生き残ったのは村の《長老》たちだけだった。一四二九年、マルカランでは、一二の農家のうち一〇戸がペストで家族の多数を失い、生き残ったのは老人だけだった。「この現象に仮説がたてられるとしたら、それは回復した病人に免疫ができたというだけである」と著者は言う。ペゴリ共同体では、一四三三年に一三世帯しかなく、家長の年齢は二世帯で七〇歳以上、九世帯で五〇〜七〇歳、五〇歳以下は残る二世帯だけだった(268)。（中略）

一四三三年のセスマ共同体では、一六三戸中二九戸、つまり全体の一八パーセントが、老人だけの世帯である。たとえばマルタン・サクリスタンとその妻はともに八〇歳、夫婦二人暮らしで家畜も持っていない。また、身体が不自由なテレザは七五歳、寡婦で施しを受けて生きていた。こうした身寄りのない老人たちは、ペストで崩壊した別の世帯の生き残りと共にひとつの世帯を構成し、寄り合って生き延びることもあった。一四三三年、ジュデールでは年寄りの寡婦が、孤児となった孫三人と結婚した息子一人と一緒に暮らしていた。また、四〇歳のペロ・ペリズは、八〇歳で寡婦の叔母と二人の甥を引き取っている。どこを見ても、若年層と中年層が欠落し、老人の数が増えたという印象を受ける。

このように、本章のデータで示された、高齢女性がペストに強かったという認識は、どうやら他の地域の史料や人口研究とも合致するようである。確かに当時の聖職者やペスト期の絵画《死の勝利》は、「死は誰にも公平である」

と教える。しかし、ペスト死はやや不公平であったようである。高齢女性のみならず、高齢男性もペストによる死の割合は少なかったのである。素人の見方であるが、高齢者の皮膚の硬さか、何か物理的な要因が、幸いにも、ペスト・ノミを退けたのかもしれない。

おわりに

マンゾーニ『いいなずけ』（一八二七年）、デフォー『疫病流行記』（一七二二年）、カミュ『ペスト』（一九四七年）とともに、ペスト文学の代表的な作品である『デカメロン』（一三四八～五三頃）の最初の舞台は、サンタ・マリア・ノヴェッラ聖堂である――一〇人の若い男女が黒死病の惨禍のなか、この聖堂の前で出会うところから一連の一〇〇話の物語が始まる。この意味でサンタ・マリア・ノヴェッラ聖堂は、ペスト文学の舞台であり、出発点である。また、イタリアのルネサンス美術にとってもサンタ・マリア・ノヴェッラ聖堂は出発点であった――フィレンツェ・ルネサンスの画風を学びに来た一五世紀の画家たちが、フィレンツェにやって来て最初に学ぶ「遠近法絵画」が、サンタ・マリア・ノヴェッラ聖堂のマザッチョの《三位一体》であったからだ。

そして我々、フィレンツェを訪れる観光客が、これからフィレンツェ文化に触れようとしてフィレンツェ中央駅「サンタ・マリア・ノヴェッラ駅」を一歩出た時に、最初に迎えてくれるのがサンタ・マリア・ノヴェッラ聖堂である。我々にとってもサンタ・マリア・ノヴェッラ聖堂は、フィレンツェ文化に立ち入る出発点である。

このサンタ・マリア・ノヴェッラ聖堂の『死者台帳』に記録された人びと――その半数前後の者がペストによってこの世を去った――にとっても、死後の「永遠の生」の「すみか」となるサンタ・マリア・ノヴェッラ聖堂は、特にこだわって彼らが選んだ墓地であったことから、いわば天国へ至る道筋のまさに出発点であったのかもしれない(269)。

〈付録〉『死者台帳』の年代順死亡者リスト

以下のリストは，サンタ・マリア・ノヴェッラ聖堂の『死者台帳』に記載された死者の名前（1299年から1491年）を，筆者が改めて時系列的に並べたものである。ただし，本章解説で述べている通り，ここに掲載したのは「夏」（６月～８月）と「冬」（12月～２月）の死者のみである。また，この『台帳』は羊皮紙計187葉から成り，それぞれの裏表に記載がなされている。各頁には最初から上部に「１月１日」から「12月31日」まで日付が記載されている。死者が出ると，その日付の頁を開いて，その死者の名前と死亡年等を順に記載してゆく。

凡例

１：ジョヴァンニ・ヴィッラーニやマッテーオ・ヴィッラーニなどの年代記の記述から，疫病年における疫病死の可能性が高い者には網掛けをした。さらに，「史料」と同じく「⑤疫病死」の欄に●を付した

２：冒頭のＩＤ番号は，翻訳した史料「サンタ・マリア・ノヴェッラ聖堂の『死者台帳』」の各死者に与えたＩＤ番号と共通である

３：「⑦名字」の欄については妻・寡婦の場合，「★」を付けて婚家の名字を示した。「▼」はそこで雇われた使用人（下女）を示す（この場合，家庭的身分は不明である。また名字の欄には奉公先の名字を記した）

４：女性の「⑨家庭的身分」が空欄の者は，「不明」を意味する

５：「—」は，台帳のなかにその件の記載がない場合，「■■■」は文字が判読できない場合に付した

６：教区名（⑩）は短く省略して記した。正式な教区名については，本章「表18－２　サンタ・マリア・ノヴェッラ聖堂に埋葬された名家（教区別）」を参照

７：台帳は「フィレンツェ暦」（３月25日から年号が変わり新年になる）を採用しており，ここでもそれをそのまま採用した。したがって12月につづく１月・２月は，12月と同じ年であり，この３カ月は一続きの「同じ冬」である。このリストで同じ年の12月の後ろに１月・２月が続くのはそのためである

８：本文史料の死者台帳引用リストで，二重登録と思われる人名については，初出を残して他は削った

ID	①年	②月	③日	④季節	⑤疫病死	⑥下の名	⑦名　字	⑧男　女	⑨家庭的身分	⑩教　区
89	1299	06	13	夏		カンビオ	アルデロッティ	男		ノヴェッラ
327	1302	07	10	夏		トゥーラ	—	女	寡婦	パオロ
726	1304	08	15	夏		チェッカ	ポカージ	女	独身	ノヴェッラ
94	1308	06	13	夏		ジャコモ	アルトヴィーティ	男		—
150	1310	06	19	夏		ビリア	パラディージ★	女	妻	—
906	1310	02	15	冬		ギータ	サルヴィ	女	独身	—
951	1310	02	15	冬		ターナ	ストラッチャベンデ★	女	寡婦	パンクラ?
586	1314	01	05	冬		チェッコ	マンネッリ	男		ノヴェッラ
620	1314	01	14	冬		ギゾーラ	バルッチ★	女	寡婦	ノヴェッラ
590	1315	01	08	冬		ビンド	マッチ	男		—
914	1316	02	15	冬		ラーベ	オルランディーニ★	女	寡婦	ノヴェッラ
953	1317	02	12	冬		テルダ	リッチ	女	独身	—
859	1320	08	08	夏		ボーナ	ヌーティ★	女	寡婦	ノヴェッラ
519	1324	12	15	冬		グイドット	ドナーティ	男		ノヴェッラ
945	1324	02	23	冬		サルヴァージャ	ヴェンチヴェンニ★	女	寡婦	ノヴェッラ
80	1325	06	11	夏		ギーナ	リッチ	女	独身	—
880	1325	08	24	夏		バルトロ	オルランディーニ	男		ノヴェッラ
536	1325	12	20	冬		ピエートロ	ジョヴァンニ	男		ノヴェッラ
926	1325	02	10	冬		マーリ	オルランディーニ	女	独身	—
949	1325	02	15	冬		ルスティコ	リコーヴェロ	男		ロレンツォ
625	1326	01	16	冬		キーノ	アンギエーリ	男		ノヴェッラ
936	1327	02	15	冬		ヌート	—	男		ノヴェッラ
278	1328	07	05	夏		アゴスティーノ	バルデーシ	男		フェリチタ
196	1330	06	24	夏		ニコローザ	バロンチェッリ★	女	寡婦	—
349	1330	07	13	夏		フランチェスコ	ストラッチャベンティ	男		パオロ
756	1330	08	17	夏		アパルド	ドナーティ	男		—
727	1330	08	24	夏		チェッカ	オルランディーニ★	女	寡婦	ノヴェッラ
523	1330	12	15	冬		ラディズラーオ	リッチ	男		—
37	1331	06	06	夏		アマート	ダルトパシオ	男		—
116	1331	06	16	夏		サンドロ	—	男		—
172	1331	06	22	夏		スコラーロ	ネーリ	男		ルチーア・バルディ
173	1331	06	22	夏		タッデーオ	アルベルティーノ	男		カンポ
174	1331	06	22	夏		リストリーノ	オッタヴィアーニ	男		パンクラ
177	1331	06	22	夏		ジョヴァンナ	ルチェッラーイ★	女	寡婦	パンクラ
212	1331	06	26	夏		デッカ	マルティヌッツィ★	女	妻	ロレンツォ

259	1331	07	04	夏	シルヴェストロ	リーティオ	男					マッジョーレ
339	1331	07	12	夏	ブッチェッロ	ボナイウート	男					ノヴェッラ
444	1331	07	25	夏	バンカ	カヴァルカンティ★		女	妻			―
469	1331	07	28	夏	マーザ	トーザ★		女	妻			―
703	1331	08	15	夏	バルデーラ	ドゥッチ		女			独身	ノヴェッラ
765	1331	08	21	夏	ジョヴァンナ	スピーナ★		女	妻			ロフェッリ
607	1331	01	12	冬	ヴァンニ	ドゥッチ	男					ノヴェッラ
822	1332	08	07	夏	ヌッチョ	サンカッシアーノ	男					ロレンツォ
565	1332	12	30	冬	ケーゼ	ピラストリ		女			独身	―
969	1332	02	03	冬	―	アルマーティ	男					マッジョーレ
359	1333	07	14	夏	アンドレーア	サルタレッリ	男					―
417	1333	07	21	夏	ビーチェ	―		女	妻			ノヴェッラ
845	1333	08	03	夏	テッサ	バルデージ★		女		寡婦		フェリチタ
732	1333	08	09	夏	コジーナ	サルテレッリ		女			独身	ミケーレ
706	1333	08	10	夏	バルトロ	コッキ	男					―
827	1333	08	17	夏	ピエートロ	ヴィーノ	男					ノヴェッラ
524	1333	12	16	冬	ロート	クイント	男					ロレンツォ
534	1333	12	19	冬	ジョヴァンナ	ピーリ★		女		寡婦		ミニアート
549	1333	12	23	冬	エリザベッタ	ジローラモ★		女		寡婦		サンタンドレーア
561	1333	12	29	冬	ディアーナ	―		女		寡婦		ノヴェッラ
580	1333	01	03	冬	ギータ	ストロッツィ★		女		寡婦		―
592	1333	01	08	冬	テッサ	ネルリ★		女	妻			フレディアーノ
602	1333	01	11	冬	ヴァンニ	リンバルデージ	男					パオロ
650	1333	01	23	冬	バルトラ	ベッカヌージ★		女		寡婦		ベルテルデ
898	1333	02	02	冬	クラーラ	ダーティ★		女		寡婦		ステーファノ
952	1333	02	05	冬	タチーナ	ストロッツィ★		女		寡婦		ミニアート
905	1333	02	14	冬	ゲッタ	カステルヴェッキオ★		女		寡婦		トリニタ
946	1333	02	14	冬	プッチャ	―		女				ノヴェッラ
890	1333	02	18	冬	ビーチェ	メディチ★		女		寡婦		サルヴァトーレ
937	1333	02	19	冬	オッティネッロ	コンパーニ	男					ノヴェッラ
913	1333	02	21	冬	ラーベ	リナルディ★		女		寡婦		ノヴェッラ
243	1334	07	02	夏	ボルグッチョ	ボルギ	男					ノヴェッラ
249	1334	07	03	夏	ブランダーニオ	ビレンキ	男					ノヴェッラ
470	1334	07	28	夏	テッサ	カヴァルカンティ★		女		寡婦		―
837	1334	08	06	夏	シモーネ	ドゥランテ	男					アポーストリ
889	1334	02	14	冬	ベルナルド	ミケーレ	男					ノヴェッラ

ID	①年	②月	③日	④季節	⑤疫病死	⑥下の名	⑦名　字	⑧男　女	⑨家庭的身分	⑩教　区
921	1334	02	17	冬		マンヌッチャ	ヴィッラヌッチ	女	独身	パンクラ
73	1335	06	11	夏		ピエートロ	ボーニ	男		ノヴェッラ
279	1335	07	05	夏		ダルダーノ	アッチャイウオーリ	男		アポーストリ
624	1335	01	15	冬		エリザベッタ	—	女	独身	—
639	1335	01	21	冬		プロカッチョ	アルフィエーリ	男		ノヴェッラ
640	1335	01	21	冬		ジョヴァンナ	ジュオーキ	女	独身	マルゲリータ
641	1335	01	21	冬		ターナ	カンピ★	女	寡婦	ノヴェッラ
644	1335	01	22	冬		ジョヴァンニ	ガッリ	男		ノヴェッラ
658	1335	01	25	冬		バンデッカ	ゲラルディーニ★	女	寡婦	ベルテルデ
681	1335	01	30	冬		テッサ	ソルダニエーリ	女	独身	パンクラ
693	1335	02	07	冬		マッフィア	—	女	独身	トリニタ
922	1335	02	20	冬		ピーア	ベッカヌージ★	女	寡婦	ベルテルデ
1	1336	06	01	夏		ニッコロ	コムッチ	男		ノヴェッラ
14	1336	06	02	夏		ヴァッジャ	グィーディ★	女	寡婦	ステーファノ
51	1336	06	07	夏		ペーラ	フィリッピ★	女	寡婦	フェリーチェ
52	1336	06	07	夏		ジョヴァンナ	グランドーニ★	女	妻	オニッサンティ
64	1336	06	09	夏		テッサ	—	女	寡婦	—
204	1336	06	25	夏		グイーダ	ヴィア・マッジョーレ★	女	寡婦	フェリーチェ
288	1336	07	06	夏		フランチェスコ	フェーイ	男		パンクラ
320	1336	07	09	夏		ペトルッチョ	ガルヴァーノ	男		フェリチタ
436	1336	07	24	夏		[redacted]	ナルド★	女	妻	ノヴェッラ
714	1336	08	17	夏		ピエートロ	ナルド	男		ノヴェッラ
510	1336	12	09	冬		カンビーノ	—	男		ノヴェッラ
582	1336	01	04	冬		ローレ	—	女	独身	ノヴェッラ
597	1336	01	09	冬		ピッキーナ	ソンマーイア★	女	妻	オニッサンティ
653	1336	01	24	冬		ビリア	ブエリ	男		ノヴェッラ
656	1336	01	25	冬		カルヴィーノ	ボスティーキ	男		ノヴェッラ
684	1336	01	31	冬		セニーノ	バルデージ	男		ノヴェッラ
923	1336	02	25	冬		イザベッラ	ヴィッラヌッツィ	女		パンクラ
34	1337	06	05	夏		ジョヴァンナ	テリーニ★	女	妻	ロレンツォ
35	1337	06	05	夏		アニェーゼ	リナルディ★	女	妻	ウーギ
61	1337	06	09	夏		ピーノ	トーザ	男		ノヴェッラ
305	1337	07	07	夏		ミーナ	タッデーオ★	女	寡婦	ノヴェッラ
785	1337	08	01	夏		ラーベ	ベッケヌージ★	女	寡婦	ミケーレ・ベルテルデ
801	1337	08	05	夏		メリウス	バルディ	男		ノヴェッラ

730	1337	08	20	夏		チョーネ	ピラーストリ	男					ー
885	1337	08	27	夏		ジェーリ	ソデリーニ	男					フレディアーノ
767	1337	08	29	夏		ジョヴァンニ	チェルキ	男					ローモロ
503	1337	12	07	冬		ベニンカーサ	ファルキ	男					ルッフィッロ
504	1337	12	07	冬		ジャンドナート	ー	男					ノヴェッラ
566	1337	12	31	冬		フリーニョ	フェスラーリ	男					ヴィズドーミニ
594	1337	01	09	冬		ヴァンニ	ヴィズドーミニ	男					ヴィズドーミニ
600	1337	01	10	冬		アルドルーダ	マーゾ★		女		寡婦		ノヴェッラ
930	1337	02	01	冬		ナーラ	ユーディ		女			独身	パオロ
897	1337	02	07	冬		ドゥーティ	ケスティ	男					パオロ
902	1337	02	08	冬		ジェンマ	ミネルベルティ★		女	妻			パンクラ
974	1337	02	18	冬		ー	ステーファニ		女				ー
90	1338	06	13	夏		チョーネ	ジャンニアンニ	男					フィレンツェ
137	1338	06	18	夏		ジョヴァンニ	カヴァルカンティ	男					ポルタ
260	1338	07	04	夏		ティンゴ	ゲラルドゥーニ	男					ステーファノ
419	1338	07	22	夏		ジェランド	ルチニャーノ	男					トリニタ
559	1338	12	29	冬		テスタ	トルナクィンチ	男					ー
583	1338	01	04	冬		[redacted]	ロンチャーノ★		女	妻			ヴィズドーミニ
879	1339	08	24	夏		シモーネ	ストロッツィ	男					ウーギ
707	1339	08	30	夏		バルトロ	ー	男					ロレンツォ
539	1339	12	21	冬		マンノ	カヴィッチュオーリ	男					チェロールム
944	1339	02	01	冬		ピエーロ	コンピアーテ	男					ノヴェッラ
887	1339	02	24	冬		アンドレーア	マッフェイ	男					ロレンツォ
910	1339	02	24	冬		ジョヴァンニ	ベニヴィエーニ	男					ノヴェッラ
976	1339	02	29	冬		ガスディーナ	ボルギ★		女	妻			ノヴェッラ
2	1340	06	01	夏	●	フランチェスコ	ベルナルディーニ	男					ジーリョ
3	1340	06	01	夏	●	ミーノ	ー	男					ミニアート
7	1340	06	01	夏	●	レーナ	アミエーリ★		女	妻			サンタンドレーア
9	1340	06	02	夏	●	ヤーコポ	パラディージ	男					トリニタ
10	1340	06	02	夏	●	キーノ	ー	男					ブオンコンシッリョ
15	1340	06	02	夏	●	ガーレ	ボスティーキ		女			独身	トリニタ
17	1340	06	03	夏	●	ニッコロ	ー	男					ノヴェッラ
18	1340	06	03	夏	●	ルッフォーロ	カウテッラーニ	男					ルッフィッロ
19	1340	06	03	夏	●	フランチェスコ	サンカッシーノ	男					ドナート
20	1340	06	03	夏	●	ジョヴァンニ	ウベルティ	男					パンクラ
21	1340	06	03	夏	●	バルトロ	ディエティサールヴィ	男					サンタンドレーア

ID	①年	②月	③日	④季節	⑤疫病死	⑥下の名	⑦名　字	⑧男　女	⑨家庭的身分	⑩教　区
22	1340	06	03	夏	●	ピエートロ	キーニ	男		カンポ
25	1340	06	03	夏	●	ピヴァンナ	ネーラ	女	独身	ノヴェッラ
26	1340	06	03	夏	●	ネーラ	ベルノッティ★	女	妻	ステーファノ
28	1340	06	04	夏	●	フランチェスキーノ	アルビッツィ	男		チェロールム
29	1340	06	04	夏	●	バルトロ	パラディージ	男		トリニタ
31	1340	06	04	夏	●	スコッタ	グィード★	女	妻	ベルテルデ
32	1340	06	05	夏	●	ルッジェーロ	ボナグラーツィア	男		ノヴェッラ
38	1340	06	06	夏	●	グイドット	マンネッリ	男		パオロ
39	1340	06	06	夏	●	チャンポロ	カヴァルカンティ	男		ポルタ
40	1340	06	06	夏	●	マルッチョ	カヴァルカンティ	男		ポルタ
41	1340	06	06	夏	●	フィリッポ	ブルネレッスキ	男		レオーネ
42	1340	06	06	夏	●	バルラアム	ストロッツィ	男		ウーギ
44	1340	06	06	夏	●	タンチャ	アミエーリ	女	独身	サンタンドレーア
45	1340	06	06	夏	●	フィリッパ	パラディージ★	女	妻	トリニタ
47	1340	06	07	夏	●	グリエルミーノ	アッリーギ	男		ノヴェッラ
55	1340	06	08	夏	●	アノドレーア	ミネルベッティ	男		パンクラ
56	1340	06	08	夏	●	レルモ	ブラッチーノ	男		プローコロ
57	1340	06	08	夏	●	パニョッツォ	トルナクインチ	男		パンクラ
58	1340	06	08	夏	●	アノドレーア	ベッティ	男		パンクラ
59	1340	06	08	夏	●	ー	ライヌッチ	男		ノヴェッラ
60	1340	06	08	夏	●	ギルダ	カント★	女	妻	ロレンツォ
63	1340	06	09	夏	●	カンビーノ	ブルネレッスキ	男		ルッフィッロ
67	1340	06	10	夏	●	ヤーコポ	ドゥベルト	男		パンクラ
70	1340	06	10	夏	●	マッフィア	ー	女	妻	ヴィスドーミニ
71	1340	06	10	夏	●	リーザ	サッセッティ★	女	妻	ブオンコンシッリョ
74	1340	06	11	夏	●	チャンゲーノ	ベッケヌージ	男		ベルテルデ
75	1340	06	11	夏	●	サッセッティーノ	サッセッティ	男		ブオンコンシッリョ
82	1340	06	12	夏	●	ジェーリ	アンジョリーニ	男		フェリチタ
83	1340	06	12	夏	●	ジョヴァンニ	マンフレーディ	男		ブオンコンシッリョ
84	1340	06	12	夏	●	ラーパ	ベックーティ★	女	妻	マッジョーレ
85	1340	06	12	夏	●	■■■	ー	女	独身	ノヴェッラ
86	1340	06	12	夏	●	キアリーナ	ー	女	独身	パオロ
130	1340	06	17	夏	●	チリア	スカーリ★	女	妻	トリニタ
131	1340	06	17	夏	●	■■■	アメーリ	女	独身	サンタンドレーア
132	1340	06	17	夏	●	ビーチェ	ペローニ	女	独身	スケラッジョ

133	1340	06	17	夏	●	ジェンマ	ストラッチャベンティ		女		独身	パンクラ
143	1340	06	19	夏	●	ドメニコ	インブージ	男				パンクラ
144	1340	06	19	夏	●	カロッフォ	カロナージ	男				ローモロ
145	1340	06	19	夏	●	テッサ	ドンニーノ		女		独身	ロレンツォ
155	1340	06	20	夏	●	プリメラーノ	トリンチャヴェッリ	男				ウーギ
161	1340	06	21	夏	●	ベネデット	パーチェ	男				ノヴェッラ
162	1340	06	21	夏	●	ピエーロ	アディマーリ	男				ヴィズドーミニ
168	1340	06	21	夏	●	ラーパ	メディチ★		女	妻		フィレンツェ
175	1340	06	22	夏	●	パッラ	アンセルミ	男				ノヴェッラ
180	1340	06	23	夏	●	コスタンツァ	カペッキ★		女	妻		パンクラ
183	1340	06	23	夏	●	ラーパ	キアラモンテージ★		女	妻		ローモロ
186	1340	06	24	夏	●	ベンギ	アディマーリ	男				—
197	1340	06	24	夏	●	リザベッタ	ラバッタ★		女	妻		—
200	1340	06	25	夏	●	ピエーロ	カヴァルカンティ	男				トリニタ
213	1340	06	26	夏	●	ジェンマ	ヴィッラヌッツィ★		女	妻		パンクラ
250	1340	07	03	夏	●	ジョヴァンニ	チンギエッティ	男				ノヴェッラ
296	1340	07	07	夏	●	ラッゾ	オルランディ	男				ノヴェッラ
871	1340	08	15	夏	●	アンドレーア	ディエティサールヴィ	男				ウーギ
508	1340	12	08	冬		バルド	セッコ	男				—
652	1340	01	24	冬		ジョヴァンニ	ボンファンティーニ	男				ロレンツォ
657	1340	01	25	冬		バルトロ	—	男				ノヴェッラ
675	1340	01	29	冬		ガズディーナ	—		女		独身	—
955	1340	02	03	冬		ティニョシーノ	マッチ	男				バルトロ
973	1340	02	16	冬		ピエーロ	ベッカヌージ	男				ベルテルデ
33	1341	06	05	夏		アメリーゴ	ソンマーイア	男				ロレンツォ
87	1341	06	12	夏		ギータ	オダルド★		女	妻		ロレンツォ
95	1341	06	13	夏		ジェンマ	オルランディーノ		女		独身	ノヴェッラ
114	1341	06	15	夏		ジョヴァンナ	ルチニャーノ★		女	妻		トリニタ
117	1341	06	16	夏		ヤーコポ	ジゥオーキ	男				マルゲリータ
134	1341	06	18	夏		ネーリ	ヴィズドーミニ	男				ヴィズドーミニ
135	1341	06	18	夏		ベルト	ブルネッティ	男				パンクラ
138	1341	06	18	夏		ラーパ	コンビアーティ★		女	妻		—
139	1341	06	18	夏		ニッコローザ	コルナッキーニ		女		独身	ヴィズドーミニ
140	1341	06	18	夏		リザベッタ	ファルコーニ★		女	妻		ルッフィッロ
216	1341	06	27	夏		ジョヴァンニ	グランドーニ	男				ロレンツォ
230	1341	07	01	夏		—	スピリャート	男				ヴィズドーミニ

ID	①年	②月	③日	④季節	⑤疫病死	⑥下の名	⑦名　字	⑧男	女	⑨家庭的身分	⑩教　区
501	1341	12	06	冬		ジョヴァンナ	インブージ★		女	妻	パンクラ
662	1341	01	26	冬		ジエーラ	ヴィズドーミニ		女	独身	ヴィズドーミニ
865	1342	08	05	夏		ヤーコビ	カヴァルカンティ	男			ポルタ
23	1343	06	03	夏		アディマーリ	ゲラルド	男			クリストーフォロ
27	1343	06	03	夏		アンジオーラ	ボンチャーニ★		女	寡婦	ノヴェッラ
299	1343	07	07	夏		マッテーオ	オルランディ	男			ノヴェッラ
688	1343	08	01	夏		ダンテ	ディエティサールヴィ	男			サンタンドレーア
497	1343	12	04	冬		ドラーゾ	ピーリ	男			ミニアート
506	1343	12	08	冬		ビンド	アッリ	男			マッジョーレ
507	1343	12	08	冬		ナッド	カンピ	男			カンポ
518	1343	12	14	冬		ジャンニ	トルナクィンチ	男			パンクラ
533	1343	12	18	冬		リッパ	オルランディ★		女	寡婦	ノヴェッラ
603	1343	01	11	冬		ナッド	ルチェッラーイ	男			—
960	1343	02	22	冬		ツッケッラ	—		女		パオロ
121	1344	06	17	夏		ファルコーネ	ルチニャーノ	男			トリニタ
308	1344	07	08	夏		ブラッチーノ	ジョヴァンニ	男			フェリチタ
531	1344	12	17	冬		ベルタ	ファルコニエーレ★		女	寡婦	パオロ
569	1344	12	31	冬		ヤーコポ	ジャンボーノ	男			—
725	1345	08	16	夏		チェッカ	ヴァルディ★		女	寡婦	—
584	1345	01	04	冬		—	スピーナ★		女	妻	—
587	1345	01	05	冬		ウベルト	ジュオキエ	男			—
621	1345	01	14	冬		フランチェスカ	リガレッティ★		女	妻	ヴィズドーミニ
654	1345	01	24	冬		リッパ	チカリーニ★		女	妻	マルゲリータ
663	1345	01	26	冬		ルチーア	ベッティ★		女	妻	ロレンツォ
667	1345	01	27	冬		フランチェスカ	ベンキアーリ★		女	妻	トリニタ
959	1345	02	16	冬		ゼノービョ	バルッチ	男			ロレンツォ
893	1345	02	24	冬		デッカ	―（パチーノの妻）★		女	妻	ロレンツォ
909	1345	02	26	冬		ジョヴァンナ	サン・カシアーノ★		女	妻	—
932	1345	02	27	冬		ピエートロ	フィリッポ	男			トリニタ
62	1346	06	09	夏		シモーナ	デリンチーザ★		女	寡婦	—
809	1346	08	05	夏		ナンヌッチョ	ルッカ	男			ノヴェッラ
849	1346	08	05	夏		テスタ	トルナクィンチ		女	独身	—
494	1346	12	03	冬		レーナ	ゲッレターニ		女	独身	マッジョーレ
515	1346	12	13	冬		ズガーリオ	トルナクィンチ	男			パンクラ
537	1346	12	20	冬		ピエーロ	パッラ	男			ブオンコンシッリョ

550	1346	12	25	冬		ベンチヴェンニ	ルチェッラーイ	男					ー
912	1346	02	08	冬		ジョヴァンニ	トシンギ	男					ー
916	1346	02	09	冬		ラージャ	トシンギ★		女	妻			ー
4	1347	06	01	夏		ジェンティーレ	ソンマーイア	男					パンクラ
24	1347	06	03	夏		テッサ	アルベルティ★		女				ノヴェッラ
372	1347	07	16	夏		グァルテロット	ディエティサールヴィ	男					サンタンドレーア
378	1347	07	17	夏		バルトロ	ボスティーキ	男					ー
386	1347	07	18	夏		ラーポ	ー	男					ノヴェッラ
387	1347	07	18	夏		ニッコロ	カレンザーノ	男					ロレンツォ
425	1347	07	23	夏		ドナート	オルランディーニ	男					パンクラ
437	1347	07	24	夏		バルトロ	コッキ	男					ー
457	1347	07	27	夏		ヴィンチ	コーニ	男					ロレンツォ
760	1347	08	01	夏		カテリーナ	オブリアーキ★		女		寡婦		パオロ
803	1347	08	04	夏		ミリオーレ	ラーピ	男					ノヴェッラ
774	1347	08	15	夏		ジョヴァンニ	ネッロ	男					ドナート
851	1347	08	16	夏		トンマーゾ	リッキ	男					ウーギ
768	1347	08	17	夏		ジョヴァンニ	トルナクィンチ	男					パンクラ
784	1347	08	17	夏		ヤーコパ	ボンファンティーニ		女			独身	ニポテコーザ
844	1347	08	17	夏		テッサ	ピエーリ		女			独身	パンクラ
848	1347	08	17	夏		テッサ	ベルト		女			独身	パンクラ
712	1347	08	18	夏		ベルナルディーノ	ボスティーキ	男					ポルタ
797	1347	08	20	夏		マーザ	ベネヴェンティ★		女	妻			ノヴェッラ
787	1347	08	21	夏		ラーパ	ー		女	妻			ノヴェッラ
759	1347	08	23	夏		カルヴァーノ	ー	男					カンポ
800	1347	08	23	夏		ウルサ	マッツェ		女			独身	パオロ
5	1348	06	01	夏	●	アンドレーア	ファルコーネ	男					ー
30	1348	06	04	夏	●	フランチェスコ	パンタレオーネ	男					ー
48	1348	06	07	夏	●	ダニエッロ	アッリグッチ	男					ノヴェッラ
53	1348	06	07	夏	●	アニェーゼ	ジャンニ★		女	妻			パンクラ
68	1348	06	10	夏	●	ジョヴァンニ	オットリーニ	男					ー
72	1348	06	10	夏	●	ラーパ	サント・ゼービオ		女				ー
76	1348	06	11	夏	●	ウバルディーノ	アルディンゲッリ	男					トリニタ
91	1348	06	13	夏	●	バルトロ	リッチ	男					ー
92	1348	06	13	夏	●	マルコ	リッチ	男					ー
99	1348	06	14	夏	●	ルーカ	ストロッツィ	男					ー
100	1348	06	14	夏	●	ラーポ	マリンギ	男					ノヴェッラ

ID	①年	②月	③日	④季節	⑤疫病死	⑥下の名	⑦名　字	⑧男	女	⑨家庭的身分		⑩教　区
101	1348	06	14	夏	●	シモーネ	ー	男				ー
109	1348	06	14	夏	●	■■■	ゲラルディーニ★		女	妻		ー
111	1348	06	15	夏	●	ボナッコルソ	アルベルト	男				ロレンツォ
122	1348	06	17	夏	●	フリンニョ	カンピ	男				ー
123	1348	06	17	夏	●	パオロ	ブオーノ	男				ー
124	1348	06	17	夏	●	トンマーゾ	ミネルベッティ	男				ー
125	1348	06	17	夏	●	ニッコロ	カステルフィオレンティーノ	男				ー
126	1348	06	17	夏	●	シモーネ	オルランディ	男				ー
127	1348	06	17	夏	●	シモーネ	クレーディ	男				ブオンコンシッリョ
141	1348	06	18	夏	●	サンドラ	アディマーリ		女		独身	ー
146	1348	06	19	夏	●	シモーネ	ー	男				パオロ
152	1348	06	20	夏	●	バルトロ	リッチ	男				ー
153	1348	06	20	夏	●	ー	リッチ	男				ー
163	1348	06	21	夏	●	フィリッポ	トルナクインチ	男				ー
164	1348	06	21	夏	●	ネーリ	トルナクインチ	男				ー
165	1348	06	21	夏	●	シモーネ	ダルトメーナ	男				ノヴェッラ
166	1348	06	21	夏	●	フィリッポ	バルディ	男				ー
169	1348	06	21	夏	●	レーナ	カント		女			ー
181	1348	06	23	夏	●	ドゥッチョ	スケラッジョ	男				ー
187	1348	06	24	夏	●	ピエーロ	ボナッコールシ	男				ロレンツォ
188	1348	06	24	夏	●	ドメニコ	ヴェッキエッティ	男				ー
189	1348	06	24	夏	●	ピーノ	コッリーナ	男				ー
190	1348	06	24	夏	●	ボナッコルソ	コッリーナ	男				ー
191	1348	06	24	夏	●	ジョヴァンニ	オットリーニ	男				ノヴェッラ
192	1348	06	24	夏	●	セルヴィ	ディーニ	男				ー
198	1348	06	24	夏	●	バルトラ	リッチ★		女	妻		ー
217	1348	06	27	夏	●	イッポリート	リッチ	男				ー
231	1348	07	01	夏	●	アッリーゴ	グッリエールモ	男				ウーギ
232	1348	07	01	夏	●	ヤーコポ	ー	男				ピエール・マッジョーレ
240	1348	07	01	夏	●	チェンナ	ベッティ		女		独身	パンクラ
251	1348	07	03	夏	●	プッチーノ	パスクイーノ	男				パオロ
261	1348	07	04	夏	●	リッポ	グイダロッティ	男				マッジョーレ
262	1348	07	04	夏	●	フランチェスコ	ソンマーイア	男				ー
263	1348	07	04	夏	●	フランチャ	マルティヌッティ		女		独身	ー

264	1348	07	04	夏	●	グイード	プッチ	男					ウーギ
265	1348	07	04	夏	●	チーノ	ミーキ	男					パンクラ
274	1348	07	04	夏	●	マーザ	グイダロッティ★		女	妻			マッジョーレ
280	1348	07	05	夏	●	ニッコロ	ベルノッティ	男					トリニタ
297	1348	07	07	夏	●	ヤーコポ	ストロッツィ	男					ウーギ
309	1348	07	08	夏	●	チャンピ	トーザ	男					―
315	1348	07	08	夏	●	ピエーラ	ダイダロッティ★		女	妻			マッジョーレ
316	1348	07	08	夏	●	バルトラ	リッチ★		女	妻			アルベルギ
321	1348	07	09	夏	●	ビンド	トーザ	男					―
350	1348	07	13	夏	●	フランチェスカ	―		女				マッジョーレ
375	1348	07	16	夏	●	ルチーア	マッチ		女			独身	ノヴェッラ
376	1348	07	16	夏	●	チリア	―		女		寡婦		フレディアーノ
379	1348	07	17	夏	●	ラーポ	ポッリーニ	男					パオロ
385	1348	07	17	夏	●	[redacted]	ラバッタ★		女	妻			―
395	1348	07	19	夏	●	ディーノ	リストーリ	男					ルッフィッロ
420	1348	07	22	夏	●	グッチョ	ブゲッティ	男					ロレンツォ
447	1348	07	25	夏	●	マーザ	ブルネレッスキ★		女	妻			―
448	1348	07	26	夏	●	ジョヴァンニ	アルドブランディーニ	男					ミケーレ
465	1348	07	28	夏	●	ネロッツォ	コッキ	男					トリニタ
483	1348	07	30	夏	●	―	コッキ	男					トリニタ
489	1348	07	31	夏	●	サーリチェ	カヴァルカンティ	男					ソープラ・ポルタ
491	1348	07	31	夏	●	ズッケラ	ロッシ★		女	妻			―
810	1348	08	02	夏	●	ナルド	ルチェッラーイ	男					パンクラ
820	1348	08	08	夏	●	ニッコロ	ベルノッキ	男					アポーストリ
762	1348	08	12	夏	●	ディーノ	リナルディ	男					ミニアート
900	1348	02	09	冬		フランチェスコ	コンビアーテ	男					ノヴェッラ
77	1349	06	11	夏		アンドレーア	ルチェッラーイ	男					―
151	1349	06	19	夏		ディアーナ	トルナクィンチ★		女	妻			パンクラ
155	1349	06	20	夏		サルヴィ	ディーニ	男					―
310	1349	07	08	夏		マネット	ポントルメ	男					―
881	1349	08	25	夏		レカート	アッリンゲッリ	男					―
669	1350	01	27	冬		バルトラ	トンギエッティ★		女	妻			ノヴェッラ
834	1351	08	19	夏		サルヴェストロ	アルトヴィーティ	男					―
665	1351	01	27	冬		フランチェスコ	カヴァルカンティ	男					―
157	1352	06	20	夏		フィリッポ	カレンザーノ	男					マッジョーレ
275	1352	07	04	夏		テッサ	スピーニ★		女	妻			―

ID	①年	②月	③日	④季節	⑤疫病死	⑥下の名	⑦名　字	⑧男	女	⑨家庭的身分	⑩教　区
731	1352	08	10	夏		コンテッサ	グッチ★		女	妻	ヴィズドーミニ
823	1352	08	25	夏		パオラ	モシアーノ(スピネッロ)★		女	妻	—
578	1352	01	03	冬		ジョヴァンニ	サッセッティ	男			—
585	1352	01	04	冬		フランチェスコ	ヴィーチェ	男			カンポ
244	1353	07	02	夏		コンシッリョ	ウーギ	男			ノヴェッラ
289	1353	07	06	夏		ザノービ	スコラーイオ	男			ロレンツォ
570	1353	01	01	冬		マルティーノ	オンビアーテ	男			ノヴェッラ
664	1353	01	26	冬		バルトロメーア	ダル・カント★		女	妻	—
924	1353	02	16	冬		マルゲリータ	ソンマーイア★		女	妻	ロレンツォ
283	1355	07	05	夏		モリジア	マッツィンギ★		女	妻	パオロ
298	1355	07	07	夏		ルイージ	ベルト	男			フェリチタ
391	1355	07	18	夏		[redacted]	—		女	妻	ブオンコンシッリョ
392	1355	07	18	夏		ベッラ	—		女	妻	ノヴェッラ
428	1355	07	23	夏		[redacted]	ピーリ★		女	妻	—
471	1355	07	28	夏		フラスカ	ヴァローレ★		女	妻	パオロ
779	1355	08	06	夏		ヤーコポ	ルチアーノ	男			—
733	1355	08	10	夏		ディアーナ	ピーリ★		女	妻	—
599	1355	01	10	冬		ネロッフォ	コッキ	男			トリニタ
623	1355	01	15	冬		ターナ	ロッキ		女	独身	マルゲリータ
630	1355	01	18	冬		ボナヴェントゥーラ	セスト	男			ノヴェッラ
783	1356	08	25	夏		ヤーコポ	オッタヴィアーニ	男			パオロ
631	1356	01	18	冬		ロッソ	ブオノーミニ	男			—
964	1356	02	02	冬		カラタリーナ	チェッキ★		女	妻	—
412	1357	07	21	夏		バルトロ	—	男			パオロ
735	1357	08	09	夏		ドナート	ガッリ	男			パオロ
812	1357	08	14	夏		ネーリ	トルナクィンチ	男			パンクラ
824	1357	08	21	夏		ペートラ	リッチ		女	独身	—
790	1357	08	22	夏		リーチェ	パガネッリ★		女	妻	ロレンツォ
778	1357	08	26	夏		グイード	ストロッツィ	男			ウーギ
421	1358	07	22	夏		ナルド	マリーニ	男			パンクラ
426	1358	07	23	夏		ラーポ	マズオーリ	男			ロレンツォ
427	1358	07	23	夏		ニッコロ	モンタリアーニ	男			ブオンコンシッリョ
721	1358	08	31	夏		カンテ	ピーリ	男			—
908	1358	02	04	冬		フィリッパ	—	男			ノヴェッラ
950	1358	02	04	冬		シモーナ	ゴッティ		女	独身	ノヴェッラ

943	1358	02	26	冬		ピエーロ	メッゾ	男					パオロ
355	1359	07	13	夏		ジョヴァンナ	―		女	妻			ノヴェッラ
403	1359	07	20	夏		パオロ	アッタヴィアーニ	男					パンクラ
199	1360	06	25	夏		アゴスタンツァ	サッセッティ★		女	妻			―
276	1360	07	04	夏		マッテーア	シーニャ★		女	妻			―
367	1360	07	15	夏		ヌート	ドゥベルト	男					パンクラ
369	1360	07	15	夏		[redacted]	ニッコリ★		女	妻			ベルテルデ
404	1360	07	20	夏		サンドロ	―	男					サンタンドレーア
458	1360	07	27	夏		ニッコロ	リッチ	男					アルベルギ
459	1360	07	27	夏		ガーイオ	マッチ	男					―
626	1360	01	16	冬		カステッロ	ベックーティ	男					マッジョーレ
676	1360	01	29	冬		マルゲリータ	ストロッツィ★		女	妻			パンクラ
935	1360	02	15	冬		ニッコロ	パンタレオーニ	男					―
36	1361	06	05	夏		サルヴェストラ	アルトヴィーティ★		女	妻			―
110	1361	06	14	夏		ジョヴァンナ	アルディンギ★		女	妻			―
115	1361	06	15	夏		ヴァレンツァ	パーパ★		女		寡婦		ノヴェッラ
147	1361	06	19	夏		マルティーノ	モンテ・ディ・クローチェ	男					―
317	1361	07	08	夏		エルメッリーナ	―		女	妻			ノヴェッラ
119	1362	06	16	夏		ローザ	ヴィターレ		女			独身	―
184	1362	06	23	夏		ニッコローザ	アルディンゲッリ★		女	妻			―
219	1362	06	28	夏		フランチェスコ	―	男					ウーギ
472	1362	07	28	夏		チャンチャ	ソンマーイア★		女	妻			パンクラ
799	1362	08	02	夏		マッテーオ	ピーリ	男					ブオンコンシッリョ
764	1362	08	09	夏		フレスカ	ノッディ		女			独身	ノヴェッラ
553	1362	12	26	冬		ジョヴァンニ	アッリ	男					ベルテルデ
591	1362	01	08	冬		ヴァローレ	ブオンデルモーンティ	男					―
956	1362	02	11	冬		トンマーゾ	アルカンジェリ	男					パンクラ
43	1363	06	06	夏	●	トンマーゾ	サッセッティ	男					―
49	1363	06	07	夏	●	ヤーコポ	メディチ	男					―
50	1363	06	07	夏	●	ボナジューンタ	メディチ	男					―
65	1363	06	09	夏	●	ナンナ	ベルディ★		女	妻			ロレンツォ
69	1363	06	10	夏	●	ベネデット	ストロッツィ	男					―
81	1363	06	11	夏	●	サルヴェストラ	アルトヴィーティ		女				―
102	1363	06	14	夏	●	バンディーノ	ラービ	男					パンクラ
103	1363	06	14	夏	●	ギーノ	サッセッティ	男					―
104	1363	06	14	夏	●	カルディナリーノ	トルナクインチ	男					―

ID	①年	②月	③日	④季節	⑤疫病死	⑥下の名	⑦名字	⑧男	女	⑨家庭的身分	⑩教区
105	1363	06	14	夏	●	フランチェスコ	マージ	男			マッジョーレ
106	1363	06	14	夏	●	ピエロッツォ	ヴィズドーミニ	男			―
107	1363	06	14	夏	●	ジョヴァンニ	ファルコーネ	男			ノヴェッラ
112	1363	06	15	夏	●	マルコ	ストロッツィ	男			―
128	1363	06	17	夏	●	バルトロメーオ	ネッロ	男			マッジョーレ
178	1363	06	22	夏	●	バルトロメーア	メディチ★		女	妻	―
193	1363	06	24	夏	●	クリストーファノ	リッチ	男			―
201	1363	06	25	夏	●	トンマーゾ	ストロッツィ	男			―
207	1363	06	26	夏	●	リナルディ	ジョヴァンノッツォ	男			ドナート
208	1363	06	26	夏	●	ニッコロ	ジョヴァンノッツォ	男			ドナート
209	1363	06	26	夏	●	トンマーゾ	フェーデ	男			ヴィズドーミニ
220	1363	06	28	夏	●	アンドレーア	パッサーノ	男			―
221	1363	06	28	夏	●	スコラーイオ	ソンマーイア	男			―
222	1363	06	28	夏	●	ローモロ	カヴァルカンティ	男			―
224	1363	06	28	夏	●	ロッタ	―		女	寡婦	―
225	1363	06	28	夏	●	チョネッラ	グァルディ		女	独身	ノヴェッラ
227	1363	06	29	夏	●	ザノービ	アミエーリ	男			―
233	1363	07	01	夏	●	フランチェスコ	メディチ	男			―
234	1363	07	01	夏	●	バルトロ	チーニ	男			―
235	1363	07	01	夏	●	フランチェスコ	クイント	男			―
245	1363	07	02	夏	●	フランチェスコ	カンポーリ	男			ベルテルデ
246	1363	07	02	夏	●	ネーリ	ボンダルモンティ	男			―
247	1363	07	02	夏	●	バルトロ	カメリーニ	男			―
252	1363	07	03	夏	●	アンドレーア	カヴァルカンティ	男			―
253	1363	07	03	夏	●	ルーカ	アッタヴィアーニ	男			パオロ
256	1363	07	03	夏	●	マンティーナ	リッチ★		女	寡婦	―
257	1363	07	03	夏	●	マルゲリータ	ボンダルモンテ★		女	妻	―
258	1363	07	03	夏	●	ナンナ	バロンチ★		女	寡婦	マッジョーレ
267	1363	07	04	夏	●	ジョヴァンニ	ジーリョ	男			―
268	1363	07	04	夏	●	―（姉妹の姉）	ジーリョ		女	独身	―
269	1363	07	04	夏	●	―（姉妹の妹）	ジーリョ		女	独身	―
270	1363	07	04	夏	●	ベニンカーサ	ファルキ	男			ルッフィッロ
281	1363	07	05	夏	●	フランチェスコ	トルナクインチ	男			―
284	1363	07	05	夏	●	ナンナ	リッポツォ★		女	寡婦	―
285	1363	07	05	夏	●	アゴスタンツァ	バルディ		女	独身	ノヴェッラ

290	1363	07	06	夏	●	バルトロ	コルシ	男				ロレンツォ
291	1363	07	06	夏	●	ウーゴ	トルナクインチ	男				パンクラ
293	1363	07	06	夏	●	ナンナ	ボスティーキ★		女		寡婦	ー
300	1363	07	07	夏	●	ディエーリ	ディエティサールヴィ	男				ー
311	1363	07	08	夏	●	ビリジャルド	トーザ	男				ー
312	1363	07	08	夏	●	ニッコロ	ベッティ	男				ー
313	1363	07	08	夏	●	ピヌッチョ	ボンチャーニ	男				ー
318	1363	07	08	夏	●	リーザ	ペートリ★		女	妻		チェロールム
324	1363	07	09	夏	●	ギータ	アッチャイオーリ★		女		寡婦	ー
326	1363	07	10	夏	●	ラーポ	ファルコーネ	男				トリニタ
330	1363	07	11	夏	●	ジャンノッツォ	フェーデ	男				ヴィズドーミニ
331	1363	07	11	夏	●	ジョヴァンニ	グァスコーニ	男				ー
332	1363	07	11	夏	●	ヤーコポ	ブルネッティ	男				ー
340	1363	07	12	夏	●	チョネット	ジュオーキ	男				マルゲリータ
341	1363	07	12	夏	●	リッチャルド	ストロッツィ	男				ー
342	1363	07	12	夏	●	ルーカ	シーリョ	男				シモーネ
343	1363	07	12	夏	●	ピエーロ	ドナーティ	男				ー
346	1363	07	12	夏	●	ギータ	パンタレオーネ★		女		寡婦	ー
351	1363	07	13	夏	●	ヤーコポ	ヌート	男				ノヴェッラ
352	1363	07	13	夏	●	ニッコロ	アルディンゲッリ	男				トリニタ
360	1363	07	14	夏	●	バルラ	バルトリ	男				ノヴェッラ
361	1363	07	14	夏	●	ヤーコポ	ペーリ	男				ロレンツォ
362	1363	07	14	夏	●	アッタヴィアーノ	ブルネレッスキ	男				レオーネ
363	1363	07	14	夏	●	ヤーコポ	ボンダルモンティ	男				ー
364	1363	07	14	夏	●	ジョヴァンニ	ギーニ	男				パオロ
368	1363	07	15	夏	●	ドメニコ	ルチェッラーイ	男				パンクラ
373	1363	07	16	夏	●	ピエーロ	プッチ	男				ドナート
374	1363	07	16	夏	●	マッゾーロ	マッゾーリ	男				ー
377	1363	07	16	夏	●	トンマーザ	テッキーニ★		女		寡婦	ー
380	1363	07	17	夏	●	アントーニオ	バルドゥッチョ	男				ノヴェッラ
381	1363	07	17	夏	●	ロッセリーノ	ー	男				ノヴェッラ
388	1363	07	18	夏	●	ドメニコ	ジョヴァンニ	男				ノヴェッラ
396	1363	07	19	夏	●	ルチノッツォ	トレント	男				ー
397	1363	07	19	夏	●	ヴァンニキーノ	ストロッツィ	男				トリニタ
398	1363	07	19	夏	●	ビアージョ	ドルソ	男				ー
401	1363	07	19	夏	●	ナンナ	ピーリ★		女	妻		ソープラ・ポルタ

ID	①年	②月	③日	④季節	⑤疫病死	⑥下の名	⑦名　字	⑧男　女	⑨家庭的身分	⑩教　区
422	1363	07	22	夏	●	ルーカ	コッキ	男		—
449	1363	07	26	夏	●	リナルド	ロンディネッリ	男		ロレンツォ
450	1363	07	26	夏	●	グイダッチョ	フラスカ	男		レパラータ
466	1363	07	28	夏	●	ジョヴァンニ	ロンディネッリ	男		ロレンツォ
473	1363	07	28	夏	●	メーア	ドナーティ	女	独身	—
841	1363	08	04	夏	●	ステーファノ	スカーリ	男		—
832	1363	08	05	夏	●	リッカルド	バルディ	男		—
709	1363	08	06	夏	●	アンドレーア	コルシーニ★	女	妻	—
781	1363	08	06	夏	●	ヤーコポ	チョーニ	男		—
860	1363	08	08	夏	●	ピエーラ	セーニ★	女	寡婦	ノヴェッラ
826	1363	08	12	夏	●	ピエーロ	ボナグラーツィア	男		パンクラ
852	1363	08	14	夏	●	トンマーゾ	—	男		シモーネ
872	1363	08	15	夏	●	ナンナ	フラスカ★	女	妻	レパラータ
858	1363	08	20	夏	●	ゼノービョ	—	男		チェロールム
734	1363	08	22	夏	●	ディエタイウーティ	ジョヴァンニ	男		ノヴェッラ
749	1363	08	26	夏	●	ジェーリ	ペラーリャ	男		ロレンツォ
492	1363	12	01	冬		ニッコロ	カーポンサッキ	男		パンクラ
557	1363	12	28	冬		ベルナルド	ストロッツィ	男		—
567	1363	12	31	冬		ベルナルド	マンフレーディ	男		カンピドーリョ
170	1364	06	21	夏		アンドレーア	—	女	独身	—
720	1364	08	09	夏		カンビオ	ヌッチョ	男		ロレンツォ
716	1364	08	10	夏		ビーナ	ロンディネッリ★	女	妻	—
773	1364	08	17	夏		ジョヴァンニ	ストロッツィ	男		パンクラ
571	1364	01	01	冬		グイード	トルナクィンチ	男		—
876	1365	08	18	夏		テダルディーノ	リッチ	男		ノヴェッラ
604	1365	01	11	冬		ヤーコポ	リッチ	男		チェロールム
668	1365	01	27	冬		テッサ	ラーピ★	女	妻	ミニアート
11	1366	06	02	夏		ピヌッチ	ダイダロッティ	男		マッジョーレ
96	1366	06	13	夏		ヌータ	プラート	女		マッジョーレ
97	1366	06	13	夏		サルヴァジーア	アモデイ	女	独身	ロレンツォ
148	1366	06	19	夏		ルドヴィーコ	ピーニ	男		マッジョーレ
158	1366	06	20	夏		ミケーレ	■■■	男		パオロ
271	1366	07	04	夏		ピエーロ	カンビ	男		パオロ
689	1366	08	01	夏		フランチェスコ	パチエ	男		サンタンドレーア

509	1366	12	08	冬	ダーダ	シミネッティ★		女		寡婦		ポルタ
54	1367	06	07	夏	―	ディエティサルヴィ★		女		寡婦		サンタンドレーア
228	1367	06	29	夏	バルトロメーオ	トルナクインチ	男					パンクラ
241	1367	07	01	夏	ディアノーラ	フォルティーニ★		女	妻			ロレンツォ
266	1367	07	04	夏	トンマーゾ	アッチャイオーリ	男					アポーストリ
528	1367	12	16	冬	[redacted]	グラッツィーニ★		女	妻			ノヴェッラ
954	1367	02	01	冬	テッサ	マルティヌッツィ★		女		寡婦		―
695	1367	02	20	冬	バルトロメーア	リッチ★		女	妻			アルベルギ
405	1368	07	20	夏	ニッコロ	ヴィズドーミニ	男					カンポ
831	1368	08	07	夏	ラニエーリ	グイドーニ	男					ノヴェッラ
835	1369	08	24	夏	サンドラ	コッキ★		女	妻			トリニタ
613	1369	01	14	冬	ルドヴィーコ	チッチョーニ	男					ミニアート
614	1369	01	14	冬	ビアージョ	チッチョーニ	男					ミニアート
615	1369	01	14	冬	フィリッポ	ボッロメイ	男					ミニアート
616	1369	01	14	冬	ナルド	マルチニャーナ	男					ミニアート・テデスコ
617	1369	01	14	冬	アントーニオ	マガニーニ	男					ミニアート・テデスコ
618	1369	01	14	冬	ニッコロ	―	男					ミニアート・テデスコ
619	1369	01	14	冬	サルヴィ	グイドゥッチーニ	男					ミニアート・テデスコ
646	1369	01	22	冬	マルゲリータ	アルファーニ		女			独身	レパラータ
685	1369	01	31	冬	ディエティフェーチ	ミケーレ	男					アポーストリ
149	1370	06	19	夏	テッデーオ	ナッド	男					レパラータ
159	1370	06	20	夏	ウミーリャ	―		女	妻			ノヴェッラ
210	1370	06	26	夏	ヤーコポ	ベッティ	男					ロレンツォ
336	1370	07	11	夏	ジェンティーレ	ブオーノ★		女	妻			パンクラ
798	1370	08	05	夏	マッテーオ	―	男					ノヴェッラ
729	1370	08	31	夏	チリア	カヴァルカンティ★		女	妻			―
498	1370	12	04	冬	ニコラ	ラーピ	男					ミニアート
511	1370	12	09	冬	ジェンマ	ペーコラ★		女	妻			サルヴァトーレ
562	1370	12	29	冬	ロレンツァ	ストロッツィ★		女	妻			―
581	1370	01	03	冬	マルガリータ	マンフレーディ		女			独身	ブオンコンシッリョ
651	1370	01	23	冬	ボーナ	シモーネ★		女		寡婦		ノヴェッラ
160	1371	06	20	夏	オリンガ	アルフィエーリ★		女	妻			カンピドーリョ
205	1371	06	25	夏	ビーリャ	フィオレンティーニ★		女	妻			レオーネ
333	1371	07	11	夏	ピエートロ	ヴァローレ	男					ベルテルデ
393	1371	07	18	夏	ベネッタ	グェルフォ★		女	妻			ロレンツォ

ID	①年	②月	③日	④季節	⑤疫病死	⑥下の名	⑦名　字	⑧男	女	⑨家庭的身分	⑩教　区
433	1371	07	24	夏		ビンド	グァスコーニ	男			ロレンツォ
513	1371	12	11	冬		リッパ	アンセルミ★		女	妻	ブオンコンシッリョ
975	1371	02	27	冬		フランチャ	ペコーラ★		女	妻	クリストーフォロ
370	1372	07	15	夏		オルサ	―		女	妻	パオロ
589	1372	01	07	冬		ドメニコ	カヴァルカンティ	男			―
608	1372	01	13	冬		トンマーゾ	ラーピ	男			パオロ
610	1372	01	13	冬		リーザ	―		女	妻	フェリチタ
647	1372	01	22	冬		ヤコパ	ブルギ★		女	妻	―
670	1372	01	28	冬		ロメーオ	マリンギ	男			ロレンツォ
682	1372	01	30	冬		ジェンティーレ	レッチョ★		女	寡婦	ロレンツォ
683	1372	01	30	冬		フランチェスカ	コッポーリ★		女	妻	ノヴェッラ
907	1372	02	08	冬		ゼノービャ	レジナルド★		女	寡婦	マッジョーレ
903	1372	02	13	冬		ジェンマ	―		女	妻	パオロ
895	1372	02	14	冬		ドナート	シーニャ	男			パオロ
947	1372	02	22	冬		ラジェッラ	―		女	妻	ノヴェッラ
6	1373	06	01	夏	●	マイナールド	カルド	男			―
113	1373	06	15	夏	●	フィリッポ	ピエロッツィ	男			―
218	1373	06	27	夏	●	ランドゥッチョ	ダレッツォ	男			―
229	1373	06	29	夏	●	フリードリヒ	スコンバック	男			―
236	1373	07	01	夏	●	ザノービ	リヌッチ	男			ロレンツォ
314	1373	07	08	夏	●	バッチョ	ヴェンヴェヌーティ	男			パオロ
328	1373	07	10	夏	●	アントーニア	ベンヴェヌーティ★		女	妻	フェリチタ
365	1373	07	14	夏	●	アンジェロ	ルーカ	男			ステーファノ
389	1373	07	18	夏	●	アンジョロ	マンフレーディ	男			ブオンコンシッリョ
454	1373	07	26	夏	●	リストーロ	フェーイ	男			ロレンツォ
455	1373	07	26	夏	●	フィリッパ	ミケーレ★		女	妻	ノヴェッラ
484	1373	07	30	夏	●	トゥッツィオ	ジョヴァンニ	男			トリニタ
754	1373	08	05	夏	●	ジョヴァンナ	グァルディ★		女	妻	ノヴェッラ
558	1373	12	28	冬		アントーニア	サッセッティ★		女	妻	―
593	1373	01	08	冬		ジョヴァンナ	グイダロッティ★		女	寡婦	マッジョーレ
595	1373	01	09	冬		ジョヴァンニ	アゴラーイオ	男			ロレンツォ
965	1373	02	02	冬		ニッコローザ	ヴィンチ★		女	妻	ノヴェッラ
929	1373	02	12	冬		ミニアート	ビアンクッチョ	男			ノヴェッラ
972	1373	02	13	冬		メリオーラ	ルーチーニ★		女	寡婦	ベルテルデ
66	1374	06	09	夏	●	フフランチェスカ	ヤーコピ★		女	妻	ノヴェッラ

98	1374	06	13	夏	●	シルヴェストラ	ゴンディ★		女	妻		ウーギ
337	1374	07	11	夏	●	ネーザ	カステッリ★		女	妻		パオロ
356	1374	07	13	夏	●	ラジエッタ	ロッシ★		女	妻		フェリチタ
357	1374	07	13	夏	●	カテリーナ	アッタヴァンティ★		女	妻		ロレンツォ
371	1374	07	15	夏	●	サンドラ	ー		女	妻		ノヴェッラ
406	1374	07	20	夏	●	ドメニコ	ポッリーニ	男				パオロ
413	1374	07	21	夏	●	ジョヴァンニ	ピーニ	男				ルッフィッロ
414	1374	07	21	夏	●	ロムロ	ピーニ	男				ルッフィッロ
429	1374	07	23	夏	●	ネーラ	ヴェッキエッティ★		女	妻		ー
434	1374	07	24	夏	●	ジョヴァンニ	ポミーノ	男				ルッフィッロ
460	1374	07	27	夏	●	ドメニコ	シルヴェストロ	男				ノヴェッラ
461	1374	07	27	夏	●	トンマーゾ	アルトヴィーティ	男				アポーストリ
475	1374	07	29	夏	●	ピエートロ	スルモーナ	男				ー
839	1374	08	08	夏	●	シモーネ	ストロッツィ	男				ミニアート
747	1374	08	09	夏	●	ガラッソ	アミエーリ	男				パオロ
866	1374	08	10	夏	●	ベルト	ラーピ	男				ミニアート
753	1374	08	11	夏	●	ジョルジョ	カルッチ	男				ロレンツォ
854	1374	08	11	夏	●	ウベルティーノ	ストロッツィ	男				ウーギ
766	1374	08	12	夏	●	ジョヴァンナ	バルトリ★		女	妻		ロレンツォ
853	1374	08	12	夏	●	トンマーゾ	ルチェッラーイ	男				ノヴェッラ
825	1374	08	13	夏	●	ピエーラ	メディチ★		女			アポーストリ
708	1374	08	14	夏	●	バルトロメーア	プラート(実家リドリフィ)★		女	妻		ノヴェッラ
804	1374	08	14	夏	●	ナンナ	マリンギ★		女	妻		パンクラ
815	1374	08	16	夏	●	ニッコローザ	ベルティ★		女		寡婦	ノヴェッラ
873	1374	08	16	夏	●	ピエートロ	ケルッチ	男				ノヴェッラ
715	1374	08	18	夏	●	ベルタ	モンテファルコ		女		独身	ノヴェッラ
751	1374	08	19	夏	●	ギータ	ジョヴァンニ★		女	妻		パオロ
763	1374	08	19	夏	●	フランチェスカ	ボラッチョ(ボナッチョ)		女			ロレンツォ
878	1374	08	21	夏	●	ジネーヴラ	アンテッラ★		女		寡婦	パオロ
829	1374	08	22	夏	●	ピエートロ	サバティーニ	男				フレディアーノ
724	1374	08	24	夏	●	カテリーナ	ストロッツィ★		女	妻		パンクラ
782	1374	08	25	夏	●	ヤーコポ	アッリグッチ	男				レイ
818	1374	08	25	夏	●	ニッコロ	モレッリ	男				パンクラ
806	1374	08	26	夏	●	ナンナ	パーニ★		女	妻		ロレンツォ
836	1374	08	29	夏	●	サンドロ	ー	男				チェチーリア
499	1374	12	04	冬		ルッジェーロ	ブルネレッスキ	男				ー

ID	①年	②月	③日	④季節	⑤疫病死	⑥下の名	⑦名　字	⑧男	女	⑨家庭的身分	⑩教　区
540	1374	12	21	冬		ペーラ	グァスコーニ★		女	寡婦	ロレンツォ
577	1374	01	02	冬		ニッコローザ	アディマーリ★		女	妻	カンポ
686	1374	01	31	冬		—	ヴィンチ	男			ノヴェッラ
966	1374	02	02	冬		カテリーナ	ノッド	男			パオロ
939	1374	02	03	冬		パーチェ	チーニ	男			ノヴェッラ
970	1374	02	04	冬		—	チーニ	男			ノヴェッラ
925	1374	02	07	冬		マルゲリータ	リッピ		女	独身	パオロ
223	1375	06	28	夏		ザノービ	フラスカ	男			クリストーフォロ
120	1376	06	16	夏		トンマーザ	アラマンニ★		女	妻	—
306	1376	07	07	夏		アンジョラ	ジャンブッラーリ★		女	妻	—
911	1376	02	14	冬		ジョヴァンニ	フィニグエッラ	男			パオロ
833	1377	08	04	夏		ロベルト	ピーリ	男			ミニアート
817	1377	08	15	夏		ニッコロ	デッリ	男			トリニタ
740	1377	08	22	夏		リッコ	アッリーギ	男			—
568	1377	12	31	冬		トンマーゾ	トルナクィンチ	男			パンクラ
574	1377	01	01	冬		リーザ	トルナクィンチ★		女	妻	ベルテルデ
575	1377	01	02	冬		ビッリャ	—（故ベルノットの妻）(実家ボスティーキ)		女	寡婦	ステーファノ
642	1377	01	21	冬		フィリッパ	ストロッツィ★		女	妻	パンクラ
666	1377	01	27	冬		トンマーゾ	リッコ	男			パンクラ
680	1377	01	30	冬		ジョヴァンニ	ファントーニ	男			ベルテルデ
899	1377	02	14	冬		フランチェスキーノ	アッリグッチ	男			レオーネ
901	1377	02	15	冬		ガスディーア	マンチーニ★		女	妻	パンクラ
904	1377	02	15	冬		ジェンマ	トルナクィンチ★		女	妻	—
242	1378	07	01	夏		ナンナ	—		女	妻	ロレンツォ
862	1378	08	03	夏		バルトヌプタ	ペーシャ（ペシア）		女		ペッシャ（ペシア）
843	1378	08	26	夏		ステッラ	ブルチ★		女		ロレンツォ
563	1378	12	30	冬		グレゴーリオ	トルナクィンチ	男			パンクラ
637	1378	01	20	冬		バンコ	カヴァルカンティ	男			ポルタ
638	1378	01	20	冬		チリア	ニッコリ★		女	妻	ロレンツォ
671	1378	01	28	冬		マンフレーディ	ジャンブッラーリ	男			ベルテルデ
958	1378	02	10	冬		ヴァンナ	—(居酒屋ナッドの妻)★		女	妻	パオロ
892	1378	02	13	冬		デーア	ボッチ★		女	妻	サンタンドレーア
108	1379	06	14	夏		ボナジュンタ	ボナジュンティ	男			ノヴェッラ

738	1379	08	17	夏	フィリッポ	アメリイ	男					サンタンドレーア
542	1379	12	22	冬	カルロ	マンジョーニ	男					ベルテルデ
543	1379	12	22	冬	フィリッポ	ストロッツィ	男					ミニアート
544	1379	12	22	冬	ジョヴァンニ	アンセルミ	男					パンクラ
545	1379	12	23	冬	バルトロ	シミネッティ	男					ポルタ
546	1379	12	23	冬	チプリアーノ	マンジョーニ	男					ベルテルデ
552	1379	12	26	冬	パオロ	ディエティサールヴィ	男					サンタンドレーア
556	1379	12	27	冬	グッレールモ	リッチ	男					アルベルギ
598	1379	01	09	冬	ビーチェ	ケスティ★		女		寡婦		パオロ
179	1380	06	22	夏	ニッコローザ	ロンディネッリ★		女	妻			ロレンツォ
185	1380	06	23	夏	アンドレウオーラ	ロンディネッリ★		女	妻			ロレンツォ
237	1380	07	01	夏	ドメニコ	ミケーレ	男					ノヴェッラ
606	1380	01	11	冬	ジェンマ	ヴァスコーニ★		女	妻			ロレンツォ
622	1380	01	15	冬	ヴァルテロット	ブルネレッスキ	男					レオーネ
628	1380	01	17	冬	パオロ	ソルディーニ	男					ノヴェッラ
677	1380	01	29	冬	ターナ	ー(ベルナルドの妻)★		女	妻			ノヴェッラ
678	1380	01	29	冬	ドメニカ	チョネッリ★		女	妻			ロレンツォ
679	1380	01	29	冬	デーア	ドナーティ		女			独身	パンクラ
962	1380	02	01	冬	アンジェロ	カント	男					ロレンツォ
967	1380	02	02	冬	シモーナ	テッリ★		女	妻			パオロ
933	1380	02	05	冬	ニッコローザ	チカリーニ★		女	妻			チェロールム
917	1380	02	17	冬	ラーパ	ー		女	妻			パオロ
16	1381	06	02	夏	ビーチェ	トゥルッファ★		女	妻			ノヴェッラ
93	1381	06	13	夏	ジョヴァンニ	グッチ	男					ノヴェッラ
171	1381	06	21	夏	マルゲリータ	スカーリ★		女	妻			トリニタ
476	1381	07	29	夏	ピエートロ	ペトリオーロ	男					マッジョーレ
722	1381	08	11	夏	カルロ	ルチェッラーイ	男					ー
794	1381	08	15	夏	マッフィオ	ピーリ	男					ー
786	1381	08	19	夏	ラーパ	アルトヴィーティ★		女	妻			アポーストリ
877	1381	08	19	夏	ジョヴァンナ	ガッロ★		女	妻			ロレンツォ
512	1381	12	11	冬	マルキオーネ	ペートリ	男					ノヴェッラ
526	1381	12	16	冬	リーザ	ディーニ★		女	妻			パオロ
535	1381	12	19	冬	ビンデッラ	リッチ★		女	妻			アルベルギ
538	1381	12	20	冬	ファルコ	ドッフォ	男					ノヴェッラ
551	1381	12	25	冬	ジョヴァンナ	ー		女	妻			ロレンツォ
564	1381	12	30	冬	ジェルヴァージョ	トーディ	男					ノヴェッラ

ID	①年	②月	③日	④季節	⑤疫病死	⑥下の名	⑦名　字	⑧男　女	⑨家庭的身分	⑩教　区
627	1381	01	17	冬		ジョルジョ	スカーリ	男		トリニタ
629	1381	01	17	冬		アンジェラ	—	女	独身	ルチーア■■■
634	1381	01	19	冬		チェーザレ	ジョッキ	男		マルゲリータ
938	1381	02	03	冬		シモーナ	—	女	妻	ノヴェッラ
382	1382	07	17	夏	●	マーリ	ヴィッラヌッティ	男		パンクラ
435	1382	07	24	夏	●	ヤーコポ	グイドーニ	男		レパラータ
438	1382	07	24	夏	●	フェリーチェ	マルガリエージ★	女	妻	ノヴェッラ
440	1382	07	25	夏	●	ヤーコポ	—	男		—
441	1382	07	25	夏	●	スタージョ	パーチェ	男		サンタンドレーア
442	1382	07	25	夏	●	ブオーノ	パーチェ	男		サンタンドレーア
445	1382	07	25	夏	●	レーナ	ストロッツィ★	女	妻	ミニアート
463	1382	07	27	夏	●	マルゲリータ	—	女	妻	ノヴェッラ
477	1382	07	29	夏	●	ミニアート	ピーリ	男		ミニアート
478	1382	07	29	夏	●	バルトロ	ミケーレ	男		ノヴェッラ
488	1382	07	30	夏	●	バルトロメーア	—	女	独身	チェチーリャ
758	1382	08	06	夏	●	ボッカッチョ	ブルネレッスキ	男		—
699	1382	08	07	夏	●	アントーニア	ジョヴァンニ★	女	独身	ノヴェッラ
705	1382	08	07	夏	●	バルトラ	ゴーロ	女	独身	パオロ
846	1382	08	07	夏	●	テッサ	フィニグエッラ★	女	妻	パオロ
882	1382	08	25	夏	●	トンマーゾ	ジャンブッラーリ	男		ベルテルデ
505	1382	12	07	冬		フェーオ	フェーイ	男		ロレンツォ
516	1382	12	13	冬		テーア	ファルコーニ★	女	妻	クリストーフォロ
527	1382	12	16	冬		テッサ	—(フランチェスコの妻)★	女	妻	フェリチタ
572	1382	01	01	冬		アンドレーア	ピエーリ	男		ルチーア・オンニサンティ
648	1382	01	22	冬		ジョヴァンナ	ゲラルディーニ★	女	妻	カンポ
659	1382	01	25	冬		フランチェスカ	カヴァルカンティ★	女	寡婦	シモーネ
968	1382	02	02	冬		ピエーラ	プラート★	女	妻	—
918	1382	02	15	冬		リーザ	—	女	妻	ノヴェッラ
940	1382	02	17	冬		ピエーラ	—	女	妻	パオロ
915	1382	02	18	冬		ラーパ	アリオッティ	女	独身	ヴィズドーミニ
896	1382	02	22	冬		ドゥッチョ	ジョヴァンニ	男		ロレンツォ
12	1383	06	02	夏	●	ヤーコポ	ジャンブッラーリ	男		ウーギ
78	1383	06	11	夏	●	フランチェスコ	ペーコラ	男		マッジョーレ
79	1383	06	11	夏	●	フィリッポ	コルシ	男		ロレンツォ
88	1383	06	12	夏	●	アヴェナンテ	ラーピ★	女	妻	ノヴェッラ

167	1383	06	21	夏	●	ニッコロ	メディチ	男				レパラータ
176	1383	06	22	夏	●	ウゴリーノ	グイーディ	男				ロレンツォ
194	1383	06	24	夏	●	タルド	ピーリ	男				ミニアート
206	1383	06	25	夏	●	バルトロメーア	ジョーミ★		女	妻		ロレンツォ
214	1383	06	26	夏	●	ビーチェ	ベッカヌージ★		女	妻		フェリチタ
248	1383	07	02	夏	●	ピエートロ	ミケーレ	男				ー
254	1383	07	03	夏	●	ジョヴァンニ	アリオッティ	男				マッジョーレ
255	1383	07	03	夏	●	ヤーコポ	ファルセッターリオ	男				ロレンツォ
272	1383	07	04	夏	●	ヤーコポ	トーゾ	男				パオロ
273	1383	07	04	夏	●	タッデーオ	ヴァーイ	男				レパラータ
277	1383	07	04	夏	●	ピエーラ	ジャンブッラーリ★		女	妻		ー
286	1383	07	05	夏	●	ナンナ	バルドゥッチ★		女	妻		ー
287	1383	07	05	夏	●	チリア	モンダネーリ★		女	妻		ロレンツォ
292	1383	07	06	夏	●	マッテーオ	グァスコーニ	男				ロレンツォ
294	1383	07	06	夏	●	タンチャ	パオリ★		女	妻		ロレンツォ
295	1383	07	06	夏	●	ネーラ	アミエーリ★		女	妻		ー
301	1383	07	07	夏	●	ヤーコポ	ダティーニ	男				ノヴェッラ
302	1383	07	07	夏	●	フェデリーゴ	サッセッティ	男				ブオンコンシッリョ
303	1383	07	07	夏	●	アントーニオ	ジャンブッラーリ	男				ベルテルデ
304	1383	07	07	夏	●	フランチェスコ	アディマーリ	男				ー
307	1383	07	07	夏	●	ドラゴンチーナ	ストロッツィ★		女	妻		ドナート
319	1383	07	08	夏	●	ティーレ	チカリーニ★		女	妻		チェロールム
322	1383	07	09	夏	●	アレッシーノ	デル・モンテ	男				ノヴェッラ
325	1383	07	09	夏	●	マルゲリータ	セニーノ★		女	妻		ー
329	1383	07	10	夏	●	アントーニア	ー		女	妻		ノヴェッラ
335	1383	07	11	夏	●	トゥルピーノ	ジャンブッラーリ	男				ノヴェッラ
344	1383	07	12	夏	●	ピエロッツォ	サッセッティ	男				ブオンコンシッリョ
347	1383	07	12	夏	●	バンデッカ	ー		女	妻		ノヴェッラ
348	1383	07	12	夏	●	バルトロメーア	ー		女	妻		ノヴェッラ
353	1383	07	13	夏	●	ロッソ	リッチ	男				ー
354	1383	07	13	夏	●	スピネッロ	ルーカ	男				ノヴェッラ
358	1383	07	13	夏	●	ディアーナ	マンジョーニ★		女	妻		ー
383	1383	07	17	夏	●	ジョヴァンニ	ジャンブッラーリ	男				ウーギ
384	1383	07	17	夏	●	バルトロ	ベルティーニ	男				ベルテルデ
394	1383	07	18	夏	●	チーチャ	アルビッツィ★		女	妻		ノヴェッラ
402	1383	07	19	夏	●	ギータ	ー		女		独身	パンクラ

ID	①年	②月	③日	④季節	⑤疫病死	⑥下の名	⑦名　字	⑧男　女	⑨家庭的身分	⑩教　区
407	1383	07	20	夏	●	アレッサンドロ	バルディ	男		ソプラルノ
408	1383	07	20	夏	●	カロッチョ	カロッチ	男		パンクラ
415	1383	07	21	夏	●	ピエロッツォ	オッテネッリ	男		ノヴェッラ
423	1383	07	22	夏	●	トンマーゾ	コッキ	男		トリニタ
424	1383	07	22	夏	●	ナンナ	ジャンニ★	女	妻	カンポ
430	1383	07	23	夏	●	チチーリャ	ロッティ★	女	寡婦	ノヴェッラ
431	1383	07	23	夏	●	ー	ロッティ	女	独身	ノヴェッラ
439	1383	07	24	夏	●	ネーラ	リーナ★	女	妻	レオーネ
446	1383	07	25	夏	●	バルトロメーア	ー	女	妻	ルチーア■■■
451	1383	07	26	夏	●	タッデーオ	アッリ	男		マッジョーレ
452	1383	07	26	夏	●	ニッコロ	ウーギ	男		ノヴェッラ
453	1383	07	26	夏	●	メーオ	ドメニコ	男		ノヴェッラ
456	1383	07	26	夏	●	ビンデッラ	ー	女	妻	ノヴェッラ
462	1383	07	27	夏	●	ニッコロ	グイドーニ	男		マッジョーレ
464	1383	07	27	夏	●	リーザ	ゴンディ	女	独身	ウーギ
467	1383	07	28	夏	●	ニッコ	ゴーロ	男		ロレンツォ
468	1383	07	28	夏	●	タルジェット	ー	男		ー
479	1383	07	29	夏	●	ロレンツォ	コッキ	男		ー
480	1383	07	29	夏	●	ジュリアーノ	デル・モンテ	男		ー
481	1383	07	29	夏	●	ロレンツォ	トスキ	男		パオロ
482	1383	07	29	夏	●	ナンナ	ピーリ	女	独身	サンタンドレーア
485	1383	07	30	夏	●	クリストーフォロ	マージ	男		ノヴェッラ
486	1383	07	30	夏	●	ベネデット	モレッリ	男		パンクラ
487	1383	07	30	夏	●	ドメニコ	ボルギ	男		ノヴェッラ
690	1383	08	01	夏	●	ベルナルド	ビアーダ	男		ノヴェッラ
737	1383	08	01	夏	●	フィリッパ	サッセッティ★	女	妻	ー
700	1383	08	03	夏	●	アントーニオ	カヴァルカンティ	男		ー
723	1383	08	04	夏	●	カテリーナ	カステッリ	女	独身	トリニタ
855	1383	08	04	夏	●	ウギッチョ	リッチ	男		ニポテコーザ
864	1383	08	04	夏	●	ニッコローザ	ジャンブッラーリ★	女	妻	ー
746	1383	08	05	夏	●	フランチェスコ	ブオーノ	男		パンクラ
795	1383	08	05	夏	●	マルコ	ラーピ	男		ノヴェッラ
696	1383	08	07	夏	●	アンジェロ	バリオーニ	男		パオロ
697	1383	08	07	夏	●	アンニバルド	カルッチ	男		ロレンツォ
814	1383	08	09	夏	●	ニッコローザ	ジャンニ★	女	妻	パンクラ

842	1383	08	10	夏	●	ステーファノ	ネーリ	男					ミケーレ
867	1383	08	10	夏	●	サンドラ	アンセルミ★		女	妻			ー
789	1383	08	11	夏	●	レオナルド	ジャンブッラーリ	男					ー
807	1383	08	11	夏	●	ナンナ	ジョヴァンニ★		女	妻			ノヴェッラ
868	1383	08	11	夏	●	ラーパ	マンネッリ		女			独身	ー
719	1383	08	12	夏	●	ブオーノ	ブオーニ	男					パンクラ
748	1383	08	12	夏	●	ジェンマ	アンドレーア★		女	妻			ノヴェッラ
752	1383	08	13	夏	●	ジャーノ	ヤーコポ	男					カンポ
811	1383	08	13	夏	●	ナスタージア	ネーリ		女	妻			ノヴェッラ
796	1383	08	14	夏	●	マルゲリータ	ラーナ★		女	妻			パンクラ
698	1383	08	15	夏	●	アントーニア	ルチェッラーイ★		女	妻			ー
777	1383	08	15	夏	●	グリエルモ	アヴィニョネーゼ	男					ノヴェッラ
821	1383	08	16	夏	●	ナンニ	コッキ	男					ー
741	1383	08	17	夏	●	フランチェスコ	ジャンブッラーリ	男					ー
745	1383	08	17	夏	●	フランチェスコ	マルティヌッツィ	男					シモーネ
757	1383	08	17	夏	●	バルトロ	ー	男					ルチーア
875	1383	08	17	夏	●	[redacted]	ー(マルティーノの妻)★		女	妻			ルチーア
743	1383	08	18	夏	●	フランチェスコ	ベノッツォ	男					ドナート
828	1383	08	18	夏	●	ピエートロ	パンタレオーニ	男					トリニタ
771	1383	08	19	夏	●	ジョヴァンニ	スカルラッティーノ	男					ノヴェッラ
819	1383	08	22	夏	●	ニッコロ	カヴァルカンティ	男					ー
694	1383	08	23	夏	●	アンドレーア	ラーピ	男					ドナート
701	1383	08	23	夏	●	アントーニオ	アルディンギ	男					ー
728	1383	08	23	夏	●	チェッコ	ドメニコ	男					マッジョーレ
838	1383	08	24	夏	●	シモーネ	サルテレッリ	男					スケラッジョ
883	1383	08	25	夏	●	トンマーゾ	ターニ	男					オニッサンティ
884	1383	08	25	夏	●	ビリア	アンブロージョ★		女	妻			ー
713	1383	08	26	夏	●	ベルナルド	サッセッティ	男					ー
805	1383	08	26	夏	●	ナンナ	ー		女			独身	パオロ
718	1383	08	29	夏	●	ボナヴェントゥーラ	ボナヴェントゥーラ	男					ノヴェッラ
744	1383	08	29	夏	●	フランチェスコ	ミーキ	男					ノヴェッラ
493	1383	12	01	冬		ペートラ	アリンギエーリ★		女		寡婦		ノヴェッラ
496	1383	12	03	冬		シモーネ	トルナクィンチ/トルナブオーニ	男					パンクラ
514	1383	12	11	冬		ヴァロリーノ	ソンマーイア		女			独身	パンクラ
522	1383	12	15	冬		グイード	ランチロッティ	男					ー
554	1383	12	27	冬		ロレンツォ	プラート	男					マッジョーレ

ID	①年	②月	③日	④季節	⑤疫病死	⑥下の名	⑦名　字	⑧男	女	⑨家庭的身分	⑩教　区
601	1383	01	10	冬		トンマーザ	アッリ★		女	妻	マッジョーレ
611	1383	01	13	冬		エルメッリーナ	ニコラーイ★		女	妻	—
635	1383	01	19	冬		ノフリオ	トルナクィンチ	男			—
636	1383	01	19	冬		ギータ	トルナクィンチ★		女	妻	—
894	1383	02	07	冬		ドメニコ	ファルコーネ	男			トリニタ
888	1383	02	21	冬		アントーニア	ペーコラ★		女	妻	サルヴァトーレ
474	1384	07	28	夏		バルデーゼ	—	男			—
869	1384	08	12	夏		フィリッポ	ボルギ	男			ノヴェッラ
802	1384	08	18	夏		ミケーレ	シモーネ	男			ベネデット
780	1384	08	22	夏		ヤーコポ	バルトリーノ	男			ロレンツォ
792	1384	08	30	夏		ロレンツァ	シーニャ★		女	寡婦	パオロ
495	1384	12	03	冬		ボナッコルソ	ポミーノ	男			ルッフィッロ
520	1384	12	15	冬		ニコーラ	グァスコーニ	男			ロレンツォ
660	1384	01	25	冬		エリザベッタ	ステーファニ★		女	妻	トリニタ
202	1385	06	25	夏		アントーニオ	ヤーコピ	男			トリニタ
390	1385	07	18	夏		ニッコロ	ジョヴァンニ	男			ノヴェッラ
432	1385	07	23	夏		テッシーナ	パンタローニ★		女	寡婦	トリニタ
770	1386	08	14	夏		ジョヴァンニ	マリンギ	男			ロレンツォ
788	1386	08	14	夏		レオナルダ	ヤーコピ★		女	妻	パオロ
612	1386	01	13	冬		ゼバイナ	ディエティサールヴィ★		女	妻	サンタンドレーア
632	1386	01	18	冬		シモーネ	—	男			ベネデット
633	1386	01	18	冬		ピエーラ	ブルチ★		女	妻	ロレンツォ
645	1386	01	22	冬		アンドレーア	ムッジェッロ	男			—
649	1386	01	23	冬		ロレンツァ	バルトリ	男			パンクラ
672	1386	01	28	冬		ジョヴァンニ	トルナクィンチ	男			パンクラ
673	1386	01	28	冬		トンマーゾ	グァルディ	男			ロレンツォ
961	1386	02	02	冬		ジョヴァンニ	フェッティ	男			ノヴェッラ
934	1386	02	04	冬		ニッコロ	ブルチ	男			ロレンツォ
931	1386	02	22	冬		ネロッチャ	コッレッガッリ★		女	妻	—
8	1387	06	01	夏		コスタンツァ	ボルドーニ★		女	妻	ベルテルデ
345	1387	07	12	夏		ラーポ	ルチェッラーイ	男			パオロ
399	1387	07	19	夏		ザノービ	トルナクィンチ	男			—
691	1387	08	01	夏		シルヴェストロ	アルトヴィーティ	男			—
775	1387	08	13	夏		ジョヴァンニ	マッキ	男			—
525	1387	12	16	冬		ジョヴァンニ	アディマーリ	男			—

541	1387	12	21	冬	サンタ	ペレートラ★		女	妻		パオロ
547	1387	12	23	冬	ピエロッツォ	ミーキ	男				パンクラ
655	1387	01	24	冬	リーザ	ペーコラ★		女	妻		サルヴァトーレ
661	1387	01	25	冬	ピエーラ	マテラッサ★		女	妻		ノヴェッラ
813	1387	02	02	冬	バンディーノ	―	男				パオロ
941	1387	02	02	冬	ピエーラ	ラパッチーニ★		女	寡婦		ノヴェッラ
948	1387	02	04	冬	ローザ	バンキ		女		独身	ヴィズドーミニ
891	1387	02	13	冬	ボンジャンニ	プッチョ	男				ノヴェッラ
957	1387	02	13	冬	ウベルト	ベンヴェヌーティ	男				フェリーチェ
927	1387	02	14	冬	マッテーア	テキーニ		女		独身	ノヴェッラ
919	1387	02	18	冬	リーザ	ゼノービ★		女	妻		ノヴェッラ
195	1388	06	24	夏	ヤーコポ	トゥデルト	男				パオロ
692	1388	08	01	夏	ピエーロ	ディエティサールヴィ	男				サンタンドレーア
863	1388	08	04	夏	タッデーオ	パーパ	男				カンポ
755	1388	08	15	夏	ジョヴァンナ	バルデシーノ★		女	妻		ノヴェッラ
816	1388	08	19	夏	ニッコローザ	ビーニ★		女	妻		ノヴェッラ
920	1388	02	08	冬	ルーカ	グイダロッティ	男				マッジョーレ
142	1389	06	18	夏	―	リッチ★		女	妻		―
226	1389	06	28	夏	ナンディーナ	プラート★		女	妻		ローモロ
704	1389	08	16	夏	バンカ	グイダロッティ		女		独身	マッジョーレ
182	1391	06	23	夏	ラニエーリ	ドゥッチョリーニ	男				パンクラ
334	1392	07	11	夏	ジョヴァンニ	フィカッツァーイア	男				ノヴェッラ
282	1393	07	05	夏	チーノ	ミーキ	男				パンクラ
850	1393	08	28	夏	トンマーザ	ボナッコルソ		女		独身	―
338	1394	07	11	夏	クリストーフォラ	ソリアーニ★		女	妻		ロレンツォ
502	1395	12	06	冬	フィリッポ	ウーゴ	男				ノヴェッラ
555	1395	12	27	冬	ストリンナート	アルフィエーリ	男				ピエール
573	1395	01	01	冬	ビンド	ヴェッキエッティ	男				ノヴェッラ
605	1397	01	11	冬	レミージョ	ロンディネッリ	男				ロレンツォ
840	1398	08	06	夏	シモーネ	ドゥランテ	男				ノヴェッラ
742	1398	08	13	夏	フランチェスコ	ルチェッラーイ	男				パンクラ
874	1399	08	16	夏	ベルナルド	アルベルティ	男				ノヴェッラ
674	1399	01	29	冬	ピエートロ	ストロッツィ	男				ウーギ
13	1402	06	02	夏	ヤーコポ	ヴェントゥーラ	男				パオロ
118	1403	06	16	夏	シモーネ	ゴンディ	男				ウーギ
750	1403	08	10	夏	ゲラルディーノ	カヴァルカンティ	男				―

ID	①年	②月	③日	④季節	⑤疫病死	⑥下の名	⑦名　字	⑧男	女	⑨家庭的身分	⑩教　区
46	1404	06	06	夏		アンジェラ	パンチャーティキ★		女	寡婦	パンクラ
928	1404	02	22	冬		マッテーア	リッチ★		女	寡婦	ノヴェッラ
136	1405	06	18	夏		レーオ	アッチャイオーリ	男			アポーストリ
856	1405	08	18	夏		ウゴレッタ	―		女	独身	ノヴェッラ
588	1405	01	05	冬		ゼノービオ	アゴランンティ	男			ノヴェッラ
609	1405	01	13	冬		オッド	カヴァルカンティ	男			―
643	1405	01	21	冬		コスタンツァ	リッピ		女	独身	ノヴェッラ
211	1407	06	26	夏		マイナルド	カヴァルカンティ	男			―
366	1407	07	14	夏		マルゲリータ	ブエリ▼		女		―
409	1407	07	20	夏		ギゼッロ	ギゼッリ	男			ソープラ・ポルタ
886	1407	08	29	夏		ベルナルド	カヴァルカンティ	男			―
548	1407	12	23	冬		アントーニオ	チェッコ	男			ノヴェッラ
971	1407	02	07	冬		ジョヴァンニ	トシンギ	男			―
215	1409	06	26	夏		リーザ	ダーティ★		女	妻	ノヴェッラ
736	1409	08	13	夏		フィリッパ	セニーニ★		女	寡婦	ノヴェッラ
793	1409	08	24	夏		マッダレーナ	リッチ★		女	寡婦	ノヴェッラ
517	1409	12	13	冬		ネンテ	―		女	寡婦	レオーネ
761	1410	08	12	夏		コーラ	ジャンブッラーリ	男			パオロ
711	1410	08	17	夏		ベーネ	フィリッポ★		女	寡婦	ノヴェッラ
530	1410	12	17	冬		リーリオ	ウゴリーノ	男			ノヴェッラ
490	1411	07	31	夏		ピエートロ	ゴーロ	男			ロレンツォ
717	1411	08	31	夏		ビンド	グァスコーニ	男			―
529	1411	12	16	冬		フィオレッタ	アルトローヴィ★		女	寡婦	アポーストリ
532	1411	12	17	冬		レオナルダ	―		女	寡婦	ノヴェッラ
238	1412	07	01	夏		ニッコロ	ナポリ	男			―
861	1412	08	03	夏		ベネデット	カストロ・フィオレンティーノ	男			―
710	1412	08	18	夏		バルトロメーオ	ポポレスキ	男			ノヴェッラ
739	1412	08	20	夏		フィリッポ	ラニエーリ	男			マルゲリータ
791	1412	08	26	夏		リーザ	パオリ★		女	妻	ノヴェッラ
857	1412	08	26	夏		ゼノービョ	ラパッキーノ	男			ノヴェッラ
847	1412	08	31	夏		テッサ	―		女	妻	パオロ
129	1413	06	17	夏		ヤーコポ	ピーリ	男			チェチーリャ
203	1413	06	25	夏		ジョヴァンニ	リッチ	男			―
870	1413	08	13	夏		リドルフォ	ソマーリア	男			ロレンツォ

776	1413	08	17	夏	グレゴーリオ	ビオンディ	男				ノヴェッラ
576	1413	01	02	冬	ジョヴァンニ	ストロッツィ	男				フェリチタ
942	1413	02	26	冬	ピエーロ	トルナクィンチ	男				ミケーレ
323	1414	07	09	夏	ロレンツォ	トージ	男				ノヴェッラ
400	1414	07	19	夏	ザノービ	ドゥッチ	男				ノヴェッラ
772	1414	08	11	夏	ジョヴァンニ	ジョヴァンニ	男				ノヴェッラ
443	1415	07	25	夏	トンマーゾ	ルチェッラーイ	男				パンクラ
702	1415	08	10	夏	アッリーゴ	マッツィンギ	男				パンクラ
560	1415	12	29	冬	グイード	ヴェッキエッティ	男				ドナート
410	1416	07	20	夏	ウルソラ	―		女	妻		―
416	1416	07	21	夏	スピネッロ	アディマーリ	男				―
830	1416	08	30	夏	ピエートロ	ストロッツィ	男				―
521	1416	12	15	冬	フィリッポ	ウグッチョーゾ	男				ノヴェッラ
418	1417	07	21	夏	レオナルダ	リッチ		女			―
239	1436	07	01	夏	ジョヴァンニ	カサノヴァ	男				―
963	1436	02	01	冬	フランチェスコ	トルナブオーニ	男				―
596	1463	01	09	冬	アルフォンツ	トルナブオーニ	男				―
769	1471	08	07	夏	ジョヴァンニ	ガッリ	男				ノヴェッラ
411	1480	07	20	夏	リザベッタ	ジーリョ		女		独身	―
500	1491	12	04	冬	ミケーレ	ポッジーニ	男				ノヴェッラ

史　料

サンタ・マリア・ノヴェッラ聖堂の『死者台帳』

凡例

1：ヴィッラーニなどの年代記の記述から判断して疫病年における疫病死の可能性の高い者については氏名の前に●を付けた
2：各死者に記載した末尾のＩＤ番号は〈付録〉「『死者台帳』の年代順死亡者リスト」各死者の冒頭ＩＤ番号と共通である
3：判読出来ない文字は「■■■」とした
4：敬称を示す「セル」「メッセル」「マエストロ」「モンナ」などは日本語に訳さずそのまま示した
5：「カルタ番号」は，この台帳187枚の羊皮紙の１枚ずつに付けられた通し番号。羊皮紙の裏・表が別の日付に使われる
6：史料では「年」はほとんどローマ数字で書かれているが，それについてはアラビア数字に直して示した。しかしもともと史料においてアラビア数字で示されている場合は，アラビア数字をイタリック体（斜字体）に直して示した

［６月分］

６月１日　（カルタ番号76の裏）

左欄（男性欄）

1336年　ニッコロ・コムッチ　我々の教区民［サンタ・マリア・ノヴェッラ教区民］(ID：１)
1340年　●フランチェスコ・ディ・ベルナルディーニ　サン・ジーリョ教区民（ID：２）
1340年　●セル・ミーノ　サン・ミニアート・トラ・レ・トッリ教区民（ID：３）
1347年　ジェンティーレ・ダ・ソンマーイア　サン・パンクラーツィオ教区民（ID：４）
1348年　●ファルコーネ殿の息子アンドレーア殿　埋葬は６月19日になされた（ID：５）

1373年　マイナールド・ディ・ウゴリーノ・ウバルディーニ・ディ・カルドは打ち首にされた［フィレンツェとウバルディーニ家（傭兵隊長）との抗争による］（ID：6）

右欄（女性欄）

1340年　●フィリッポ・デーリ・アミエーリの妻モンナ・レーナ　サンタンドレーア教区民（ID：7）

1387年　ボルドーニの妻モンナ・コスタンツァ・ディ・ボルドーニ　サン・ミケーレ・ベルテルディ教区民　修道服を着て（ID：8）

6月2日（カルタ番号77の表）

左欄（男性欄）

1340年　●ヤーコポ・パラディージ　サンタ・トリニタ教区民（ID：9）

1340年　●鍛冶屋キーノ　サン・ピエーロ・ブオンコンシッリョ教区民（ID：10）

1366年　ピヌッチョ・ディ・ジャンノット・グイダロッティ　サンタ・マリア・マッジョーレ教区民　修道服を着て（ID：11）

1383年　●ヤーコポ・ディ・ジャンブッラーリ　サンタ・マリア・ア・ウーギ教区民　修道服を着て（ID：12）

1402年　ヤーコポ・ディ・フランチェスコ・ディ・ヴェントゥーラ　サン・パオロ教区民　修道服を着て（ID：13）

右欄（女性欄）

1336年　故アンドレーア・ヴィーヴィの妻モンナ・ヴァッジャ　サント・ステーファノ教区民（ID：14）

1340年　●モンナ・ガーレ・ボスティーキ　サンタ・トリニタ教区民（ID：15）

1381年　ザノービ・デル・トゥルッファの母モンナ・ビーチェ　我々の教区民　修道服を着て（ID：16）

6月3日（カルタ番号77の裏）

左欄（男性欄）

1340年　●マンテの息子ニッコロ　薬種商　我々の教区民（ID：17）

1340年　●ルッフォーロ・ディ・ヴァンニ・カステッラーニ　サン・ルッフィッロ教区民（ID：18）

1340年　●フランチェスコ・ダ・サン・カッシアーノ　サン・ドナート・デイ・ヴェッキエッティ教区民（ID：19）

1340年　●ドナート・ウベルティの息子ジョヴァンニ　パン・クラーツィオ教区民（ID：20）

1340年　●バルトロ・ディ・ディエティサルヴィ　サンタンドレーア教区民（ID：21）

1340年　●ピエートロ・キーニ　毛皮業者　サンタ・マリア・イン・カンポ教区民（ID：22）

1343年　ヤーコポ・ルッジェーロ・アディマーリの息子ゲラルド　サン・クリストーフォロ教区民（ID：23）

右欄（女性欄）

1347年　ルーカ・アルベルティの母モンナ・テッサ　サンタ・マリア・ノヴェッラ教区民（ID：24）

1340年　●ピヴァンナ・ネーラ　我々の教区民（ID：25）

1340年　●グイダロッティ・ベルノッティの妻モンナ・ネーラ　サント・ステーファノ教区民（ID：26）

1343年　故ギーノ・ボンチャーニの妻モンナ・アンジオーラ（ID：27）

6月4日（カルタ番号78の表）

左欄（男性欄）

1340年　●フランチェスキーノ・デーリ・アルビッツィ　サン・ピエール・マジョーレ教区民（ID：28）

1340年　●バルトロ・パラディージ　サンタ・トリニタ教区民（ID：29）

1348年　●フランチェスコ・パンタレオーニ（ID：30）

右欄（女性欄）

1340年　●グイード殿の妻モンナ・スコッタ　ミケーレ・ベルテルデ教区民（ID：31）

6月5日（カルタ番号78の裏）

左欄（男性欄）

1340年　●ルッジェーロ・ディ・フィリッポ・ボナグラーツィア殿　我々の教区民（ID：32）

1341年　アメリーゴ・ソンマーイア　サン・ロレンツォ教区民（ID：33）

右欄（女性欄）

1337年　チェンノ・テリーニの妻モンナ・ジョヴァンナ　サン・ロレンツォ教区民（ID：34）

1337年　テキーノ・リナルディの妻モンナ・アニェーゼ　サンタ・マリア・ア・ウーギ教区民（ID：35）

1361年　ウーゴ・アルトヴィーティ殿の妻モンナ・サルヴェストラ（ID：36）

6月6日（カルタ番号79の表）

左欄（男性欄）

1331年　マエストロにして施療院長フラ・アマート・ダルトパシオ殿（ID：37）

1340年　●グイドット・マンネッリ　サン・パオロ教区民（ID：38）

1340年　●チャンポーロ・カヴァルカンティ殿　サンタ・マリア・ソープラ・ポルタ教区民（ID：39）

1340年　●マルッチョ・カヴァルカンティ　サンタ・マリア・ソープラ・ポルタ教区（ID：40）

1340年　●フィリッポ・ブルネレッスキ［建築家ブルネレッスキ（ブルネレスキ）の祖父であろう］　サン・レオーネ教区民（ID：41）

1340年　●バルラアム・ストロッツィ　サンタ・マリア・ア・ウーギ教区民（ID：42）

1363年　●トンマーゾ・ディ・アレッサンドロ・デイ・サッセッティ（ID：43）

右欄（女性欄）

1340年　●モンナ・タンチャ・デーリ・アミエーリ　サンタンドレーア教区民（ID：44）

1340年　●ザノービ・パラディージの妻モンナ・フィリッパ　サンタ・トリニタ教区（ID：45）

1404年　デーゴ・トルナクィンチ殿の娘にして故ダリアーノ・パンチャティキの妻モンナ・アンジェラ　サン・パンクラーツィオ教区民　修道服を着て（ID：46）

6月7日（カルタ番号79の裏）

左欄（男性欄）

1340年　●グリエルミーノ・ディ・ジョヴァンニ・アッリーギ　我々の教区民（ID：47）

1348年　●ダニエッロ・アッリグッチ　我々の教区民（ID：48）

1363年　●メッセル・フランチェスコ・メディチの息子ヤーコポとその弟ボナジューンタ（ID：49, 50）

1336年　故ヴァンニ・フィリッピの妻モンナ・ペーラ　サン・フェリーチェ教区民（ID：51）

1336年　ラーポ・グランドーニの妻モンナ・ジョヴァンナ　サンタ・ルチーア・オニッサンティ教区民（ID：52）

右欄（女性欄）

1348年　●ジョヴァンニ・ジャンニの妻モンナ・アニェーゼ　サン・パンクラーツィオ教区民（ID：53）

1367年　故ダンテ・ディエティサルヴィの妻　修道服を着て　祈禱修道会　サンタンドレーア教区民（ID：54）

6月8日（カルタ番号80の表）

左欄（男性欄）

1340年　●アンドレーア・ディ・ベット・ミネルベッティ　サン・パンクラーツィオ教区民（ID：55）

1340年　●レルモ・ディ・ブラッチーノ　サン・プローコロ教区民（ID：56）

1340年　●パニョッツォ・トルナクィンチ　サン・パンクラーツィオ教区民（ID：57）

右欄（女性欄）

1340年　●アンドレーア・ベッティ　サン・パンクラーツィオ教区民　修道服を着て（ID：58）

1340年　●マエストロ・ライヌッチ［男性だが女性欄に記載］　医師　サンタ・マリア・ノヴェッラ教区民（ID：59）

1340年　●アンジェロ・ディーノ・ダル・カントの妻ギルダ　サン・ロレンツォ教区民（ID：60）

6月9日（カルタ番号80の裏）

左欄（男性欄）

1337年　ピーノ・デッラ・トーザ殿　サンタ・マリア・ノヴェッラ教区民（ID：61）

1346年　故ザノービの妻にしてラプッチ・デリンチーザの娘モンナ・シモーナ［本来女性欄に記入すべきもの］（ID：62）

1340年　●カンビーノ・キオッチョラ・デイ・ブルネレッスキ　レイ教区民（ID：63）

右欄（女性欄）

1336年　モンナ・テッサ　寡婦（ID：64）

1363年　●グイード・デイ・ペルディの妻モンナ・ナンナ　サン・ロレンツォ教区民（ID：65）

1374年　モンナ・フランチェスカ・ヤーコピ　妻　サンタ・マリア・ノヴェッラ教区民（ID：66）

6月10日（カルタ番号81の表）

左欄（男性欄）

1340年　●ヤーコポ・ディ・ヌート・ディ・ドナート・ドゥベルト　サン・パンクラーツィオ教区民（ID：67）

1348年　●ジョヴァンニ・オットリーニ（ID：68）

1363年　●ベネデット・ディ・メッセレ・ジョヴァンニ・デーリ・ストロッツィ（ID：69）

右欄（女性欄）

1340年　●古物屋アンドレーアの妻マッフィア　サン・ミケーレ・ヴィズドーミニ教区民（ID：70）

1340年　●サッセッティの妻モンナ・リーザ　サン・ピエーロ・イン・ブオンコンシッリョ教区民（ID：71）

1348年　●ジョヴァンニ・ダ・サント・ゼービオの母モンナ・ラーパ（ID：72）

6月11日（カルタ番号81の裏）

左欄（男性欄）

1335年　ヌッチョ・ボーニの息子ピエートロ・コルセッロ　我々の教区民（ID：73）

1340年　●チャンゲリーノ・デイ・ベッケヌージ　サン・ミケーレ・ベルテルデ教区民（ID：74）

1340年　●サッセッティーノ・デイ・サッセッティ　サン・ピエーロ・イン・ブオンコンシッリョ教区民（ID：75）

1348年　●ウバルディーノ・アルティゲッリ　サンタ・トリニタ教区民（ID：76）

1369年　［《MCCCLXVIIII》（1369年）とあるが，《MCCCXLVIIII》（1349年）書き間違いと考えられる］　騎士　アンドレーア・ルッチェラーイは栄誉をもって鐘楼の門の前の教会のなかに埋葬された（ID：77）

1383年　●フランチェスコ・ディ・シモーネ・デル・ペーコラ　サンタ・マリア・マッジョーレ教会　修道服を着て（ID：78）

1383年　●フィリッポ・ドミニチ・コルシ　サン・ロレンツォ教区民　修道服を着て（ID：79）

右欄（女性欄）

1325年　モンナ・ギーナ・デイ・リッチ（ID：80）

1363年　●リオナルド修道士の母モンナ・サルヴェストラ・デーリ・アルトヴィーテ（ID：81）

6月12日（カルタ番号82の表）

左欄（男性欄）

1340年　●ジェーリ・アンジョリーニ　サンタ・フェリチタ教区民（ID：82）

1340年　●ベルナルド・マンフレーディの息子ジョヴァンニ　サン・ピエーロ・イン・ブオンコンシッリョ教区民（ID：83）

1340年　●ヴァンニ・ベックーティの妻モンナ・ラーパ［女性だが男性欄に記載］　サンタ・マリア・マッジョーレ教区民（ID：84）

1340年　●モンナ・[redacted]［女性だが男性欄に記載］　サンタ・マリア・ノヴェッラ教区民（ID：85）

1340年　●モンナ・キアリーナ［女性だが男性欄に記載］　サン・パオロ教区（ID：86）

右欄（女性欄）

1341年　オダルドの妻モンナ・ギータ　サン・ロレンツォ教区民（ID：87）

1383年　●ミニアート・ラーピの妻モンナ・アヴェナンテ　我々の教区民　修道服を着て（ID：88）

6月13日（カルタ番号82の裏）

左欄（男性欄）

1299年　カンビオ・アルデロッティ　我々の教区民（ID：89）

1338年　ジャンニアンニ殿の息子チョーネ　サン・フィレンツェ教区民　修道服を着て（ID：90）

1348年　●バルトロ・リッチ殿とその息子マルコ（ID：91，92）

1381年　ジョヴァンニ・グッチ　我々の教区民　修道服を着て（ID：93）

1308年　［《MCCCVIII》（1308年）とあるが，《MCCCCVIII》（1408年）の書き間違い］　11日［葬の日は6月11日であるが，6月13日の欄に記入されている］，聖バルナバの祝祭日　トンマーゾ・アルトヴィーティ殿の息子フラ・ジャコモ殿

フラ・ジャコモ殿は，1361年にドミニコ修道会に加入した。そして，しかるべき時に，すなわち規則に則ってその修練期間の満了の時に，信仰告白をした。修道会においては，青年期においても，また壮年期においても，称讃に値する生活を送った。そしてその行動の善良さにおいても称讃を受けながら日々暮らして，文法，修辞学，論理学，哲学，そして神学においてその認識を深めていった。それゆえに当然ながら修道会において傑出した存在となった。そしてこの修道院の修道院長となり，あらゆる急務に対して用意周到かつ聡明に対処した。修道会の総会において名誉をもって統括説教師となった。また，神学の教師と評価された1人であった。そして多年に及んでローマ管区の管区修道院長になった。そしてローマ・カトリック教会において卓越した存在であった。また，フィエーゾレ司教に選任され，承認された。49歳と6カ月になるまで司教の要職にあった。病気の苦痛に辛抱強く耐えた。告解を受けた後に，信仰のまことのしるしをもって■■■を受け取り，つづいて敬虔にミサを受けてから，神と聖ドミニクスのもとへ戻って行った。そして神と聖ドミニクスと修道士たちに対してあらゆる慎みと尊敬をもって埋葬された。そしてその埋葬において修道士たちの手に委ねられた。そしてその場に居合わせた人たちに大いなる慈悲と愛の施しの思い出を残した。そしてドミニコ会士によって敬虔さをもって厳粛に移送され我々の教会に埋葬された。彼の善なる日々と

栄光の年月はここに終わった。敬虔な死を向かえ，我々の教会に栄誉をもって埋葬された。神は彼には永遠の栄光を与えられた。アーメン。彼は1408年の聖バルナバの日に埋葬された（ID：94）

右欄（女性欄）

1341年　バルトロ・オルランディーノの娘モンナ・ジェンマ　我々の教区民（ID：95）

1366年　フィレンツェ司教の公証人セル・ジョヴァンニ・ダ・プラートの母モンナ・ヌータ　サンタ・マリア・マッジョーレ教区民　修道服を着て（ID：96）

1366年　モンナ・サルヴァジーア・デーリ・オモデイ　修道服を着て　サン・ロレンツォ教区民（ID：97）

1374年　●シモーネ・ゴンディの妻モンナ・シルヴェストラ　サンタ・マリア・ア・ウーギ教区民（ID：98）

6月14日（カルタ番号83の表）

左欄（男性欄）

1348年　●ルーカ・ジェリーニ・ストロッツィ（ID：99）

1348年　●ラーポ・マリンギ　我々の教区民（ID：100）

1348年　●フラ・アントーニオの父シモーネ（ID：101）

1363年　●セル・バンディーノ・ラーピ　サン・パンクラーツィオ教区民（ID：102）

1363年　●ギーノ・ディ・マネンテ・サッセッティ（ID：103）

1363年　●カルディナリーノ・デイ・トルナクィンチ（ID：104）

1363年　●セル・フランチェスコ・マージ　サンタ・マリア・マッジョーレ教区民（ID：105）

1363年　●ピエロッツォ・デイ・ヴィズドーミニ（ID：106）

1363年　●ジョヴァンニ・ディ・メッセル・ファルコーネ（ID：107）

1379年　ボナジュンタ・ディ・セル・ピエートロ・ボナジュンティ　我々の教区民　修道服を着て（ID：108）

右欄（女性欄）

1348年　●フィリッポ・ゲラルディーニ殿の妻モンナ・■■■（ID：109）

1361年　ヤーコポ・アルディンギの妻ジョヴァンナ（ID：110）

6月15日（カルタ番号83の裏）

左欄（男性欄）

1348年　●ボナッコルソ・ディ・アルベルト　サン・ロレンツォ教区民（ID：111）

1363年　●マルコ・デル・ロッソ・デーリ・ストロッツィ（ID：112）

1373年　●フィリッポ・ピエロッツィ　薬種商　サン・ドナート・デイ・ヴェッキエッティ　修道服を着て（ID：113）

右欄（女性欄）

1341年　ファルコーネ・ダ・ルチニャーノ殿の妻モンナ・ジョヴァンナ　サンタ・トリニタ教区民（ID：114）

1361年　故パーパの妻ヴァレンツァ　我々の教区民（ID：115）

6月16日（カルタ番号84の表）

左欄（男性欄）

1331年　古物商チーノの息子サンドロ（ID：116）

1341年　ヤーコポ・ジョヴァーキ　サンタ・マルゲリータ教区民（ID：117）

1403年　シモーネ・ディ・ジューリ・ゴンディ　サンタ・マリア・ア・ウーギ教区（ID：118）

右欄（女性欄）

1362年　モンナ・ローザ・ディ・ヴィターレ　我々の教区民（ID：119）

1376年　毛織物業者ピエロッツォ・アラマンニの妻モンナ・トンマーザ　フランチェスコ会第三会の修道服を着て［cum habitu Pinzocherarum］（ID：120）

6月17日（カルタ番号84の裏）

左欄（男性欄）

1344年　ファルコーネ・ダ・ルチニャーノ殿　サンタ・トリニタ教区民（ID：121）

1348年　●フィエーゾレ司教フリンニョ・カンピ（ID：122）

1348年　●パオロ・デル・ブオーノ［6月20日の「パオロ・デル・ブオーノ」と二重登録］（ID：123）

1348年　●トンマーゾ・ディ・アンドレーア・ミネルベッティ（ID：124）

1348年　●セル・ニッコロ・グイドーニ・ダ・カステルフィオレンティーノ（ID：125）

1348年　●シモーネ・オルランディ（ID：126）

1348年　●鍛冶屋シモーネ・ディ・クレーディ　サン・ピエーロ・イン・ブオンコンシッリョ教区民（ID：127）

1363年　●バルトロメーオ・ディ・ロレンツォ・ネッリ・リヌッチ　サンタ・マリア・マッジョーレ教区民（ID：128）

1413年　ヤーコポ・ディ・ラティーノ・デイ・ピーリ　サンタ・チェチーリア教区（ID：129）

右欄（女性欄）

1340年　●フランチェスコ・デーリ・スカーリの妻モンナ・チリア　サンタ・トリニタ教区民（ID：130）

1340年　●モンナ・■■■アメーリ　サンタンドレーア教区民（ID：131）

1340年　●モンナ・ビーチェ・ペローニ　サン・ピエール・スケラッジョ教区民（ID：132）

1340年　●モンナ・ジェンマ・ディ・ニッコロ・デーリ・ストラッチャベンディ　サン・パンクラーツィオ教区民　故ニッコロ・コルシーニの妻にして聖アンドレーア・コルシーニの母（ID：133）

6月18日（カルタ番号85の表）

左欄（男性欄）

1341年　ネーリ・デイ・ヴィズドーミニ　サン・ミケーレ・ヴィズドーミニ教区民（ID：134）

1341年　ベルト・ブルネッティ　サン・パンクラーツィオ教区民（ID：135）

1405年　レオーネ・アッチャイオーリ　サンティ・アポーストリ教区民　サン・ニッコロ礼拝堂がこの修道院にあり，この礼拝堂のために大金を遺贈（ID：136）

右欄（女性欄）

1338年　故ゲラルディーノ・カヴァルカンティの息子ジョヴァンニ　サンタ・マリア・ソープラ・ポルタ教区民　修道服を着て［男性であるが女性欄に記載されている］（ID：137）

1341年　セル・マルティーノ・ダ・コンビアーテの妻モンナ・ラーパ（ID：138）

1341年　モンナ・ニッコローザ・デイ・コルナッキーニ　サン・ミケーレ・ヴィズドーミニ教区民（ID：139）

1341年　スピーナ・ディ・ピーノ・ファルコーニの妻モンナ・リザベッタ　サン・ルッフィッロ教区民（ID：140）

1348年　●モンナ・サンドラ・デーリ・アディマーリ（ID：141）

1389年　ロッソ・デイ・リッチ殿の妻　修道服を着て（ID：142）

6月19日（カルタ番号85の裏）

左欄（男性欄）

1340年　●フランチェスコ・デリンブージの息子ドメニコ　修道服を来て　サン・パンクラーツィオ教区民（ID：143）

1340年　●故デイ・カロナージの息子カロッフォ　修道服を着て　サン・ローモロ教区民（ID：144）

1340年　●セル・ベニンカーサ・ダ・サン・ドンニーノの娘テッサ　サン・ロレンツォ教区民［女性であるが男性欄に記載されている］（ID：145）

1348年　●薬種商シモーネ　サン・パオロ教区民（ID：146）

1361年　マルティーノ・アンドレーア・サルテレッリ・デル・カステッロ・ディ・モンテ・クローチェ（ID：147）

1366年　ルドヴィーコ・ピーニ　銀行業　サン・ピエール・マッジョーレ教区民　修道服を着て（ID：148）

1370年　タッデーオ・ディ・ナッド　サンタ・レパラータ教区民　修道服を着て（ID：149）

右欄（女性欄）

1310年　ピエートロ・パラディージの妻モンナ・ビリア（ID：150）

1349年　シモーネ・デイ・トルナクィンチの妻モンナ・ディアーナ　サン・パンクラーツィオ教区民　修道服を着て（ID：151）

6月20日（カルタ番号86の表）

左欄（男性欄）

1348年　●●バルトロ・リッチ殿並びに幼い息子二人共（ID：152，153，154）

1340年　●プリメラーノ・トリンチャヴェッリ　サンタ・マリア・ア・ウーギ教区民（ID：155）

1349年　セル・サルヴィ・ディーニ（ID：156）

1348年　●パオロ・デル・ブオーノ［6月17日の「パオロ・デル・ブオーノ」と二重登録］（ID：123）

1352年　セル・フィリッポ・カレンザーノ　サンタ・マリア・マッジョーレ教区民（ID：157）

1366年　ミケーレ・ディ・■■■　宿泊業　サン・パオロ教区民　修道服を着て（ID：158）

右欄（女性欄）

1370年　ドミニコの妻モンナ・ウミーリャ　我々の教区民（ID：159）

1371年　ベルフレッデロ・アルフィエーリの妻モンナ・オリンガ　サンタ・マリア・イン・カンピドーリョ教区民（ID：160）

6月21日（カルタ番号86の裏）

左欄（男性欄）

1340年　●ベネデット・デル・パーチェ　我々の教区民（ID：161）

1340年　●ピエーロ・デーリ・アディマーリ　サン・ミケーレ・ヴィズドーミニ教区（ID：162）

1348年　●●フィリッポ並びにネーリ・トルナクィンチ（ID：163，164）

1348年　●シモーネ・オルランディ・ダルトメーナ　我々の教区民（ID：165）

1348年　●フィリッポ・バルディ（ID：166）

1383年　●アラマンノ・メディチ殿の孫でありジョヴァンニ殿の息子であるニコーラ　サンタ・レパラータの名誉ある教区民［この死者ニッコロはアラマンノ・ディ・リッピの孫にあたる。彼の父親は，1378年の「正義の騎手」としてチョンピの乱で重要な役割を果たしたサルヴェストロ・デ・メディチ（1388年没）の兄弟にあたる］（ID：167）

右欄（女性欄）

1340年　●コッポ・デイ・メディチの妻モンナ・ラーパ　サン・フィレンツェ教区民（ID：168）

1348年　●アンニョ・ダル・カントの娘にしてセル・アルベルティの母モンナ・レー（ID：169）

1364年　故レオナルド・ベッカヌージの妻モンナ・アンドレーア（ID：170）

1381年　ジョルジョ・スカーリ殿の妻マルゲリータ　サンタ・トリニタ教区民（ID：171）

6月22日（カルタ番号87の表）

左欄（男性欄）

1331年　スコラーロ・ディ・セル・ネーリ　サンタ・ルチーア・デ・マッジョーレ教区民（ID：172）

1331年　タッデーオ・ディ・アルベルティーノ　サンタ・マリア・イン・カンポ教区民（ID：173）

1331年　リストリーノ・オッタヴィアーニ　あだ名ムート［口の利けない人の意］　サン・パンクラーツィオ教区民（ID：174）

1340年　●パッラ・ディ・ドゥッチョ・アンセルミ　我々の教区民（ID：175）

1383年　●ウゴリーノ・デイ・グイーディ　サン・ロレンツォ教区民　修道服を着て（ID：176）

右欄（女性欄）

1331年　故ナルド・ルッチェラーイ殿の妻ジョヴァンナ　サン・パンクラーツィオ教区民　（ID：177）

1363年　●ジョヴァンニ・デイ・メディチ殿の妻モンナ・バルトロメーア（ID：178）

1380年　ヴィエーリ・ロンディネッリの妻モンナ・ニッコローザ　サン・ロレンツォ教区民（ID：179）

6月23日（カルタ番号87の裏）

左欄（男性欄）

1340年　●ピエートロ・ライネーリ・デイ・カペッキの妻モンナ・コスタンツァ　修道服を着て　サン・パンクラーツィオ教区民［女性なので本来女性欄に記入すべきもの］（ID：180）

1348年　●聖堂参事会員セル・ドゥッチョ・ディ・サン・ピエートロ・スケラッジョ　サン・カシアーノに埋葬されていたもの［この人は1348年のペストを避けてフィレンツェから田舎に逃れたが，そこでペスト死。それから遺骸がサンタ・マリア・ノヴェッラ聖堂の墓地に移された］（ID：181）

*1391*年　ラニエーリ・ドゥッチョリーニ　サン・パンクラーツィオ教区民　修道服を着て（ID：182）

右欄（女性欄）

1340年　●ヤーコポ・ディ・ジョヴァンニ・キアラモンテージ殿の妻モンナ・ラーパ　サン・ローモロ教区民（ID：183）

1362年　ウバルディーノ・アルディンゲッリの妻にしてフラ・ドミニコの母モンナ・ニッコローザ（ID：184）

1380年　ヴィエーリ・ロンディネッリの妻アンドレウオーラ　サン・ロレンツォ教区民　修道服を着て（ID：185）

6月24日（カルタ番号88の表）

左欄（男性欄）

1340年　●ベンギ・アディマーリ（ID：186）

1348年　●ピエーロ・ボナッコールシ　サン・ロレンツォ教区民（ID：187）

1348年　●ドメニコ・デイ・ヴェッキエッティ（ID：188）

1348年　●●メッセル・ベルナルド・ダ・コッリーナの息子ピーノ並びにボナッコルソ（ID：189，190）

1348年　●ジョヴァンニ・オットリーニ　我々の教区民（ID：191）

1348年　●セル・サルヴィ・ディーニ（ID：192）

1363年　●メッセル・クリストーファノ・デイ・リッチ（ID：193）

1383年　●セル・タルド・デイ・ピーリ　公証人　サン・ミニアート・トラ・レ・トッリ教区民　修道服を着て（ID：

194)

1388年　ヤーコポ・ディ・ジョヴァンニ・ダ・トゥデルト　仕立て屋　サン・パオロ教区民（ID：195）

右欄（女性欄）

1330年　故ケーロ・ルスティチ・バロンチェッリの妻モンナ・ニッコローザ（ID：196）

1340年　●メッセル・フォレーセ・ダ・ラバッタの妻モンナ・リザベッタ（ID：197）

1348年　●リッチャルド・リッチの妻モンナ・バルトラ（ID：198）

1360年　ベルナルド・サッセッティの妻モンナ・アゴスタンツァ（ID：199）

6月25日（*カルタ番号88の裏*）

左欄（男性欄）

1340年　●ピエーロ・ディ・メッセル・マルッチョ・カヴァルカンティ　サンタ・トリニタ教区民（ID：200）

1363年　●トンマーゾ・ディ・ロッセロ・デーリ・ストロッツィ（ID：201）

1385年　アントーニオ・ヤーコポ　サンタ・トリニタ教区民　修道服を着て（ID：202）

1413年　ジョヴァンニ・デイ・リッチ殿の息子ルッジェーロ　修道服を着て（ID：203）

右欄（女性欄）

1336年　故マンダート・リヌッチの妻にしてフラ・マッテーオ・ディ・ヴィア・マッジョーレの姉妹であるモンナ・グイーダ　サン・フェリーチェ教区民（ID：204）

1371年　フランチェスコ・フィオレンティーニの妻ビーリャ・アゴランティ　サン・レオーネ教区民（ID：205）

1383年　●銀行家ジョーミの妻モンナ・バルトロメーア　サン・ロレンツォ教区民　修道服を着て（ID：206）

6月26日（*カルタ番号89の表*）

左欄（男性欄）

1363年　●●ジョヴァンノッツォ・リナルディ並びにその息子ニッコロ，共に　サン・ドナート・デイ・ヴェッキエッティ教区民（ID：207，208）

1363年　●トンマーゾ・ディ・バルトロ・フェーデ　サン・ミケーレ・ヴィズドーミニ教区民（ID：209）

1370年　ヤーコポ・ベッティ　サン・ロレンツォ教区民　修道服を着て　マエストロ・ザノービ・ヤーコポの父［「マエストロ」はここでは（神学）教授の意］（ID：210）

1407年　6月26日　マイナルド・デイ・カヴァルカンティ殿の息子カルロ殿（ID：211）

右欄（女性欄）

1331年　ラーポ・マルティヌッツィの妻モンナ・デッカ　サン・ロレンツォ教区民（ID：212）

1340年　●ロレンツォ・ヴィッラヌッツィの妻モンナ・ジェンマ　修道服を着て　サン・パンクラーツィオ教区民（ID：213）

1383年　●最初はバルトロ・パラディージの妻，次にヤーコポ・ベッカヌージの妻であったビーチェ　サンタ・フェリチタ教区民　修道服を着て（ID：214）

1409年　ピエーロ・ダーティの妻モンナ・リーザ　我々の教区民　修道服を着て（ID：215）

6月27日（カルタ番号89の裏）

左欄（男性欄）

1341年　ピエートロ・グランドーニの息子ジョヴァンニ　サン・ロレンツォ教区民　修道服を着て埋葬された（ID：216）

1348年　●バルトロ・リッチ殿の息子イッポリート（ID：217）

1373年　●ランドゥッチョ・ディ・パオロ・ダレッツォ（ID：218）

右欄（女性欄）

［一切記載なし］

6月28日（カルタ番号90の表）

左欄（男性欄）

1362年　フランチェスコ・グラッソ　サン・マリア・ア・ウーギ教区民（ID：219）

1363年　●メッセル・アンドレーア・ダ・パッサーノ　フィレンツェのポデスタ（ID：220）

1363年　●スコラーイオ・ダ・ソンマーイア（ID：221）

1363年　●ローモロ・ディ・リニエーリ・カヴァルカンティ（ID：222）

1375年　ザノービ・ディ・チェッコ・フラスカ　サン・クリストーフォロ教区民　修道服を着て（ID：223）

右欄（女性欄）

1363年　●故バルトロ・デイ・リッチ殿の妻モンナ・ロッタ（ID：224）

1363年　●ピエーロ・グァルディの相続人モンナ・チョネッラ　修道服を着て　我々の教区民（ID：225）

1389年　ロレンツォ・ダ・プラートの妻モンナ・ナンディーナ　サン・ローモロ教区民（ID：226）

6月29日（カルタ番号90の裏）

左欄（男性欄）

1363年　●ザノービ・ディ・メッセル・ヤーコポ・アミエーリ（ID：227）

1367年　テスタ・トルナクィンチ殿の息子バルトロメーオ　修道服を着て　サン・パンクラーツィオ教区民（ID：228）

1373年　●ドイツのシュヴァーベンのフリードリヒ・スコンバック　毎年彼のために年忌祭をおこなわなければならない（ID：229）

右欄（女性欄）

［一切記載なし］

［7月分］

7月1日（カルタ番号91の裏）

左欄（男性欄）

1341年　セル・スピリャート　サン・ミケーレ・ヴィズドーミニ教区民（ID：230）

1348年　●アッリーゴ・ディ・グッリエールモ　絹織物業者　サンタ・マリア・ア・ウーゴ教区民（ID：231）

1348年　●鍛冶屋ヤーコポ　サン・ピエール・マッジョーレ教区民（ID：232）

1363年　●メッセル・フランチェスコ・デイ・メディチ（ID：233）

1363年　●小売商バルトロ・チーニ（ID：234）

1363年　●フランチェスコ・ディ・セル・ロット・ダ・クイント（ID：235）

1373年　●ザノービ・グアスコーノ・ディ・リヌッチョ　サン・ロレンツォ教区民（ID：236）

1380年　ドメニコ・ディ・ミケーレ　帯革紐製造業者　我々の教区民（ID：237）

1412年　ニッコロ・デイ・ブランカッチ・ダ・ナポリ殿　アルバーノの枢機卿　教会の内陣の中央に埋葬された［この後，遺体はアヴィニョンの彼の建設した礼拝堂に移送された。彼はアルバーノ司教，コゼンツァ大司教を歴任］（ID：238）

1436年　［死亡年は文中に記載］　フラ・ジョヴァンニ・カサノヴァ　説教者修道会のスペイン人　司祭　枢機卿　聖シストの称号　*1436年*3月1日フィレンツェにて死去　説教者修道会のサンタ・マリア・ノヴェッラ教会に埋葬さる（ID：239）

右欄（女性欄）

1348年　●アンドレーア・ベッティの兄妹モンナ・チェンナ　修道服を着て　サン・パンクラーツィオ教区民（ID：240）

1367年　プッチーノ・フォルティーニの妻モンナ・ディアノーラ・デーリ・ストロッツィ（ID：241）

1387年　ジョヴァンニの妻モンナ・ナンナ　サン・ロレンツォ教区民（ID：242）

7月2日（カルタ番号92の表）

左欄（男性欄）

1334年　故ボルギの息子ボルグッチョ　サンタ・マリア・ノヴェッラ教区民（ID：243）

1353年　コンシッリョ・ウーギ　我々の教区民（ID：244）

1363年　●セル・フランチェスコ・ヴィータ・ダ・カンポーリ　サン・ミケーレ・ベルテルデ教区民（ID：245）

1363年　●ネーリ・ダルビッツェッロ・ボンダルモンティ（ID：246）

1363年　●バルトロ・カメリーニ「特別食料の配給《ピクタンティア》」を修道士に遺贈［「ピクタンティア」とはパン・卵・魚など日々食べる食料以外のもの，例えば「肉」の配給をいう］（ID：247）

1383年　●ドメニコ・ミケーレ殿の息子ピエートロ　修道服を着て（ID：248）

右欄（女性欄）

［一切記載なし］

7月3日（カルタ番号92の裏）

左欄（男性欄）

1334年　ブランダーニオ・ビレンキ　サンタ・マリア・ノヴェッラ教区民（ID：249）

1340年　●ジョヴァンニ・ディ・ステーファノ・チンギエッティ　修道服を着て　我々の教区民（ID：250）

1348年　●プッチーノ・ディ・パスクイーノ　サン・パオロ教区民（ID：251）

1363年　●アンドレーア・カヴァルカンティ（ID：252）

1363年　●ルーカ・ディ・ディーノ・アッタヴィアーニ　サン・パオロ教区民（ID：253）

1383年　●ジョヴァンニ・ディ・ネーポ・アリオッティ　サンタ・マリア・マッジョーレ教区民（ID：254）

1383年　●ヤーコポ・ファルセッタリオ　サン・ロレンツォ教区民　修道服を着て（ID：255）

右欄（女性欄）

1363年　●故メッセル・ロッソ・デイ・リッチの妻モンナ・マンティーナ（ID：256）

1363年　●メッセル・フランチェスコ・ボンダルモンティの娘モンナ・マルゲリータ（ID：257）

1363年　●故ガラット・バロンチの妻モンナ・ナンナ　サンタ・マリア・マッジョーレ教区民（ID：258）

7月4日（カルタ番号93の表）

左欄（男性欄）

1331年　シルヴェストロ・ディ・リッポ・リーティオ　サンタ・マリア・マッジョーレ教区民（ID：259）

1338年　故ゲラルドゥッチョ・ゲラルドゥーニの息子ティンゴ　通称ソッツォ　サント・ステーファノ・アル・ポンテ教区民　修道服を着て（ID：260）

1348年　●リッポ・グイダロッティ　サンタ・マリア・マッジョーレ教区民（ID：261）

1348年　●セル・フランチェスコ・ダ・ソンマーイア（ID：262）

1348年　●フランチャ・マルティヌッツィ［女性なので女性欄に記載すべきもの］（ID：263）

1348年　●セル・グイード・プッチ　サンタ・マリア・ア・ウーギ教区民（ID：264）

1348年　●チーノ・ミーキ　パンクラーツィオ教区民（ID：265）

1367年　トンマーゾ・デーリ・アッチャイオーリ　サンティ・アポーストリ教区民　回廊のなかのサン・ニッコロ礼拝堂に埋葬（ID：266）

1363年　●●●ジョヴァンニ・グェルッチ・ダ・サン・ジーリョ並びに幼い娘1人とその妹1人（ID：267, 268, 269）

1363年　●ベニンカーサ・ファルキ　サン・ルッフィッロ教区民（ID：270）

1366年　亜麻布業者ピエーロ・カンビ　サン・パオロ教区民（ID：271）

1383年　●ヤーコポ・ディ・ロレンツォ・デル・トーゾ　サン・パオロ教区民　修道服を着て（ID：272）

1383年　●タッデーオ・アズッチョ・デイ・ヴァーイ　サンタ・レパラータ教区民　修道服を着て（ID：273）

右欄（女性欄）

1348年　●ミーコ・グイダロッティの妻モンナ・マーザ　サンタ・マリア・マッジョーレ教区民（ID：274）

1352年　アンフリオーネ・ジェーリ・スピーニ殿の妻モンナ・テッサ（ID：275）

1360年　帽子職人ピエーロ・ギーニ・ダ・シーニャの妻モンナ・マッテーア　修道服を着て（ID：276）
1383年　●ジョヴァンニ・ジャンブッラーリの妻モンナ・ピエーラ　修道服を着て（ID：277）

7月5日（カルタ番号93の裏）
　左欄（男性欄）
1328年　アゴスティーノ・ディ・ジョヴァンニ・バルデージ　サンタ・フェリチタ教区民　修道服を着て（ID：278）
1335年　ダルダーノ・アッチャイウオーリ　サンティ・アポーストリ教区民（ID：279）
1348年　●ニッコロ・ディ・グイダロット・ベルノッティ　サンタ・トリニタ教区民（ID：280）
1363年　●フランチェスコ・ディ・カルディナーレ・トルナクィンチ（ID：281）
1393年　チーノ・ディ・ピエートロ・ミーキ　パンクラーツィオ教区民　修道服を着て（ID：282）
　右欄（女性欄）
1355年　ウゴリーノ・マッツィンギの妻モリジア　サン・パオロ教区民（ID：283）
1363年　●故チプリアーノ・ディ・リッポッツォの妻モンナ・ナンナ（ID：284）
1363年　●モンナ・アゴスタンツァ・バルディ　我々の教区民（ID：285）
1383年　●グレゴーリオ・バルドゥッチの妻ドンナ・ナンナ　サン・ミケーレ・ベルテルディ教区民　修道服を着て（ID：286）
1383年　●ラーポ・ディ・ディ・モルダネーリの妻モンナ・チリア　サン・ロレンツォ教区民　修道服を着て（ID：287）

7月6日（カルタ番号94の表）
　左欄（男性欄）
1336年　フランチェスコ・フェーイ　ワイン商人　サン・パンクラーツィオ教区民（ID：288）
1353年　古物商スコラーイオの孫ザノービ　サン・ロレンツォ教区民（ID：289）

1363年　●バルトロ・ディ・フィリッポ・コルシ　サン・ロレンツォ教区民（ID：290）

1363年　●ウーゴ・ディ・ピコーネ・デイ・トルナクィンチ　サン・パンクラーツィオ教区民（ID：291）

1383年　●マッテーオ・ディ・フランチェスコ・グァスコーニ　サン・ロレンツォ教区民（ID：292）

右欄（女性欄）

1363年　●故ドメニコ・ボスティーキの妻モンナ・ナンナ（ID：293）

1383年　●ジョヴァンニ・パオリの妻モンナ・タンチャ　サン・ロレンツォ教区民　修道服を着て（ID：294）

1383年　●ザノービ・ディ・ヤーコポ・アミエーリ殿の妻モンナ・ネーラ　修道服を着て（ID：295）

7月7日（カルタ番号94の表）

左欄（男性欄）

1340年　●シモーネ・オルランディの息子ラッゾ　修道服を着て　我々の教区民（ID：296）

1348年　●ヤーコポ・ディ・ストロッツァ・デーリ・ストロッツィ　サンタ・マリア・ア・ウーギ教区民（ID：297）

1355年　ルイージ・ディ・ヌート・ディ・ベルト　サンタ・フェリチタ教区民（ID：298）

1343年　マッテーオ・ディ・シモーネ・オルランディ　我々の教区民　正義の旗手［1301年に正義の旗手として活躍。ロルランディーノと呼ばれた］（ID：299）

1363年　●ティエーリ・ディ・アンドレーア・ディエティサールヴィ（ID：300）

1383年　●ヤーコポ・ダティーニ　我々の教区民（ID：301）

1383年　●フェデリーゴ・ディ・ピエロッツォ・サッセッティ　サン・ピエーロ・イン・ブオンコンシッリョ教区民　修道服を着て（ID：302）

1383年　●アントーニオ・ディ・フランチェスコ・ジャンブッラーリ　サン・ミケーレ・ベルテルデ教区民（ID：303）

1383年　●フランチェスコ・ディ・バルド・アディマーリ（ID：304）

右欄（女性欄）

1337年　故マエストロ・タッデーオの娘にして故デーゴ・プルチの妻モンナ・ミーナ　我々の教区民（ID：305）

1376年　ジョヴァンニ・ジャンブッラーリの妻モンナ・アンジョラ　フランチェスコ会第三会の修道服を着て（ID : 306）

1383年　●ベネデット・ジョヴァンニ・デーリ・ストロッツィ殿の妻モンナ・ドラゴンチーナ　サン・ドナート教区民（ID : 307）

7月8日（カルタ番号95の表）

左欄（男性欄）

1344年　ブラッチーノ・ディ・ジョヴァンニ　サンタ・フェリチタ教区民　修道服を着て　1344年7月7日に埋葬さる（ID : 308）

1348年　●ピーノ・デッラ・トーザ殿の息子チャンピ殿（ID : 309）

1349年　マネット・カンビ・ダ・ポントルメ（ID : 310）

1363年　●ビリジャルド・ディ・メッセル・ビンド・デッラ・トーザ（ID : 311）

1363年　●ニッコロ・ディ・アンドレーア・ベッティ（ID : 312）

1363年　●ピヌッチョ・ボンチャーニ（ID : 313）

1373年　●バンコ・ヴェンヴェヌーティ　サン・パオロ教区民（ID : 314）

右欄（女性欄）

1348年　●ドメニコ・グイダロッティの妻モンナ・ピエーラ　サンタ・マリア・マッジョーレ教区民（ID : 315）

1348年　●リッチャルド・リッチの妻モンナ・バルトラ　サンタ・マリア・アルベリギ教区民（ID : 316）

1361年　医師カシアーノの妻エルメッリーナ　我々の教区民（ID : 317）

1363年　●マネット・ピエートロの妻モンナ・リーザ　サン・ピエール・コエロールム［チェロールム］教区民　修道服を着て（ID : 318）

1383年　●クリストーフォロ・ディ・チカリーニの妻ティーレ　サン・ピエール・コエロールム［チェロールム］教区民（ID : 319）

7月9日（カルタ番号95の裏）

左欄（男性欄）

1336年　ペトルッチオ・ディ・ガルヴァーノ　サンタ・フェリチタ教区民（ID：320）

1348年　●ビリジャルド・デッラ・トーザ殿の息子ビンド殿（ID：321）

1383年　●アレッシーノ・デル・モンテ　我々の教区民（ID：322）

*1414*年　ロレンツォ・トージ　サンタ・マリア・ノヴェッラ教区民　修道服を着て（ID：323）

右欄（女性欄）

1363年　●故メッセル・ビンダッチョ・マンジャドーリ・ダ・サンミニアートの妻モンナ・ギータ・デーリ・アッチャイオーリ（ID：324）

1383年　●アンドレーア・ディ・セニーノの妻モンナ・マルゲリータ　修道服を着て（ID：325）

7月10日（カルタ番号96の表）

左欄（男性欄）

1363年　●ラーポ・ディ・メッセル・ファルコーネ　サンタ・トリニタ教区民（ID：326）

右欄（女性欄）

1302年　故カンビーノの妻モンナ・トゥーラ　サン・パオロ教区民（ID：327）

1373年　●ウベルト・ベンヴェヌーティの妻アントーニア　サンタ・フェリチタ・イン・ピアッツァ教区民（ID：328）

1383年　●セル・マッテーオの妻モンナ・アントーニア　我々の教区民　修道服を着て（ID：329）

7月11日（カルタ番号96の裏）

左欄（男性欄）

1363年　●ジャンノッツォ・ディ・バルトロ・フェーデ　サン・ミケーレ・ヴィズドーミニ教区民（ID：330）

1363年　●ジョヴァンニ・ディ・セル・ターノ・グァスコーニ（ID：331）

1363年　●ヤーコポ・ディ・ベルト・ブルネッティ　サン・ミケーレ・ベルテルデ教区民（ID：332）

1373年　●ピエートロ・ディ・ヴァローレ　我々の教区民（ID：333）

1393年　ジョヴァンニ・ディ・ラーポ・ストロッツィ・ダ・フィカッツァーイア　我々の教区民　修道服を着て（ID：334）

1383年　●トゥルピーノ・ディ・レオナルド・デイ・ジャンブッラーリ　我々の教区民　修道服を着て（ID：335）

右欄（女性欄）

1370年　チョーレ・デル・ブオーノの妻モンナ・ジェンティーレ　サン・パンクラーツィオ教区民（ID：336）

1374年　●フィリッポ・カステッリの妻ネーザ サン・パオロ教区民　修道服を着て（ID：337）

1394年　ジョヴァンニ・ソリアーニの妻モンナ・クリストーフォラ　サン・ロレンツォ教区民（ID：338）

7月12日（カルタ番号97の表）

左欄（男性欄）

1331年　ブッチェッロ・ディ・ボナイウート　サンタ・マリア・ノヴェッラ教区民（ID：339）

1363年　●チョネット・デイ・ジュオーキ　サンタ・マルゲリータ教区民（ID：340）

1363年　●リッチャルド・ディ・アンドレーア・ディ・ウベルティーノ・デーリ・ストロッツィ（ID：341）

1363年　●ルーカ・ディ・シーリョ　薬種商　サン・シモーネ教区民（ID：342）

1363年　●ピエーロ・ディ・メッセル・マンノ・ドナーティ（ID：343）

*1383*年　●ピエロッツォ・ディ・ドッフォ・デイ・サッセッティ　サン・ピエーロ・イン・ブオンコンシッリョ教区民　修道服を着て（ID：344）

*1387*年　ラーポ・ディ・ヴァンニ・ルッチェッラーイ　サン・パンクラーツィオ教区民（ID：345）

右欄（女性欄）

1363年　●故アンドレーア・リッチの妻モンナ・ギータ・パンタレオーネ（ID：346）
1383年　●毛皮業者パーニョの妻モンナ・バンデッカ　我々の教区民　修道服を着て（ID：347）
1383年　●マルティーノの妻モンナ・バルトロメーア　我々の教区民　修道服を着て（ID：348）

7月13日（カルタ番号97の裏）

左欄（男性欄）

1330年　故ニコーラ・ストラチャベンデの息子フランチェスコ殿　リポリ教区司祭　サン・パンクラーツィオ教区民（ID：349）
1348年　●ヤーコポの母モンナ・フランチェスカ　サンタ・マリア・マッジョーレ教区民［女性であるが男性欄に記載されている］（ID：350）
1363年　●ヤーコポ・ディ・ヌート　絹織物業者　我々の教区民（ID：351）
1363年　●ニッコロ・ディ・ウバルディーノ・アルディンゲッリ　サンタ・トリニタ教区民（ID：352）
1383年　●ロッソ・デイ・リッチ殿　栄誉ある騎士　騎士と修道士の服を着て（ID：353）
1383年　●スピネッロ・ディ・ルーカ　我々の教区民　コムーネの会計員　弁護士（ID：354）

右欄（女性欄）

1359年　薬種商フィリッポの妻モンナ・ジョヴァンナ　サンタ・マリア・ノヴェッラ教区民（ID：355）
1374年　●ジョヴァンニ・ロッシの妻ラジエッタ　サンタ・フェリチタ教区民　1374年7月13日に死す　修道服を着て我々の教会に埋葬さる（ID：356）
1374年　●ロレンツォ・アッタヴァンティの妻カテリーナ　サン・ロレンツォ教区民（ID：357）
1383年　●チプリアーノ・マンジョーニの妻モンナ・ディアーナ（ID：358）

7月14日（カルタ番号98の表）

左欄（男性欄）

1333年 ビーノ・サルタレッツリの息子アンドレーア ピサで埋葬 修道服を着て［遺体は初めピサで埋葬されたが，遺族によってサンタ・マリア・ノヴェッラ聖堂に移送された］ 修道服を着て（ID：359）

1363年 ●バルラ・ディ・ヤーコポ・バルトリ 我々の教区民（ID：360）

1363年 ●ヤーコポ・ペーリ サン・ロレンツォ教区民（ID：361）

1363年 ●アッタヴィアーノ・ディ・ドンゼッロ・ブルネレッスキ サン・レオーネ教区民（ID：362）

1363年 ●ヤーコポ・ディ・ネーリ・ダルビッツェッロ・ボンダルモンティ（ID：363）

1363年 ●ジョヴァンニ・ギーニ サン・パオロ教区民（ID：364）

1373年 ●アンジョロ・ディ・ヴァンネッロ・ダ・ルーカ サント・ステーファノ・アル・ポンテ教区民 修道服を着て（ID：365）

右欄（女性欄）

1407年 7月14日 ニッコロ・デイ・ブエリの妻の下女モンナ・マルゲリータ 非常に敬虔な女性 死去し修道服を着て埋葬さる（ID：366）

7月15日（カルタ番号98の裏）

左欄（男性欄）

1360年 ヌート・ディ・ドナート・ドゥベルト サン・パンクラーツィオ教区民（ID：367）

1363年 ●ドメニコ・ディ・ヴァンニ・ルッチェッラーイ サン・パンクラーツィオ教区民 修道服を着て（ID：368）

右欄（女性欄）

1360年 スピネッリーノ・ディ・メッセル・ニッコロの妻であるモンナ・■■■ サン・ミケーレ・ベルテルデ教区民（ID：369）

1372年 ルドヴィーコの妻モンナ・オルサ サン・パオロ教区民（ID：370）

1374年 ●ドメニコの妻モンナ・サンドラ サンタ・マリア・ノヴェッラ教区民（ID：371）

7月16日（カルタ番号99の表）

左欄（男性欄）

1347年　グァルテロット・ディ・タッデーオ・ディエティサールヴィ　サンタンドレーア教区民　修道服を着て埋葬（ID：372）

1363年　●セル・ピエーロ・プッチ　公証人　サン・ドナート・デイ・ヴェッキエッティ教区民（ID：373）

1363年　●マッゾーロ・ディ・ラーポ・マッゾーリ（ID：374）

右欄（女性欄）

1348年　●モンナ・ルチーア・デイ・マッチ　ドミニコ会第三会　サンタ・マリア・ノヴェッラ教区民（ID：375）

1348年　●故サバティーノの妻モンナ・チリア　サン・フレディアーノ教区民　修道服を着て埋葬さる（ID：376）

1363年　●故フィリッポ・テッキーニの妻モンナ・トンマーザ（ID：377）

7月17日（カルタ番号99の裏）

左欄（男性欄）

1347年　バルトロ・ディ・メッセル・アルデロット・ボスティーキ　修道服を着て埋葬（ID：378）

1348年　●ラーポ・ディ・チョーネ・ポッリーニ　サン・パオロ教区民（ID：379）

1363年　●アントーニオ・ディ・バルドゥッチョ　小間物商人　我々の教区民（ID：380）

1363年　●仲買人ロッセリーノ　我々の教区民（ID：381）

1382年　●マーリ・ディ・ロレンツォ・ヴィッラヌッツィ　パンクラーツィオ教区民　修道服を着て（ID：382）

1383年　●ジョヴァンニ・ジャンブッラーリ　サンタ・マリア・ア・ウーギ教区民　修道服を着て（ID：383）

1383年　●バルトロ・ベルティーニ　　サン・ミケーレ・ベルテルデ教区民　修道服を着て（ID：384）

右欄（女性欄）

1348年　●フォレーセ・ダ・ラバッタの妻モンナ・■■■（ID：385）

7月18日（カルタ番号100の表）
　左欄（男性欄）
1347年　ラーポ　仲買人　サンタ・マリア・ノヴェッラ教区民（ID：386）
1347年　ニッコロ・ダ・カレンザーノ　サン・ロレンツォ教区民（ID：387）
1363年　●ドメニコ・ディ・ジョヴァンニ　絹織物業者　我々の教区民（ID：388）
1373年　●アンジョロ・マンフレーディ　サン・ピエーロ・イン・ブオンコンシッリョ教区民　修道服を着て（ID：389）
1385年　ニッコロ・ディ・ジョヴァンニ　サンタ・マリア・ノヴェッラ教区民　修道服を着て（ID：390）
　右欄（女性欄）
1355年　亜麻製造業者の妻モンナ・[redacted]　サン・ピエーロ・イン・ブオンコンシッリョ教区民（ID：391）
1355年　ヌッチョの妻モンナ・ベッラ　我々の教区民（ID：392）
1371年　セル・グェルフォの妻モンナ・ベネデッタ　サン・ロレンツォ教区民（ID：393）
1383年　●アルビッツィの妻モンナ・チーチャ　我々の教区民　修道服を着て（ID：394）

7月19日（カルタ番号100の裏）
　左欄（男性欄）
1348年　●ディーノ・ディ・セル・リストーロ・ディ・リストーリ　サン・ルッフィッロ教区民（ID：395）
1363年　●ルチノッツォ・ディ・ヤーコポ・ダ・トレント（ID：396）
1363年　●ヴァンニキーノ・ディ・ベルト・ディ・マルコ・デーリ・ストロッツィ　サンタ・トリニタ教区民（ID：397）
1363年　●ビアージョ・ダ・アントーニオ・ドルン（ID：398）
1387年　マラボッティーノ・ディ・トルナクインチ殿の息子ザノービ　修道服を着て（ID：399）
1414年　セル・ザノービ・ドゥッチ　我々の教区民　修道服を着て（ID：400）
　右欄（女性欄）

1363年　●ラティーノ・デイ・ピーリの妻モンナ・ナンナ　サンタ・マリア・ソープラ・ポルタ教区民（ID：401）

1383年　●モンナ・ギータ・ロンディネッリ　フランチェスコ会第三会　サン・パンクラーツィオ教区民（ID：402）

7月20日（カルタ番号101の表）

左欄（男性欄）

1359年　アッタヴィアーニの息子パオロ　サン・パオロ教区民（ID：403）

1360年　サンドロ　穀物商　サンタンドレーア教区民（ID：404）

1368年　ニッコロ・ヴィズドーミニ　教区司祭　サンタ・マリア・イン・カンポ教区民　教会のなかで修道服を着て（ID：405）

1374年　●ドメニコ・ニッコリ・ディ・チョーネ・ポッリーニ　サン・パオロ教区民　サン・バルトロメーオ鞭打ち信心会の服を着て（ID：406）

1383年　●アレッサンドロ・バルディ殿　サンタ・マリア・ソプラルノ教区民（ID：407）

1383年　●カロッチョ・カロッチ　サン・パンクラーツィオ教区民　修道服を着て（ID：408）

1407年　ギゼッロ・ディ・ビンド・ギゼッリ　サンタ・マリア・ソープラ・ポルタ教区民　修道服を着て（ID：409）

右欄（女性欄）

1416年　クリストーフォロの妻ウルソラ　修道服を着て（ID：410）

1480年　ジョヴァンニ・ディ・ジーリョの娘リザベッタ（ID：411）

7月21日（カルタ番号101の裏）

左欄（男性欄）

1357年　バルトロ　毛皮業者　サン・パオロ教区民（ID：412）

1374年　●●ジョヴァンニとロムロの兄弟　ともにセル・スピーノ・ピーニの息子　サン・ルッフィッロ教区民　同じ朝

に修道服を着て我々の教会のそばに埋葬さる（ID：413，414）

1383年　●ピエロッツォ・オッティネッリ　我々の教区民（ID：415）

1416年　スピネッロ・デーリ・アディマーリ　修道服を着て（ID：416）

右欄（女性欄）

1333年　商人チーノの妻モンナ・ビーチェ　我々の教区民（ID：417）

1417年　故ピエートロの娘にしてジュリアーノ・デイ・リッチの母レオナルダ　終わることのない施しを遺贈［元本が永続的にもたらす利子を教会に遺贈］（ID：418）

7月22日（カルタ番号102の表）

左欄（男性欄）

1338年　ジェランド・デイ・ファルコーネ・ダ・ルチニャーノ殿　判事　サンタ・トリニタ教区民　修道服を着て（ID：419）

1348年　グッチョ・ブゲッティ　サン・ロレンツォ教区民　修道服を着て埋葬（ID：420）

1358年　ナルド・マリーニ　サン・パンクラーツィオ教区民（ID：421）

1363年　ルーカ・ネロッツィ・コッキ（ID：422）

1383年　●トンマーゾ・コッキ　サンタ・トリニタ教区民　修道服を着て（ID：423）

右欄（女性欄）

1383年　●ジョヴァンニ・ジャンニの妻モンナ・ナンナ　サンタ・マリア・イン・カンポ教区民　修道服を着て（ID：424）

7月23日（カルタ番号102の裏）

左欄（男性欄）

1347年　ドナート・ディ・アルビッツィ・オルランディーニ　サン・パンクラーツィオ教区民（ID：425）
1358年　ラーポ・マズオーリ　サン・ロレンツォ教区民（ID：426）
1358年　セル・ニッコロ・デ・モンタリアーリ　サン・ピエーロ・イン・ブオンコンシッリョ教区民（ID：427）
　右欄（女性欄）
1355年　ピーリの■■■モンナ・■■■（ID：428）
1374年　●ライモンディーノ・ヴェッキエッティの妻モンナ・ネーラ（ID：429）
1383年　●●ヴァンノ・セル・ロッティの寡婦モンナ・チチーリャと娘　我々の教区民（ID：430，431）
1385年　故ミケーレ・ジョヴァンニ・パンタローニの妻モンナ・テッシーナ　サンタ・トリニタ教区民（ID：432）

7月24日（カルタ番号103の表）
　左欄（男性欄）
1371年　ビンド・ディ・ボナッチョ・グァスコーニ　サン・ロレンツォ教区民　修道服を着て（ID：433）
1374年　●ジョヴァンニ・ポミーノ　サン・ルッフィッロ教区民（ID：434）
1382年　フランチェスコ・グイードニ殿のヤーコポ　サンタ・レパラータ教区民（ID：435）
　右欄（女性欄）
1336年　ロレンツォ・チェンニ・ナルドの妻モンナ・■■■　我々の教区民（ID：436）
1347年　バルトロ・ディ・ネロッツォ・コッキ［男性であるが女性欄に記載］（ID：437）
1382年　ジョヴァンニ・マルガリエージの妻モンナ・フェリーチェ　我々の教区民　修道服を着て（ID：438）
1383年　●タレント・マッテーオ・リーナの妻モンナ・ネーラ　サン・レオーネ教区民　修道服を着て（ID：439）

7月25日（カルタ番号103の裏）
　左欄（男性欄）

1382年　●ポーランドの騎士ヤーコポ殿　ハンガリー王に派遣された教皇向け大使　軍服を着て（ID：440）

1382年　●ブオーノ・パーチェの息子スタージョ　亜麻布業者　サンタンドレーア教区民（ID：441）

1382年　●ブオーノ・パーチェ　亜麻布業者　サンタンドレーア教区民（ID：442）

1415年　トンマーゾ・ディ・ドメニコ・デイ・ルッチェラーイ　サン・パンクラーツィオ教区民（ID：443）

右欄（女性欄）

1331年　バンコ・カヴァルカンティの妻モンナ・バンカ（ID：444）

1382年　●レオナルド・ストロッツィ殿の妻モンナ・レーナ　サン・ミニアート・トラ・レ・トッリ教区民　栄誉をもって埋葬（ID：445）

1383年　●キアーロの妻モンナ・バルトロメーア　サンタ・ルチーア教区民（ID：446）

1383年　●ボッカッチョ・ブルネレッスキの妻モンナ・マーザ（ID：447）

7月26日（カルタ番号104の表）

左欄（男性欄）

1348年　●ジョヴァンニ・ディ・リッポ・アルドブランディーニ　サン・ミケーレ教区民（ID：448）

1363年　●リナルド・ディ・アンドレーア・デイ・ロンディネッリ　サン・ロレンツォ教区民（ID：449）

1363年　●グイダッチョ・ディ・チェッコ・フラスカ　サンタ・レパラータ教区民（ID：450）

1383年　●タッデーオ・ディ・カンティーノ・アッリ　サンタ・マリア・マッジョーレ教区民（ID：451）

1383年　●ニッコロ・ディ・コンシッリョ・ウーギ　我々の教区民　修道服を着て（ID：452）

1383年　●メーオ・ディ・ドメニコ　パン製造業者　我々の教区民（ID：453）

1383年　●リストーロ・ディ・チェンニ・フェーイ　サン・ロレンツォ教区民　修道服を着て（ID：454）

右欄（女性欄）

1373年　●ジエーロ・ミケーレの妻モンナ・フィリッパ　我々の教区民　修道服を着て（ID：455）

1383年　●マエストロ・フィリッポの妻モンナ・ビンデッラ　我々の教区民（ID：456）

7月27日（カルタ番号104の裏）

左欄（男性欄）

1347年　チェッコ・コーニの息子ヴィンチ　サン・ロレンツォ教区民　修道服を着て埋葬（ID：457）

1360年　ニッコロ・リッチ　サンタ・マリア・アルベリギ教区民（ID：458）

1360年　ガーイオ・デイ・マッチ（ID：459）

1374年　●ドメニコ・ディ・セル・シルヴェストロ　サンタ・マリア・ノヴェッラ教区民（ID：460）

1374年　●トンマーゾ・アルトヴィーティ殿の息子ジョヴァンニ　サンティ・アポーストリ教区民　修道服を着て（ID：461）

1383年　●ニッコロ・ディ・モーネ・グイドーニ　サンタ・マリア・マッジョーレ教区民（ID：462）

右欄（女性欄）

1382年　マルコ・ラーピの妻モンナ・マルゲリータ　我々の教区民　修道服を着て（ID：463）

1383年　●シモーネ・ゴンディの娘リーザ　サンタ・マリア・ア・ウーギ教区民（ID：464）

7月28日（カルタ番号105の表）

左欄（男性欄）

1348年　●ネロッツォ・ディ・コッキ　サンタ・トリニタ教区民（ID：465）

1363年　●ジョヴァンニ・ディ・スピナベッロ・ロンディネッリ　サン・ロレンツォ教区民（ID：466）

1383年　●ニッコ・ディ・ゴーロ　薬種商　サン・ロレンツォ教区民（ID：467）

1383年　●タルジョット　正義の旗手及びプリオーレの従者（ID：468）

右欄（女性欄）

1331年　ジョヴァンニ・バスキエーレ・デッラ・トーザの妻モンナ・マーザ（ID：469）

1334年　故カヴァルカンティの妻モンナ・テッサ（ID：470）

1355年　マーゾ・ディ・ヴァローレの妻モンナ・フレスカ　サン・パオロ教区民（ID：471）

1362年　アンドレーア・ダ・ソンマーイアの妻モンナ・チャンチャ　サン・パンクラーツィオ教区民（ID：472）

1363年　●モンナ・イザベッラ・デイ・ドナーティの娘メーア（ID：473）

1384年　バルデーゼ・ディ・トゥリーノ殿　我々の教区民　騎士の服を着て大いなる栄誉をもって［男性であるが女性欄に記載］（ID：474）

7月29日（カルタ番号105の裏）

左欄（男性欄）

1374年　ピエートロ・ディ・ニコーラ・デイ・カポッチ・ダ・スルモーナ　商人　我々の教会のなかに深紅色の服を着て栄誉をもって埋葬さる［「深紅色の服を着て」ということば初めて使われる］（ID：475）

1381年　ピエートロ・ダ・ペトリオーロ　材木商　サンタ・マリア・マッジョーレ教区民　我々に永続的な施しを遺贈（ID：476）

1382年　ミニアート・ディ・ジエーリ・デイ・ピーリ　サン・ミニアート・トラ・レ・トッリ教区民　修道服を着て（ID：477）

1382年　バルトロ・ミケーレ　皮革業　我々の教区民　修道服を着て（ID：478）

1383年　●ロレンツォ・ディ・ニッコロ・コッキ　修道服を着て（ID：479）

1383年　●ジュリアーノ・ディ・アレッショ・デル・モンテ（ID：480）

1383年　●ロレンツォ・デ・トスキ　サン・パオロ教区民　修道服を着て（ID：481）

右欄（女性欄）

1383年　●セル・タルド・ピーリの娘ナンナ　サンタンドレーア教区民（ID：482）

7月30日（カルタ番号106の表）

左欄（男性欄）

1348年　●ネロッツォ・コッキの息子　サンタ・トリニタ教区民（ID：483）

1373年　●トゥッツィオ・ディ・セル・ジョヴァンニの息子　サンタ・トリニタ教区民（ID：484）

*1383*年　●クリストーフォロ・マージ　我々の教区民（ID：485）

*1383*年　●ベネデット・ディ・ピエートロ・モレッリ　サン・パンクラーツィオ教区民　修道服を着て（ID：486）

*1383*年　●ドメニコ・ディ・バルトロ・ボルギ　我々の教区民　修道服を着て（ID：487）

右欄（女性欄）

1382年　●バルドゥッチョの娘モンナ・バルトロメーア　サンタ・チェチーリャ教区民（ID：488）

7月31日（カルタ番号106の裏）

左欄（男性欄）

1348年　サーリチェ・カヴァルカンティの息子ナンニ　サンタ・マリア・ソープラ・ポルタ教区民（ID：489）

*1411*年　ピエートロ・ディ・ゴーロ　サン・ロレンツォ教区民　修道服を着て（ID：490）

右欄（女性欄）

1348年　●ロッソ・デイ・ロッシ殿の妻モンナ・ズッケラ（ID：491）

[12月分]

12月1日（カルタ番号168の裏）

左欄（男性欄）

1363年　ニッコロ・ディ・ミケーレ・カーポンサッキ　サン・パンクラーツィオ教区民（ID：492）

右欄（女性欄）

1383年　モンナ・ペートラ　サン・ジミニャーノのドミニコ会第三会会員　故セル・アリンギエーリの妻　我々の教区民　修道服を着て　遺贈として修道士への１年間の「特別食料の配給《ピクタンティア》」をおこなう（ID：493）

12月２日（カルタ番号169の表）

［一切記載なし］

12月３日（カルタ番号169の裏）

左欄（男性欄）

1346年　レーナ・ゲッレターニ［女性だが男性欄に記載］　サンタ・マリア・マッジョーレ教区民（ID：494）

1384年　ボナッコルソ・ディ・ジョヴァンニ・ダ・ポミーノ　　サン・ルッフィッロ教区民（ID：495）

1393年　シモーネ・トルナクィンチまたはトルナブオーニ殿　サン・パンクラーツィオ教区民（ID：496）

右欄（女性欄）

［一切記載なし］

12月４日（カルタ番号170の表）

左欄（男性欄）

1343年　ドラーゾ・ピーリ　サン・ミニアート・トラ・レ・トッレ教区民（ID：497）

1370年　ニコラ・ラーピ殿　判事団において卓越した存在　サン・ミニアート・トラ・レ・トッレ教区民（ID：498）

1374年　ルッジェーロ・ディ・ボッカッチョ・デイ・ブルネッレスキ　修道服を着て（ID：499）

1491年　ミケーレ・ディ・ドメニコ・ディ・ザノービ・ポッジーニ　理髪師　ボルゴ・サン・ロレンツォ出身　サンタ・マリア・ノヴェッラ教区民　教会の突き当たりの丸屋根の下にあるジェーリ・サルヴィの墓にペッレグリーノ

信心会の費用によって埋葬（ID：500）

右欄（女性欄）

［一切記載なし］

12月 5 日（カルタ番号170の裏）

［一切記載なし］

12月 6 日（カルタ番号171の表）

左欄（男性欄）

1341年　ジョルジョ・インブージの妻モンナ・ジョヴァンナ［女性だが男性欄に記載］　サン・パンクラーツィオ教区民（ID：501）

1395年　フィリッポ・ディ・ウーゴ　香料販売業　我々の教区民（ID：502）

右欄（女性欄）

［一切記載なし］

12月 7 日（カルタ番号171の裏）

左欄（男性欄）

1337年　ベニンカーサ・ファルキ　サン・ルッフィッロ教区民（ID：503）

1337年　故インファンガートの息子ジャンドナート　我々の教区民（ID：504）

1382年　フェーオ・ディ・チェッコ・フェーイ　サン・ロレンツォ教区民　修道服を着て（ID：505）

右欄（女性欄）

［一切記載なし］

12月８日（カルタ番号172の表）

左欄（男性欄）

1343年　ビンド・ディ・カーロ・デーリ・アッリ　サンタ・マリア・マッジョーレ教区民（ID：506）

1343年　ナッド・ディ・ピーニ・マッツィンギ・ダ・カンピ　サンタ・マリア・イン・カンポ教区民（ID：507）

1340年　バルド・ディ・マルコ・リッチ・ダ・モンテ・セッコ　故人は，我々のサンタ・マリア・ノヴェッラ広場で剣で刺殺され，修道服を着て埋葬された［この刺殺は，アテネ公独裁下のこの時代の抗争のひとつとしてリッチ家とアルビッツィ家の間でおこなわれた決闘によると考えられる］（ID：508）

右欄（女性欄）

1366年　故[redacted]・デイ・シミネッティの妻モンナ・ダーダ　サンタ・マリア・ソープラ・ポルタ教区民（ID：509）

12月９日（カルタ番号172の裏）

左欄（男性欄）

1336年　カンビーノ　薬種商　我々の教区民（ID：510）

右欄（女性欄）

1370年　ヤーコポ・ディーニ・デル・ペーコラの妻モンナ・ジェンマ　サン・サルヴァトーレ教区民（ID：511）

12月10日（カルタ番号173の表）

［一切記載なし］

12月11日（カルタ番号173の裏）

左欄（男性欄）

1381年　マルキオーネ・ペートリ　我々の教区民　修道服を着て（ID：512）

右欄（女性欄）

1371年　ベルナルド・アンセルミの妻リッパ　サン・ピエーロ・イン・ブオンコンシッリョ教区民（ID：513）

1383年　ヴァロリーノ・ダ・ソンマーリア［男性だが女性欄に記載］　サン・パンクラーツィオ教区民　修道服を着て（ID：514）

12月12日（カルタ番号174の表）

［一切記載なし］

12月13日（カルタ番号174の裏）

左欄（男性欄）

1346年　ジャンニ・トルナクィンチ殿の息子ズガリオ　サン・パンクラーツィオ教区民（ID：515）

右欄（女性欄）

1382年　トンマーゾ・デイ・ファルコーニの妻モンナ・テーア　サン・クリストーフォロ教区民　修道服を着て（ID：516）

1409年　モンナ・ネンテ　寡婦　サン・レオーネ教区民　修道服を着て（ID：517）

12月14日（カルタ番号175の表）

左欄（男性欄）

1343年　ジャンニ・ディ・メッセル・テスタ・トルナクィンチ　サン・パンクラーツィオ教区民（ID：518）

右欄（女性欄）

［一切記載なし］

12月15日（カルタ番号175の裏）

左欄（男性欄）

1324年　グイドット・ドナーティ　我々の教区民（ID：519）

1384年　ニコーラ・グァスコーニ　サン・ロレンツォ教区民（ID：520）

1416年　フィリッポ・ウグッチョッツォ・デイ・リッチ　我々の教区民（ID：521）

1383年　フィリッポ・デイ・ランチロッティの息子グイード　修道服を着て我々の墓地に埋葬さる（ID：522）

1330年　コルノ・リッチの息子にしてリッチャルドの兄弟のラディズラーオ　彼は甥のマルコとともにモンテ・セッコに追放された。２人とも兵士であった。ラディズラーオはその特質のゆえにその時代において称讃に値した。彼は96歳５カ月12日で死す。修道服を着て墓地に埋葬（ID：523）

右欄（女性欄）

［一切記載なし］

12月16日（カルタ番号176の表）

左欄（男性欄）

1333年　セル・ロート・ダ・クイント　サン・ロレンツォ教区民（ID：524）

1387年　ジョヴァンニ・ディ・ドゥッチョ・アディマーリ　名誉をもって埋葬（ID：525）

右欄（女性欄）

1381年　テッリーノ・ディーニの妻モンナ・リーザ　サン・パオロ教区民　修道服を着て（ID：526）

1382年　セル・フランチェスコの妻にしてピエートロ・ジョヴァンニ修道士の母のモンナ・テッサ　サンタ・フェリチタ教区民（ID：527）

1367年　ベンチヴェンニ・グラッツィーニの妻モンナ・■■■　我々の教区民　修道服を着て（ID：528）

1411年　故アルトローヴィ・■■■の妻モンナ・フィオレッタ　サンティ・アポーストリ教区民　修道服を着て（ID：529）

12月17日（カルタ番号176の裏）

左欄（男性欄）

1410年　リーリオ・ウゴリーニ　我々の教区民　修道服を着て（ID：530）

右欄（女性欄）

1344年　鍛冶屋の故ファルコニエーレの妻モンナ・ベルタ　サン・パオロ教区民（ID：531）

1411年　故ロレンツォの妻レオナルダ　我々の教区民　修道服を着て（ID：532）

12月18日（カルタ番号177の表）

左欄（男性欄）

［一切記載なし］

右欄（女性欄）

1343年　故シモーネ・オルランディの妻モンナ・リッパ　我々の教区民（ID：533）

12月19日（カルタ番号177の裏）

左欄（男性欄）

［一切記載なし］

右欄（女性欄）

1333年　故ジェーリ・ディ・リナルド・デ・ピーリの妻モンナ・ジョヴァンナ　サン・ミニアート・トラ・レ・トッテ教区民（ID：534）

1381年　ベルナルド・ディ・ロッシ・リッチ殿の妻モンナ・ビンデッラ　サンタ・マリア・アルベリギ教区民　修道服を着て（ID：535）

12月20日（カルタ番号178の表）

左欄（男性欄）

1325年　ピエートロ・ディ・セル・ジョヴァンニ　我々の教区民（ID：536）

1345年　ピエーロ・ディ・アンセルモ・ディ・パッラ　サン・ピエーロ・イン・ブオンコンシッリョ教区民（ID：537）

1381年　ファルコ・ディ・ドッフォ　我々の教区民　修道服を着て（ID：538）

右欄（女性欄）

［一切記載なし］

12月21日（カルタ番号178の裏）

左欄（男性欄）

1339年　マンノ・ディ・メッセル・ラーポ・カヴィッチュオーリ　司祭　サン・ピエール・コエロールム［チェロールム］修道服を着て（ID：539）

右欄（女性欄）

1374年　故セル・ターノ・デイ・グァスコーニの妻モンナ・ペーラ　サン・ロレンツォ教区民（ID：540）

1387年　マッテーオ・ダ・ペレートラの妻モンナ・サンタ　サン・パオロ教区民（ID：541）

12月22日（カルタ番号178の追加［重複］の表）

左欄（男性欄）

1379年　カルロ・デイ・マンジョーニ　サン・ミケーレ・ベルテルデ教区民　処刑による［このカルロと次につづく４人（男性欄，すべて1379年）はすべてチョンピの乱の騒動のなかでその謀反が発覚したことで処刑された］（ID：542）

1379年　フィリッポ・ディ・ブラージオ・ストロッツィ　サン・ミニアート・トラ・レ・トッリ教区民　処刑による（ID：543）

1379年　ジョヴァンニ・ディ・ピエートロ・アンセルミ　パンクラーツィオ教区民　処刑による（ID：544）

右欄（女性欄）

［一切記載なし］

12月23日（カルタ番号178追加［重複］の裏）

左欄（男性欄）

1379年　バルトロ・シミネッティ　サンタ・マリア・ソープラ・ポルタ教区民　処刑による（ID：545）

1379年　チプリアーノ・ディ・リポッツォ・デイ・マンジョーニ　サン・ミケーレ・ベルテルデ教区民　処刑による（ID：546）

1386年　ピエロッツォ・ディ・チーノ・ミーキ　パンクラーツィオ教区民（ID：547）

1407年　アントーニオ・ディ・チェッコ　生前ヴァルフォンダ地区に在住　我々の教区民（ID：548）

右欄（女性欄）

1333年　故ザノービ・ディ・ヤーコポ・アメーリの妻にしてフィリッポ・ジローラモの娘モンナ・エリザベッタ　サンタンドレーア教区民（ID：549）

12月25日（カルタ番号179の表）

左欄（男性欄）

1346年　故セル・ナルド・ルチェッラーイの息子ベンチヴェンニ殿（ID：550）

右欄（女性欄）

1381年　上着製造業者ヤーコポの妻モンナ・ジョヴァンナ　サン・ロレンツォ教区民　修道服を着て（ID：551）

12月26日（カルタ番号179の裏）

左欄（男性欄）

1379年　パオロ・ディ・タッデーオ・ディエティサールヴィ　サンタンドレーア教区民　修道服を着て（ID：552）

右欄（女性欄）

［一切記載なし］

12月26日（カルタ番号180の表）［12月26日についてはカルタ番号179の裏にも記載］

左欄（男性欄）

1362年　故ラーポ・チェッフォ・アッリ殿の息子ジョヴァンニ　サン・ミケーレ・ベルテルデ教区民（ID：553）

右欄（女性欄）

［一切記載なし］

12月27日（カルタ番号180の裏）

左欄（男性欄）

1383年　ロレンツォ・ダ・プラート　サンタ・マリア・マッジョーレ教区民（ID：554）

1395年　ストリンナート・デーリ・アルフィエーリ　サン・ピエール教区民（ID：555）

右欄（女性欄）

1379年　グッレールモ・ウギッチョーネ・デイ・リッチの妻モンナ・ピエーラ　サンタ・マリア・アルベリギ教区民　修道服を着て（ID：556）

12月28日（カルタ番号181の表）

左欄（男性欄）

1363年　ベルナルド・ディ・ピエーロ・デル・マゴーゴ・デーリ・ストロッツィ（ID：557）

右欄（女性欄）
1373年　フェデリーコ・サッセッティの妻モンナ・アントーニア　修道服を着て（ID：558）

12月29日（カルタ番号181の裏）
左欄（男性欄）
1338年　故ジョヴァンニ・テスタ・トルナクィンチ殿の息子テスタ　修道服を着て（ID：559）
1415年　グイード・ヴェッキエッティ　サン・ドナート・デイ・ヴェッキエッティ教区民　修道服を着て（ID：560）
1333年　故マリーノの妻モンナ・ディアーナ［女性であるが男性欄に記載］　サンタ・マリア・ノヴェッラ教区民　生前ポンティチェッロに居住（ID：561）
右欄（女性欄）
1370年　ウゴリーノ・ストロッツィの妻ロレンツァ　修道服を着て（ID：562）

12月30日（カルタ番号182の表）
左欄（男性欄）
1378年　グレゴーリオ・ディ・パニョッツォ・トルナクィンチ殿　パンクラーツィオ教区民　修道服を着て（ID：563）
1381年　ジェルヴァージョ・ディ・アンジェロ・ダ・トーディ　我々の教区民　鞭打ち信心会の服を着て（ID：564）
右欄（女性欄）
1332年　モンナ・ケーゼ　我々の修道服を着て　グイドゥッチ・ディ・ピラストリの娘（ID：565）

12月31日（カルタ番号182の裏）
左欄（男性欄）
1337年　故カルボーネの息子にしてフリーニョ・エピスコーピ・フェスラーニ殿の父オリヴィエーリオ　サン・ミケー

レ・ヴィズドーミニ教区民（ID：566）
1363年　ベルナルド・ダントーニオ・マンフレーディ　サンタ・マリア・イン・カンピドーリョ教区民（ID：567）
1377年　トンマーゾ・ディ・ピエーロ・トルナクィンチ　サン・パンクラーツィオ教区民　修道服を着て（ID：568）
右欄（女性欄）
1344年　メッセル・ボーノ・カルボーニの息子福者ヤーコポはフィレンツェにて死去［カルボーニではなくメッセル・ジャンボーノ判事の間違い。男性だが女性欄に記入］（ID：569）

［1月分］

1月1日（カルタ番号1）
左欄（男性欄）
1353年　マルティーノ・ダ・コンビアーテ　サンタ・マリア・ノヴェッラ教区民　1月1日に埋葬（ID：570）
1364年　グイード・ディ・ジョヴァンニ・ディ・メッセル・トルナクィンチ（ID：571）
1382年　アンドレーア・ピエーリ　サンタ・ルチーア・オニッサンティ教区民（ID：572）
1395年　ビンド・ヴェッキエッティ　我々の教区民（ID：573）
右欄（女性欄）
1377年　グレゴーリオ・ピッキオーネ・トルナクィンチの妻モンナ・リーザ　サン・ミケーレ・ベルテルデ教区民（ID：574）

1月2日（カルタ番号2）
左欄（男性欄）
1377年　故ベルノットの妻モンナ・ビッリャ・ボスティーキ［女性だが男性欄に記入］サント・ステーファノ・アル・ポンテ教区民

(ID：575)

1413年　ジャコミーノ・ディ・トンマーゾ・ストロッツィ殿の息子ジョヴァンニ　サンタ・フェリチタ教区民　1413年修道服を着て広場に　本修道院に施し物を永続的に遺贈した［1月3日のジャコミーノと二重登録］(ID：576)

右欄（女性欄）

1374年　［死亡年は冒頭ではなく末尾に記載］　アンジェロ・ジョヴァンニ・テディーチ・アディマーリ殿の妻モンナ・ニッコローザ　サンタ・マリア・イン・カンポ教区民　1374年 (ID：577)

1月3日（カルタ番号3）

左欄（男性欄）

1352年　［死亡年は冒頭ではなく文中に記載］ジョヴァンニ・ディ・ピエロッツォ・サッセッティは1352年に逝去 (ID：578)

1413年　［死亡年は冒頭ではなく文中に記載］　ジョヴァンニ・ディ・ジャコピーノ・ストロッツィ　サンタ・フェリチタ教区民　1413年に修道服を着て広場に　修道院他に永続的施し物を遺贈［1月2日のジャコミーノと二重登録］(ID：576)

右欄（女性欄）

1333年　故アンドレーア・バルディの妻にしてパッラ・ストロッツィの娘モンナ・ギータ (ID：580)

1370年　モンナ・マルガリータ・デイ・マンフレーディ　サン・ピエーロ・イン・ブオンコンシッリョ教区民　60年以上着ていたフランチェスコ会修道服を着て (ID：581)

1月4日（カルタ番号4）

左欄（男性欄）

1336年　ピエートロの妻モンナ・ローレ［女性だが男性欄に記入］第三会修道士　我々の教区民 (ID：582)

1338年　故セル・ジェッピの娘にしてマッテーオ・ロンチャーノの妻モンナ・[redacted]［女性だが男性欄に記入］サン・ミケーレ・ヴィズドーミニ教区民 (ID：583)

1345年　ネーポ・ディ・チェッコ・スピーナの妻［女性だが男性欄に記入］（ID : 584）
1352年　グッチョ・ヴィーチェ殿の息子フランチェスコ　サンタ・マリア・イン・カンポ教区民（ID : 585）
　右欄（女性欄）
　　［一切記載なし］

1月5日（カルタ番号6）［5は欠損］
　左欄（男性欄）
1314年　チェッコ・マンネッリ　我々の教区民（ID : 586）
1345年　ウベルト・デイ・ジュオキエ（ID : 587）
1405年　ゼノービオ・デーリ・アゴランティ　サンタ・マリア・ノヴェッラ教区民　修道服を着て（ID : 588）
　右欄（女性欄）
　　［一切記載なし］

1月6日（カルタ番号6）
　　［一切記載なし］

1月7日（カルタ番号7）
　左欄（男性欄）
1372年　［死亡年は冒頭ではなく文中に記載］　チャンポーロ・カヴァルカンティ殿の息子ドメニコ　*1372年*に修道服を着て（ID : 589）
　右欄（女性欄）
　　［一切記載なし］

1月8日 ［カルタ番号なし］

左欄（男性欄）

［死亡年の記載なし］ ビンド・デイ・マッチ ［マッチ家はフィレンツェの有力な家柄。死亡者ビンドは1286年にプリオーレを歴任した記録がある］（ID：590）

1362年　ペーポ・デイ・ブォンデルモーンティ殿の息子ヴァローレ殿（ID：591）

右欄（女性欄）

1333年　ネルロ・ビンド・ネルリの妻モンナ・テッサ　サン・フレディアーノ教区民（ID：592）

1383年　［死亡年は冒頭ではなく文中に記載］ 商人故ミケーレ・ナルドの妻モンナ・ジョヴァンナ・グイダロッティ　サンタ・マリア・マッジョーレ教区民　1383年　修道服を着て（ID：593）

1月9日（カルタ番号4の裏）

左欄（男性欄）

1337年　故ヴァンニ・ジョイア・デイ・ヴィズドーミニ殿の息子ヴァンニ　サン・ミケーレ・ヴィズドーミニ教区民（ID：594）

1373年　［死亡年は冒頭ではなく文中に記載］ ジョヴァンニ・ディ・バルトロ・アゴラーイオ　サン・ロレンツォ教区民　1373年に（ID：595）

1463年　［死亡年は冒頭ではなく文中に記載］ フランチェスコ・トルナブォーニの息子アルフォンソ　1463年の上記の月の9日に（ID：596）

右欄（女性欄）

1336年　ドルチェ・ダ・ソンマーイアの妻ピッキーナ　サンタ・ルチーア・オニッサンティ教区民（ID：597）

1379年　故ドゥート・ケスティの妻モンナ・ビーチェ　修道服を着て　サン・パオロ教区民（ID：598）

1月10日（カルタ番号4の裏）

左欄（男性欄）

1355年　ネロッツォ・ディ・メーオ・コッキ　サンタ・トリニタ教区民（ID：599）

右欄（女性欄）

1337年　故マーゾ・アルドブランディーニの妻アルドルーダ　我々の教区民（ID：600）

1383年　［死亡年は冒頭ではなく文中に記載］　アレッサンドロ・デーリ・アッリの妻モンナ・トンマーザ　サンタ・マリア・マッジョーレ教区民　修道服を着て　1383年（ID：601）

1月11日（カルタ番号5の表）

左欄（男性欄）

1333年　ヴァンニ・ディ・ヴァンテ・リンバルデージ　サン・パオロ教区民（ID：602）

1343年　ナッド・ディ・チェンニ・ルチェッラーイ（ID：603）

1365年　ヤーコポ・ディ・シルヴェストロ・デイ・リッチ　サン・ピエール・コエロールム［チェロールム］教区民（ID：604）

*1397*年　レミージョ・ディ・アンドレーア・デイ・ロンディネッリ　サン・ロレンツォ教区民（ID：605）

右欄（女性欄）

1380年　ニッコロ・グァスコーニの妻モンナ・ジェンマ　サン・ロレンツォ教区民　修道服を着て（ID：606）

1月12日（カルタ番号5の裏）

左欄（男性欄）

1331年　ヴァンニ・ドゥッチ　我々の教区民（ID：607）

右欄（女性欄）

［一切記載なし］

1月13日（カルタ番号13）

左欄（男性欄）

1372年　トンマーゾ・ラーピ　サン・パオロ教区民　修道服を着て（ID：608）

1405年　マイナルド・カヴァルカンティ殿の息子オッド　亡骸はヴィテルボから移された　修道服を着て［カヴァルカンティ家はイタリアの内外に手広く商業を営んでおり，マイナルドのヴィテルボでの死去も商用の際のものと思われる］（ID：609）

右欄（女性欄）

1372年　ロレンツォの妻モンナ・リーザ　サンタ・フェリチタ教区民　修道服を着て（ID：610）

1383年　［死亡年は冒頭ではなく文中に記載］　バルトロ・ニコラーイ・コッキの妻モンナ・エルメッリーナ　1383年修道服を着て（ID：611）

1386年　［死亡年は冒頭ではなく文中に記載］　グァルテロット・ディエティサールヴィの妻モンナ・ゼバイナ　サンタンドレーア教区民（ID：612）

1月14日（カルタ番号14）

左欄（男性欄）

1369年

ルドヴィーコ・デイ・チッチョーニ殿　サン・ミニアート・トラ・レ・トッリ教区民

ロドルフォ・チッチョーニ殿の息子ビアージョ　サン・ミニアート・トラ・レ・トッリ教区民

ラッザリーノ・ボッロメイ殿の息子セル・フィリッポ　サン・ミニアート・トラ・レ・トッリ教区民

ナルド・ディ・マルチニャーナ　サン・ミニアート・デル・テデスコ教区民

アントーニオ・ディ・フィリッポ・マガニーニ，セル・ニッコロ，セル・サルヴィ・ジョヴァンニ・グイドゥッチーニ，以上全員［計7名］サン・ミニアート・デル・テデスコ教区民　処刑による（ID：613，614，615，616，617，618，619）

右欄（女性欄）

1314年　故ビンド・バルッチの妻モンナ・ギゾーラ　サンタ・マリア・ノヴェッラ教区民（ID：620）

1345年　アルビッツォ・リガレッティの妻フランチェスカ　サン・ミケーレ・ヴィズドーミニ教区民（ID：621）

1月15日　［カルタ番号なし］

左欄（男性欄）

1380年　グァルテロット・ディ・ボッカッチョ・ブルネッレスキ　サン・レオーネ教区民　修道服を着て（ID：622）

右欄（女性欄）

1335年　モンナ・ターナ・デイ・ロッキ　我々の修道服を着て　サンタ・マリア・マルゲリータ教区民（ID：623）

1335年　ドミニコ修道会の服を着てグァルフォンダに埋葬されたエリザベッタ
彼女はアントーニオ・ガルガランドの手によって遺言書を作成し，サン・ガッロの施療院を相続人にした。そしてこの施療院は永続的にミサとこの修道院への肉の「特別配給《ピクタンティア》」をおこなう義務を負うものである。（ID：624）

1月16日　［カルタ番号なし］

左欄（男性欄）

1326年　キーノ・アリンギエーリ　サンタ・マリア・ノヴェッラ教区民（ID：625）

1360年　カステッロ・ディ・リッポ・ベックーティ　サンタ・マリア・マッジョーレ教区民（ID：626）

右欄（女性欄）

［一切記載なし］

1月17日　［カルタ番号なし］

左欄（男性欄）

1381年　フランチェスコ・スカーリ殿の息子ジョルジョ殿　サンタ・トリニタ教区民　処刑による（ID：627）

1380年　パオロ・ソルディーニ　我々の教区民（ID：628）

右欄（女性欄）

1381年　モンナ・アンジェラ　貧しい女性　サンタ・ルチーア教区民（ID：629）

1月18日［カルタ番号なし］

左欄（男性欄）

1355年　マエストロ・ボナヴェントゥーラ・ダ・セスト　サンタ・マリア・ノヴェッラ教区民（ID：630）

1356年　ロッソ・ブオノーミニ［ギベッリーニ党のブオノーミニ家は1311年にバルド・ダグッリオーネの改革によって締め出された］（ID：631）

1386年　シモーネ　靴下職人　サン・ベネデット教区民　修道服を着て（ID：632）

右欄（女性欄）

1386年　バルトロ・ブルチの妻モンナ・ピエーラ　サン・ロレンツォ教区民　修道服を着て（ID：633）

1月19日［カルタ番号なし］

左欄（男性欄）

1381年　チェーザレ・ディ・ゲラルド・デイ・ジョキ　サンタ・マリア・マルゲリータ教区民　修道服を着て（ID：634）

1383年　ノフリオ・ディ・パニョッツォ・トルナクィンチ並びにニッコロ・トルナクィンチの妻モンナ・ギータ　二人は疫病の時にピストイアで死去したが，ここに移送された　*1383年*1月19日（ID：635，636）

右欄（女性欄）

［一切記載なし］

1月20日［カルタ番号なし］

左欄（男性欄）

1378年　バンコ・ディ・マラテスタ・カヴァルカンティ　サンタ・マリア・ソープラ・ポルタ教区民　修道服を着て

（ID：637）

右欄（女性欄）

1378年　ジョヴァンニ・ディ・リストロ・ニッコリの妻モンナ・チリア　サン・ロレンツォ教区民　修道服を着て（ID：638）

1月21日（カルタ番号10の表）

左欄（男性欄）

1335年　アルフィエーリ殿の息子プロカッチョ　先に述べた教区民［サンタ・マリア・ノヴェッラ教区民］（ID：639）

右欄（女性欄）

1335年　モンナ・ジョヴァンナ・ディ・ジュオーキ　サンタ・マルゲリータ教区民（ID：640）

1335年　薬種商故ラーポ・カンビの妻モンナ・ターナ　サンタ・マリア・ノヴェッラ教区民（ID：641）

1377年　ウベルト・マルコ・ストロッツィの妻モンナ・フィリッパ　サン・パンクラーツィオ教区民　修道服を着て（ID：642）

1405年　ジュリアーノ・リッピの娘モンナ・コスタンツァ　ドミニコ修道会第三会修道士　サンタ・マリア・ノヴェッラ教区民　1405年（ID：643）

1月22日（カルタ番号10の裏）

左欄（男性欄）

1335年　ジョヴァンニ・ガッリ　我々の教区民（ID：644）

1386年　アンドレーア・ダ・ムッジェッロ　ワイン商人（ID：645）

右欄（女性欄）

1369年　モンナ・マルゲリータ・デーリ・アルファーニ　サンタ・レパラータ教区民　修道服を着て　永続的な

「特別食料《ピエタンティア》」の配給（ID：646）

1372年　［死亡年は冒頭ではなく文中に記載］　ドメニコ・ブルギの妻モンナ・ヤコパ　修道服を着て　1372年（ID：647）

1382年　バルトロメーオ・ゲラルディーニの妻モンナ・ジョヴァンナ　サンタ・マリア・イン・カンポ教区民　修道服を着て（ID：648）

1月23日　［カルタ番号なし］

左欄（男性欄）

1386年　ロレンツォ・バルトリ　仲買人　サン・パンクラーツィオ教区民　修道服を着て（ID：649）

右欄（女性欄）

1333年　故チャンゲリーノ・ベッカヌージの妻モンナ・バルトラ　サン・ミケーレ・ベルテルデ教区民（ID：650）

1370年　故シモーネの妻にしてアントーニオ・シモーネ修道士の母モンナ・ボーナ　我々の教区民　修道服を着て（ID：651）

1月24日　［カルタ番号なし］

左欄（男性欄）

1340年　ジョヴァンニ・ボンファティーニ　サン・ロレンツォ教区民（ID：652）

右欄（女性欄）

1336年　故チョーネ・ブエリの娘にしてガリガーリオの妻モンナ・ビリア　我々の教区民（ID：653）

1345年　フランチェスコ・チカリーニの妻モンナ・リッパ　サンタ・マルゲリータ教区民（ID：654）

1387年　ディーノ・ディ・ヤーコポ・デル・ペーコラの妻リーザ　サン・サルヴァドーレ教区民（ID：655）

1月25日（カルタ番号12の表）

左欄（男性欄）

1336年　カルヴァーノ・デイ・ボスティーキ　我々の教区民（ID：656）

1340年　バルトロ　仕立て屋　我々の教区民（ID：657）

右欄（女性欄）

1335年　故ジョヴァンニ・ゲラルディーニの妻モンナ・バンデッカ　サン・ミケーレ・ベルテルデ教区民（ID：658）

1382年　チョネッリーノ・カヴァルカンティの妻モンナ・フランチェスカ　サン・シモーネ教区民（ID：659）

1384年　モンナ・エリザベッタ・ディ・ステーファノ・ステーファニ　アレッサンドロの妻　サンタ・トリニタ教区民　修道服を着て（ID：660）

1387年　レオナルド・ディ・ドメニコ・デル・マテラッサの妻モンナ・ピエーラ　我々の教区民（ID：661）

1月26日（カルタ番号12の裏）

左欄（男性欄）

［一切記載なし］

右欄（女性欄）

1341年　モンナ・ジエーラ・ヴィズドーミニ　サン・ミケーレ・ヴィズドーミニ教区民（ID：662）

1345年　ヤーコポ・ベッティの妻モンナ・ルチーア　サン・ロレンツォ教区民（ID：663）

1353年　ダンジェロ・ダル・カントの妻モンナ・バルトロメーア（ID：664）

1月27日　［カルタ番号なし］

左欄（男性欄）

1351年　フランチェスコ・ディ・メッセル・チャンポーロ・カヴァルカンティ　修道服を着て（ID：665）

1377年　トンマーゾ・デル・リッコ　サン・パンクラーツィオ教区民（ID：666）

右欄（女性欄）

1345年　ギーゴ・デル・ベンキアーリの妻フランチェスカ　サンタ・トリニタ教区民（ID：667）

1365年　アンドレーア・ディ・ニッコロ・ラーピ殿の妻モンナ・テッサ　サン・ミニアート・トラ・レ・トッリ教区民（ID：668）

1350年　ニッコロ・チンギエッティの妻モンナ・バルトラ　サンタ・マリア・ノヴェッラ教区民（ID：669）

1月28日［カルタ番号なし］

左欄（男性欄）

*1372*年　ロメーオ・マリンギ　サン・ロレンツォ教区民（ID：670）

1378年　マンフレーディ・ディ・ドメニコ・ジャンブッラーリ　サン・ミケーレ・ベルテルデ教区民　修道服を着て（ID：671）

1386年　ジョヴァンニ・ディ・ザンペ・トルナクィンチ　サン・パンクラーツィオ教区民（ID：672）

1386年　トンマーゾ・グァルディ　古物商　サン・ロレンツォ教区民（ID：673）

右欄（女性欄）

［一切記載なし］

1月29日（カルタ番号14枚の表）

左欄（男性欄）

1379年　ピエートロ・アンニバルド・ストロッツィ　サンタ・マリア・ア・ウーギ教区民（ID：674）

右欄（女性欄）

1340年　モンナ・ガズディーナ（ID：675）

1360年　ロゼッロ・ストロッツィの妻モンナ・マルゲリータ　サン・パンクラーツィオ教区民（ID：676）

1380年　ベルナルドの妻にしてヤーコポ・デル・ビアーダの母ターナ　我々の教区民　修道服を着て（ID：677）
1380年　シモーネ・チョネッリの妻モンナ・ドメニカ　サン・ロレンツォ教区民　修道服を着て（ID：678）
1380年　ブオーゾ・デイ・ドナート殿の娘モンナ・デーア　修道服を着て　サン・パンクラーツィオ教区民（ID：679）

1月30日（カルタ番号14の裏）
左欄（男性欄）
1377年　セル・ジョヴァンニ・ファントーニ　サン・ミケーレ・ベルテルデ教区民　修道服を着て（ID：680）
右欄（女性欄）
1335年　モンナ・テッサ・デイ・ソルダニエーリ　サン・パンクラーツィオ教区民（ID：681）
1372年　故シモーネ・ダ・レッチョの妻モンナ・ジェンティーレ　サン・ロレンツォ教区民　修道服を着て（ID：682）
1372年　ロット・コッポーリの妻フランチェスカ　サンタ・マリア・ノヴェッラ教区民（ID：683）

1月31日（カルタ番号15の表）
左欄（男性欄）
1336年　セニーノ・バルデージ　サンタ・マリア・ノヴェッラ教区民（ID：684）
1369年　セル・ディエティフェーチ・ディ・セル・ミケーレ　サンティ・アポーストリ教区民（ID：685）
1374年　ヴィンチ［姓ではなく下の名前］　鍛冶屋　我々の教区民　修道服を着て（ID：686）
右欄（女性欄）
［一切記載なし］

第二部　大規模ペスト期の市民の遺言書

第一九章「フランチェスコ・ディ・マルコ・ダティーニの遺言書」（一四〇〇年）

解説

一八七〇年、中部イタリアのトスカーナ地方の都市プラート（フィレンツェの北西約一八キロメートル）で、ひとりの中世イタリア商人の書簡・書類が発見された。それは、イタリアに留まらずに、バルセロナ、バレンシア、マヨルカ、さらに北西ヨーロッパに及ぶ広域の商業活動を示す文書である。そして、五〇〇〇冊以上の帳簿や覚書、一四万通の商業書簡、何百通もの契約書・保険証書・手形等、さらには夫婦間や友人の間で取り交わされた個人的書簡も多数含まれている。この意味で、この史料は、一四世紀後半

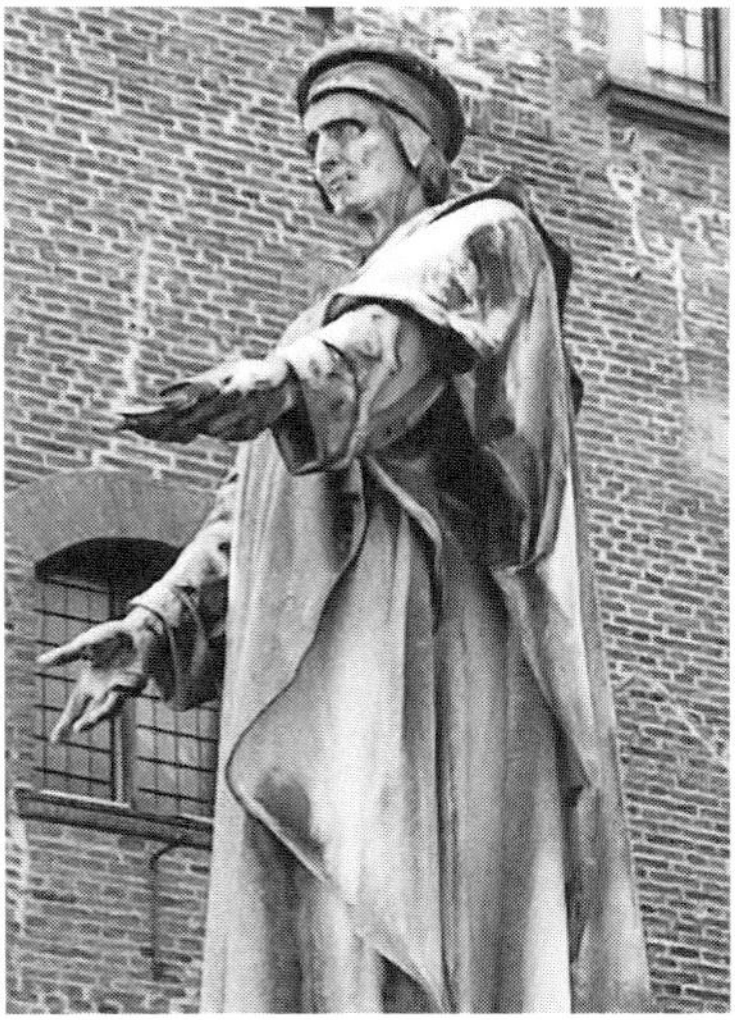

図19-1　プラートのコムーネ広場のダティーニ像

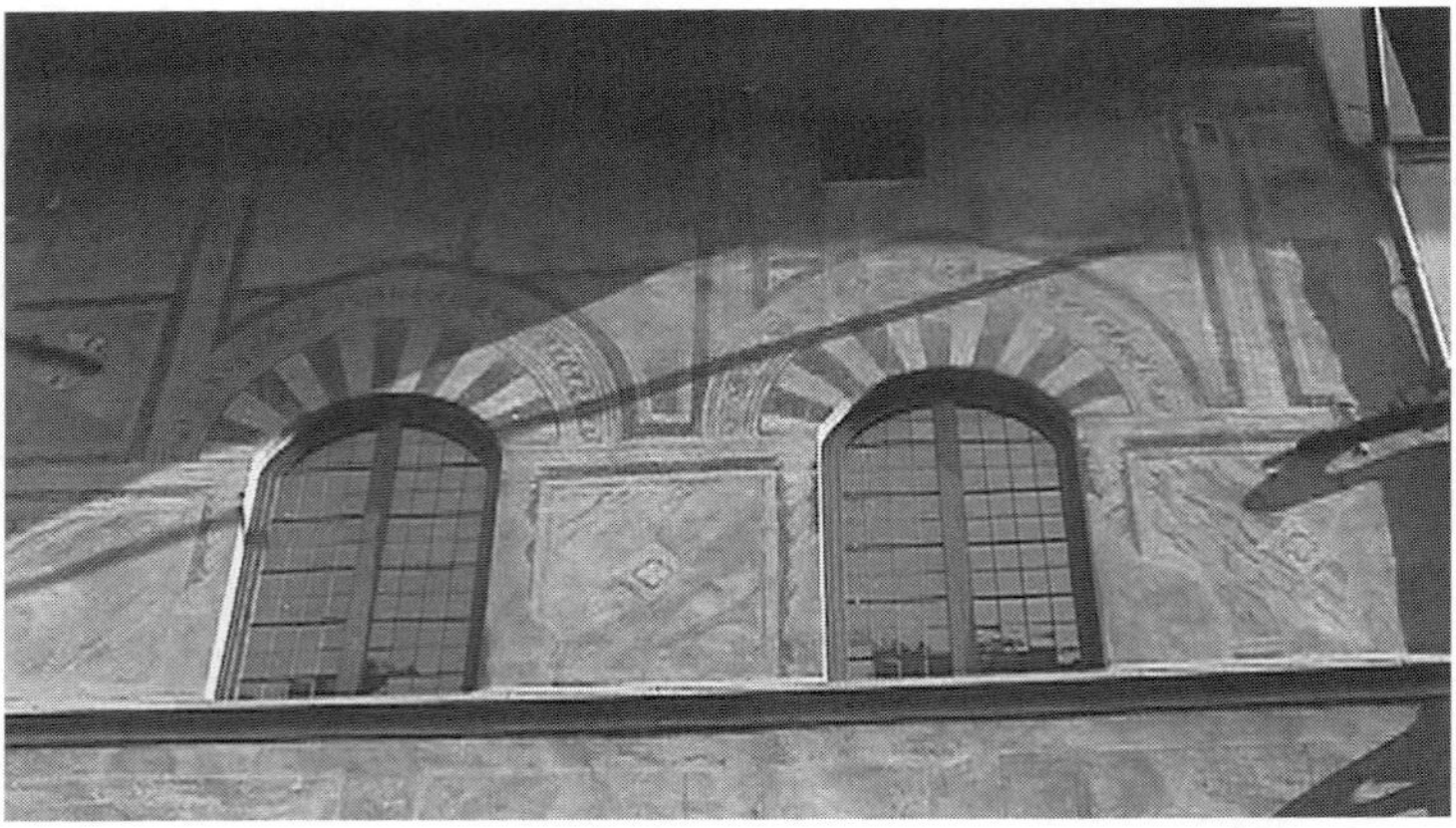

図19-2　パラッツォ館

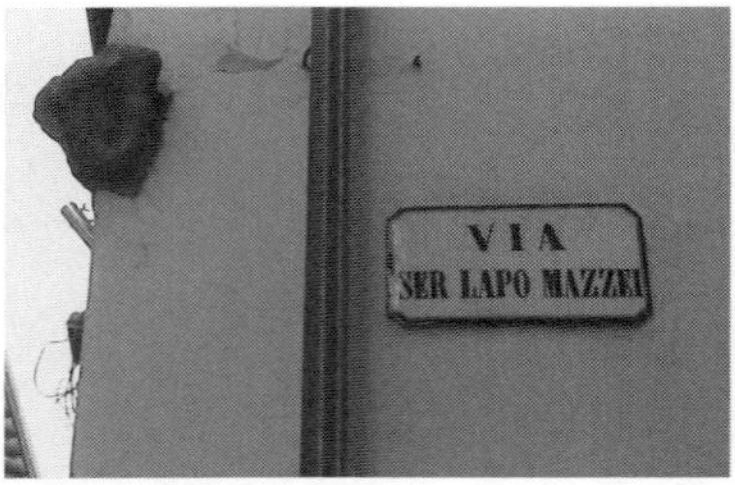

図19-3a　セル・ラーポ・マッツェイ通りの標識

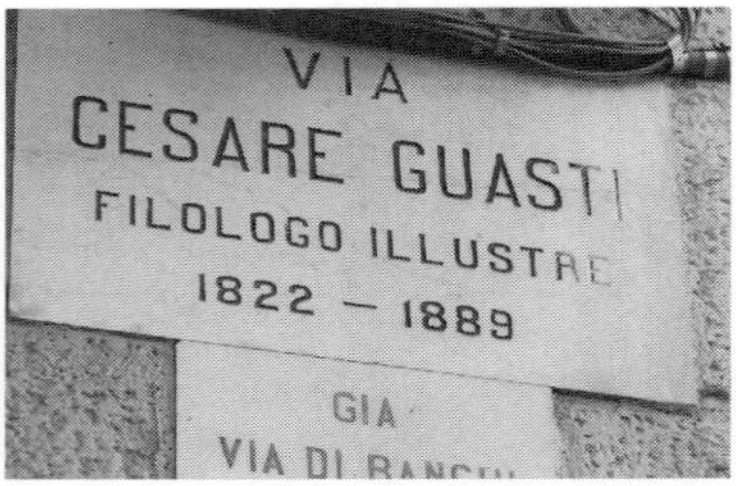

図19-3b　ダティーニの研究者の名前を付けた通り

から一五世紀初頭を生きた商人の商業・経済活動のみならず、日常生活に生きた市民のものの見方・感じ方を身近なかたちで伝えてくれる貴重な文書である。その商人がフランチェスコ・ダティーニ Francesco Datini（一三三五～一四一〇）であった（図19-1）――その文書は、彼の住んでいたパラッツォ（館）（現在「プラート国立古文書館」図19-2）に保存されている。史料の一部は出版されており、またインターネットで《Archivio di Stato di Prato》を検索すれば見ることができる。そして、経済史、商業史をはじめ中世史家の豊富な研究が展開されている。――プラートの町を歩くと、通りの名前がダティーニの友人の名前を取って「ラーポ・マッツェイ」の通りであったり、ダティーニ研究者の名前を取って「チェーザレ・グァスティ」通りで

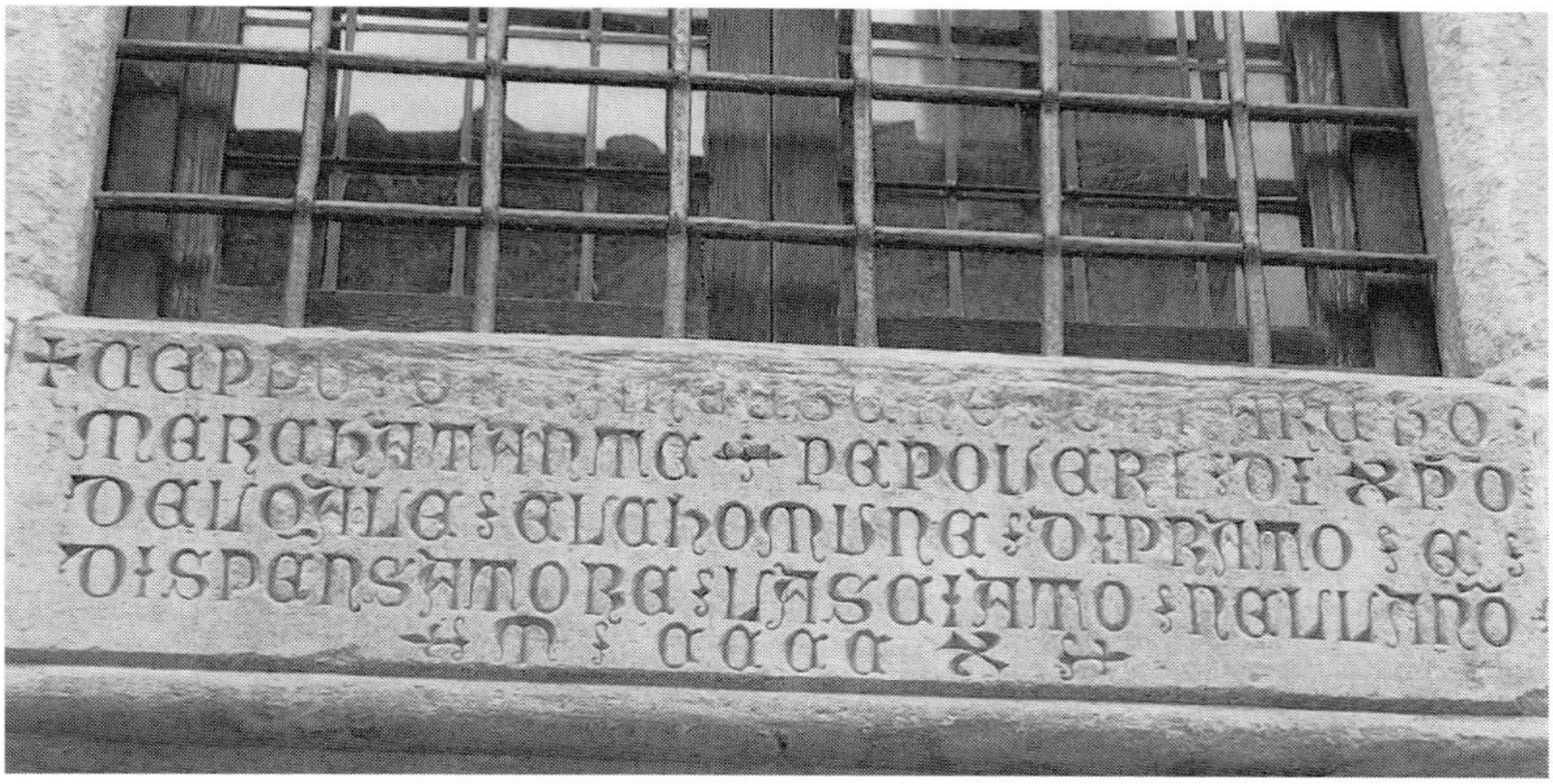

図19–4　貧者の慈善財団の施設の入口の銘文
「私（フランチェスコ・ディ・マルコ）商人は，キリストの貧者のために1410年に慈善の施設を遺贈した。それについてプラートのコムーネが管理者である……

あったりする。この町はダティーニの存在とは切っても切れない気がする（図19–3a、図19–3b）。

フランチェスコ・ダティーニの生きた時代は、イタリアの内外で飢饉や戦争や内乱の多発する困難な時代であった。しかし、そのなかでも人びとに最も恐れられ、人びとに多大な危機意識をもたらしたのは、黒死病（ペスト）であった。黒死病は、一三四八年に大流行してから半世紀の間に大規模な流行（「大規模ペスト」）を繰り返し、主にそのために、一世紀の間にトスカーナ地方の一四世紀初頭の人口の三分の二が奪われたと考えられている[270]。

ダティーニ自身、一四歳の頃、最初のペスト（一三四八年）によってほんの数カ月の間に、両親（マルコ、ヴェルミーリャ Vermiglia）と二人のきょうだい（妹ヴァンナ Vanna と弟ノーフリ Nofri）を次々と失った（ほかに母親のお腹に妹か弟になる子がいた）。残ったのはダティーニとその弟のステーファノだけであった。ダティーニが、目の前で家族四人が次々と激痛で苦しみながらペスト死するありさまを見た時の衝撃は、すさまじいものがあったに違いない。それは生涯ずっと忘れがたいものであっただろう。孤児となった少年ダティーニは、慈愛深い養母に引き取られた後に、仕事に就きプラートやフィレンツェで働いた。

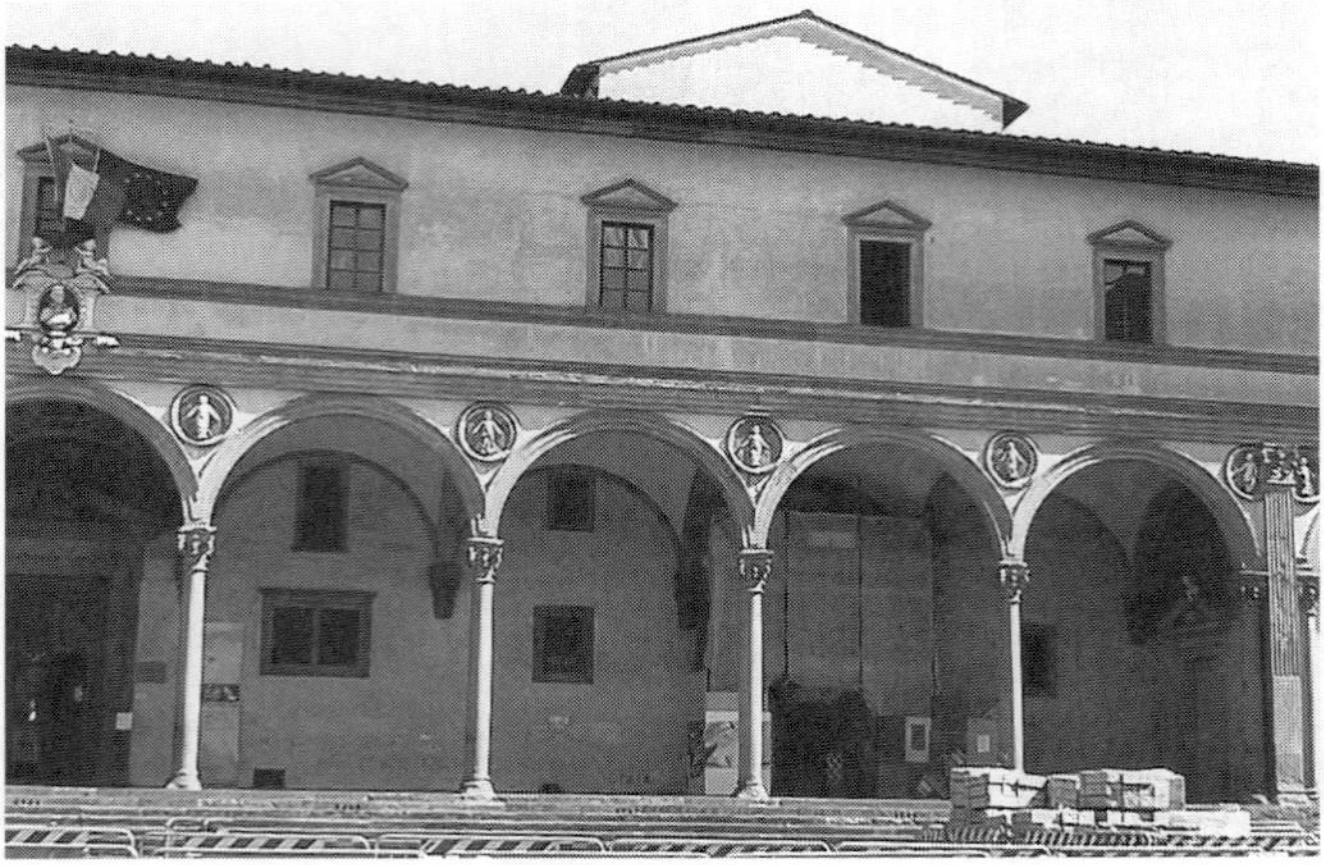

図19-5　フィレンツェのインノチェンティ捨子養育院（ブルネッレスキ, 15世紀）これは，均衡・比例・簡潔さにおいてブルネッレスキによる最初のルネサンス様式の建築物である。この施設のためにダティーニの遺産のうち1000フィオリーノが拠出された

一五歳の時、話があって教皇庁のある新天地アヴィニョンに移る。これが生涯の転機となる。ここで事業の大成功が始まるのであった。なお、父親のマルコがペスト死する前に作成した遺言書が発見され、それは、本書の第二〇章「大規模ペスト期の遺言書」の最初に紹介する。

ダティーニは一三八二年の末までアヴィニョンで暮らした。しかし、アヴィニョンで三度目のペストに見舞われる（一三七四年）。この時みずからペストに罹病してしまい、生死の間をさまよったという。その後、ダティーニは、死に至るまで、ずっとペストは、不吉に鳴り響く通奏低音のごとく、彼の心性に威嚇として響き、作用していたと考えられる。彼が見舞われ、生き延びたペストは以下の六回である。

〔第一回目〕一三四八年（プラート）、〔第二回目〕一三六一年（アヴィニョン）、〔第三回目〕一三七四年（アヴィニョン）、〔第四回目〕一三八三年（プラート）、〔第五回目〕一三九〇年（プラート）、〔第六回目〕一四〇〇年（フィレンツェ）。

一四世紀後半の時代は、社会不安も高じた時代であると共に、「大規模ペスト期」の時代であり、人びとは危機にさらされて生きた時代であった。この時代においてペストは誰にとっても「神罰」と考えられ、神の怒りに触れるまい、神を喜ばせようという思いが強くあったようだ。それは彼らが取った様々な行為から読み取れる。一四〇〇年には贖罪の巡礼の大集団が北部と中部のイタリアを席巻し、何万もの人びとが神に赦しを乞うた。

さらに、個人としては、あの世に旅立つ準備として残した遺言書の寄進のあり方からもうかがい知れる。ダティーニは、遺言書によって、神に贖罪して救済を求め、みずからの巨額の金を貧民救済に使うよう遺言した。彼は、みずからの巨額の遺産を管理する財団を築いて、その財団が「フランチェスコ・ディ・マルコの貧者の慈善財団の施設」(図19-4)を管理し、貧民救済を実施するように指示している。ダティーニはこのほかに、みずから孤児であったことから、フィレンツェに設立されるはずのインノチェンティ捨子養育院(図19-5)に一〇〇〇フィオリーノもの大金を設立基金として寄付した。こうした慈善活動は当時の富裕な市民が取った通常のものであった。一六世紀のドイツのフッガー家の「富豪」ヤーコプ(一四五九~一五二五)も貧民救済のために共同住宅「貧者の家」(フッゲラーイ Fuggerei)を築いたが(一五一四年)、これも前世紀のダティーニの行為と同様、神を恐れ、神を喜ばせて救済を志向した行為であった。

しかし、このダティーニの遺言書で注目されるのは、遺贈した施設が、聖職者や教会に乗っ取られないようにと、繰り返し念を押す姿勢である。この教会聖職者への不信は、ルターとは次元が異なるが、教会を排して、神と直接結びつこうとする部分が少し作用したのかもしれない。この教会への不信は、フィーナ・ダ・カッラーラの遺言書にも認められる(第二〇章第4遺言書)。

ダティーニの遺言書作成の直接的契機についていえば、一四〇〇年、中部イタリアにペストが流行したことが作用している。ついにダティーニは死を覚悟して遺言書の作成に踏み切る。これにはドミニコ会修道士ジョヴァンニ・ドミニチの説教や助言(これは書簡のかたちでも与えられた)(271)、友人マッツェイの助言が作用していた。作成には友人のマッツェイ公証人があたった。それは以前一度作成したものを修正する形を取った。本章に掲載するものはその一部である。それは、ブランカの編集した次のテキスト（イタリア語）にもとづいている。

Francesco Datini, "Testamento", in *Ricordi* in Mercanti Scrittori: *Ricordi nella Fireze tra Medioevo*, ed. Vittore Branca, Milano, 1986, 555–565.(272)。

これは、本来ラテン語であったものをマッツェイ自身がイタリア語になおしたものである。

ダティーニについては、イリス・オリーゴの名著『プラートの商人　中世イタリアの日常生活』がある(273)。また、そのほかに、オリーゴも依拠したE・ベンサ、C・グァスティ、G・リーヴィ、L・ピアットーリなどの様々な研究がある(274)。そして、ダティーニの人となりを知るものとして、ダティーニの親友ラーポ・マッツェイの残した書簡集がすばらしい。また、二〇一〇年、ダティーニの没後六〇〇年を記念した大部の論文集、書簡集が出版された(275)。

史料

フランチェスコ・ディ・マルコ・ダティーニの遺言書

1　貧者のための慈善財団の施設のあり方

フランチェスコは、神の愛のためにプラートにある彼の二軒の家を貧者の慈善の施設として遺贈する

この遺言書の作成者であるフランチェスコは、神の恩寵のおかげで彼が神から与えられたものを貧者に与えるために、以下のことを神の愛のために欲して定めた。すなわち、まず、プラートの彼の大きい方の家、つまり庭つきの住居、それに加えて、次にその向かい側にある彼の家、すなわち長い開廊《ロッジャート》と部屋と家具を備えた家が、ほかならぬ「慈善財団の施設《チェッポ》」とその施設の倉庫と家に割り当てられるものとする。

この慈善財団の施設は永久に貧者のために用いられるべきであって、決して宗教的な施設として利用されてはならない

そして「慈善財団の施設」とその施設の倉庫及び家は宗教的な場所であってはならないものとする。すなわち、それはどんなかたちにおいても、教会や教会の施設や教会の権威あるいは聖職者に属する他の人びとに依存した場所であってはならない。また、どのようなかたちにおいてもそのようなものに利用されるべきではなく、あくまで貧者、イエス・キリストの貧者の永続的な使途とその保持と利益に永遠に属するものとする。

この施設は貧者が利用する施設であり、その規約はこの遺言書で定める

このことのために、フランチェスコはこの遺言書においてなされた規定・取り決め・協定によって定め得る最善のやり方でこの「慈善財団の施設」を遺贈した。それはこの遺言書の後の方で正確に述べられるとおりである。

施設の名称を「フランチェスコ・ディ・マルコの貧者の慈善財団の施設」とする

この「慈善財団の施設」は、プラートの貧者に割り当てた他の施設と異なり、「フランチェスコ・ディ・マルコの貧者の慈善財団の施設」と呼ばれるものであり、かつまた、遺言者もそう呼ばれるべきものと定める。

遺言者は、遺言書執行人や施設管理人によって、遺言者の残した遺産を財源にして、この施設が必要とする不動産等を購入する

フランチェスコは、下記の遺言書の「執行人理事《エゼクトーレ・コンソレ》」、あるいは後で指示される「施設の監督」（ゴヴェルナトーレ・デッラ・カーサ）によって、フランチェスコのあらゆる場所の遺産から引き出されるすべての財源を用いて、この家、すなわち貧者の「慈善財団の施設」のために、耕地・地所・不動産が購入されることを欲し、そのように命じた。

遺言者に属する不動産は、すべて貧者のためのこの慈善財団の施設に遺贈する

神への愛のために、この遺言者は、獲得される先の土地、地所、すなわち、現在と将来のいずれにおいても、また、どこにおいても、見出されるすべての耕地・家・不動産については、それを彼の「慈善財団の施設」つまり「貧者の財団施設」に与え、委ね、遺贈し、ひとつにまとめたのである。

慈善財団の施設の不動産は、その利益で貧者に食料を与えるため、売却・譲渡・長期の賃貸借を禁じる

フランチェスコは、この不動産については、その利益によって、イエス・キリストの貧者に食料が与えられるようにするために、その売却や譲渡や長期間の賃貸借を禁じた。この禁止事項を犯して所有地が譲渡されたり贈与されるようなことになれば、その譲渡されたり賃借される土地について、フランチェスコは、フィレンツェのオル・サン・ミケーレ信心会に遺贈した。

慈善財団の施設の不動産から得られる収益は「キリストの貧者」に与えられる

この地所・土地・財産からもたらされる利子・収益・利潤は、「キリストの貧者」、すなわち、すでに周知となっている貧者であるにせよ、貧者であることを隠すことを望む貧者であるにせよ、また、その貧困を恥ずかしく思う貧者であるにせよ、そうした「キリストの貧者」に与えられ、彼らのために使用され、配分されるものとする。この措置は、プラートにある他の「貧者の慈善財団の施設」に帰属する地所の利潤の場合と同様の措置である。

2　慈善財団の施設の委託先としてプラートのコムーネを指名する。コムーネの代表としての四名(プレシデンテ)の市民の権限・業務内容、その選出について定める

収益を貧者に与える措置は、プラートの協議会総会が毎年選出する四名の市民によっておこなわれる

この措置は、よりいっそう善良で正直な人びとの間から選ばれた四名の市民［後述の「プレシデンテ」、「有徳者」に同じ］によって毎年おこなわれるべきものとする。四名は、先の都市・コムーネのプラートの協議会総会において、すぐ後で説明するように、規則にしたがって選出、すなわち評決されるものとする。プラートのコムーネにふさわしいこの管理者の、毎年永続的におこなわれる選出と罷免・解任は、今後、先のコムーネに委ねるものとする。また、フランチェスコは、この選出が十分な責務と権威を与えてなされることを欲した。ただし先のプラートのコムーネが決定するように、この遺言書、遺書のなかにすでに含まれている遺産の処理内容には、常に及ばないものとする。

管理者を選出する目的は、この慈善財団の施設を保護し、遺言者の遺産がもたらす収益を受け取るためである

管理者を選出する目的は、とりわけ以下のためである。まず、先に述べた「慈善財団の施設」の出費に関しては、いかなる者に対してもこの「慈善財団の施設」を保護することを目的とし、また、財産、利子、現金、貸金、遺贈、遺産、さらにその他の、彼に帰属する遺産や財産を受け取り、取り戻すことを目的とするものである。そして回収されたお金を清算するためである。さらに、利益を要求し、訴訟で争い、相手に抗弁することを目的とするためであり、先のコムーネによって定められるはずの他の手続きをおこなうことを目的とするためである。

遺言者はプラートに絶大な信頼を置くので、この慈善財団の施設と遺言者の遺産や収益の管理・監督をプラートとその市民に委託した

フランチェスコは、先のコムーネである都市プラートに絶大な信頼を置いていることから、彼はこの「慈善財団

の施設」をこのコムーネに委託した。同時に、彼は、この「慈善財団の施設」とともに、付随して、まず、上に述べ次に挙げる諸権利、次に、貧者が使用し維持するように準備された遺産、そして次に、「慈善財団の施設」の支出の管理・監督をもこのコムーネに委託した。そして彼は、このコムーネに「慈善財団の施設」の全面的な管理と監督を委託し、遺産から回収されたものであるにせよ、そうでないにせよ、すべての貸金と権利の回収をこのコムーネに与え、委託した。フランチェスコが生前にそう欲したならばきっとおこなったように、彼がプラートのコムーネとその市民に抱いた愛のゆえに、この「慈善財団の施設」が現に所有するものや今後所有するはずのものを回収することができるように、その権限を今後永遠にプラートのコムーネとその市民に委託したのである。

遺産から得られる収益は、コムーネの援助を得て、いかなる者の横領からも守られる

回収されるお金については、以前に規定された措置や、その後規定される措置が取られるものとする。また、回収されるお金は、それをねらって、ありとあらゆる手練手管を弄して、世俗的な口実を用いたり、教会上の口実を用いたり、あれこれ名目をもって、先の「慈善財団の施設」やその財産を横領しようとする、いかなる有力者からも守られうるものとし、それは仲介すなわちプラートのコムーネの援助をもって守られうるものとする。

遺言者は、プラートのコムーネに対して、相続人の登録と遺贈の処理、支払い・受領の清算を期日までにおこなうように要望する

フランチェスコは、プラートのコムーネに対して、プラートのコムーネを通じて、本遺言者によってなされた支払い、契約、また、以下に述べる彼の相続人の名前が、遺漏なく登録されるように対処することを望み、かつそうなるように忠告する。そして色々な場所において支払われ、受け取られ、記載され、約束された金が、清算が義務づけられた期日には清算されることを望み、かつそうなるように忠告する。

プラートのコムーネやその代表を遺贈者の代理人として任命する。その目的は、貸付と利子の回収、有利な場合の財産交換、モンテ・ディ・ピエタの貸付の清算、役職者の交替の許可、強制公債の回収である

フランチェスコは、安全のためからも、このプラートのコムーネやこのコムーネによってその代理を命じられることになるいかなる者についても、この遺言書の作成者の死後における永続的な代理人として任命する。その任命の目的は、以下のようないくつかの目的をもっている。まず、あらゆる貸付と利子を回収するという目的である。次に、遺言者が、この遺言書の執行のために、十分にして自由で完全なる委任をもっておこなうことができる行為や、おこなうことができたであろう行為のすべてを達成するという目的である。また、とりわけ、有利であると進言されたならば、財産を交換するという目的である。さらに、不動産を購入し、フィレンツェのモンテ・ディ・ピエタの現在と将来の貸付を一部また全部受け取り清算するという目的である。そして、役職者の交替の許可を認めるという目的である。さらに同様に強制公債《アッカットーノ》の払い戻しのための証書を回収するという目的である。その回収の目的とともに、公債の払い戻しの回収の目的、さらにその他の彼に帰属する債権や彼に帰属することになるすべての債権の回収の目的である。その債権には、プラートのコムーネやその他の個人や他のコムーネ・団体・会社・施設の債権が含まれる。同じくそれらの債権を清算する目的である。

この財団施設の監督をおこない、遺産と収益を管理する四名の「有徳者」は、毎年おこなわれる先に述べた選挙で選出されるものとする。その選出のために以下のプラート市民を指名する

さらにまた、本遺言者は、以下のことを欲して決定した。すなわち、最初に述べたとおり、また、自覚をもって決定するのが望まれるように、四名の「有徳者」[ブォーノ、これはプレシデンテのこと]、すなわち、先の「慈善財団の施設」の監督をし、相続財産と収益を管理し、それを慎重に増やして支給する義務を負う四名の有徳者は、毎年おこなわれる先に述べた選挙において選ばれるものとする。以下の者は、先の協議会総会や評決において、投票及び発言をおこなうために毎回出席するか、あるいは少なくとも、彼らに選挙の日時を知らせるために、間違いなく個人の家に通知がなされ、召集がなされるものとする。すなわち、マッテーオ・キアリーティの息子キアリート、メッセル・トンマーゾ・ディ・ジュンタの息子リオナルド、バルザローネ・ディ・スペダリエーリ、セル・ラーポの息子メッセル・アメーリオ、メッセル・ピエーロ・リナルデスキ、バルトロメーオの息子ジョヴァンニ、セル・ピエーロの息子ステーファノ、メッセル・ニコーラの息子トレッロ、メッセル・ニコーラの息子メッセル・ボナッコルソ、ニコーラ・マルティーニの息子マルティーノ、マッテーオ・コンヴェネヴォーリの息子バルトロメーオ、バルトロの息子ビアージョであり、すべてプラート市民である。もし彼らが死亡したならば、彼らの子孫で、彼らの直系男子にあたる各家のそれぞれの者に対して召集がなされねばならないものとする（ただし彼らは成人で、最年長の息子であること、また、その家族から一名を越えてはならないものとする）。

協議会総会による場合を除いて、四名の決定に反対できないものとする

フランチェスコは、このようにして上記の人物とその子孫を保護監督者に選んで任命し、そして続けて間断なく、先の慈善財団の施設の注意深い監督者にして保護者として、またこの遺言者の遺言の注意深い監督者にして保護者として選んで任命した。しかしながら、協議会総会による場合は別として、毎年選出される上述の四名に反対するとか、あるいは、彼らの決定に反対したかたちでは何もできないものとする。要するに、フランチェスコは、彼ら四名が、神の愛のために、フランチェスコとの友情のために、また、彼らの霊魂のために、慈善財団の施設のために、協力者であり、援助者と保護者であることを願い、また、彼ら四名が、先のよき事業に敵対して困難と損害を与えようと欲する者たちに対抗してほしいことを願ったのである。また、フランチェスコは、プラート市や先の四名のプレシデンテ［統領、総裁の意］から何らかのかたちで要請があれば、上記の人物とその子孫が、施設のよい状態のために、また、イエス・キリストの貧者への愛のために、施設の存続のために協力してくれることを望んだ。

四名のプレシデンテは任期の終了時に業務報告をしなくてはならない

しかしこの四名のプレシデンテは、その任期の終了時に、プラートのコムーネが規定するように、その業務報告をしなくてはならないものとする。

貧者の援助のために、四名のプレシデンテを管財人に任命した。それは、この管財人を通じて、債務者の収益と貸借勘定を調べ、それを清算し、利子を回収するためである

さらにまたひとつ、慈善財団の施設の先に述べた貧者の安全と素早い援助のために、先に言及した他の任務に加えて、フランチェスコは、先に述べた四名のプレシデンテを管財人に任命した。管財人の任命の目的は、以下のいくつかのことをおこなうためである。まず、管財人を通じて、現在および将来の債務者の一人ひとりについて、その収益と貸借勘定を調べ、計算し、清算すること、また次に、フィレンツェのコムーネとその官吏によってフィレンツェのモンテの公債に登記された、あるいは、フランチェスコやその相続人の側から登記された、フランチェスコの貸付による報酬・贈与・利子や、さらに、税金として控除された金銭、「アッカットーノ」と呼ばれる譲渡可能な貸付、元金とあらゆる元金にもとづくあらゆる利子――そうしたものを受け取り、回収するためである。また、彼ら官吏にそれを表明し、それを完全に清算するためである。

管財人は貸付の収益のために、上記の事柄について、変換・取り消しをすることができる

フランチェスコが任命した管財人は、在職中はいかなることにおいても、彼らの望むやり方で、すでに述べた事柄について、変換したり、取り消したりすることができるものとする。先に述べた収益については、貸付がなおも継続している限りは、あるいは、フランチェスコの名義が書き換えられたことで無効とされ、もはや提供されない限りは、フィレンツェの公債に関わり、フランチェスコに帰属する貸付の支払いに変換されねばならないものとする。この収益の変換は、その意思に反したかたちで、あるいは、先に規定された委員会の意思に反したかたちで、先に述べた業務に支障を来すようなことが、誰に対してもおこらないようにするためである。

遺言者は、プレシデンテに対して、まず、貧困にある遺言者の友人たちに慈悲深く援助するように要望する。次に、先の規定にしたがって、裁判や差し押さえなどをもって遺言者の債権を守るように要望する

フランチェスコは、この四名のプレシデンテが、貧困状態にある彼の友人たちに対して、慈悲のこころをもち、援助の手を差し伸べるように要請する。その貧困にある友人たちとは、フランチェスコに任命された人たちがよく知っている人たちである。すなわちフランチェスコに任命された人たちとは、モンナ・マルゲリータ・ディ・ドメニコ・バンディーニ［ダティーニの妻］、ルーカ［・デル・セーラ］、バルザローネ［・ディ・スペダリエーリ］、リオナルド［・ディ・トンマーゾ・ディ・ジュンタ］であり、彼らは、誰が貧困にある友人たちかをよく知っている。フランチェスコは、この四名のプレシデンテとその代理人が、本遺言書の先の箇所で規定したことに反することがないように望み、さらに、場合によっては、彼らが裁判所の審判に訴え、異議を申し立て、債権を回収・清算し、申し立てをし、債務者に対してみずから打撃を与えて、彼らの財産を差し押さえ、みずから彼らの財産の管理人になって、このことについてなすべき他の業務を遂行することを望むものである。

尊重されるべきはモンテの支払い金を回収する管理文書と遺言書にもとづく四名の理事による管理運営である

本遺言書は以下のごとく定めた。すなわち、信用して従うべきは、モンテの支払い金を回収する管理文書であり、また、そのほかに、この慈善財団の施設を管理するプラートの四名の市民による管理運営である――ここにおいては、新たにプラートのコムーネによって認められた選挙や権限は決して必要ではなく、さらにまた、尊重されるべき正式の書類も必要ではない。ただ遵守されるべきは、まず本遺言書であり、次に、下記の列挙された相続人の機関であり、また、四名のプレシデンテ、つまり慈善財団の施設を管理する申告者によって作成される委任文書と、加えて、担当の公証人によって作成された「防衛八人会」と「正義の旗手」によって発せられた声明文書である。発せられた声明文書がもしプラートで作成されるものなら、プラートの公証人によって作成されたこととなる。しかし、もしその文書がフィレンツェにおいてフィレンツェの公証人によって作成されるものならば、その発せられた声明文書は有効なものとはならない。

3　施設の管理人の常設

この慈善財団の施設に管理人を置き、施設の日常的な管理をおこなわせ、施設のなかに住居をもたせ、俸給を与える

さらにまたひとつ、慈善財団の施設とその倉庫の利用への永続的な配慮のために、誰かを雇って、その者に、毎日施設の出入り口を開けさせて、到着する者や出発する者に対応させ、さらに、慈善財団の施設の状況の把握、施設に有益なことを書き留めさせ、それをかなえるようにさせ、さらに、その者に、先の四名の監督者に対して、彼らが結束して対処して、建物が過度の出費によって破滅しないよう管理させ、施設とその他のものを守り、すべてのものをきれいに保たせるために、フランチェスコはプラートのコムーネによってこのことが承認されるならば、以下のことを定めた。妻帯者であるにせよそうでないにせよ、よき身分でよき評判の者を専ら施設の管理人として置くものとする。その雇った一人の者または複数の者に対しては、施設の一部の場所が住居として無料で提供され、その期間と勤務の形態に対して生活のための俸給も、コムーネが決定に応じて提供されるものとする。

4　遺言執行人の指名

四名の遺言執行人とその後継者は、負債者からの支払い金の回収、慈善財団の施設の物品の管理・購入に当たる。債権が回収されない場合、訴訟を起こすことができる

さらにまたひとつ、遺言者は以下のことを欲した。すなわち、先に述べたモンナ・マルゲリータ、ルーカ、バルザローネ、リオナルド、そしてこれらの後継者は、先に述べたあらゆる物品の管理に取り組み、その執行者であること、負債者に支払いをさせること、「慈善財団の施設」のために先の相続財産によって引き出される金によって物品が購入されることを欲した。また、遺言者は、先に述べた支払い、利子、作物、現金、債権が回収されること、先に記し以下にも記される遺言書、遺書のすべてが実行されることを欲した。遺言者は、プラートのコムーネが、彼のためにおこなうべき、多大な責務をもつ行動について、彼ら四名とその後継者と協調し合うことを切に要請する。そして遺言者は、果たすべき活動がおこなわれない場合、必要なら、先の四名が訴訟を起こすことができること、また、この文書を遂行させること、さらに、必要なら、彼らの判断において、そのすべての仕事が実行されるように、彼らに執行するように要求し、本遺言書、遺書の内容を履行することを強制することができることを定めた。

遺言執行人の四名とその後継者は遺言書の執行が不十分な場合、モンテなどの処理、元金の回収・清算によって期日までに遺言者の借金の支払い、施設への収入の入金をおこなうことができる

この遺言書の執行が不十分なものにとどまり、遺言者によって規定されたことが義務に従っておこなわれなければ、この場合、四名とその後継者は次のことをおこなうことができるものとする。すなわち、フランチェスコのモンテや債権や「プレスタンツォーネ」や「アッカットーノ」の支払い、利子やその元金の回収・清算、また、「ソステヌート」とか他の名前で呼ばれているものの決済、この状況において遺言者がもし生きていたらおこなっていたはずの行為の実行、さらに、回収された金銭によってその期日までにフランチェスコの借金を支払うこと、そして遺言書を執行するために「慈善財団の施設」の収入にそれらのお金を加えること、こうしたことをおこなうことができるものとする。

四名の遺言執行人は、モンテの支払いの回収をおこなうが、望むなら、その清算・確認のために執行人をもう一人任命・交替してもよい

フランチェスコは、本件の遺言書の執行者としてこの四名とその後継者を任命し、他の者については規定しなかった。フランチェスコによるこの指名のねらいは、先にプラートのコムーネ、つまり実際には、コムーネによって選出されるべき四名に権限を与えた事柄を処理するために、彼の死後にモンテの支払いの金を回収し、その他事柄を清算し、従事しつづけることができるようにするためである。この四名は、この収入と作物を回収し、それを清算し、確認するために、望むなら、もう一人執行人を任命して交替させてもよい。また、その代替者をさらに解任し、ほかの者をその代わりに任命してもよいものとする。

5　慈善財団の施設の「貧者の利用のための施設」としてのあり方、その世俗性の堅持について

遺言者は包括相続人として私設の財団施設を指定し、それは貧者によって永久に使用されるものとし、財団施設の管理・監督にプラートのコムーネを指名した

神の愛のために、フランチェスコは、現在と将来に及ぶ彼の他のすべての動産・不動産・利子・証書のために、包括相続人として、先に述べた私設による神の施設、特定の施設を指定した。その施設は、先に述べたように、永久に、すなわち今後さらに一〇〇年以上、イエス・キリストの貧者が将来的に使用するものとして、また彼らが必要とするものとしてフランチェスコによって指定された。そしてフランチェスコは、この貧者を相続人に指名した

が、このことは、「さらにまたひとつ、遺言者フランチェスコは」で始まる一節で先に規定したとおりである。そしてフランチェスコは、貧者をもてなす「慈善財団の施設」の管理・監督にプラートのコムーネを指名した。

慈善財団の施設は教会や聖職者の管理から独立したもので、俗人による世俗的な施設として定められなければならない

遺言者によれば、これが彼の意思であり、財産を伴う「慈善財団の施設」は、絶対に俗人の所有するものであるべきであり、宗教的なものでなく、施設がいかなるかたちにおいても教会のものであると合法的に定められてはならず、その施設は、神の愛のために、先に述べた永続的な使用に向けて、世俗的なものとして定められなければならず、いかなるかたちにおいても、教会や聖職者や、そうした宗教的な管理者・個人から独立したものでなくてはならない――そのように遺言者は欲して、そのように述べた。

遺言者は、みずからの遺志が伝わるように、遺言書を書物の体裁にして、「慈善財団の施設」のなかの所見台の上に載せることを要望した

遺言者は、この遺言書を書物の体裁にして、「慈善財団の施設」のなかの所見台の上に載せて、鎖で縛りつけ、フランチェスコの遺志がすべての者によく知られ、それが容易に取りはずせないようにすることを望んだ。また、そこには先に言及した、選出される四名の者の名前を毎年書き込むこと、また、その他に、コムーネにとって好ましいと思われる事柄をその出来事の記念として書き込むことを望んだ。

6　カリマーラ組合の理事の「総括執行人」「信託遺贈受益人」としての指名とその権限

この遺言書の「総括執行人」と「信託遺贈受益人」にフィレンツェのカリマーラ組合の理事を指名した

遺言者は、この遺言書の「総括執行人」ならびに「信託遺贈受益人」として、三年間を越えない期間に限って、栄誉ある市民でありその任務に忠実と見なされる市民、すなわち、その当該の期間に任命されたフィレンツェの都市のカリマーラ組合〔毛織物取引商組合〕の理事の三分の二の方々を指名した。

カリマーラ組合の理事は、「慈善財団の施設」のプレシデンテと協議するというわずかな労力ですむので、この依頼を拒まないでほしい

今述べたこの理事〔カリマーラ組合のコンソレのこと〕の方々に願いたい――神の愛のために、貧者のためのこの敬虔な依頼をどうか拒まないでほしい。理事の方々の援助がなければ、この事業は最初から崩壊してしまうのであり、そのようなことのないように是非とも援助を願いたいのである。そしてもし理事の方々が、扱うべき問題について、遺言書の最初の遺贈の箇所や他の箇所で先に指名したルーカ・デル・セーラとバルザローネ・ディ・スピダリエーリと残りの二名の、合わせて四名のプレシデンテや、あるいはその四名のうちの誰かと協議するならば、労力はわずかですむと確言できるのである。なぜなら、その四名の者はその資産と計画について、そのほとんどあらゆる点について十分に情報に通じているからである。

この遺言書を執行し、遺産を回収し増やすために、カリマーラ組合の理事に遺言書を執行する権限を譲渡した。遺産の譲渡・売却の権限や、財産を守るために訴訟をおこすなどの権限を与える。その権限の実行は世界のいかなる場所においても、いかなる相手に対してもなされるべきである

「総括執行人」ならびに「信託遺贈受益人」である先のカリマーラ組合の理事の方々、彼らの三分の二に対して、先に述べたように、遺言者は、財産・手形・利子・債権を処理する自由な権限・委託・能力を授与した。この授与のねらいは、この遺言書を執行するためであり、また、遺産と彼の遺言のためであり、さらに神の愛のために回収し、増やして相続人である「慈善財団の施設」に渡すためである。ただし譲渡を禁じた財産の処理はここから除外するものとする。遺言者は、その権限を、みずからの死後も継続されるべきであると表明し、その組合に譲渡した。

そしてこの財産は相続人に問い合わせする必要なく、以下のことをおこなうことができるものとする。すなわち、これらの財産の譲渡、売却、価格の据え置き、追奪、相続財産の担保、取引先や仲間や他の負債者に対する利子の要求、損得の勘定、貸付の回収、負債者に対する清算の強制、支払いとして、彼らの財産の獲得、彼らの財産の差し押さえ、そして会計係の指名、負債者に代わる委任者・代替者の指名、彼らの委任の有効性の継続をおこなうことができるものとする。フィレンツェ、ジェノヴァ、バルセロナ、ピサ、ヴェネツィアにおいて、また、世界のいかなるところにおいても、先に述べた行為やそれにもとづくあらゆる行為を成し遂げるために、訴訟・裁判・弁護をおこすこと、また、遺言者が死んだ後でも、いついかなる時であっても、すでに始められた訴訟を続行すること、都市当局、プレシデンテ、レットーレ、官吏のいかなる者に対しても、さらに、いかなる人物に対抗してでも、最終弁論を求めること、また、フランチェスコの遺産を取得するにせよ、取得しないにせよ、相続人の意見を聞くことなしに、ひとつの訴訟の陳述についてあらゆる検討をおこなうこと、また、このことの結果として、またこのことの原因として生じるすべてのことを、フランチェスコとその遺産のために、さらにまた、この遺産とその管理のために、いかなる措置をもってしてでも実行に移し、それを最後まで成し遂げること、こうした行為は、フランチェスコが生きていたら実行できたであろうやり方でおこなうべきである。

7　「慈善財団の施設」の非宗教的性格の再確認

聖職者の悪巧みが入らないように、「慈善財団の施設」のなかに宗教的な場所を決して設置してはならない

最後に、遺言者は、先に忠告したことであるが、カリマーラ組合の理事の方々、プラートのコムーネ、「慈善財団の施設」のプレシデンテに選ばれる四名の方々、そして先に述べた遺言執行人に対して、くれぐれもお願いしたく、以下のことを伝えた。すなわち、「慈善財団の施設」のなかに決していかなる祭壇も設置しないこと、また、決して祈禱所や宗教的な場所を設置しないこと、さらに、「慈善財団の施設」が教会に属する場所であると言われてしまい、それゆえに聖職者の「恵み」の名のもとに悪巧みが入り込み、彼らに横取りされないこと——そのような行為が決しておこなわれないようにくれぐれも注意を払うように願いたい。そうしたことは遺言者の意思に完全に反することである。もし何か損害のようなものが時にして立証されるならば、そのようなことは神が避けることを望まれることであり、それに対して彼の遺産を使ってあらゆる努力と費用が払われることを彼は欲している。以上が彼の遺言である。

第二〇章　大規模ペスト期の遺言書（六通）――北イタリアを中心に

〈付録〉比較参考史料

一三世紀と一四世紀前半の遺言書

目　次

解説

相続と贖罪としての遺言書――世俗性と宗教性の交錯

はじめに

ペスト（黒死病）は人びとの心性に影響を及ぼした。そのことは、個人が書いた遺言書にどう現れているのであろうか、あるいは現れていないのであろうか。

本章は、「疫病より前の時代に書かれた遺言書」と「疫病以降に書かれた遺言書」とを紹介、比較し、遺言書に刻まれているかもしれない心性の変化に対して、関心を向ける素材としたい。後者の「疫病以後」については、とりわけペスト（黒死病）が次々と最も激しく猛威を振るった最初の半世紀間、すなわち、「大規模ペスト期」に書かれた遺言書を扱う。私がミラノ大学のルイーザ・キアッパ・マウーリ Luisa Chiappa Mauri 教授から入手し、翻訳した遺言書（ラテン語、未刊行史料）は、北イタリアのローディ司教館に所蔵されていたものの一部である（一〇通）(276)。本章ではほとんどローディの遺言書を扱ったが（例外は、プラート、ジェノヴァ、マントヴァ各一通。いずれも北イタリア）、これは、同じ地域に限定して、異なる二つの時期による遺言書の違いを見た方が客観的であろうという判断によるものである。イタリアのロンバルディーア地方は、「遺言書の宝庫」（マウーリ）と言われるほどであるから(277)、他のいくつもの都市についても、異なる二つの時期による遺言書の違いを見ていく研究の展開が可能であろう。本章では、第一通から第六通（年代順）までが「大規模ペスト期」の遺言書、第七通から第一二通（年代順）までが、《比較参考資料》として「一三世紀に書かれた遺言書」と「一四世紀前半に書かれた遺言書」である。残念ながら、扱う数が極めて少ない。それでも原稿枚数で言えば、一二〇枚程度になる。数が少ない分、綿密な分析が可能であるので、それを試みたい。

なお、ここで一次史料として遺言書の全文の翻訳を紹介するのは、遺言書がおよそどのようなものであるかを日本でも一般にわかってもらいたいと思ったこと（それは日本ではこれまでなかった）、さらに、よくあるように、遺言書について、表やグラフや数値など、得られた研究の結果のみを示すだけではなく（それはもちろん価値がある。コーンは中部イタリアの三三八九通もの遺言書を解析した）(278)、それを素材として、文学・文献学的に、他の研究者によって利用されることがあればと考えるからである。日本でも西欧中近世の遺言書の研究は、都市史的な観点などから展開されている(279)。ただ、西欧の遺言書についての基本的な研究は、日本ではまだ多くなく、ペストそのものとの関連の考察に向かう前に、まず基本的な事柄や背景について見なくてはならないだろう。

まず、遺言書が西欧の中世後期においてどのようにして成立し普及したかを扱い、それから、遺言者が遺言書を作成する一般的な場面、さらに、それが重大な「政治問題」にさえなったフィレンツェの一四世紀初頭の事例に触れる。「家族」対「遺言者」、「司祭・司教」対「托鉢修道会」の対立、それから、最後に、考察として、「一三世紀に書かれた遺言書」と「大規模ペスト期」の遺言書の違い、すなわちペストが与えた心性の考察を若干試みたい。

1　「世俗性」と「宗教性」の二元的文書

(1)　遺言書の成立

西欧中世後期になって遺言書は幅広い層の人びとに書かれるようになった。それは、この時代を背景にして聖俗両面の要素を備えていた——

すなわち、ヨーロッパの中世後期は、長距離の交易が復活し、必要とされる売買契約のゆえに、ローマ法の支配が復活し、個人の法意識が普及した。大学の法学部の設立もそうした世俗の法的社会の反映であり、世俗社会の高い必要性からうまれたものであった。そして、その法的な世俗社会の前線に立ったのが、都市で活躍した公証人であった。中世後期・ルネサンス期は公証人文化の時代であった。公証人は、貨幣経済の高まりのなかで遠隔商業や小作雇用契約や土地の売買・賃貸借の仲介役、さらには都市国家の政務の議事録・公文書の書記として、法社会の中核を担った(彼らの活躍のおかげで法契約の様式は、広く西欧において統一されたものとなった)(280)。

各都市で従事した公証人の数は非常に多く、現代日本の公証人の数などその比ではない。こうして中世後期の世俗的な「市民社会」を支えたものは、法と契約意識であった。都市を中心におこなわれた世俗的な富の追求は、あくまで法的根拠を得ることで、正当化され、文字どおり合法化されたものであった。

しかしながら、その時代は、世俗性の高い要素を備えるとともに、同時に、宗教的には、上からは、グレゴリウス改革から始まり、下からは一二世紀の福音主義の運動、一三世紀の托鉢修道会の広汎な信仰の運動によって高まった宗教的要素の強い時代であった。この時代においてこそ、相対的に見て、それまでになく「キリスト教」が広くかつ深く浸透したといえる。こうして、ここに「市民社会」と「キリスト教」とはまさに重ね合わされたのである。「清貧」一辺倒であった価値観に「富」の価値観が重ね合わされる。ここに両者がほとんど対等な関係として二重の要素をもつ時代が現出された。――この中世後期の聖俗両面の際だった性格をそのまま象徴するものが、まさに遺言書であった。

すなわち、遺言書は、遺言者が家族などに対して、世俗的遺産を厳密に法的に分配するという「世俗的な意味」をもつとともに、「宗教的な意味」ももっていた――すなわち、来世に旅立つ者が、遺言書によって、生涯に犯した罪の見返りに慈善のつとめを果たし、そこから恩恵を受ける「宗教的な意味」も帯びていた。イタリアにおいて、この遺言書の二重の性格は、おそらく一八世紀まで続く、中近世に一貫して認められる性格であった。本章で紹介する一二通の遺言書を見ればすぐわかるように、どの遺言書においても、宗教的な要素は極めて濃厚である。

大きな傾向として、この遺言書の作成が、中世で書き始められたのは、例外はあるが、およそ一二世紀後半からであった(281)。キリスト教社会の観点から見て、この時代は転換点であった。すなわち、この時代こそ、キリスト教的救済システム（秘跡、煉獄、聖母崇拝、とりなし）が広く定着し始めた時期であり、この時期から、ようやく信仰が個人の問題として、それまでになく強く自覚され、一人ひとりの個人の宗教性に関心が向けられるようになったのである。王や君主などの死者（個人）の横臥像の墓が現れ、秘跡としての告解が個人の問題となったのである。個人の財産の尊重の意識とともに、この時代の信仰の「個人化」という意識のもとに、ローマ法的な形式としての個人の遺言書が登場するのである(282)。

（2）アリエスの見解に対する第一の批判

研究史から見ると、遺言書に注目したのはフランスの社会史の研究者である。特に遺言書の成立について、心性史的に論じたのがフランスの研究者F・アリエスである。アリエスによると、遺言書は、一二世紀になって、臨終の際の最後の秘跡と結びつけられて、義務的なものとして定着したという。義務的なものとして課されたことから、遺言書を作成しないで死んだ者は、教会の墓地に埋葬することを禁じられたという。つまり、彼らの霊魂は、自殺者のそれと同様に、行き場を失い、地獄行きとなるのである。アリエスは、次のように述べている(283)——

遺言書は古代ローマ期にあっては、単なる遺産相続を定めるための私法上の法的行為——それは一八世紀末にそうしたものになる——だった。ところが遺言書が一二世紀に慣習の中に再登場した時には、遺言書はそうしたものではなくなっていた。それはまず教会がどんな貧者にも課してくる宗教的行為であった。それは洗礼と同様の一種の秘跡とみなされ、教会はその使用を課し、義務づけ、もし違反すれば破門すると言った。遺言書を書かずに死んだ者は、原則として教会にも墓地にも埋葬されなかった。遺言書の作成者と保管者は公証人と主任司祭だった。

アリエスは、このように一二世紀以降、遺言書の作成が広く「義務」づけられ、「違反すれば破門」されて、埋葬を許されなかったと言い切っている。しかしながら、ここには若干疑問がある。その性質上、遺言書の作成が実際にはどれほど徹底しておこなわれたかどうかは疑問である。というのも、いつの時代でもそうであるが、とりわけ中世の時代において、不慮の事故や急病によって思いがけず命を失い、遺言書を書かずに死ぬ者が少なくなかったはずだからである（また、最底辺の貧民には、遺産どころか、遺言書の作成料を支払う金すらもたない者も多くいたはずである）。

イタリアのシエナの中近世の遺言書を研究したS・コーンは、シエナでは九〇パーセントの者が遺言書を書いたと述べている(284)。我々からは考えられない高い作成率に驚かされるが、それでもやはり、一〇パーセントの者は遺言書を書けずに死去したと考えられる。

（3）健康時から書かれた遺言書、書き換えられた遺言書——アリエスに対する第二の批判

アリエスの見解に対する第二の批判は、遺言書の作成が、強制されたものであるという見方についてである。当初、部分的にそういう部分もあったかもしれないが、むしろそれは、キリスト教徒の一種の権利のようなものであり、みずから進んで書いた自主的なものではなかっただろうか——遺言書の作成こそは、基本的に、進んでおこなう自主的な要素を帯びた行為であったと考える。

遺言書の作成は、この世を去る旅立ちの者にとって極めて重要なことであり、人生の最後の段階において出来るだけおこなうべき事柄であると考えられていただろう。当時、遺言書作成の有用性は、一般的に認識されていたようであり、急死によって遺言書が書けずに死ぬようなことがないように、健康な時に書いておく方がいいとさえ考えられていた。実際、そう思って自主的に健康な時に書く者も少なくなかった。当時、商人などは、長距離の交易のために旅行をすることがあり、その頃、街道は警察権力や司法権力の及ばぬ事実上無法状態だったから、非常に危険が伴うものであった。そこで旅行前に、万一に備えて旅人は遺言書を作成することが少なくなかったという(285)。遺言書が一方的な義務であったというアリエスの認識では、このようなことは説明できないであろう。

実際、研究者マリア・R・ロケッタのロンバルディーア地方（北イタリア）の遺言書の調査によると、一四世紀半ば、すなわち、一三四四〜六一年に公証人として活動をしたオベルト・デル・ボルゴ Oberto del Borgo が扱った八八人の遺言者のうち、その八割の遺言者は、作成から数日以内に死亡したという(286)。これは、逆に見ると、残りの二割のなかには、遺言書を作成せずに死んだ者とともに、すでに健康時に遺言書を作成していた者がいたということであろう。また、中近世のシエナの膨大な量の遺言書を研究した研究者コーンは、健康時の遺言書の作成率が、ペスト期以前には二〇パーセント程度であったのに対して、ペスト期に入り、三〇パーセントに上昇し、さらには、一五〇〇年以降は四四パーセントにまで高まったと述べている(287)。

事実、本章の第1遺言書から最後の第12遺言書までを見てみると、その一二通の遺言書のなかで「先に作成した遺

言書を無効とする」という内容の条項にしばしば出会う（この一二通の遺言書の抽出に作為性はない）。全一二遺言書中、八通がこの条項を記載している。すなわち、その条項を含む遺言書は、第1、第2、第3、第4、第5、第6、第7、第9の遺言書であり、全体の六七パーセントである。興味深いことに、「大規模ペスト期」（一三四八年から一四〇〇年までの時代）に作成された六つの遺言書すべてがこのことばを含んでいる。ペストによる急死を覚悟して事前に作成していたという可能性も考えられるが、断定はできない。というのは、この条項の記載があるからといって、それがすべて過去に遺言書を作成したことを意味するとは限らないからである。公証人が用心深さから、複数の遺言書が存在することから生じる混乱を回避することをねらったものかもしれないし、ほとんど決り文句的な挿入だったかもしれない。

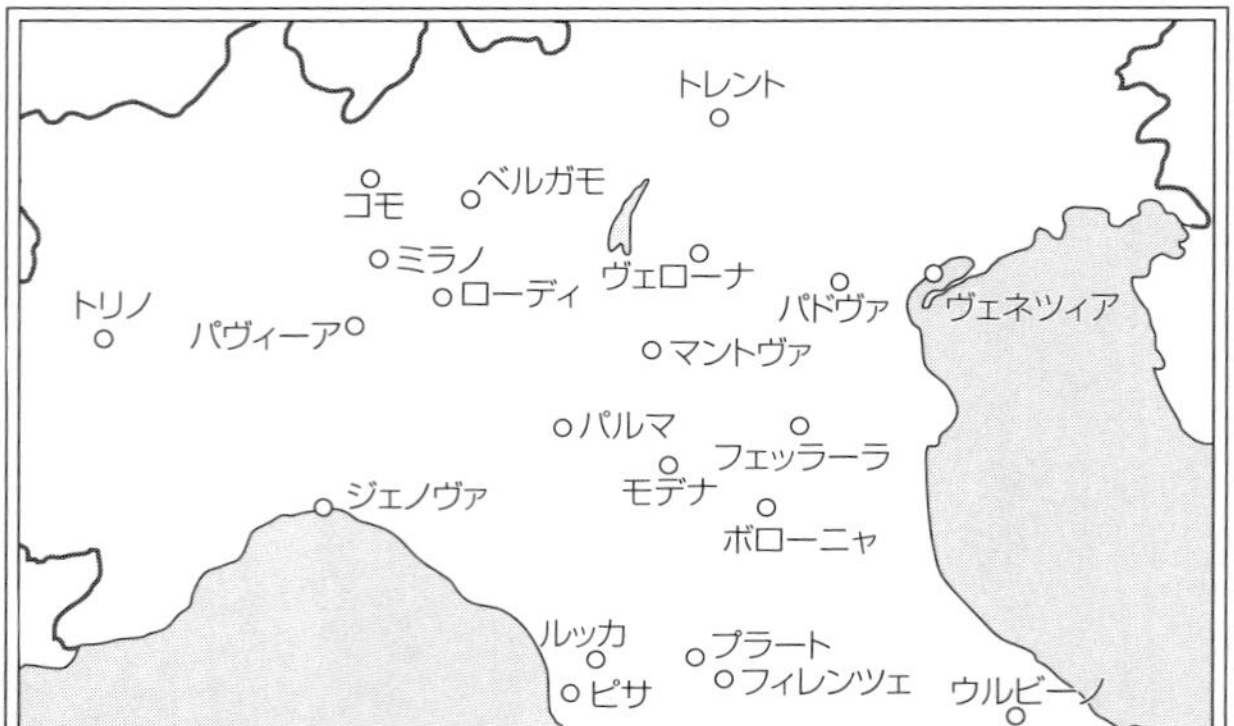

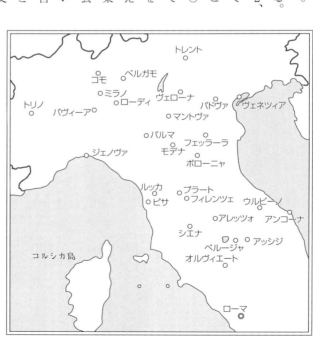

地図20-1　第20章関連都市

しかし、それでいておそらくそのかなりのものが、本当に過去に遺言書を作成していた場合があった。例えば、一二二九年に書かれたローディ市民ブレゴンディオ・デナーリ（デナーリオ）Bregondio Denari の遺言書（第7遺言書）にはこう書かれている――「遺言者は、以前に作成した他の遺言書については、これを無効とする」。これは、公証人が、同一の遺言者が書いた複数の遺言書がもたらす混乱・いざこざを回避するために、助言して挿入させたものであるが、それを書く必要があるほどまでに遺言書は臨終に先立って書かれ得たということである。しかも、そのように述べたブレゴンディオ・デナーリは、七年後の一二三六年になってさらに遺言書を書き換えているのである。これは、成長した息子、あるいは愛情をいっそう深く感じるようになった息子のためであろうか、息子への遺贈の増額が決定されている。このことから、遺言者が、状況の変化に応じて、遺言書の書き換えを比較的気軽におこなっていたことがわかる。ここには遺言書の作成（更新）がかなり自主的なものであったことが示唆されているのではないか。これは教会から強制された義務という観点からだけでは説明できない。

2　終油の秘跡と遺言書の結びつき――「医師」と「司祭」と「公証人」の交錯

（1）臨終時に終油の秘跡と遺言書の作成はどのように結びつけられたか

一二世紀か一三世紀の頃から、カトリックの救済システムが定着・確立するにつれて、遺言書を通じておこなう宗教的行為は、遺言書の重要な部分となった。臨終時において、遺言書は終油の秘跡と緊密に結びつけられて、いわばひとつのセットとなり、救済の確信の強力な方向づけとなった。ではこの両者はどのように結びつけられたのであろうか――

人が重病に瀕した場合、ふつう、家にはまず医師が呼ばれた。しかし、危篤状態の場合、医師を抜きにしてすぐに司祭を呼んだかもしれない。医師が呼ばれた場合でも、中近世の場合、医師は、危機的な時点では、病人の治癒や回復のための治療行為の努力をおこなうというよりは、《死がすぐに迫っているか否か》の判断を委ねられる存在であった。そして医師が「死が間近である」と判断した場合、責任は「肉体の治癒者」から「霊魂の治癒者」に委ねられる。すなわち司祭が呼び求められるのである。ここから、死を前にした一連の事柄がおこなわれたのである。――

司祭は病人の家に来ると、まず家族と病人に対して慰めのことばをかける。これは、事情が許せば、数時間に及ぶこともある（時に司祭は何日も通って、病人と数日にわたって生涯の罪を語ることもあったという）(288)。ふつう司祭は最初、遺言書の作成ができているかを尋ねる。まだなら、すぐにその手配を取らせる。そして司祭は、家族を病人の部屋から離して、告解聴聞師として、告解の秘跡をおこなう（今日そうであるように、式服の一部として紫色の帯を自分の首から肩にかけたかもしれない——これで聖霊が天から降り注いできて、司祭は「神の代理人」として機能する）。司祭は、家族に聞こえないように（一方、家族は遺産への関心から近くで聞き耳を立てていたかもしれない）、耳元でささやくように、重病人にこの世で犯した罪の是非を問う（「姦淫の罪を犯さなかったか」「貪欲の罪は……」など、七つの大罪が主である）。重病人は、ここでその罪の数々を告白する。司祭は神の代理人であり、神は事のすべてを知っているのだから、ふつう嘘はつきにくい。

（2）贖罪の最後のチャンス

こうして、告白（懺悔）の後に、遺言書の作成に向けて、この世で犯した罪の最後の贖罪、つまり遺言書を通じた喜捨・慈善の約束がおこなわれる。死ねばもう罪を犯し得ず、贖罪はもはや不要であるから、これが名実共に《最後の贖罪》である。中世後期から近世のカトリック世界では、急死や不本意な死に遭遇せずに、この機会を無事に得たカトリック者は幸いと見なされた。こうして、自分の遺産のうちから教会への喜捨、供養ミサ料（死者の煉獄の苦しみの緩和・短縮のため）、貧民・病人などへの慈善のためのお金の額が具体的に約束されるのである——これによって司祭から、最終的には晴れて天国に達することが約束されるのである。重病人のなかには、司祭から、罪相応の過酷な罰が煉獄で待っているぞと脅されて、自責の念から遺贈の奮発に走った者もいたかもしれない。大商人や銀行家の場合、それまでの貪欲の悪徳が司祭から強調されたかもしれない。それまで業務上避けがたかった「高利」（ウスラ）などの不当利得を指摘され、遺言書を通じて、あるいは内々に、教会に返還する約束が交わされたのである（その額は一軒の家が建つ以上の高額な場合もあった）。

遺言書は「天国へのパスポート」（J・ル・ゴッフ）であった。これは遺言書の作成の「自主性」（義務と共に）を促したかもしれない。確かに、天国に達するまでの長い道のりの途中では、ごく普通の人間（「全面的に善くも悪くもない人間」）の場合、煉獄の存在が大いに気がかりであった[289]。ふつう人は誰でも煉獄の試練（罪の浄化の場）を経なくてはならなかったのである。それでも、「いつかは必ず天国に行ける」という明確な見込みが、このパスポートによって与えられ、勇気づけられたのである。これは死にゆく者には大きな慰めであった。この慰めは、アリエスの言う「義務」の念からでは、決して得られないものである。そして、この慰めは、「遺言書の作成」とセットをなすもう一方の「終油の秘跡」のなかで、体に塗られる「聖香油」――これは復活祭の朝に特別に聖別されて採取されたオリーブ油であった――とともに、遺贈（贖罪）の見返りとして与えられるものであった。

この時代（それ以後もそうであるが）、遺言書を書き、終油の秘跡を無事受けることは、死を意識した人間が是非とも果たしたい人生最大の、最後の必須のイベントであった。――仮に家族のひとりが、不幸にして、遥か遠い地で死去した場合、その知らせを受けた身内の者は、死に際して自分の家族がきちんと《パスポート》をもって旅に出ることができたかどうか、これが、遺族の最大の気がかりであった[290]。

家族との別れを前に、聖体拝領や塗油や聖歌の歌唱などがおこなわれる。この聖体拝領では、聖別されたパン（ホスティア）、すなわち聖体は、今まさに来世に旅立つ病人に与えられる。これは特に「ウィアティクム」*viaticum*――「旅のための食糧」（文字どおりには「道・お前・共に」の意。古代ローマでは「餞別」の意）と呼ばれ、これを食べることで臨終の者は、ただ一人で死ぬのではなく、キリストとともに死んで、それから永遠の生に向け旅立つと理解された[291]。まさに旅人にキリストの永遠の糧が与えられるのである。そして、それから重病人は、ベッドに集まった家族や親族を前にして、これまで自分が犯した過ちの赦しを皆に乞い、一人ひとりに別れのことば――感謝や教訓――を告げるのである。これは、モレッリ家のグァルベルトの臨終が示すように（第一七章解説および史料）、家族にとって生涯忘れがたい場面であった。

3　公証人の業務とペスト

（1）公証人の業務

死を意識した人が、遺言書を作ろうと思った時、その家に来てくれる公証人は少なくとも二人いた。遺言書の作成を委ねられた主たる公証人のほかに、もうひとり、公正さと客観性のために第二公証人が付き添った。さらに証人、すなわち家族（直接の利害関係者）を除いた以外の者が五名程度出席を求められる。彼らは急遽呼び出された知人や聖職者である。公証人は、まず重病人の頭（知力、記憶力）がしっかりしているか、法的能力を確かめる。これはローマ法の原則である。こうして、法的能力が保証されると、遺言者は、臨終のベッドから口頭で、先に司祭と約束した遺贈や親族での相続、家族や親族内の相続、包括相続人の指名、遺言執行人の指名をおこなう。公証人は、それを覚書きに記す。公証人は、経験上、後の法的ないさかいを避けるために、いくつかの助言をしていく。例えば、既成の遺言書の無効化の宣言のほかに、相続人に指名したものの、その相続人が早世した場合の措置、また、遺言書の作成後、思わぬところから負債が出た場合の措置などである。口頭による遺産の伝達等が済んだ後、公証人は事務所に持ち帰り、羊皮紙に丁寧に克明に清書する。これはかなり労力を要する大変な作業なので相当の時間を要する。その間に遺言者が死亡してしまうことも多かっただろう。いずれにせよ羊皮紙に書き込まれた完成した遺言書の内容は、おそらく第二公証人が確認したのであろう。公証人は、それを遺言者と遺言執行人に持参することになる。

公証人は、遺言書に自分の署名を書く時にそばに手書きの自分独自の模様「書き判」を記した。公証人の「書き判」は、契約書の冒頭にそれぞれの公証人が独自のものを記した。著作の一部にこの「書き判」を集めたものもある(292)。

なお、公証人になるにはボローニャ大学などで専門的に法律を学ぶ者もいたが（プラートの商人ダティーニの友人セル・ラーポ・マッツェイ。姓名の前の「セル」は公証人などに付ける敬称）、親方のもとで見習って力をつけてから、資格試験を受ける者もいた。公証人は、ラテン語を学ぶ必要から古代文学に触れたので、しばしば都市の教養人として、人文主義文化などを担った。父親が公証人であった有名人としては、ペトラルカ（一三七四年没）、マザッチョ（一四二八年没）、レオナルド・ダ・ヴィンチ（一五一九年没）、マキャヴェッリ（一五二七年没）などがいる。余談であるが、公証人のなかには、他の者に違法な書き込みをされないように、羊皮紙の余白いっぱいにダンテの『神曲』の詩を書き込んだ者もいた。

（2）ペストのなかの公証人

実は、公証人もなかなか大変な職業であった。

ひとたび都市に疫病が流行すると、死を間近にした人びとの家族から、遺言書の作成の要請が殺到したのである。そこで急いで臨終の人たちの家に次々と駆けつけ、遺言の聞き取りと正式の遺言書の作成に当たり、多忙を極めたのである(293)。しかし、それ以上に重大なことがあった。というのは、疫病死する患者と向き合うことで、公証人自身も疫病の感染にさらされると考えられたからである。今日の研究では、つばなどの飛沫による感染を引き起こす肺ペストでないかぎり（中近世のペストは、その多くがノミに刺されることから生じる腺ペストであった）、患者の家に行っても、すぐにノミに噛まれるとはかぎらない。しかし、公証人のなかには、ペストが猖獗を極める都市を逃亡する者がいたのであった（そして逃亡先の農村で、同じく逃亡した富裕者の遺言書作成の仕事に関わった）。それに対して、ヴェネツィアの政府などは、霊魂の救済に重大に関わる公証人が、職務を放棄して農村に逃亡することを禁じ、それに反すれば、罰則として公証人の業務資格を剝奪する措置を講じたのである(294)。なお、ペルピニャンの公証人の死亡率についてR・W・エメリーの古典的論文がある。ペルピニャンでは、組合の記録によると、一二五人いた公証人がペスト後、四五人に減少している。エメリーは精緻な分析を加えて、結局のところ、ペストによる死亡率は、五八パーセントから六八パーセントと推定する(295)。

この疫病患者と向き合うリスクは、医師と司祭にも痛感され、彼らの多くが疫病のない地域に逃げたのであった。

終油の秘跡が救済には決定的に重要であると信じられていたことから、一三四八年、黒死病がヨーロッパを急襲した折には、キリスト教徒が司祭を呼び告解や終油の秘跡を受ける間もなく次々と死去していく緊急事態が生じた。この時に、アヴィニョンの教皇クレメンス六世（在位一三四二〜五二）は、英断を敢行した――すなわち、「罪を改悛しつつ疫病死していくすべての信徒に加え、病人の看護、死者の埋葬に携わって罪を改悛するすべての信徒に、（告解がなくとも）正式の赦免を与える」という趣旨の教令（一三四八年）を発布したのである(296)。

4　遺産をめぐる臨終での対立――遺族と聖職者

(1)「遺族」対「聖職者」

臨終のベッドではいくつかの利害関係が錯綜した。

それは、いつの時代でもそうであろうが、遺産をめぐって生じるものであり、時に次に見るように、一四世紀のフィレンツェにおいてそうであったが、重大な「政治問題」にさえなった。その前に、まず「遺族」対「聖職者」の利害対立を見よう。

おそらく多くの場合、司祭が「霊魂の治癒」をおこなっている最中やその直後に、公証人が呼ばれた。重病人の体調の状態や、その地域や時代の慣習によって、司祭と公証人の業務の手順・順番は様々であっただろうが、ひとつのパターンをいうなら、まず司祭が、重病人から人生全般について罪の告白を聴く。そのなかで明白な高利貸しが認められた場合、教会法に従ってその「汚れた金」の返還手続きがおこなわれる。それを経て次に司祭から赦免を与えられ、終油の秘跡が与えられる――しかる後に、待たせておいた公証人は遺言書の作成に取りかかるのである。司祭はその場に留まり、遺贈の場面に立会う。

聖職者側にとってこの順番は模範的なものとして尊重されるべきことであった。司祭によって人生の罪の告白とそれに伴う改悛がしっかりとおこなわれた場合、病床の遺言者は、告解から引き起こされた強い贖罪意識・自責の念から、おのれの遺産の多くを宗教的遺贈に注ぎやすかったからである――一方、そこで、はらはらしたのは、できるだけ多めの遺産を相続したいと思う家族や親類であっただろう。臨終の者が、死後の霊魂の救済を強く願うほど、注ぎ込む宗教的遺贈が多くなり、遺族に残された財産はわずかなものとなってしまう。臨終に際して《教会（聖職者）》と《家族・親族》との間に利害対立が認められるのである。

さらに遺言書の作成に立ち会った証人の存在も圧力を与えただろう。証人のなかに聖職者や何らかの団体の仲間（例えば、信心会員）がいた場合、その存在は遺言者にはプレッシャーになったことだろう。例をあげると、まず本章で紹介する第2遺言書の作成者アマータ・ダ・クレスピアーティカの場合、わざわざローディのウミリアーティ修道会の教会の主席司祭が（日頃からの関わりであろうか、病人の意思であろうか）証人として臨席している。結局そこで作成された遺言書では、娘の死後、遺言者の所有する土地は、すべてウミリアーティ修道会に遺贈すると思い切った決定を下している――この遺贈の判断には多かれ少なかれ主席司祭の出席が作用していたであろう。

また、第7遺言書（一二三六年）の作成者ブレゴンディオ・デナーリの場合、妻子が存命でいるにもかかわらず、住んでいる家をまるごと修道会に遺贈している――「遺言者はこの家をローディのウミリアーティ修道会に与える」。今をときめくウミリアーティ修道会が信徒に強く作用していたのだろう。この修道会は、一二世紀から、ローディやミラノなど、北イタリアを中心に勢力を伸ばし、庶民の信仰生活に大きな影響を及ぼしていたものである。

ウミリアーティ（フミリアティ）修道会について

ウミリアーティ修道会 il Convento degli Umiliati（「謙遜派修道会」）は、一二世紀半ば頃にロンバルディーアに生まれた(297)。下層の人びとを中心にした、清貧と霊的刷新を訴える神秘的、社会的な傾向をもつ民衆的な運動のひとつである。その大衆性、世俗性、福音主義において、後に生まれるフランチェスコ修道会、ドミニコ修道会などの托鉢修道会の前触れのような存在である。伝承によると、この修道会は、聖ジョヴァンニ・オルドラーティ・ディ・メーダ S. Giovanni Oldrati di Meda によって創設された。この修道会は宣誓を拒否し、週に三回節食（断食）をおこない、集まって多数で祈り、自国語の聖書を読み、広場でみずから説教をおこなった。貧民や病人への援助にも積極的であった。アレクサンデル三世（在位一一五九〜八一）は、彼らの運動を推奨する一方で、彼らが説教をおこなうことを禁止した。禁止されたことで修道会は公然と反乱を起こし、ルキウス三世（在位一一八一〜八五）によって彼らは破門に処された（一一八四年）。インノケンティウス三世（在位一一九八〜一二一六）は、彼らのなかのカトリックの信仰に留まった修道士に対しては、教令（一二〇一年）で修道会を三つの階層に分割して活動を認めた。第一会「戒律修道士・戒律女子修道士（または「参事会員」と「修道女」）、第二会「修道会の共同体で生活する俗人（男子・女子）」、第三会「世俗で生活する俗人（既婚者または未婚者）」である。こうして活動を公認された者によって、この修道会は、一三世紀末には四〇〇もの修道院を有したという。しかし結局、対抗宗教改革期の厳格な教皇ピウス五世（在位一五六六〜七二）によって一五七一年に、この修道会は廃止されてしまった。したがって現在この修道会の建物はあまり残存していないが、北イタリアのコモにあったウミリアーティ修道会の建物の一部が、コモの高等学校コレッジョ・ガッリオ Collegio Gallio の校舎のなかに認めることができる（図20-1「ウミリアーティ修道院の跡地に建つコレッジョ・ガッリオ」）。同校の沿革を扱った書には、ウミリアーティ修道士が織物産業で生き生きと働く様子を描いた絵が認められる[298]（なお、他の都市のウミリアーティ修道会の労働の様子については、インターネットで *umiliati* で検索すれば見ることが出来るだろう）。本章でしばしば登場するサン・クリストーフォロ教会はウミリアーティ修道会の教会である。

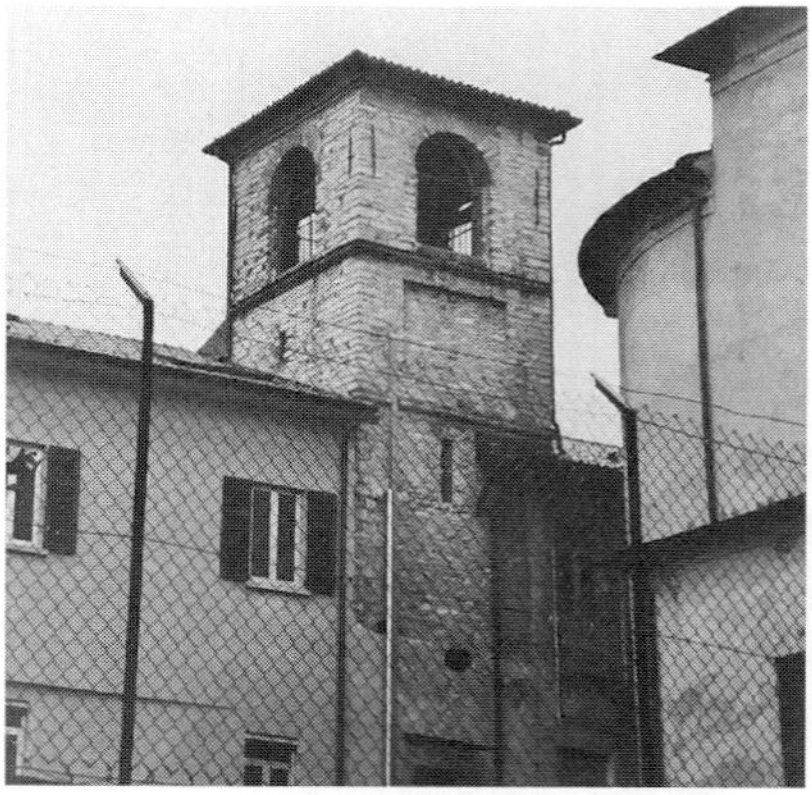

図20-1　ウミリアーティ修道院の跡地に建つコレッジョ・ガッリオ

（2）「家族」対「個人」――家族の不満と憤りと旅立つ者の救済志願

さらに、第5遺言書のベルナルド・タラスコーノは、自宅ではなく女子修道院で遺言書を作成しているが、この場所での作成それ自体が聖職者の優位を意味している。すなわち、タラスコーノは、息子たち（パオロ、ボーノ）にはわずか五帝国ソルドという少額の遺産を与えるだけで、自分の土地・家をすべてこの女子修道院に遺贈してしまうのである。タラスコーノは、息子たちから不満が出るのを感じて、遺言書でわざわざこう繰り返している――「五帝国ソルドの他にはいかなる財産もどのような理由によっても、法律に基づいても、あるいは裁判や訴訟によっても、先に述べた彼の財産を要求してはならない」。息子たちの無念や憤りが目に見えるようである。現代の多くの日本人には考えられないことかもしれないが、死後、来世で永遠に生きながらえるはずの霊魂が、早く天国で至福の生活にあずかるか、それとも、長く煉獄で苦しむか――それを思うと、教会への思い切った遺贈などは、タラスコーノにとって安いものと思われたのであろう。ここには、「遺贈者」対「家族」の対立がある。

5　遺言書の作成の手順は政治問題化した
――《ローマ教皇・フィレンツェ司教》対《フィレンツェのコムーネ》との戦い

（1）フィレンツェ司教区の司祭の困窮

中近世の遺言書の作成がいかに社会的に重大な問題であったかを示すために、一四世紀の二〇年代から三〇年代に生じた教会と都市の争いを見てみよう。これはR・トレクスラーの研究に負うものである(299)。

特に一三二〇年代に入ってフィレンツェの教区教会は、大きな財政的な困難に直面していた。その理由は、慢性的なものであったが、そこに新たな事態が加わった。もともと在俗聖職者（司祭・司教）にとっても、トレチェント期に入ってからの凶作や飢饉や不況による収入減は痛いものであった。すなわち、フィレンツェの都市政府から、教会税である十分の一税を横取りされたのである――フィレンツェの都市コムーネは、当時、度重なる戦争のために多大な戦費を費やし、財政的に困窮していた。その結果、コムーネは、フィレンツェの市民から徴収した十分の一税を在俗聖職者に渡さずに、横取りしていたのである（一三二一年から二三年の間にその額は五〇〇〇フィオリーノにも達していた）。これは、教会にとって由々しきことであり、時のアヴィニョンの教皇ヨハネス二二世（在位一三一六〜三四）は、このことのために、フィレンツェに対して、全市的な「聖務停止令」（ミサなどの秘跡をせず、霊魂の治癒がなされない）の可能性を突きつけていたほどであった。さらに、フィレンツェのコムーネは、遺言書の作成に契約税を導入し、教会に課税したのである。これもまた教皇を憤慨させたのである。しかし、本質的に見て、教区司祭にとって最もダメージであった現象があった。それは、教区の信徒が教区教会を離れて、托鉢修道会の教会に流れたことであった。

その現象は、前世紀（一三世紀）からずっと継続した慢性的な事態であった。フランチェスコ会（一二二三年に会則認可）やドミニコ会（一二一六年創立）などの托鉢修道会が、そのインパクトのある説教などによって各都市で大いに人気を博し、秘跡や埋葬など、多くの聖務において信徒に関与して、教区司祭を圧倒していた。一三世紀のわずか八〇年間のうちに托鉢修道会が、イタリアだけで何と五五〇もの托鉢修道会系の教会を設立してしまったのである——このことだけからも、その勢いと人気ぶりがわかるだろう。教区司祭は、ふつう自分の教区を越えて秘跡はできないが、托鉢修道士は、教皇から特別の認可を得ており、かなり自由自在に教区・司教区に入り込んで秘跡をおこなうことができた。聖務においては、七つの秘跡のうち、とりわけ終油の秘跡に携わった場合、聖職者の実入りは、それは大きなものがあった。というのも、宗教的遺贈の規模は、他の喜捨と比べると圧倒的に大きかったからである。当時、聖職者の生活を支えたのは、実は「十分の一税」や日々のお布施ではなく、遺言書による遺贈であった。トレクスラーがいうには、「教会は、十分の一税や復活祭の時の喜捨で生計を立てていたのではない。もちろん、毎日のお布施で生計を立てていたのでもない。……教会は、遺言書による慈善によってこの投資を再活性化していたのである」(300)。

托鉢修道会は、都市に人口が集中していることから、都市を中心に効率よく活動した。貪欲の罪の不安を抱く都市の指導的な富裕者、すなわち銀行家や大商人にとって、托鉢修道会は、喜捨や教会建築費などを差し出す見返りに、高利などの不当利得の罪を赦免してくれるありがたい存在であった。人気説教師による説教とともに、この寛大な特別の手立てによって、托鉢修道会は人気を博して、臨終に関与して遺言書による喜捨や不当利得の返還で潤ったのである。さらに、托鉢修道会は、托鉢修道会系の教会のなかのクリュプタ（地下埋葬所）や家族礼拝堂に彼らを富裕者の遺体を埋葬してやることで利得を得て、死後は、死者のために与えられる継続的な供養ミサによって豊かな財源を確保していた――そうした托鉢修道会系の教会とは対照的に、財政的に苦境に陥っていたのが教区教会であった。在俗司祭は、教区民離れによって禄が減少し、飢饉や不況のなかで喘ぎ、困窮していた。彼ら教区司祭の困窮は、この時代以降も続き、そのため司祭は教区を放棄し、そこでひとりの司祭や司教が空位の聖職を兼任したり、さらには、ひとりがいくつもの教区や司教区さえも集積したりするようになる。枢機卿に至っては司教区の集積はあたりまえのこととなる。ペスト期に入ると、人口の激減つまり信徒の激減によりこれはいっそう加速されることになる。ドイツの場合、一三五〇年から五二年には、五七の聖職禄が一二人の聖職者で握られる。ナポリの場合、ひとりのスペイン人の教皇庁の役人が、一三〇もの聖職禄を一手に握るのである。そうした場合、教区の聖職禄を整理するために、教区名がa・b・c順に並んだ目録が必要とされた[301]。宗教改革の勃発によってようやくこうしたカトリック世界の不在司教の問題、空位のままの司牧職の問題が明るみになるのである。その問題はトレントの公会議を紛糾させることになるのである（一五六三年）。

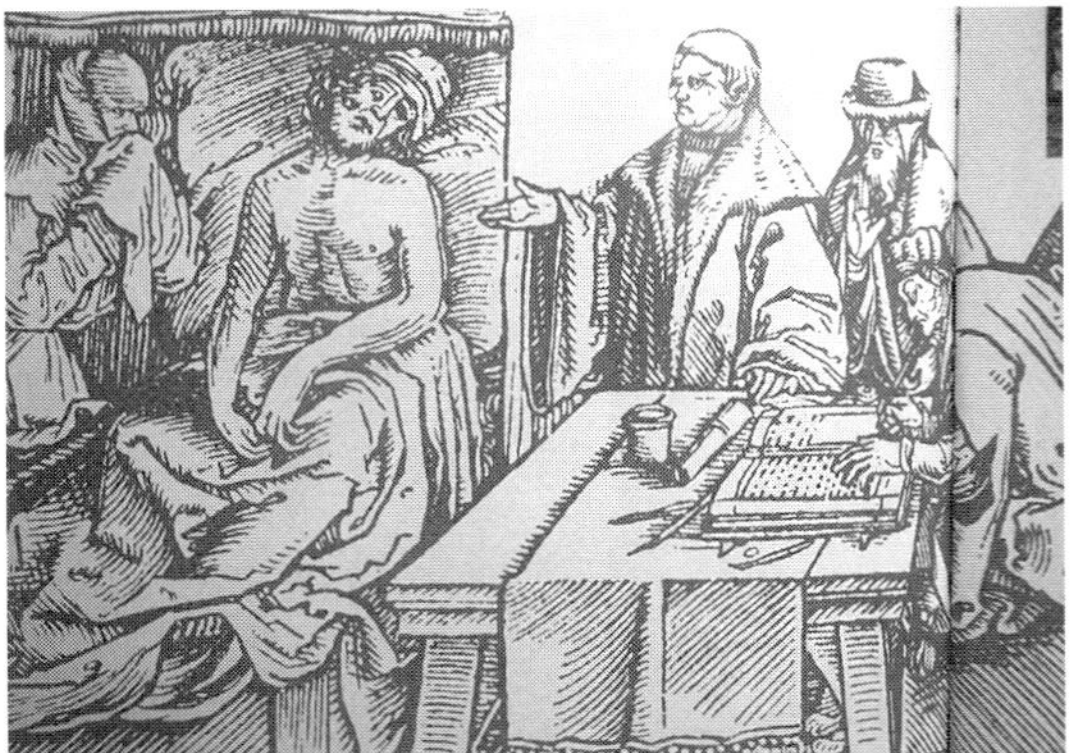

図20–2　ハンス・ブルクマイアー《遺言》（部分）ドイツ，16世紀，版画

（2）フィレンツェ司教からの「司教区規則」の改革案（一三二七年）とその修正

こうした教区司祭の置かれた苦境を改善するための抜本的な改革案（「司教区規則」の原案）が、フィレンツェのコムーネ協議会に対して、一三二七年八月、時のフィレンツェ司教フランチェスコ・チンゴリ Cingoli から出された。それは、フィレンツェ司教の権限において出されたものであり、臨終時の遺言書の作成をめぐる改革案であった。だが、それはコムーネ協議会と市民から嵐のような猛烈な反対を受けた。しかし司教側と都市との間の検討と討議の末に、結局、妥協が生まれて、一三三〇年八月、「司教区規則」として成立したのであった。次に、司教側が都市コムーネにどのような案を提示し、どのような妥協が生まれたかについて見ていく。――司教側にとっては、教皇がフィレンツェに対して、聖務停止令をちらつかせて圧力をかけることが支えになった。また、コムーネの立場、すなわち、一般の俗人にとって、霊魂の救済のためには、どうしても教会の墓地に埋葬される必要があり、そこに一定の妥協は覚悟された。

提案として、フィレンツェ司教チンゴリは、《信徒は重病になったら、まず司祭を呼ぶべきである。そこで十分な罪の告白をおこなわなくてはならない。それなしに医師を呼んではならない》と主張した。そして、医師に対しては、教区の司祭の許可なしに勝手に往診してはならない、と制約を加えたのである。この措置の提案に対して、都市コムーネは、《市民の霊魂の健康はフィレンツェ共和国にとって重要な責務である》という理由から、反対しなかった（これに対してコムーネの医師・薬種商師組合がどう反応したかは伝えられていない）。しかし、コムーネは、教区司祭の許可を得た場合は、托鉢修道士を呼んで告解の秘跡を受けても構わないという修正案を提示し、それは認められた。この修正案の背後には、《教区司祭》と《托鉢修道士の司祭（修道司祭）》との対立があった――実際のところ、コムーネ側のメンバー（指導的富裕市民）には、托鉢修道会と親密な関係の者が多くいたのである。彼らの埋葬教会（菩提寺）は、サンタ・マリア・ノヴェッラ聖堂、サンタ・クローチェ聖堂など、托鉢修道会系の教会が多かったのである。

次にフィレンツェ司教チンゴリは、もっと大胆な提案を出した。すなわち、《公証人は、教区司祭の臨席なしで遺言書を準備してはならない。もし公証人がこれを怠れば、その公証人に対する罰則は破門である》というものであった。しかし、コムーネ側はこのチンゴリの提案に反対した。その理由の大意は、こうであった――

「コムーネは、臨終の者が最後の秘跡を受けて安らかに死への旅立ちをすることができることを切に願う。市民の霊魂の救済は共和国の願うところである。告解聴聞師を務めた司祭が、そのまま遺言書の作成にまで立ち会えば、遺言者は一種の道徳的な監禁状態に置かれる。その圧力で遺言者は遺言ができずに、結果的に、遺言書を作成できずに死去する者がたくさん出てくるだろう。そうすれば遺言書作成の税金の収入が失われてしまう」。

こうしてこの提案は破棄された。おそらくこの反対には、一般の市民とともに、フィレンツェで高い地位を占める公証人の組合の圧力があっただろう。

結局、司教の意向に反して、コムーネとの協議の結論は、以下の通り決定された。遺言書の作成に際して、司祭の立ち会いは拒否される。公証人は司祭の立ち会いなしで遺言書の記録ができる。他方、司教の立場を汲んで、赦免されなかった者に対する教会の埋葬の拒否の発動は有効とされた。

以上のように、臨終にある者の《霊魂の救済》という大義名分を間にはさんで、教会とコムーネとは、ともに利得を目指して争った。もともと遺言書には聖俗両面の要素が存在すると最初に述べたが、「司教区規則」の改革案をめぐるフィレンツェの司教とコムーネとの争いは、それをそのまま象徴的に示した事柄であるといえよう。これは、フィレンツェの一三二〇年代から三〇年代の事例であり、他の都市や他の時代については、力関係など様々であり、またこれとは別の様相を呈していたかもしれない。あくまでこれはフィレンツェという地域のトレチェント初期の「司教区規則」をめぐるものである。

6　ペスト前の遺言書と「大規模ペスト期」の遺言書の違い

（1）リードする公証人

一三世紀に書かれた遺言書と一四世紀後半の大規模ペスト期の遺言書との間に、心性的に何か違いが認められるのであろうか。ペストは彼らの心性にどう影響を及ぼしたか、あるいは及ぼさなかったか、遺言書の文章そのものの分析からアプローチできないものであろうか。遺贈傾向の分析は可能かもしれないが、実は、これはなかなかむずかしい問題である。

遺言書は、西欧では八〇〇年も前から、市民・庶民・農民など、幅広い階層で書かれつづけたものであり、幸い、今日までかなりが保存されている。現代の我々から見ると、文章によってそこに個人の心性・意志の直接的な表明や吐露が認められるように期待されるので、もしそれが認められるなら、それは非常に興味深いものとなるだろう。

しかしながら、これについては、私見では、ほとんど期待できないように思われる。遺言書は、一四世紀に書かれた市民の日記や『リコルディ』と異なって、書き手が思うところを自由に、自在に論じる類の書類ではなかった。それはほとんど純粋な契約書であり、非常に高価な羊皮紙のうえに——紙と違って非常に書きにくい——硬筆のペンで、ゆっくりと一文字一文字と、プロの書き手が真剣に書き込んでいくものである。もともと契約書には、遊び心は馴染まず、最低必要な法的な事柄に限定して書かれており、そこには自由な空気の存在する余地はほとんどなかった。そこには、遺言者自身の生の声はふつう聞こえてこない。そこでは、遺言者が息子たちに向けて、家訓を挙げて強調することもなければ、遺言者自身が好む格言や思い出話や自慢話なども全くといっていいほど認められないだろう。また、契約書は、その保存性が重要なポイントであったので、たとえ紙が普及するようになった時代（一三〇〇年以降）であっても、その高価さにかかわらず、羊皮紙は、変わることなく利用され、書きにくさは変わらなかった。現在でもそうだが、記載量が多ければ、当然にその分だけ手数料が高くなり、余計なことはむやみに書けない。逆に公証人は手数料のために時に語句を繰り返している。

原則的に言えば、そもそも遺言書の作成において、最初から最後まで公証人が遺言者を一方的にリードしていただろう。必要事項の記載のために公証人は、次々と質問するが、その質問は、公証人が持参したマニュアル的な台帳（一覧表だったかもしれない）に従ったものであり、公証人は、遺言者の回答をその台帳の恐らく空欄の部分に埋めていくだけではなかっただろうか（図20–2を参照。これはドイツのものである）。遺言者は、聞かれたことについて、例えば、遺贈相手と遺贈内容（遺贈物や遺贈金額）について、誰にいくらあげたらいいものかと、思案しながら（時には前の遺言書にさかのぼって訂正したかもしれないが）、とにかく次々と答えていくだけだったように思われる。公証人が書くラテン語の文体もシンプルで事務的な文章であり、一種のフォーマットができていた。それは一五世紀の人文主義者が反発することになる中世ラテン語の無味乾燥な文体の典型であり、人文主義者は古典古代の真性のラテン語の優雅な文体を巻き返そうとして、古典の再生運動を引き起こしたのである（俗語の重視のみがルネサンスの本質と誤解されている節があるが、それは間違いである）。

こうした限定的な文面では、個々の遺言者の個性や彼らが抱く心性は、文章の分析では図り得ないように思われる。ここにフィレンツェの商人の『リコルディ』のように心性的な発露をあまり多く期待できない理由がある。しかしながら、それとは反対に遺言者に代わって文章を書く公証人自身の心性は、遺言書の文面に認められるように思う。これについて次に述べよう。これはこれまで誰も指摘していないことである。

（２）ペスト前の遺言書と「大規模ペスト期」の遺言書の違い　その一
――生の不確かさ、死の確かさ、神の裁きへの言及について

私は、遺言書の文章・文体に反映している心性は、遺言者個人というより、多くは公証人その人の心性であると考える。その多くが、死が迫るなかで作成される遺言書において、相続人、相続内容、包括相続人、遺言執行人の決定

という、極めて限定された内容について、事務的、業務的にてきぱき処理しなくてはならない公証人は、遺言書の定型や書式に従わなくてはならなかった。そうしたなかで、ほとんど唯一、公証人によって生きた文章表現が許されるのは、「遺言書の作成の動機・目的」についての記述であっただろう。この項目は、遺贈内容そのものに具体的に関わるものではなかったので、必ずしも遺言書のなかに書く必要があるわけではなかった。それにもかかわらず、これを記載する、あるいは、記載する余裕があるのは、遺言者の格別の意志が作用している場合もあろうが、基本的に、公証人の裁量や全面的な意志によるものであろう。例えば、第2遺言書（ローディの寡婦アマータ・クレスピアテーィカ）では、「賢人」のことばに触れて、こう述べられている。

故フランキーニ・ダ・クレスピアーティカの妻であるアマータは、ローディ司教区の者であり、精神の健康と正しい記憶からその財産を処理し整理することを欲して、賢人のことばに思いを馳せる者である。**すなわち賢人がいうには、我々の生きている日々は闇のように過ぎ去ってしまうのだから、生き延びる願いを抱きながら急死に陥るよりは、死を恐れつつ生きていく方が好ましいのである。**

この引用文の後半部の文章、すなわち、《生のはかなさ》、《生の不確かさ》、そして、《確実にやって来る死》に対する覚悟を示す文章は、もちろん、遺言者が、みずから内心からそう言いたくて公証人に書かせた可能性がないわけではない。あるいは、その地域の公証人の遺言書の流儀・常套句・習慣だった可能性がないわけではない。実際、この考え方は、《死を思え》というキリスト教の本質的な考え方であり、ペスト期以前から言われていたことである。しかしながら、当時の遺言書の作成の慣習・傾向から見て、さらには、数多くの遺言書を読み、総合的に判断すると、多くの場合、公証人が遺言者に助言して、了解を得て挿入させたと見るべきであるように思われる。そして、この実質的に公証人の書いたと思われる文章に、図らずも公証人の思い、心性がにじみ出ているように思われる。つまり、それを書かなくても遺言書として十分に成立するなかで、それにもかかわらず、公証人が、疫病の流行するなかで、疫病死する病人の臨終に数多く直面することによって、公証人自身の心性に作用し、思いが募り、また、遺言者の気持ちを汲んで、そうした表現の文章が表れているように思われる。

疫病の流行時、死に直面した遺言者に次々と対応することで公証人が置かれたある種の精神状況が作用した可能性があると考える。すなわち、特にペストが周期的に発生し、人びとの命を容赦なく奪う時代では、《生のはかなさ》が痛感され、その思いは、あちらこちらから依頼を受けて、死を前にした遺言者の家に次々と馳せ参じ、遺言書を作成する公証人の心性にも及んだことであろう。事実、大規模ペスト期を生きた人文主義者ペトラルカ（彼も公証人を目指していたひとりである）は、本書第一一章で示したように、目の前で友人の疫病死に直面して、こう書いている（一三四九年）――

彼もまた、現在この世を荒廃させている疫病に突然襲われてしまったのだ。それは黄昏時であった。友人たちと晩餐をすませたあとで、彼は、残された夜の時間を我々と語り合って過ごし、我々の間の友情やお互いの関心事について思い出を語っていた。それから、その夜、彼の身体には激痛が走った。彼は、その激痛を不屈の精神で耐え抜いた。それから翌朝、忽然と息を引き取った。今や身近となってしまった恐怖は弱まることはなかった。そして三日も経たないうちに、彼の子どもたちと世帯人の全員が彼の後を追って死んでいった。

さあ、死すべき人間よ、保持できないほどの富の山を築き上げるために、汗し、あえぎ、苦労して、海と山をさまよい歩くがよい。しかし栄光は長続きしない。我々が歩む人生は眠りにすぎない。何をしようが、それは夢に過ぎない。死のみが、眠りを打ち破り、夢から目を覚ましてくれる。ああ、せめてその前に目を覚ませたらいいのだが(302)。

ペスト期、とりわけ大規模ペスト期を生きる人びとにとって、《生のはかなさ》は、痛感されることであっただろう。疫病の流行時、瀕死の病人を相手に、業務として遺言書の作成に携わる公証人にとっても、このペトラルカの置かれた状況に近いものがあっただろう。このように見ると、次々と臨終に立会うなかで、その思いが公証人自身の心性として遺言書ににじみ出ている可能性は高いだろう。この仮説的な立場に立って本章の遺言書全体を展望してみよう。

表20-1「大規模ペスト期の遺言書と一三世紀・一四世紀前半に書かれた遺言書」は、遺言書の遺贈内容の分類、記載内容を比較するため作成したものである。扱う遺言書の数が少なく、また遺言者の地域・個人その他の事情の違いもあるので、あくまで条件付きであるが、基本的に次のことを言うことができるかもしれない。まず、**表20-1**の最後の項目「生の不確かさ、死の確かさ、神の裁きへの言及」について、大規模ペスト期の遺言書（第1遺言書から第6遺言書）の場合、第1遺言書を除いて、すべて、「生の不確かさ、死の確かさ……」についての言及が認められる（記載率八三パーセント）。それに対して、一三世紀の遺言書（第7遺言書から第11遺言書）については、その言及は半数であり（記載率五〇パーセント）、書かれている分量も極めて少なく、一行か、半行であり、数行に及んでいる大規模ペスト期の遺言書と対照的であり、大規模ペスト期の遺言書と一三世紀の遺言書との違いは歴然としている。大規模ペスト期の遺言書の場合、そのかなりが、内容が詳しく、切実さがあり、とても常套句――その部分もあろうが――と見なして簡単に済ませるような類ではない。一例を挙げると、第6遺言書では次のように書かれている――

死と生は神の手のもとにあり、また生きながらえる望みをもちつつも急死に至るよりは死を恐れて生きる方が好ましいのだから、それゆえにクレッシーノ・ブラーコ氏の娘、ジャコモ・ダ・ラヴァーニャの妻であり、ローディの市民であるジョヴァンナ夫人は、健康な精神と良き知力、また良き記憶力から、たとえその体が病気に冒されていようとも、常に避けられないこの世のはかなさを思い、聖人のことばと聖書に書いてあること、すなわち、我々は皆、この世での行いについて、それが良きものであるにせよ、悪しきものであるにせよ、釈明するためにキリストの裁きの前にいるということばを胸に携えるものである。

第12遺言書は、一四世紀前半の遺言書なので別枠にした。残念ながら、この時代のものはわずか一通のみ紹介する。一四世紀初期の時代は、ペストはまだ到来していないが、他の種の疫病や飢饉などが多発しており、心性的に一四世紀後半に準じた苦難の時代と見なしうる時代である。ここでは、別枠にしたが、それでも、一三世紀の遺言書とは明らかに異なって、《生のはかなさ》の表現は非常に詳しく述べられている。

（3）ペスト前の遺言書と「大規模ペスト期」の遺言書の違い　その二
――「霊魂の救済のために」のことばの多さについて

ペストは、中近世では「神罰」と見なされ(303)、ペストに遭遇した人びとは、神による贖罪がいかに恐ろしいものであるかを思い知らされた。疫病が流行して、目の前で家族や大量の市民が激痛に悶えて、疫病死するありさまを目の当たりにして、神の怒りを痛感した。そして、生きているこの世でさえこれほど過酷な罰をお与えになるのだから、死後の罰――すなわち、煉獄での贖罪――はいかばかりか。それを思って、人びとは、煉獄の罰の過酷さを想像して、震えおののいたのである。こうして、生きているうちに、みずから煉獄の贖罪を少しでも軽減することの必要性をこころに刻んだのである。

こうして、ペスト期になって贖罪としておこなう宗教的活動が活発化した。これには托鉢修道会も関与した。その活動の多くは、従来から存在していたものではあるが、それがいっそう活発化したのである。施療院などでの慈善活動、教会への喜捨、信心会活動、巡礼など、ほとんどが死後、功徳として神に考慮してもらうべく展開された動きであった。また、免罪符（贖宥状）の購入は、すでに十字軍や聖年の巡礼などの功徳として以前から存在していたが、ペスト期になって事実上再生した新たな動きといえるだろう。一六世紀初頭の免罪符は、煉獄の拷問を軽減したいと願う信徒たちにとって誠にありがたいものと思われたのである。ここにおいて、まさに煉獄の罰を恐れる気持ちが、免罪符の購入につながり、それに対する疑念が宗教改革を引き起こす要因となったといえるのである。この意味で、この煉獄の罰の意識を高めたものこそ、ペストであり、そのペストは、一方でルターに神の峻厳さを痛感させ、既成の秘跡の能力に懐疑を抱かせるとともに(304)、同時に、免罪符への疑問から宗教改革の導火線に火を付けるものともなったのである。

ペスト期には、煉獄への恐怖の念から、遺言書における遺贈の表現において、特徴的な傾向がもたらされた。すなわち、宗教的遺贈の記載の際に、わざわざ「霊魂のために」（または「霊魂の救済のために」）ということばを、それまで以上に頻繁に添えるようになったことである。これは事実上、霊魂が煉獄を早く乗り越えて、天国に達するようにという願いを示している。

このことは、表20-1の「霊魂救済」の欄からわかる。つまり、大規模ペスト期の遺言書に属する六通の遺言書（六人）において、全部で六七回に及んでそのことばが登場する（一通につき平均一一・二回）。特殊なフィーナ・ダ・カッラーラの遺言書を除いても、全部で四五回も登場する。一方、一三世紀の遺言書、すなわち、第7遺言書（第8遺言書は第7遺言書と同一人物なので合わせて一通として扱う）、第9遺言書、第10遺言書、第11遺言書の全部で四通の遺言書において、全部で五回登場するにすぎない（一通につき平均一・三回）。扱う遺言書の数が少なく、さらに、ひとりの個人的な要素が強く反映されてしまっているかもしれないので（特にパドヴァ公妃フィーナ・ダ・カッラーラによる第4遺言書では、一通で二二回）、大規模ペスト期の遺言書と一三世紀の遺言書の間の大きな違いを示すもの（少なくともその可能性）として認識すべきかもしれない。これは、イタリアのベルガモなど、遺言書が大量に保存されている都市で検証してみるに値するだろう。

このように見ると、ペスト期の人びとは、ペストから受けた心性を遺言書のなかにある程度まで表出しているといえそうである。

表20-1　大規模ペスト期の遺言書と13世紀，14世紀前半に書かれた遺言書

	遺言者	作成日	都市・公証人	総項目	世俗的遺贈	宗教遺贈の総数	霊魂救済	生の不確かさ，死の確かさ，神の裁きへの言及	不当返還
第1遺言書	マルコ・ダティーニ（市民）	1348年6月1日	プラート ラナルド・ディ・バンドゥッチョ	29	4	14	14	なし	○
第2遺言書	アマータ・ダ・クレスピアーティカ（寡婦）	1351年8月15日	ローディ ランチェスキーノ・ガッリ	7	1	1	0	賢人がいうには，我々の生きている日々は闇のように過ぎ去ってしまうのだから，生き延びる願いを抱きながら急死に陥るよりは，死を恐れつつ生きていく方が好ましい……	×
第3遺言書	カラベッロ・オルゾーノ（市民）	1357年7月12日	ローディ ルイージ・ダ・トラダーテ	20	1	0	3	主のもとで死にゆく者は幸いであるから，聖書の他のところにもこう書かれているのである。「我々は皆神の裁きの日の前にいる。この生涯において我々が果たした行い，それが善きことであるにせよ，悪しきことであるにせよ，あるいはその他のいかなることであるにせよ，それについて我々は神に報告する」	×
第4遺言書	フィーナ・ダ・カッラーラ（マントヴァ公妃）	1378年9月22日	マントヴァ マバンディーノ・ブラッツィ	49	10	23	22	この世の生が不安定な状態にあり，現在，目に見えているものも次第に見えなくなるのだから，誰しも皆，この世の人生の巡礼の旅の残り少ない時に遺贈の処理がおこなえるよう，有益なことにこころを向けるべきである。なぜならこの世の人生において死ほど確実なものはほかになく，いつ死がやって来るかということほど不確実なことはほかにないからである。このことを肝に銘じて，人は自分の身の回りの事柄が一瞬のうちに覆されることのないように，その処理に気遣うべきである。なぜなら，この世の人生においてその名声と名誉が優れていればいるほどに，またその地位が高ければ高いほどに，人間の欺きに気遣わなければならないからである。遺言者がもしこの世を去らねばならないことになれば，遺言者は，主の天界の裁き場において，みずからの霊魂を全能なる神，創造主に，救済のために委ねるものである	○
第5遺言書	ベルナルド・タラスコーノ（市民）	1388年9月18日	ローディ ジョヴァンニ・ダ・ラヴァーニャ	12	3	1	1	我々の生と死は神の手にかかっているのであるから，さらにまた，生きる望みを抱いていながら急死してしまうよりも死を恐れながら生きていく方が望ましい……	×
第6遺言書	ジョヴァンナ・ダ・ラヴァーニャ（市民の妻）	1400年10月19日	ローディ マフィーノ・バロニーオ，ステファニーノ・ソンマリーヴァ	13	3	1	0	死と生は神の手のもとにあり，また生きながらえる望みをもちつつも急死に至るよりは死を恐れて生きる方が好ましいのだから，それゆえにクレッシーノ・ブラーコ氏の娘，ジャコモ・ダ・ラヴァーニャの妻であり，ローディの市民であるジョヴァンナ夫人は，健康な精神と良き知力，また良き記憶力から，たとえその体が病気に冒されていようとも，常に避けられないこの世のはかなさを思い，聖人のことばと聖書に書いてあること，すなわち，我々は皆，この世での行いについて，それが良きものであるにせよ，悪しきものであるにせよ，釈明するためにキリストの裁きの前にいるということばを胸に携えるものである	×

大規模ペスト期平均				21.8	3.7	6.7	6.7	言及率83%	
第７遺言書	ブレゴンディオ・デナーリ	1229年 1月10日	ローディ ルベーオ・ダ・ドヴェーナ	22	4	9	1	なし	○
(第８遺言書)	同上（書換え遺言書）	1236年 9月21日	ローディ ドッソ・ディ・ドヴァーリオ	17	5	4	1	なし	×
第９遺言書	ジャコモ・モレーナ	1248年 11月15日	ローディ コッタ・マーディオ，バッシアーノ・フェッラート	17	3	3	0	人が生きるも死ぬも神の手のもとにある	○
第10遺言書	オベルト・ロメッリーノ	1252年 6月８日	ジェノヴァ バルトロメーオ・フォルナーリ	34	20	6	4	私は神の最後の審判を恐れつつ，私の遺言を熟慮して私の財産を処理する	×
第11遺言書	ベッラカーラ・モレーナ（寡婦）	1263年 11月19日	ローディ チェンタルド・ダ・スピーノ，アルジシオ・スコトーネ，バッシアーノ・フェッラート	9	0	0	0	なし	×
(14世紀前半) 第12遺言書	ステーファノ・ヴォルトリーノ	14世紀 1335年 1月26日	ローディ ジョヴァンニ・イセンバルド	28	19	5	2	死の時がいつ来るかは不確実であるにしても，賢明な人間の精神にとっては，死の時が来ることは確実なものであらねばならない。しかしながらその身体が衰弱して来た時には，死の到来はいっそう懸念されねばならない。このことは，この世の財産の整理にとっても同様のことである。一家の主が遺言書を残さずに死去し，財産を未整理のままに残すことのないように，死の到来はいっそう懸念されねばならない	×
ペスト期前平均				21.2	8.5	3.7	1.3	言及率50%	

付記　黒死病時代の遺言書を研究したS・コーンの方法論への批判

大規模ペスト期の遺言書と一三世紀の遺言書とを比較して、その遺贈の量や形態の違いを把握することは、これまで誰によってもおこなわれていない。私は、黒死病の心性の影響を知るには、方法論的に見て、この二つの時代（一三世紀と大規模ペスト期）を比較すべきと考える。中部イタリアの六都市に保存された三三八九通の遺言書の解析をおこなったS・コーンもこの課題には答えていない。そこには方法論的な問題がある。彼の関心は、「ペスト以前」の遺言書と「ペスト後」の遺言書に、その遺贈の量や形態の相違を認めて、心性の比較史考察をおこなうのであった。彼は、先入観として、ペストが大流行した《一三四八年》こそが、心性の変化する分水嶺になっているだろうという大前提に立っており、その前提で関連する時代の遺言書を解析した。そのために、一三世紀の遺言書にはあまり目を向けていない。彼にとって「ペスト以前」とは、事実上、一三〇〇年から一三四七年の時期であった。しかし、これは方法として問題がある。なぜなら、イタリアでは、すでに述べたように、一三四〇年に大規模な疫病が起きていた。また、一三三〇年代においても、異常気象によって、度重なる凶作・飢饉がもたらされ、人びとは大きな苦難を受けていた。一四世紀前半の苦難は並々のものではなかった(305)。一三三三年、アルノ川が氾濫する一方、エトナ山が大噴火をして、農作物に大被害をもたらした。一三三七年にも、同じく異常気象によって広域にトビバッタの大群が発生し、トスカーナ地方で凶作が起き、さらに、一三四七年には大降雹によって農作物が大被害を受けた。ジョヴァンニ・ヴィッラーニは、フィレンツェを襲った一三四七年の夏の飢饉について詳しく報告し、それで四〇〇〇人が死亡したといっている(306)。そして、ペストが大流行する直前、一三四八年一月二五日に、北イタリアから南ドイツを中心に大規模な地震が発生し、大被害をもたらした（翌年にはローマで大地震が起こった）。そもそもヨーロッパ全域において、一三〇〇年以降、地球が寒冷期に入ったことから苦境に陥っていた。一三一五年から一五一七年には有名な「大飢饉」が発生し、これについては既に「神の怒り」であると言われた(307)。この「大飢饉」によって人口の約二〇パーセントを失う都市もあったことを思うと、極めて深刻な困難さの状況であったことはまちがいないことなのである(308)。また、イングランドでは、家畜伝染病が流行し、羊が激減したことが修道院の記録からわかる。すなわち、荘園の台帳からの確認によると、イングランドの羊の飼育数の減少ぶりははなはだしいものがあった。バークシャーのある荘園では一三一三年に四六八頭いた羊が一三一七年には一三七頭に激減し、ラムジー修道院の三つの領地については四八頭から六頭、四五頭から二頭、五六頭から九頭へと同じく激減しているのである(309)。また、プラートでは人口の激減はペスト以前から始まっていた。確かに一四世紀の前半の時代の災難の度合いは、大規模ペスト期の黒死病による苦難ほどではないかもしれないが、心性はすでに多大な影響を受けていたと見るべきである。黒死病以前に苦難によって心性は打撃を受けていたのであり、おそらくすでに黒死病以前にそれは遺言書を通して心性に表出されていたと考えられる。

だから、コーンが、あたかも意表を突くかのような、逆説的な指摘として、遺言書研究のまとめとして、「六つの都市のどこにおいても、一三四八年のペストは、過去との亀裂を刺激しなかったし、信仰心の新しい方向をもたらさなかった」と述べているが(310)、これには問題がある。人びとはそれ以前からすでに過去との亀裂を体験していたのである。方法論的な問題性を指摘するならば、黒死病による心性等の本質的な変化を見るためには、コーンは、比較対象を一三世紀にまでさかのぼって調査しなくてはならなかっただろう。

原典史料は以下による。

Enrico Bensa (ed.), "Il testamento di Marco Datini", *Archivio Storico Pratese : periodico trimestrale* (aprile 1925): pp. 74–78' /Archivio vescovile di Lodi, armadio VII, Cartella III, Documento nr. 154. "Testamento di Fina da Carrara,1378," Archivio di Stato, Padova, Archivio notarile, reg. 35, fols. 95–98v. /Archivio Vescovile di Lodi, armadio VIII, Cartella IV, Documento nr.291. /Archivio Vescovile di Lodi, armaduo VIII, Cartella I, Documento nr.64. /Archivio Vescovile di Lodi, armadio I, Cartella I, Documento nr.17. /Archivio Vescovile di Lodi, armadio VIII, Cartella I, Documento nr. 24. /S. Epstein, *Wills and Wealth in Medieval Genoa*, 1150–1250' Cambridge, Massachusetts, and London, 1984, pp. 235–238. /Archivio Vescovile di Lodi, armadio VIII, Cartella I, Documento nr. 36.

史料

大規模ペスト期に書かれた遺言書

解説　第1遺言書

一三四八年、プラート市民マルコ・ダティーニ Marco Datini の遺言書について

プラートの商人フランチェスコ・ダティーニ（一三三五〜一四一〇）は、膨大な中世の商業関係などの史料を残したことで有名であるが、この遺言書は彼の父親マルコ・ダティーニ（一三四八年没）の遺言書である。マルコは、一三四八年のペスト（黒死病）による犠牲者である。彼は、この遺言書のなかで、相続人として他の家族のすべての名前を挙げているので、マルコが家族の最初の犠牲者であることがわかる。六人から成るマルコの家族のうちで生き残ったのは、ただ二人、フランチェスコとその弟のステーファノだけであった。作成日が一三四八年六月一日とあるので、一三四八年一月にピサに上陸したペストは、フィレンツェに三月、プラートに四月か五月頃に達したのであろう。遺言者マルコは、プラートの「商店主」であったが（組合の記録からわかる）、この遺言書が示すようにある程度の財産を残し、その財産は、フランチェスコ・ダティーニがアヴィニョン――ここで商人として大成功した――において足場を築く時の重要な資金に利用された。ダティーニ家がペストに襲われた時、母親は妊娠中で、フランチェスコ・ダティーニは、弟か妹を、見ぬままに母親とともに失ったことになる。この一家は、胎児も含めると、七人家族のうち五人が疫病死したのである。

第1遺言書　一三四八年、マルコ・ダティーニの遺言書(311)

一　遺言者の心身の健康と口頭による作成

書き判　神の名において。プラートのポルタ・フイア Fuia 地区に居住した故ダティーノ Datino の息子である遺言者マルコは、キリストの恩寵により、心身の健康な状態において、ここに自己の財産を処理することを望み、

遺言書をみずからのペンで書かずにこのように口頭によって作成することを決した。

二　遺言者の埋葬先の指定

まず始めに遺言者は、みずからの遺体の埋葬先としてプラートのサン・フランチェスコ教会を選び、そこに埋葬されることを望む。

三　自己の霊魂のための遺贈

同様に、またひとつ、またひとつ、遺言者は、みずからの霊魂のために、プラート市の大聖堂であるサント・ステーファノ教区教会の参事会の会堂においてミサを挙げるために一〇ソルドを遺贈する。

同様に、またひとつ、またひとつ、遺言者は、みずからの霊魂のために、先のサント・ステーファノ教会のなかにある「聖母マリアのチントゥーラ礼拝堂」の新しい礼拝堂の祭壇に二〇ソルドを遺贈する。

同様に、またひとつ、またひとつ、遺言者は、みずからの霊魂のために、プラートのポルタ・フイア地区のサン・ピエトロ教会の参事会の会堂に一〇ソルドを遺贈する。

同様に、またひとつ、遺言者は、みずからの霊魂のために、プラートのポルタ・フイア地区のサン・ピエトロ教会の聖母マリア信心会に二〇ソルドを遺贈する。

同様に、またひとつ、遺言者は、みずからの霊魂のために、プラートのサン・フランチェスコ修道会の修道院にミサを挙げるために二〇ソルドを遺贈する。

同様に、またひとつ、遺言者は、みずからの霊魂のために、プラートのサンタゴスティーノ修道院に一〇ソルドを遺贈する。

同様に、またひとつ、遺言者は、みずからの霊魂のために、プラートのサンタ・マリア修道会の修道院に一〇ソルドを遺贈する。

同様に、またひとつ、遺言者は、みずからの霊魂のために、オルトレ・ビセンツィオ Oltre Bisenzio のサンタンナ教会のなかにあるサンタ・マリアの新しい祭壇を装飾するために、一〇ソルドを遺贈する。

同様に、またひとつ、遺言者は、みずからの霊魂のために、プラートのサン・ジョヴァンニ信心会に一〇ソルドを遺贈する。

同様に、またひとつ、遺言者は、みずからの霊魂のために、プラートの「ドルチェの家」の貧民たちと同施設そのものに二〇ソルドを遺贈する。

四　遺贈の支払い期限

同様に、またひとつ、遺言者によって遺贈された上記のすべては、下記の相続人並びにその後見人によって、遺言者の死んだ日から三年以内に支払いが遂行されるべきものと、ここに遺言者は申し渡し、命じかつ遺言する。

五　不当利得返還のための財産の凍結

同様に、またひとつ、遺言者の全財産は、遺言者が不当にまたは不法に強奪、横領したものを返還するために凍結されるべきものであると、遺言者はここに遺言し、定めかつ欲する。

六　相続人の任命

現在もしくは将来の法または法令にもとづく他の動産および不動産の財産については、遺言者は、その相続人として、遺言者の子フランチェスコ、ノーフリ、ステーファノ及びヴァンア、さらに妊娠中の妻ヴェルミリアから生まれる息子または娘を任ずる。そしていずれの者も均分に分けて相続するものとする。そして万一、合法的婚姻から生まれた嫡出子の息子を持たぬまま一八歳になる前に彼らの誰かが死去した場合、死去した者の代わりに生き残った者たちを被後見人の相続人として、また信託遺贈人として任ずる。

七　妻への財産の用益権の遺贈とその条件

同様に、またひとつ、遺言者の妻ヴェルミリアが先の子どもたちとともに貞節にかつ正直に生活を営み、寡婦としての生活を守り、嫁資の返還を要求しない限りにおいて、彼女に遺言者のすべての財産の用益権を遺贈するものとする。

八　上記の相続人がすべて死去した場合の相続人

そしてもし遺言者の子と先に述べた相続者たちのすべての者が未成年のうちに死去するようなことが起これば、遺言者は、兄弟であり、先のダティーノの息子であるアンジェロ・ディ・ダティーノを彼らまたは最後に亡くなった者に代わって相続するものとする。

同様に、またひとつ、そのような場合には、遺言者は遺言者の妻のヴェルミリアに対して、ポルタ・フイアにあるプラートの事務所とともに遺言者の家とその使用権、そして寝台、家財道具と家にあるすべての物を、彼女が寡婦として貞節にかつ名誉をもって生き続ける限りにおいて、遺贈するものとする［――］。

九　霊魂のための遺贈

同様に、またひとつ、そのような場合には、遺言者は、みずからの霊魂とその親類の霊魂のためにプラート市のドゥオーモであるサント・ステーファノ・ピエーヴェ教会にある新しい「聖母マリアのチントゥーラ礼拝堂」に礼拝堂の装飾と聖母の栄誉のために二五リラを遺贈する。

同様に、またひとつ、そのような場合には、遺言者はプラートのポルタ・フイアのサン・ピエトロ・フォレッロ教会の管財委員会に、みずからの霊魂とその親類の霊魂のために五リラを遺贈する。

また、同様に、またひとつ、遺言者はみずからの霊魂とその親類の霊魂のためにポルタ・フイアのミゼリコルディア会の施設の貧民並びにミゼリコルディア会そのものに、五リラを遺贈する。

また、同様に、またひとつ、遺言者はプラートの救貧院「ドルチェの家」の施設の貧民並びにその施設そのものに五リラをみずからの霊魂とその親類の霊魂のために遺贈する。

一〇　妹の扶養とその条件

また、同様に、またひとつ、遺言者は、遺言者の妹であり、故ベッティーノ・ベッティーニの妻であったカテリーナに対して、彼女が寡婦のままで嫁資をもたない限りにおいて、カテリーナの生涯にわたって寡婦のままでいて貞節な生活を守るならば、毎年一二袋の上質の混ぜ物のない小麦を与えるものとする。

一一　後見人の指名

遺言者の上記の子らの後見人として以下の者を指名する。

故グッチョ氏の息子バルザローネ、故ダティーノの息子アンジェロ、故ジュンタの息子ピエーロ、遺言者の妻であるプラートのポルタ・フイアのヴェルミリア夫人［――］。

遺言者はこれらの人々に対して財産目録をつくり、遺言者の子どもの保護の実行について報告する義務を課す［――］。

一二　本遺言書の有効性

遺言者は、これが遺言者の遺言であること、並びにこれが遺言書の法にもとづいて有効であるべきであり、もし遺言書の法にもとづいて有効でなかったならば、少なくとも遺言補足書の法にもとづいて有効であり、他の遺言書と同程度に有効であるものであることを表明する。

一三　他の遺言書の無効化

遺言書によってこれまで作成されたあらゆる他の遺言書や遺言をすべて取り消し、無効とする。これらすべての文書はプラートにおいて、すなわちプラートのポルタ・フイアのミゼリコルディア会の貧民の家において作成された。

一四　臨席者

臨席された方々は以下の通りである。

故ティエーロの息子フランチェスコ会托鉢修道士（先に述べた貧民の家の施設長）、故ヴァンニの息子ジョヴァンニ托鉢修道士、グルーノ・ジュンティ、ヴァンニ・ヴェッツォーリ、ジャコモ・ファルクッチ、セル・ジュスタート・ボナフェーデ、及びミゼリコルディア会の家の家族、証人であるプラートのポルタ・サン・トリニタのボンバチーノ・パガネッリ、ミケーレ・フェイが本遺言者から呼び求められた。

一五　遺言書の作成日

主の年の一三四八年、インディクティオの元年(312)、六月一日。

一六　遺言書を作成した公証人

書き判　帝国の権威によって判事であり公証人である私こと、プラートの故バンドゥッチョの息子ラナルドは、先に述べたすべてのことのためにここに臨席し、ここに公的に呼び求められ、これを記載した。

解説　第2遺言書

一三五一年、アマータ・ダ・クレスピアーティカ Amata da Crespiatica（故フランキーノ・ダ・クレスピアーティカの妻）の遺言書について

ローディの大聖堂（図20-3）の司教館に残された遺言書のひとつ。寡婦となった女性が作成した遺言書である。ふつう女性は、夫よりかなり若く結婚したことから、しばしば寡婦として長く生きた。この女性の場合、財産も多くなく質素な内容であるが、それでも全体に高い宗教性が認められる。例えば、この遺言書では、土地等の不動産は、娘の死後はすべてウミリアーティ修道会に遺贈すると指定されている。

また、遺言書の作成日は八月一五日、「マリア被昇天の祝日」の日である。祝祭の日を選んだことから、この遺言書が突然に死の直前に書かれたというより、ある程度まで健康であった時に書かれたことが推定される。日本流にいえば、縁起のいい日が好まれた。このことは次の「遺言書の作成の意図・能力」の記述内容からもいえる。遺言書では、決り文句のように、《死がやって来るのは確実だが、いつやって来るかは不確実である》としばしば書かれている。いつ突然に死に襲われてもいいように、地域にもよるのだが、教会は健康時の遺言書の作成を推奨していた。

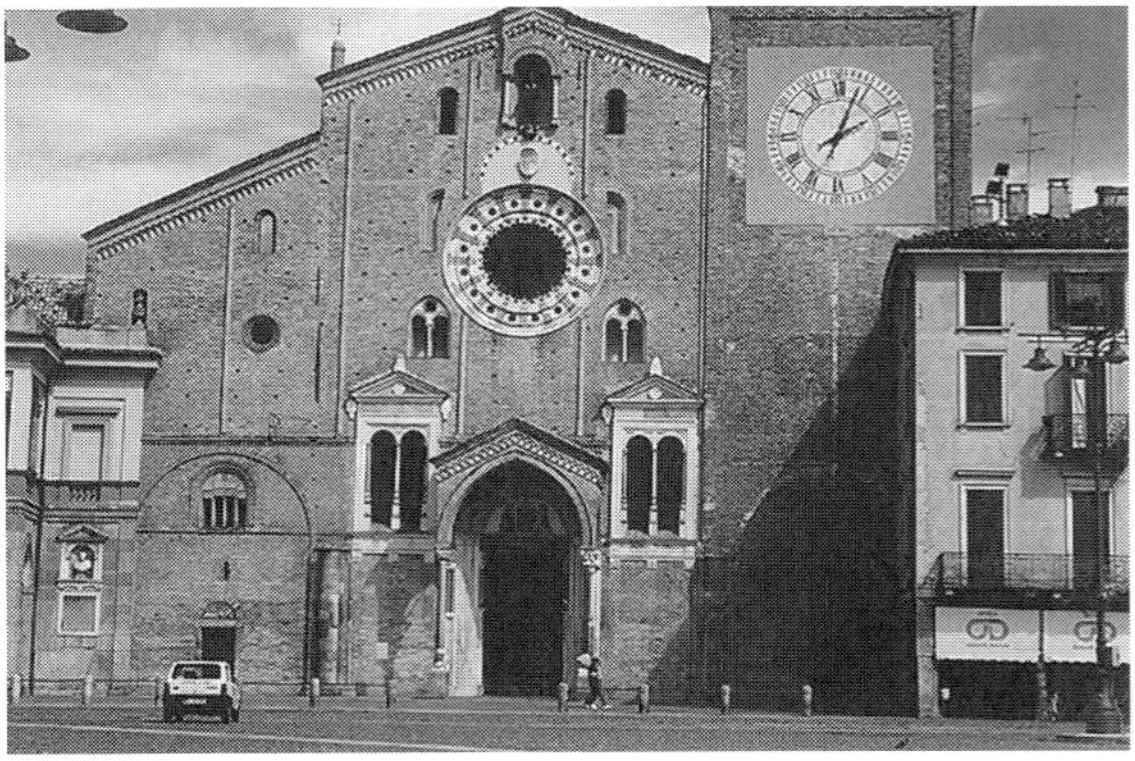

図20-3　ローディの大聖堂（12～13世紀）

第2遺言書　一三五一年、ローディ市民アマータ・ダ・クレスピアーティカ（故フランキーノ・ダ・クレスピアーティカの妻）の遺言書(313)

一　作成日・場所

書き判　我らが主の名において、アーメン。主の誕生から一三五一年。インディクティオの第四年、八月一五日。家長フランキーノ・ダ・クレスピアーティカの相続者の居住する住居、ローディ司教区にあるクレスピアーティカの地区にて。

二　臨席者――証人と公証人

臨席者は以下の通りである。聖ロマーニ・キヴィターテ・ローディ教会の主席聖職者にして聖職禄受領者であるジャコモ・ダ・ガルディーナ司祭、トマジーノ・ダ・クレスピアーティカ、現在クレスピアーティカの先に述べた地区に住むパガーノ・デ・ベルゼーネ・ベルガモ、クレスピアーティカの先に述べたジョヴァンニーノ、クレスピアーティカの地域に住むヴェントゥリーノ・ダ・ヴァロータ、ザノーネ・ダ・サマラータ、それにローディの「愛の聖霊会」の修道士のクレモネンセ・パムッロである。すべての証人は招かれた者で知人である。ローディ市の公認公証人であるプローモ・ガッリの第二公認公証人としての了解を得た。

三　遺言書の作成の意図・能力

故ゲラルド・カガモスティの娘であり、また故フランキーニ・ダ・クレスピアーティカの妻であるアマータは、ローディ司教区の者であり、精神の健康と正しい記憶からその財産を処理し整理することを欲して、賢人のことばに思いを馳せる者である。すなわち賢人がいうには、我々の生きている日々は闇のように過ぎ去ってしまうのだから、生き延びる願いを抱きながら急死に陥るよりは、死を恐れつつ生きていく方が好ましいのである。

遺言者は法と規則にしたがって遺言書を作成した。それは遺言書と遺言補足書の法規にしたがってそれをもってずっと有効で持続できるその他のあらゆる形においてその遺言がずっと有効となることを望みそれを命ずる。

四　この遺言書の効力と過去の遺言書の無効化

まず初めに遺言者はこれまで彼女によってなされた遺言書、遺言補足書、命令書が無効なものとした。この遺言書以外に遺言書が発見された場合には、遺言者が今後ずっと有効なものであると欲するこの遺言書のみが認められる。もし上記の事柄を有効とするこの遺言書以外のものが発見された場合には、遺言者はその一切の遺言書、遺言補足書、命令書の価値を無効とした。

五　遺贈

同様に、またひとつ以下のごとく命じ遺贈し

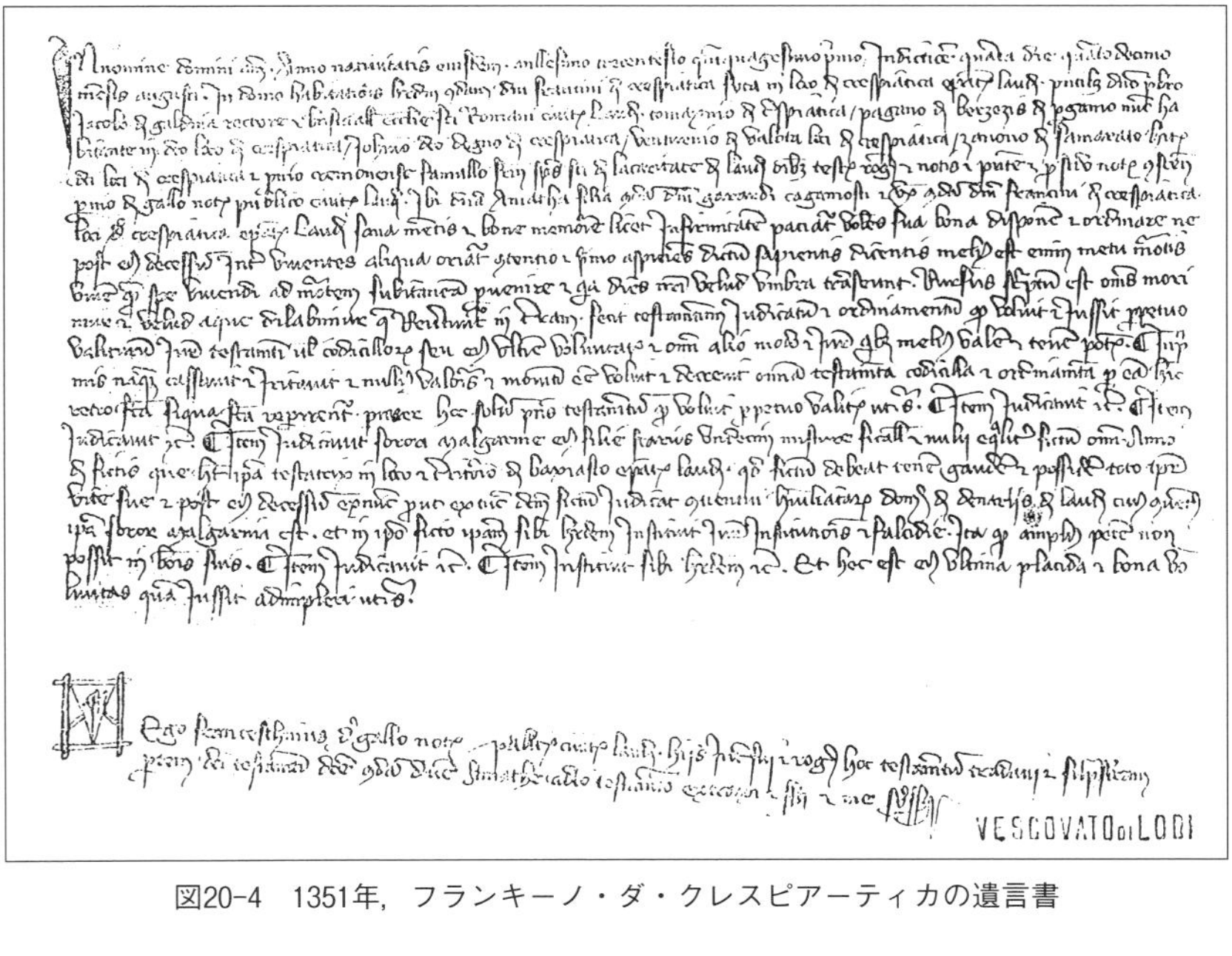

図20-4　1351年，フランキーノ・ダ・クレスピアーティカの遺言書

た。彼女の娘である修道女マルガリーナに、一一スタイオのライムギと一一スタイオの粟、それにローディ司教区のバジアスコの領地に遺言者が所有する賃借地から得られる毎年の賃借料を遺贈した。賃借料は娘マルガリーナが生きている間はそれを保持し享受し所有する。彼女が亡くなった後は、もはやその財産を所有できないので、この賃借地はマルガリーナが所属したウミリアーティ修道院に遺贈する。そして慣習法と相続法にしたがう。かように決定した。そしてこれは上記のように執行されるのを願った遺言者のよき冷静な遺言である。

六　公証人の署名

書き判　私、フランチェスキーノ・ガッリ、ローディ市のパラティーノの公認公証人［帝国の権威にもとづく公証人の意。notarius palatinus］はこの遺言書作成に立ち会った。そして故アマータ夫人のこの遺言書を登記することを依頼された。そして私の名前を署名した。

解説　第3遺言書

一三五七年、ローディ市民カラベッロ・オルゾーノ Carabello Orzono の遺言書について

一三五七年とあるが、この時期は、ペストで生き残った者が富に恵まれた時期である。この遺言書では、結婚した時に、妻の持参した嫁資は「八〇リラ」とあり、また、娘のための嫁資として「一〇〇リラ」が用意されている。このことから、この遺言者の階層がある程度まで特定できるだろう。遺贈のなかで目に付くのは、宗教的な遺贈（「霊魂の救済のため」）である。全部でおよそ一〇点の遺贈のうち、結婚に伴う嫁資の遺贈（これもふつう慈善行為とされた）を含めて八点が宗教的遺贈である。

特に、嫁資への援助は、ペストによって各コムーネで人口が激減したために、人口回復という世俗的な見地から、結婚が推奨され、ペスト後に急増している。宗教的にも、未婚の女性への嫁資の援助は、修道女になる女性も含めて（この場合、キリストとの結婚と見なされた）、立派な慈善行為と考えられた。原則的にマイノリティーへの援助はすべて慈善行為であっ

た――病人、貧民、障害者、寡婦、子ども、孤児、囚人、そして未婚の女性など。

第3遺言書　一三五七年、ローディ市民カラベッロ・オルゾーノの遺言書

一　遺言書の作成日と場所

書き判　神の名においてアーメン。一三五七年。インディクティオの第一〇年。七月一二日。ローディのマッジョーレ教会の地下埋葬所において。

出席者は以下の諸氏である。すなわち伯爵閣下であるジョヴァニーノ・カッシーノ及びランテルモ・カッシーノの兄弟、エウジェリーノ・ダ・ソルタリーコ、エンリーコ・サッコ、ジョヴァンニ・カモリーア、ロデシーノ・ダ・サララーノ、アルベギーノ・ダ・ポステスタ、以上ローディ市民にして知人である証人である。皆、資格あって求められ招かれた方々である。それに加え、第二公証人として合意を得たローディ市の公証人ルイージ・ダ・トラダーテである。

二　聖句と遺言者の遺言書の作成能力

主のもとで死にゆく者は幸いであるから、聖書の他のところにもこう書かれているのである。「我々は皆神の裁きの目の前にいる。この生涯において我々が果たした行い、それが善きことであるにせよ、悪しきことであるにせよ、あるいはその他のいかなることであるにせよ、それについて我々は神に報告する」。

神よ、ローディ市の故アルベルティ・オルゾーノの息子カラベッロ・オルゾーノは、精神の健康とよき記憶力の状態において、未来の至福と永遠の幸福を待ち望んでおります。

三　遺言書作成の意図と有効性

遺言者は自分の死後、財産に関与しそれを手に入れようとする者の間で争いが生じないようにするためにここに遺言する。そして遺言者はこの遺言書、つまり表明文あるいは決定書、処置書を作成したが、遺言者はそれらが遺言法や遺言補足書や遺言にしたがって有効なものとなること、またはいずれの法によっても有効なものとなることを望むが、これが価値を有すること、また遺言者によって作成され公証人の手によって書かれた他の遺言書のために改変されたり、損なわれたりしないことを望む。

四　過去の遺言書の無効化

まず初めに遺言者はこれまでに遺言者によって作成された遺言書、決定書、命令書の価値を無効にした。遺言者によって作成されたそれらが発見された場合、先に述べた法律にしたがってこの遺言書のみが永久に有効であると命じた。

五　遺贈――都市・教会・家族・親類

同様に、またひとつ、遺言者は、神の栄光のために、また自分の霊魂の救済のためにローディの都市と市壁外の町のどの教会にも一・五リッブラの量の大ろうそくを遺贈した。

遺言者は、遺言者の兄弟バッシアーノ・オルゾーノの娘であるコンフォルティーナとボシアに、また将来、合法的な結婚によってこのバッシアーノのもうけるほかの娘に一〇帝国リラを遺贈した。

同様に、またひとつ、遺言者は自己の霊魂の救済のために故ペリーニ・ペロリーニの娘フロルドミーナが結婚する際のためにその遺産から五帝国リラを遺贈した。また毎年ずっと、ヴィーニャ地区にある福音者サン・ジョヴァンニ教会にその遺産から二〇ソルドの遺贈を命じた。この遺言者カラベッロ氏は、この金を使って、神の栄光と自己の救済のために、この教会において我らがイエス・キリストの十字架の前に置かれたいくつかのランプに明かりを灯すに必要なろうそくを買うのを命じた。

同様に、またひとつ、娘ベニェータに以下のものの遺贈を命じた。結婚する時のために、遺言者の財産から一〇〇帝国リラと、それに加え新品の飾りのついた上等の服二着、これは申し分なくできた立派なもので裕福さの点から見て優美に織られたものであること、そして同じく娘ベニェータを相続法にしたがって遺産の相続人、すなわちファルキディア相続分の相続人に指名した。娘はこれで満足するべきであること、また娘は財産のうちこれ以外のものについて要求、獲得、所有をしてはならないことを命じた。

同様に、またひとつ、遺言者は以下のことを命じた。もし今述べた娘ベニェータが困窮状態もしくは寡婦（こうしたことは望ましくないことであるが）に陥った場合、先に述べた遺言者の家において先に述べた相続人たちから宿泊及び食料が受け入れられること、またそこにおいて我々の相続人たち及び先に述べた遺言者の財産によって裕福な食事が与えられるべきであること、また彼女が生涯ずっとその家に住むことができることを命じた。

六　妻から受けた嫁資の確認

同様に、またひとつ、遺言者カラベッロ氏は妻ビアトレクシーナから嫁資の名目として八〇帝国リラを受け取ったことを表明した。すなわち七七・五リラは動産で、五〇帝国ソルドは現金であった。その金によってカラベッロ氏との嫁資の契約がなされた。その契約はグリエルモ・ボルドーニによって作成された。グリエルモは一三五一年ローディの都市の公証人であった。

同様に、またひとつ、遺言者は、もし先に述べた妻ビアトレクシーナが貞節に臥所を守り、寡婦の生活を続けるならば、全財産の所有者にして用益権所有者であることを定めた。

七　貧者への慈善

同様に、またひとつ、遺言者は下記の相続人に対して次のように命じた。すなわち遺言者の霊魂の救済のために毎年その遺産から、慈善として貧者にライ麦と小麦入りの一モッジョ［穀物を量る単位。時代・地域によって非常に幅があり、一モッジョが一四〇リットル程度から六二〇リットル程度まで］の量の焼いたパンを与えること、ただし遺言者の死去した年には四モッジョを与えることを命じた。

相続人が先に述べた施しをおこなうことを［――］。

八　遺言執行人

同様に、またひとつ、遺言者は遺言執行人に以下の者を指名した。遺言者の子供であるジョルジーノ、ジョヴァンニ、ベニェータの三名、ピエートロ・クィンテーリ、また遺言者の兄弟であるバッサニーノ・オルゾーノの二名、ベルナルド・オルゾーノ、またカブリーノの息子であり、先に述べた遺言者の甥であるトマジーノ・セレーニョの二名、そしてローディ市のウミリアーティ修道会の修道士アルブリゲート・マネーラ一名とウミリアーティ修道会の誰でも一名である。

九　包括相続人の指名と不測の事態の処理その他

動産・不動産その他何でも権利が見出された場合、遺言者はその包括相続人に彼の息子ジョルジーノとジョヴァンニを指名し、二人で折半することを命じた。

もし先に述べた彼の遺言者の子供たちが嫡出子をもたずに死去してしまった場合に備えて、遺言者は下記のことを定めた。すなわち、今後そのようなことが生じた場合、遺言者の兄弟のバッサニーノ・オルゾーノに遺産は渡されるべきである。また世帯主であるカラベッロ氏の兄弟バッサニーノがそのようになった場合は、包括相続人は、動産、不動産のすべての財産の包括相続人としてカラベッロ氏の兄弟であるバッシアーノに対していかなる例外もなしに相続がなされることを命じた。
以上が遺言者のカラベッロ氏の述べた遺言であり、以上のどの項目についても、尊重され正確に守られるべきである。

一〇　公証人の書き判・署名

書き判　私こと、ローディ市の公認公証人ルイージ・ダ・トラダーテはここに立ち会い、了解のもとに第二公証人として招かれて、ここに署名をした。

書き判　私こと、ローディ市の公認公証人にしてかつパラティーノの公証人であるジョヴァンニ・コデカーサはここに立ち会い、依頼され、先に述べたカラベッロ氏のこの遺言書を登記した。かくして私は先に述べた人びととともに書き判を添えて署名した。

書き判　私ことパガーノ・ボルディゾーネ［―］は、ローディ市のパラティーノの公証人であり、公証文書の登記の役人である。

解説　第４遺言書

一三七八年、パドヴァのシニョーレ、フランチェスコ・ダ・カッラーラの妻フィーナ・ダ・カッラーラ Fina da Carrara の遺言書について

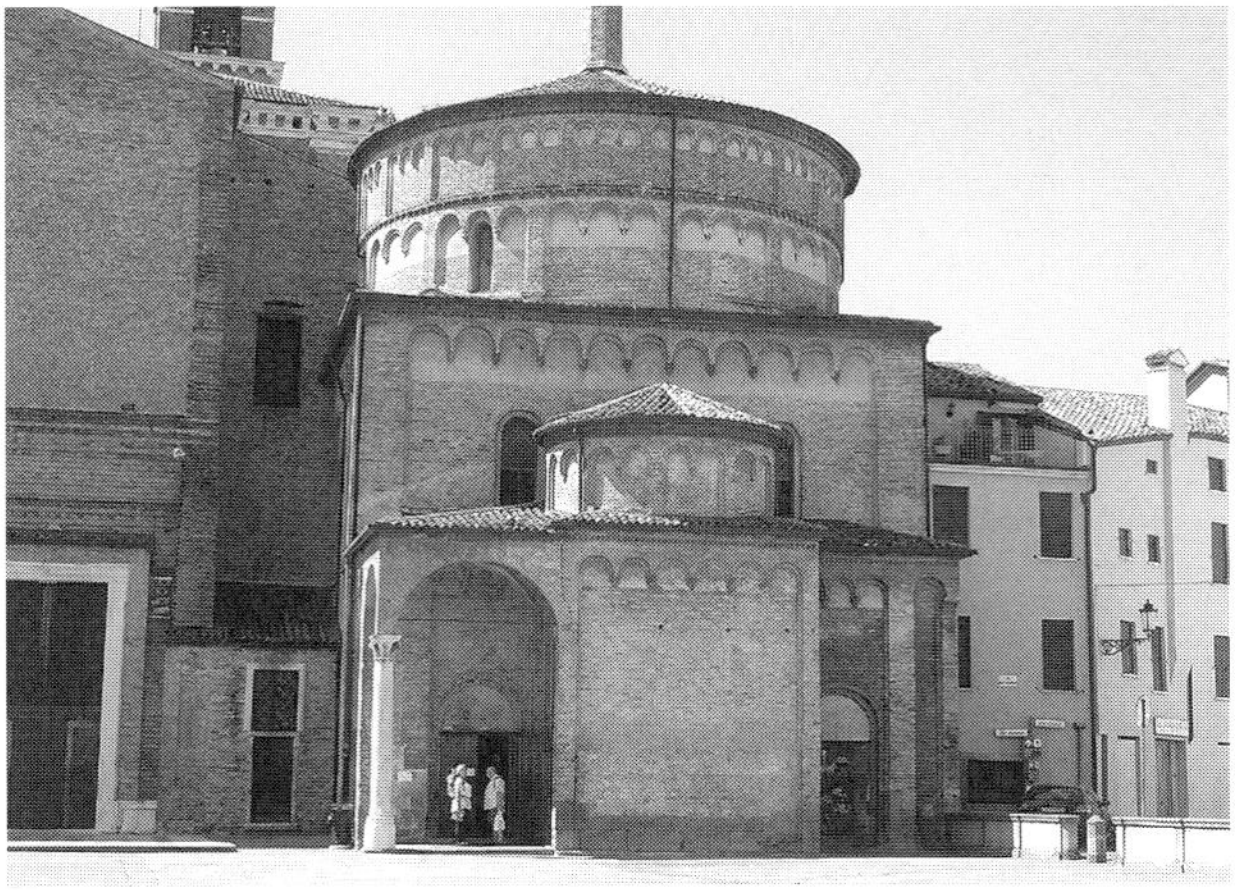

図20-5　パドヴァの洗礼堂

ほかの遺言書が市民の遺言書であるのに対して、これは例外的な遺言書である。すなわち、パドヴァ君主（シニョーレ在位一三五〇～八八）であった軍人フランチェスコ・ダ・カッラーラの妻フィーナ・ダ・カッラーラ（一三二五頃～七八）の遺言書（一三七八年）である。フィーナは、もともと実家の名門貴族ブッザカッリーニ Buzzaccarini 家から莫大な財産を相続しており、加えて夫がパドヴァの全権力を掌握したシニョーレ（独裁君主）であったことから、破格の財産を所有していた。敬虔な女性で、来世の救済を切に祈願して、遺言書では教会（パドヴァの洗礼堂）への莫大な喜捨、供養ミサ、慈善行為などに惜しみなく金を注いだ。特に洗礼堂の装飾のための喜捨は破格のものであった。すなわち、「パドヴァ礼拝堂とその中にある祭壇の装飾のため、ただそれのみのために、死を迎えたときに所有しているすべての銀とすべての衣装を先の礼拝堂に遺贈する」。それは、フィレンツェ出身の画家ジュスト・デ・メナブオーイ・ダ・パドヴァ（一三九三年没）による約一〇〇の場面を描いた絵画に結晶している(314)。いつの時代でもそうかもしれないが、と

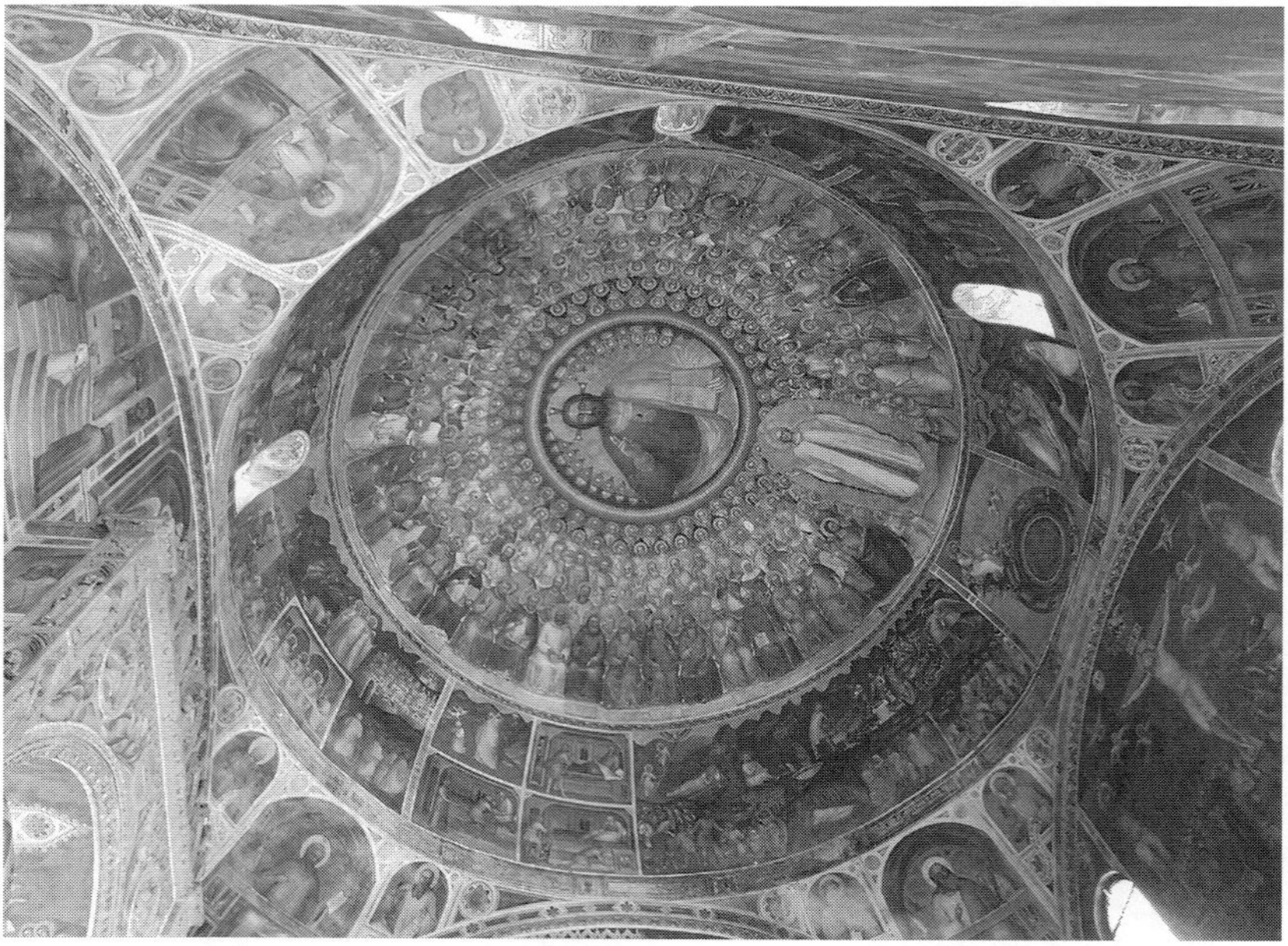
図20-6a　フィーナ・ダ・カッラーラが遺贈したメナブオーイの大作（天井画「天国」）

りわけこの苦難の時代では、誰でも金があれば、煉獄の拷問を恐れて、自己の霊魂の救済のためにお金を使いたかったはずである。この女性の場合、まさに金に糸目を付けずに、思い通りにお金を使い切った感がある。自己の心性をそのままありのままに率直に喜捨に注いだのである。全部で三〇件もの遺贈があるが、そのうち一〇件が家族や知人への遺贈であり、残りの二〇件は、「霊魂の救済のために」「霊魂のために」といって来世の自己の霊魂の救済のための宗教的遺贈として、お金を使った。

ではなぜこれほどまでに宗教的遺贈が多いのだろうか。それは、仮説的に言えば、その破格の富裕さや個人的な宗教心の強さのほかに、社会的、心性的な背景が強く作用していたと考えられる——すなわち、フィーナがこの遺言書を書いた一三七八年の時点において、パドヴァや北イタリアは、すでに三度の大規模ペストに襲われていたのである。つまり、一三四八年から五〇年の第一波、一三六〇年頃から六三年の第二波、そして一三七一年から七四年の第三波である。どれも人口の大激減をもたらしたものであった。そこから

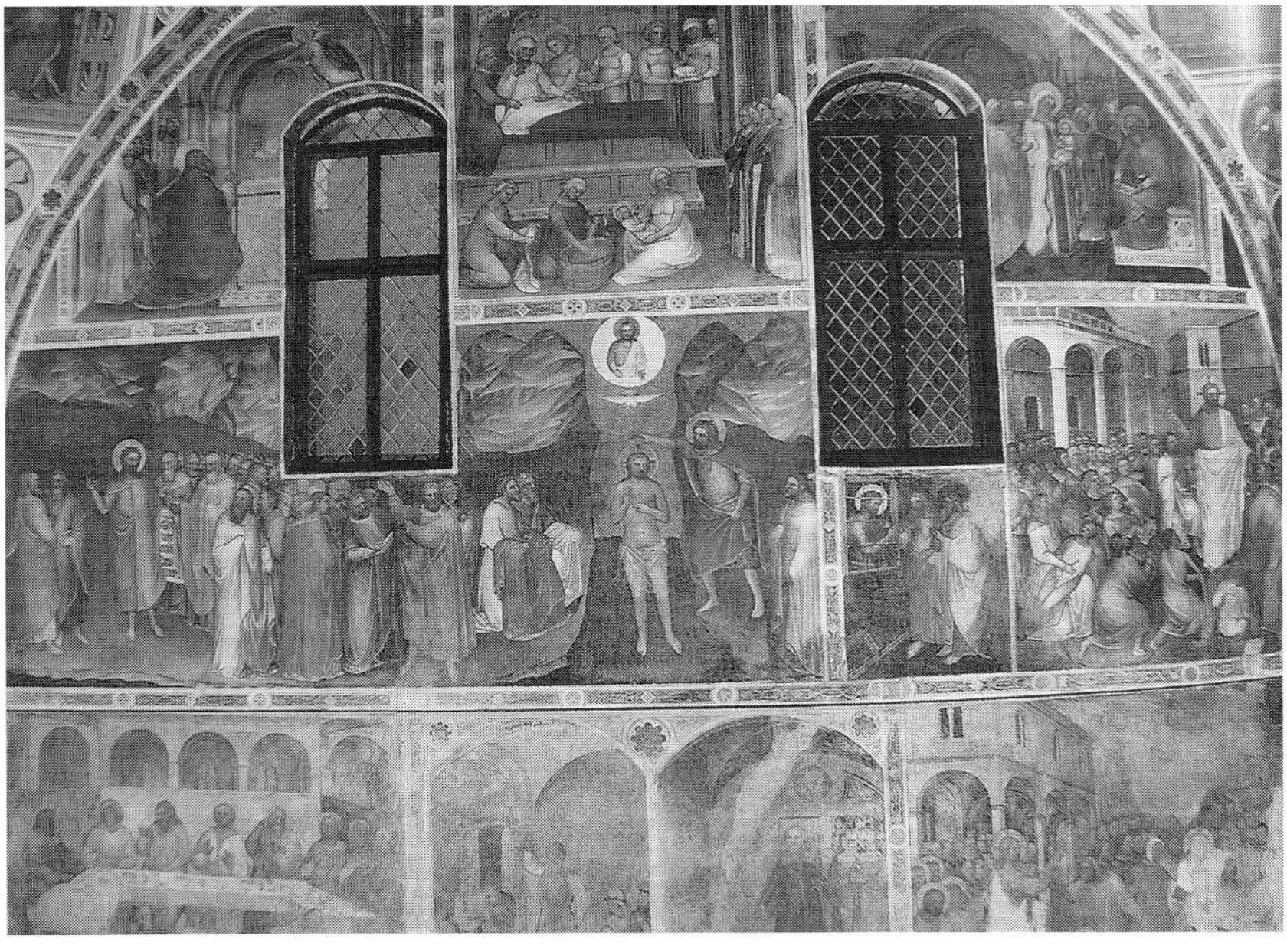

図20-6b　フィーナ・ダ・カッラーラが遺贈したメナブオーイの大作（南側壁画「洗礼の物語」）

受ける《峻厳な神》の脅威、来世（煉獄）の贖罪の強い恐れは、そのまま教会への絶大な喜捨、若い女性への嫁資の援助、煉獄で苦しむはずのみずからの霊魂のための供養ミサなどへの、くどいほどの献金となって表出されているのである。

この女性の生まれた年は、一三二五年頃であるから、同じく莫大な遺産を貧民救済に注いだプラートの商人フランチェスコ・ダティーニ（一三三五～一四一〇）とほぼ同世代の人である。この女性も、おそらくダティーニと同様に親族や知人のなかにペストで命を落とした者がいたことであろう。この世の人びとへの神の怒りの強さを痛感し、さらに、来世も同様に神の贖罪を恐れているのであろう。この二人は、おそらく同じ心性（ペスト的心性）を抱いていたことからいよいよ人生の最後の時になって、かねてから考えていた莫大な宗教的遺贈をおこなったのであろう。

最後に、フィーナもダティーニも、ともに遺言書の末尾のところで、興味深い警告を与えている。二人は、自己の遺産の使用において共通して懸念を示して、自己の遺産が決して聖職者の手に渡らないようにと、口をそろえて、強く警戒しているのである。ダティーニは、みずからの遺言書（本書第二二章）の最初と最後で「聖職者の悪巧みが入らないように」と述べ、フィーナは「決してパドヴァ司教様の手に落ちないように」と忠告しているのである。この聖職者不信はこの時代のひとつのイメージかもしれない。ウィクリフやフスの意識と同じく、かつてない宗教的恐怖の時代にもかかわらず、信徒に十分に霊魂の治癒をおこなわない聖職者への批判かもしれない。

メナブオーイの作品は、一四世紀後半の大規模ペスト期にふさわしく神の威光と厳格さを全面に打ち出したものである――神罰を下す神のイメージである。一四世紀初頭のジョットのもつバランスと構成感と人間的暖かさをもった絵画とは別世界である。それはちょうど、一二世紀半ばにモザイクを用いて圧倒的な神の威光を表現した《全能の神》（チェファル大聖堂）のイメージに戻ったかのようである。ここでは、ペスト以前の時代にジョットがおこなった空間処理の妙、すなわち、絵の中に空白部分をおいてルネサンス的構成感を出す処理は、もはや完全に破棄されている。洗礼堂の壁面にほとんど余白なしに埋め尽くされた聖書の伝承記述を我々の眼前に突きつけ、我々をただただ神の前に圧倒しようとする。ここでメナブオーイが表現したイメージは、三度のペストを体験した作品の依頼者フィーナが抱いた神のイメージに近いものであろう。

第4遺言書　一三七八年、パドヴァのシニョーレ、フランチェスコ・ダ・カッラーラの妻フィーナ・ダ・カッラーラの遺言書(315)

一　遺言書の作成日・場所

書き判　キリストの名においてアーメン。主の誕生から一三七八年、インディクティオの元年。九月二二日、水曜日。下記の遺言者フィーナのパドヴァの私邸の庭園の上方にある大部屋の《四美徳》［賢明・正義・剛毅・節制の「枢要徳」］と呼ばれる部屋にて。

二　臨席した証人

以下の賢明で誉れ高き方々の臨席を戴いた。まず、故アントーニオ・トゥルケット氏の息子セル・フランチェスコ・トゥルケットである。氏はドゥオーモ地区在住のパドヴァ市民であり、次に記す光輝ある閣下の財産管理人である。次に、パドヴァのサン・ニッコロ地区の故ニッコロ・ガファレッロの息子であるヤコピーノ、次にサンタ・チェチーリア地区のパドヴァの市民であり住民であり、パドヴァの先に述べた光輝ある閣下の差配人の、故アルベルト・コンティの息子マンフレディーノ、そしてサン・レパレンツィ地区のパドヴァの市民にして住民であり、故ピエートロ・ダ・カサーレ判事の息子であるセル・ルーカ、そして故ピエトロパオーロ・デーリ・スタトゥーティの息子であり、パドヴァのストラ・マッジョーレ地区のシメオーネ、そしてパドヴァのサン・ニッコロ地区の故セル・ドメニジーノ・デ・ジュニチアートの息子であるアントーニオ、そして同じくサン・ニッコロ地区の故セル・ジョヴァンニ・ダ・モンセリーチェの息子であるバルダセーラである。以上、遺言者の求めに応じて、他の方々とともに参集した証人である。

三　遺言書の作成の動機・理由

この世の生が不安定な状態にあり、現在、目に見えているものも次第に見えなくなるのだから、誰しも皆、この世の人生の巡礼の旅の残り少ない時に遺贈の処理がおこなえるよう、有益なことにこころを向けるべきである。なぜならこの世の人生において死ほど確実なものはほかになく、いつ死がやって来るかということほど不確実なことはほかにないからである。このことを肝に銘じて、人は自分の身の回りの事柄が一瞬のうちに覆されることのないように、その処理に気遣うべきである。なぜなら、この世の人生においてその名声と名誉が優れていればいるほどに、またその地位が高ければ高いほどに、人間の欺きに気遣わなければならないからである。

それゆえに令名高く高貴なフィーナ・ダ・カッラーラ様、すなわち、威光と力量を備えたフランチェスコ・ダ・カッラーラ閣下の配偶者であり、また、傑出し、恭敬せられる兵士にして優れた名声のパドヴァ市民であるパタロ・ブッザカッリーニの息女は、賢明なる助言を得て自己の財産処理をおこなうことによりて、混乱を来す問題や不確実な事柄を早く決着することを望み、この世の末に、みずから終生持ち続けた叡智を示すことを望まれた。

四　遺言者の精神の健康の保証

そして今その体は病んでいようとも、遺言者は、神の恩寵により、今、精神の健康と良き記憶力、完全なる知力、完全なる精神状態にある。そして遺言なきままにこの世を去るのを恐れ、みずからの霊魂の救済の準備をするのを欲し、今まさにこのように、筆記ではなく口頭により、遺言の作成をおこなうものである。

五　神の裁きの覚悟

まず始めに、遺言者がもしこの世を去らねばならないことになれば、遺言者は、主の天界の裁き場において、みずからの霊魂を全能なる神、創造主に、救済のために委ねるものである。

六　埋葬先の指定

次にみずからの遺体の埋葬先として、パドヴァの大教会、つまり大聖堂を選ぶ。その教会のなかの、今日「バッティステロ」［洗礼堂］と呼ばれている「洗礼者ジョヴァンニ礼拝堂」に埋葬されることを選ぶ。

七　墓の制作の指示

同様に、またひとつ、遺言者は以下のように望み、命じ、かつ遺言する。すなわち、先の礼拝堂つまり「バッティステロ」のなかに彼女の遺体のために、遺言者の要望に敬意と配慮を払いながら、名誉ある墓、すなわち、その地位にふさわしく、また先の偉大な閣下と偉大な子息フランチェスコ・ダ・カッラーラ［父と同名］の地位を考慮した名誉ある墓を制作するものとする。同様に遺言者は以下のように望み、遺言する。すなわち、先の洗礼者ジョヴァンニ礼拝堂つまり「バッティステロ」が、遺言者であり偉大なる奥方の財産を用いて、下記の遺言執行人によって、その地位に応じたかたちで、遺言者の配偶者である先の偉大なる閣下を喜ばせ、閣下に受け入れられるように、美しいものとなることを望む。

八　礼拝堂でのミサと司祭の任命の義務づけ——霊魂の救済のために

同様に、またひとつ、遺言者は以下のように望み、命じ、かつ遺言し、定める。すなわち先に述べた礼拝堂において、ミサと聖務日課［一定の時刻に一定の形式でおこなう日々の祈禱］を執りおこなうために、遺言執行人は二人の司祭を任命すべきものとする。その二人の司祭と、その二人の司祭を引き継いだ者は、礼拝堂に与えられた先の贈与の収入を永久にもつものとし、これらの司祭は遺言者である偉大な女性の霊魂のために、ミサと祈禱を歌い、唱えるべきであり、彼女の霊魂のために天上のイエス・キリストに祈禱を捧げるべきものとする。その司祭は、その礼拝堂において常に、絶えることなく、ミサと聖務日課を執りおこなうものとする。

九　礼拝堂への喜捨

同様に、またひとつ、遺言者は、礼拝堂とその中にある祭壇の装飾のため、ただそれのみのために、先の遺言者が死を迎えたときに所有している彼女のすべての銀とすべての衣装を先の礼拝堂に遺贈する。

一〇　遺言者の所有地からの収穫の主要用途

同様に遺言者は以下のように遺言し、これを望み、命じ、かつ定める。すなわちパドヴァ近郊のヌオーヴァ通りにある遺言者のすべての所有地から得られる収穫・賃貸料・収入については、これを、高貴にして尊き故サリオーネ・ブッザカッリーニ閣下［父方のおじ］から、その遺言と遺言書を通じて、遺言者に遺贈された遺産の執行をおこなうための手数料に割り当て、配分すべきものとする。このことは、閣下の遺言書において明白に述べられている通りである。

一一　配分後の残余金の用途と執行人の指名

そして先に述べた所有地から得られる収入は、サリオーネ閣下の遺産の執行の手数料の総額を上回るものなので、先に述べた遺言者は以下のように望み、命じる。すなわち先の遺産の超過分のすべては、以下に示される執行人によってほかの遺産の充当のために配分されるべきである。その執行人とは、遺言者によって以下において特に任命された者である。それがパドヴァのドミニコ修道会の修道院長であり、現在の修道院長だけでなく、将来それに就く修道院長のいかなる者にまで及ぶ。修道院長は、以下に明らかにする遺産処理の問題に関して遺言者の遺言執行人である。修道院長は、その労の報酬として毎年八リラを受けるものとする。

一二　修道女による「詩篇」の歌唱の義務づけ——霊魂の救済のために

そして実に、残りのすべては、今もまた将来も、パドヴァのサン・ベネデット女子修道院の二名の修道女の間で毎年ずっと分割されるものとする。その修道女は、現在の修道女に限らず、将来の修道女にまで及ぶものである。これは、その修道女たちが、毎年、先に述べた遺言者の霊魂のために「詩篇」を歌うのを義務づけるためである。この遺産の執行を確実におこなうために、遺言者は、紛れもなくほかならぬパドヴァのサン・ベネデット修道院の敬虔で尊き女子大修道院長——これは現在の在職者に限らず将来就任するいかなる女子大修道院長にまで及ぶ——、並びに敬虔なるお方、すなわちパドヴァのドミニコ修道会のサンタゴスティーノ〔聖アゴスティーノ〕修道院の修道院長——これは現在の在職者に限らず将来就任するいかなる修道院長のいかなる者にまでも及ぶ——を任命し、その方に要請し、要望する。

一三　不作による収入減の際の対処方法

さらに、光輝ある遺言者は、次のように要望しかつ命ずる。すなわち、ヌオーヴァ通りの所有地から得られるはずの収入が年によって悪天候やその他の不幸による理由のために、先のサリオーネ閣下の遺産の執行に不足を来す場合には、遺言者は以下のように執り行うように命ずる。すなわち、そのような場合には先の遺言執行人は、遺言者の他の財産から先のサリオーネ閣下の遺産の執行の支払いをおこなうべきものとし、以下に挙げる包括相続人の責任と負担のもとに、彼女の遺言執行人に命じて遺言者の相続分の他の財産を持ち出すことによって、遺言者のおじのサリオーネ閣下の先の遺産の完全な弁済に必要なものを加えて遺贈先にすべてを引き渡すようにさせるべきものとする。

一四　嫁資の遺贈——霊魂の救済のために

同様に、またひとつ、遺言者は、みずからの霊魂の救済のために、貴族ウベルティーノ・アルセンディの妻〔名前の記載はない〕にその嫁資として四〇〇ドゥカートを遺贈する。

同様に、またひとつ、遺言者は、みずからの霊魂の救済のために、ピエートロ・カポディヴァッカの未成年の娘〔名前の記載はない〕にその嫁資として一〇〇〇リラを遺贈する。

同様に、またひとつ、遺言者は、みずからの霊魂の救済のために、ジェラルド・テルゴーラの娘カテリーナに嫁資として一〇〇〇リラと遺言者の一着の外衣を遺贈する。

同様に、またひとつ、遺言者は、みずからの霊魂の救済のために、セル・ルッケーゼ・ダ・ピサの娘アナスタージアにその嫁資として六〇〇リラを遺贈し、さらに彼女が着用している服と、アナスタージアが着用するために持っている服を遺贈する。

同様に、またひとつ、遺言者は、みずからの霊魂の救済のために、故パオロ・ドッティの孫娘でアントーニオ・ダ・ジュデッカの娘マルゲリータに、嫁資として一〇〇〇リラを遺贈し、さらにマルゲリータが現在所有している遺言者の品物も遺贈する。また婚姻が執り行われる際には、彼女に礼服か外衣を与えるものとする。

同様に、またひとつ、遺言者は、みずからの霊魂の救済のために、故マルキアーノ・フェストゥッチの娘カテリーナに、彼女の使用のためにすでに与えてある品物とともに、嫁資として六〇〇リラを遺贈する。

同様に、またひとつ、遺言者は、みずからの霊魂の救済のために、カテリーナ・ザバレッラに対して、一定の賃貸料をもたらす一軒の家〔場所の記載はなし〕を遺贈する。またこの家に加えて二〇〇リラ、さらに、彼女の使用のためにすでに与えてある外衣、ベルト、衣類を遺贈する。

同様に、またひとつ、遺言者は、プルゼータに対し、遺言者自身の霊魂の救済のために、二〇〇リラと衣類を遺贈する。

同様に、またひとつ、遺言者は、みずからの霊魂の救済のために、コスタービレ家の二人の修道女、すなわち、一人はパドヴァのサン・ベネデット女子修道院の修道女、もう一人はパドヴァのサンタガータ［聖アガータ］女子修道院の修道女のそれぞれに二〇〇リラを遺贈する。

同様に、またひとつ、遺言者は、みずからの霊魂の救済のために、遺言者がベッラグァルダにもつ地所の執事を務めていた故ヤコピーノの息子のドメニコに対して、彼の娘の嫁資として、四〇〇リラを遺贈する。そしてこの金額にはドメニコが、今述べたベッラグァルダの地所において管理・運営する財産から得る利益を含めてはならない。またこの嫁資の決算報告をドメニコに義務づけてはならない。なぜなら、これは遺言者の善良にして合法的な行いによるものであるからであり、また遺言者の霊魂の救済のためでもあるからである。

同様に、またひとつ、遺言者は、みずからの霊魂の救済のために、ノヴェンタの地所の執事であるアントーニオに対して、彼の娘の嫁資として四〇〇リラを遺贈する。そしてこの金額には先に述べたノヴェンタの地所において、彼によってなされた管理や諸々の事柄からの利益を含めてはならない。またこの嫁資の決算報告を彼に義務づけてはならない。それはこれが遺言者の善良な行いによるものであるからである。

一五　サン・ベネデット教会の礼拝堂への喜捨――霊魂の救済のために

同様に、またひとつ、遺言者は、パドヴァのサン・ベネデット教会のサン・ロドヴィーコと呼ばれる礼拝堂に対して、喜捨として、パドヴァのサント・スピリト教会の近隣に位置する遺言者の地所から得られる収入を遺贈する。これは遺言者のみずからの霊魂の救済のためである。

一六　コムーネへの遺贈

同様に、またひとつ、遺言者は、ブルジーネのコムーネに対して、遺言者がそこで借りたかもしれない未払いの借金を償うために二〇〇リラを遺贈する。

同様に、またひとつ、同じ理由でアルゼルカヴァッリのコムーネに二〇〇リラを遺贈する。

同様に、またひとつ、同じ理由でノヴェンタのコムーネに二〇〇リラを遺贈する。

一七　夫の庶出の娘への遺贈――霊魂の救済のために

同様に、またひとつ、遺言者は、マルゲリータ・ダ・カッラーラ［夫の庶出の娘］に一〇〇リラと衣類を、霊魂の救済のために遺贈する。マルゲリータはこの遺言者と同じ家、宮廷に住む者である。

一八　嫁資の遺贈――霊魂の救済のために

同様に、またひとつ、遺言者は、みずからの霊魂の救済のために、故アントーニオ・パヴァネッロの娘ドロテーアに対してその嫁資のために二〇〇リラを遺贈する。

一九　遺贈――霊魂の救済のために

同様に、またひとつ、遺言者は、みずからの霊魂の救済のために、故フランチェスコ・ペルッツォの息子バルトロメーオ・チェレジーノに四〇〇リラを遺贈する。

二〇　ミサのための遺贈――霊魂の救済のために

同様に、またひとつ、遺言者は、みずからの霊魂の救済のために、ミサを執り行い、祈りを唱えるために一〇〇〇リラを遺贈する。これは、以下にその名を挙げる遺言執行人によって、あるいは彼の命令に基づいて、彼の望むいかなるところにでも配分してよいものとする。

二一　遺産執行に際しての包括相続人の心得

同様に、またひとつ、遺言者は以下のように命じかつ欲する。すなわち、この遺言者の包括相続人は、遺言者から相続した財産から得られた収入に応じて、またその収入の額を考慮しながら、この遺産の執行をおこなうべきものとする。

二二　遺言者の所有する家の使用権・相続権、娘への遺贈

同様に、またひとつ、傑出し、気高き皇女であり、ザクセン公妃であらせられるジリオーラ様、それに、光輝にして、卓越したヴェーリア伯妃カテリーナ様、また彼女の娘たち、そして先に述べた偉大な閣下、カテリーナ様の配偶者であらせられるフランチェスコ・ダ・カッラーラ閣下の娘たちに対して、この遺言者は、先に述べた故サリオーネ・ブッザカッリーニから相続した家とそのすべての離れの家と財産をその生涯にわたって利用することを遺言として認める。その家はパドヴァのサントゥルバーノ地区にあり、家の二つの側面は公道によって仕切られ、三つめの側面は傑出した兵士アルコアーノ・ブッザカッリーニ、四つめの側面は同じく兵士アルコアーノによって仕切られている。多分他にももっと正確な境界があろう。この家は彼らの配偶者のうちの一方または両方が死去するようなことになれば、──そのようなことはあってはならないことだが──そのような場合、彼らのうちの一方かまたは両方がパドヴァに居住する場合には、彼らの家となる。そしてもし先に述べた娘のひとりが死去するようなことがあれば、相続権は他の生き残っている娘に移るものとする。そしてその者はパドヴァに居住すべきものとする。実に、仮に、両方の側の両者がともに死去するようなことがあれば、遺産とすべての権利は遺言者の包括相続人にそのまま帰するものとする。

同様に、またひとつ、この光輝ある奥方であらせられる遺言者は、先に述べた二人の娘ジリオーラ様とカテリーナ様のそれぞれに六〇〇〇ドゥカート金貨を遺贈する。包括相続人はこの金を遺言者の死去した直後にそれぞれ

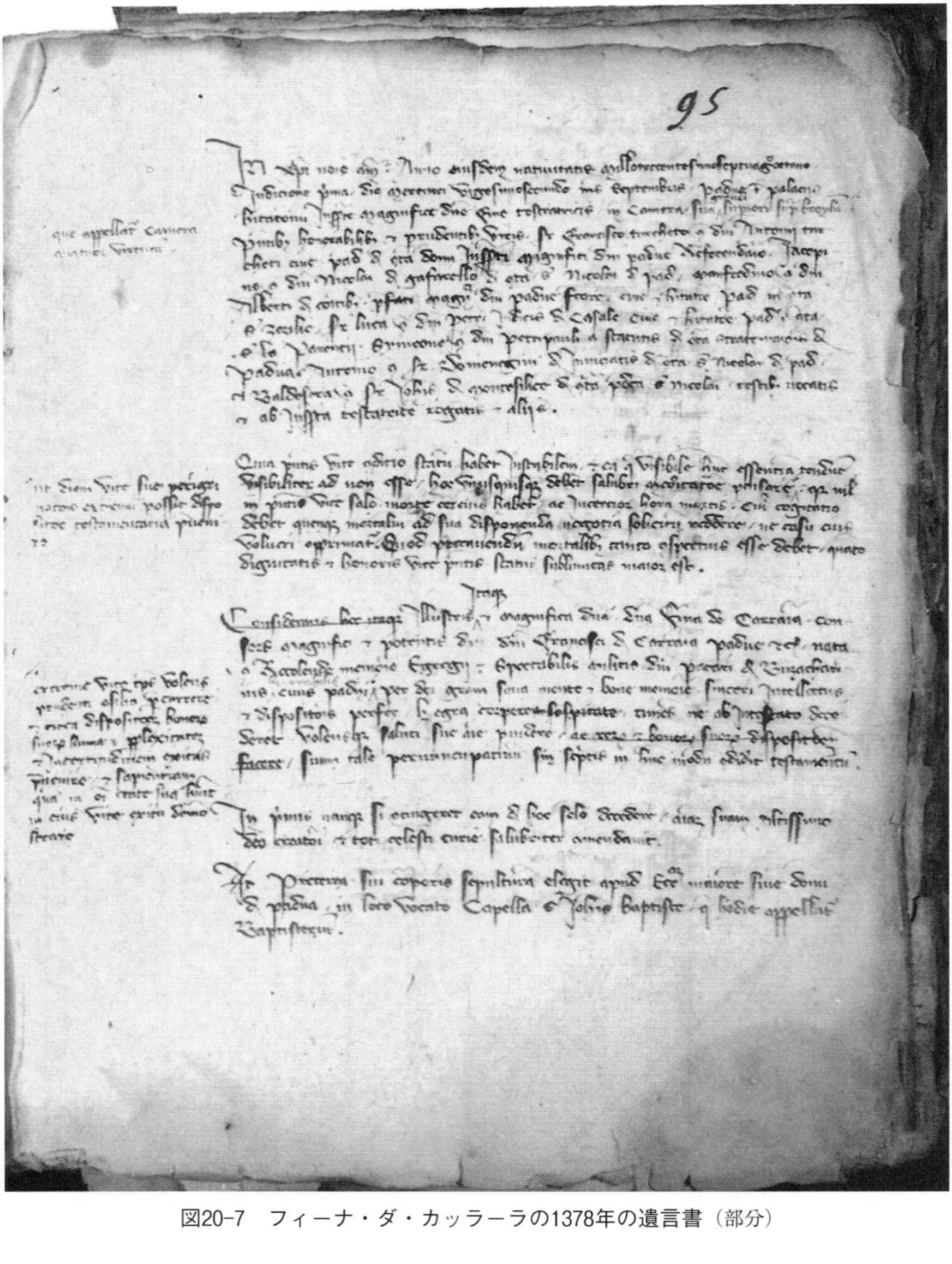

図20-7　フィーナ・ダ・カッラーラの1378年の遺言書（部分）

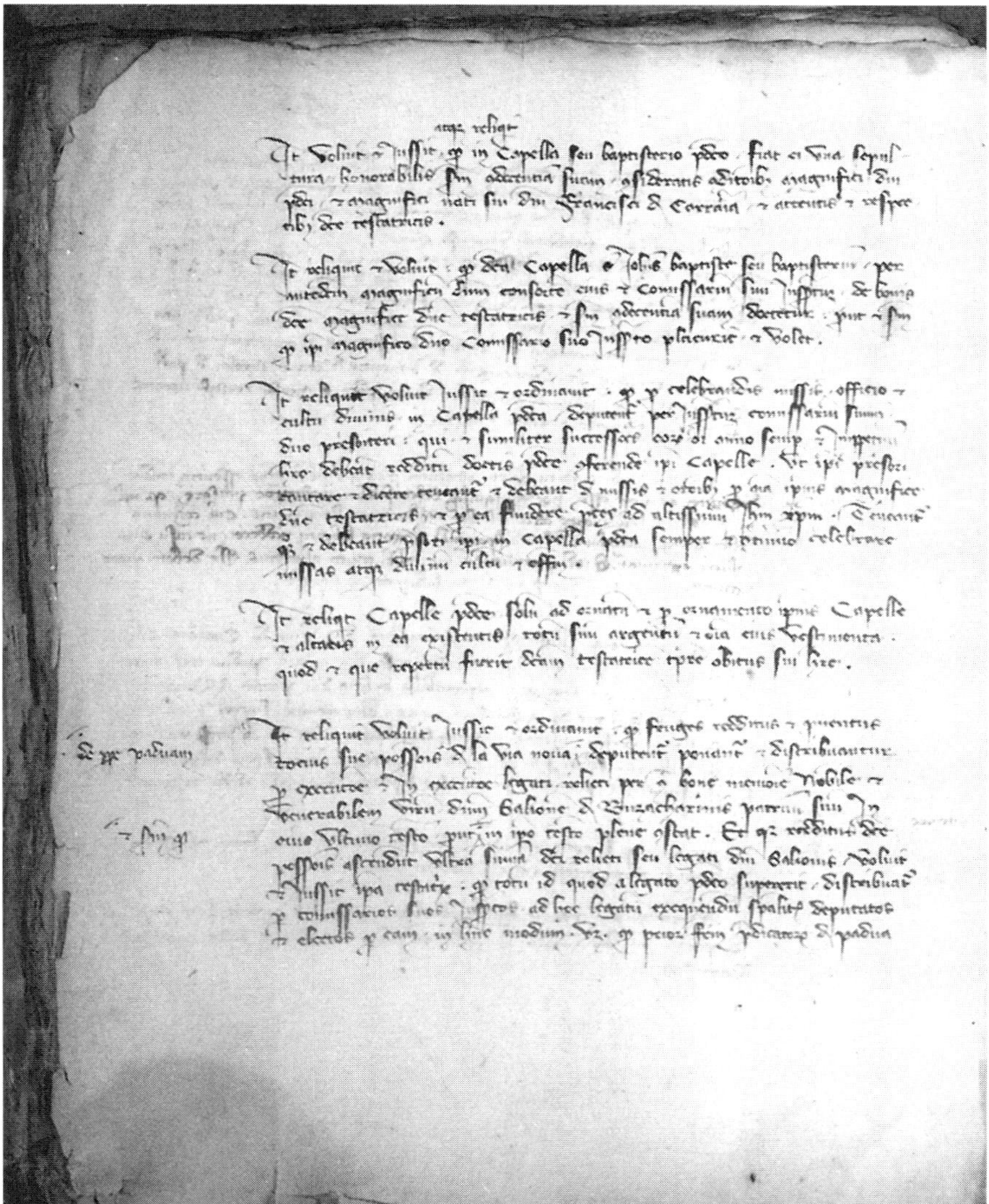

六〇〇〇ドゥカート相当の土地財産を二つ購入しなくてはならない。その土地財産は、先の二人の娘に指名されるべきものとし、二人の使用のために譲渡されるべきものとする。この土地財産から得られる収益・収穫・貸借料は、先の遺言者が死去した日からは、先に述べた二人の女性にずっと支払われ続けねばならない。この遺産の執行は遺言者の包括相続人の務めとする。

さらにこの光輝ある遺言者は、以下のごとく欲しかつ命じた。すなわち、もし遺言者の娘の誰かが、いかなる子も残さずに死去するようなことにでもなれば、娘はその死去に際して望むところにしたがって三〇〇〇ドゥカートのみ——または三〇〇〇ドゥカート相当のもののみ——遺贈してもよいものとする。残る二分の一は遺言者の包括相続人に帰するものとする。そしてまさに、一方または他方、あるいは両方の娘が死去した際に、息子にせよ娘にせよ、その死者に子供がいたならば、全遺産は、死去した娘から生まれた息子や娘に支払われるべきものとする。そしてこの事柄について遺言者は、他の相続人に対してこれを甘んじて受けるように命じる。

同様に、またひとつ、遺言者はご自分の娘であり、また夫すなわち先に述べた偉大なるフランチェスコ・ダ・カッラーラ閣下の娘でもある、威光あるご婦人リエータ・ダ・カッラーラ様に対して、家とその庭とすべての離れの家と地所を遺贈する。それはパドヴァのサン・ミケーレ教会の近くにあり、サン・ミケーレ地区に位置するものである。その家はタイル製の屋根に覆われた半木造の二階建ての家である。その家は正面に公道、裏側にボルゴ・パーリアの公道で境界がなされ、一方の側は市壁、他方の側は一部がサン・ミケーレ教会の地所、一部がブラガレードのマッテーオ伯の家と、織物業者ヤーコポ・ダ・モンタニャーナの家と、石工バルトゥチョの家のそれぞれで境界がなされている。またおそらく他にももっと正確な境界があるだろう。

同様に、またひとつ、遺言者は先に述べた威光ある女性、娘のリエータ様に六〇〇〇ドゥカート金貨を遺贈する。この光輝ある遺言者は、自分の死後速やかにその六〇〇〇ドゥカートを使ってその金額に相当する価値の地所を購入することを命じかつ欲する。そして遺言者はその地所についてその利用のために娘リエータ様を指名しかつ彼女に譲渡するものとする。そしてこの遺産の執行は遺言者の包括相続人の務めとする。その地所を遺言者の娘である、威光ある女性リエータ様が子をもうけずにご逝去された場合、この遺産から彼女が望む誰に対しても、三〇〇〇ドゥカートを越えない範囲で遺贈してもよいものと定め、そのように欲する。残る二分の一は包括相続人に帰するものとする。先の威光ある女性リエータ様の逝去に際して、男子または女子の子供が存在するならば、この遺産はその子らにそのまま移るべきものとする。この事柄について遺言者は他の相続人は甘んじて受けるように命じる。

二三　娘の乳母と遺言者の使用人への遺贈

同様に、またひとつ、遺言者は、包括相続人が、遺言者の財産から、以下の贈与を支払い、与えるよう望み、命ずる。すなわち、カテリーナ――先に述べた光輝あるリエータの乳母である――、フォンターナ、マルゲリータ、それにパスクァ〔以上、使用人〕は、彼女たちが生きている間、身につけている衣服と、食べ物と住まいを与えられるものとする。

二四　実のきょうだいへの遺贈

同様に、またひとつ、遺言者のきょうだいである傑出した兵士アルコアーノ・ブッザカッリーニに対して、貴族の兵士ボスカリーノ・ブッザカッリーニが住んでいる大きな邸宅と、その大きな邸宅に属する、タイル屋根で覆われたほかの二軒の家を、その離れの家と地所を含めて遺贈する。その家は、先の大きな邸宅の角から通りに接して大きな邸宅と境界をなし、サント・ウルバーノ教会に隣接している。この大きな邸宅は、壁に囲まれて、二階とタイルの屋根を備え、中庭と井戸、屋根の付いた二つの小屋を備え、パドヴァのパレンツィ地区もしくはサント・ウルバーノ地区に位置している。そしてこの大きな邸宅は、二面を公道で仕切られ、もう一つの側面は先に述べたアルコアーノ閣下の地所、もう一つは、先に述べた光輝あるご婦人、この遺言書の遺言者の地所と、先に述べたアルコアーノ閣下の地所、それにサン・ラッザロの地所とパドヴァのドミニコ会の地所によって仕切られている。そして多分、もっと正確な境界が存在するだろう。

二五　教会への喜捨とミサの要請――霊魂の救済のために

同様に、またひとつ、遺言者は、パドヴァのサン・ミケーレ教会に対して、毎年永続的に、六〇リラを遺贈する。その金は、遺言者がサン・ミケーレ教会にある遺言者の家の近くに位置した地所の賃貸の収入として得るべきものである。その金によってサン・ミケーレ教会の聖職者は、現在の聖職者もまた将来の聖職者も、遺言者の霊魂の救済のために、ミサをあげて、神に祈ることを求められるのである。

二六　犯したかもしれない過ちに備えて、貧困貴族の娘の嫁資――霊魂の救済のために

同様に、またひとつ、遺言者は、自分が知らずに犯したかもしれない何らかの過ちのために、もしこれまでにそのような罪を犯したならば、一〇〇〇リラを遺贈する。その金は、貴族のジョヴァンニ・ダ・モンフーモのひとりの娘のための嫁資として使われ、配られることを望む。そして、もし仮に、その娘が結婚する前に死去するようなことがあれば、その金は先に述べたジョヴァンニのもうひとりの娘に移るべきものとする。もし、その両方とも結婚せずに死去するようなことがあれば、先の一〇〇〇リラは、遺言者自身の霊魂の救済のために、ほかの貧困な貴族出身の結婚前の女性の嫁資の一部として与えられるべきである。遺言者は、この一〇〇〇リラが、決してパドヴァの司教様の手に落ちることのないことを望み、そうならないように命ずる。

二七　包括相続人の指名

最後に、遺言者に帰属するいかなるものも、ほかのすべての不動産や動産や諸権利は、それが現在どこにあるに

せよ、どこに見出されようと、そのすべては、遺言者の息子、すなわち威光ある、傑出したフランチェスコ・ダ・カッラーラ閣下に帰属するものとする。閣下は、遺言者の夫である先の光輝ある、際立った閣下フランチェスコ・ダ・カッラーラの息子である。遺言者は、閣下を包括相続人に任じ、命じ、かつそれを望むものである。

二八　遺言執行人の指名

さらに、遺言者は、その遺言と遺言書の執行人として、パドヴァ閣下、遺言者の配偶者である、威光ある、有力なフランチェスコ・ダ・カッラーラ閣下を任じ、命じ、欲する。そして完全な支払い、履行、上記の遺産の執行のために、遺言者の財産、動産について、求められるすべてを与え、かつ譲る全面的な許可・権威・権限・承諾をこの威光ある閣下、執行者に譲渡するものとする。そして、遺言者にして、また名だたる、光輝ある先のご婦人フィーナ・ダ・カッラーラ様は、これが、遺言にして遺言書であることを述べて、定め、遺言者がこれを遺言・遺言書として是認・承認し、ご自分がそれに喜んでいることを述べている。

二九　先の遺言書の無効化

そして、もし遺言者が、すでにほかの機会に遺言書を作成したならば、その遺言書は、これ以降、破棄され、無効とされ、効力を失う。そして、今、この遺言書が、ずっと効力と有効性をもつものと定める。そして、現在のこの遺言書は、遺言補足書やほかの遺言によって変更されうるものである。そして、死や他の事由、形式、形態、法による贈与やそのような変更は、現在も将来も有効と認められる。

三〇　公証人の署名

書き判　私、バンディーノ・ブラッツィ、公証人アンジェロ・ディ・バンディーノの息子は、パドヴァ市の市民にして、ドゥオーモ地区、サンタ・ルチーア街区の居住者であり、帝国の権威による公証人であり、正規判事であり、先に述べた光輝ある遺言者のご婦人のための書記である。そして、先に述べた光輝ある遺言者のご婦人によってなされ、語られたすべてのことのために、ここに求められて臨席した。そして、私は、よき信仰心のもとにこれを記述し、正式の形式において、また通常の署名のもとに、作成した。

解説　第5遺言書

一三八八年、ベルナルド・タラスコーノ Bernardo Tarascono の遺言書について

この遺言書の作成者（遺言者）であるベルナルド・タラスコーノ Tarascono は、「今、体の衰弱に苦しんでいる」と述べているので、病気の状態にあるようだが、冒頭の記述から、遺言書の作成場所は、自宅ではなくデナーリ修道院であるという。このデナーリ修道院は、一二二九年の第1遺言書と一二三六年の第2遺言書の作成者であるブレゴンディオ・デナーリが遺贈したデナーリ女子修道院と思われる。

遺言書の作成場所が、ウミリアーティ修道会の施設であることから推察できるように、かなり宗教色の強い遺言書となっている。まず「三　遺言書作成の意図・能力」の内容は極めて宗教的なものである――「我々の生と死は神の手にかかっているのであるから、さらにまた、生きる望みを抱いていながら急死してしまうよりも死を恐れながら生きていく方が望ましいのである」。また、遺贈相手も二人の息子（パオロ、ボーノ）に五ソルドというごくわずかな額のお金を与えるだけで、自分の所有する土地も家もすべてこの女子修道院に遺贈している。来世の長く苦しい煉獄の旅を意識しての遺贈なのであろうか。

第5遺言書　一三八八年、ローディ市民ベルナルド・タラスコーノの遺言書(316)

一　作成日

書き判　神の名においてアーメン。神の誕生から一三八八年の九月一八日。インディクティオの第一一年。

二　作成場所・出席者――証人・公証人

ローディ市のデナーリ女子修道院に出席されたのが、以下の諸氏である。すなわちザノッロ・ダ・ムラザーノ、ジョヴァンニーノ・ダ・ガッラーテこと通称ペーゾロ Pesolo、マンフレード・ポカロード、バッサーノ・ダ・ラレニーア、ジョヴァンニ・ファゾーロ、マンフレード・ポカロード、アリギーノ・チェルヴォ・デ・ベルガモ、フランチェスキーノ・ダ・クレーマこと通称レヌツォッロ、皆ローディ市民であり、ここに依頼されて来た知り合いの方々である。またここには第二公証人として、ローディ市の公認公証人であるバルトロメーオ・ダ・ラヴァーニャも出席された。

三　遺言書の作成の意図・能力

我々の生と死は神の手にかかっているのであるから、さらにまた、生きる望みを抱いていながら急死してしまうよりも死を恐れながら生きていく方が望ましいのであるから、それゆえに、オットリーニの息子であり、またローディ市民であるベルナルド・タラスコーノは、たとえ今、体の衰弱に苦しんでいるにしても、精神の健康とよき記憶力の状態において、彼の死後、彼の財産に関係しそれを手に入れようとする者たちに争いが生まれないようにするために、財産の処理および規定をおこなうことを欲してこの遺言書、意見書、命令書を作成した。それらは遺言法や遺言補足書や遺言やあらゆる形の法規や訴訟・手続きにしたがっても有効であることを望んでいる。また先の遺言者の意思に基づいて公認公証人の手によって変えられるのでなければ、文章は変更してはならないと命ずる。

四　遺言書の効力と過去の遺言書の無効化

すなわちまず始めに遺言者は、この遺言書以外のもの、すなわち遺言者が法的遺言書、遺言に基づく遺言補足書、そしてあらゆる形の法規において価値を有する訴訟・手続きを決定的に有効であることを欲しかつ要求した以外の遺言書が作成され発見されるようなことがあれば、それを無効のものとした。

五　世俗的遺贈

すなわち、まず遺言者は遺言法にしたがってローディ市民にして故ヴェントゥリーニの息子であるパオロ・タラスコーノに五帝国ソルドを遺贈することを決定した。つまり遺言者は慣習法とファルキディアの法にしたがって彼を五帝国ソルドの相続人に指名した。しかし他の財産のいかなるものもどのような手段によっても、法律に基づいても、あるいは裁判や訴訟によっても先に述べた彼の財産を要求してはならないと決定した。

同様に遺言者は遺言法にしたがってローディ市民であるボーノ・タラスコーノに五帝国ソルドの遺贈を決定した。つまり遺言者はボーノ・デイ・タラスコーノを慣習法とファルキディアの法にしたがって五帝国ソルドの相続人に指名した。しかし彼はいかなる方法によっても、法律にもとづいても、あるいは裁判や訴訟によっても、ほかの財産を要求してはならないと決定した。

同様に遺言者は遺言法によって今は亡きクラーロの息子であり、ローディの市民であるパオロ・タラスコーノに五帝国ソルドを遺贈することを決定した。つまり遺言者は慣習法とファルキディアの法にしたがって彼を五帝国ソルドの相続人に指名した。しかし彼は五帝国ソルドの他にはいかなる財産もどのような理由によっても、法律にもとづいても、あるいは裁判や訴訟によっても、先に述べた彼の財産を要求してはならないと決定した。

六　宗教的遺贈——霊魂の救済のために

同様に、ローディ市のサン・トンマーゾ教会の主席聖職者であり、聖職禄受領者である司祭ドン・パオロ・ディ・アドラルディ Adlardi 様に遺言者の霊魂の救済のためにミサと祈禱をおこなうように、五帝国ソルドを遺贈することを決定した。

七　賃貸借料の請求

同様に、先に述べたベルナルドは、アルギーノ・チェルヴィ・ダ・ベルガモが二デナーロ五ソルドを来る九月一日までに支払うことを命じた。それは賃貸借料として先に述べたベルナルドに支払うべきものである。

八　包括相続人の指名

遺言者は、動産および不動産、また現に存在するか、もしくは今後見出されうる諸権利の一切の包括相続人として、ローディ市のウミリアーティ修道会のデナーリ修道院の女子修道院長と修道女を指名した。二人は、今その相続と先に述べた遺言者の遺言をあくまで限定承認付きで受け取る。なぜなら二人は、財産と先に述べた相続財産が二人に帰属する以外についてまで義務を負うことは、これを望んだり欲したりしないからである。

九　公証人の署名

書き判　私ことバルトロメーオ・ダ・ラヴァーニャは、ローディの公認公証人であり、この法的決定に出席した。そして第二公証人として要請され、署名をした。

書き判　私ことジョヴァンニ・ダ・ラヴァーニャは、ローディの公認公証人であり、ベルナルドの上記の遺言を先の遺言書として作成するように要請された。

解説　第6遺言書

一四〇〇年、ローディ市民ジャコモ・ダ・ラヴァーニャの妻、クレッシーノ・ブラーコの娘ジョヴァンナ・ダ・ラヴァーニャ Givanna da Lavagna の遺言書について

夫に先立って旅立つ妻の遺言書である。一四〇〇年といえば、北部と中部のイタリアにペストが荒れ狂った年である。前

年からペストの兆候が認められ、人びとの間でペストの不安が高まっていた。一三九九年は、この迫り来るペストの意識に加え、翌年が一四〇〇年という世紀の転換点ということもあって、イタリアでも大いに終末的意識が高まっていた(317)。この不安のなかで北部と中部の諸都市一帯において神に赦しを乞うビアンキの改悛の大行進が波状的に繰り出された。この改悛の行列のスローガンの特徴は、神に《平和》を誓い、多くの都市で抗争が調停された。この遺言書の作成者ジョヴァンナも、この年の尋常ならざる様子を感じて遺言書を作成したかもしれない。そのことは、公証人がみずから考えたことばかもしれないが、「三　遺言書作成の意図・能力」のなかで「キリストの裁きの前にいる」ということばなどに示唆されているかもしれない。

第6遺言書　一四〇〇年、ローディ市民ジャコモ・ダ・ラヴァーニャの妻、クレッシーノ・ブラーコの娘ジョヴァンナ・ダ・ラヴァーニャの遺言書

一　作成日・作成場所

書き判　神の名においてアーメン。主の生誕から一四〇〇年。インディクティオの第九年、一〇月一九日。下記の夫婦ジョヴァンナ夫人とジャコモ氏のローディの都市のトンマーゾ教会に近い家において。

二　臨席者——証人・公証人

臨席者は、故ザゾーネの息子であり上記の都市の市民・住民であるシモーネ・ムッシ、故アルブリギーノの息子であり上記の都市の市民であり住民であるアンドリオーロ・ダルダノーノ、また故ペリーニの息子であり先に述べた都市の市民でありかつその住民であるダメッレ・リカルド、また故コモーネの息子であり上記の都市の市民・住民であり、サン・レオナルドの都市の市民・住民であり、また今は故ジョヴァンニの息子であり上記の都市の市民・住民であり、サン・ジミニャーノの都市の市民・住民であるマルティーノ・ブロツィオである。

臨席者は、故ソンベーネの息子であり、同じ都市とサン・レオナルドの都市の市民であり住民であるジョヴァニーノ・ダルマソーニ・ダ・ベルガモ、また故バッシアーノの息子であり上記の都市の市民・住民であり、サン・トンマーゾの市民・住民であるザッノッロ・ダ・ムラザーノである。出席者は皆その資格のある証人であり、この文書のために特に求められた知人である。また了解された公証人として出席したのが、故アントーニオの息子であるドメニコ・ソティス、また故ニコリーノの息子ダンノ・ダ・ボローニャであり、二人ともローディの公認公証人である。

三　遺言書作成の意図・能力

死と生は神の手のもとにあり、また生きながらえる望みをもちつつも急死に至るよりは死を恐れて生きる方が好ましいのだから、それゆえにクレッシーノ・ブラーコ氏の娘、ジャコモ・ダ・ラヴァーニャの妻であり、ローディの市民であるジョヴァンナ夫人は、健康な精神と良き知力、また良き記憶力から、たとえその体が病気に冒されていようとも、常に避けられないこの世のはかなさを思い、聖人のことばと聖書に書いてあること、すなわち、我々は皆、この世での行いについて、それが良きものであるにせよ、悪しきものであるにせよ、釈明するためにキリストの裁きの前にいるということばを胸に携えるものである。

四　相続をめぐる親類の争いの回避のために

夫人の父であり故俗名クレッシーノ氏の相続からジョヴァンナ夫人の所有となる彼女のすべての財産、それに加え、彼女の弟でありかつ故俗名クレッシーノ氏の息子である故アントニーノ本人（彼は未成年でこの世を去った）を通じて彼女の所有となる財産、ならびにジョヴァンナ夫人のすべての他の財産、これらの財産をめぐって、彼女の死後、親類の間でもめごと、訴訟、争いが生じないように有効な手配によって処理することを望む。

五　遺言書の効力

遺言者は、公認公証人の手によって書かれたこの遺言書が、遺言法や決定や口頭による命令や遺言によって、価値と義務を有すること、このことを今、欲しかつ命じた。そしてこの遺言書が遺言法、決定、口頭による表明、あるいは遺言にしたがって価値を有さない場合には、他のいかなるやり方、法、訴訟、手続きがなされようとも、遺言補足書の法にしたがって、この遺言書が価値と義務を有すること、このことを今、欲しかつ命じた。そしてこのやり方によってこの遺言書が大きな価値と義務を有しうるものであること、また公認公証人の手と、先の遺言者の意思によって文書のなかで変更されない限り、変更を加えたり損なってはならないことを今、欲しかつ命じた。

六　過去の遺言書の無効化

まず初めに遺言者は、これまで彼女によってなされたすべての遺言書、決定書、命令、遺言補足書の有するいかなる価値をもここに取り消し、無効なものとし、それを欲し、命じた。もしこの遺言書、決定書、口頭命令書、遺言以外に発見されるようなことがあれば、この遺言書がほかのいかなるもの以上に価値と義務をもつものであることを、今欲して、かつ命じた。

七　慈善

同様に、またひとつ、遺言者は次のように定め命じた。すなわち遺言者の死後、ジョヴァンナ夫人の財産を相続する下記の相続人は、死後七日目には一モッジョの量の小麦入りの焼いたパン、また死後七日目には三スタイオの豆、また死後三〇日目には両方の同量の分の慈善をおこなわねばならない。

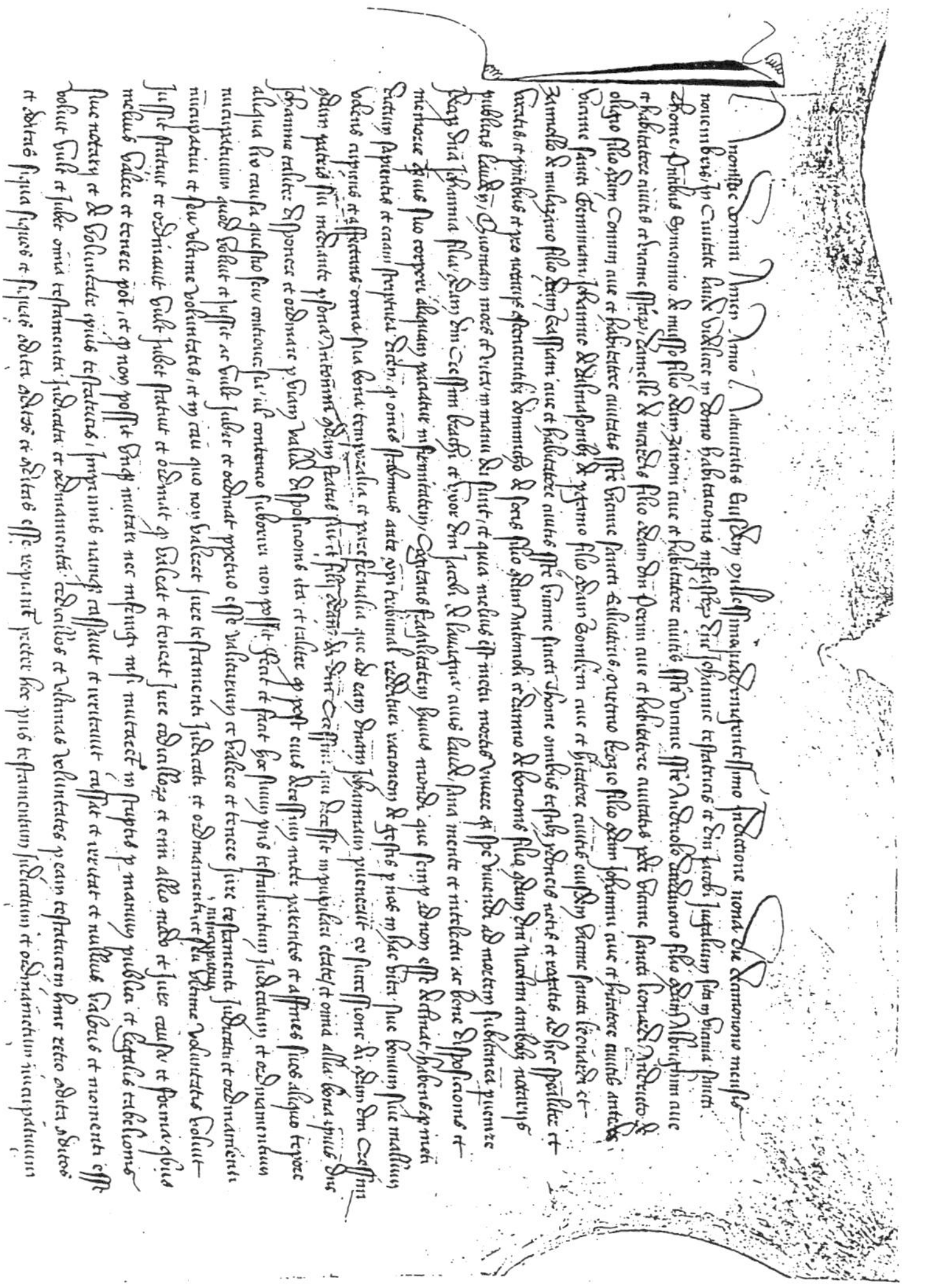

図20-8　1400年，ジョヴァンナ・ダ・ラヴァーニャの遺言書

八　遺贈

同様に、またひとつ、遺言者は以下のことを欲し命じる。以下のごとく命じて遺贈する(318)。すなわちフランチェスコ・ダ・ラヴァーニャこと、遺言者と先に述べたジャッコモの間に生まれた息子に対して、ローディ市、ヴェローナ通りのサンタンニェーゼ〔聖アグネス〕地区にある囲いのある瓦の家を与える。その家は一方が公道に接し、もう一方がバッサーノ・デ・ロンデリの家またはモルティ家、もう一方がコミツォッロ・デ・メレクスセの家または修道士の家、そしてもう一方が排水溝に接している。この家には先のフランチェスキーノが住んでいる。

同様に、またひとつ、遺言者は以下のように命じ定める。遺言者は以下のように命じ遺贈する。同様に遺言者は以下のように命じ定める。同様に、またひとつ、遺言法にしたがって先に述べたフランチェスコ・ダ・ラヴァーニャの幼い息子であるロレンツォに祖先から受け継いだ五ペルティカの土地を遺贈する。その土地はローディ市の領域のなか、テンポリア地区に位置し、その一方をモロヌス・カガモスティ氏、またはその相続人の二つの地所と接し、他方をフランキーノ・デ・ボンシニョーリの地所と接する家である。

もし先に述べたロレンツォが嫡出子をもうけることなく死去した場合は、先に述べたフランチェスコの他の息子または嫡出子が先に述べた決定において、先に述べたロレンツォの財産を取得し相続するものと命ずる。そしてそのフランチェスコが嫡出子をもうけなかった場合、五ペルティカの土地は遺言者の次に記す子供たち、相続人に属すものと命ずる。

九　包括相続人の指名

遺言者は、以下の事柄については、次の者を包括相続人に指名する。すなわち上に記した不動産のすべて、他の動産、不動産の権利、またすでに確定されていること、すなわち先のアントモッレ・ロレンツォとピエートロに対して決定されたことを除いて存在すると認められる名義上の権利に関しては、ベリーノことアントーニオ、ザネット、バルトロメーオ、トンマーゾ、フランチェスコ、そしてジョヴァンニ、以上のジャコモ氏と遺言者との間に生まれた子供たちを包括相続人に指名する。また明確に表明されていない他の財産については、先に述べたように彼らの誰もがみな均等に相続すべきものとする。彼らの誰かが死去した場合には、遺言者は、他の生き残った者が均等に相続すべきであると決定する。以上が遺言者の遺言である。

一〇　公証人の署名

書き判

私ことマフィーノ・バローニョは、帝国から権威を与えられたローディの公認公証人であり、先に述べたジョヴァンナ夫人によってなされた上述の遺言書の作成に出席した。依頼されてその遺言書を作成した。そして同じ遺言書のこの部分が彼によって登記されるように、ステファニーノ・ソンマリーヴァ公証人に手渡し、私はここに署名した。

私ことステファニーノ・ソンマリーヴァは、帝国から権威を与えられたローディの公認公証人である。上記の公認公証人マフィーノ・バローニョの命を受けて遺言書のこの部分を書き記して署名した。

〈付録〉比較参考史料

一三世紀と一四世紀前半の遺言書

解説　第7遺言書

一二二九年、ローディ市民ブレゴンディオ・デナーリ Bregondio Denari の遺言書について

非常に宗教色の強い遺言書である。宗教的遺贈の相手は一一の団体もしくは個人に及ぶ。ウミリアーティ修道会の影響を受けて、二つの施療院の貧民に対しても遺贈がなされている。最も目立ったことは、自分の家と農地をウミリアーティ修道会に遺贈し、この場所にウミリアーティ修道会の修道院を設立するように指示していることである（そしてこの遺言は、彼の死後、実際に遺言執行人によって果たされ、「デナーリ女子修道院」が設立された）。それと引き替えに、自分の救済のために供養ミサをおこなうように遺言でしっかりと指示されている。デナーリによる、この不動産と動産のすべてを遺贈してしまうという決断は、娘のリーカ Rica からの抵抗があったのだろうか、あるいは抵抗が予想されたのであろうか、「リーカはこれで満足すべきであり、これ以上要求してはならない」とはっきりと述べている。この思い切った遺贈は、当時、隆盛しつつあったウミリアーティ修道会の宗教的運動に刺激された遺贈形態にほかならない。なお、デナーリ女子修道院は、第5遺言書にも登場する。

なお、ブレゴンディオが、この遺言書で供養ミサと引き替えに一〇〇リラを遺贈するサン・クリストーフォロ教会は、本章の遺言書中にしばしば登場する。この教会はウミリアーティ修道会系の教会であり、現在も残っている（図20-9）。ただ通常は閉鎖されたままで

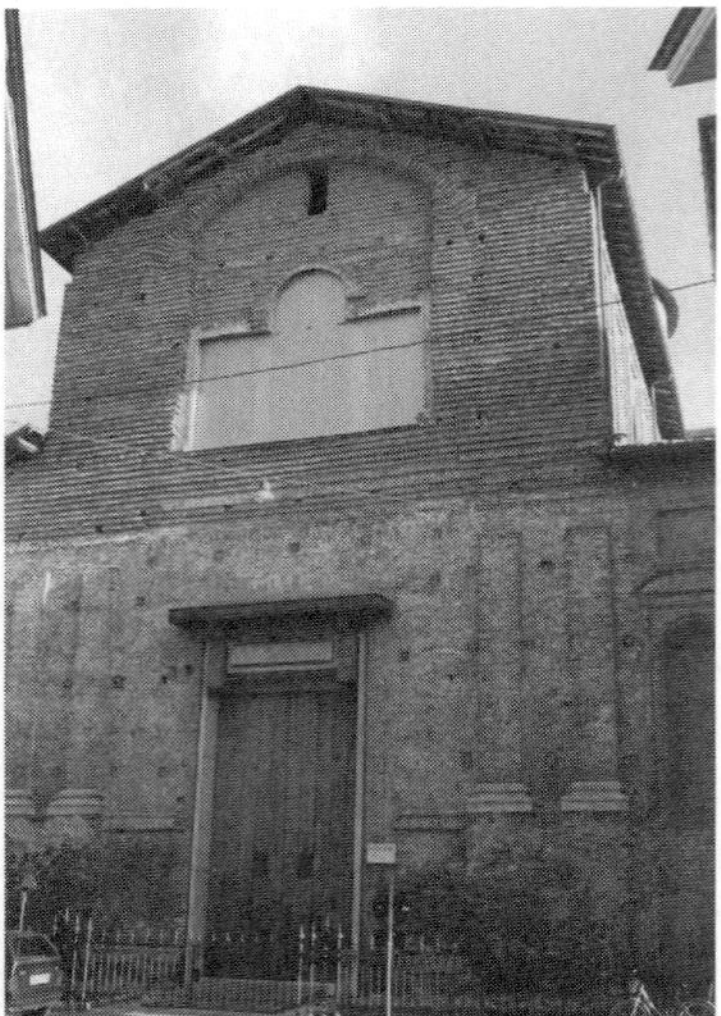

図20-9　ローディのサン・クリストーフォロ教会（1150～1200）

ある。

第7遺言書　一二二九年、ローディ市民ブレゴンディオ・デナーリの遺言書[319]

一　遺言書の作成日

書き判　我らの主イエス・キリストの受肉の年から一二二九年、インディクティオの第二年。一月一〇日。

二　法にもとづく遺言書の作成

ロンバルディーアの法律にしたがって生きることを表明したブレゴンディオは、遺言書法、もしくは、さらに優れた価値を与える他の法令にもとづいて、永遠に不変でありつづけ、かつ効力を備えつづけるべき、公認公証人によって登記されたのでなければ変更しえない遺言書を作成した。

三　娘への遺贈

まず始めに、遺言者は、娘であるリーカを嫁がせるために彼女に五六帝国リラを与えるが、その金を含んで遺言者の財産の三分の一の相続人としてリーカを任ずる。また遺言者は、この三分の一を有するリーカはファルキディア法〔古代ローマの相続法に従って相続財産の少なくとも四分の一を相続人に保障する法〕のために、同様にまたひとつ、持つべき現金五六リラのゆえにローディの広場に所有するファルキディアを清算すべきことを命ずる。リーカはこれで満足すべきであり、これ以上要求してはならない。

四　修道会への遺贈と条件

ブレゴンディオが住んでいるサン・トンマーゾ地区にある家と、さらに、ブレゴンディオが亡くなった時点で見出されるその家のなかのすべての瓶と家庭用品、並びに、ムラッツァーノ Mulazzano 地区またはその地域の境界に彼が所有するすべての農地は、彼の所有地にせよ、永代借地の名目にせよ、遺言者はローディのウミリアーティ修道会に与える。ウミリアーティ修道会の修道院は、この家と農地に設立されなければならないものとする。ウミリアーティ修道会の会衆の修道士と修道女は、神に仕え、神のために、この家に居住しなければならない。

五　世俗的遺贈

遺言者は、バッシアーノ・リッカルディの妻であり遺言者自身の姪のフランチャに三〇帝国リラを遺贈する。

遺言者は、ゾヴェニーコとカヴェナーゴにみずから所有する土地のすべての用益権と、ローディのコムーネの地代から毎年得られる一〇帝国リラをランフォ・デナーリに与える。その用益権と地代については［――］・ランフォ・デナーリが死ぬまで持ち享受すべきものとする。

六　参事会の会堂への遺贈

サン・クリストーフォロ教会の参事会の会堂にローディのコムーネの下記の地代の一〇〇帝国ソルドを毎年授与するものとする。この授与によって遺言者の霊魂のために毎年ミサが挙行されるべきものとする。

七　修道会へのミサのための遺贈

チェッレート修道院に毎年一〇帝国ソルドを授与する。この授与によってチェッレートの修道士はこの遺言者の霊魂のために毎年ミサを挙行すべきものとする。

八　修道会への遺贈

ローディのコムーネにおいて遺言者が所有する先の地代の残りのすべては、彼が創設するように命じたウミリアーティ修道会の修道院に渡るものとする。

九　修道会への遺贈と霊魂のためのミサの挙行の義務

ソラローロ近郊にある故グイレンチョ・デナーリの土地もしくはぶどう園から地代として得られる二スタイオは、フォリスのサン・バッシアーノ修道院に与えられるものとする。この修道院はこのブレゴンディオの霊魂のために毎年ミサを挙行することを義務づけられるものとする。

一〇　不法利得の返還

遺言者は、みずから不法に強奪した財産や不当利得に関して書かれたいかなる文書においてであれ、見出されるものによって遺言者が不当利得を受け取ってしまったその相手の個人に、一〇〇帝国リラが譲渡されることを命ずる。

一一　遺贈

遺言者は、ピエトロ・バッシの娘に、その婚姻費用のために、もしくは神に仕える修道女になる費用のために、三帝国リラを与えるものとする。

遺言者は、グァルテリオ・ヴィニャーティ・ダ・マッソレンゴの妻に三帝国リラを与える。

一二　遺言執行人の任命

遺言者は、サン・クリストーフォロ教会の参事会長殿とグリエーモ・ダ・ブレンビョ、マルティーノ・ダ・セスト、ウベルト・ダ・セリニャーノ、ランフォ・デナーリ、テルツォ・ダ・ムラッツァーノをこの遺言書並びに先に述べた修道院の創設の執行人に命ずる。

一三　施療院への遺贈

遺言者は、一〇ソルドをあらゆる施療院に与え、二モッジョのライ麦をサンタントーニオの施療院に与える。

一四　女子修道会への遺贈

遺言者は、二モッジョのライ麦と一モッジョの豆を女子修道院、すなわちサッコ・ドナーティ修道院の修道女に与える。

一五　修道会への遺贈

遺言者は、一モッジョのライ麦をローディとローディ司教区の他のすべての修道院に与える。それらの修道院はウミリアーティ修道会に属するものである。

一六　施療院への遺贈

遺言者は、五帝国リラをサン・ブラショ施療院の貧民に、また五帝国リラをサン・バルトロメーオ施療院の貧民に与える。

一七　他の遺言書の無効化
遺言者は、以前に作成した他の遺言書については、これを無効とする。

一八　遺言書の写しの作成の命令
遺言者は、必要な分だけこれと同じ遺言書の写しを作成するように求める。

一九　出席した証人
ローディにて作成。以下の方々が、呼び求められた証人として出席された。すなわちサン・クリストーフォロ教会の参事会長、グリエルモ・ダ・ブレンビョ、アリアルド・ダ・カヴェナーゴ、マルティーノ・ダ・セスト、ウベルト修道士、ピエートロ修道士、マルティーノ修道士、ジラルディーノ修道士の方々である。

二〇　遺言書を作成した公証人
書き判　私ルベーオ・ダ・ドヴェーナはパラティーノの公証人であり、この遺言書作成に立ち会い、求められて、この遺言書を作成し、登記した。

解説　第8遺言書

一二三六年、ローディ市民ブレゴンディオ・デナーリ Bregondio Denari の遺言書について

この遺言書は先に作成した遺言書の内容を変更・更新した遺言書である。この遺言書の作成者のブレゴンディオ・デナーリは、第7遺言書の遺言者と同一人物である。ここでは、先の遺言における最も重要な事柄、すなわち、ウミリアーティ修道会に自分の家を遺贈するという本質的内容は変更されていないが、息子への遺贈の増額、埋葬先の指定などが追加または

変更されている。七年間の経過による状況の変化に応じたものである。

第8遺言書　一三三六年、ローディ市民ブレゴンディオ・デナーリの遺言書(320)

一　遺言書の作成日と臨席した公証人と証人

書き判　主イエス・キリストの受肉から一三三六年九月二一日。インディクティオの第一〇年。公証人アリアルド・ダ・カヴェナーゴの第二公証人としての臨席のもとにおいて、またこの他に、以下に指名された人びとの臨席のもと、ロンバルディーア法に基づいて生きることを表明するブレゴンディオ・デナーリオは、すでにこの遺言書に先立って作成し、私ことドッソ・ディ・ドヴァーリオがすでに記述した遺言書と命令書を遺言者の遺言にしたがってここにおいて確認せんとする。

二　先に作成した遺言書による相続の変更――息子への遺贈

遺言者がすでに述べたことについて、取り消し並びに変更をおこない、ここに遺言書を作成する。遺言者は変更して彼の欲するところを付け加える。すなわちここに遺言者の息子エンリーコを遺言者の財産の二分の一の相続人に任命する。すなわち、遺言者はエンリーコがここで述べた通り、半分の相続人となることを欲するものであって、以前に作成した遺言書において決定していたように、エンリーコが財産の三分の一の相続人となることを欲するものではない。

三　世俗的遺贈

同じく、以下のことを加える。妻チェルサは遺言者が使用しているすべての衣類と寝台を所有するものとする。これには嫁資は含まれていない。同じく、以下のことを加える。すなわちアイラルド・デ・カヴェナーゴに五帝国リラを与えるものとする。同様に、またひとつ、イサッポ・ダ・オヴェルニャーカに六帝国リラ程度の金を渡すものとする。それはある証書の結果として彼に貸しているものであり、この義務の取り消しのために彼に与える。その他に同じイサッポ・[——]［苗字が消えたと思われる］に証書なしで貸している金を与える。同じく、ベルトラーモ・デナツィオに一〇帝国リラを与えるものとする。

四　嫁資または女子修道院入りの資金

同じく、先のブレゴンディオと同居しているコスタンツァに一〇帝国リラを与える。これは彼女が夫を迎える場合やまたは修道女になる場合のための金である。このコスタンツァの弟アンドリオーロに三帝国リラを与える。

五　喜捨と埋葬地の指示

またサン・クリストーフォロ教会の参事会の会堂にふとんと羽根まくらと敷布二枚を与える。遺言者はその教会に埋葬されることを望む。

六　貧民への慈善——霊魂の救済のために

遺言者の持つすべての衣類は彼の霊魂の救済のために貧民に売却、遺贈されることを欲しかつそのように決定する。

七　遺言執行人の任命

この処置の執行のためにリッカルド・ポカテッラをこの遺言書の執行人に選び、任命する。これに、まだ存命であれば他の遺言執行人を加える。これらの遺言執行人については先に述べた遺言書で任じた通りである。さらに同じくリッカルドに四〇帝国ソルドを与える。

八　妻の処遇

同様に、またひとつ、遺言者は次のように欲し定める。すなわち、遺言者は妻のチェルサが、欲するならば、この家に一緒に住むはずの他のウミリアーティ修道院の修道女とともに、再婚せずにこの家に暮らしてもよいし、またそうすべきである。

九　ウミリアーティ修道院への家の遺贈

遺言者はこの家をローディのウミリアーティ修道会に与える。

一〇　本遺言書の法的効力

この遺言書が遺言書の法令にもとづいて、またはもっと大きな効力を有する他の法令にもとづいて効力を有することを定める。

一一　本遺言書の変更の禁止

この遺言書は先に述べたアリアルド・ダ・カヴェナーゴや私ことドッソ公証人の書面によって変更されない限り変更してはならない。遺言者は、同様に、またひとつ、正常な精神と自由な最後の意思において以下のことを決定した。すなわちこの遺言書も他の遺言書も同じ内容であることを決定した。

テキスト20-1　1236年，ブレグンディオ・デナーリの遺言書

(S. T.) Anno ab incarnatione Domini Nostri Iesu Christi millesimo duecentesimo trigesimo sesto, undecimo die exeunte mense octubris, indicione decima. In presentia Arialdi de Cavenago notario, qui pro secundo notario et pro adfirmatione huius testamenti interfui et aliorum hominum qui inperius leguntur.

Bregundius Denarius, qui se lege longobardorum vivere manifestavit, in ultima sua voluntate firmavit testamentum et iudicatum et ordinamentum, quod ante hoc fecerat, et quod ego Rubeus de Dovaria scripsi. Et excepto et mutando qui testando dixit et mutavit ed addidit quod vult, et instituit Richam filiam suam sibi heredem in medietate omnium bonorum suorum.

Volens quod ipsa Richa esset heres in infrascripta medietate et non tantum in tertia, in qua eam instituerat in priori testamento. Item addidit quod Celsa uxor sua habeat et habere debeat omnia indumenta sua et omnia indumenta, quibus ipsa utebatur, et lectum suum non computando ea in dote.

Item addidit et iudicavit Airaldo de Cavenago libras quinque imperialium. Item iudicavit libras sex imperialium plusminusve Isapo de Overgnaca, quos ei debebat per breve atestatum et liberatione ipsius obligationis ei remisit. Ad hunc iudicavit eidem Isappo [ ] et unam quam sine breve ei dare debebat. Item addidit et iudicavit Bertramo Denario libras decem imperialium. Et item iudicavit libras decem imperialium Constancie, que cum ipso Bregundio stabat, ad maritandum sive ad religionem eundo. Et iudicavit libras tres imperialium Andriolo, fratri ipsius Costancie.

Et addidit e iudicavit canonice Sancti Christofori, ubi vult iacere, colcidram suam et plumacium suum et duo linteamina linea. Et voluit et ordinavit quod omnes panni sui vendantur et dentur pauperibus pro anima sua. In dispositione dispositorum. Et voluit et instituit Ricardum Poccaterram esse dispositorem iudicati sui cum aliis dispositoribus viventibus, quos instituit in predicto priori testamento. Et insuper iudicavit eidem Ricardo solidos quadraginta imperialium.

Item voluit et ordinavit quod Celsa, uxor sua, possit et debeat, si voluerit, stare caste in domo sua et habitare cum aliis sororibus humiliatis que habitare debent in predicta domo et que habitabunt in ea. Quam domum legavit in dispositione humiliatorum Laude.

Et hoc testamentum secumdum et ordinamentum et iudicatum voluit valere iure testamenti vel codicili vel codicili (sic) seu alio iure quo melius valere. Et non possit mutari nisi mutetur in scriptis per manum predicti Arialdi de Cavenago vel mei infrascripti, Rubei notarii.

Ita decrevit in ultima bona et spontanea sua voluntate, unde hoc testamentum et plura alia uno tenore fieri rogavit.

Acutum in Laude. Interfuerunt ibi magister Cazulus et Basus eius filius et Arnolfus de Vauri et Oldanus Denarius et Manfredus Sclata et Iohannes de Tertio et Sozus de Vistarino et Iohannes Paganus et Bertramus Denarius rogati testes.

(S. T.) Ego predictus Rubeus de Dovaria huic interfui et rogatus hoc tradidi et scripsi.

一二　証人の確認と遺言書の登録公証人

ローディにて作成。そこにはカズーロとその息子バッソ、アルノルフォ・デ・ヴァウリオ、オルダーノ・デナーリ、マンフレード・スクラータ、ジョヴァンニ・パガーニ、ベルトラーモ・デナーリ、すなわち呼び求められた証人が出席した。

一三　印章と登録した公証人

書き判　私こと、上記のドッソ・ディ・ドヴァーリオはこの証書のために出席し、登録した。

解説　第9遺言書

一二四八年、ローディ市の公証人ジャコモ・モレーナ Giacomo（Iacobo）Morena の遺言書について

この遺言書では、遺言者は、自分の死後の生活に目を向け、妻の生活をできる限り保証するための手立てを具体的に述べている。妻は結婚した時に嫁資（持参金）をもって来ており、それは夫が先に死んだ場合、実家に帰っても生活ができるための資金、あるいは、妻が若ければ（つまり出産可能なら）再婚するための資金として利用された。だが、実家に帰らずに婚家に残る場合は、夫が妻の生活、特に老後の生活を保証したのである。ここでは、そのために具体的な手立てが述べられているのである。

この遺言者ジャコモ（ジャーコモ）の妻ベッラカーラは、この第9遺言書の作成から一五年後に、死を意識して遺言書を残した。それが第11遺言書である。

第9遺言書　一二四八年、ローディ市の公証人ジャコモ・モレーナの遺言書(321)

一　遺言書の作成日時と証人

書き判　我らの主イエス・キリストの生誕から一二四八年一一月一五日。インディクティオの第七年。ロー

ディのウミリアーティ修道会のサン・クリストーフォロ教会の参事会の会堂にて作成。出席者は、モレッリ・モンチョ、ピエトロ・カッターネオ・ダ・サッラーノ、ルーフォ・モンチョ、［―］マルキショ・ダ・ボレンツァーノ、アンブロジョ・ダ・ヴェルデッロであり、依頼された証人である。ヴィヴィアーノ・ブレーヴァは、第二公証人として合意のもとに出席された。

二　遺言書作成の動機・遺言書の変更の無効

人が生きるも死ぬも神の手のもとにある。ゆえに、ロンバルディーアの法にしたがって生きていくことを表明したローディ市民ジャコモ・モレーナ氏は、健康な精神状態のもとに、承認され持続的効力を有する遺言書を作成した。その遺言書は、遺言法にもとづいて有効とされるものであり、遺言書補足書や遺言によって、あるいは、他のあらゆる方法によって最大の効力を有するべきものである。遺言書の変更は、公認公証人の手による書面によってこそ、可能にも不可能にもなるものである。まず始めに、公証人ジャコモ・モレーナが息子マンフレディーノに先の遺言書で遺贈した七帝国リラをこの遺言書で三帝国リラに変更する以外は、ジャコモ・モレーナによって作成された遺言書は変更されないことを決定し、そのように望み、規定した。

三　妻の扶養の保証

さらに同様に、またひとつ、遺言者ジャコモ氏は以下のように決定した。すなわち、ジャコモ氏が先の別の遺言書のなかで命じたように、遺言者の妻ベッラカーラが独身で暮らすならば、遺言者は妻に最初の家に下女と住むことを命じ、かつそれを望んでいる。その最初の家とは、サン・クリトーフォロ教会の参事会の会堂の東側にあり、南側は道路に接し、オルトロキスの西側に位置し、サン・ジェミニャーノの地区にあるものである。ベッラカーラが毎年受け取るものとして以下のものを定める。すなわち、六モッジョの雑穀［大麦、ライ麦、粟など］、四スタイオの小麦、四スタイオのレヌス［何を指すか不明］――これはベッラカーラが以前ほしいと言っていたものである――、四スタイオの生《き》のワイン、六スタイオの交ぜワイン、一一カッロ［量不明、一カッロは馬車一台分の量の意］の木材、衣類とパンのおかずを買うための現金三〇ソルド、二ペンソ(322)の亜麻《あま》織物などである。上記のすべてのものは、妻ベッラカーラに与えられる。

同様に、またひとつさらに、ジャコモ氏は、妻ベッラカーラの生計のためにその全財産を担保にする。すなわち、その全財産とは、まず、特にジャコモ氏がアッダ川の北のモンティチェッロの地域・領地に所有するぶどう畑の全部であり、次に、氏が先に述べた場所、すなわち東西が道に面して、南にコルテ・パラシオ、北にデ・ガリオティスがある場所に所有する地所、そしてウニャーレの近郊にある、先に述べた領地のなかにある一〇ペルティカの土地――この土地は、すなわち東と北と西に道路があり、南にリカルディとコンテイス地区がある場所の近くの土地のこと――である。

四　世俗的遺贈――伐採税等の免除

さらに同様にまたひとつ。［――］氏が、ピエーヴェ教会の伐採税の支払いの際に彼ジャコモに渡さねばならない三帝国リラについては、これを免除するものとする。さらに同様に、またひとつ、ジャコモ氏は、彼がピエーヴェ教会の森に所有し、オットボーノ・ディ・ウルニャーガとその甥から受け取ったピエーヴェ教区の一〇分の一税についても、それを同氏に与えた［ジャコモが教会税を所有しているのは、一見変なようだが、実は教会は教会税の徴収の権利を個人に売却することもあったのである］。

五　女子修道院への喜捨

またジャコモ氏は、サンタ・マリア地区とサン・バッシアーノ地区のウミリアーティ修道院の作業所に対して一一・五ソルドを、ブレゴンディオ・デナーリ［一二二九年、一二三六年の遺言書の遺贈者］修道院の修道女たちに対して、五ソルドをそれぞれ与えた。

六　不当利得の返還

また遺言者、すなわち先に述べたジャコモか、もしくは彼に代わる誰かが受け取ったり、所有したりしたと認められたすべての高利や不法な掠奪物については、それを償還する措置が遺言者によって講じられた[323]。

七　小間使いへの遺贈、ウミリアーティ修道会への入会の援助または嫁資

さらに同様に、またひとつ。彼の小間使いであるベッラゾーレが、ローディかローディ司教区のウミリアーティ修道会で仕事を得ることができるように、遺言者は彼女に四帝国リラを与えた。また、仮にベッラゾーレが夫を得るようなことがあれば、彼女には三帝国リラのみを与えるものとし、この措置は彼女が生きている間におこなうことを命ずる。そしてその金は［――］年までに支払われるべきである。そしてこのために先のジャコモは、彼のすべての財産を抵当にいれる。このようにしてジャコモは、息子のオットリーノが何よりもまず現金一五リラを手にするように命じた。その現金は、オットリーノの妻であるトスケスケ夫人の嫁資としてジャコモが得ている金である。

八　高利と不当利得の返還

同様にまたひとつ。五〇帝国リラについて、すなわち、先のジャコモが高利と不法な掠奪として償還した金五〇帝国リラについて、もしも償還すべき相手が見当たらなかったならば、遺言書の形式にもとづいて、所有すべき者が見当たらなかったその金はウミリアーティ修道会のサン・クリストーフォロ教会の参事会の会堂に収められるように命じた。それゆえに同じ内容をもつ別の写しが作成されたのである。

九　公証人の署名

書き判　私ことコッタ・マーディオ公証人は、公証人バッシアーノ・モレーナの意向に従ってこの遺言書を作成した。

書き判　私ことバッシアーノ・フェッラート公証人、すなわちパラティーノの公証人は、原本から、その書かれた内容にしたがって、この謄本を作成し、ここに署名した。

解説　第10遺言書

一二五二年、ジェノヴァ市民オベルト・ロメッリーノ Oberto Lomellino の遺言書について

ジェノヴァの名門のロメッリーニ家の者による遺言書。ジェノヴァの都市らしく、ジェノヴァの港の防波堤の工事費のための「遺贈」（恐らく公証人を通じてコムーネから課された事実上の義務、税金）が記載されたり、公債やコンメンダ（海上商業の共同事業契約の一種）が遺産に挙げられたりしている。また、この遺言者は立派な甲冑と武器をいくつも持っていたようで、そのこだわりから、遺贈先を具体的に指定している。多岐に及ぶ遺贈先の記述や、妻が持参した嫁資が「五〇〇ジェノヴァ・リラ」であったという記述からもその地位のある程度の高さ、裕福さが示される。妻の前夫の息子にも遺贈しているが、これは、友人への貸し金の免除、配偶者の庶子への遺贈などとともに、死を前に寛大な愛情を神にアピールするねらいがあったのかもしれない。本遺言書では、他の遺言書と違って、遺言者が「私」として記述している。また、証人の名前が最後に述べられている。こうしたことも地域性かもしれない。

第10遺言書　一二五二年、ジェノヴァ市民オベルト・ロメッリーノの遺言書(324)

一　精神的健康の証明

書き判　私ことオベルト・ロメッリーノは善良で健康な精神状態である。

二　キリスト教徒としての前書き
私は神の最後の審判を恐れつつ、私の遺言を熟慮して私の財産を処理する。

三　埋葬先の指定
私の遺体がサン・テオドーロ教会に埋葬されることを命ずる。

四　宗教的遺贈――霊魂のためのミサの指定
私の霊魂のために二五ジェノヴァ・リラを遺贈する。すなわちこのうち一〇分の一をサン・ロレンツォ大聖堂に遺贈する。残りのうち一〇ジェノヴァ・リラを今述べた教会に私の霊魂のためにおこなう毎年毎月のミサのために遺贈する。

五　世俗的遺贈
残りの金額は姻戚のウーゴ・グリッリ、姻戚のシモーナ・スピノーラ、それに妻のシモーナによって配分されるべきである。

六　妻の嫁資等の返却
私の財産から妻シモーナが、彼女の嫁資である五〇〇ジェノヴァ・リラと、婚姻贈与である一〇〇ジェノヴァ・リラを現金で受け取るべきであることを命ずる。

七　家族等への遺贈

妻へ

さらにまたひとつ、今述べたシモーナに対し私が遺贈するものは次のとおりである。すなわち嫁資と今述べたものの権利のほかに、私がカステレットに所有する土地とその家を彼女に遺贈する。またその土地にある備品その他すべてのものも彼女に遺贈する。また、現在彼女に利用されている、また過去に利用されたすべての衣装と装飾と衣類、また家のすべての装飾品、またすべての所有物、家庭用品、そして私が持っている家にある残りのすべてのものを彼女に遺贈する。

妻の前夫の息子等へ

ただし武器と鉄製の甲冑については別である。このなかから私はミロアルド・トゥルキに金属のすね当てつきの鎖かたびらと「甲冑用の袖つきの下着」を遺贈するが、どれにするかは私の持っているもののなかから彼自身に選ばせよ。

さらにまたひとつ、私の妻シモーナと今は亡き前夫のダニエーレ・ドーリアの間にできた二人の息子ガヴィーノとペトリーノに五〇ジェノヴァ・リラを遺贈する。それは彼らのためにサルデーニャにおいて家畜に投資した財産から二人にそれぞれ遺贈する。ただしどのようにするのが一番いいかについては、私の姻戚ピエートロ・グリッリとインゴーネ・グリッリの助言と要望にしたがうものとする。

さらにまたひとつ、もし私が病気で死んだならば、私の霊魂のために、私は先のガヴィーノとペトリーノに私に負うとされるところのものすべてと、私が彼らを養育したことで二人から受け取るはずのものすべてを遺贈する。私が二人を養育したことで二人に対し私が持っている代償書［laudes］は、私の死後は二人に返却されることを要望する。

さらにまたひとつ、私が所有するものの中から、二人のそれぞれに対して、二人が選ぶ「甲冑用の袖つきの下着」を遺贈する。ただし私が先のミロアルドに私が遺贈する鎖かたびらと甲冑用の袖つきの下着は除く。

妹等へ

私の妹アダラシア、つまり私の姻戚のシモーナ・スピノーラの妻に対して、夫のシモーナ・スピノーラと暮らしている家を遺贈する。

さらにまたひとつ、私の血族アミーコ・ロメッリーノには、ペリに所有している土地とフッリエール地区に所有している家とを遺贈する。その遺贈の条件は、次の通りとする。つまり先のアミーコが、どんな目的であれ、自分のためであれ、他人のためであれ、先に述べた家と土地を売却することも譲渡することも債務の支払いにあてることもできないという条件においてである。そしてもしアミーコが男子嫡出子の相続人をもたないままに死去するようなことがあれば、シモーナ・ロメッリーノ、トンマーゾ・ロメッリーノ、ジョヴァンニ・ロメッリーノ、アンサルド・ロメッリーノの四者のそれぞれがアミーコを相続し、ペリにある先の家と土地の四分の一ずつを得ることを要望し、これを命ずる。

さらにまたひとつ、私は先のアミーコに私のすべての鉄製の甲冑と武器を遺贈する。ただし上記において先のミロアルド、ガヴィーノ、ペトリーノに遺贈したものを除く。

さらにまたひとつ、アンドレオーラに対しては私の霊魂のために衣服で五ジェノヴァ・リラ分を遺贈する。

さらにまたひとつ、先のアミーコの妹でありエンリーコ・デ・ニグローネの妻であるモンタナーリアには私の霊魂のために五ジェノヴァ・リラを遺贈する。またモンタナーリアに対して彼女が私から借りている二〇ソルドについては、上記において私が彼女に遺贈した五ジェノヴァ・リラに加えて、これを彼女に譲渡するものとする。

さらにまたひとつ、エンリーコ・フィオレンティーノ・ダ・カスッテロに九ジェノヴァ・リラを与えねばならないことを認める。それは彼の妻であり、私の姪であるシモーナの嫁資として支払われずにいるものである。

さらにまたひとつ、サン・ジョヴァンニ教会の指導者であるフラ・マリーノが先のエンリーコ・フィオレンティーノに三リラを借りていることを認める。それをフラ・マリーノはエンリーコの妻である先のシモーナに彼女の嫁資として与えることを約束した。もしフラ・マリーノが払う気がなければ、私が私の財産から支払いたいと思う。

義父へ

さらにまたひとつ、私の義父フェデリーゴ・グリッリが私の死後、私の住んでいる家を三〇〇ジェノヴァ・リラの評価額で所有すべきであることを決定し、これを命ずる。ただし私の妻がそこに留まるつもりで、かつ夫を持たずにその家に留まる限り、生涯にわたってその家に一室をもつものとする。しかし、もし彼女が結婚するならば、先のフェデリーゴつまり私の義父は上記に述べたように三〇〇リラでその家を持つものとする。

その他

さらにまたひとつ、私の死後シモーナ・スピノーラの息子であるエンリーコ・スピノーラに対して、私が彼とともに作成したコンメンダに関して、私が彼に対して持っているものすべてを譲渡する。そしてこれについては満足のいくようにしてよい。

訴訟中の相手へ

さらにまたひとつ、ロッソ・トゥルキと彼の息子ミロアルドに三七リラ一四ソルドを遺贈する。その金額は二人が私に借りているものである。また私がロッソとともに抱えている問題と訴訟については終結させ、もうこれ以上何もないようにさせよ。そして私の相続人はこの訴訟で彼を悩ませるべきではない。

使用人へ

さらにまたひとつ、私は使用人のライムンデタに三七ソルドの借りがある。それを私の財産から彼女に与えることを望む。そして私の霊魂のために三リラを彼女に遺贈する。

宗教的遺贈ほか

さらにまたひとつ、サンタ・マリア・デッレ・ヴィーニェ教会に、私の霊魂のために四〇ソルドを遺贈する。私が証書登録簿に載せて書いているように、サンタ・マリア・デッレ・ヴィーニェ修道院の修道院長のロッソに対して、一五〇ジェノヴァ・リラの負債の支払いを済ませていないことを認める。そしてこの金額は、故フルコーネ・ムアスジェリオ Muasgerio の二人の息子であるジェラルドとジャコビーノのものである。私は、二人が私の財産からこの金額を受け取ることを要望する。

姪へ

さらにまたひとつ、故グリエルモ・ロメッリーノの二人の娘アルティリアとバルバリーナにそれぞれ五リラずつ衣服で遺贈する。

港の防波堤の工事費へ

さらにまたひとつ、港の防波堤の工事のために四〇ソルドを遺贈する。

親類または友人の妻へ

さらにまたひとつ、グリエルモ・バイアモンティの妻であるジャコバに五リラを遺贈する。

妹へ――土地以外の一切の諸権利の譲渡

さらにまたひとつ、シモーネ・スピノーラの妻であり私の妹であるアダラシアに遺贈するものは次のとおりである。すなわちどんな権利であれ、私が持っている一切のもの、誰に対してであれ、あるいは私が追求した訴訟や判決に関するどんな者に対しても、私のために求められ得る一切のもの、そして上に述べた土地は別にして、すべての人びとに対して私が持っている権利の一切を彼女に遺贈する。

姻戚への未払いの借金

さらにまたひとつ、私の姻戚であるシモーネ・スピノーラに一〇ジェノヴァ・リラを借りていることを認める。彼はそれを私に貸し付けたのである。

八　相続人の指定と処理の注意

私は私の相続人として先のアミーコ・ロメッリーノを私のすべての残りの財産のために任命する。私はシモーネ・スピノーラと私の妻のシモーナを、私の財産から私の遺産と負債を配分し支払いをおこなう者として指名する。ただし常にジェノヴァのコムーネの公債、負債、税金、またそれらからの借入の残りは除くものとする。

動産が遺贈された人びとは、それを所有する前にジェノヴァのコムーネにおいて、動産から支出をおこなうために、ジェノヴァの記録簿にその動産を記載しなくてはならないことを私は命じ決定する。

九　遺言書の効力について

これが私の遺言であり、もしそれが遺言書の法律によって有効でなければ、せめて私はそれをほかの遺言の法令によってそれが有効になり効力を得ることを願う。

一〇　作成者・作成場所・作成日時・証人

一二五二年六月八日正午、先に述べた家長オベルト自身の部屋、ジェノヴァにて作成。

証人ピエートロ・グリッリ、シモーナ・スピ［━］、シモーナ・ロメッリーノ、トンマーゾ・ロメッリーノ、マリーノ・ウソディマーレ、ジャコモ・ヴィヴァルディ、ニコラ・バラティエーリ、ジャコポ・グリッリ、アンドリオーロ・トゥルキ。

解説　第11遺言書
一二六三年、ローディの公証人故ジャコモ・モレーナ Giacomo (Iacobo) Morena の妻ベッラカーラ・モレーナの遺言書について

この遺言書は、第9遺言書と対をなす――つまり、第9遺言書の作成者ジャコモ・モレーナの死後、おそらく一五年後にその妻ベッラカーラによって書かれた遺言書である。夫からほぼ全面的に財産を委ねられた妻が、婚家に残って、今度は娘や孫に財産を分与していく。夫の遺言書ではわからなかった家族構成がここではかなりはっきりとわかる。ジャコモとベッラカーラの間には、少なくとも二人の娘がいて、その二人をおそらく嫁がせるが、そのほかに少なくとも二人の息子がいた。その二人の息子は結婚し、それぞれ子どもをもうけたものの、この二人の息子はともに若くして死去。ベッラカーラは、娘二人と孫二人にみずからの遺産を与えていく。

この遺言書の特徴のひとつは、宗教的遺贈が一件もないことである。

第11遺言書　一二六三年、ローディ市の公証人故ジャコモ・モレーナの妻ベッラカーラ・モレーナの遺言書[325]

一　遺言書の作成日・場所と証人

［書き判］我らが主イエス・キリストの生誕から一二六三年の一一月一九日、月曜日、インディクティオの第八

年。ローディ市にある、故ジャコモ・モレーナの相続人の家に出席した者は、以下の通りである。すなわち、アルベルト・ダ・モンテクセヌスMontexenus、ジャコモ・モンチョ、ジェラルド・ガレリオ、［━━］・ルチアーノ・［━━］、エンリーコ・ダ・カステラーテ、エンリーコ・ダ・クレスピアーティカであり、証人としてここに呼び求められた。

二　遺言書の精神の健康の保証

故ジャコモ・モレーナの妻であるベッラカーラ夫人は、ローディ市民であり、その精神は健全である。

三　本遺言書の有効性

夫人は、その死後、その財産、その権利、その証書や資産をめぐっていかなる争いも起きないことを望み、ここにその理由から、その遺言であるこの遺言書、すなわち決定書を作成する。第二公証人として、ここにグイード・デ・ヴァウロVauroが出席した。そして遺言者は、この遺言書、遺言が有効性を備えることを望むものである。すなわち、遺言者は、この遺言書が、より大きな有効性を備えること、また、公認公証人の手によるか、記述された文書によってでなければ、変更されることも、異議申し立てもされないことを望むものである。

四　相続人の指定

まず第一に、遺言者は、みずからのすべての孫および甥・姪のそれぞれが、ともに相続人であることを望み、そう命じ、決定する。そして彼らが、制度の法とファルキディア法にもとづいて、それぞれが言われた［━━］帝国の金額に満足するように望んで、それに満足すべきことを命じる。

また同様にひとつ。遺言者ベッラカーラ夫人は、法令と理性と法律文書にもとづいて、ベッラカーラのその他すべての財産と動産・不動産の相続者として、そのみずからの娘であるアッレーグラ夫人とオリッソニアOrissonia夫人を指名する。すなわち、法令と理性と法律文書にもとづいて、嫁資の四分の一または二倍の法に関して、嫁資の四分の一または二倍の法に関して〔前のフレーズのただの繰り返し〕、また彼女に対してその亡き夫ジャコモによって認められた扶養に関して、あるいは、他の法に関して、あるいはその他の場合に関して、遺言者ベッラカーラは、亡き夫のジャコモの相続人やその息子たちやそのジャコモの相続人に対抗して、また他のいかなる親類に対抗して、その他のすべての財産と動産・不動産の相続者として、ベッラカーラのみずからの娘であるアッレーグラ夫人とオリッソニア夫人を指名する。本日以降、ベッラカーラによって以前になされたものが偶然発見されたとしても、これ以外の他のいかなる遺言書も、命令も、また、〔――〕であれ、遺言補足書であれ、いかなる裁定文も、すべて無効であり、いかなる効力をもちえないものとする。

五　孫の名前

孫の名前は以下の通りである。すなわち、遺言者の息子である故オットリーノ・モレーナの息子ジャコモ、また故マンフレーディ・モレーナの三人の息子、フィリッピーノ、ジョヴァンニ、ルーフォ、それに娘のベッラフローラである。

六　公証人の署名

［書き判］　私ことチェンタルド・ダ・スピーノ、すなわち、王〔regis〕の公証人であり役人は、この文書の作成に臨席した。そして求められて、私は、遺言書のこの文章を記録し、記述した。そして、それを記すようにという下記の公証人の命により、署名した。

［書き判］　私ことアルジシオ・スコトーネ、すなわち、王の公証人であり役人は、公証人チェンタルド・ダ・スピーノの命を受けてこの遺言書の文章を記述した。

書き判　私、パラティーノの公証人のバッシアーノ・フェッラートは、その内容にもとづいて原本の謄本を作成し、署名した。

一四世紀前半に書かれた遺言書

解説　第12遺言書

一三三五年、ローディ市民ステーファノ・ヴォルトリーノ Stefano Voltolino の遺言書について

この遺言書は、一三三五年に公証人の台帳に書き留められたものの、何かの事情でそのまま公証人の事務所のなかに放置された。正式の遺言書に仕上げられずに、遺言書としての効力を得ていなかった。それが、遺言者の死後、孫娘の要請を受けて、別の公証人によって、正式の遺言書の作成に向けて動き出した。こうした場合は、ローディの「正義のコンソレ（行政長官）」の認可が必要であったようで、その役職にあったバッシアーノ・サッコは、その認可の要請を求められた。そこでバッシアーノ・サッコは、ローディの公証人ジョヴァンニ・イセンバルドに、正式の遺言書を作成する権威を与えて、ようやく一三四九年五月になって作成されたものである。起草から十数年して発効した遺言書である。推測であるが、遺言者は一三四八年のペストで死亡したのだろう——そして、大疫病による社会的混乱が収まった後（つまり一三四九年）、親族（孫娘）から要請が出たのであろう。

第12遺言書　一三三五年、ローディ市民ステーファノ・ヴォルトリーノの遺言書

一　遺言書の作成日・場所と証人

書き判　我らの主イエス・キリストの名においてアーメン。主の生誕から一三三五年、インディクティオの第三年、一月二六日、ローディ市の次に示す遺言者の住居にて。

この遺言書のための証人として呼び集められた出席者が、托鉢修道士ウベルティーノ・ヴェージョ、托鉢修道士

バッシアーノ・ダ・サンタ・キアーラ、ジャコミーノ・ドゥルアーノ、ランフランコ・バタリア、マシーノ・フォルテ、ジャコミーノ・ダ・ランテリオ、ジョヴァンニ・ダ・ウルチョである。第二公証人として同意して出席されたのが、ウミリアーティ修道会の修道士オルドラート・ファリナッチの方々である。

二　遺言書の作成の理由と作成能力の確認

死の時がいつ来るかは不確実であるにしても、賢明な人間の精神にとっては、死の時が来ることは確実なものである。しかしながらその体が衰弱して来た時には、死の到来はいっそう懸念されねばならない。このことは、この世の財産の整理にとっても同様のことである。一家の主が遺言書を残さずに死去し、財産を未整理のままに残すことのないように、死の到来はいっそう懸念されねばならない。そこでこの理由からサン・レオナルド地区のローディ市民ステーファノ・ヴォルトリーノ氏は、たとえその身は病にありながらも、健康な精神状態からこの遺言書によってそのすべての財産と家を整理し配分することに心を注いだ。

三　貧民への慈善とその金の出所の指定――みずからの霊魂の救済のために

まず始めに、自分の霊魂の救済のために遺贈法にもとづいて、貧民と困窮者と下記の者に一〇〇帝国リラが配給されるように、彼の賃借料が毎年支払われ配給されるものとする。賃借料は以下の通りである。

まず二二帝国ソルドである――この金は、賃借料としてヴォルトリーノにコダルナルドがフォルチェッロ・ディ・コナイアーノの近くにある四ペルティカの土地によって毎年もたらす金である。

また二〇帝国ソルドである――この金は、賃借料としてアルベルト・ガッフーリにサリチェ・ビアンコにある四ペルティカの土地がもたらす金である。

また四二帝国ソルドである――この金は、賃借料としてジャコモ・ダ・バッジョが、ピネータ・カルヴァにある八ペルティカの土地によってもたらす金である。
また一〇ソルドである――この金は、ドッソ・デイ・ラッティにある家によって［――］がもたらす金である。
また一三帝国ソルドである――この金は、一軒の家によってアノルネア・ザナボーニがもたらす金である。
また二〇ソルドである――この金は、ペロット・ブレンタトーレがサン・ジェミニアーノにある一軒の家によってもたらす金である。
また二〇ソルドである――この金は、一軒の家によってヴェロリーナがもたらす金である。
また五ソルドである――この金は、プリグァーノにある森林によってヴィーニャ地区のウミリアーティ修道会がもたらす金である。
また三〇帝国ソルドである――この金は、アッダ川を越えた地域にある六ペルティカの土地によって賃借料としてステーファノ・ペッシローヴァが毎年もたらす金である。

四　遺言による貧民への慈善の執行人の指名

これらの金つまり地代・家賃が与えられ、処理され、配給されるのは、カリテの修道士の修道院長から、またローディのサン・クリストーフォロ教会のウミリアーティ修道会の修道士オルドラートから、また、この遺言者の息子であるザニーノ、レオーネ、ベルトリーノからでなければならない。本遺言者は、この目的のために遺言執行人と遺贈受益者として、これらすべての者を挙げかつ指名する。

かくしてこの状態において、先の遺言者ステーファノ氏の甥または親類の誰かが困窮に陥ったならば、遺言者ステーファノ氏は、何よりもまず彼または彼らに先の金をもって先の執行人に適当と思われる金が提供されることを望むものである。またステーファノ氏はさらに、先の金一〇〇リラが毎年配分されることを定める――すなわちカリテの修道士たちに一〇ソルド、先に述べたオルドラート修道士に一〇ソルド、孫娘である修道女イザベッラに一〇ソルドが配給されるものとする。

遺言者は上に規定したように一〇〇リラを配分・出費する。そして先に述べたすべての地代・家賃は、遺言者の息子である先に述べたザニーノ、レオーネ、ベルトリーノに委託され、彼らの間で均等に分割されるべきものとする。

五　宗教的遺贈――みずからの供養ミサのために

同様にまたひとつ、遺言者は、遺贈法によってみずからの霊魂の救済のために、また、遺言者が近くに墓を選んだローディのフランチェスコ会の修道院でミサを執り行うために、財産のなかから二〇帝国ソルドを遺贈し、また、説教者修道会［ドミニコ修道会のこと］とサン・クリストーフォロ地区のウミリアーティ修道会の修道院に一〇帝国ソルドを遺贈する。

同様にまたひとつ、遺言法によってサン・クリストーフォロ教会のウベルティーノ修道士に五帝国ソルドを、故ロッシーノ・スコッティの娘ジュリアーナに五ソルドを遺贈する。

六　息子の庶出の娘に家屋の遺贈

同様にまたひとつ、遺言法によってこの遺言者の息子レオーネ・ヴォルトリーニの庶出の娘カテリーナに、カビアネッロの町にある一軒の家を、そこにある教区の二つの［――］と合わせて遺贈する。その家は、一方を通りに面し、他方をバッシアーノ・ブローデの相続人の地所に面し、そして残る二方を先の遺言者の所有地に面する家である。但し、カテリーナはこの家を売り渡すことや抵当に入れることはしてはならない。嫁資として持参することは許されるという条件で遺贈するものである。

七　妻への扶養費の保証とその条件

同様にまたひとつ、遺言者の妻であるマリアは、臥所を守り、操を立てて生きていく限りにおいて、この遺言者の同じ家にそのまま住居を持ち、扶養費として毎年六リラを与えられるものと定める。また息子ベルトリーノはマリアに毎年一スタイオのワインを与える義務を負うものと定める。

また遺言者は、先の妻マリアが下記の金を得るものと定める。すなわち、ランテルモ・マガーノがサン・ロマーノ教会付近にある一軒の家の賃借料として毎年支払う金五八帝国ソルド、またマルティーノ・ディ・ラベンツェがサン・ロレンツォ教会付近にある一軒の家の賃借料として毎年支払う金三五帝国ソルド、さらにリッチャがサン・ロマーノ教会付近にある一軒の家の賃借料として毎年支払う金二五帝国ソルド、スカラーノがカヴェナーゴ地区にある農地の借地料として毎年支払う金二ないし三帝国ソルド——以上の金を妻マリアは得るものと定める。そして妻が死んだ場合、または妻が臥所を守らず操を立てることを望まない場合においては、支払われる先の賃借料と不動産は、先に述べたザニーノ、レオーネ、ベルトリーノで均分に分けられる財産と定める。

八　妻への嫁資の返還

同様にまたひとつ、先に述べた遺言者の妻マリアは、遺言者が妻から受け取った嫁資の返還として、サン・ロレンツォ教会付近にある一軒の家を持つものとする。この家は、ジャンベッリーノ・グエッラが年四二ソルドで賃借しているものである。他の理由で、この家のために、またこの賃借料のために、また、先に述べた嫁資の返還のために、遺言者は先の妻の利益のために一通の書類を作成した。それは、私、下記の公証人によって書かれた書類である。

九　貸し金の回収とその処理

同様にまたひとつ、先の遺言者ステーファノ氏は、ローディのサンタ・キアーラ修道院から一七帝国リラを受け取らなければならないと述べた。この金のうち、五〇帝国ソルドはこの修道院に授け、さらに、孫娘の修道女イザベッラに別に五〇帝国ソルドを授けるものとする。また残りの一二リラは、遺言者の息子である先のザニーノ、レオ、ベルトリーノが公平に受け取るものと定める。

一〇　孫娘の嫁資は孫娘本人に遺贈

同様にまたひとつ、遺言者は、遺言者の孫娘のジョコンダこと、すなわち遺言者の息子である故ペリーノ・ヴォルトリーノの娘であり、かつペリーノ・ダ・クレモーナの妻が、結婚した時に嫁資として受け取ったものについて、その相続人に指名する。

さらに、遺言者は制度の法によって、また神の加護とファルキディアの名において一〇帝国ソルドをジョコンダに遺贈する。そして以下のことを命ずる。すなわちジョコンダは、このことに満足し、ステーファノのほかの財産を要望したり、要求したり、所有してはならないと命ずる。

一一　三人の孫娘への遺贈

また同様にひとつ、遺言者は以下に述べるようにその相続人として遺言者の孫娘、すなわち遺言者の息子のペリーノの娘であるマルゲリータ、フィオリーナ、ペリーナを指名する。彼女らのすべてに彼の遺産の一部を遺贈し、彼女らが以下のすべての財産をもつことを望む。

すなわち、まず第一に、ローディ市のサン・レオナルドの地区にある一軒の家、そこには先の娘たちがその母とともに住んでいる。

また同様にひとつ、ローディのクレモーナ門の内側にある三ペルティカの区画の土地を遺贈する。

また同様にひとつ、二つの地所のなかのサルミニと呼ばれる場所にある四ペルティカの土地、さらにバイアルドと呼ばれる地区にある二ペルティカ半の土地、さらにバルコリ Barcoli と呼ばれる場所にある一二ペルティカのぶどう畑を遺贈する。この一二ペルティカのうち一ペルティカは、ジャコモ・アスタリオの賃借料として毎年三帝国リラをもたらすものである。

さらに、遺言者は、一二ソルドを遺贈する――この金は、毎年ペリーノ・ダ・ファラがバルトラにあるアヴィターテの四ペルティカの土地の賃借料として遺言者に支払う金である。

さらに、賃借料として毎年アツィーノ・ダ・レッコが、ピアチェンツァ通りのマッソという場所にある五ペルティカのために支払う二五帝国ソルドを遺贈する。さらに毎年マストロ・マルキシオ・ダ・ユツァーゴが、サンタントーニオ施療院の地所に近いコロネッラのクレモーナ門の囲い地にある七ペルティカのぶどう畑の賃借料として支払う七スタイオの麦を遺贈する。

さらに、毎年ジェラルド・ダ・パラッツォがロルモ l'olmo の近くにある五ペルティカのために支払う一八ソルドを遺贈する。さらに、毎年グラッツィオッロ・カニャッツォがヴァッリチェッラにある一軒の家の賃借料として支払う一二帝国ソルドを遺贈する。さらに、アルベルトもしくはアルベリコ Arberico・マスケラーニがカビアネッロの町にある地所とこの地所にある二軒の家の賃借料として、毎年支払う五〇帝国ソルドを遺贈する。

さらに、ジリオーラがカビアネッロにある一軒の家の賃借料として支払う一二帝国ソルドを遺贈する。

また同様にひとつ、ジョヴァンニ・ディ・コローニャが先に述べたカビアネッロの町の二軒の家の賃借料として毎年支払う二四帝国ソルドを遺贈する。

次に、先の娘たちとその母親がその名目で所有していた麻の織物全体、毛布、花嫁贈与品を遺贈する。さらに規定するに、先のマルゲリータ、フィオリーナ、ペリーナは、遺言者の息子である先の故ペリーノの妻であり、彼女らの母親であるアネクシア Anexia に対して、彼女らの嫁資である、先に述べた遺産について、また先に述べた遺産の部分について恩義を感じるべきものとする。また、決定するに、同じ遺言者の遺産の部分として彼女らに遺贈された、先に述べた財産（これは先の遺言者や次に指名された息子たちのほかの財産のことではない）は、彼女らの嫁資の担保として先のアネクシアに託されるものとする。

一二　見出された場合の財産の分割

遺言者が所有するすべてのほかの財産と権利や、いかなる所であっても見出されるかもしれない動産・不動産のために、遺言者は、包括相続人として遺言者の息子のザニーノ、レオーネ、ベルトリーノを指名し、争い等が生じることのないように、この息子たちの間でこの遺産を分割することを望むものである。

一三　公証人の署名

書き判　私ことジョヴァンニ・イセンバルド、すなわちローディ市の公認公証人は、遺言書のこの書類をベルトリーノ・ダ・ランテリーノの覚書にもとづいて作成した。そして私は、ローディの「正義のコンソレ〔行政長官〕」であるバッシアーノ・サッコ氏の権威を通じて、この遺言書をローディのドゥオーモにおいて公式の書面の形で作成した。

本年、我らが主イエス・キリストの年の一三四九年、インディクティオの第二年、五月五日、ジャコモ・ダルダノーノ、ペリーノことコセジーノ・ダ・ミラノは証人として呼び求められて出席した。

先のコンソレの文書に、その権威を介して公証人カブリーノ・カツォッラと先のコンソレ氏の書記によって作成され、カブリーノの署名によって先の書類と文書から引き出された公の署名を得ている。

これはコミーノ・ダ・ジェサッテの妻であり、故ペリーノ・ヴォルトリーノの娘であり、今は亡き遺言者ステーファノ氏の孫娘であるフィオリーナ夫人の求めによるものである。この夫人は、先に述べたことが執行されることに関心を抱いている。私は以下に署名した。

一三四九年、インディクティオの第二年、五月五日。ローディの正義のコンソレであるバッシアーノ・サッコは、今は亡きローディの市民ステーファノ・ヴォルトリーノによって作成され、ローディの公証人である故ベルトリーノ・ダ・ランテリーノによって起草され、書き留められた遺言書を、公式の形式で作成する権威を、出席したローディの公証人ジョヴァンニ・イセンバルドに対して与えた。

我らが主の一三三五年、インディクティオの第三年、一月二六日、木曜日。この遺言書は、先の故バルトリーノの事務所から一度も出ていないことがわかる。また、正式の形式で作成されたその遺言書は、コミーノ・ダ・ジェッサテの妻であり、故ステーファノ・ヴォルトリーノの孫娘であるフィオリーナ夫人に与えられた。彼女は出席し、要求を出した。彼女は、先の遺言書を所有することに関心を示している。そして、先のフィオリーナへの要求に応じてジャコモ・ダルダノーノとペリーノ・ダ・ミラノは、このために呼び求められて出席された。

書き判　私ことカブリーノ・カッソーラ、すなわちローディならびに先のコンソレ氏の公認公証人は、コンソレ氏に出された文書の台帳からこの文章を作成し、署名した。

テキスト20-2　1335年，ローディ市民ステーファノ・ヴォルトリーノの遺言書

(S. T.) In nomine domini nostri Iesu Christi amen.

Anno nativitate eiusdem millesimo trecentessimo trigessimo quinto, indicione tercia, die Iovis vigesimo sexto mensis Iannuarii, in civitate Laude, in domo habitacionis infrascripti testatoris.

Presentibus fratre Ubertino Vegio et fratre Bassiano de Sancta Clara, Comino Dulciano, Bertollino de Lamonica, Lanfrancho Batalia, Masieto Forte, Comino de Lanterio et Iohanne de Urcio ad hoc vocatis testibus et rogatis. Et pesente et consenciente pro secundo notario fratre Oldrato Farinacio de ordine humiliatorum de Laude notario.

Quamvis incerta et dubia sit mortis hora, prudentis tamen animo non suspecta semper debeat existere ac tamen corporis iminente languore ipsius magis formidatur eventus et ideo disposicioni substancie temporalis, ne contingat patrem familias intestatum decedere et bone relinquere inordinata, tunc est precipue insistendum quocirca dominus Stephanus Voltolinus, civis Laude vicinie Sancti Leonardi licet egro corpore mentis tamen sue compos et sobrius, suorum omnium bonorum et rerun dispositionem per presentem nuncupativum testamentum sine scriptis in hunc modum facere procuravit et fecit. Primo quidem pro anime sue remedio et salute iure legati relinquib pauperibus et miserabilibus personis ac infrascriptis specificatis personis libras centum imperialium solvendas et distribuendas de infrascriptis suis fictis omni anno donec integre dicte libre centum imperialium fuerint distribute. Que ficta sunt hoc silicet solidos XXII imperialium quos facit ei fictum omni anno Codarnaldus pro perticis IIII terre iacentis ad Forcellum de Cornayano. Et solidos XX imperialium quos facit fictum Albertus Gaforus pro perticis IIII terre iacentis ad salicem album. Et solidos XLII imperialium quos facit Iacobus de Bagia pro perticis VIII terre iacentis ad ponetam calvi. Et solidos VIII et medium imperialium quos facit fictum quos facit Baxianus Vezolus pro perticis duabus terre iacentis ad dossum de sachis. Et solidos decem imperialium quos facit fictum [ ] pro domo una iacente ad dossum de ratis. Et solidos XIII imperialium quos facit Andreas Zanebonus pro domo una. Et solidos XX imperialium quos facit Perottus Brentator pro domo una iacente ad Sanctum Geminianum. Et solidos XX quos facit Verdina pro domo una. Et solidos quinque quos faciunt humiliate de Vigna pro roncho uno iacente in Pulignano. Et solidos XXX imperialium fictum omni anno quos facit Stefanus Pexalovus pro perticis VI terre iacentis ultra Aduam, qui denarii seu que ficta debeant dari, disponi et distribui per priorem fratrum de la Caritate et per fratrem Oldratum ordinis humiliatorum Sancti Christofori Laudenssis, et per Zaninum, Leonem et Bertolinum, fillios ipsius testatoris. Quos omnes dispositores et fideicomissarios elligit et statuit ad hoc.

Ita et talli condicione (quos) si aliquis vel aliqui de ablaticis vel de parentibus dicti domini Stephani perveniret seu pervenirent ad inopiam pro primo vult quod provideat eidem seu eisdem de dictis denariis prout dictis fideicomissarios aparebit.

Et vult etiam et ordinat quod de dictis denariis habere debeant omni anno quousque dicte libre centum fuerint distribute : silicet fratres de la Caritate solidos decem imperialium, et dictus frater Oldratus solidos decem, et soror Ysabella ablaticha sua solidos decem imperialium. Et dictis libris centum distributis et solutis ut supra, vult et ordinat quod dicta omnia ficta et proprietates pro quibus dicta ficta prestantur pervenire debeant in predictos Zaninum, Leonem et Bertollinum fillios suos et ipsorum sint equaliter.

Item iure legati relinquid pro remedio anime sue et pro missis cantandis conventui fratrum minorum de Laude iuxta quos eligit sepulturam solidos viginti imperialium de suis bonis et conventui fratrum predicatorum et humiliatorum Sancti Christofori solidos decem imperialium pro quolibet. Et presbitero ecclesie Sancti Leonardi solidos quinque et cuilibet hospitalli civitatis et burgorum Laude denarios duodecim imperialium.

Item iure legati relinquid fratri Ubertino de Sancto Christoforo solidos quinque imperialium et solidas quinque imperialium Iuliane filie Rossini Scote quondam.

Item iure legati relinquid Chatelline filie naturalis Leonis Voltolini, filii dicti testatoris domun unam iacentem in burgo de Cabianello cum duabus zitatis de curia que ibi est, coherente ab una parte via, ab alia heredes Baxiani Brode quondam, ab aliis partibus dicti testatoris talli condicione quod non possit vendere nec pignorare dictam domum sed dare possit eam pro se nubere.

Item statuit, voluit et ordinavit quod domina Maria uxor eius habeat et habere debeat quam diu vixerit et lectum suum caste custodierit habitaculum in domo ipsius testatoris in quo habitat, et libras sex imperialium omni anno pro suis alimentis et starium unum vini, quod vinus Bertollinus filius eius sibi dare teneatur anuatim. Et quod dicta domina Maria habeat dictos denarios silicet solidos quinquaginta octo imperialium, quos denarios facit ei fictum omni anno Lantelmus Maganus pro domo una iacente in vicinia Sancti Romani. Et solidos triginta quinque imperialium quos facit ei fictum Martinus de Labenza pro domo una iacente in vicinia Sancti Laurencii. Et solidos viginti quinque imperialium quos facit fictum omni anno Ricia pro domo una iacente in vicinia Sancti Romani. Et solidos duos seu tres imperialium quos facit fictum omni anno Scharanus pro sedimine uno iacente in loco de Cavenago. Et post decessum dicte domine vel si nollet custodire lectum suum, quod dicta ficta et proprietates pro quibus prestantur perveniant et pervenire et esse debeant in predictos Zaninum, Leonem et Bertollinum filios suos equalibus porcionibus.

Item statuit, voluit et ordinavit quod dicta domina Maria eius uxor, pro solucione vel restitucione dotis eius quam recepit ab ea, habere debeat et habeat de bonis suis domum unam iacentem in vicinia Sancti Laurencii, quam tenet ad fictum Zambellinus Guera pro solidos quadraginta duobus omni anno, de qua domo seu ficto pro solucione dicte dotis iam alias fecit cartam in ipsam dominam, que carta facta fuit per me notarium infrascriptum et cetera.

Item dixit dictus dominus Stefanus quod habere debet a monasterio Sancte Clare Laudensis libras decem septem imperialium de quibus denariis iudicavit dicto monasterio solidos quinquaginta imperialium et sorori Ysabelle ablatice sue solidos quinquanginta imperialium et alias libras duodecin habere debeant predicti Zaninus, Leo et Bertallinus eius fillii equalibus porcionibus.

Item Iocondam ablaticham suam, filiam Perini filii sui quondam et uxorem Perini Cremonensis, sibi heredem instituit in eo quod sibi vel pro ea dedit dotis nomine quando nupsit.

Et insuper relinquid eidem iure institucionis et nomine benedicionis et falcidie solidos decem imperialium iubens eam de hiis esse contentam ita quod nichil ultra petere, exigere nec habere possit de suis bonus.

Item Malgarinam, Fioretam et Perina ablaticas suas, filias dicti Perini filii sui quondam, sibi heredes instituit ut infra : et eis relinquid pro sua parte hereditatis sue et vult quod habere debeant de suis bonis omnia infrascripta ; silicet primo domum unam iacentem in civitate Laude in vicinia Sancti Leonardi, in qua dicte puelle cum matre earum habitant. Item perticas tres terre iacentis in clausis Laude porte Cremonensis ubi dicitur Cabianello. Item perticas quatuor terre iacentis ubi dicitur in Sarmini in duabus peciis. Item perticas duas et medium terre iacentis ubi dicitur ad Bayardum. Item perticas duodecim terre vineate iacentis ubi dicitur in barcoli, ex quibus perticis duodecim perticha una reddit fictum omni anno Iacobo Astario solidos tres imperialium cum onere solvendi dictum fictum dicto Iacabo. Item solidos duodecim imperialiurm fictum omni anno quos ei facit Perini de Fare pro perticis quatuar terre avithate iacentis in Bartola. Item solidos viginti imperialium ficta omni anno quos facit Azinus de Lecho pro perticis quinque terre iacentis ubi dicitur ad massum super strata placentina. Item staria septem furmenti fictum omni anno quod dat magister Marchixius de Inzago pro perticis sex terre vineate iacentis in clausis porte Cremonensis ad collonella prope terram hospitallis sancti Antonii. Item solidos decemocto imperialium fictum omni anno quos sibi facit Garardus de Pallacio pro perticis quinque terre iacentis ad ulmum. Item solidos duodecim imperialium, fictum omni anno quos facit Graciollus Cagnacius pro domo una iacente in Valexella. Item solidos quinquaginta imperialium fictum omni anno quos facit Albertus seu Aldericus Mascharonus pro area una iacente in burgo de Cabianello et pro duabus domibus, que sunt ibi in dicta area. Item solidos duodecim imperialium fictum omni anno quos fecit Ziliolla pro domo una iacente in dicto burgo de Cabianello. Item solidos viginti quatuor imperialium fictum omni anno quos facit Iohannes de Collogna pro duabus domibus in dicto burgo de Cabianello. Item totum drapum lini, coltras et preparamenta spanssaliciarum, quas et que dicte puelle vel mater earum nomine earum habent.

(3)

Item statuit, voluit et ordinavit quod predicte Malgarina, Florina et Perina teneantur solvere de dicta et pro dicta sua parte hereditatis earum dotem domine Anexie matris earum, uxoris dicti Perini filii sui quondam et quod bona predicta eis relicta pro sua parte hereditatis ipsius testatoris sint dicte domine pro dote sua pignori obligata et non aliqua alia bona dicti testatoris nec suorum infrascriptorum filiorum. In omnibus autem aliis bonis et iuribus suis mobilibus et inmobilibus ubicunque sint et esse reperiantur Zaninum, Leonem et Bertolinum filios suos sibi heredes universalles instituit et volendo dividere dictam hereditatem inter dictos filios suos ne contencio inter eos oriatur voluit et ordinavit et cetera.

(S. T.) Ego Iohaninus Ysembardus notarius pallatinus civitatis Laude hanc cartam testamenti in hac parte de scedis seu abreviaturis Bertollini de Lanterio notarii quondam civitatis Laude extraxi et in publicam formam redegi parabulla et licentia mihi data et concessa per dominum Bassianum Sachum, consullem iusticie Laude in ecelesia mayori Laude. Anno domini nostri Iesu Christi currente MCCCXLVIIII, indicione secunda, die quinto mensis madii, presentibus domino Iacobo Dardanono et Perino dicto Cosegino Mediolanensse testibus rogatis : de cuius licencia constat scriptura publica scripta in acti dicti domini consullis per Cabrinum Caxollam notarium ac scribam dicti domini consullis et extractam ex dicto libra sive actis per infrascriptum Cabrinum. Et hoe ad petitionis domine Florine uxoris Comini de Gessate et filie quondam dicti Perini Voltonini filii quondam dicti domini Stefani quondam et ablatice quondam dicti domini Stefani testatoris, cui domine interest petere predicta fieri et me subscripsi.

MCCCXLIIII indicione secunda, die quinto madii, dominus Basianus Sachus, consul iustities laude, dedit ed concessit, dat et concedit parabolam et licenciam Iohanino Isinbardo, notario publico civitatis Laude, ibi presente, trahendi et in publicam formam reducendi quoddam testamentum conditum per quondam dominum Stephanum Voltolinun civem Laude, rogatum et traditum et imbreviatum per quondam Bertolium de Lanterio, notarium civitatis Laude, anno domini nostri MCCCXXXV, indicione tercia, die iovis vigesimo sexto mensis ianuarii, quod testamentum numquam videbatur extractum fuisse de sedis dicti Bertolini quondam et eum testamenti sic extractum in publicam formam dandi domine Florine uxori Comini de Gexate et ablatice quondam domini Stephani voltolini ibi presenti et petenti cuia interest dictum testamentum habere et hoc ad peticionem dicte Florine presente domino Iacobo Dardanono et Perino Mediolanensi testibus rogatis et vocatis ad hec.

(S. T.) Ego Cabrinus Caxola, notaio palatino civitatis Laude et dicti domini consulis, predictam parabolam ex libro actorum scriptorum coram ipso domino consule extraxi et me subscripsi.

第二部　一五世紀の黒死病——小規模ペスト期

第二一章　「葬儀費用抑制のための条例」（一四七三年）
――フィレンツェの奢侈禁止令

目　次

おわりに

［二］「葬儀費用抑制のための条例」（一四七三年）について

1　本条例の歴史的位置づけと制定に作用した直接的背景

2　本条例の特色と概要

［史　料］

葬儀費用抑制のための条例（一四七三年）

――フィレンツェの奢侈禁止令（葬儀関係）

解説

イタリアにおける都市的価値観の形成と奢侈禁止令

――市壁に立ってルネサンスとペストを展望するミニ・ルネサンス論

［一］歴史的背景

はじめに

ペストの与えた病理学的影響の大きさはいうまでもないことであるが、歴史的に問題なのは、その病理学的影響を人びとはどのような「環境」のなかで受け止めたかである。ここでは、人びとが、そこで生活しペストを受け止めた「歴史的環境」に視点をすえて考えてみたい。歴史的環境として、一方で、精神的なものとしてキリスト教的な土台など、それまでに培われた精神的、宗教的土台が存在する。それとともに、多くの都市において都市を「目に見えるかたち」として規定した「市壁」という「物的存在」も抜きには語ることができない土台であろう。本章では「市壁」

という物的存在が人びとの考え方や心性の形成に及ぼした影響を中心に見ることで、主にペストの到来を契機としてそこに生まれた奢侈禁止令（節倹令）のあり方——制定と運用——について論じてみたい。

1　市壁に立って展望するミニ・ルネサンス論
——市壁の形成と商人の支配

中世の自治都市（コムーネ）——一二・一三世紀にイタリア北部・中部を中心に約二〇〇〜三〇〇ほど存在——の都市空間はどのような空間であったのだろうか[326]。

自治都市の大商人が、開放的に広くヨーロッパ的規模で交易を営んでいたのとは対照的に、彼らが拠点としたコムーネそのものは、ふつう市壁に囲まれた、極めて独立性の高い閉鎖された空間であった。この防備された空間は、ゲルフィ（教皇派）・ギベッリーニ（皇帝派）などの党派的な抗争の背景において、敵対する他の都市からの攻撃を防ぐねらいがあったが、起源はそれよりずっと以前からあっただろう（例えば、いわゆる蛮族の侵入など）。また、山賊や傭兵崩れの者たちなどのアウトロー集団、さらに、都市を脅かす豪族などに対する防衛上のねらいによるものもあろう。こうしたことのため、場所として、平野部の空間に位置する場合、そこに市壁を築いて都市の防衛にあたることもあった——イタリア北部のロンバルディーア地方などでは、そうせざるを得なかった。一方、好都合な山岳地帯（または岸壁や湖や潟）などの特殊な地形がしばしば利用されることもあった。現在ではそうした山岳の都市に上がって行くには、近代に設置されたケーブルカーやエスカレーターなどが、バスとともによく利用されている。

ほんの一例としてイタリア中部のウンブリア地方の、その優れた大聖堂で有名なオルヴィエートの地形を見てみよう（ここも現在ふつうケーブルカーで上がる）。この都市はコムーネとしては一一〜一二世紀に成立した都市である。この都市は、絶海に浮かぶ孤島のように、周囲から独立して隆起する小高い凝灰岩の岩盤の上に——周囲との標高差六〇メートル程度——築かれている（図21-1「オルヴィエートの遠景」）。東西一・四キロメートル、南北七九〇メートル程度の、中世都市として典型的な、ほどよい広さをもつ岩盤が、そのままコムーネとして利用されたのである。この都市に入って「サン・パトリツィオの井戸」のそばの絶壁から見下ろした図21-2「オルヴィエートの絶壁」でわかるように、この絶壁こそは外敵、すなわち敵対する他の都市――時にはゲルフィ党、時にはギベッリーニ党など――から守ってくれる、願ってもない強力な味方であった。こうした起伏の多い地形はイタリア半島の中部に多い。北部・南部が統一的な支配体制に屈したり、傾斜したりするのに対して、中部においては共和国にせよ、君主国にせよ、小国（都市国家）が多く持続したことは、ことによると、ある程度この地形が作用したのかもしれない。

しかし、一一世紀から一二世紀（地域によっては一三世紀）の商人都市の建設の初期段階では、外敵はふつう、武力で商人を脅かす、地域の「マニャーティ」すなわち「豪族」（封建領主）であった。都市商人は、交易路を確保するとともに、その地域の豪族に対して、その蓄えた富の力、すなわち、軍事力で排除するかたちで商人都市を築いたのである（しかし逆に地域の独裁君主（僭主）に商人が支配されてしまった地域もある）。その後、商人が豪族を屈服させることができた場合、

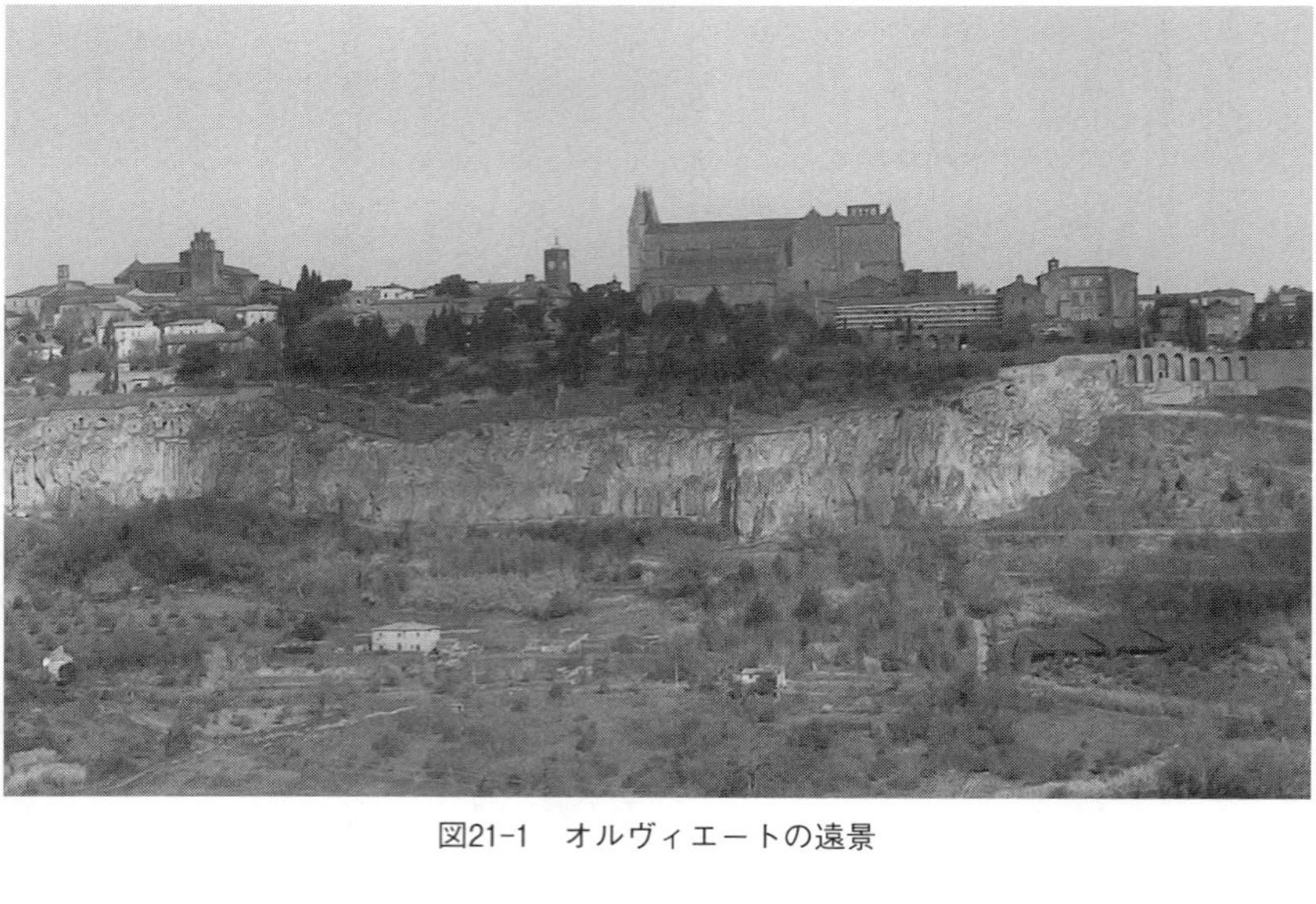

図21-1　オルヴィエートの遠景

トスカーナ地方などにおいては、彼らの反抗の動きを封じ込めるために、むしろ彼らを市壁内に住まわせて管理下に置こうとしたのであった（なかには好んで都市にやって来て都市建設や都市の武力の主力となり、都市貴族化した豪族もいた）。こうして都市のなかには、豪族の象徴として高い塔を築き、「塔仲間」を結成し、生え抜きの大商人と対決し、闊歩して武器で威嚇したり、暴力を振るったりする豪族もいた。その一方で、商業に乗り出し、商人に同化する豪族も出てきたのであった。

そこでフィレンツェの場合（話題は、その重要性と史料の豊富さからどうしてもフィレンツェに偏る）、市民に威嚇的な豪族を都市の政治に参加させないために、「市民」のみが加入可能な「組合」（アルテ、ギルド）を通じてコムーネの政治をおこなおうとしたのであった（一二九三年「正義の規定」）。しかし、一三世紀も末のこの頃になると、いったい誰が「豪族」で誰が「豪族」でないかの規定も事実上あいまいな部分もあった。後に緩和されることになるが、「正義の規定」によって豪族を含む門閥集団から約三〇〇〇名が公職から追放されたという(327)。

コムーネは、ひとつの町・都市でありながら、事実上、政治的、経済的に独立した一国家であり、いわば「市壁国家」であった（驚くべきことに、このように一一世紀に市壁国家の起源をもちながら現在までこのかたちを存続させているイタリアの都市国家がある――それが現在人口三万二四〇四人〈二〇一四年〉(328)の「サン・マリノ共和国」である）。「町」がそのまま「国家」であったわけであるから、そこに住む者にとって「愛郷心」がそのまま「愛国心」であり、都市国家は、この上なく愛すべき世界であっただろう。この愛郷心・愛国心による結晶が、一二～一三世紀からおこなわれた、

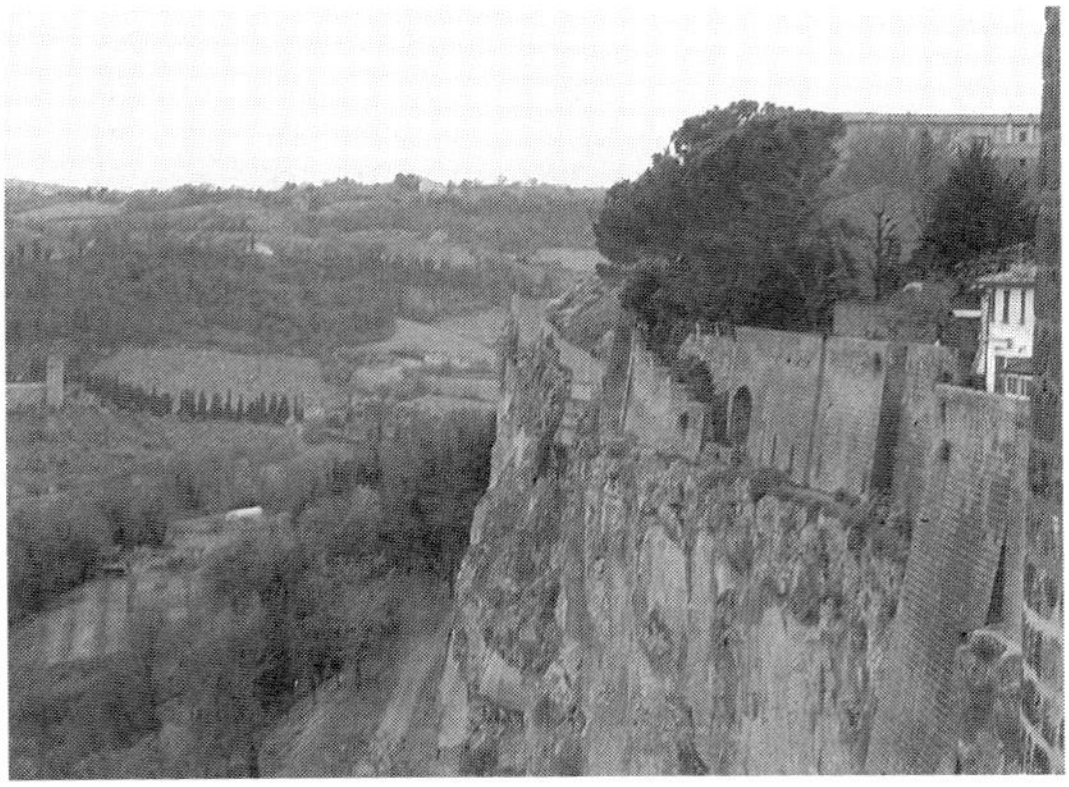

図21-2　オルヴィエートの絶壁

コムーネのシンボルである「市庁舎」「大聖堂」の建築であり、それゆえにこそ、それはヨーロッパの多くの都市でどれも建築上、意気込みのあるすばらしい傑作となった（一五世紀イタリアにおける領域国家の発展によって近隣の大都市に吸収・併合されたとしても──ある程度は自治が存続した──、そのコムーネの矜持の念はあまり衰えることはなかった）。

しかし、都市の周囲については、その市壁を一歩外へ出るや、そこは警察権力の及ばないアナーキーの世界である場合が多く、身の安全、治安は保証されなかった。ペトラルカは、その手紙のなかで、市壁を出てからトスカーナの街道で追いはぎに遭って殺されてしまった親友のことを無念に思っている(329)。都市が名目的に所属する「神聖ローマ帝国」なるものは、身にまとっているかどうかわからない程度の極めて薄いヴェールのようなもので、都市にもその周辺にも何の力にもならなかったのである。

この特殊な背景のもとに「市壁内文化」あるいは「市壁文化」ともいうべき文化が育まれたと思う。市壁内ではおのずと日常的な必需品・食料品は自給自足を原則とした（食料品等は、ふつう都市民が地主として周辺の農村の大半を支配したので、そこから確保された）。ここにコムーネ特有の食文化をはじめ、風俗・習慣・言語（方言）や建築・絵画・文学など、独自の様々な文化様式が形成された。この地域差、地方的多様性がこの時代の、そして現在にまで及ぶイタリアの文化・社会の特徴である。この地域の多様性のために全体的傾向を一般化した説明はむずかしいかもしれない。

愛郷心・愛国心は文学的なジャンルにおいても結晶化した。かつてヨーロッパ全域を支配した尊敬すべき彼らの祖先である古代ローマ人にならって、大小様々、数多くのコムーネにおいて、そのコムーネの誇るべき「歴史」が記述されたのである。その歴史においては都市の起源は都合の良い古代の人物に帰せられた（さらには「都市の讃美」も書かれた）。それもまたこの愛郷心・愛国心のたまものである。個人については「伝記」がそうであるように、都市については、その「歴史」ほど、そのアイデンティティーを示すものはないと考えられたのである。なお、古代ローマのキケロ（前一〇六～前四三）などが提起した人文主義思想は、市壁都市の独立・繁栄やそれを支える一族や家長に対して、珠玉の知的指針──すなわち「生き方」（これが古代の「道徳哲学」という学芸）──となると信じられた。それだからからこそ、大いに追究されたといえよう。

暦についていえば、驚くことに、元旦すなわち一年の始まりの日は都市によって様々であった。我々と同じように一月一日（キリスト割礼の日）を新しい年号の始まる日にした都市もあったが、そのほかにキリストの降誕祭の日（一二月二五日）、受胎告知の日（三月二五日）、復活祭の日（年によって移動）、九月一日（ビザンツ型と呼ばれる）、三月一日（ヴェーネト型と呼ばれる）――最後の二つのみ宗教と無縁――など、全部で七通りもあった。市壁内の閉鎖的生活は、人びとにそれを不都合とは感じさせなかったのである(330)。不都合と感じるようになったのは、外交交渉や戦争が国際化、広域化したおそらく一七、一八世紀頃からであろう。

ただ、ここで注意すべきは、実は大聖堂の建築や宗教絵画や人文主義的な歴史叙述といった、最上層の文化においては、ある程度都市間の刺激・交流があったことである。名声を重視するこの時代の都市の文化意識が、金をかけて、名声のある画家などを他の都市や地域から呼び寄せようとしたのである。広域に移動する大商人の活動の当然の結果として、ある程度まで文化もまた都市間で相互に刺激しあったのである。一四世紀初頭のジョットの例を挙げるまでもなく、当時の画家の活動範囲を見ると、その名声のゆえであろう、一都市に縛られておらず、かなり広域に及んで活動している。つまり名声志向ゆえに、自都市の文化を刺激し高揚させる程度にまで、外界の優れた文化様式は意識され、求められ、流入したのである。

コムーネの市壁内の広さについていえば、イタリア北部のロンバルディーア平原の、文字どおりその「中央」に位置するミラノのように、例外的にかなり広大なコムーネもあったが、ふつう大体がかなり狭かった。我々日本にいる者がその広さをイメージするために京都御苑を基準に考えるといいだろう。約六五ヘクタールの広さをもつ京都御苑は、南北は丸太町通りと今出川通り（一・三キロメートル）、東西は寺町通りと烏丸通り（七〇〇メートル）の間に囲まれた都市公園である。トスカーナ地方で比べると、一二世紀のフィレンツェの広さは、京都御苑よりやや大きい約八〇ヘクタール（その後一四世紀に六二〇ヘクタールにまで拡大）。トスカーナ地方の強国シエナ（やや変形したかたち）は、東西一・三キロメートル、南北一・八キロメートル程度（一一八・七ヘクタール）で、京都御苑の一・八倍。市壁が現在そのまま残っているトスカーナ地方の中世都市ルッカは、南北九〇〇メートル、東西一キロメートル半（一五世紀にはこれよりまだ狭かった）（一八五・五ヘクタール）は、京都御苑の三倍弱。このルッカの大きさを京都御苑と比べるために並べた衛星写真（Google）が、図21-3と図21-4である。いずれも同じ高度から撮影したもので、ルッカの広さ──狭さ──がイメージできるであろう。多くの中世・ルネサンス都市が、端から端まで歩いてもせいぜい二〇分程度であった──まさにこの閉ざされた狭さのために、ひとたびペスト・ノミを寄生させたクマネズミが市壁内に侵入するや、都市はペストの格好の餌食になったのだ。

市壁内の人口はどうだろうか。一五世紀の場合、相次ぐペストで激減したせいもあって、シエナで二一〜三万人、フィレンツェで四万人程度であった（フィレンツェのこのわずか四万人の文化からレオナルド・ダ・ヴィンチやラファエロやミケランジェロらのルネサンスの美術家が育ったのだから、驚くほかない）。全般的に当時の人口は現在の約一〇分の一と考えられるので、当時一万人の人口の都市は、現在の一〇万人の都市に相当するわけで、大きな都市の部類に入れて考えなければならない。

2　市壁都市と財力のもたらす価値観

この市壁空間では、キリスト教的な考え方とは全く無縁の、別個の価値観、すなわち世俗的な価値観が芽生え、一人歩きし、形成・発展していった──それというのも、この狭い空間においては、「都市に価値的なもの」こそが、価値的とされたからである。「都市に価値的なもの」は、ふつう宗教とは無縁のものであった──それは、主に、都市に多大な富をもたらし、都市に力を与えてくれるもの、すなわち世俗での経済活動であった。多くのイタリア・コムーネの場合、ヨーロッパやそれを越える規模で展開される大商業活動・毛織物および絹織物産業・金融業がそれであった。そして大商人・産業家・金融業者らの富裕市民（大市民、「ポーポロ・グラッソ」、大アルテ組合員）は、その財力から都市の政治の実権を握った(人間に限らず動物でも、生き物ならどんな世界でも、「なわばり」をもち必死になってそのボスを目指すものが出て来るものである)。ここにおいて、事実上、財力と納税額に比例して政治権力が付与される社会が形成された。財力で他の者を圧倒する者が優位に立つ「都市的価値観」の世界が、ここに形成されたのである(イタリア都市が「近代」の先駆けになったとすれば、それはイタリア都市がこの価値観の世界を最初に歩んだからであろう)。次に紹介する、フィレンツェ共和国のカピターノ・デル・ポーポロを務めたステーファノ・ポルカーリ(一四五三没)のことばは、都市的価値観の基礎である「富の価値」について、それが都市と人間を支える力であることを、胸を張って堂々と讃美している。

我々の家や館《パラッツォ》はどこからもたらされるのか――富からだ。我々の衣装はどこから来るのか――。また、我々の食事や子どもたちは、どこから?――富からだ。子どもを育て、有徳な人間にする手段はどこから来るのか――富からだ。装飾された教会、市壁、塔、防御塀、パラッツォ、住居、最も高貴な建築物、橋、通り――これらは富から得られなければ、それを保持する手段をどこから手にいれるのか(331)。

このように、富の有用性は、都市の繁栄を背景にして、大いに讃美されたが、それればかりでなく従来は神学者によって拒否されていた「富の獲得方法」も富者の立場を弁護して許容しようとする知的、思想的動きが認められるようになるのである。すなわち「徴利(利子)」、「(貨幣の)投資」、「為替」など、それまで教会から違法行為として拒絶されていたものさえも、理論的に正当化しようとする動きが出て来るのである。ここにも「富の論理」が作用したわけである。ここに近世・近代への道筋が認められるのである(332)。

さらにいえば、キリスト教の中核をなす考え方そのものさえも、富の影響を受けるようになったといえよう。今やキリスト教のあり方は、時代の趨勢によってその重要な部分を変貌させたのである――すなわち、「煉獄の誕生」が

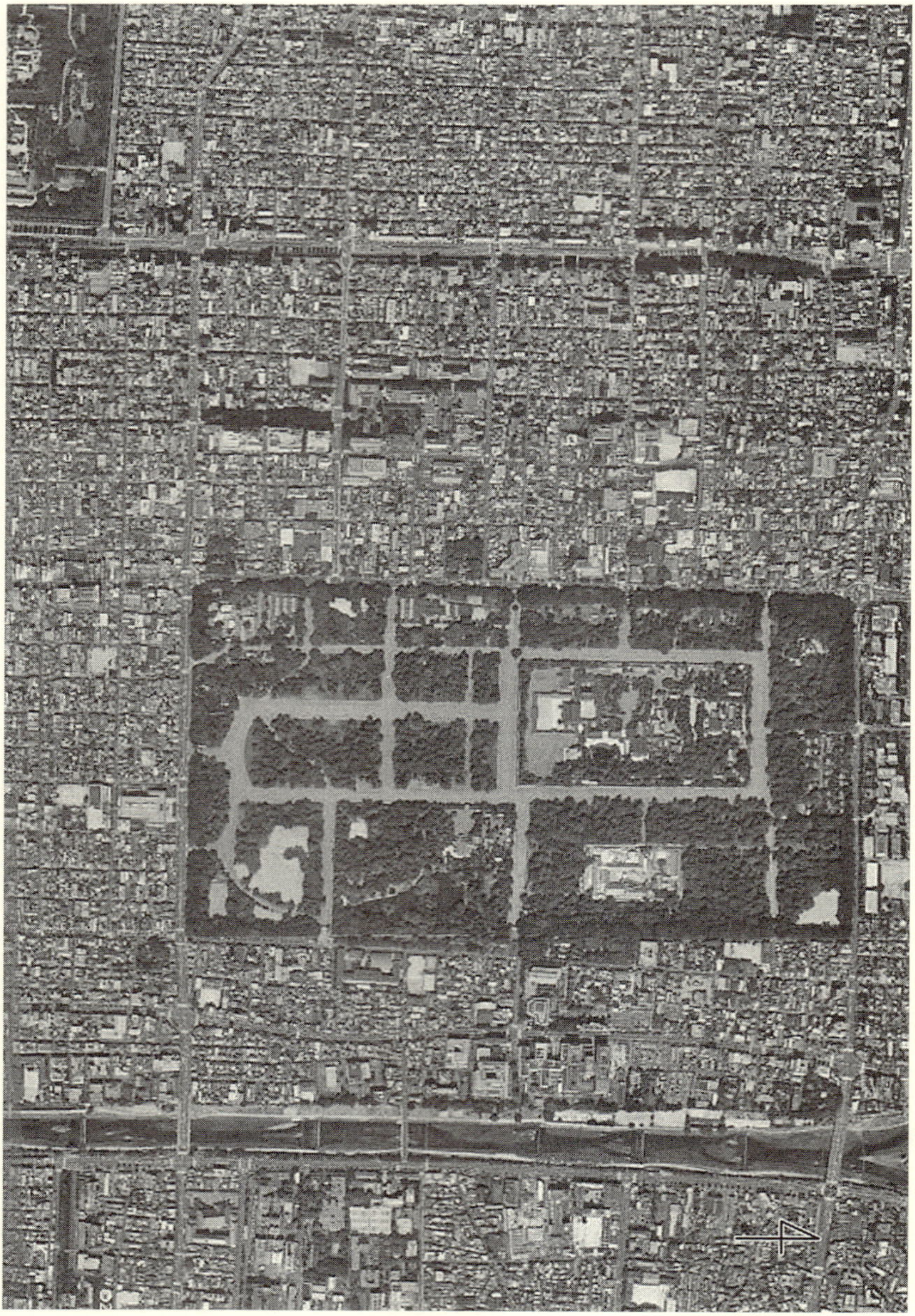

図21-3　京都御苑（上空1000フィートより）

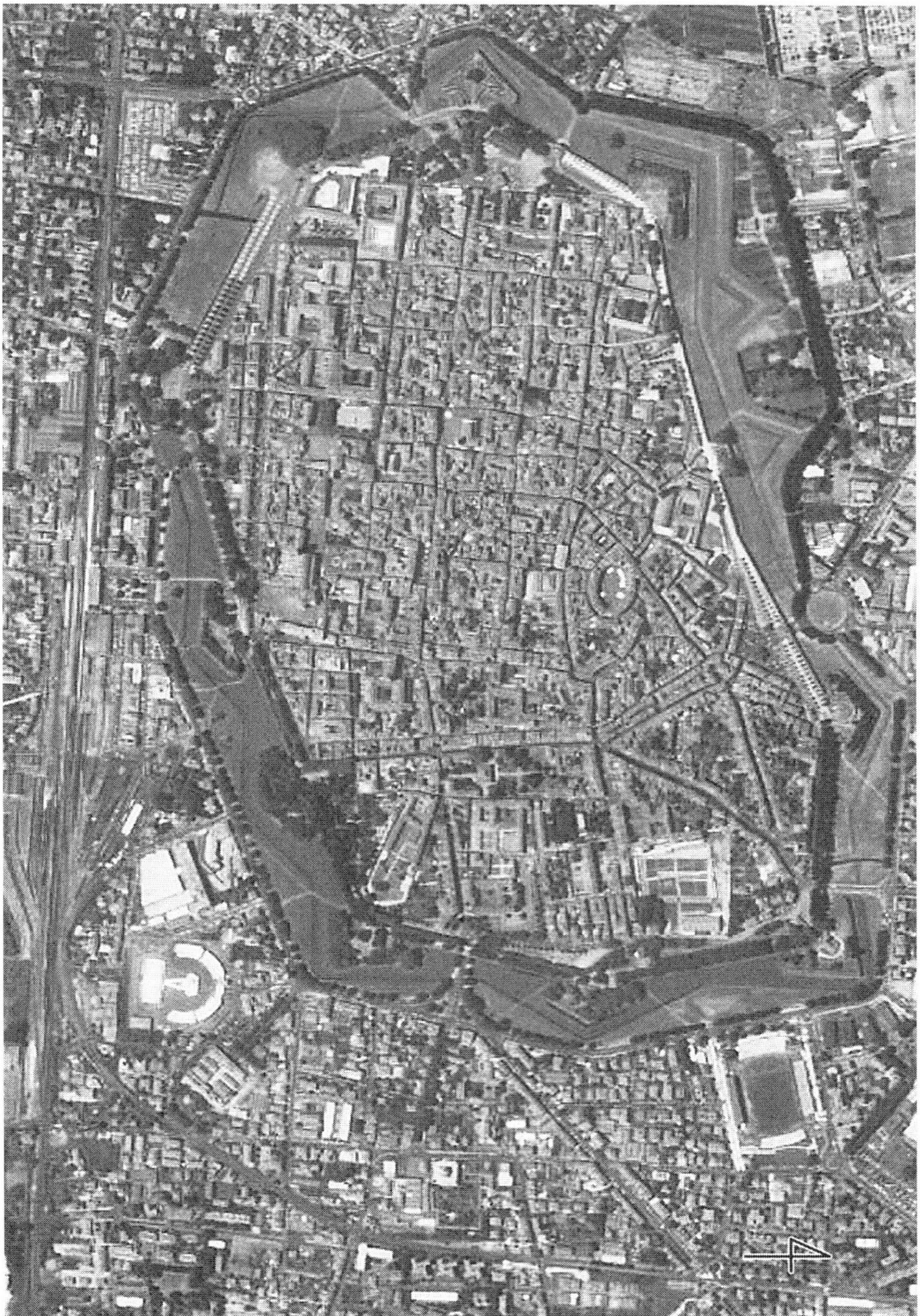

図21-4　ルッカ（上空1000フィートより）

それである。以前は死後の世界は「天国」と「地獄」の二つしかないと考えられていたが（この場合、富者は間違いなく地獄に直行するとされた）、一二～一三世紀に「煉獄」という中間的、過渡的な世界が設定され、天国への橋渡しの機能を果たすようになった。その結果、人は、生まれてからまず「洗礼」（第一の条件）を受け、臨終の際に「終油の秘跡」（第二の条件）を受けて、この二条件さえ満たしていれば、ともかくもまず「地獄」（そこはいったん落ちたら永遠に抜け出せない場所と考えられた）には落ちずにすむとされた。この背景から、ペストなどの死を前に、人びとがこだわっていかに必死に終油の秘跡を求めたかがわかる。そして死後、まず「煉獄」で生前の罪を贖う期間（その長さは個人によるもので不定であった）を経て、最終的にはいずれは晴れて「天国」に達することができると考えられるようになったのである（ダンテの『神曲』の中間部は、贖罪の場であるこの煉獄の描写である）。人は、結局は大体のところ天国に行けるという考え（平安時代の「極楽浄土」の考えに似ているかもしれない）――これは富の時代の楽天性がもたらしたものかもしれない。例えば、一三世紀のハイスターバッハのカエサリウスによる説教例話（これはイタリアではない）によると、高利貸さえも、「地獄」から天国に昇ったということが語られている。

そしてさらに注目すべきことがある。煉獄での苦しみの滞在期間さえも、富者が都市で稼いだその豊かな富を、生前におこなった「善行」や、終油の秘跡を受ける時に書いた遺言を通じて、「貧者救済」や「喜捨」に惜しみなくふんだんに注ぐことによって短縮できるとみなされたのである。すなわち、「煉獄から天国への脱出」は、富の力によって促進されると理解されたのである。かくて、コロンブスはこう豪語したのである(333)――「黄金は財宝だ。黄金を所有しているものは、この世界で、自分に必要なものはなんでも手に入れることができる。魂を煉獄からすくい出す方法でも、魂を再び天国の喜びにあずからせる方法でも」と。（――一六世紀になってからのことであるが、ルターは、中世後期に形成されたまさにこのような「煉獄観」に挑戦状を叩きつけることで宗教改革の口火を切ったのである）。

しかしながら、この都市においても、なおキリスト教（何を「キリスト教」とするかもむずかしい問題なのだが）は、絶対的であった。当時、少なくとも、天国や地獄の存在が誰からも信じられ（少なくとも文書によってこれを否定した者はいない）、死後の霊魂の救済が切望されたのはまぎれもない事実であり、それは特に人が死を前にしたときに、圧倒的な強さを発揮した。――こうしてキリスト教的価値観は、世俗的価値観に対して、押し返したり、調停したり、複雑な様相を呈した。実に、中世後期以後の「都市の富」は、伝統的に「清貧」を重んじてきた「キリスト教的価値観」と衝突を繰り返し、火花を散らした。聖職者は説教のなかで、この世のはかない生、永遠の来世を強調し、さらに、この世で苦しむほど、来世では至福が待っていて、この世で快楽を楽しむほど、来世は永遠の苦しみが待っていると説いた(334)。確かに、このことばは、古代末期や中世前期の時代において困窮のなかであえぎながら生活をし、希望を来世に託していた人びとには慰めと希望の響きを与えたかもしれない――しかし、都市という巨大な構築物を築き、ヨーロッパを越える規模で富の交換をおこなっている一三世紀の都市の富裕商人には、別様の響きを与えたことであろう。「富める時代」と「清貧の宗教思想」とは、激しく対立し、問題は個別的な事例で火花を散らした。例えば、新時代の都市の派手な服装や豪華な食事が問題視された。一二七九年のこと、ローマ教皇ニコラウス三世（在位一二七七～八〇）によって派遣されたラティーノ枢機卿は、トスカーナ地方で女性の服装を取り締まって、こう人びとに訴えた(335)――「神」への愛以上に「世俗」を愛すべきではない、と。

一三世紀になって次々と奢侈禁止令が登場したのは、偶然ではない――それは、一三世紀が富の時代であったからだ。一三世紀になってイタリアにフランチェスコ会の「清貧の教え」が登場して人びとのこころを魅了したのは、偶然ではない――それは一三世紀が富の時代であったからだ。すなわち、大商人は富裕化しながらも、実は一方で富の蓄積に不安を抱いていたのである。これこそキリスト教的伝統の力であった。「都市的価値観」と「清貧の教え」――この二つの価値観の調停は実際にはどのようにおこなわれたのであろうか。これについては、別のところで詳しく述べたことがあるが、簡単に繰り返そう(336)。

結局、この二つの価値観の調停については、都市に進出した托鉢修道士（ドミニコ修道会とフランチェスコ修道会など）が関与して、取り持った。こうして、都市コムーネの時代は、キリスト教的価値観と世俗的価値観、水と油を強引にかきまぜ続けてミックスした、複雑でかなり困難な共存・妥協――二元的世界――の時代であったといえる。都市の富裕な人びとの多くは、「神」も愛したが、同時に「世俗」をも愛したのである。――「神」と「世俗」の力関係は、引きつ、引かれつという拮抗した関係にあり、流動的であったというのが実際のところであろう。この力関係が象徴的に現われたのが、ルネサンス期に特徴的な葬儀の豪華さ、墓の装飾であろう。それは来世の旅の門出に立ち、天国を目指す入口にあり、まさに世俗的な富の放棄の場でありながら、この世で獲得した富をひけらかす（本人も遺族も）場なのであった。奢侈に問題を感じる教会当局や、そうした教会の見方に同調する都市の一部の大商人が、この葬儀の場に法規（奢侈条令）をふりかざすゆえんがあった。

都市生活の刺激的な楽しさは、都市が、ひとりの人間にとって手に取ることのできる広さ（狭さ）の世界であることからきているかもしれない。都市コムーネの人口は、多くの場合、一〇〇〇人程度から三～四万人程度であり、ふつう市壁内の狭い世界には、少なくとも三分の二か四分の三もの多くの貧困な人びとすなわち「下層民」（無産者）がいた。フィレンツェの場合、彼らは、貧しさから金銭的負担――租税の支払い――をしばしば免除され、それゆえ政治参加の資格をもたない臨時雇い・日雇いの労働者（農村からの出稼ぎ）がほとんどであった。残る正式の「市民」（ポポラーニ）のなかの、さらに都市有力者となると、かなり数が知れてくるだろう。彼ら有力者が町を歩けば、狭い市壁内のことであるから、誰が歩いているか誰にでもわかったことだろう。仮にその都市の有力者の名前を列挙して並べてみても、それはせいぜい日本の大相撲の「番付」程度のリストで収まったことだろう。だから、ひとつの都市において、有力家族の親類関係がどうであるとか、都市での派閥関係・商売敵の関係がどうであるとか、近々どこの家とどこの家の間で縁組が成立するとか、何々家の娘は嫁資（持参金）として一〇〇〇フィオリーノを持って何々家に嫁ぐぞ、とかいった事柄は、市壁内の人びとにそのままありのままに透けて見えたことだろう。また、多額の嫁資などについては透けて見えるように振る舞った部分もあった。結婚の行列には大いに着飾り、嫁入り道具を見せびらかせて、ゆっくり歩いて行った。一流画家も図柄に関与したカッソーネ（長持ち）はこの時代の象徴かもしれない（カッソーネについては優れた研究がある）(337)。人口減少が社会的問題となったペスト期には、結婚と出産が格別大きな意味を持った。だから、次章（第二二章）で紹介するごく普通の一市民のランドゥッチが、その日記のなかで、非常に詳しくフィレンツェの日々の政治的事件を記述していても、こうした背景から見て、それほど不思議なことではなかったかもしれない。テレビやラジオや新聞がなくても、市壁内では、ほとんどのニュースは狭い市壁内に響き渡っていたのである。薬種商であった普通の一市民が、サヴォナローラ時代の克明な政治動向を日記に書けたのは、そうした背景も作用していたであろう。

この状況下では、都市の有力な家は、一族の世俗的栄光、都市での栄誉や権勢のために出来る限り見栄を張った。ここでは自己アピールする力が重要と思われ、古代の学芸、なかでも「雄弁術」という学芸が有効であると思われた（その仕掛け人は人文主義者である）。こうした雰囲気を助長したのが、市壁空間がもたらす特殊な心理作用である――例えば、閉ざされた空間での祝祭などのイベントは、当時は（我々の時代と比べて）娯楽の極めて少ない時代であったこともあって、我々が想像する以上に大きな興奮を人びとに引き起こし、市壁内の人びとのこころをひとつにするように作用したであろう。また、もし仮に、幸いなことに、他国との戦争中に、戦場から自国の戦勝が報じられたならば、市壁内にはわれんばかりの歓喜がこだまし、敵国と与する一派は別として、人びとはこころをひとつにして喜んだことであろう。例えば、都市の防衛に貢献のあった者――傭兵隊長など――の死に対して、華やかな葬儀が挙行された。そうしたことから、都市の支配的な人物やその一族に対してなされた称讃や高い評価は、そこが狭い世界であったから、我々には想像がつかないほど直接本人や一族に跳ね返り、それに対して彼らは意気揚々として、いっそう奮起したことだろう。また、個人や一家が市壁内で屈辱を受けた場合、例えば、娘が陵辱された場合、娘の恥辱というよりも、一家の恥辱として受け止められ、復讐に燃えたぎったのである。また、その恥辱や屈辱が人びとのうわさによっていっそう増幅される分、本人や一家は、いっそう腹立たしさを覚え、仕返しの念は激しく燃えたぎったことであろう。中世都市に「ヴェンデッタ vendetta」(復讐)が横行した理由のひとつに、この市壁空間による心理的作用が考えられるだろう(338)。この行為こそ、キリスト教的な理念とは正反対のものにほかならない。特殊な都市的背景において、キリスト教理念とヴェンデッタがともに存在し得たのである。

3　権勢の誇示の場としての宗教的行為と富者の救済

都市の支配的な有力者にとって大きな関心事は、市壁内において自己の権勢を世間にアピールすることであった。そのためにあらゆる機会をうかがって財力に訴えた。権勢のための投資であるから、その行為が何より世間に「見える」こと、つまり行為の社会的効果が重要であった。――何事も宗教との関わりの多かったこの時代では、多くの場合、社会的アピールのための富の提供は、宗教的行為のかたちを取った。たとえば、市壁内で圧倒的多数を占める下層民に一斉に気前よくパンや金などを配給する「貧者救済」の行為、聖人などの祝祭のイベントを盛り上げるために資金を信心会などに提供すること、新築・改築する教会の建築資金の提供、教会のなかの礼拝堂を買い取り、そこを当代一流の宗教美術で装飾すること(これが「ルネサンス美術の宝庫」となった)などである。――しかも、こうした宗教的行為は、一家の権勢をアピールするばかりでなく、自己の「霊魂の救済」にも役に立つという二重の効果があったことから、金がある以上は、これをしない手はなかったのだ。

かくして都市の支配的な富裕者は、宗教的慈善行為に財力を投入することで「権勢」とともに「救済」をも勝ち取る――ここにおいて、まさに「富」の蓄積が彼らを「救済」へと近づける。何と、事実上富者の方が貧者より天国に近いところにいる！　これが都市的価値観の形成によって築かれた市壁内の論理――富の論理――であった。

都市の論理では「富者」は「聖人」に近い扱いを受けることすら珍しくなくなる。一般の市民の遺体が教会堂のそばの露地に埋葬されるのに対して、金持ちは、その生涯に勝ち取った富と権勢によって、到達点として宗教的栄光をも勝ち取る――すなわち、権勢家の遺体は、市内の教会、それも大聖堂の地下埋葬所(クリプタ)のなかに聖人の遺骸と並んで埋葬される。世界の終末の「最後の審判」の際には、富者は、天国へ上昇する聖人の勢いを借りて、聖人の行く天国へ随伴する！――まさに天国が保証されたように考えられたのである。これに対して、サヴォナローラは一五世紀末にこの富者の埋葬の習慣に異議を唱え、「教会には聖人だけが埋葬されるべきだ」と力説した。これは真っ当な見方であるかもしれない。――ここでは都市的価値観が優位に立ってキリスト教的価値観を押しのけている。もし「清貧」がキリスト教の教えの本質とすれば、富者の優遇は、おかしな話である。新約聖書のキリストの次のことばは、その地下埋葬所――そこでおこなわれたミサのなかで時々引用され朗読されたことであろう――どのような響きを放ったのであろうか。


「あなたがたは地上に富を積んではならない」(マタイ6・19、ルカ12・33〜34)。

「だれも、二人の主人に仕えることはできない。……神と富とに仕えることはできない」(マタイ6・24、ルカ16・13)。

「金持ちが神の国(天国)に入るよりも、らくだが針の穴を通る方がまだ易しい」(マタイ19・24)。


しかし、断っておくと、これは富者＝権力者が聖職者を全く無視して、一方的にごり押しに達成したことではなかった。既に述べたように、あくまでかたちとして調停の結果、すなわち世俗的価値観とキリスト教価値観との間の折り合い、調停の上に成り立ったものであった。その調停役が主に托鉢修道士であった。

4　中世・ルネサンス期の奢侈禁止令とその制定の意味・背景

以上の市壁と都市の背景を踏まえて次に奢侈禁止令の制定の背景を考えてみよう。

権勢を誇示せんとする最富裕層の市民は、慈善や喜捨などの宗教的な行為においてすら、富の論理を貫いたのであるから、そのほかの世俗的な一般的な生活の領域に至ってはなおさらのことであった。富裕層の市民は、――また、それに引きつれられて、一般の市民も――一三二〇年代のフィレンツェにおいて階層のシンボルの壁を突き破る傾向をも示した――すなわち「市民」（ポポラーニ）の身分でありながら、豪族（マニャーティ）の衣装・儀式を模倣するものが現れたのである。これは身分を視覚化する従来の社会規範を破るものであった。騎士が没落の傾向を示し、誰が騎士かもあいまいになってきたこの時期に、逆に市民が豪族の生活様式に憧れ、市民が貴族でもないのに新たに家の紋章をつくり出すのである。こうした世相を背景に、華美になった服装を取り締まった一三二二年～二五年の奢侈禁止令は、その前文でこう述べている――「非常に大勢のフィレンツェ市民・職人が、慎ましく生きること、すなわちその地位に応じて生きることを望まずに、マニャーティの生活様式の方を好んでいる。そして出費で多大な損失を被っている」(339)。

この事態は、フィレンツェ共和国を支える市民の階層（体制派）にとって由々しきことであった。ここで都市の政府であるシニョリーアなどの立法者は、この事態に共和国の政治的危機を感じて、一三二二年～二五年の奢侈禁止令を制定したのであった。ここでは、「豪族」対「市民」という二項対立の構図が意識されていたことから、この制定は政治的な意味合いの強いものであった。――このように初期ルネサンス期の奢侈禁止令は、トレチェントにおいてはしばしばその奥に政治的な要素・意味が認められた（一五世紀になるともはや豪族の存在は意識されず、奢侈禁止令からはこの政治的な意味は減少し、なくなっていく）。

このような当初の政治的な理由（「奢侈禁止令制定の第一の要因・背景」）のほかに、奢侈禁止令の制定に作用した要因や背景にはどのようなものがあるだろうか。以下、概観してみよう。今日では個人の自由、私生活の問題としてあまり干渉されることのない奢侈の問題であるが、この時代、どうして奢侈禁止令が繰り返し制定されたのであろうか。フィレンツェの場合、一四世紀に三三回、一五世紀に二五回にわたって奢侈禁止令が制定された。また、C・K・キラービーが作成した**表21－1**「イタリア諸都市における奢侈禁止令の制定年と合計回数」からわかるように(340)、イタリアの非常に多くの都市で奢侈禁止令が制定されている。制定の回数についてみると、例外はあるが、大体大都市ほど多いことがわかる。この制定に作用した要因や背景は、時代・国・状況によって様々であり、一般化がむずかしいが、イタリア都市を念頭にその制定の基本的なものを挙げてみよう。なお、都市中心の表21-1を利用して、私は、試みに表21-2「イタリア諸都市における奢侈禁止令の年代別分布」とグラフ21-1を作成してみた。つまりこれは年代順に並べ替えてみたものである。これによって一三四八年のペスト以降の数十年間に多く制定されていることがわかるであろう。

奢侈禁止令が制定された背景として、第二に宗教的な理由・背景が認められる。

初期ルネサンス（トレチェント期）やクァットロチェント（一五世紀）のルネサンス期の奢侈禁止令の根底には、なお伝統的なキリスト教精神が作用して、「高慢」（七つの大罪のひとつ）を戒め、謙虚・謙遜を美徳とする精神、虚飾や虚栄や華美を蔑視する清貧の精神が流れており、その観点から奢侈は戒められた。この観点も、当時の一般の人びとの心性から出た自然なもののひとつであった。たとえ、都市という世俗権力の側からの制定であっても、奢侈禁止令の制定には宗教的意味は認めることができるのである。事実、例えば、政治の舞台の中心である多くの都市の市庁舎の壁には、国家と市民の安寧を願って数々の宗教画が掲げられたし、公文書の最初には決まって神へのことばが記されたのである。また、フィレンツェのシニョリーア（都市政府）は、一三三〇年、市民の霊魂の救済を願ってフィレンツェ司教と交渉して、教会が規定する終油の秘跡に関する「宗規書」の内容に干渉したのである(341)。さらに、捨子の養育は、この時代ではまぎれもなく一種の宗教的慈善行為であるが、フィレンツェの「インノチェンティ捨子養育院」（一四一九年設立）は、教会ではなく、都市みずからが建てた慈善施設であった。このように政治と宗教は一体であった。国家は、世俗の事柄のみならず、人びとの霊魂の救済に援助すべき機関であるとされていたのである。ペストの発生する前から奢侈禁止令はあちこちで数多く制定されていたが、それにはトレチェントに入って飢饉や疫病や自然災害が多発していたことが背景にあり（それらはペストに準じた宗教的作用を及ぼしていた）、さらに一三四〇年代の疫病と四八年以降のペストの頻発が大いにこの宗教心の意識や神への恐れの念に拍車を掛けたこともまた事実であ

表21-1　イタリア諸都市における奢侈禁止令の制定年と合計回数（1499年まで）

アグリジェント Agrigento	1426	［計 1 ］
アンコーナ Ancona	1500頃	［計 1 ］
ラクィラ Aquila	1375頃	［計 1 ］
アレッツオ Arezzo	1327	［計 1 ］
アスプラ・サビーナ Aspra Sabina	1417	［計 1 ］
バッサーノ Bassano	1259, 1295	［計 2 ］
ベルガモ Bergamo	1331, 1343, 1352, 1374, 1391, 1482, 1491	［計 7 ］
ボローニャ Bologna	1233, 1250, 1260, 1276, 1289, 1294, 1299, 1301, 1309, 1310, 1313, 1335, 1352, 1357, 1376, 1394, 1398, 1401, 1453, 1474, 1476	［計21］
ブレーシャ Brescia	1200-76, 1277, 1442, 1466, 1473, 1477, 1481, 1492, 1495, 1497, 1499	［計11］
カステル・フィオレンティーノ Castel Fiorentino	1305	［計 1 ］
コモ Como	1335	［計 1 ］
クレモナ Cremona	1297, 1300, 1387	［計 3 ］
ファブリアーノ Fabriano	1299, 1415	［計 2 ］
ファエンツァ Faenza	1410	［計 1 ］
フェッラーラ Ferrara	1287, 1420, 1434, 1447, 1453, 1456, 1460, 1467, 1476	［計 9 ］
フィレンツェ Firenze	1281, 1290, 1299, 1301, 1307, 1318, 1322-5, 1330, 1334, 1338, 1339, 1341, 1345, 1348, 1349（×2), 1351, 1352, 1354, 1355, 1356, 1357, 1359, 1363, 1364, 1366, 1373, 1376, 1377, 1379, 1384, 1388（×2), 1392, 1393, 1396, 1402, 1406, 1412, 1415（×2), 1419, 1420, 1427, 1433, 1439, 1449, 1456, 1459（×2), 1463, 1464, 1467, 1472（×3), 1473（×2), 1475, 1483, 1497	［計61］
フォルリー Forli	1359	［計 1 ］
ジェノヴァ Genoa	1157, 1402, 1403, 1413, 1440, 1443, 1445, 1449, 1450, 1452, 1453, 1474, 1484, 1487（×2), 1488（×2), 1489, 1494	［計19］
グッビオ Gubbio	1371, 1469, 1484	［計 3 ］
イーモラ Imola	1334	［計 1 ］
ルッカ Lucca	1308, 1331, 1337, 1342, 1346, 1350, 1362, 1372, 1380, 1382, 1440, 1458, 1473, 1482, 1484, 1489, 1498	［計17］
マントヴァ Mantova	1302	［計 1 ］
ミラノ Milano	1343頃, 1351, 1396, 1421, 1498	［計 5 ］
モデナ Modena	1327-36	［計 1 ］
モンタルボッド Montalboddo	1366	［計 1 ］
オルヴィエート Orvieto	1398	［計 1 ］
パドヴァ Padova	1277, 1287, 1398, 1440, 1460	［計 5 ］
パルマ Parma	1258-66, 1316-25, 1421, 1422, 1424	［計 5 ］
ペルージャ Perugia	1266, 1279, 1318, 1322, 1342, 1366, 1400, 1402, 1416, 1445, 1460, 1469, 1472, 1475, 1485	［計15］
ペーシャ Pescia	1262頃, 1339	［計 2 ］
ピサ Pisa	1286, 1302, 1305, 1350, 1386, 1486, 1463	［計 7 ］
ピストイア Pistoia	1332, 1333, 1360, 1439	［計 4 ］
プラート Prato	1283	［計 1 ］
ラヴェンナ Ravenna	1331	［計 1 ］
レッジョ Reggio Emilia	1242, 1277, 1313	［計 3 ］
ローマ Roma	1429, 1469, 1473, 1487	［計 4 ］
サッコムッロ Saccomurro	1311	［計 1 ］
サン・ジミニャーノ San Gimignano	1251, 1267	［計 2 ］
サルツァーラ Sarzana	1330	［計 3 ］
サヴォナ Savona	1325, 1430, 1452	［計 3 ］
シチリア Sicilia	1272, 1290（& Puglia), 1309（& Puglia), 1330, 1340, 1383, 1421（×4), 1423, 1426, 1437, 1451	［計14］
シエナ Siena	1249, 1277, 1284, 1292, 1306, 1324, 1330, 1339, 1343, 1348, 1349, 1374, 1411, 1412, 1424, 1426, 1433, 1460, 1471, 1472, 1473	［計21］
ティヴォリ Tivoli	1305, 1308	［計 2 ］
トレヴィーゾ Treviso	1432	［計 1 ］
ヴェッラーノ Vellano	1367	［計 1 ］
ヴェネツィア Venezia	1299, 1306, 1334, 1336, 1339, 1348, 1356, 1360, 1365, 1400, 1403, 1420, 1421, 1425, 1430, 1433, 1437, 1441, 1443（×2), 1445, 1450, 1453, 1454, 1456, 1459, 1460, 1463, 1465, 1466, 1472（×2), 1475, 1476, 1480, 1483, 1488, 1489, 1494, 1495, 1497, 1499	［計42］
ヴェローナ Verona	1295, 1328, 1332, 1441, 1446, 1450, 1460, 1490, 1499	［計 9 ］
ヴィテルボ Viterbo	1237, 1251, 1444, 1449, 1469, 1472, 1485, 1488	［計 8 ］

C. K. Killerby, ***Sumptuary Law in Italy 1200-1500***, Oxford, 2002, PP. 28–29.

表21-2　イタリア諸都市における奢侈禁止令の年代別分布

	北　部	中　部	島	計
12c	Gen.			1
1231-1240	Bol.	Vit.		2
1241-1250	Bol. Reg.	Sie.		3
1251-1260	Bas. Bol.	SaGi. Vit.		4
1261-1270		Per. Pes. SaGi.		3
1271-1280	Bol. Bre. Pad. Reg.	Per. Sie.	Sic.	7
1281-1290	Bol. Fer. Pad.	Fir. 2 Pisa. Pra. Sie.	Sic.	9
1291-1300	Bas. Bol. 2 Cre. 2 Ven. Ver.	Fab. Fir. Sie.		10
1301-1310	Bol. 3 Man. Ven.	CaFi. Fir. 2 Luc. Pisa. 2 Tiv. 2 Sie.	Sic.	15
1311-1320	Bol. Reg.	Fir. Per.		4
1321-1330	Sar. Sav. Ver	Are. Fir. Per. Sie. 2	sic.	9
1331-1340	Ber. Bol. Com. Imo. Ven. 3 Ver.	Fir. 3 Luc. 2 Pist. 3 Sie.	sic.	18
1341-1347	Ber. Mil.	Fir. 2 Luc. 2 Per. Sie		8
1348-1360	Ber. Bol. 2 For. Mil. Ven. 2	Fir. 10 Luc. Pisa. Pist. Sie. 2		23
1361-1370	Ven. 2	Fir. 3 Luc. Mon. Per. Vel.		8
1371-1380	Ber. Bol.	Aqu. Fir. 4 Gub. Luc. 2 Sie.		11
1381-1390	Cre.	Fir. 3 Luc. Pisa.	Sic.	7
1391-1400	Ber. Bol. 2 Mil. Pad. Ven.	Fir. 3 Orv. Per.		11
1401-1410	Bol. Fae. Gen. 2 Ven.	Fir. Per.		7
1411-1420	Fer. Gen. Ven	Fab. Fir. 5 Per. Sie. 2		12
1421-1430	Mil. Par. 3 Ven. 3 Sav.	Fir. Rom. Sie. 2	Agr. Sic. 6	19
1431-1440	Gen. Fer. Pad. Ven. 2	Fir. 2 Luc. Pist. Sie. Tre.	Sic.	12
1441-1450	Bre. Fer. Gen. 4 Ven. 5 Ver. 3	Fir. Per. Vit. 2		18
1451-1460	Bol. Fer. 3 Gen. 2 Pad. Sav. Ven. 5 Ver.	Fir. 3 Luc. Per. Sie.	Sic.	21
1461-1470	Bre. Fer. Ven. 3	Fir. 3 Gub. Per. Pisa. Rom Vit.		13
1471-1480	Bol. 2 Bre. 2 Fer. Gen. Ven. 5	Fir.6 Luc. Per. 2 Rom. Sie. 3. Vit		25
1481-1490	Ber. Bre. Gen. 6 Ven. 3 Ver.	Fir. Gub. Luc. 3 Per. Rom. Vit. 2		21
1491-1500	Ber. Bre. 4 Gen. Mil. Ven. 4 Ver.	Anc. Luc. Flo		15
				316

(表21-1より石坂が年代別に作成。グラフ21-1も同様)

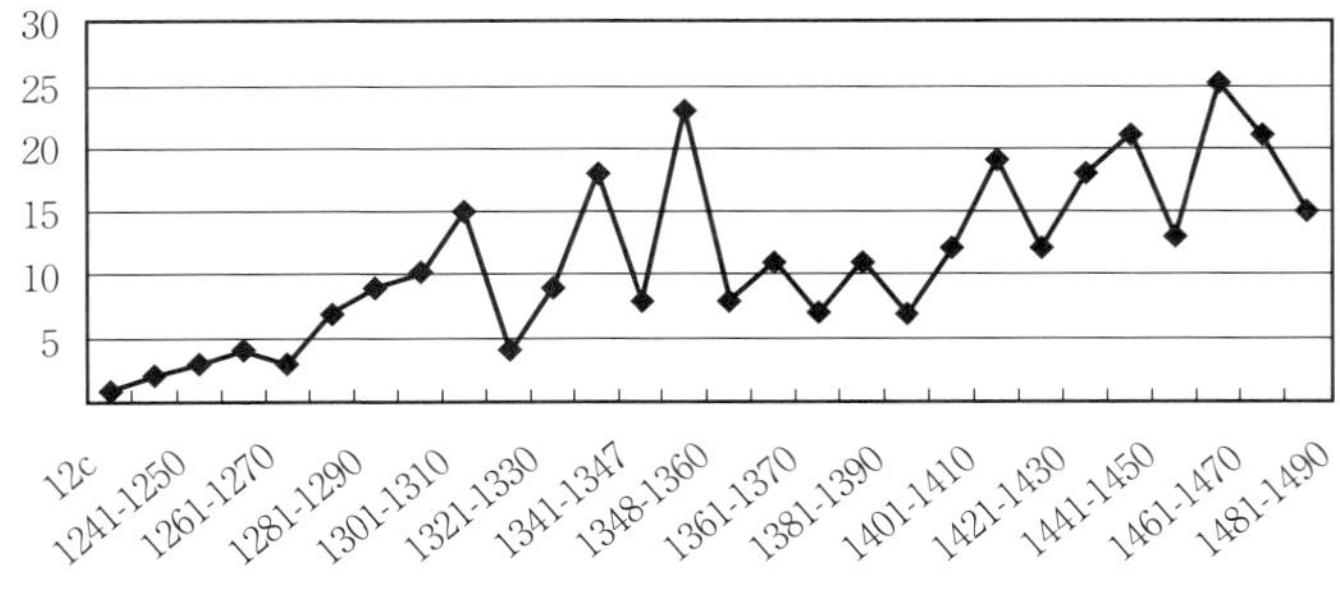

グラフ21-1　イタリア諸都市における奢侈禁止令の年代別分布

る。

したがって、市民生活においても「七つの大罪」（色欲・貪欲・貪食・怠惰・憤怒・羨望・高慢）のような、地獄行きと直接結びつくと考えられた大罪に対して、人びとは無関心ではいられなかった。次章で触れるが、彼らは、神に対して、ちょうど三歳の幼子が暗闇を前にした時に抱くような不安と恐れを常に抱いていたのである。当時の人びとが抱いた七つの大罪への関心の、そのあまりの強さを背景にして、中世文学の一大金字塔であるダンテの『神曲』（一三〇七～二一）――その「地獄編」は大罪を犯した者たちのなれの果てである――が、うまれたのであり、それゆえにフィレンツェのサン・ジョヴァンニ洗礼堂の天井の地獄絵や、サン・ジミニャーノのコレッジャータ教会の地獄絵と同様に、恐怖は人びとに広く圧倒的な迫力で迫ったのである。だから、七つの大罪に抵触する行為が流行した場合、世俗権力（都市の政府）が、教会権力とは別に、みずから奢侈禁止令のような一種の道徳法をもって直接関与しても不思議ではなかった。例えば、婚姻や葬儀や洗礼や堅信などの儀式で提供される料理が豪勢を極めて、一人につき二〇皿を越えて出されるならば、それは「貪食」の大罪として取り締まるべきであった（その皿の数も一枚一枚チェックし、規制できると当局は考えた）。また、女性の服装については胸も露な放埒な姿や、男性については性器を強調するような服装が流行して、性欲を刺激すると考えられた場合、その流行は一種の「色欲」の大罪であり、取り締まりの対象となったのであった。さらに、都市の女性のなかで宝石や真珠や金銀や毛皮で豪華に派手に着飾る行為が流行すれば、それは「高慢」の大罪として取り締まるべきであり、そうした華美な装飾は、ほかの女性の「羨望」を刺激すると懸念された。おそらく立法者はそれを見過ごすことが、神に対して不敬であり、みずからの罪に当たると思ったのだろう。一方、もちろん聖職者の方もまた、清貧の理念から、口酸っぱく都市の政府や市民に説教を通じて奢侈を常に戒めつづけ、信徒に質素な服装、簡素な生活を訴えていた。

事実、一三八八年のフィレンツェの奢侈禁止令は、服装は質素であるべしと常々から訴えていたフィエーゾレのドミニコ会修道院長ジョヴァンニ・ドミニチ（一三五六～一四一九）が起草して成立したものであった――それから一世紀後、同じドミニコ会の修道士サヴォナローラは、終末を恐れる市民の民意をつかんだ結果として、フィレンツェで「虚栄の焼却」を指導して奢侈品を大々的に焼き払ったのである。

奢侈禁止令が制定された背景として、第三に、都市国家の苦しい経済的、財政的事情が指摘される。一般に、一三世紀が好景気の時代であったのに対して、一四世紀は慢性的な困窮と多発する戦争の時代であり、一五世紀についても、ローディの和議（一四五四年）が結ばれるまでは戦争による国家的出費が多くの都市政府を苦しめた。そのため様々な間接税が導入され、抜本的な税制改革がおこなわれた。こうした困難な状況の上に、都市の個人の生活についても、倹約の精神を顧みず、奢侈に走り、多くが消費され、さらに他国からの高価な輸入品の購入のために国内の財が放出されるならば、国力はますます衰え、戦力は失われるであろう、と危惧されたのである(342)。

しかし、個人の生活についていえば、人口を半減させた恐るべき一三四八年のペストが終息した直後の時代は、ペストを生き残った者にとって、財産が倍増し、むしろ富の時代であった。それゆえに奢侈がまかり通り、それに対する宗教的な対抗措置として奢侈禁止令が制定されたと見るべきであろう。

次に、奢侈禁止令が制定された第四の理由・背景として、ペストが与えた影響（人口減少）に対する措置が考えられる。それが本書との本質的な関連からここで最も強調したいことである。

5　ペストと奢侈禁止令――一三四八年のペストは人を奢侈に走らせた

ペストと奢侈禁止令との関係、すなわちペストが奢侈禁止令の制定にどのような影響を与えたかについて述べよう。一三四八年の黒死病直後、人口の激減の世界のなか、生き残った若者の間に数多くの婚姻が結ばれたことは多くの地域の記録から明らかである。彼らの結婚生活を支えたものはあり余るほどの豊かな動産・不動産であった（生き残った者にとってペストの人口減少は「銀色の裏地」であったと見てルネサンスと宗教改革の土台とみる研究者もいる）(343)。イタリア半島の北部・中部（南部は記録が少ない）のほとんどすべての地域において、都市でも農村でも、五〇パーセントから六〇パーセントの人びとが死亡し、生き残った多くの者が、空き家になった家に移り住んだり、相続人のいない家・土地を新たに（主に不法に）所有した。多数の者が死んだことでその穴を埋めるかたちで、新しい職・身分、動産・不動産を得て、多くの者がワン・ランク上の階層に上昇する機会を与えられた。人口の半減という驚くべき事態はそれを可能にしたのである(344)。

例えば、痩せた農地で雇われて小作人として細々と暮らしていた寒村の貧困な農民は、生き残った全員でそろってその村を廃村にして、人手不足のために近隣の肥沃な農地の地主から提示された好条件を受けて引っ越し、そこで小作人になった――そのため地図から永久に地名を消した村が数多くあった（これは全ヨーロッパ的傾向である。注意すべきは、廃村になったからといって、そこの村人が全員死んだわけではなく、移動したということである）。都市の下層民（無産者）のなかには、人手不足の状況から職人・手工業者にのし上がる者が出た。次に、豊かな農村部の小作人には、地主のいなくなった農地・ぶどう畑を手に入れた者がいた。また、農村部においてもともと比較的裕福であった自営農民層や、大都市の支配下にある服属都市（ディストレット）に住んでいた市民は、人口回復をねらう大都市の政府から、免税等の優遇措置の提案を受けて、富を求めて野心的に大都市に乗り込み（このためアレッツォ、ピサ等は人口減少した）、そこで市民権を得て職人・手工業者や小売業者（ルーカ・ランドゥッチの父親はおそらくこれに相当する）や、さらに中層・上層市民になった（しかも彼らは出身地の農村にそのまま農地・ぶどう園を地主として所有し、そこで小作人を雇って副収入を得た。そして都市にペストが来ればそこへ逃げた）。さらに、都市で上層市民であった者は、最上層市民にのし上がった（新参者でしかなかったメディチ家はこれを足がかりに浮上した）。こうして、それぞれの階層がそれぞれ上昇を果たしたのである。一三四八年の黒死病によって数カ月で人口が半数かそれ以上（六〇パーセント）減少した破格の大混乱のさなかでは――他の要因も作用したかもしれないが――この程度の階層間移動は、数年の期間を要したが、可能なことであった(345)。

一三四八年以降、フィレンツェのような大都市では毛織物・絹織物の労働者の人手不足が深刻化し、労働者は優遇された。賃金は、見る見るうちに高騰した。この頃、多くの国々の多くの都市当局は賃金抑制の条例を発布したが、どこでも抑制に失敗した。使用者側は、労働者確保のために賃金のみならず、労働条件についても大幅な改善をしなければならなかった。すでに一三〇〇年頃から発達していた機械時計が多くの都市の広場などで普及していたこともあって、黒死病を契機に、労働者は「労働時間」を気にするようになった。正確に時間で労働する方向に向かったのである。また、この頃、ヨーロッパ全域で労働者・農民が大きな反乱を起こすが、以前より生活が苦しくなったからというより、起こすだけの力をつけたと見るべきであろう。

こうした背景で裕福になった上層・中層の市民は、獲得した財産、恵まれた賃金に支えられて、以前にはなかった規模で「奢侈」に走ったのである。それに対して都市の政府は奢侈禁止令をもって対抗したのである。――もちろん奢侈禁止令そのものは、一三世紀、すなわちペストの発生前から存在していた。しかし、大規模ペストの時代（一四世紀後半）の奢侈禁止令は、ペストによる人口激減の恩恵として、生き残った者にめぐってきた「富裕化」＝「奢侈化」の動きに対して、対抗すべく次々と制定されたものである。この意味で奢侈禁止令はペストと深く結びついていたのである。

奢侈、特に衣装・装飾品の奢侈は、都市が市壁に囲まれて狭い生活空間であったことから、人に直接見せつける、一種の見栄であり、その分、市民間で刺激しあい、エスカレートする傾向を示したのである（実際、人の見ていないところで奢侈な衣装を着てもあまり意味がない）。ルネサンス期の大都市で奢侈禁止令が頻繁に制定された要因はいくつか考えられるであろう――例えば、都市の政府は、何が奢侈かを示すためには具体的に衣服・装飾の細部まで規定しなければならなかったが、いざそう規定すると、今度は製造業者・細工職人がそれをくぐり抜ける特殊な衣装・装飾品をつくり、それがまた流行し、さらに政府はまたそれに対抗して再制定を余儀なくされる――といったこと。しかし、もっと基本的に大きな要因のひとつは、都市が、狭い市壁内ゆえに流行に反応しやすい心理作用の世界であったことであろう。この意味から奢侈禁止令は「市壁都市内的なルール」であったといえるのではないだろうか。

6　人口問題の対策措置としての奢侈禁止令

フィレンツェなどの都市政府が奢侈禁止令を制定したねらいのひとつに、ペストで激減した人口を回復しようとする意図があった。実に、ペストは奢侈禁止令に関係している。見たところ「奢侈禁止令」と「人口回復」は全く無縁に思われるのだが、両者は間接的に関係しているのである。それは、両者の間に存在し、両者を結びつけている「嫁資」という婚姻をめぐる制度のゆえにであった。

都市の人口を増やすためには、いうまでもなく、多くの若者を結婚させて多くの子どもを出産させることが最も大事なことである。政府はそのためのあらゆる措置を取るべき立場にいた。一三四八年の大ペストの直後の場合においては、政府の指導とは無縁に、人びとはみずから進んで結婚し子どもを出産した。例えば、本書の第一七章で紹介したモレッリの書いた『リコルディ』によると、彼のおじは、大ペストの翌年一三四九年に四〇歳になってようやく結婚したが、それは、家の断絶を防ぐのは自分しかないと自覚したからであった(346)。ところが、一五世紀になると、結婚は思ったほど伸びなかったのである。モレッリの『リコルディ』のなかのデータ（数は少ないが）によるフィレンツェの男子の初婚年齢の平均値は、一二五一年から一三五〇年の間に三〇・一歳であったが、大規模ペストの時期に属する一三五一年から一四〇〇年の間に、何と二三・九歳にまで下降した。しかし一五世紀になると、それは再び高齢化し三〇歳を越え出すのである(347)。

この結婚に阻止的に作用した最も大きな問題のひとつが、高額化した嫁資（持参金）であった。当時、結婚は男女間のただの戸籍上の縁組ではなく、ふつう公証人を介しての、「嫁資」という大きな財産を用意した上での契約であった。娘の父親は、娘を嫁にやるには、相当の額の嫁資を準備しなくてはならなかったのである。

ここで簡単にこの嫁資の社会的な意味と機能について触れたい。当時の考え方（これも歴史的な過程の産物であった）として、娘の父親（世帯主）が娘を嫁がせるということは、娘の嫁入り先の家に娘の食いぶちを委ねることを意味し、その見返りとして先方の家のために嫁資（金銭や動産や不動産）を持たせなくてはならないと考えられた（また、女子は親からの相続権が排除され、ふつうは相続人になれなかったが、嫁資はその代償であるとも考えられた）。だから娘を女子修道院にやる場合にも、同様に食いぶちの見返りとして嫁資が必要であり、「キリストの花嫁」という名目で嫁資が、額は少なくなるにしても、女子修道院に与えられた。こうして一五世紀のフィレンツェ女性の約一二パーセントが、主に嫁資の高騰のために、花嫁衣装を着たり母親になったりする夢を断たれて、修道女になった、いやならざるを得なかったのである(348)。

一方、夫の側は、預かった（もらったのではない）その嫁資を資本にして利用することができた。例えば次章のルーカ・ランドゥッチのように、その金で自立して新たに薬剤店を開店してもよかった（階層にもよるが、このように嫁資の額は新たな事業が起こせるほど高額な場合が多かった）。しかし夫の死亡などで婚姻関係が解消した場合、嫁資は、亡夫の遺産の相続人を通じて妻の側（実家）に返却されるはずであった。時々妻が嫁資をみずから所有している場合があったが、それは、娘の父親が遺言書などで「娘に持たせた嫁資を娘に遺贈する」と記していた場合のことである。老いた妻にとって嫁資は、夫の死後、実家に帰った場合に（当時これは多かった）、当てにすべき貴重な生活の資であったのである――ただ、どれだけ嫁資が返ってくるかは、わからなかった。奢侈禁止令に反して妻が罰金を受けた場合、ふつう罰金は妻の嫁資から差し引かれた。

だが、夫のなかには遺言者のなかで、結婚した時に預かった嫁資についてきちんと触れて、関わった公証人の名前も示して、その返還を記載している者もいた。次は、ミラノのすぐ南にあるローディの都市に住んでいた市民カラベッロの一三五七年の遺言書（第二〇章の「第三遺言書」）の一節である。

同様に遺言者カラベッロ氏は妻ビアトレクシーナから嫁資の名目として八〇帝国リラを受け取ったことを表明した。すなわち七七・五リラは動産で、五〇帝国ソルドは現金であった。その金によって先に述べたカラベッロ氏との嫁資の契約がなされた。その契約はグリエルモ・ボルドーニによって作成された。グリエルモは一三五一年ローディの都市の公証人であった(349)。

もし、老いた妻（寡婦）がそのまま息子とともに婚家に留まった場合、嫁資は妻の側にはもちろん返却されなかったが、この場合、ふつう夫は遺言書を通じて妻の老後の生活の資のために自分の遺産の一部（農園からの毎年の収益など）を遺贈したのである。その時、夫はほとんど忘れずに条件として「妻が操を守る限り」と添えた。つまり、妻が再婚や不倫をしなければ、一定の遺産を与えるとの付記がよくなされている(350)。

市壁都市において嫁資の額はどのように決まったのであろうか。ひとつの想定を述べよう――基本的には、まず、はじめに、コムーネの最上層にある富裕市民の家が、同じく最上層の家に嫁にやった時の家の嫁資の額が、世間に知れ伝わり（いや、両家はその高額さを誇らしげにみずから伝えたかもしれない）、それがコムーネでの最高額として設定され、ひとつの基準になったであろう。そして次に、それとの比較・相関からそれ以下のレベルの家の嫁資の額がその社会的地位に応じて、相場として社会通念的に決定され、中層・下層の市民にまで社会全体に及んで決定されたことであろう。

嫁資は高騰し、事実上、結婚に大きな妨げになった。――ではなぜ高騰化したのであろうか。実はここにも「市壁」すなわち市壁社会で形成された価値観――心理と体質――が作用していたのである。市壁社会のなかで市民の家はそれぞれが自分の家の力や権勢を高めようとしたが、嫁資の額は一種の社会的評価の現れの結果とみなされたのである。狭い市壁内で都市的、世俗的価値観が最重視され、それが自律的に一人歩きする世界では、家と家とは、格の高さを競ってお互いに背伸びし合って、背くらべをする体質・心理ができていたのである――それぞれの家が、市壁内でみずからの家の格の高さを誇示しようとして見栄を張って、嫁資をつり上げていったのである。最上層市民においては、納税額の高さや宗教的な慈善や寄進で示す気前よさ、それ以下の市民では政治参加の程度などが、市壁内社会での暗黙の評価ポイントになっていたであろう。しかしほかの何より家の格の高さ・低さをある程度まで客観的に数値で示すものがあった――それが、娘なら持参した嫁資の額、息子なら受け取った嫁資の額であった。この見方はひとつの想定であるが、それが正しいかどうか、リストなどをつくって実際に当時用意された数多くの嫁資の額とその時期とその家柄を当てはめてみて検証できるとおもしろいであろう。

なお、まだひとつの仮説にすぎないがここで述べてみよう。南イタリアのナポリは、表21-3「トレチェントの危機とその後の都市の人口回復率――一三〇〇年と一四五〇年の比較」からわかるように、中部イタリアの主要都市と異なって、人口減少が認められず、むしろ大いに増加している(一・六倍)。そのひとつの要因として、嫁資が結婚にマイナスに作用する要素――結婚抑止力――が存在していなかったのではないだろうか。ナポリでは、嫁資の及ぼす結婚抑止力があまり存在していない社会的体質があったのかもしれない。

嫁資の高額化が事実上結婚の妨げとなり、人口増加を阻むものであったが、その嫁資の高額化に拍車を掛けたものが、女性の奢侈であった。奢侈は、間接的なかたちで結婚の抑止力として作用した。すなわち、ふつう(例外もあろうが)花嫁のための衣装や嫁入り道具等の費用は嫁資から引き出され、奢侈によってあまりに高額になった衣装代その他の出費を差し引いた場合、残額がほとんど残らない場合があった。つまり、夫が婚姻によって嫁資を手にしたとしても、そこには資本として当てにできる額はほとんどなくなってしまうのである。例えば、プラートの商人のフランチェスコ・ダティーニ(一三三五〜一四一〇)については、娘のジネヴラのために一〇〇〇フィオリーノという非常に高額の嫁資を持たせた。当時、商社の有能な国外駐在員の年収が一〇〇〜二〇〇フィオリーノであったか

表21-3　トレチェントの危機とその後の都市の人口回復率
――1300年と1450年の比較

都市	1300年	1450年	比(%)
ジェノヴァ	50000	50000	100
ミラノ	120000	85000	70
ヴェネツィア	80000	100000	125
ピサ	38000	8000	21
ルッカ	20000	12000	60
フィレンツェ	100000	40000	40
シエナ	30000	15000	50
ローマ	35000	30000	85
ナポリ	50000	80000	160
パレルモ	50000	40000	80

De Bernardi, S. Guarracino, p. 116.

ら、いかに高額かわかる(351)。これまた高額の嫁入り道具のために一六一フィオリーノしか残らなかったという。これは夫になる者にとって大きなダメージである。その過大な出費の最大の要因は、奢侈によって高額化した衣装のせいであった。こうしたことから、夫になるはずの者のなかには、結婚前から必死になって嫁入り道具や衣装の出費を管理する者が出てきたが、その理由は奢侈の出費から嫁資を守ろうとしたからであった（ことによると、このように市壁内に広まった奢侈好みのおかげで嫁入りの衣装・道具が高額化したことも、嫁資の高騰に作用した一因かもしれない）。当時、立法者はすべて男だったので、こと衣装・装身具については、男たちは意気投合して女性――妻・娘・花嫁――の奢侈をターゲットにして、厳しく取り締まろうとしたのである。

都市の政府は、結婚を妨げる嫁資の高騰化に対して、一方で「嫁資基金制度」を設けて、父親が、娘の幼少の頃から嫁資基金の積み立てを始めて、結婚の際に満期を迎え、嫁資として利用できるような措置をとったが、他方、直接的には奢侈禁止令で結婚の障害を取り除こうとした。一四三四年の奢侈禁止令は、結婚を阻む女性の奢侈のまかり通る事態を嘆いてこう述べている。

（奢侈禁止令がこれまで有効に実施されなかったので）多くの結婚が延期され、遅らされた。女性の莫大な出費とふしだらで耐え難い装飾が抑制されなければ、フィレンツェの若い男性が結婚する気になるのを期待するのはむだである(352)。

さらにシニョリーア（都市政府）がこの時に残した議事録にはこう書かれている。

女性の装飾を取り締まる役人は、女性の無作法で抑えのきかない獣のような性質を抑制しようと願って大いに真剣である。しかし女性の方はといえば、その性《さが》の弱さも自覚しないで、夫に従うことも忘れて、そのひん曲がった感覚を堕落した、悪魔のような性質に変えて、甘い毒をもって夫たちを服従させている。このような女性が忘れてしまっていることがある。それは、夫が仕込んだ子どもを出産することが自分たちの義務であること、子どもが生まれるように夫が仕込んだ種を小袋のように大事にすることが自分たちの義務であること――である。さらに、**女性は、あまりに高価な装飾で飾ることは自然に合致したことではないこと、世の男性が、高価で手が出ない出費が原因で結婚という絆を回避していること――このことも忘れてしまっているのだ。**こうして男性の欲求はかなえられずにいるのである。こういうのも、**女はこの自由都市を人で満たすようにつくられたからであり、金銀・衣装・宝石に金を出費するようにつくられたわけではないからだ。というのも、自然の主である神ご自身がこういわれたではないか――「産めよ、増えよ、地に満ちて地に従わせよ」**と(353)。

まことに、女に対する憤りに満ちたこのシニョリーアの議事録の図式では、「女」（奢侈に走る女）対「男」（女の奢侈で結婚を躊躇せざるをえない男。奢侈禁止令による改善で結婚を可能にし、人口増加をねらう立法者＝男）との対立が鮮明に現れて、興味深い。

なおこの文中の「こうして男性の欲求はかなえられずにいるのである」ということばは、暗に、そのために男性がソドミー（同性愛）の悪習――これは現実にかなり流行していた――に流れやすくなっている実態があることを意味しているかもしれない。

おわりに

以上述べたことを簡単にまとめよう。イタリアの長距離貿易商人がみずから築いた市壁のなかには、コムーネ特有の地域の文化様式が形成されるとともに、経済活動のもたらした富と、その結果としての「富の論理」から、「都市的価値観」もまた形成された。その価値観は、しかし、キリスト教的価値観と相克するものであった。この相克の背景のもとに、富と奢侈への反省から世俗権力によって奢侈禁止令が制定された。特に一三四八年の黒死病発生以降は、その制定は富裕化した人びとの奢侈に対する対抗措置としての要素もあった。さらに、奢侈禁止令の制定には、女性の奢侈によって若い男性が結婚を躊躇せざるをえない実態をどうにか打開しようとする都市の政府のねらいもあった。すなわち、ペストによって失われた人口を、結婚を促進することによって回復しようとするねらいもあったのである。

〔二〕「葬儀費用抑制のための条例」（一四七三年）について

1　本条例の歴史的位置づけと制定に作用した直接的背景

ここに紹介するフィレンツェの奢侈禁止令「葬儀費用の抑制について」（一四七三年）はフィレンツェ共和国の奢侈禁止令の歴史のなかでどのような位置にあるのだろうか。これまで述べたことのほかに、その制定に歴史的に直接作用した背景にどのようなものがあるか、また、その特色はどこにあるかについて簡単に触れておきたい。

フィレンツェの奢侈禁止令は、その初期においては豪族に対決する要素が強くあった。豪族の豪華な生活を模倣する風潮に対して奢侈禁止令が発布されたのである。しかし、豪族が商人になったり、商人の家と縁組するなどによって市民と同化するにつれて、次第に豪族の存在は意識されなくなった。次に、ペストが大量の人びとの命を奪った結果として、生き残った人びとが富裕化し、奢侈傾向が生じた。一三五〇年代の多くの奢侈禁止令は、基本的にこの奢侈傾向に対して歯止めをかけようとして制定されたといえる。その後、奢侈に対してあまり規制の厳しさは認められなくなる。はっきりしたことはいえないが、人口減のなかで結婚が推奨されるなかで、豪華な結婚式であっても大目に見ようという意識が作用したのかもしれない。さらに自己矛盾ともいうべき条項が挿入された―すなわち、結婚式や葬儀において規制に反したやり方をおこなう場合や出費が超過する場合に、事前に違約金（間接税）を払えば、許可されるという特別条項が盛り込まれ、事実上、都市のごく一部の最上層の富裕市民の奢侈―豪華な結婚式・葬儀―のみが許容されたのである。特に葬儀については、一個人や一家が市壁内で積み上げた世俗的栄光の総決算であるかのような、豪華な挙式がなされ、ここにもまた市壁内の「富の論理」の貫徹が認められたのである。なお、違約金の導入という特別措置の一因として、それによって国家財政の困窮が部分的に軽減されるだろうという全く別の次元の思惑が作用している。

ところが、一四二〇年代以降になると、いくつかの背景から奢侈禁止令の必要性が認識されてきた。どの背景が決定的に作用したのかの判断はむずかしく、ここでは控えるが、まず、第一に、前世紀からそうであったが、一五世紀においても、嫁資の高騰化がいっそう社会問題となるなかで、女性の奢侈こそ、結婚の大きな阻止的要因のひとつと認識されたことがある。一四六三年の奢侈禁止令はピサ（従属都市）からの要請によって制定されたものであった。すなわち、それによると、ピサでは貧しい家の娘でさえも、高騰する女性の衣装のために、二〇〇フィオリーノ以下の嫁資では嫁にいけない実態であるとのことであった。さらにこの頃、奢侈化の傾向がそれまで問題にならなかったフィレンツェのコンタード（周辺領域）にも発生し、これを受けて一四六七年にコンタード独自の奢侈禁止令が施行されたのであった(354)。

また、マキャヴェッリやその他の同時代人によると(355)、一四七一年のミラノ公ガレアッツォ・マリア・スフォルツァのフィレンツェ来訪が奢侈に刺激を与えたという。それまで平和な世相を背景に若者を中心にもともと奢侈とふしだらな傾向は強かったが、ミラノ公のフィレンツェ訪問の際に盛大におこなわれた式典やミラノ側の非常に豪華な衣装――ミラノ公に仕えた従者さえその豪華な衣装で人びとを驚かせたという――が刺激となり、いっそう人びとの奢侈の風潮に追い打ちをかけ、とうとうそれが一連の奢侈禁止令の制定に踏み切らせたという。

また、研究者トレクスラーは、フィレンツェ共和国において事実上の支配者にのし上がった若いロレンツォ・デ・メディチ（一四四九～九二）が、目の当たりにしたミラノ公の豪華さに刺激されたことから、みずからの王国の形成を目指したと見ている。すなわち、自分の意志がコムーネの法律となったロレンツォは、こうして一四七〇年代の厳しい奢侈禁止令に踏み切ることによって有力者の家から彼らの名誉を誇示する機会を奪い、それを独占しようとしたと見ている(356)。一四七三年、最初の法で聖ヨハネ祭のコムーネからの出費を減額し、同じ時期の次の法でフィレンツェ人が葬儀に掛ける衣類と出費に容赦なく規制を掛け、第三の法（これも同年）――これが以下に紹介する「奢侈費用抑制のための条例」（一四七三年）――によってフィレンツェの有力な家に立ち入り、出される料理まで規制しようとしたのであった――そのような規制は奢侈禁止令の歴史でなかったことであるという(357)。しかし、私見によれば、これまで見てきたような諸条件――市壁文化、ペストによる人口減少に対する対策、宗教的モラル――など、本質的にはもっと大きな視野で見るべきであると考える。

2　本条例の特色と概要

この「奢侈費用抑制のための条例」（一四七三年）の特色は非常に細部に及ぶ規制にある。使用できるろうそくの種類と本数についての細かな規定、葬儀に参加できる聖職者の細かな規定、喪服を着ることのできる者とその期間の細かな規定など、それが本当に点検できるか疑問に思われるほど、細部にわたって厳しく規定している。しかし、この規制がどこまで効果があったかは、残念ながら、現在の研究では明らかにされていない。

テキスト（イタリア語）は、E. R. Rainey, "Sumptuary Legislation in Renaissance Florence", Ph.D. thesis（Columbia Univ., 1985）, p. 774–781. による。

フィレンツェの立法システムについて

ここで紹介する奢侈禁止令が制定された頃（一四七三年）、フィレンツェ共和国の立法システムはどのようなものであったか。法令（条例）は、まずシニョリーア（都市政府）で法案が検討され、作成される。シニョリーアは、九名のシニョーレ（行政官）からなり、フィレンツェの都市政府として、このほか行政・司法も担当した。この九名は、市壁に囲まれたフィレンツェの都市内の「クァルティエーレ」（「四」の意）、すなわち文字通り四つの地区から選ばれた。その地区は、サン・ジョヴァン二市区(中部・北部)、サンタ・クローチェ市区(東部)、サンタ・マリア・ノヴェッラ市区(西部)、サント・スピリト市区(南部)である。まずこれら各市区から二名ずつの八名が選ばれ、次に九人目として市区から交替で一名「正義の旗手」(大組合〈大アルテ〉所属の者)が加わり、議長となる。シニョーレの任期は、権力の乱用を回避するためにわずか二カ月であった(この間外泊せずにずっと政庁にて活動)。この役職はもともと豪族(マミャーティ)に対する政治的制限をねらった「正義の規定」を施行するために設置された役職である。法案は、シニョリーアによって検討され、そこで承認されると、今度は二つの「協同機関」(「コレッジョ」)「一二人の善人委員会」と「一六人のコンパニーア(組合)の旗手委員会」と合同で審議される。「一二人の善人委員会」は、フィレンツェの四市区からそれぞれ三名ずつ計一二名が選ばれる。フィレンツェの四市区のなかには、さらにそれぞれに分割された四つの小区画(「旗区」と呼ばれる)があるが、「一六人のコンパニーアの旗手委員会」は、その四つの市区の四つの旗区から一名ずつ計一六人が選ばれる。シニョリーアと二協同機関(合わせて「三大機関」)による審議には有識者が招かれ意見が交わされることもあった。こうした審議の後に法案を投票にかけ、賛成票は黒豆、反対票は白豆が投ぜられた(満票が三七票)。こうして法案の賛否の数が「豆の台帳」に記録される。もし法案が「三大機関」によって可決された場合、次は二つの立法協議会に移される――すなわち、まず、最初に「ポーポロ協議会」(その議長がカピターノ・デル・ポーポロ〈警察長官・平民代表〉)で審議にかけられ、通過すれば、次に「コムーネ協議会」(議長はポデスタ〈司法長官〉)で審議にかけられた。この二つの「通常協議会」の議員の数は、決められた配分にしたがって、各旗区から選ばれたアルテ(組合)加入者(大アルテが多数)を中心(一部豪族)として構成されていた。確かに、この二つの立法協議会には、法案の提出権は与えられなかったので、受動的な存在であるかもしれないが、もしここで法案がそれぞれ三分の二の多数にとって承認されなければ、無効となってしまうので、シニョリーアらの権力に対して一定の抑止力として機能したかもしれない。法案が可決すると、フィレンツェ共和国の書記官長によって法令の台帳にラテン語で記載される。奢侈禁止令の場合、これとは別に、人びとへの周知徹底のためにイタリア語(口語、トスカーナ語)訳が求められることがあった。ここで翻訳したものはこのイタリア語からのものである(しかしこのイタリア語も極めて難解なものである)。

史料

葬儀費用抑制のための条例（一四七三年）
―フィレンツェの奢侈禁止令（葬儀関係）

一四七三年（インディクティオ八年）四月二七日、葬儀費用の抑制について

前文

偉大にして卓越した「自由のプリオーレ」諸氏と「フィレンツェ市民の正義の旗手」―この両者は、今月四月にフィレンツェ市の通常協議会から葬儀費用に対する条例を施行する権限を認められた。そして「プリオーレ」諸氏および「二協同機関」は、協議会でのほとんど全員の賛成票にもとづく合意と、みずから、すなわち「プリオーレ」諸氏および「二協同機関」による、三七票の合意とによって要求された事柄がしかるべき目的を達成して誰もが望む最高の成果がもたらされんことを切に願い、それゆえにこそ、我らが「自由のプリオーレ」諸氏と、定足数をもって集まった名誉ある「二協同機関」は、この問題について熱心な検討をおこない、この問題に関して学識ある市民の意見を傾聴し、さらに、この問題に対してなされるべき措置を協議したのちに、最も有効になし得る解決策として、以下のことを規定し決定するものである。

第一条　公費による葬儀の対象者

まず第一に遵守すべきは以下のことである。すなわち「正義の旗手」、「プリオーレ」諸氏、「プリオーレ諸氏の公証人」［一名］、「コンパーニア・デル・ポーポロの旗手」［平民組合の旗手の意］、「フィレンツェのコムーネの一二人の善人」の

役職中にある者が死去した葬儀においては、高級織物と二枝燭台《ドッピエーレ》の準備については習慣にしたがって公費によるものとし、その際にはその素材について細部にわたって規定した条例、すなわち関係の協議会によって議決されたフィレンツェ市の条例によってあらかじめ考えられていたとおりに挙行されるべきものとする。

次に、今述べた以外の事柄について以下のごとく定める。すなわち、彼ら［先の「正義の旗手」から「一二人の善人」までの人］の葬儀の費用以外のほかのすべて、すなわち一般市民については、その社会的身分にもとづいて以下に述べる事柄にしたがって葬儀の出費と挙行が許されるものと定める。

第二条　葬儀の花綱飾りの制限と聖職者の列席の制限

フィレンツェの騎士と博士［市民法、教会法または医学の博士］の葬儀においては、その死者が所属した組合や地位を示す高級織物による花綱飾りは二つまで、すなわちそのひとつはその家の花綱飾り、いまひとつは所属した組合もしくは死者が授与された官職の花綱飾りの二つまでは許されるものとする。

また、埋葬に際しては、ひとつの修道会の団体、もしくは死者が生前住んでいた教区教会の一人または複数の司祭の他に、さらにいずれかの二つの教会の複数の修道士または複数の司祭を招いてもよいものとする。また、騎士や博士でない者の葬儀については、ひとつの修道会の団体の他に、教区教会の一人または複数の聖職者、または別のひとつの教会の複数の修道士または複数の聖職者を招いてもよいものとし、それ以上は招いてはならないとする。しかしながら、先に述べた博士と騎士等については誰であれ、その葬儀に際しては、さらに聖堂参事会員［聖堂での盛式の典礼祭儀を任務とする司祭の団体］とともに、先の教会とは別の教会の聖職者を招いてもよいものとするが、これについては、その聖堂参事会員やその他の教会の聖職者が、死者の男系親族の一人であって死者の兄弟もしくはその従兄弟――つまり父親の兄弟の息子――である場合に限るものとする。そしてその場合でも、後述するように、彼にはろうそく代以外はいかなる支払いもしてはならず、また、死者が生前に司祭に列席を求めていたり、列席を義務づけていた場合に限るものとする。

第三条　葬儀の際の集会の禁止・制限

死者の家での集会を伴う葬儀にはいかなる者の葬儀であっても出席してはならない。ただし死者がフィレンツェ市内に埋葬されるならば、死者が埋葬される際に一度だけは出席してもよいものとする。もし死者がフィレンツェ市外の地に埋葬されるならば、葬儀の際に一度だけ出席してもよいが、これ以上は他のいかなるやり方によっても出席してはならない。

集会は、親族の側によっておこなわれるものとし、その集会の参加者の数は親族以外に一度に一五名を越えてはならない。親族の他に、もし死者の近隣の者については、望むなら参列して習慣にしたがって葬儀に栄誉を与えてもよい。

第四条　葬儀の際の喪服の着用者の制限、親族の服装の制限

死者に付き添っている間、もし遺体がその後に市外または夜間に埋葬される場合には、死者のために市民の出席を伴って執りおこなわれる葬儀――すでに述べたようにその葬儀には関係者は一度だけ出席が許される――には、死者の男系の子孫、つまり息子または孫（その者は少なくとも一〇歳以上でなければならない）のみが喪服を着て出席できるものとし、それ以外は不可とする。しかしその年齢に達した親類がいない場合、その年齢に満たない者のうちから一人に限って、親族の身分のうちから死者と最も近親にある者が出席することが許される。親族であって仮縫いの服を着ることを禁じられた者は、すべて彼らが望むままに黒服を着ること、またふち飾りを施した服を着ることは許されるものとする。しかし、前方に頭巾《カップッチョ》（図21-5）の付いた仮縫いの服については、哀悼の念から習慣にしたがって後ろ側に被るのでなければ着てはならない。

第五条　衣類の遺贈と葬儀での衣類の着用

さらに誰であれ、ある者が死ぬことでその者が遺言書を通じて自分の死後、自分の衣服を誰が着るか指定してある場合、その人に衣服が与えられる。また死者が規定していない場合や、ほかの人にその衣服を着てほしいと望んだ場合には、次に示すように、死後その衣服について規定する力を有する者に与えられる。すなわちある市民が亡くなった場合、その息子は死者の費用で黒服を着ることが許される。息子が亡くなった場合は、まだ存命ならその母や父が死者の費用で黒服を着ることが許される。また、死者の娘・息子の嫁・妻も、遺言書によって規定された限りのものを受け取ることができる。また、遺言書によって規定されていない場合、習慣にしたがって外套・チョッパ(図21-6)・二枚の薄地織物・厚手織物をつくるために布地を与えてもよい。ただしここで述べた衣服について一二ブラッチョ以上の布地を与えてはいけない。

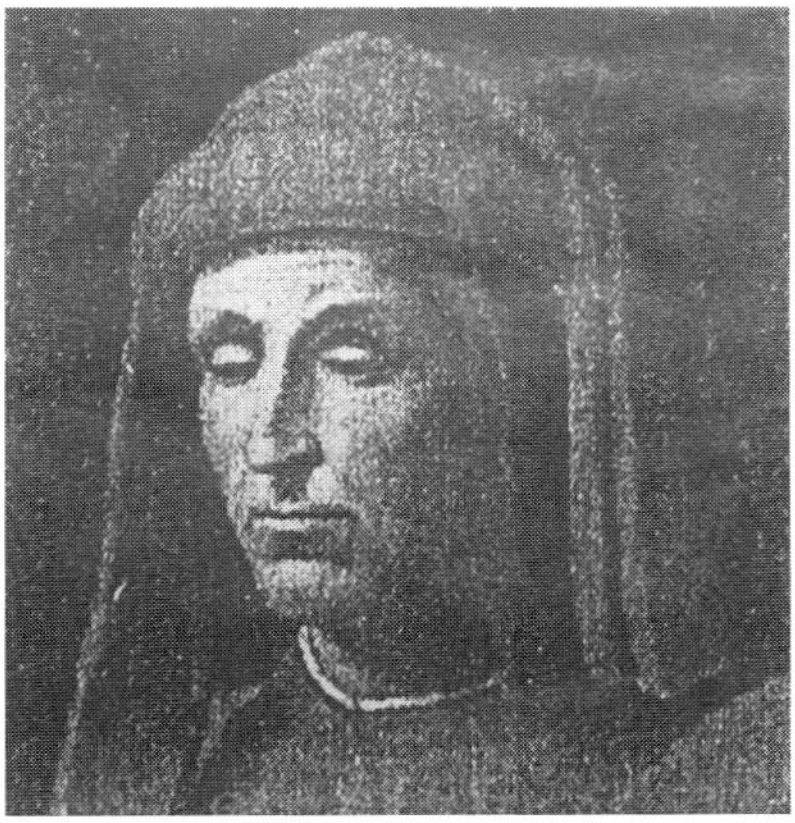
図21-5　カップッチョ

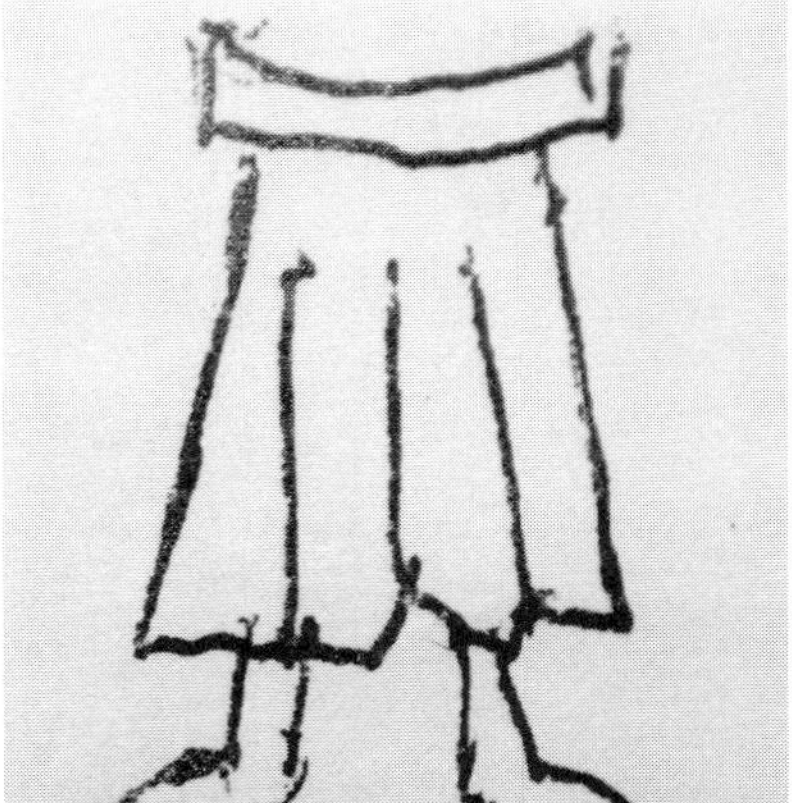
図21-6　チョッパ

第六条　婦人の死去の際の外套・薄地織物・厚手織物の着用の制限、葬儀での説教の制限

もし婦人が死去した場合、哀悼から、息子や娘、またその婦人の側の親類からは、もし存命であればその母は、外套・薄地織物・厚手織物を着てもよい。もし死者に母がいない場合、義姉つまり死去した婦人の長兄の妻が、もしその婦人に結婚した兄弟がいなければ長姉が、もしそうした人やその他誰もいなければ、婦人の側から一人に限って先の親族の親等を守って上記の衣服を着ることが許される。先の葬儀を執りおこなうに際しては、家のなかにおいてもまた戸外においても、説教はこれをおこなってはならない。ただし、もしこの決定を取り仕切る者が望むなら、婦人方のための説教についてはこの限りではない。

第七条　葬儀の際のろうそくの制限と特例、遺体の移送の仕方の規定

遺体に付き添って墓地まで行くこと、つまり葬儀については聖職者・参列者・服装に関する先の規定にしたがって執りおこなわれるものとする。使用するろうそくは四本を越えて携えてはならない。ただし騎士と博士については六本まで携えることは許される。また、この「二枝燭台《ドッピエーレ》」の他に、先の規定にしたがって、在職中に死亡した行政官の規定にもとづいて、死者の相続者や家族の出費によることなく、規定されたろうそくを持ち運んでもよいものとする。亡くなった者の遺体は柩に入れられるものとする。ただし騎士と博士はこの限りではない。すなわち、騎士と博士については、相続人の望むところにより、衣服を着せたまま覆いをせずに移送してもよいものとする。また、服を着たまま移送されることを望む托鉢修道会の修道士や鞭打ち信心会の会員については、通例通りのやり方にしたがうものとする。そしてこの規則によって死者は教会に運ばれるものとする。

そして葬儀の装飾のために大ろうそく《チェーロ》とたいまつとろうそくは相続人を規定した分量において火が付けられるが、大ろうそくについては一五リラの費用を越えてはならない。しかし死者が騎士や博士の場合は、大ろうそくの使用は二五リラまで許されるものとする。

第八条　遺体の掛け布の装飾と柩に関わる寄進についての制限

死者が埋葬される教会では、司祭側に委ねられた掛け布の装飾と柩に関して、寄進として金を与える習慣があるが、騎士と博士については、相続人からは、埋葬される教会に対して総額二フィオリーノ・ラルゴ［二フィオリーノと同価値の薄く長い金貨］を越えて与えてはならず、また、騎士でも博士でもないその他の死者については、ただこの目的のためだけに一フィオリーノ・ラルゴを越える寄進をしてはならないものとする。

第九条　葬儀に伴う各種の聖職者が持つろうそくの種類と本数の規定

死者に伴って教会まで行く修道士にはその任務に正当なものとしてろうそく《カンデーラ》が与えられるものとするが、ただし無償で付き添う聖堂参事会員は除くものとする。聖堂参事会員についてはろうそくではなく、「四本束ねのろうそく《トルケット》」を与えられる。ろうそくは一リッブラの重さにつき一一本かそれ以上とし、四本束ねろうそくは、半リッブラにつき一一本かそれ以上とする。

ろうそくの本数については以下のように与えられるものとする。すなわち、神学教師、修道院長、それにその他の高位の修道士については、一人につき三本のろうそくが与えられる。また、称号はもたないが、司祭に叙階されたものについては、一人につき二本のろうそくが与えられる。見習い聖職者とその他の修道士は一人につきそれぞれ一本とする。先に述べた聖堂参事会員のそれぞれには、もし彼らが報酬を得ずして来たならば、六オンチャの重さの「四本束ねのろうそく」が与えられ、もし報酬を与えられて来たならば、一人につき三本のろうそくが与えられる。さらに、いつも金を受け取る習慣にある修道士には金を与え、通常与えているだけの額を与えるものとする。教会のなかに運ばれた二枝燭台については、それを使用したのが教会の側にせよ、死者の相続人にせよ、それを捧げた人の側にせよ、それを置き忘れることのないように注意しなければならない。ろうそくについてここで述べたこととと違ったやり方でおこなうことを厳しく禁ずる。

第一〇条　豪華なミサの禁止

また、死者の霊魂のためになることを考えずに、人びとを集団で集め豪華に、また多くのろうそくを浪費してミサを執りおこなう習慣があるので、「プリオーレ」諸氏は以下のように規定し決議した。すなわち、相続人の好むやり方で、彼らが欲するいかなる場所においても、ミサをしてもよいが、男性にせよ女性にせよ、集団でミサに参加してはならず、ミサを執りおこなういかなる場所においても、死者の相続人の好むろうそくを用いるにしても、いつも豪華さを見せびらかすことのないやり方で執りおこなうものとする。ただし、死者が埋葬され葬儀を執りおこなう教会において、その死者のために執りおこなわれる最初のミサにおいて、埋葬の儀式の装飾のために、先に述べた教会において葬儀の間に灯すことのできる公認されたろうそくの数の上限を越えない限り、死者のためにろうそくを使用してもよいものとする。

第一一条　葬儀後の喪服の種類の着用と期間の規定

＊喪服について

あらゆる死者のために、誰でも葬儀後自分の好む喪服を着ることができるが、父親や祖父が死亡した場合、頭巾付きの長マントについては、葬儀から一年を越えては着用してはならないものとする。また、兄弟の亡くなった場合には、先の長マントと後方の頭巾は六カ月を越えては着用してはならないものとする。女性については、長マントは父もしくは母が亡くなった場合についてのみ着用するものとし、父母いずれの死であっても六カ月を越えてそれを着用してはならない。その他の死者の場合や規定の期間を過ぎた場合、いかなる女性もマントを着用することはできない。寡婦の場合のみ、その期間好むやり方で着用してもよいものとする。二五歳未満で息子が死去した場合、その息子の父は、死ぬ前から習慣的に着用していた服を変えてはならない。ただし黒い頭巾の着用については許されるものとする。

第一二条

＊条例を遵守するのを望まぬ者への罰金

喪服に関して、コムーネの条例によって規定されたすべてのものは「プリオーレ」諸氏とその公証人と「パラッツォの役人」によって変えられることなく守られるべきものとする。

ただし、葬儀において上に規定された葬儀のやり方や費用を越えることを望む者は、「カッサ・デル・モンテ」「モンテ（公益質屋）金庫」の会計官に、死者が騎士や博士の場合は五〇フィオリーノ・ラルガ、その他の身分の場合は、二五フィオリーノを支払い、「リフォルマの役人」か、その補佐官の領収書によってそれを執りおこなうことができるものとする。ただし、事前に任期中の「プリオーレ」の認可を得なくてはならない。

第一三条　墓掘人の賃金

墓掘人が先に述べた葬儀において取り組まなければならない仕事は、現在では、過去においてなされた仕事ほどには多くはないが、墓掘人はその仕事に対して正当な、しかるべき賃金を受け取るものとする。賃金について異議が出た場合には、フィレンツェ市の穀物局の役人またはその時にその業務を代理する者の判断に委ねるものとする。また、墓掘人は、常にその業務が属する穀物局の役人にいかなる状況においても従うものとする。

第一四条

＊違反者に対する罰則

条項のいかなる箇所であれ、上記の規定に反した場合、とりわけ葬儀の費用、葬儀のやり方、また死者の身分として規定されたものとは異なる装飾・贅沢について反した場合、死者の相続人と葬儀を執りおこなった者とそれを認可した者の三者は、そのことで責めを負うものとする。この三者はいずれも「条例管理官《コンセルヴァトーレ・デッリ・レッジ》」によって五〇フィオリーノ・ラルガの罰金を申し渡されるものとする。この違反行為は一〇年間公示されうるものとする。

金額の四分の一は、もし告発者が存在するならば、秘密もしくは公然たる告発者に渡るものとする。また四分の一は刑の宣告または罰金の受け取りをした役人に渡るものとする。残りは「カッサ・デル・モンテ」にその弁済のために帰属するものとする。

第一五条

＊公示

先の「条例管理官」は、フィレンツェ市の人びとの集まる公的な場所において「プリオーレ」と「一二協同機関」によって承認された日から一〇日以内に本条例の内容を知らしめなければならず、本決定は一四七三年の今月四月以後死亡した者の葬儀において適用を開始するものとする。

ひとつの決議ではすべての場合を規定するには不十分なので、その期間に任務にあたっている「プリオーレ」諸氏と「一二協同機関」委員は、先に述べた葬儀のやり方と儀式の費用に対して、制限を加える十分な権限を有するものと定め、両者は時には共同して、時にはそれぞれ個別に、葬儀のやり方と儀式の目的のために用いられる費用を減らすために、その時点で正当と思われる事柄を定めることができるものと規定する。

以上規定したことにもかかわらず、もしこのほかに何らかの問題が、これまで述べたこととは反対もしくは異なった形で生じた場合には、「プリオーレ」諸氏と「一二協同機関」委員は、いかなるやり方においても自分たちの処理能力を、直接的または間接的に拡大したり、増大させてはならないものとする──すなわち秘密裏におこなうにせよ、公然とおこなうにせよ、また、何らかの求めに応じておこなうにせよ、自分たちの処理能力を直接的または間接的に拡大したり増大させてはならないものとする。そのようにして決定されたことはいかなる効力も有しないものとする。

かくして以下のごとく結ぶ。「プリオーレ」諸氏と「二協同機関」委員の両者は、両者の票決においてその三分の二の合意が得られた場合、葬儀のために使われる費用や儀式のやり方を取りやめる権限が与えられ、葬儀において超過したと見なされる費用の一部または全部を制限もしくは廃する権限を与えられるものとする。現在のこの決定に含まれるすべての事柄は道理ある判断に委ねられるものとする。この点について「プリオーレ」諸氏と「二協同機関」委員の両者は、その葬儀が執りおこなわれる個々の人物と個々の社会的身分、また、葬儀の執りおこなわれる場所や時間に関わる一切の事柄について、常にひとつひとつ明確に示してその判断を決定しなければならない。

第二二章　ルーカ・ランドゥッチの『フィレンツェ日記』より（一四九七年）

――一五世紀のフィレンツェの社会・政治とペスト

解説

ランドゥッチと日記

フィレンツェ市民ルーカ・ランドゥッチ Luca Landucci（一四三六～一五一六）は、フィレンツェの中心部、大聖堂のあるサン・ジョヴァンニ市区において薬種商の店を営んでいた。父の出身地であるディコマーノ（フィレンツェから東北へ約二五キロメートル）に不在地主として農地を所有しており、みずから述べているように、疫病が来ればそこへ避難していた（一四七九年四月一八日の日記による）。

彼がフィレンツェ市民のなかでどの程度の層にいたかについては、はっきりしたことはいえない。長い期間にわたって日記を書く教養人であったこと、妻の嫁資（持参金）の額、地主および薬種商の店主としての地位、息子をボローニャ大学に入れて医師にしたこと、その他の日記の記述内容などから見ると、フィレンツェ市民のなかで「中」

の「上」か「中」の「中」程度に属していたのかもしれない。事実、ある日の日記のなかで貧民を軽蔑することばを吐いている（一四九一年五月一日の日記）。

ランドゥッチは店を経営するかたわら、みずからペンを執って『フィレンツェ日記』（一四五〇～一五一六）を死ぬ数カ月前まで綴りつづけた（一五一六年六月二日没）。ただし、最初の二七年間は――もし手稿の紛失等がないとしたら――記述は極めて少なく、実質的な開始日は一四七八年の春である。この日記は、高価であった「羊皮紙」でなく、一五世紀から入手しやすくなった「紙」でできた出納帳簿に書かれている。内容的には、この日記は、ひとりの市民が朝起きてから寝るまでの日々の私生活を連日記録したものというより、フィレンツェで日々刻々と目まぐるしく起こった政治的、社会的な出来事を必要に応じて、克明に綴ったドキュメンタリーであり、当時の歴史資料としては極めて貴重なものである。実際、死後早くからその価値が認められ、写本が数多く出回っている(358)。

フィレンツェでの彼の政治的な立場について言えば、特定の党派に属してそこで積極的に活動するということはなかったようである。また、彼には政治に距離を置く姿勢があったように見受けられる。例えば、日記の記述から、個人として目立った動きを避けようという慎重な態度が認められる（一四九七年二月一一日の日記）。一四九五年四月一日の日記でも彼は、「善い道を歩んでいる人」のことを「国の政治や党派に熱を上げない」人と表現している。実際、彼が生涯フィレンツェの役職に就かず（地位的に就けなかったのかもしれない）、政治の第一線にいなかったことも、彼の報告を概して党派の偏りを少なくし、比較的客観的なものにしている要因であろう。ただ、本章で紹介する時期はランドゥッチにとって、多くのフィレンツェ市民とともにサヴォナローラの説教に魅せられた時期であり、彼は心情的にはややサヴォナローラ派に近かったかもしれない。一四九四年一月一日の記述では、「公平な政府」によってフィレンツェが「服従から解放される」として、サヴォナローラ派の新政府の成立を喜んでいる。しかし、それでも事実上サヴォナローラ派の支配するプラティカ（特別協議会）の会議によってメディチ派の青年に対して、「残酷すぎる」判決が下されて、その結果、死刑が執行された時は、その遺体を見て涙を流したのである（一四九七年八月一五日の日記）。

重要なことに、彼が関心を抱き、努めて日記に記述した内容は、政治的な事件の他に、疫病の発生・流行であった。その報告ぶりは几帳面なものである。この日記での疫病の報告はすべて表22-1「ランドゥッチの日記に記載された疫病・病気の全箇所」に示した。ランドゥッチが疫病の報告について非常に几帳面であったのは、彼にとって、疫病こそは、この世の特異な自然現象（雷・地震）や奇跡とともに、漏らさず記録して後世の人びとに伝えねばならない重要な事柄であると感じていたからであった。そして、別のところで論じるように、彼のそうした「ものの見方・感じ方」（心性）の奥には、紛れもなく神の強い意思が働いているという確固たる認識があったのである。

ランドゥッチの日記全体を読んで気づかされることがある。すなわちそれは、これから起こる世界のあらゆる出来事の支配者である神、この万能の神に対するランドゥッチの強い意識と関心が、自然への過敏なほどの観察となってあらわれているということである。つまりランドゥッチは、日々の出来事のなかに神が自然現象などを通じて我々に発信するメッセージをこれから人間に起こる何か重要な前触れと見て — これは修道士などの中世の年代記作家に共通する心性である — それをキャッチしようとして神経を尖らせる。こうして彼はこの世に起こる自然現象や天変地異、奇跡を起こした人や奇跡的出来事・不吉な出来事に耳をそばだてる。それについては後世の者に報告義務を感じているように思われる。この意味で落雷や地震、月食や日食、月の満ち欠けなどが彼に注目された。さらにいえば、ひとつの異変はそれだけで孤立して存在するのではなく、他とむすびついていると考えられたが、これも世界の事象への中世的な心性によるものである。

事件の発生と疫病の発生の交錯

フィレンツェの都市内に様々な事件が起こるなか、勃発した「疫病」は都市社会の不安をいっそう刺激するように作用した。ランドゥッチの日記には、時々、日々の政治的争いの「出来事」の描写と「疫病」の描写との生々しい「交錯」が認められる — 例えば、サヴォナローラの政治的台頭と疫病の交錯である。もともと人びとの終末論的不

表22-1　ランドゥッチの日記に記載された疫病・病気の全箇所

1	1478年9月14日	施療院で疫病で1日7人～11人死亡。
2	1478年10月5日	スカーラ施療院には100人の疫病患者がいた。
3	1478年10月11日	疫病にかかった少年がひとり発見された。
4	1478年10月14日	疫病の女性患者がひとり施療院に行く途中で死亡した。
5	1478年12月24日	多数の疫病の死者が出た。「神の思し召し」。戦争と都市の破門と重なる。
6	1478年2月4日	疫病がずっと弱まった。
7	1479年4月18日	疫病がひどいので私は田舎に引っ越した。
8	1479年1月20日	疫病がひどく我々を苦しめた。
9	1484年6月14日	疫病が始まった。ブロジョッティ家から3人死者が出た。
10	1495年10月6日	疫病の家が発見された。アントーニオ・ディ・ボーノの家で二人死亡。ほかにも疫病の家があった。疫病は我々を痛めつけた。
11	1495年2月29日	この頃疫病が勢いを増していた。
12	1496年5月14日	疫病がフィレンツェのあちこちでぶりかえした。
13	1496年5月28日	＊正体不明の病気［梅毒］がはやり出した。フランスの腫れ物と呼ばれていて，大きなインゲンマメのような腫れ物だった。治す薬はなくて，だんだんひどくなっていった。
14	1496年6月25日	疫病の家が20軒位出た。
15	1496年8月4日	この頃疫病はほとんど終わっていた。
16	1496年12月5日	また1軒疫病の家が出た。何カ月か全く鳴りを潜めていたのだった。
17	1496年1月11日	ペンニ閣下がナポリから来たが，フランスの腫れ物［梅毒］にかかっていた。
18	1497年5月18日	＊熱病で多数の人びとが死んだ。その熱病のためにうわごとを言ったり，気が狂ったりした。患者は聞くに耐えない言葉を言って，罹ると2～3日で死んだ。サンタ・マリア・ヌオーヴァ施療院には1日12人入院した。
19	1497年6月1日	多数の者が発病して数日で死んだ。8日で死ぬ者もいれば，10日で死ぬ者もいた。なかには4日で死んだ者もいた。この日施療院と町中で120人病人が出たという。この日サンタ・マリア・ヌオーヴァ施療院で24人が死んだ。みんなこの疫病のおかげで罪を浄めてもらえると言っていた。
20	1497年6月13日	1日で施療院と町中とを併せて100人位死んだ。
21	1497年4月28日	やはり熱病で1日60人が死んだ。
22	1497年4月30日	町中で疫病の家が何軒も見つかり，ボルゴ・ディ・リコルポリでは8軒もあった。
23	1497年7月2日	熱病と疫病で人が大勢死んだ。
24	1497年7月3日	疫病の家が何軒も見つかった。そのためみんな逃げ出そうかと考えていた。病人が多く出たせいで鶏の値段が上がった。
25	1497年7月9日	サン・マルコ修道院で疫病が見つかった。そこで多数の修道士たちは父親や親戚の田舎に行った。しかしサヴォナローラは修道院に残った。この頃フィレンツェには疫病の家が34軒位あった。熱病の家も多かった。
26	1497年7月16日	フィレンツェで疫病の家が30軒。熱病でも多数死亡。子どもの死亡なし。
27	1497年7月20日	貧乏人が道端で倒れて，施療院に運ばれ，そこで死亡［疫病とはないが，疫病］。
28	1497年7月29日	疫病と熱病で人が死んで，市民は市内から逃れ田舎へ行ってしまった。
29	1497年8月15日	墓掘人が墓穴に入った途端に悪臭にやられて死亡。
30	1497年10月18日	＊家長と善良な市民が多数熱病で死亡。女性と子どもは死ななかった。
31	1497年10月19日	何軒も疫病の家が見つかり，市民は田舎に逃げた。
32	1497年10月28日	疫病患者で座って頬づえをついたまま死んでいた者がいた。疫病が我々を苦しめた。
33	1497年11月7日	ディコマーノで疫病が始まった。
34	1497年2月11日	この頃，疫病患者は1軒か2軒程度で，疫病についてほとんど話題にならなくなった。
35	1498年4月21日	多くの家で疫病が見つかる。スカーラ通りに4軒疫病の家が見つかり，ここサン・ブランカッツィオ教会近辺でも4軒見つかる。2日間でかなり死人が出ていた。
36	1498年5月12日	疫病対策の役人が疫病患者をフィレンツェから追い出していた。フィレンツェに戻って来ようとする病人に対して拷問の道具を用意した。これは逆効果と思われた。
37	1499年8月19日	この頃，多数の人びとが病気や負傷で戦場から戻って来た。兵士よりも見物に行っていた農民の方が多く，その多数が死んだ。
38	1499年2月16日	疫病は止んでいて話題にならなくなった。
39	1500年7月2日	この頃，フィレンツェで疫病の家が15軒見つかった。
40	1500年3月5日	この頃，疫病がまたやって来た。フィレンツェでは疫病の家が10軒以上出た。
41	1500年3月9日	夜空の月が最も欠けたこの頃，疫病がひどくぶりかえした。あちこちで何軒もの疫病の家が見つかった。スカーラ通りでは1日4軒も見つかった。一晩で3人全員死亡した家も出た。その場合外から戸口を外して遺体を運び出さねばならなかった。
42	1501年4月27日	疫病は多くの家で出ていた。
43	1504年5月23日	＊フィレンツェに寒気がするはやり風邪がやって来て100人中90人咳をして熱を出した。これで死ぬ人はほとんどなかった。

＊は「疫病」と記載されていないもの。網かけ部分は本章の訳出部分

安をかき立てて説教に注目させようとする手法のサヴォナローラにとって、飢饉とそれにつづく疫病の発生・流行は、教会と世界の改革を求める神の叫びとして認識すべき出来事であり、まことに好都合な出来事であった（特に一四九六年～九七年）。サヴォナローラは、当時ちょうど発生した疫病を自分の預言どおりに起こった出来事であると解釈して自己の立場の正当化に利用したのであった（一四九七年七月一一日の日記）。

その一方で、時のシニョリーアは、サヴォナローラ派のますます高まる動きに対して、それを阻止するために、フィレンツェに疫病が発生したことを理由づけにして―つまり疫病の拡散を防ぐ名目から―彼らの集会を禁止したのであった(359)。こうした交錯のなかで我々もその社会に実際に生きているような臨場感を与えられる。また、フィレンツェの貧民街に発生した疫病に対して、ランドゥッチやフィレンツェの市民、さらに時のシニョリーアがどのように反応・対応したか、また、当時起こっていた政治抗争（例えば、サヴォナローラ派とその反対者の争い）に対して疫病がどのような作用を与えたか。―この日記は、疫病がその生きた社会に実際にどのような影響を与えたかを知る意味でも興味深いものがある。なお、この頃、疫病とともに熱病が同時に発生して人を死に導いていたこともわかる。

史料

ルーカ・ランドゥッチの『フィレンツェ日記』より―一五世紀のフィレンツェの「疫病」

一四九七年六月一日　大勢の人びとが熱病のせいでほんの数日で死んだ。発病から八日で死ぬ者もいれば、一〇日で死ぬ者もいたが、市民の中から四日で死ぬ者も一人出た。下弦の月にあったこの日、施療院と市内の両方を合わせて一二〇人の人がこの病気にかかったといわれた。

さらに施療院で疫病の患者がいくらか出たといわれた。毎日、一〇人か一二人が施療院に運ばれていた。この日、

サンタ・マリア・ヌオーヴァ施療院では二四人が死亡した。
このほかにいやなことがあった。人びとは宗教的な欠乏状態［サヴォナローラの説教が禁止され聴けないことを指している］とともに、食糧の欠乏状態にも陥っていたのだ。そのため、貧民が死んでいっても人はそんなことは格別悲しいとも何とも思わなかった。**それでも大量の貧民が次々と死んでいった。これは正当な裁きの疫病である。**

六月一〇日　市場に新しい小麦が出て、いくらか値下がりした。

六月一一日　サンタ・バルナバのパリオ［競馬］が開かれた。ここ数年の間、パリオはフィレンツェではおこなわれていなかった。それというのも、預言者［サヴォナローラ］の説教に従ったからであった。ところが、今度のシニョリーアでは、「この町の市民を少し元気づけてやろう。いったい我々がみんな修道士にならなければならない筋合いのものか」と話された。こうして、パリオの開催が決定され、もはや先の修道士のことばに従わないことになったのである。それでもシニョリーアは我々から神のことば［サヴォナローラの説教のこと］を奪い取ってしまったのである。

六月一三日　**施療院と都市内とで合わせて一〇〇人位の人がこの日一日で死んだ。夜空の月は一四夜であった。**

六月一六日　サンタ・マリア・デル・フィオーレ大聖堂の小さい鐘が落ちた。この鐘は聖体奉挙［ミサでキリストの身体であるパンを司祭が掲げること］の時に鳴らされる鐘のひとつであった。
この鐘が、聖体奉挙がおこなわれている時に、ディーノなにがしという人の頭に落ちてきて、危うく死ぬところだった。彼の頭から骨のかけらが落ちてきたという。

六月一八日　教皇［アレクサンデル六世（在位一四九二〜一五〇三）］からジローラモ修道士［サヴォナローラ］を破門する書状が届いた。この破門状は、この日の朝、次の教会で宣告された――その教会はサント・スピリト教会、サンタ・マリア・ノヴェッラ聖堂、サンタ・クローチェ聖堂、バディーア修道院、セルヴィ教会である。私は、その破門状がサント・スピリト教会の聖歌隊席の説教壇から読み上げられ、ジローラモ修道士の破門が宣告されるのを聞いた。その説教壇のところには、それをはさんで二本の灯された大ろうそくが置かれ、多数の修道士がその説教壇を取り囲んでいた。破門状はリオナルド修道士によって読み上げられ宣告されたが、彼こそは、説教師であり、先に述べたジローラモ修道士の敵対者であった。その破門状の内容とは以下のとおりである――

　先の修道士［サヴォナローラ］は、教皇［アレクサンデル六世］のもとへ参上せよという聖なる服従を喚起した書状（勅書）（一四九六年一一月に通達済み）に従わなかった。従う意志がないからには破門とする。何人も彼に援助や助力を与えてはならないものとする。何人たりといえども、彼のところに話を聞きに行くことも、彼のいる場所に行くこともしてはならないものとする。これに違反すれば破門とする。

一四九七年六月一九日　教皇の息子［アレクサンデル六世の息子フアン。バレンシアのガンディア公。軍事的指導者］が殺害されて、テーヴェレ川に投げ込まれたという。

一四九七年六月二〇日　修道士ジローラモは、何人かの人の話によると、破門状に対してみずからを擁護して書簡を送ったという。

一四九七年六月二三日　男の子が一人、パラッツォ［パラッツォ・デッラ・シニョリーア。市庁舎］の大鐘からバルコニーに落ちて、一二、三日後に死んだ。

六月二四日　土曜日　市場で小麦〔一スタイオ（約二四リットル）あたり〕が三リラした。

六月二八日　熱病で一日につき六〇人死んだという。

六月三〇日　町中で疫病の家がたくさん見つかり、ボルゴ・ディ・リコルボリでは八軒もあった。

一四九七年七月一日　ドメニコ・バルトリが正義の騎手〔シニョリーア（都市政府）の議長〕であった。

七月二日　熱病と疫病で大勢の人が死んだ。サンタ・マリア・ヌオーヴァ施療院では、一日だけで二五人死んだ。

七月三日　疫病の家がたくさん見つかり、町から逃げ出そうかとみんな考えたほどであった。

この頃、二羽一組で、雌の若鶏が三リラ、去勢したおんどりが七リラか八リラした。病人が多かったのだ〔病人用のために鶏肉が品不足で高騰したこと〕。

七月九日　穀物管理局の役人が市場に小麦を三五ソルド〔一リラ一五ソルド〕で出した。

七月九日　サン・マルコ修道院で疫病が見つかった。そこで大勢の修道士がそこを出て、父親や親類や友人の別荘に行った。ジローラモ修道士は、何人かの修道士とそこに残った。この頃、フィレンツェには三四軒ほどの疫病の家があり、さらに熱病の家もあった。

七月一一日　マントヴァ侯〔ゴンザーガ家のフランチェスコ（ジャンフランコ）二世（在位一四八四〜一五一九）。軍人として教皇・フランス王・ヴェネツィアなどに雇用された。妻はイザベッラ・デステ〕がヴェネツィアに行ったが、その時ヴェネツィア人が彼の首をはねようとしたそうだ。あるいは侯は、そうされるのではないかと本当に思ったという。そこで侯は部屋の窓からリネンの敷布を縛って降り、マントヴァに逃げ帰ったという。こんなことが起こったのも、侯がフランス王の隊長に任命されたことが伝えられたからであった。

七月一二日、水曜日　新しい上質の小麦が四五ソルド〔二リラ五ソルド〕した。

七月一六日　フィレンツェに疫病の家が三〇軒ほどあった。また熱病でも多数の人が亡くなった。注目すべきことに、死んだのは皆、二〇歳から五〇歳の家長の者であって、子どもではなかったのだ。教会とこの世の改革について修道士〔サヴォナローラ〕が話したことが今本当に証明されているように思われた。

七月二〇日　大勢の貧乏人が道端で憔悴して死にかけていた。彼らは、一日中、町中のあちこちで、その任務にあてられた人によって拾い集められ、施療院まで運ばれた。彼らはそこで死んでいった。

七月二三日　サンタ・マリア・マッジョーレ教会で祭式を司宰している司祭が八人委員会に捕まった。白状したところによると、司祭は、憤懣やる方なく、ジローラモ修道士とドミニコ会修道士とサン・マルコ修道院の全部の修道士がソドミーであるといいふらしたという。そしてこの日の朝、修道士たちの名誉の回復のために八人委員会から送り出され、サンタ・マリア・マッジョーレ教会のサン・ジョヴァンニ広場側の、鐘楼を支えにした階段に設置された説教壇を登った。そして市民の皆の面前で、自分がうそを言ったと話し、間違いを犯したことを公に認めた。しかしそれでもさらに八人委員会はスティンケの牢獄〔バルジェッロと並ぶフィレンツェの牢獄〕に送った。

七月二九日　太陽に食が起こり暗くなった。疫病と熱病で大勢の人びとが死んだため、都市から市民がいなくなり、町が空っぽになった。逃げることが出来る市民は田舎の別荘に逃げてしまった。

一四九七年八月五日　デッランテッラ家のひとりが捕まった。そして拷問を受けてピエーロ・デ・メディチと企てをしたことを白状し、大勢の者を非難した。彼らには出頭するように使いが出された。そして彼らは、パラッツォ［パラッツォ・デッラ・シニョリーア］とバルジェッロ［牢獄のひとつ］に監禁され、拷問にかけられた。この連中のなかにはロレンツォ・トルナブオーニ、ジャノッツォ・プッチ、ベルナルド・デル・ネーロ、ニッコロ・リドルフィがいた。他に逃げた者にフィリッポ・トルナブオーニの息子ピエートロ、ブッタ・デ・メディチその他がいた。

八月六日　リヌッチョ氏と他の指導者は、出頭するように使いが出された。そして広場に兵士が徴集された。

八月一〇日　町のあちこちで、連中にはどういうご沙汰が下されるものかと話された。連中にはおとがめはないという者もいれば、あるという者もいた。

八月一三日　トルナブオーニ家がフランス王［シャルル八世（在位一四八三〜九八）］に急使を送ったといわれた。フランス王にロレンツォ［ロレンツォ・トルナブオーニ］の解放を請願するものといわれた。

八月一五日　サン・パーゴロ教会で起こったことだ。その教会の外にある墓地で墓掘人たちが誰かの遺体を埋葬していたが、そのうちの男のひとりが墓穴に鍵をおとしてしまった。そこで男は鍵を取りに墓穴のなかに入って行ったが、なかにはひどい悪臭が漂っていて、男は引き上げてもらう前にその悪臭にやられて息絶えてしまったのだ。

八月一六日　小麦〔スタイオ〕が三リラまで値上がりした。

八月一七日　パラッツォでプラティカ〔シニョリーアの選出した有能な市民が参加する執政諸問会議〕の法廷が開かれて、朝から深夜まで審議〔ピエーロ・デ・メディチを通じて謀反を企てた科についての審議〕が続いた。そこには一八〇人以上が出席した。そして罪人は口頭で死刑判決を受け、その財産は法にもとづいて没収されることとなった。そのように判決が下されたのは、以下の五人であった。すなわち、最初にベルナルド・デル・ネーロ、それからニッコロ・リドルフィ、ジョヴァンニ・カンビ、ジャノッツォ・プッチ、そしてロレンツォ・トルナブオーニである。五人に対してフィレンツェ中の市民が悲しんだ。そのようなことをすることに誰もが皆驚いた。とても信じられないことだった。五人は同じ夜に死刑を執行された〔実際は上訴が却下されてから二度目の法廷が開かれた二一日に死刑執行された〕。あの若いロレンツォが柩に入れられてトルナクィンチの角を通過するのを見た時は、私はどうしても涙を抑えることはできなかった。それは夜明けの少し前のことであった。

彼らは上訴を申請し、その上訴は、主に弁護士のメッセール〔法律家への敬称〕・グイード・アントニーオによって取り上げられるように勧告されたけれども、それは認められなかった。その判決は彼らのような人にはあまりに苛酷すぎるように思われたのであった。

しかしこの世のすべてのことは、神のご意思のもとにおかれている。いつも何事も神の栄誉となりますように。それから、この五人の財産を所有している者は何人たりといえども、それを申し出よ、という布告文が通知された。

八月二四日　たくさんの人びと〔メディチ家支持者〕が追放された。ティンカ・マルテッリ、メッセレ〔メッセール〕・ボンジャンニの息子のヤーコポ、トマシーノ・コルビネッリ、リオナルド・バルトリーニ、フランチェスコ・ディーニである。

一四九七年九月一七日　少年たち〔「虚栄の焼却」などに積極的だった熱狂的なサヴォナローラ支持者〕はシニョリーアに赴いた。そしてどうかジローラモ修道士が再び説教をするのが許可されるようにと願い出た。また、サンタ・マリア・デル・フィオーレ大聖堂のなかにある段を修理してもらいたいとも願い出た。

一四九七年一〇月一日　カルメル会〔托鉢修道会のひとつ。パレスティナのカルメル山の隠修士団に起源をもつ〕の修道士がひとり、サン・フリアーノ門の近くの市壁の角にあるヴェルジネ・マリア教会があるところで説教した。そしてジローラモ修道士の教えを大いに擁護して、こういった——

神は私にこうお告げをいわれた。すなわち、ジローラモ修道士こそは聖人である。彼の教えは正しい。そして彼に刃向かい、その聖なる務めを悪し様にいう者は皆、たとえそれがシニョーレ〔都市から全権限を委託された独裁的支配者〕であれ、修道士であれ、偉大な教師であれ、その舌を抜いて、犬に与えられるであろう、と。

彼は他にも似たようなたわごとをいった。彼は出頭を命ぜられ、大司教館で審問を受け、以後説教をしてはならぬと命ぜられた。

一四九七年一〇月五日　メッセール・ジョヴァンニ・ベンティヴォッリョ〔ボローニャのジョヴァンニ二世（一五〇八年没）。一五世紀後半にボローニャを支配。チェーザレ・ボルジアやユリウス二世と対決した〕の息子〔アレッサンドロ（一五三二年没）〕がフィレンツェに雇われてフィレンツェにやって来た。一〇〇人の武装兵を連れていた。それはよく統率された軍隊であり、ピサに向かった。

一〇月一六日　月曜日　多数の市民が先と同様の罪で追放された。あのフィリッポ・デッランテッラ、スフォルツォ・ベッティーニが牢獄から出され、我々の都市の領地内に追放された。このほか、呼び出しを受けて出頭しなかった者も追放された。それがピエーロ・アラマンニ、メッセール・トンマーゾ・ミネルベッティ、メッセール・ルイージ・トルナブオーニとその兄弟のピエーロであった。

一〇月一八日　熱病で家長と善良な市民が大勢死んだ。女性と子どもは死ななかった。

一〇月一九日　この頃、多くの家から疫病が見つかった。そのため市民たちは別荘に留まった。

一〇月二八日　メルカート・ヌオーヴォ〔市中心部シニョリーア広場から西約一〇〇メートルの市場〕でのこと、両替業者の店の間にある石の腰掛けに五〇歳位の男がひとり、ほおづえをついて眠りたがっているように座っていた。が、そこに周りの誰にも気づかれずに座ったままそのまま死んだのだ。ぴくりとも身動きしなかった。しかし顔が青ざめているのにすぐに気がついた人たちが、触ってみて死んでいるのがわかった。しかし、男はそのまま何時間もほおづえをついて死んでいた。誰も近づかなかった。それというのも、この頃、疫病による被害がひどかったので、男もきっと疫病死したにちがいないと思ったからである。

一四九七年一一月一日　ピサ〔一四〇六年以降フィレンツェの従属都市であったが、一四九五年に反乱を起こした〕と全トスカーナとの間に交わされた休戦が終わった。ヴェネツィア側がピサのために援軍を送ったので、我々の側も絶えず兵士を徴集している。我々は、こちらに向けてやって来るといわれているフランス王を待ってずっといらいらしている。

一一月三日　ローマではサンタニョロ城〔サンタンジェロ城（聖天使城）。教皇の城〕に落雷があったそうだ。一四九七年一〇月二九日、日曜日、朝の一四時［現在の午前一〇時］のことだ。それは甚大な被害を与えた。落雷は天使像を直撃し、地面につき落とし、その天使像は弾薬庫のなかに落ちたことから、引火して塔が爆発した。そして木材や石、石弓や甲冑をテーヴェレ川の向こう岸まで吹き飛ばしたのだ。また死者も出た。これは仰天すべき出来事だった。

一一月六日　ピサが協定を結びにやって来た。だが、何も締結されなかった。

一一月七日　ディコマーノ［ランドゥッチの田舎］**で疫病が始まった。**

一一月九日　大学がプラートからフィレンツェに戻ってきた。それまでプラートで講義がおこなわれていた。たぶん四〇人の講師が講義をしていた［大学とはフィレンツェ大学のこと（一三二一年創設）。ピサの反乱のために一四九五年からピサからフィレンツェに移されていた。さらに、当時、フィレンツェで流行した疫病のためにプラートに移されていた］。

一一月一三日　ヴェネツィアが派遣した騎士がピサに着いた。一方我々は戦争が勃発するのを待ちながら兵士を徴集していた。

一一月一五日　フィレンツェのサン・パーゴラ施療院のポルティコ［柱廊］の下で朝、まだ夜明けに一人の少女の死体が発見された。**少女は疫病にかかった病人の世話をする人に見つけられた。彼女は疫病で死んだのではなく首を絞め殺されたと判断された。**八人委員会は、この事件を聞いて、この件について知っていて隠す者は死刑に処すというお触れを出した。

一一月一八日　小麦の値が下がり、五〇ソルド［二リラ一〇ソルド］に戻った。穀物局はそれを四〇ソルド［二リラ］にした。

一一月一九日　八人委員会がマリアーノ・ダ・ギニャッツァーノとその仲間に対してフィレンツェ領に立ち入れば死刑にするという宣告を出した。ピエーロ・デ・メディチをフィレンツェに戻すという企みに加担しているといわれたからだった。

一一月二六日　ピサ軍が我々の領土のピッボーナまで侵攻して来て家畜を略奪したという通報があった。

一一月二九日　サンタ・マリア・デル・フィオーレ大聖堂の祭壇から十字架上のキリスト像が取り外され、その下の司教座聖堂参事会員が座るところに置かれた。そして中央祭壇の上には聖体用の木製の櫃が置かれた。まだ金箔をかぶせていなかったが、見ていてきれいだった。

一四九七年一二月二日　フェッラーラ公の息子である枢機卿［イッポーリト・デステ］がフィレンツェにやって来た。彼を今回枢機卿に選出した教皇を訪ねてローマに行くところだった。歳の頃二二歳位の青年だった。彼は皆から栄誉が払われた。大勢の市民が彼を迎えた。

一二月一四日　我が軍がピサにまで侵攻してヴァル・ディ・カルチを奪取したそうだ。

一二月一六日　カピターノ［パラッツォ・デル・カピターノ］の中庭でアゴスティーノ・チェージャの首がはねられた。メディチ家と企んだという先と同じ罪業からであった。

一四九七年一月六日［フィレンツェ暦では三月二五日から年号が変わる］　フィレンツェのシニョリーアがサン・マルコ教会に供物をそなえに参上

した。そして彼らは祭壇でジローラモ修道士の手に接吻をした。これにはよく事情のわかっている人びとにとって大変な驚きであった。修道士の敵よりも味方の方がびっくりした。公現祭［キリストの人類への顕現を祝う一月六日の祝日］の日だった。この頃、厳しい寒さであった。アルノ川が凍った。

一四九七年二月一一日　ジローラモ修道士がサンタ・マリア・デル・フィオーレ大聖堂で説教を始めた。以前のように段も作られた。人が大勢聞きに行った。多くの者が、彼が破門の身であるとささやいた。そして、破門を恐れ、「正しかろうと正しくなかろうと、破門されるのが怖いことには変わらない」と言って、行くのをやめた人も多かった。私も行かなかった。

この頃、疫病のことはもうほとんど話題にのぼらなかった。疫病の家は一軒か二軒で、それ以上は出なかった。

二月一五日　ジローラモ修道士がサン・マルコ教会で説教した。司祭と修道士のほかに集めず、これに出席した人によると、彼らの欠点について説教したそうだ。

この頃、厳しい冬の寒さでピサ戦争はあまり動きがなかった。

二月一七日　土曜日　小麦が、一スタイオで四九ソルド［二リラ九ソルド］から五〇ソルド［二リラ一〇ソルド］した。

二月一八日　ジローラモ修道士がサンタ・マリア・デル・フィオーレ大聖堂で説教した。聞きに行く者はなおいっそう少なくなった。

第一三部　黒死病と絵画の注文

第二三章　サン・ジミニャーノのポーポロ協議会とその他の機関による一四六二年から一四六四年の決議文と関連文書

――疫病を逃れるために聖セバスティアヌスの絵画の制作を決議する

解説

ルネサンス期において絵画はどのように注文されたのであろうか。ここにひとつのあり方が認められる。黒死病時代のカトリック世界において、特に聖人は神へのとりなしをする存在として崇拝されたが、疫病除けについては聖セバスティアヌスがその最も有力なとりなしの聖人のひとりとされた。伝承によると、聖セバスティアヌスは、ディオクレティアヌス帝の命のもとにおこなわれた処刑の際に「矢」（疫病の矢の象徴とされた）を射られても死ななかったことから、民間信仰的に疫病の守護聖人として崇敬されるようになった。特に黒死病発生以後、聖セバスティアヌスは疫病除けの聖人としてヨーロッパ中で第一の地位を占め、一五世紀～一七世紀において多くの教会においてその絵画が制作されるようになったのであった(360)。

次の一連の史料はイタリアのトスカーナ地方の都市《コムーネ》サン・ジミニャーノが、襲い来るペストを前に、どのようにして聖セバスティアヌスに祈願したかを克明に示してくれる貴重な史料である。D・C・アール Diane Cole Ahl は、未

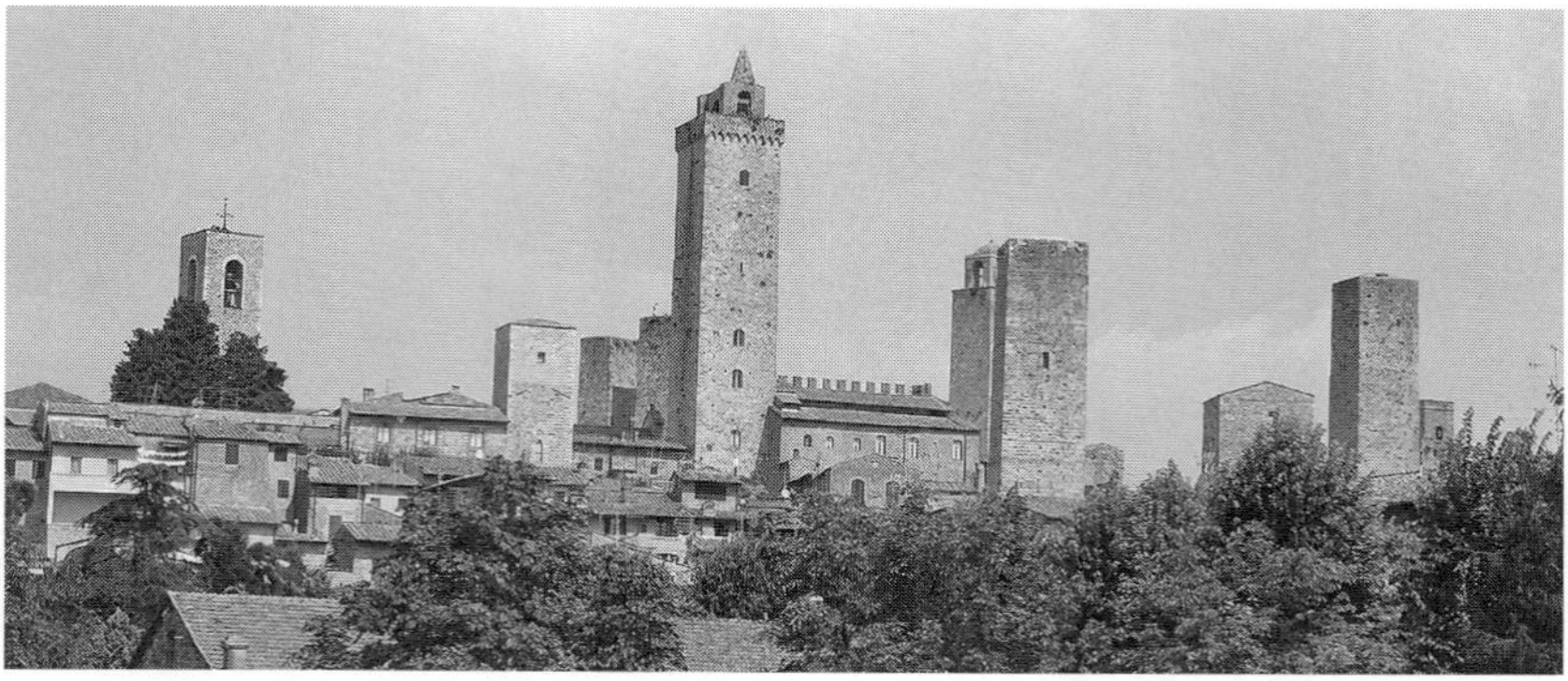
図23-1　塔の町サン・ジミニャーノ

刊行史料であったサン・ジミニャーノの「ポーポロ協議会」の決議文の史料をその論文の付録として掲載した(361)。その史料は、ペストの発生と疫病除けの聖人セバスティアヌスの絵画制作との関係を示す史料である。それは、すべて、ベノッツォ・ゴッツォリの二点のフレスコ画の注文と制作の過程を明らかにしてくれる史料である。それはD・C・アールの論文の「付録——史料紹介」に収められている（ラテン語一三点、イタリア語史料一点）。現在、ラテン語史料一三点は、サン・ジミニャーノの古文書館に、イタリア語史料一点はピサの古文書館に収められている。筆者はサン・ジミニャーノ古文書館の協力を得て同史料のマイクロフィルムを入手することができた。以下はその全一四点（ラテン語一三点、イタリア語史料一点）を翻訳したものである(362)。なお本章では役職名に「　」を付けて示した。

市壁に囲まれた「美しき塔の町」サン・ジミニャーノ（図23-1）は世界遺産に指定された（一九九〇年）。この都市は、都市部においてペスト前に約七三〇〇人の人口を擁していたが、一三四八年の黒死病によって住民の五八・七パーセント（E・フィウーミ）が失われるという悲惨な被害に見舞われた(363)。しかしながら、それ以後はあまり疫病のやって来ない安全な都市であると思われていたようで、疫病の避難先としてピッティ家やルチェッラーイ家などの富裕なフィレンツェ人には考えられていたようである。ところが、一四六二年一二月になってついにペストの犠牲者が出たのであった。それも聖職者であった。この深刻な事態を受けてコムーネの「ポーポロ協議会」は、決議（史料1）をおこなった。すなわち、まずその犠牲者の埋葬と感染防止の処置をコムーネの費用でおこなうこと、そして神の怒りと罰のもとである人びとの悪徳を自覚し、ミサによる祈禱をおこなうことによって神の慈悲を仰ぐこと、そして疫病の守護聖人であるセバスティアヌスへの祈願を決意するというものであった。このような背景のもとに聖セバスティアヌス絵画の大作にして傑作であるベノッツォ・ゴッツォリの二点のフレスコ画、《聖セバスティアヌスの殉教》（コレッジャータ教会〈元ピエーヴェ教会〉、一四六四年七月二八日銘）と《聖セバスティアヌス》（サンタゴスティーノ教会、

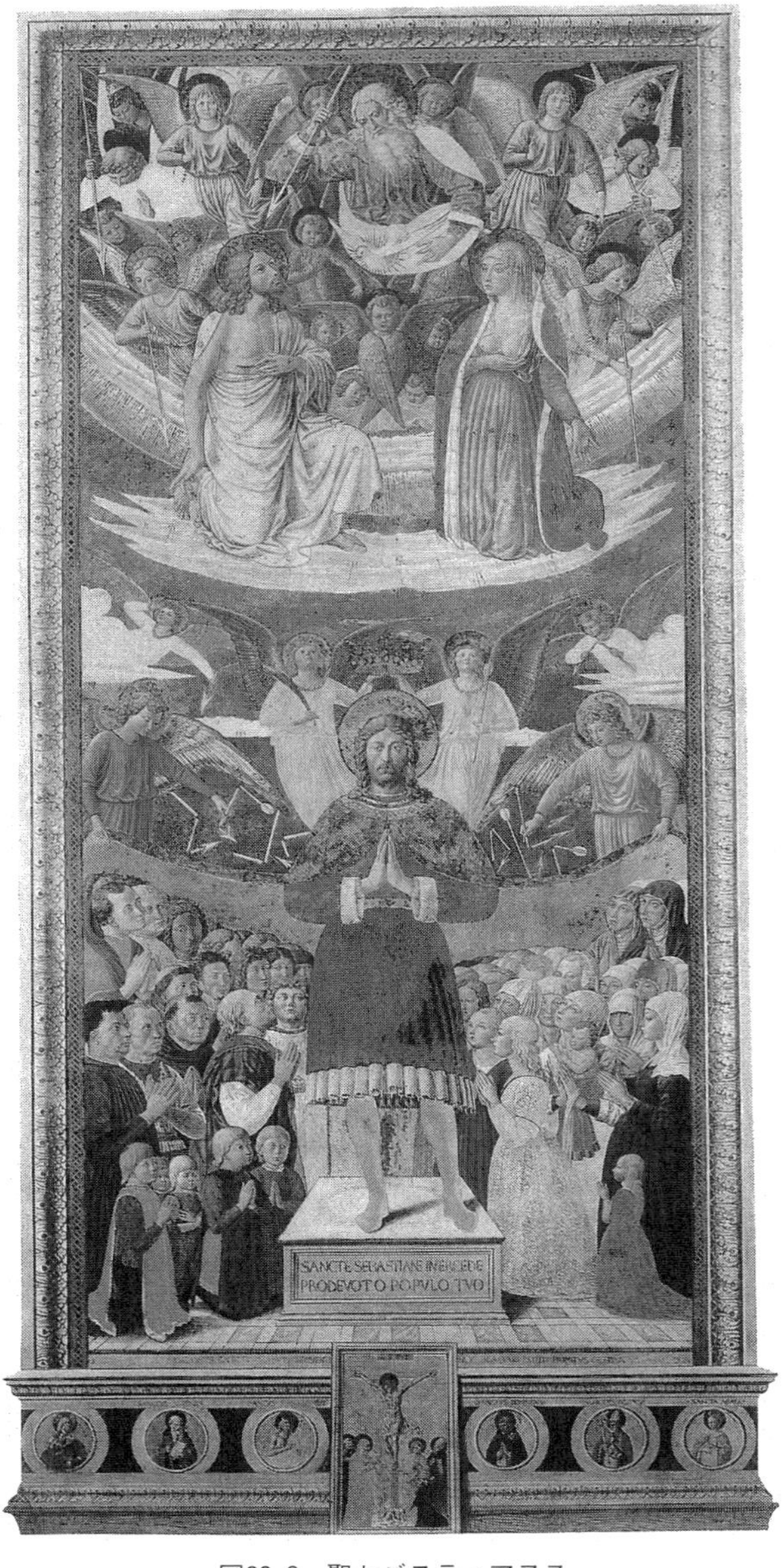

図23-2　聖セバスティアヌス

一四六五年一月一八日銘）が描かれたのである。

そして祝祭の挙行の具体的日程が決定された（史料2）。そしてセバスティアヌスの絵画を設置すべきこと、「プリオーレ・デル・ポーポロ」と「正義の旗手」はその設置場所と費用を決定する権限をもつ二名の者を任命すべきであると、決議される（史料3）。そして、それにしたがって、その絵画の設置場所・費用の決定の権限をもつ二名の市民が任命された（史料4）。そして一〇フィオリーノの費用で聖セバスティアヌスの絵画が「より優れた表現で、より優雅に、より美しく」描かれるべきとされ、その完成後はサン・ジミニャーノのピエーヴェ教会に設置されるべきであることが決定されるに至った（史料5）。

ところが、一四六四年六月一〇日の史料5の決議にもかかわらず、その後、都市で疫病が終息したことからその制作の計画は休止してしまう。その間に、これとは別に、同じサン・ジミニャーノの都市にあるサンタゴスティーノ教会のなかに、信心会の制作依頼を受けて、フィレンツェの画家ベノッツォ・ゴッツォリによって聖セバスティアヌスの絵が制作され、設置される(364)。これは、これからやって来る「疫病を免れるための祈願」というよりも、前回の「疫病を免れることができたことへの感謝」（奉納）として制作されたものであった。ここでは、セバスティアヌスは、「裸の姿」ではなく「服を着た姿」で描かれ、また、ちょうど《ミゼリコルディア（慈悲）の聖母》の絵の構図と同じように、セバスティアヌスはそのマントで信心会の人びとを疫病から庇護する姿で描かれていた（図23-2）。一方、休止していたピエーヴェ教会のセバスティアヌス像の制作は、その後、再びサン・ジミニャーノにペストが到来し、緊張が高まるなかで、急に促されて、先の画家と同じベノッツォ・ゴッツォリによってようやく完成される。これは、「疫病を免れるための祈願」として制作されたものであり、セバスティアヌスは今度は「裸の姿」として描かれている。これは、《聖セバスティアヌスの殉教》（図23-3）としてピエーヴェ教会（現在のコレッジャータ教会）に設置されたのであった(365)。

以下、D・C・アールの論文とセバスティアヌス像制作の関係史料を参考にして、二点のセバスティアヌス像の制

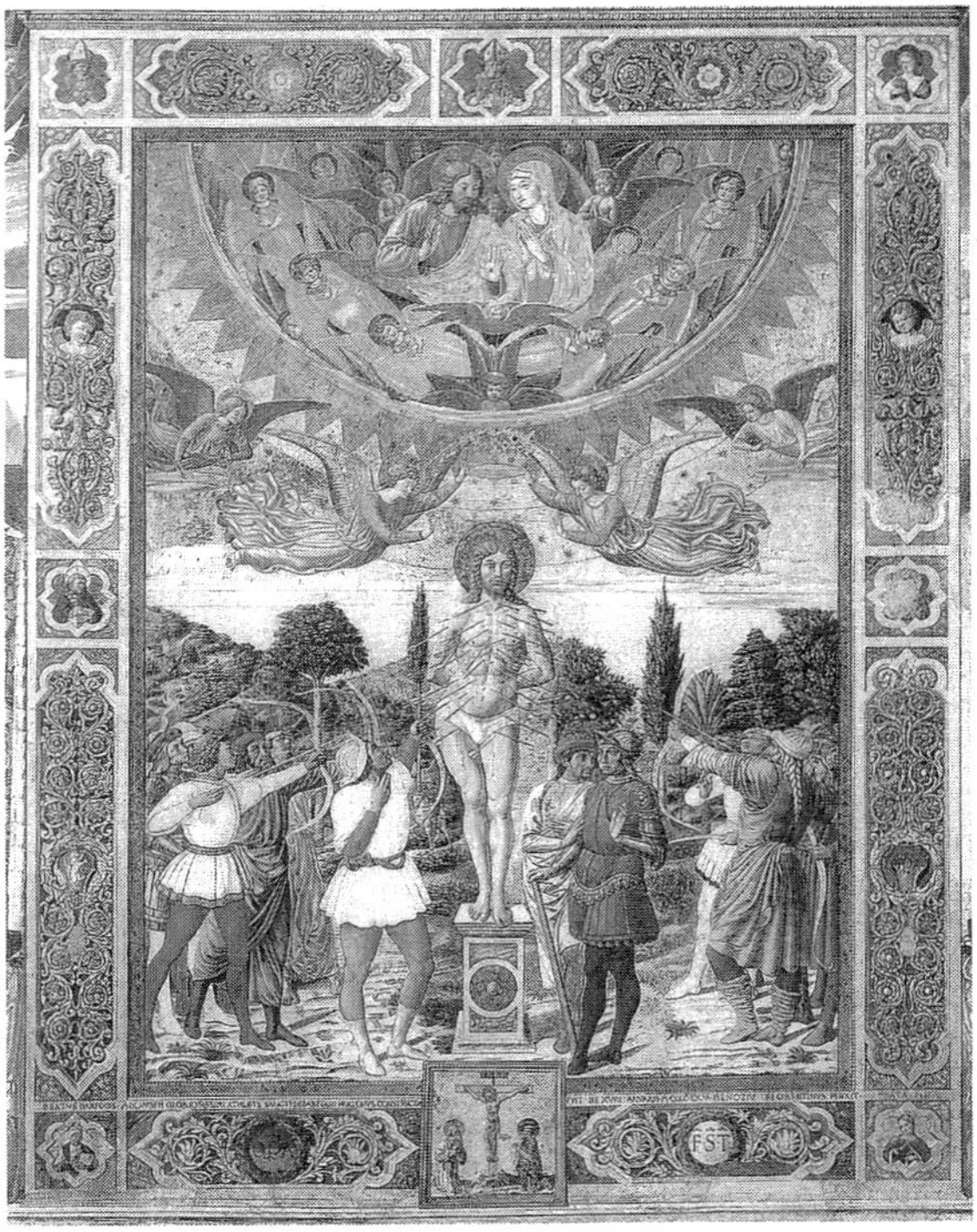

図23-3　聖セバスティアヌスの殉教

作過程を、それを取り巻く背景を中心に順を追って示す。当時のサン・ジミニャーノでは、フィレンツェと同様に暦は「キリストの受肉型」の暦を採用していて、新年は近代暦のように一月一日に始まるのではなく、三月二五日——キリストの受肉（聖母の懐妊の日）——であった。つまり、一月一日から三月二四日までの年号には一年加えることによって近代暦に直すことができる。ここでの年号の記載はキリストの受肉型のままにし、補足で近代暦の年号を示している。

一四六二年一二月某日

サン・ジミニャーノに疫病による死者が発生。それも教会の司祭であった

一四六二年一二月二〇日

コムーネの協議会は、疫病死した司祭の埋葬料をコムーネが支払うことを決めるとともに、以下の決議をおこなった

「我々の罪と過ちに対してまさに当然の報いであるこの悪疫の罰を遠ざけて下さるように、ミサと祈禱

によって、神にして我らが主イエス・キリストに祈願すると決議する。すなわち、コムーネの名の下にサン・ジミニャーノのピエーヴェ教会において、ミサを厳粛に、またあらゆる宗教的栄誉を添えて、決められた日に、しかし、できるだけ早い時期に、神にして我らが主イエス・キリストに向けて、最高の栄光と至福に輝く聖セバスティアヌスを記念して挙行させるものとする」(史料1)

一四六二年一二月二三日

さらに都市政府は以下の決議をおこなった

「協議会の決議にもとづいてコムーネの全ての修道会の教会とピエーヴェ教会は今月三〇日に聖セバスティアヌスの記念式典を挙行する」(史料2)

一四六二年［近代暦の一四六三年］一月四日

「ポーポロ協議会」は、まず始めに、「聖セバスティアヌスが、サン・ジミニャーノの市民のために、病気の治癒と健康を導き、疫病から庇護するように願って」、コムーネがピエーヴェ教会に聖セバスティアヌスの礼拝堂を建設したことを述べる。それから、聖セバスティアヌスへの祈願を具体的に示すものとして聖セバスティアヌスの絵画の制作・設置を方向づける決議文を出す(史料3)

歳出担当委員の勧告を受けた結果、「プリオーレ・デル・ポーポロ」諸氏と「正義の旗手」は、聖セバスティアヌスの絵画の設置場所・制作費用について決定する権限をもつ二名の者を選ぶべきであることを決議

一四六二年［近代暦の一四六三年］一月一〇日

「ポーポロ協議会」からの要請を受けた「プリオーレ」と「ゲルフィ党カピターノ」らは、聖セバスティアヌスの絵画の制作とその設置場所・費用について決定する権限をもつ二名の市民を任命した(史料4)しかし、ペストが収まったこともあって、聖セバスティアヌスの絵画制作をめぐってそれ以上の

取り組みはおこなわれなかった

一四六三年八月

サン・ジミニャーノのコムーネは、疫病の恐れが消えたと判断して、市壁の門の監視人を解雇

一四六四年三月

ペストが再発。ピサとリヴォルノを襲う

一四六四年六月

ペストがサン・ジミニャーノに到来。死亡者が出始める

一四六四年六月一〇日

前回の聖セバスティアヌスの絵画制作の決議から一年半経過したこの日、疫病がサン・ジミニャーノに発生した事態に直面して、「プリオーレ・デル・ポーポロ」諸氏と「カピターノ」諸氏と「ゲルフィ党旗手」らの協議会は、新たな決議文を出した。そこにおいて、サン・ジミニャーノのピエーヴェ教会のなかに聖セバスティアヌスの絵画を制作して設置すべきであること（前回の絵画の制作の決議は実行に移されなかった）を繰り返して、今後毎年、聖セバスティアヌスの祝日にピエーヴェ教会において聖セバスティアヌスを記念した祈禱式をコムーネの金銭的援助のもとにおこなうべきであることを定めた（史料5）

同じ協議会は、この日、さらに、毎年聖セバスティアヌスの記念の日に祝祭の祈禱式を挙行することを決議（再決議）。また、祝祭の日に使用されるろうそくの費用をコムーネが拠出することを決議（史料6）

一四六四年七月末

サン・ジミニャーノにおいてペストが終息する

一四六四年七月二八日

画家ベノッツォ・ゴッツォリは、先に注文を受けていたピエーヴェ教会のフレスコ画の作品《聖セバスティアヌスの殉教》とは別に、サン・ジミニャーノのサンタゴスティーノ修道会とその信心会から制作依頼を受けて、その教会にフレスコ画の作品《聖セバスティアヌス像》を制作し、この日の銘で署名。このフレスコ画の作品は、この日、都市が疫病から解放されたことを祝って寄進されたもので、サン・ジミニャーノのサンタゴスティーノ修道会・信心会による注文作品であった（史料7）

この作品は、疫病から救われたことの感謝（奉納）として制作されたが、そのことがこの作品を構成するいくつかの特徴的な表現に認められる。すなわち、服を着た聖セバスティアヌスの姿、台座に文字で示された聖人の執り成しの役割、疫病の矢から信徒を庇護する聖セバスティアヌスのマントの役割、疫病から救われた信心会の三六人の姿（彼らはこの絵の注文主と考えられる）、神・キリスト・マリア・殉教者・信徒の階層的関係などの特徴的な表現が認められる。マントのなかに信徒が保護される構図は、中世絵画で人気のあった《ミゼリコルディア（慈悲）の聖母》の構図を応用したものである

一四六四年［近代暦の一四六五年］一月一四日

「プリオーレ」諸氏と「正義の旗手」と「カピターノ」諸氏らは、以下の二点を決議した（史料8）

一、聖セバスティアヌスの祝祭に一〇リブラのろうそくを捧げること

二、ピエーヴェ教会の聖セバスティアヌスの注文を三名の市民に委嘱すること

一四六四年一月二四日

サン・ジミニャーノのコムーネは、聖セバスティアヌスの祝祭日にサンタゴスティーノ教会にろうそくを奉納すると決議する（史料9）（このことから、サンタゴスティーノ教会が聖セバスティアヌスの崇敬の拠点のひとつであったことがわかる）

一四六四年二月二五日

サン・ジミニャーノのコムーネは、フィレンツェの画家ベノッツォ・ゴッツォリに対して、ピエーヴェ教会に設置するはずの聖セバスティアヌスのフレスコ画の作品を一一フィオリーノで注文すると決議（史料10）

一四六五年九月二〇日

ピエーヴェ教会の教会財産管理委員会は、フィレンツェの画家ベノッツォ・ゴッツォリに対して、聖セバスティアヌスのフレスコ画の制作費として四一リラを支払うと記録する（史料11）

一四六五年一〇月二六日

コムーネの財務官は、ベノッツォ・ゴッツォリに四〇リラを支払うとの公証人の記録が作成される（史料12）。結局、ゴッツォリは、コムーネから四〇リラ、ピエーヴェ教会から四一リラをフレスコ画の報酬として受け取る

一四六五年［近代暦の一四六六年］一月一八日

この日、フィレンツェの画家ベノッツォ・ゴッツォリのフレスコ画がピエーヴェ教会の聖セバスティアヌス礼拝堂に据え付けられた。聖セバスティアヌスの祝祭日の二日前のことであった。結局、最初に制作を決議した日（一四六三年一月四日）から実にまる三年の歳月が流れたことになる

一四六五年二月六日

大作《聖セバスティアヌスの殉教》は完成したが、さらにその作品のまわりに描かれる小品の制作依頼がおこなわれた。ピエーヴェ教会の教会財産管理委員会は、聖セバスティアヌス礼拝堂の二本の壁柱の間にある小品（聖アウグスティヌス像、聖ヒエロニムス像等）の制作費として二〇リラ一〇ソルドをベノッツォに支払った（史料13）

一四六六年六月一六日

ピエーヴェ教会の教会財産管理委員会は、ベノッツォ・ゴッツォリに対して、聖セバスティアヌス礼拝堂のなかのイエスの肖像とピエーヴェ教会の教会財産管理委員会の紋章を制作した報酬として一〇ソルドを支払った（史料14）

史料

サン・ジミニャーノのポーポロ協議会とその他の機関による一四六二年から一四六四年の決議文

――疫病を逃れるために聖セバスティアヌスの絵画の制作を決議する

1　一四六二年一二月二〇日の「プリオーレ・デル・ポーポロ」と「正義の旗手」の決議(366)

「プリオーレ・デル・ポーポロ」と「正義の旗手」は以下のような事柄を決議し定める。

疫病死した司祭の亡骸を感染防止のために隔離し、哀れみの念から埋葬する費用はコムーネが支出するものとする

その一　すべての出席者の人びとの魂のなかにジョヴァンニ司祭の死がもたらした恐れは、彼の埋葬をおこなう勇気を誰も奮い起こせないほどのものであった。しかし同司祭への哀れみの念から、また疫病を回避する目的から、これについて考えた結果、有識者ミケーレ氏とステーファノ・ジェンティルッツィ氏と一六人の歳出担当委員の勧告によって以下のことが決議される。

すなわち「プリオーレ・デル・ポーポロ」と「ゲルフィ党カピターノ」はこの決議の力にもとづいて、できるだけ有効な適切な方法によってこの直面する危機に備える任務と権限をあたえられ、また先に述べた逝去した司祭の埋葬の費用について、また他の者に感染しないように都市の外へ運んで隔離するために墓掘人を手配することの費用についても権限をもつものとされる。隔離の持続と埋葬にかかる全費用は同じ「プリオーレ」諸氏〔「プリオーレ・デル・ポーポロ」〕と「カピターノ」諸氏〔「ゲルフィ党カピターノ」〕の算出にもとづいてサン・ジミニャーノのコムーネの財務官と同コムーネの穀物管理官が、まだ配分されていないコムーネの小麦によるか、あるいは通常の手順にしたがっておこなわれる関税管理官による小麦の競売で得られる金銭でそれを支払うものとする。

悪疫は人間の悪徳と罪に対する神の怒りによることからそれを和らげるためにコムーネはコムーネの費用で神と聖セバスティアヌスに向けて祈禱とミサをできるだけ早い日に挙行するものとする

その二　人びとの保護と身体の健康と救済に役立つあらゆる配慮に優る第一のことは、神にして我らが主であるイエス・キリストに祈願することである。神にして我らが主であるイエス・キリストは、父と聖霊とともに今なお生きて不滅の唯一の神であり、祈禱は悪徳をただすこと、悪意を変えること、このことによってなされなければ他によりよい形ではおこなうことはできない。なぜならば書かれているものによると、災難は我々の罪ゆえに生じるものであるにしても、非常に多くの実例が証明しているように、祈禱をおこなうことによって寛大で慈悲深い神がその嘆願する人びとに対してしばしばその心を和らげて、和解したことがあるからである。

それだからこそ、先に述べた賢者の進言によって「プリオーレ」諸氏と「カピターノ」諸氏が、サン・ジミニャーノのコムーネの名において、サン・ジミニャーノとその他の地域の都市およびコンタードの個々の修道会に対して、彼らの意見にしたがって、我々の罪と過ちに対してまさに当然の報いであるこの悪疫の罰を遠ざけて下さるように、ミサと祈禱によって神にして我らが主イエス・キリストに祈願するように求めることがここに決議される。

さらに、より容易に要望を達成させるために、先の「プリオーレ」諸氏と「カピターノ」諸氏は先に述べたコムーネの名の下にサン・ジミニャーノのピエーヴェ教会において、ミサを厳粛に、またあらゆる宗教的栄誉を添えて、決められた日に、しかしできるだけ早い時期に、神にして我らが主イエス・キリストに向けて、最高の栄光と至福に輝く聖セバスティアヌスを記念して挙行させるものとする。

その祈りと功徳に対して、神は配慮してくださり、慈悲あるやり方で願いをかなえてくださることであろう。このすべての修道会と聖職者に対しては、コムーネと穀物管理局の側から、小麦の競売によって得られた金額によって施しが与えられる。その額は、財務係とコムーネの小麦管理係を通じて「プリオーレ」諸氏と「カピターノ」諸氏によって決められた額にもとづくものとする。小麦の販売は慣習どおり競売でおこなわれるものとする。

2　一四六二年一二月二三日の「プリオーレ・デル・ポーポロ」と「ゲルフィ党カピターノ」の決議(367)

先の「ポーポロ協議会」の決議にもとづいてコムーネの全ての修道会の教会とピエーヴェ教会は今月三〇日に聖セバスティアヌスの記念式典を挙行することを決議する

先の偉大なる「プリオーレ・デル・ポーポロ」と「正義の旗手」は、「カピターノ」諸氏と「ゲルフィ党旗手」とともに「パラッツォ・デル・ポーポロ」に集まって「ポーポロ協議会」によってなされた措置について、すみやかに、できるだけ早い日に検討をおこない、神とその他の宗教行事に祈願しようとする人びとの意志をその権威にもとづいて十分検討した末に、以下の決定をする。

すなわち先の聖セバスティアヌスの記念式典と修道会の祈禱は次の金曜日、すなわち今月三〇日においてサン・ジミニャーノのピエーヴェ教会とサン・ジミニャーノのすべての修道会の教会において執り行われるべきものとする。すなわちそのすべての修道会の教会とは、サンタゴスティーノ修道会、サン・フランチェスコ修道会、サンタ・マリア・デル・モンテ・オリヴェート修道会、ポッジボンシ近郊のサン・ルッケーゼのサン・フランチェスコ修道会、サン・ジローラモ修道院、サンタ・マリア・マッダレーナ修道院、サンタ・カテリーナ修道院およびサンタ・キアーラ修道院のそれぞれの教会である。またサン・ジミニャーノのピエーヴェ教会とすべての修道会に対して施しを与えることを決議する。すなわち、サン・ジミニャーノのピエーヴェ教会には、六リラの金《かね》と四リブラの重さのろうそくが与えられる。また二リラの金と二リブラの重さのろうそくが、サンタゴスティーノの修道会、サン・フランチェスコ修道会、サンタ・マリア・デル・モンテ・オリヴェート修道会、ポッジボンシ近郊のサン・ルッケーゼのサン・フランチェスコ修道会、サン・ジローラモ修道院、サンタ・マリア・マッダレーナ修道院、サンタ・カテリーナ修道院およびサンタ・キアーラ修道院のそれぞれの教会に与えられるものとする。

3　一四六二年［近代暦の一四六三年］一月四日の「ポーポロ協議会」の決議[368]

サン・ジミニャーノのコムーネは市民が疫病から治癒され、庇護されることを願ってピエーヴェ教会に聖セバスティアヌスの礼拝堂を建設した

第一。全能の神の栄光に対する責務とともに、最大の栄光に輝く殉教者聖セバスティアヌスのために、先に決議された栄誉に対する責務がここに果たされる。すなわち聖セバスティアヌスを記念してサン・ジミニャーノのコムーネは、聖セバスティアヌスのためにそのピエーヴェ教会にひとつの礼拝堂を建設し、献呈した。

その礼拝堂には現在、主イエス・キリストの母であらせられる、最高の栄光の聖母マリアの像や受胎告知の天使の像その他が収められている。この礼拝堂の建設は、聖セバスティアヌスがサン・ジミニャーノの市民のために、病気の治癒と健康を導き、疫病から庇護してくださるように願っておこなわれたものである。

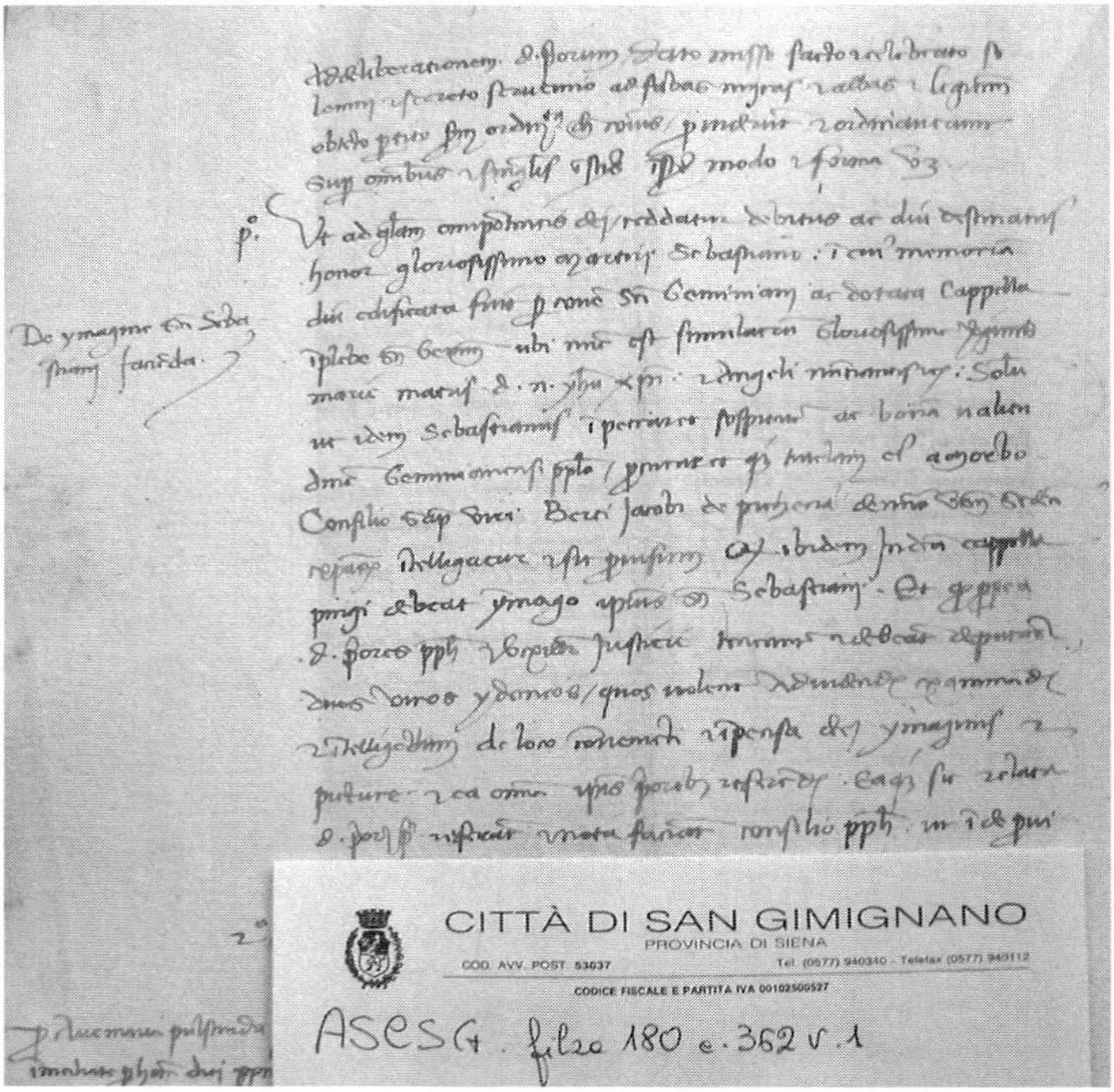

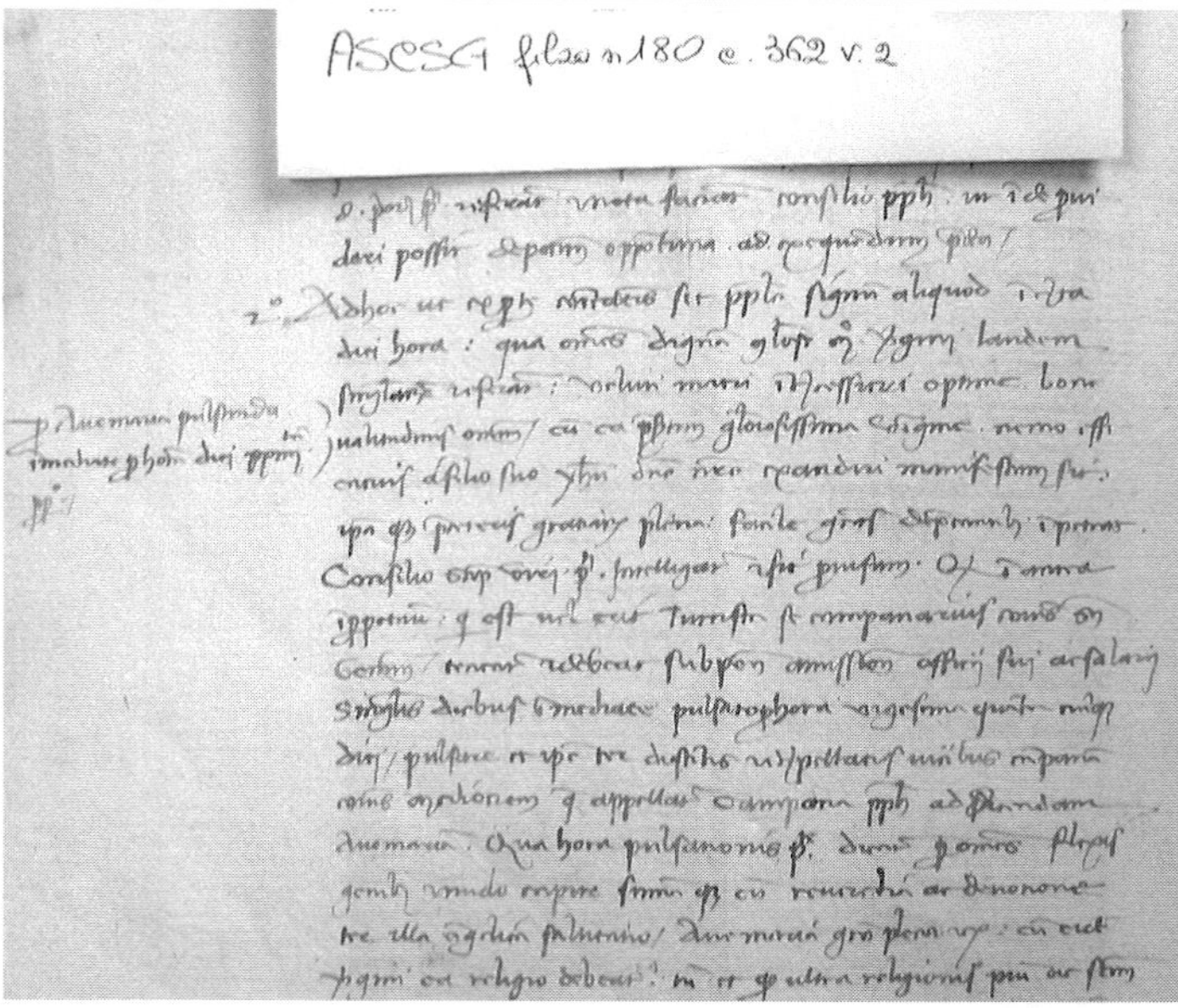

図23-4a(上)，図23-4b(下)　1462年１月４日のポーポロ協議会の決議文

同礼拝堂にはセバスティアヌスの絵が設置されるべきであること、その実行の権限をもつ二名の者の任命は「プリオーレ・デル・ポーポロ」と「正義の旗手」に委ねることを決議する

かくして聡明なるベルト・ディ・ジャッコモ・ダ・ピチェーナと一六人の歳出担当委員の勧告によってここに以下の二点が決議される。

すなわち同礼拝堂には聖セバスティアヌスの絵画が描かれるべきであること、ならびにこのために「プリオーレ・デル・ポーポロ」と「正義の旗手」は、先の絵画の設置にふさわしい場所とその費用について決定する権限を有する二名の者を任命する任務を与えられること、この二点が決議される。

4　一四六二年［近代暦の一四六三年］一月一〇日の「プリオーレ・デル・ポーポロ」と「ゲルフィ党カピターノ」による決議(369)

聖セバスティアヌスの絵画の設置場所・費用の決定者の任命

「プリオーレ・デル・ポーポロ」と「正義の旗手」は、「カピターノ」と「ゲルフィ党旗手」と一緒になって聖セバスティアヌスの絵画のために「ポーポロ協議会」がおこなった決定を検討した結果、聖セバスティアヌスの絵画の場所と費用について、その選定とその報告をおこなう者として、賢明なるジローラモ・ニコラ・ディ・カスッチ氏ならびにフローシノ・ダ・フィカレッツリ氏を任命する。

5　一四六三年六月一〇日の「プリオーレ・デル・ポーポロ」と「正義の騎手」と「カピターノ」と「ゲルフィ党旗手」による決議　その一(370)

聖セバスティアヌスを崇敬し、疫病から庇護してもらうためにピエーヴェ教会にその優れた表現の絵を描かせることとする

「プリオーレ」諸氏と「正義の旗手」は、正当な理由による欠席者である「プリオーレ」のセル・ミケーレを除いて、「カピターノ」全員と「ゲルフィ党旗手」と一六名中一五名の歳出担当委員とともに、「パラッツォ・デル・ポーポロ」に集まった。これは二五名の定足数を満たすものであった。ここにポデスタ閣下も参席した。そして「プリオーレ」諸氏による決定のために、「プレポスト」［ピエーヴェ教会の参事会会長］の意向にしたがって、コムーネの規則による黒と白のソラマメの無記名投票にもとづいて「プリオーレ」と「正義の旗手」はこの形で次の点について決議するに至る。すなわち——

第一点。神を称え、殉教者聖セバスティアヌスを崇敬するために、また直面する疫病から守ってもらうことを神に願い出るために、一六名の歳出委員会の委員である聡明なるアンジェロ・ロメオ・サルヴッチの提案について議論し、以下のごとく決議するに至る。

すなわち、先の機会に立派に決議されたように、「プリオーレ・デル・ポーポロ」と「正義の旗手」は、この決議の力によって、我らが主イエス・キリストの母であらせられる聖母マリアの受胎告知の絵が現在置かれているピエーヴェ教会の礼拝堂のなかに、聖セバスティアヌスを描いた絵を、栄誉と敬虔さをもって描かせる義務を負うものとする。その絵は、より優れた表現で、より優雅に、より美しく描かれるものとするが、一〇フィオリーノの費用を少しでも越えてはならないものとする。この費用について財務官は、先の決議の力にもとづいて、コムーネの基金において、「プリオーレ」諸氏と「カピターノ」諸氏によってなされた算出にもとづいて先の事由のために債権者に支払うべきものとする。

6　一四六二年六月一〇日の「プリオーレ・デル・ポーポロ」と「正義の騎手」と「カピターノ」と「ゲルフィ党旗手」による決議　その二(371)

礼拝堂の建築は神の恩寵と聖セバスティアヌスへの祈りと執り成しのおかげで回復したコムーネの健康を記念してなされたものである

第二点。我らが主のイエス・キリストの母であらせられる聖母の姿と受胎告知の天使の絵が現在置かれているサン・ジミニャーノのピエーヴェ教会の手前側の二つの入口の間のところに、聖セバスティアヌスに捧げる礼拝堂の建設がサン・ジミニャーノのコムーネによってなされた。

この礼拝堂の建設は、神の栄誉のために、また、当時流行していた疫病から神の御業と最高の栄光に輝く聖セバスティアヌスへの祈りとその執り成しのおかげで回復された健康を記念するものとして、またサン・ジミニャーノのコムーネが神のもとにおいて当時受けた恩寵を記念して、また非常に深い敬虔の念をもって祈禱することの功徳によって、今後もその獲得を望む恩寵を願って、先に述べた聡明なる人物の提案によってなされたものである。

しかるがゆえにここに以下のことが決議される。すなわち、今後毎年、教会暦にもとづく聖セバスティアヌスの祝日に、第一の夕べの祈り、ミサと第二の夕べの祈りとともに、厳粛かつ厳かに、サン・ジミニャーノの在職中の「プリオーレ」諸氏、「正義の旗手」、「カピターノ」諸氏、「ゲルフィ党旗手」、それに彼らが呼び集めた付き添いの人びとの臨席のもとに、コムーネの鐘の音を鳴らして、先に述べた日に敬虔な行列とまた大きな祈禱式を実施して、聖セバスティアヌスの祝祭を祝うものとする。

この祝祭を栄誉あるものとするために、在職中のコムーネの財務官は、コムーネの金とその収入をもって、いかなる例外もなしに、「プリオーレ」諸氏と「カピターノ」諸氏の算出にしたがって以下に記す金額を支払う義務を負うものとする。すなわち一〇リブラの量のろうそくを買うに足る金の支払いと、ピエーヴェ教会でのミサすなわちこの祝祭の日の祈禱、第一の夕べの祈り、ミサ・ソレムニス、第二の夕べの祈りに参加した在俗および修道院の聖職者のすべての者に対する六ソルドの支払いの義務を負うものとする。先に述べた祈禱に参加しない場合には、お布施はコムーネの金をもって財務官から支払われえないものとする。

7　一七四六年、サン・ジミニャーノのサンタゴスティーノ修道院で書かれた内部資料より——一四六四年に聖セバスティアヌスのとりなしのおかげで疫病が収まったことから毎年サンタゴスティーノ教会で開かれるようになった記念祭について、また聖セバスティアヌス像の制作についての覚書（史料「サン・ジミニャーノのサンタゴスティーノ修道会で書かれた五〇〇年頃から一七九〇年までの覚書の第一四番」ピサ国立古文書館蔵）(372)

コムーネはサンタゴスティーノ教会に聖セバスティアヌスと三八人の疫病から救われた人びとの絵を描かせた

一四六四年七月二八日、七月最後の日曜日、ここサン・ジミニャーノにおいて聖セバスティアヌスのとりなしのおかげで疫病が終息した。そこでコムーネは、感謝の念から、毎年、我々の教会の聖セバスティアヌスの祭壇に向けてミサを挙行させることにした。そして教会の教会財産管理委員会は施しのために六リラを与えた。コムーネは、疫病から救われた三八人の人びとをそばに伴う聖セバスティアヌスの祭壇画をベノッツォに描かせた。

8　一四六四年［近代暦の一四六五年］一月一四日の「プリオーレ」諸氏と「正義の旗手」の決議

聖セバスティアヌスの絵の注文の委託者について(373)

先に述べた日に、法にもとづいて在職する、先に述べた「プリオーレ」諸氏と「正義の旗手」は、同じく法にもとづいて在職する「カピターノ」諸氏ならびに「ゲルフィ党旗手」とともに、以下のごとく決議する。今年におこなわれ祝われた栄光ある殉教者セバスティアヌスの祝祭において「プリオーレ」諸氏、「カピターノ」諸氏、役職者からピエーヴェ教会に差し出す一〇リブラのろうそくのために六リラを現職の財務官に与えるものとする。

さらに、「プリオーレ」諸氏と先に述べた「カピターノ」諸氏は、ポーポロ協議会の命令の力にもとづいてピエーヴェ教会の聖セバスティアヌスの絵の入札をサン・ジミニャーノのプラチート・デ・ブロッジの息子ウーゴ・デ・ブロッジ氏ならびにセル・アンジェッロ・デ・リドルフィの息子マリオット氏の両名、それに加えて、先に述べたピエーヴェ教会の教会財産管理委員会の聖具室の聖具管理人のピエートロの息子オノフィリオに委託する。

9　一四六四年［近代暦の一四六五年］一月二〇日、都市政府が聖セバスティアヌスの祝祭において一〇リブラのろうそくを奉納するとした決議(374)

聖セバスティアヌスの祝祭における一〇リブラのろうそくの奉納について

その一。神を称えて、また、最も栄光ある殉教者聖セバスティアヌスを崇敬して、協議会の提案にもとづいて、尊き一六人委員会の一員であるアゴスティーノ・アッブッチアベーニは、以下のことを決定するものとする。すなわち、今年中に、また近い将来のうちに、「プリオーレ・デル・ポーポロ」諸氏、「正義の旗手」、著名な「カピターノ」諸氏、ゲルフィ党の旗手は、同業組合の協議会とサン・ジミニャーノの威厳あるポデスタとともに、サン・ジミニャーノのコムーネのサンタゴスティーノ教会のその祭壇において祝われる先の聖セバスティアヌスの祝祭において、一〇リブラのろうそくを奉納する義務を負うものとする。この奉納については、聖セバスティアヌス信心会の、日頃の立派な、称讃すべき活動の代償として同信心会に割り当てられるものとする。ろうそくの量についでは任期中の財務官の命令の権限のもとにコムーネの使用できるすべての金のうちから必要な金額を合法的に支払うものとする。

10　一四六四年［近代暦の一四六五年］二月二五日の「プリオーレ」諸氏と「ゲルフィ党カピターノ」諸氏その他による制作費の決議文(375)

聖セバスティアヌスの絵が完成した暁にはベノッツォ親方に対して一一フィオリーノ支払うものとする

先に述べた日において、威厳ある「プリオーレ・デル・ポーポロ」と、先に述べた正義の旗手と、出席を正当と認められたドミニコ修道院長とは、著名なる「ゲルフィ党カピターノ」諸氏とともに、慣例にしたがって、守るべき事柄を守って、パラッツォ・デル・ポーポロに集まり、先に述べたコムーネ、すなわちサン・ジミニャーノの定める規則に則り、ピエーヴェ教会にある最も栄光ある殉教者、聖セバスティアヌスの絵に関する協議会の法令の内容と形式を守り――その法令については、本年一四六四年［これは間違いで一四六五年が正しい］(376)の六月一三日付けの、二一三頁の決議の台帳にその証拠がある――その決議の内容を考慮し、また別の箇所において、その絵の制作を発注すべき人物であるウーゴ・ディ・プラチート氏とマリオット・デ・リドルフィ氏になされた委任を考慮し、また、先の絵の制作をフィレンツェのベノッツォ親方――この著名な画家は今まさにすぐに制作に取り掛からんとしている――に依頼するとの報告を考慮して、先のコムーネ、サン・ジミニャーノの習慣にしたがい、黒豆と白豆による無記名投票に訴えて、「可」を表す黒豆の九個と、反対に「不可」を表す白豆の一個をもって投票が合法的におこなわれ、その結果、契約書において定められた事柄にしたがって、先の絵が実際に完成した暁には、フィレンツェのベノッツォ親方に対して、財務官から支払われるべき一一フィオリーノのいずれについても一フィオリーノにつき四リラの割合で、財務官によって割り当てられたコムーネの金、すなわちその同じ契約書において支払うと個別に決定され、契約書に記載された金を支払うものと決定する。

11　一四六五年九月二〇日の画家ベノッツォ親方への制作費の支払い事実

（ピエーヴェ教会の教会財産管理委員会の記録）

聖セバスティアヌスの絵画の制作費四一リラの支払い(377)

ひとつ、九月二〇日［一四六五年］フィレンツェの画家ベノッツォ親方にサンタ・マリア・ヴェルジネ礼拝堂のそばにある聖セバスティアヌスの絵画の制作費として四一リラを支払う(378)。

四一リラ　〇ソルド　〇デナーリ

12　一四六五年一〇月二六日のコムーネからベノッツォ親方への支払い方法と支払い事実

（公証人の記録）

聖セバスティアヌスの絵画の制作に一〇フィオリーノを支払う(379)

レーゼ・ディ・フィレンツェの息子であるベノッツォ親方、すなわち先に述べた画家によってなされた、サンタ・マリア・ヴェルジネ礼拝堂のそばにある聖セバスティアヌスの絵の制作事業は、一四六四年五月にこの目的においてなされた法令の力によって、先のコムーネから「リフォルマジョーニ」のKの台帳の記載にもとづくように、また「プリオーレ」諸氏と「カピターノ」諸氏が計上したことの効力において、二六一頁の「リフォルマジョーニ」のKの台帳の記載にもとづくように、先のコムーネから一フィオリーノにつき四リラの割合で、一〇フィオリーノを受け取るべきものとする。

リラ（×四）［一フィオリーノにつき四リラの意］

一四六五年一〇月二六日、故ベルナルド・デ・ガムッチ氏の息子であるダミアーノ・デ・ガムッチ、すなわちサン・ジミニャーノの財務官は、先のベノッツォ親方に対して、先に述べた四〇リラを、私すなわち以下に記した公証人の立ち会いの下に現金にて支払う。それは、七フィオリーノは金貨で、残りは先に述べたようにリラで、台帳の九〇頁における先の財務官の支出から出される。

リラ（×四）

私こと公証人アントーニオ、すなわち故ジュリアーノの息子は、ここに署名をおこなった。第二公証人であるセル・ステーファノの息子のミケーレ氏は、先の財務官とコムーネの租税局の公証人である。

13　一四六五年［近代暦の一四六六年］二月六日のピエーヴェ教会の教会財産管理委員会の記録

ベノッツォ親方への二〇リラ一〇ソルドの金の支払い[380]

同様に、先に述べた日（一四六五年二月六日）に私［ピエーヴェ教会の教会財産管理委員会の財務官］は、聖セバスティアヌス礼拝堂のなかの二本の壁柱の間の絵画の仕事として、二〇リラ一〇ソルドの金をベノッツォ親方に手渡し、支払いをした。二本の壁柱は注文の金額に含まれないものである。先の礼拝堂が完成したので、今述べた壁柱を建てさせたのである。つまり、その柱には聖アウグスティヌス、聖ヒエロニムス、その他の聖人の絵が認められるのである。

二〇リラ　一〇ソルド　〇デナーロ

14　一四六六年六月一六日のピエーヴェ教会財産管理委員会の記録

ベノッツォ親方への一〇ソルドの金の支払い[381]

先の日付の日、つまり一六日（一四六六年）に、聖セバスティアヌスの礼拝堂のなかに二つの図、つまりひとつはイエスの像［セバスティアヌスの立つ台座の下の磔刑図］ともうひとつはピエーヴェ教会の教会財産管理委員会の紋章［磔刑図の左右にある紋章］（図23-3参照）を描いた仕事の報酬として画家ベノッツォ親方に一〇ソルドが支払われた。

○リラ　一〇ソルド　○デナーリ

注

（1） 本書では、すでに日本語に翻訳されているイタリアの黒死病関係の史料については、その翻訳を尊重してなるべく翻訳を避けた（その数二点）。すなわち、その第一点は、大黒俊二訳のマッテオ（マッテーオ）・ヴィッラーニの『年代記』の一部である（ヨーロッパ中世史研究会『西洋中世史料集』所収、東京大学出版会、二〇〇〇年、三三一～三三二頁）。第二点目はボッカッチョの『デカメロン』の序文（フィレンツェのペストの描写）である――野上素一訳、岩波文庫（一九四八年）。柏熊達生訳、ちくま文庫（一九八八年）。平川祐弘訳、河出書房新社（二〇一二年）。一方、あえて翻訳した例外的なものが一点ある。その一点は、編訳者がひとつの観点から配列・整理して翻訳し、この時代の心性について示唆したかったもの（部分訳）である（第二二章「ランドゥッチの『フィレンツェ日記』」）。

（2） 拙著『地獄と煉獄のはざまで――中世イタリアの例話から心性を読む』知泉書館、二〇一六年、Ⅱ部、第一話、第四話、第一三話。

（3） G. Vignati, "Documenti per lo studio delle Umiliate in Lodi", Tesi di Laurea discussa alla Catolica del Sacro Cuore di Milano nell'Anno Accademico, 1985–86.

（4） D. Herlihy, *The Black Death and the Transformation of the West*, ed. S. Cohn, Cambridge, 1997, p. 19; *The Black Death*, ed. and tr. R. Horrox, Manchester, 1994, p. 4; H. Hearder, *Italy: A Short History*, Cambridge, 1990, p. 97; *Encyclopedia of Pestilence, Pandemics, and Plague*, ed. J. P. Byrne, London, 2008, vol. 1, p. 56.

（5） R・ホローは、先のハーリヒーのことば（D. Herlihy, *The Black Death*, p. 19）と同様に、こう説明する。「《黒死病》ということばは、後世の新造語（coinage）であった。当時の人びとは、その病気に名前を付けていなかったように思われる。彼らは、その病気に一般的な言い方で mortality（大量死）とか epidemic（疫病）と呼んでいた」（R. Horrox, pp. 3–4）。

(6) G. Alfani, *Il Grand Tour dei Cavalieri dell'Apocalisse: L'Italia del《lungo Cinquecento》(1494–1629)*, Venezia, 2010, p. 140.

(7) 黒田博『紀子 小津安二郎の戦後』文藝春秋企画出版部、二〇一五年、九七頁。

(8) 同書、六九頁。

(9) 宮崎揚弘『ペストの歴史』山川出版社、二〇一五年、第十章、第十一章。

(10) 拙稿「《峻厳な神》とペスト的心性の支配 ―― 一五世紀フィレンツェの立法・政策・判決に心性を読む」『人文学』（同志社大学）一九一号、二〇一三年。

(11) ムッシスの生没年については、はっきりした記録は存在しない。しかし、彼が公証人として記載した書類の内容・署名から、彼が作成した書類の期間がある程度推定される。ムッシスが作成した、現存する最初の書類が一三〇〇年三月二七日の日付である。ムッシスがもし若くして早めに公証人の職に就いて契約書の書類を作成した場合、出生は一二八〇年頃と考えられる。そして彼が作成した書類の最後のものが一三五六年六月二日の日付になっていることから、彼がその一三五六年以前に死んだということはありえない。また、書類の年月日の記録から町を離れガレー船のジェノヴァ人と直接関わった証人だったこともありえない（A.G. Tononi, "La peste dell'anno 1348", *Giornale Ligustico* 11, 1884, pp. 141–142)。

(12) アンリ・オヴェット（大久保昭男訳）『評伝ボッカッチョ 中世と近代の葛藤』新評論、一九九四年、二一〇頁。

(13) イリス・オリーゴ（篠田綾子訳、徳橋曜監修）『プラートの商人 中世イタリアの日常生活』白水社、二〇〇三年、第八章。

(14) A. G. Tononi, pp. 144–52.

(15) A. W. Henschel, "Document zur Geschichte des schwarzen Todes", in *Archiv für die gesammte Medicin*, ed. Heinrich Haeser, II, Jena, 1841, S. 45–57.

(16) テキストにはなく、訳者によるもの。

(17) R. Horrox, *The Black Death*, pp. 35–41.

(18) 拙訳「ドメニコ・カヴァルカ説教例話選集 ―― 一四世紀黒死病前のドミニコ会士説教例話集」（1）（2）二〇〇二年、二〇〇四年、『人文学』第一七二、第一七八号。

(19) *Cronaca di Pisa di Ranieri Sardo*, a cura di Ottavio Banti, *Fonti per la Storia d'Italia*, 99, Roma, 1963, Introduzione,

LII–LIV.

（20）Ibid., LI.

（21）L. Green, *Chronicle into History: an Essay on the Interpretation of History in Florentine Fourteenth-Century Chronicles*, Cambridge, 1972, pp. 89–105.

（22）疫病が猛威を振るう情景を描写する一種の常套句。本書第一七章「モレッリ家の人びとの疫病死」の二を参照。

（23）サルドの「一〇人中、五人から四人の人が死んだ」という報告は、比較的冷静に事実を報告しているかもしれないという。（Gabriele Zanella, "Italia, Francia e Germania: una storiografia a confronto", pp. 49–135. *La peste nera: dati di una realtà ed elementi di una interpretazione, Atti del XXX Convegno storico internazionale, Todi 10–13 ottobre 1993. Atti dei Convegni del Centro italiano di studi sul Basso Medioevo* — Accademia Tudertina e del Centro di studi sulla spiritualità medievale, Nuova serie diretta da Enrico Menestò, 7, Spoleto, 1994: pp. 49–135）. この論文については、以下を参照。拙稿「書評 *La peste nera: dati di una realtà ed elementi di una interpretazione, Spoleto, 1994*」『ルネサンス研究』Ⅵ、一九九九年、一五四〜一九八頁。

（24）L. Green, p. 9.

（25）ブルクハルト（柴田治三郎訳）『イタリア・ルネサンスの文化』（世界の名著四五）中央公論社、一九七〇年、一四〇頁。

（26）L. Green, p. 37.

（27）ジョヴァンニ・ヴィッラーニは、一三四八年夏にペストで死亡したとされているので、「疫病は次の年の一一月まで続いた」というこの記述は彼の推測によるものであろう。

（28）本書第七章「アヴィニョン教皇庁勤務のカントルの書簡」（一三四八年）参照。

（29）本章の「解説」で触れているように、ヴィッラーニはこの疫病が終息してからこの空白部分に年代を入れようとしたが、みずからその疫病に倒れて、未記入のままになった。

（30）W. Bowsky, "The Impact of the Black Death upon Sienese Government and Society", *Speculum*, XXXIV, 1964, p. 11.

（31）Agnolo di Tura il Grasso, *Cronaca Senese*, in *RIS: raccolta degli storici italiani dal cinquecento al millecinquecento*, a cura di Carducci, Giosuè, 1835–1907; Fiorini, Vittorio, 1860–1926; Fedele, Pietro, 1873–1943; Muratori, Lodovico Antonio, 1672–1750, pp. 555–556.

(32) 年代記等において疫病の悲劇性を描くのに好まれたのが家族を見捨てる場面の描写であった。これはG・ザネッラの指摘するところである（Gabriele Zanella, "Italia, Francia e Germania: una storiografia a confronto," pp. 49–135. *La peste nera: dati di una realtà ed elementi di una interpretazione*）。この論文については以下の書評（拙稿）を参照。拙稿「書評 *La peste nera: dati di una realtà ed elementi di una interpretazione, Spoleto, 1994*」一五四〜一六七頁。

(33) 概して年代記作家は、疫病死した人びとの数を過剰に報告しているとザネッラはいうが、それもあくまで程度の問題である。例えばシエナでは一三四八年のペストで半数の人びとが死亡したと考えられているが、これはありうる数値である（Bowsky, p. 11; R. S. Gottfried, *The Black Death: Natural and Human Disaster in Medieval Europe*, London, 1983, p. 45）。G・ザネッラが「あり得ない伝説的、文学的表現」としているペスト死亡率についての年代記作家の報告例として、「五人中四人死亡した」というシエナの事例（アーニョロ、シエナ）、「五人中三人以上」死亡というフィレンツェの事例（マッテーオ・ヴィッラーニ、フィレンツェ）をあげているが、これなどは誇張とは限らないであろう。ただ誇張と思われるものとして、七五パーセント死亡（ヴェネツィア）、九万六〇〇〇人死亡（マルキオンネ、フィレンツェ）、一〇万人死亡（ボッカッチョ、フィレンツェ）、シチリア島で五三万人死亡、サルデーニャ島で九〇パーセント死亡、ジェノヴァで四万人死亡、マルセイユ生存者なし、などである。とにかく、年代記のすべてが過大に報告しているとは限らず実証的に検証されるべきである。例えば、マッテーオ・ヴィッラーニの数値（「五人中三人以上」）は、ベネディクトヴによって有力なものとして注目されている（G. Zanella, p. 75. 拙稿「黒死病でどれだけの人が死んだか」『人文学』一八九号、二〇一二年、一八二頁）。

(34) 従来、シエナの一般の死亡率は、『兵役適格者台帳』の人員の減少率を考えて「死亡率五〇パーセント」とされていたが、現代の研究者によると、兵士適格者以外のもっと弱い人びとの存在（乳幼児、子どもなど）を考慮して、さらに、他の多くの地域の死亡率の傾向も（六〇パーセント）考慮して、少なくとも「五五パーセント」、いや実際には「六〇パーセント」であったに違いないという（Benedictow, *The Black Death, 1346–1353: The Complete History*, Woodbridge, Suffolk, 2004, pp. 300–301）。

(35) *The New Century Italian Renaissance Encyclopedia*, ed. C.B. Avery, Englewood Cliffs, 1972, p. 896; *Dizionario Enciclopedico Italiano*, Istituto dell'Enciclopedia fondata da Giovanni Treccani, Roma, 1957, VII, p. 383.

(36) ザネッラによれば、黒死病時代の年代記作家の多くが、被害の大きさにしたがって詳しく記述したわけではなかった。

この世に起こった出来事のなかに「神意」を読むことに関心を抱いている場合が多く、さらに、「神意」にもとづく出来事のなかでも、この世での「危機」の現れが読みにくいものの方にしばしば強い関心を抱き、多くを記述する傾向にあった。そのため彼らにとってしばしば疫病よりも地震の方が多く記述されたという。あるドミニコ会の年代記作家にとって、地震の方が疫病より詳しく記述すべき重大な事件であった。一三四七年の地震について一〇行の文を書いているのに、その直後に起こった疫病については、その半分しか記述していない。同じことはシエナの無名の年代記作家についてもいえる。疫病の直前に起こった飢饉による大量死については三五行も記述しているのに、一三四八年の疫病についてはわずか一行半しか記述していない。つまり地震や飢饉は疫病より注目すべき、重視すべき現象と認識されたのである。前者のドミニコ会の年代記作家についていうと、疫病の前に雷が鳴って予兆が認められたこと、つまりそこで「危機」の意味が既に示唆されていたことのゆえに、疫病よりも注目すべきものであった（G. Zanella, "Italia, Francia e Germania: una storiografia a confronto," pp. 49–135）。

（37）L. Green, pp. 89–105.

（38）人間以外の他の動物にもペストの症状が認められたというマルキオンネのこの描写は注目される。類似した指摘は、シユタイアーマルク地方の一三四八年のペストについて記述した『ノイブルク年代記』にも認められる（P. Ziegler, *The Black Death*, New York, 1968, p. 84）。さらにミケーレ・ダ・ピアッツァ『シチリア年代記』の記述（本書第二章）にも認められる。というのは、従来、近代の医学では、通常、《ペストは動物には感染しない》と考えられてきているからである（ヒトとネズミの病気の共有・相互感染。Gottfried, p. 3）。そこで以下、学界の動向を展望したい。このマルキオンネの描写を説明するものとして、《ペストとほぼ同時に動物伝染病が併発した》という見方が打ち出された。しかし、それに対して全く別の観点からS・コーンによって新たな仮説が提起された。すなわち、一三四八年の黒死病そのものが、そもそも固有の意味の「ペスト」ではなく、別の病気（炭疽病）であったと見るのである（S. Cohn, *The Black Death Transformed: Disease and Culture in Early Renaissance Europe*, London, 2002, p. 194）。一三四八年など中近世の黒死病の流行の仕方をよく見ると、後のペストと異なった現象が認められるという。一四世紀の黒死病の場合、ここで示した動物への感染という現象のほかに、まず、最初（一三四八年）に一気に激しい流行をもたらして、それから急速に終息したという現象、一九世紀末のインドのペストのように、最初の四年間はわずかな流行にすぎず、それが次第に激しくなるという現象、また、年代記などの一四世紀の史料には、カミュの『ペスト』の記述（宮崎嶺雄訳、新潮文庫、一九六九年、一三頁以下）にあるように、ネズミの大量死、すなわち、《先立つネズミの大量死》が、一四世紀の黒死病に関する年代記の記述のなかにあまり認められないこと、さらに、黒死病が夏に限らず冬にも劣らず流行がつづいたという現象（これは後の時期のペストには認められない）などから、一三四八年の黒死病が固有の「ペスト」ではなかったと指摘する。これについて様々な医学的見解が提起され、論争となっている。M・シニョーリやM・ドランクールらの共同研究者は、フランスのフェドンという墓地の遺骸から歯髄のDNAを調べた結果、一三四八年の黒死病が「ペスト」であると結論している。しかし、G・アルファーニによると、既述のように、「歴史上のペスト」（中近世のペスト）は、現代のイェルシニア・ペスティスと多かれ少なかれ距離のある関係の病気であるという。一三四八年のペストと「イェルシニア・ペスティス」とは異なった病気であり、横根（リンパ腺炎症による腫瘍）ができるといったわずかな症状において共通点を持つにすぎないという。この場合、「歴史上のペスト」は我々には知られていない過去の病気であり、スコットとダンカンの仮説で述べられているように、おそらくすでに消滅してしまった病気であろうという。あるいは、次亜種であるか今も存在している病気の関連種であろうが、非常に異なった症状を持つものなので、現在の我々には識別が困難なものであるという。このようにアルファーニは、中近世のペストは現代の我々には知られていないすでに消滅した種類の遠い関連種であるという（G. Alfani, *Il Grand Tour dei Cavalieri dell'Apocalisse L'Italia del《lungo Cinquecento》(1494–1629)*, Venezia, 2010, p. 140)。さらにいえば、一三四八年のペストは極めて特殊なもので、その後のペストとも異なった症状と流行形態を見せている。

(39)　疫病患者の吐く息は有毒と考えられた。以下、医師トンマーゾ・デル・ガルボのことばに同じ趣旨のものがある――「そうした［疫病の］病人に近づかないように注意しなくてはならない。なぜなら彼らの吐く息は有毒だからだ。それによって部屋の空気は腐敗し有毒になるのである。それだからそこに近づいた者もそこにいた者もその毒に感染してしまうのである。そしてこの感染のせいで人はしばしば急死してしまうのだ」（本書第一三章「医師トンマーゾ・デル・ガルボの『疫病に対処するための勧告』」）。

(40)　疫病が猛威を振るう情景を描写する一種の常套句表現。

(41)　イリス・オリーゴ、三二一頁。

(42)　近藤恒一『新版　ペトラルカ研究』知泉書館、二〇一〇年、二一一～二一三頁。

(43)　拙著『ルネサンス・ヒューマニズムの研究――「市民的人文主義」の歴史理論への疑問と考察』晃洋書房、一九九四年、二八～二九頁、一六八頁。

(44) R. S. Gottfried, p. 50.

(45) 鞭打ち苦行者については、以下を参照。P. Ziegler, *The Black Death*, London, 1969, chap. 5.

(46) 常套句。

(47) ユダヤ人に対してキリスト教徒が抱いた反感の要因は色々考えられるだろう。時代や地域によっても、また階層によってもその反感の要因に違いがあるだろう。下村由一によると、教皇グレゴリウス一世（在位五九〇～六〇四）などの指導により、原則的にユダヤ人に対して以下のような対応をとったという。《ユダヤ人はイエス殺しの生き証人である。したがって彼らを生かしておき、キリスト教徒の日々の信仰を自覚する手段にすべきである。彼らの命、宗教儀式、墓地、シナゴーグを保護持続させるべきである》と。一二世紀のカリストゥス二世（在位一一一九～二四）もこの原則のもとに、保護教書で再確認して、《ユダヤ人をキリスト教徒に改宗させてはいけない。彼らを傷つけてはならない》と指導したのである（この指導は、裏返せば、人びとがいかにユダヤ人を殺傷し、彼らから金品を奪い、墓地を荒らしたかを物語るものである）。さらに、十字軍遠征によるキリスト教徒の宗教的熱狂などの背景が作用する。すなわち、一二・一三世紀の公会議の規定（ラテラノ公会議〈第三回一一七九年、第四回一二一五年〉において、禁止事項が設けられ、ユダヤ人との種々の親交の禁止〈交友、食事、結婚等の禁止〉、農耕従事の禁止、遠隔地商業の禁止などが規定されたという（下村由一「ユダヤ人」『世界大百科事典』改訂新版、平凡社、二〇〇七年）。以上の歴史的経過などから、疫病の流行などの社会不安の時代には、ユダヤ人に対する反感が高じて、疫病の発生の時にはそのスケープゴートにされたのである。疫病の流行時に限らず虐殺事件は起きていた――トレントのユダヤ人虐殺事件については、ロニー・ポシャ・シャー（佐々木博光訳）『トレント一四七五年――ユダヤ人儀礼殺人の裁判記録』（昭和堂、二〇〇七年）を参照。一五世紀のフィレンツェの場合、売春宿に入り込みキリスト教徒の女性と通じたユダヤ人男性に対して、キリスト教信仰への侮辱であるとして彼に死刑判決を宣告し、彼を処刑している（G. Brucker (ed.), *The Society of Renaissance Florence: A Documentary Study*, Toronto, reprint, 2001, chap. 120. 拙稿『《峻厳な神》とペスト的心性の支配』一一六～一一九頁。

(48) ジャック・ル・ゴッフ『中世の高利貸――金も命も』三九～四〇頁。トーニー『宗教と資本主義の興隆――歴史的考察』上巻、七七頁。

(49) 芝紘子『スペインの社会・家族・心性――中世盛期に源をもとめて』ミネルヴァ書房、二〇〇一年、六七頁。

(50) Anthony Molho, "Jewish Moneylenders in Tuscany", *Renaissance: Studies in Honor of Hans Baron*, eds. Anthony Molho and John A. Tedeschi, Denkalb, Illinois, 1971.

(51) Nirit Ben-Aryeh Debby, *The Renaissance Florence in the Rhetoric of Two Popular Preachers: Giovanni Dominici*（*1356–1419*）*and Bernardino da Siena*（*1380–1444*）, Turnhout, 2001, pp. 150–155, 181–190.

(52) Shlomo Simonsohn（ed.）, The Apostlic See and the Jews, Documents: 492–1404, Toronto, Pontifical Institute of Medieval Studies: Studies and Texts 94, 1988, no. 373; R. Horrox（ed.）*The Black Death*, pp. 221–222.

(53) Giuseppe Ripamonti, *La peste di Milano del 1630*, libro secondo, Bologna, 2003. ウントーレ関係の研究書についての日本での研究論文としては、宮崎理枝「近世イタリアの「ペスト塗り」―ボローニャとミラノの一六三〇年の事例を中心に―」『西洋史学』二〇八号、二〇〇二年、一四～四五頁を参照。文献としては、例えば以下のものがある。Fausto Nicolini, *Peste e untori nel «Promessi sposi» e nella realitá storica*, Bari, 1937; M. Benvenuti, "Come facevasi giustizia: Nello Stato di Milano dall'anno 1471 al 1763," *Archivio Storico Lombardo*, IX（1882）; Ermanno Paccagnini e Giuseppe Farinelli, *Processo agli untori. Milano 1630: cronaca e atti giudiziari*, Milano, 1988; G. C. Pola, "Falletti-Villafalletto, Untori nel casalese verso il 1530", *Rivista di storia, arte archeologia di Alessandria*, LIII（1947）; Paolo Preto, *Epidemia, paura e politica nell'Italia moderna*, Bari, 1987; Fabio Martelli, "Bologna e la peste del 1630: un caso di «unzione» a Borgo Tossignano e la cultura politica e medica del XVII secolo nell'Italia Settentrionale", *Strenna Storia Bolognese*, Bologna, 1991. なお当時「ペスト」ということばがなかったので「ウントーレ」の訳語は、「油塗り」「塗り屋」とすべきである。

(54) Francesco Belotti, Gian L. Margheriti, *Milano segreta: Un percorso originale e coinvolgente, fatto di storia, cronaca, leggende, per conosvere il lato nascosto di una città dai mille volti*, Roma, 2008, pp. 59–61.

(55) 佐々木博光「一四世紀中葉のユダヤ人迫害――迫害の歴史がなぜくり返されたのかを考えるために」『西洋史学』第二一三号、二〇〇四年、六五頁。同「黒死病とユダヤ人迫害――事件の前後関係をめぐって」『大阪府立大学紀要（人文・社会科学編）』第五二号、二〇〇四年。

(56) ノーマン・カンター（久保儀明・楢崎靖人訳）『黒死病　疫病の社会史』青土社、二〇〇二年、一七五頁。

(57) 宮崎揚弘『ペストの歴史』山川出版社、二〇一五年、七三～七八頁。シャー『トレント　一四七五年』五～六頁。

(58) ノーマン・カンター、一五六〜一五八頁。
(59) 同書、一七一頁。
(60) R. S. Gottfried, p. 74.
(61) Iacopo Passavanti, "Specchio di vera penitenza," pp. 493-626. *Racconti esemplari di predicatori del Due e Trecento,* a cura di Giorgio Varanini e Guido Baldassarri, tomo II, Roma, 1993.
パッサヴァンティのこの例話集は、以下にその全訳が収められている。拙著『地獄と煉獄のはざまで――中世イタリアの例話から心性を読む』知泉書館、二〇一六年。
(62) ミース（中森義宗訳）『ペスト後のイタリア絵画』中央大学出版部、一九七八年、一一〜一九頁。
(63) O. J. Benedictow, p. 291. 拙稿「黒死病でどれだけの人が死んだか――現代の歴史人口学の研究から」『人文学』第一八九号、二〇一二年、一七七〜一八三頁。
(64) *'Necologio' di S. Maria Novella*, ed. Stefano Orlandi, 2 voll. Firenze, 1955.
(65) 拙著『地獄と煉獄のはざまで』五一〜五八頁。
(66) パッサヴァンティはヘリナンドゥスのアンソロジー（*Flores Herinandi*）を出典にしているが、これも直接の出典は『説話目録』による。アルノルドゥス・レオディエンシス Arnoldus Leodiensis（アルノルド・ダ・リエージ Arnoldo da Liegi）作とされる『説話目録』*Alphabetum narrationum* であると考えられている。*Racconti esemplari di predicatori del Due e Trecento*, p. 531.
(67) ヌヴェールはフランスの都市（ロアール川右岸）。パッサヴァンティの書では「ニヴェルサ」（Niversa）と表記されているが、冒頭音の消去であろうか「ウニヴェルサ」（Universa）と表記している写本もある（Passavanti, p. 550. nota）。
(68) キリスト教的には、犯した罪の現われとして病気になったと見られる。
(69) 罪深い二人の霊魂が煉獄の業火で焼かれ、罪の浄化をしているということ。前世の罪を浄める業火の責め苦・拷問は煉獄では有期、地獄では永遠とされた。この話のなかの二人が、恐るべき地獄行きを免れたのは、ほかならぬ「改悛」のおかげであった。
(70) Caesarius of Heisterbach, *The Dialogue on Milacles*, tran. H. Von Scott, C. C. Swinton Bland with an Introduction by G. G. Coulton, 2 vols., 1929, London, II, pp. 306-307.

(71) *The New Century Italian Renaissance Encyclopedia*, p.896; *Dizionario Enciclopedico Italiano,* p. 383. 佐藤眞典『中世イタリア都市国家成立史研究』ミネルヴァ書房、二〇〇一年、第九章。

(72) D. Herlihy and C. Klapisch-Zuber, *Tuscans and Their Families: A Study of the Florentine Catasto of 1427*, New Haven and London, 1978, p. 70.

(73) D. Herlihy, *Medieval and Renaissance Pistoia: The Social History of an Italian Town, 1200–1430*, p. 33.

(74) D. Herlihy and C. Klapisch-Zuber, p. 81.

(75) G・プロカッチ（斎藤泰弘ほか訳）『イタリア人民の歴史Ⅰ』未来社、一九八四年、一〇五頁。

(76) 本書第一章「ムッシスの『疫病の歴史』（一三五〇年頃）」の3から引用。

(77) R. S. Gottfried, *The Black Death*, New York, 1983, p. 44.

(78) ベルクドルト（宮原啓子・渡邊芳子訳）『ヨーロッパの黒死病 ―― 大ペストと中世ヨーロッパの終焉』国文社、一九九七年、七一頁。

(79) D. Herlihy and C. Klapisch-Zuber, p. 70.

(80) R. S. Gottfried, p. 48.

(81) A. G. Garmichael, p. 523.

(82) Ibid., p. 520.

(83) Maria Serena Mazzi, *Salute e società nel Medioevo*, Firenze, 1978, pp.125–128; R. Horrox（ed.）, *The Black Death*, pp. 194–203.

(84) ブルクハルト（柴田治三郎訳）『イタリア・ルネサンスの文化』（世界の名著四五）中央公論社、一九七〇年、三四二頁。

(85) Francesco Petrarca, *Le Senili*, a cuta di Guido Martellotti. Traduzione Italiana di Giuseppe Fracassetti, Torino, 1976, pp. 2–3.

(86) R. N. Watkins, "Petrarch and the Black Death: From Fear to Monuments", *Studies in the Renaissance* 19, 1972, pp. 202–203.

(87) Ibid., p. 201.

(88) Francesco Petrarca, *Opere, Canzoniere-Trionfi. Familiarium Rerum Libri con testo a fonte*, p. 242.

(89) 拙著『ルネサンス・ヒューマニズムの研究』一六七〜一六八頁、一六九〜一七四頁。
(90) 同書、一六一〜一六九頁。
(91) B. Z. Kedar, *Merchants in Crisis: Genoese and Venetian Men of Affairs and the Fourteenth-Century Depression*, New Haven, 1976.
(92) W. C. Jordan, *The Great Famine, Northern Europa in the Early Fourteenth Century*, Princeton, 1996, pp. 22–23; R. S. Gottfried, *The Black Death*, New York, 1983, pp. 28–30.
(93) J. Z. Titow, "Evidence of Weather in the Account Rolls of the Bishopric of Winchester, 1209–1350", *Economic History Riview*, 2nd series, 12, 1960, p. 360.
(94) H. S. Lucas, "The Great European Famine of 1315, 1316, and 1317", *Speculum*, 5, 1930, pp. 343–377.
(95) J. Z. Titow, p. 357.
(96) R. S. Gottfried, p. 29.
(97) Ibid., p. 29.
(98) G. Villani, *Cronica di Giovanni Villani*, Tomo VII, Roma, 1980, Cap. LXXXIV.
(99) L. Leonij, "La peste e la compagnia del Cappelletto a Todi nel 1363", *Archivio storico italiano*, IV s., vol. 2, 1878, pp. 3–11.
(100) 本書第一章「ムッシスの『疫病の歴史』」参照。
(101) D. Herlihy and C. Klapisch-Zuber, pp. 62–63.
(102) 星野秀利（齊藤寛海訳）『中世後期フィレンツェ毛織物工業史』名古屋大学出版会、一九九五年、一九〇頁。同「十四世紀フィレンツェにおける毛織物聖生産」『イタリア学会誌』二八号、一九八〇年、九頁。
(103) Petrarca, *Le Senili*, pp. 96–97.
(104) Ibid.
(105) Ibid.
(106) Ibid.
(107) 近見正彦『海上保険史研究―一四・一五世紀地中海時代における海上保険条例と同契約法理―』有斐閣、一九九七年。
(108) Petrarca, *Le Senili*, pp. 96–97.

(109) Ibid., p.98. ペトラルカは一三五六年、バーゼルにいた。そしてヴィスコンティ家の大使として、皇帝カール四世に会うためにプラハに出掛けていた。

(110) 実際には大司教には手紙は書かれなかったようである。ペトラルカ自身、それを書いたという確信をもっていない。

(111) C. Decorro, *Exemplum e Letteratura tra Medioevo e Rinascimento*, Bologna, 1989, Parte Seconda.

(112) *ricordi* ということばは、『覚書』（メモ）とか『回想録』（思い出）と訳されるが、正確には、その意味やニュアンスは「メモ」でも「思い出」とも少し異なり、両方を含んだ広い意味のもの（『書き物』程度）である。そのため本書ではそのニュアンスを尊重してそのまま『リコルディ』とする。『リコルディ』は、この書の編集者ブランカの言うように、立派な伝統的な文学様式であり（Branca, Introduzione, IX）、チェッリーニ、グィッチャルディーニなどによって継続されていくものである（グィッチャルディーニの『リコルディ』については、次を参照。グィッチャルディーニ〈永井三明訳〉『フィレンツェ名門貴族の処世術　リコルディ』講談社学術文庫、一九九八年）。

(113) Giovanni di Pagola Morelli, *Ricordi*, ed. V. Branca, Firenze, 1956, pp. 287–92.

(114) フィレンツェの人口について、権威的な現代の研究者ハーリヒーらは、フィレンツェ（都市部）の人口を一二万人とするモレッリの数値を正当性が高いと見ている。そのうち八万人が死亡、すなわち死亡率を三分の二とするモレッリの説に対して、研究者のひとりベネディクトヴは、九万二〇〇〇人から三万七七二五人、死亡率六〇パーセントと見ている（D. Herlihy and Klapisch-Zuber, chap. 3; Benedictow, pp. 291, 306）。

(115) フランス国王フィリップ六世（一二九三〜一三五〇）の命を受けて、パリ大学医学部は一三四八年の疫病について医学的見解を表明したが、その表明はモレッリのそれと極めて類似したものとなっている。「体を適度に空にしておくために、必要であれば浣腸もしくは薬剤を使用するのがよい。入浴は有害である。生命の危機にさらされているこのような時には、女性は控えなければならず、また女性と一緒に暮らしたり一つ床で寝たりすることも避けるべきであるが、有害な風が吹き寄せて来た海辺、あるいは島に住む者は特にこれを肝に命じておかねばならぬ」（ヒルデ・シュメルツァー〈進藤美智訳〉『ウィーン　ペスト年代記』白水社、一九九七年、四〇〜四一頁）。

(116) 明るさと陽気さこそが疫病から身を守るという見方があった。イタリアのパドヴァ大学の医学部教授メルクリアーレは喜びや明るさがあれば、精神と肉体は疫病に対して戦う力をもつと述べていた（ベルクドルト、三二一頁）。同様に、人に哀れみを感じる心こそが疫病のもとであると信じる者もいた。一六世紀初頭に書簡を書いたヴィチェンツァの貴族ルイージ・

ダ・ポルトは、「空気中には疫病など存在しない。それは人の心のなかにあるだけだ。それは貧民に哀れみを覚えることから芽生えるのだ」と述べている（B. Pullan, "Plague and Perceptions of the Poor in the Early Modern Italy", eds. Terence Ranger and Paul Slack, *Epidemics and Ideas : Essays on the Historical Perception of Pestilence*, Cambridge, 1992, p. 114）。

(117) 本著作には、著者自身がつけたタイトルや見出しは一切存在していない。『都市からの逃亡について』という作品名——これは一般に用いられているが——も編訳者が慣例にしたがって選んだものである。

(118) この作品についてのサルターティ研究者による言及は以下を参照。Ronald. G. Witt, *Hercules at the Crossroad: The Life, Works, and Thought of Coluccio Salutati*, Durham, 1983, pp. 280-81. 黒死病関係の研究者の言及は以下を参照。Ann G. Carmichael, "Plague Legislation in the Italian Renaissance", *Bulletin of the History of Medicine*, vol. 7, No. 1, May, 1942, Firenze, 1978, p. 510. 都市からの逃亡についてのサルターティの考え方は、フィレンツェ・プラトニズムの関係から清水純一によって早くから言及されている（ただしその出典は明示されていない）。清水純一（近藤恒一編）『ルネサンス　人と思想』平凡社、一九九四年、七九頁。

(119) フィレンツェの政体とその歴史については、研究は多い。例として以下を参照。齋藤寛海『中世後期イタリアの商業と都市』知泉書館、二〇〇二年。ジョルジョ・スピーニ（森田義之・松本典昭訳）『ミケランジェロと政治　メディチに抵抗した《市民＝芸術家》』刀水書房、二〇〇三年。三森のぞみ「十四、十五世紀フィレンツェにおける司教選出とその法規定」『史学』六五巻第一・二号、平成七年。G・プロカッチ（斎藤泰弘訳）『イタリア人民の歴史Ⅰ』未来社、一九八四年。Gene Brucker, *The Civic World of Early Renaissance Florence*, Princeton, 1977; Gino Capponi, *Storia della Repubblica di Firenze*, Firenze, 1976.

(120) D. Herlihy and C. Klapisch-Zuber, p. 69.

(121) G. Villani, lib. VI, cap. XCIV.

(122) ミラード・ミース（中森義宗訳）『ペスト後のイタリア絵画』中央大学出版部、一九七八年、九一頁。

(123) O. J. Benedictow, p. 291.

(124) M・ヴィッラーニ（Matteo Villani）の年代記にはこう記されている。「人々が死亡したことで土地生産物は恵まれるにちがいないと人々は考えた。しかし、反対に人間の恩知らずのために、どれもこれもが並々ならぬほどの欠乏状態に陥った。

そしてそれは長期間続いた。……地方によっては、飢饉はきわめて深刻であった。……賃金や製品は二倍以上、収拾のつかぬくらいあがった。……戦争や様々なスキャンダルが、人々の思惑に反して世界中に生じた」（*Cronica di Matteo e Filippo Villani*, tomo I, Roma, 1980, Libro Primo, Cap. V）。

(125) フィレンツェの置かれた国際的、外交的状況もフィレンツェ内部の社会不安を高めた（高橋友子「八聖人戦争期フィレンツェにおける政争と社会不安」『イタリア学会誌』三五号、六〇～七九頁、一九八六年）。

(126) M. Mollat, *Les pauvres au Moyen Âge*, Bruxelles, 2006, pp. 244-247.

(127) R. G. Witt, *Hercules at the Crossroads*, p. 136. サルターティとチョンピの乱については、拙著『ルネサンス・ヒューマニズムの研究』第二部第一章「フィレンツェ書記官長職と人文主義者」参照。

(128) Demetrio Marzi, *La cancelleria della repubblica fiorentina: con una presentazione di Giovanni Cherubini*, Le Lettere, Firenze, 1987, tomo. I, pp.106-117.

(129) 拙著、『ルネサンス・ヒューマニズムの研究』第一部第一章「文献の総合的視野からの把握 ── サルターティの人文主義と『僭主論』（一）」、第二章「人文主義的著作の成立背景とその文学形式 ── サルターティの人文主義と『僭主論』（二）」、第三章「市民的人文主義の理論と「活動生活」の優位の問題」── サルターティ『ペッレグリーノ宛書簡』を読む」。なお後者の書簡の紹介と分析については批判もある（近藤恒一　書評、石坂尚武「ルネサンス・ヒューマニズムの研究―「市民的人文主義」の歴史理論への疑問と考察―」『ルネサンス研究』Ⅱ、一九九五年、二八四～三二〇頁）。

(130) R. G. Witt, p. 159. E・ガレン（清水純一・斎藤泰弘訳）『イタリア・ルネサンスにおける市民生活と科学・魔術』岩波書店、一九七五年、一五～一六頁。

(131) 拙著、『ルネサンス・ヒューマニズムの研究』一一頁。

(132) J. E. *Seigel, Rhetoric and Philosophy in Renaissance Humanism*, Princeton, 1968, p. 31.

(133) Francesco Novati (a cura di), *Epistolario di Coluccio Salutati*, 4 voll., Roma, 1891-1911, 2, p. 88.

(134) 佐々木博光「ペスト観の脱魔術化 ── 近世ヨーロッパの神学的ペスト文書」『人間科学』（大阪府立大学）、七号、二〇一二年、六四～六七頁。

(135) *Epistolario di Coluccio Salutati*, 2, p. 94.

(136) Ibid., p. 95.

（137） Ibid., p. 90.
（138） Ibid., p. 91.
（139） すでに述べたように、疫病からの逃亡について、ドイツでは宗教改革者ルターもサルターティとほぼ同じ考えである。拙稿「近世におけるペストの苦難と《峻厳な神》の支配 ―― 一六世紀の宗教改革の一要因」『人文学』第一九五号、二〇一五年、一四五～一四六頁。またドリュモーもルターの疫病論を次のように捉えている ―― 「ルターは一五二七年に、ペストのときに逃げるべきか、逃げざるべきか、という問題について論文を書いてこう断言している「サタンは逃げる者を追い、残る者を打つ。その結果誰ひとり彼から逃れる者はいない」」（ジャン・ドリュモー〈永見文雄・西澤文昭訳〉『恐怖心の歴史』新評論、一九九七年、二四五頁）。
（140） 本書第一四章「一市民の疫病対策と健康法 ―― ジョヴァンニ・モレッリの『リコルディ』」。
（141） H. Jedin, *A History of the Council of Trent*, London, 1957, chap.7. 拙稿「反宗教改革時代における教皇外交 ―― 公会議外交の導入と展開」『文化史学』、一九七八年、第三四号、四八～四九頁。
（142） 同書、四八～四九頁。
（143） O. J. Benedictow, pp. 120, 181.
（144） 中世において短い時間を計る方法として「アヴェ・マリアの聖句」が用いられた。ここでの記述によると、一三四八年の地震は「アヴェ・マリアの聖句をゆっくり六回繰り返し唱えることができる位に長い時間揺れ続けた」という。その長さは、編訳者（石坂）の試みでは、一分半～二分程度であった。大意は、以下のとおり。「私は感謝を込めて挨拶します ―― ようこそマリア様、そして神よ。マリア様、あなたは女性のなかでも最も祝福されています。あなたの子イエスは祝福されています。聖なるマリアよ、神の母は、今、我々の死の時に我々罪人のために祈ります。アーメン」。
（145） G. Zanella, "Italia, Francia e Germania: una storiofrafia a confronto", p. 55. 人間世界の出来事も、天体や自然の世界の現象も、すべて神の支配下にあると考える見方は、一五世紀末になって書かれた一市民の日記にも認められる（本書第二二章「ランドゥッチの『フィレンツェ日記』」の「解説」）。すなわち、薬種商の店を営むルーカ・ランドゥッチは、違った次元の重大な出来事を一連の結びつきのある現象と見ている（一四九八年四月一三日の日記）。『ランドゥッチの日記』一八九頁。
（146） フィリップ・アリエス〈成瀬駒男訳〉『死を前にした人間』みすず書房、一九九〇年、八頁。

(147) G. Zanella, pp. 55–56.

(148) ランドゥッチ、六七頁。

(149) G. Zanella, p. 56.

(150) Ibid., p. 63.

(151) Giovanni Boccaccio, *Decameron*, Novara, 1982, introduzione. ボッカッチョ（柏熊達生訳）『デカメロン』（上）二四〜二五頁。

(152) V. Branca, *Boccaccio medievale e nuovi studi sul Decameron*, Firenze, 1986, p. 38.

(153) Agnolo di Tura il Grasso, “Cronaca Senese” in *RIS*, vol. I–II, p. 555.

(154) なお、フィレンツェの年代記作家ジョヴァンニ・ヴィッラーニ（本書第四章）の場合、ペストについて記述しているまさにその時にそのペストのために疫病死してしまい、疫病の一部始終を観察することができなかったので、ここでの年代記作家の数には含めない。彼は一三四八年のペストを最後まで見届けなかったことから、「一三四〇年の大量死と比べると、ひどいものではなかった」と、全く誤った判断をしているのである。ヴィッラーニは、本書第四章の最後の記述からわかるように、その疫病が流行している途中の時点、おそらく「三日間続いた」「厳粛な行列」がおこなわれた一三四八年（フィレンツェ暦一三四七年）の三月半ばの時点までしか疫病の記録を書かなかったのであろう。

(155) *Cronaca di Pisa di Ranieri Sardo*, a cura di O. Banti, Roma, 1963, p. 96.

(156) Marchionne di Coppo Stefani, “Cronaca fiorentina”, a cura di N. Rodolico, *RIS*, n. e. 30/1（1903–55）.

(157) “Cronaca inedita di Giovanni da Parma canonico di Trento”, in A. Pezzana, *Storia della città di Parma*, Appendice, Parma, 1837, p. 51.

(158) De Smet, J.-J.（ed.）, “Breve Chronicon Clerici Anonymi”, *Recueil des Chroniques de Flandre*, III, Brussels, 1856, pp. 14–18.

(159) G. Zanella, pp. 63–65.

(160) *Cronica di Matteo e Filippo Villani*, lib. I, cap. 2. なお、マッテーオ・ヴィッラーニのこの箇所の邦訳（大黒俊二訳）は以下のとおり。「この疫病は視線や接触によって感染すると信じられていたので、男も女も子供も例の腫物が現れると、多くは彼らを見捨ててしまった。こうして必要な看護を受ければ助かったはずの人々が、数えきれないほど死んでしまった。異教徒の間では、父母が子供を、子供が父母を、兄が弟や肉親を見捨てるという冷酷なふるまいが始まった。まことに残酷かつ恐るべき、またひどく人情を欠いたこうしたふるまいはキリスト教徒の忌み嫌うところであるが、彼らの間でも、蛮族にならってこうしたふるまいをする者があった」（ヨーロッパ中世史研究会『西洋中世史料集』三三二頁）。

(161) Marco Battagli da Rmini, "Marcha, (AA. 1212–1354)", a cura di A.F. Massèra, *Rerum Italicarum Scriptores*, n.e. 16/3 (1912–13), p. 54.

(162) G. Zanella, p. 64.

(163) *Storie Pistoresi*, a cura di S. A. Barbi, *RIS*, n.e. 11/5 (1907–27), p. 235.

(164) P. Azario, "Liber gestorum in Lombardia", a cura di F. Cognasso, *RIS*, n. e. 16/4, 1525–39, p. 1.

(165) G. Zanella, p. 65.

(166) 本書第六章マルキオンネの『フィレンツェ年代記』65～66頁。

(167) 七人の年代記作家のうちただ一人、やや例外的なのは、ガブリエーレ・デ・ムッシスである。彼は、常套句のあとに続けて、情け深い者がいて、「なかには哀れみを感じて、逃げる時にろうそくをつけてやる者がいた」とひとこと添えている。しかしながら、全体の叙述の傾向は圧倒的に常套句どおりである（本書第一章「ムッシスの『疫病の歴史』4参照」）。

(168) Giovanni Pagolo Morelli, *Ricordi in Mercanti Scrittori: Ricordi nella Firenze tra Medioevo e Rinascimento*, ed. Vittore Branca, Milano, 1986.

(169) ジョヴァンニ・モレッリ（ジョヴァンニ・ディ・パーゴロ・モレッリ。パーゴロ・モレッリの息子ジョヴァンニ）（一三七一～一四四四）は、『リコルディ』のなかでみずからの生涯の略歴について語っている。それを参考にして示すと以下のようになる（Branca, Introduzione, XXXV）——

モレッリは毛織物用の染料の交易商人を父に、一三七一年九月三〇日（木曜日）に生まれる。翌々日の土曜日、「全聖人の祝祭日」の一一月一日に洗礼を受ける。一三七四年、三歳の時に疫病で父を失い、まだ若かった母親は再婚のために家を出る。そのため孤児院に送られ、そこで長く施設の生活を強いられる。少年時代、「貪欲な」兄らの経営する商館で重労働を強いられる。結局、亡き父のあとを継いで染料の交易に従事。毛織物商業や両替業にも従事。一三九五年、アルベルティ家の娘のカテリーナ・ダルベルト・デーリ・アルベルティを娶り（嫁資一〇〇〇フィオリーノ）、五人の男児と三人の女児をもうける。一四一六年、妻カテリーナが死去し、ドレーア・ディ・ゲラルド・ブォンデルモンティと再婚（この頃、男児の庶子をもうける）。一三九三年から一四〇三年の約一一年間は、同じ党派の指導者アルベルティ家が政治的に不遇な時代であったため、政治的に恵まれなかった。その不遇な時期が始まる頃から『リコルディ』を書き始める（一三九三年）。この不遇な時期が過ぎてからは、フィレンツェの数々の輝かしい役職を歴任することになる。「一二人の善人委員会」（「一二人のブオノーミニ委員」）（一四一〇年と一四三二年）、「プリオーレ職」（一四二七年）、「ウッフィチアーリ・デル・バンコ Ufficiali del banco」（一四三一〜一四三二年）、そして、明らかにメディチ家からの支援によるものであるが、ついにフィレンツェの最高位の役職「正義の旗手」に着任（一四四一年の五月〜六月期）。このほか、一四一九年のアレッツォの「カピターノ職」、一四二七年のピサの「カピターノ職」、一四四三年のモンテプルチアーノの「ポデスタ職」。優れた商業経営によって非常に富裕な階層に位置した。市壁内に四つある市区のひとつ、サンタ・クローチェ市区において、一四〇三年には「第二一位」の高額資産家、一四二七年（「カタスト」による資産査定の年）には「第二三位」の高額資産家（査定資産額は「七五五八フィオリーノ」）であった（一四二七年の市壁内総人口は約三万八〇〇〇人）。一四四四年七月二一日死去。なお、モレッリの死去した一四四四年には、モレッリのほかに、ロレンツォ・ヴァッラ、レオナルド・ブルーニ、ベルナルディーノ・ダ・シエナらの著名な人物が次々と死んでいる。この年に何か疫病や熱病やインフルエンザが流行したに違いない。ただ、コッラーディの詳細な年代記は、嵐や強風など気候の異変があったと述べるほか、それを示唆することは何も述べていない（A. Corradi, *Annali delle epidemie occorse in Italia dalle prime memorie fino al 1850*, Bologna, 1972, vol. I, p. 280)。

(170) G. Morelli, pp. 147–150.

(171) G. Morelli, pp. 303–310. 前之園幸一郎「一五世紀フィレンツェにおける一商人の〈子どものイメージ〉――ジョヴァンニ・ディ・パーゴロ・モレッリの『覚書』を中心にして」『青山學院女子短期大學紀要』四四号、一九九〇年、五〇〜五六頁。

(172) G. Morelli, p. 149.

(173) Ibid., p. 149.

(174) アリエス『死を前にした人間』一〜一三頁。

(175) アリエス、八頁。

(176) A. G. Carmichael, *Plague and the Poor in Renaissance Florence*, Cambridge University Press, London, New York, New Rochelle, Melbourne, Sydney, 1986, pp. 59–63.

(177) P. Pirillo, "Peste nera, prezzi e salari", *La peste nera: dati di una realtà ed elementi di una interpretazione*, p. 177;

A. I. Pini, *La società italiana prima e dopo la《peste nera》*, Pistoia 1981, pp. 1–2; G. Cherubini, "La《Crisi del Trecento》, Bilancio e prospettiva di ricerca", *Studi storici*, 15, 1974, pp. 660–70; C. M. Cipolla, "The Trends in Italian Economic History in the Late Middle Ages", *The Economic History Review*, 1949, pp. 181–184.

(178)　D. Herlihy and C. Klapisch-Zuber, 1985.

(179)　G. Morelli, pp. 167–198.「七つの損失」については、清水廣一郎『イタリア中世の都市社会』岩波書店、一九九〇年、一九三～二〇三頁。

(180)　Morelli, p. 133; D. Herlihy and C.Klapishe-Zuber, p. 81.

(181)　モレッリやアルベルティの家族の記録『リコルディ』の性格については、ブランカの前掲編訳書の序文（"Introduzione: Mercanti scrittori, Ricordi nella Firenze tra Medioevo e Rinascimento"）ほかに、以下を参照。拙稿「アルベルティ」酒井忠雄編『歴史と教育』講談社、一九八一年。池上俊一『イタリア・ルネサンス再考 花の都とアルベルティ』講談社学術文庫、二〇〇七年。C・ベック（西本晃二訳）『メジチ家の世紀』白水社（文庫クセジュ）、一九八〇年。米山喜晟「ジョヴァンニ・モレッリ『家族の記録』」『イタリア学会誌』第二三巻、一九七五年、八一～九六頁。同「L．B．アルベルティの『家族論（*Della Famiglia*）と「家」の理想像』」『大阪外国語大学学報』第五八号、一九八二年。同「系図学的資料より見たフィレンツェ共和国の二大役職と「家」」『イタリア学会誌』第二九号、一九八〇年。前之園幸一郎「一五世紀フィレンツェにおける一商人の〈子どものイメージ〉――ジョヴァンニ・ディ・パーゴロ・モレッリの『覚書』を中心にして」『イタリア学会誌』一九八七年、三七～六三頁。M. Pecoraro, "I Ricordi di Giovanni di Pagolo Morelli", *Rinascimento*, VIII, 1957, pp. 143–149; L. Pandimiglio, "Giovanni di Pagolo Morelli e la ragion di famiglia", *Studi sul Medioevo cristiano offerti a R. Morghen*, Roma, 1974, pp. 553–608; "Giovanni di Pagolo Morelli e la continuità familiare", *Studi Medievali*, III, XXII, 1981, pp. 129–181; "Giovanni di Pagolo Morelli e le strutture familiari", *Archivio Storico Italiano*, CXXXVI, pp. 3–88.

(182)　アルベルティについては、前掲の拙稿「アルベルティ」（『歴史と教育』）、池上俊一『イタリア・ルネサンス再考 花の都とアルベルティ』、福田晴虔『アルベルティ』中央公論美術出版、二〇一二年。

(183)　L. Pandimiglio, "Giovanni di Pagolo Morelli e la ragion di famiglia", p. 558.

(184)　L・B・アルベルティ（池上俊一・徳橋曜訳）『家族論』講談社、二〇一〇年。

(185) L. Pandimiglio, p. 558.
(186) M・ヴィローリ（武田好訳）『マキャヴェッリの生涯 その微笑の謎』白水社、二〇〇七年、一九一頁。
(187) R・リドルフィ（須藤祐孝訳・註解）『マキァヴェッリの生涯』岩波文庫、二〇〇九年、二一九、二六七頁。
(188) G. Morelli, p. 199.
(189) M. Pecoraro, p. 146.
(190) 拙著『ルネサンス・ヒューマニズムの研究』一六一～一七四頁。
(191) G. Morelli, p. 42.
(192) Ibid., p. 136.
(193) L. Martines, *The Social World of the Florentine Humanists, 1390–1460*, London, 1963, p. 251.
(194) G. Morelli, p. 104.
(195) Ibid., p. 104.
(196) Ibid., pp. 104–105.
(197) Ibid., p. 105.
(198) ブルクハルト『イタリア・ルネサンスの文化』一三八頁。
(199) 同書、一四一～一四三頁。
(200) 橋本寿哉『中世イタリア複式簿記生成史』白桃書房、二〇〇九年、一九頁。
(201) ゲーテ（山崎章甫訳）『ウイルヘルム・マイスターの修行時代（上）』岩波書店、二〇〇〇年、五四頁。
(202) 近見正彦『海上保険史研究 —— 一四・五世紀地中海時代における海上保険条例と同契約法理』有斐閣、一九九七年、一四～五〇頁。
(203) D. Herlihy and C. Klapishe-Zuber, pp. 83–84
(204) Ibid., p. 84.
(205) 永井三明「解説 君主論の成立」『マキァヴェッリ全集』1、筑摩書房、一九九八年、三四八頁。
(206) F. Gilbert, Machiavelli and Guicciardini: Politics and History in Sixteenth-Century Florence, Princeton, 1965, pp. 193–195.

(207) 池田廉訳「君主論」会田雄次責任編集『世界の名著一六　マキアヴェリ』中央公論社、一九六六年、一五二頁。ここでの拙稿の趣旨から、訳文のなかの一語を変えさせていただいた。すなわち、訳文では *virtù* の訳語として「美徳」を与え、それに「ヴィルトゥ」のルビをつけているが、拙稿の引用では、そのまま《ヴィルトゥ》とした。なお、『マキャヴェッリ全集』1（筑摩書房、一九九八年、八八頁）では、同じ訳者によって、今度はルビなしで「美徳」に改訳されている。

(208) *Santa Maria Novella*, a cura di A. Tarquini, o. p., Firenze, 2000, p. 7.

(209) 本間紀子「サンタ・マリア・ノヴェッラ聖堂」『新カトリック大事典』Ⅱ、第二刷、二〇〇五年。本間によると、「一二四六年」に着工されたとある。ほかの記述では、「最初の石は一二七九年一〇月一八日に置かれた」（*Santa Maria Novella*, a cura di A. Tarquini, p. 7）。また、「一二七八年から」との記述もある（*Enciclepedia Zanichelli*, a cura di Edigeo, 2001, p. 1663）。

(210) 'Il "Libro dei Morti" di Santa Maria Novella（1290–1436）', a cura di C. C. Calzolai, *Memorie Dominicane*, ns XI（1980）: pp. 15–218. この台帳を所蔵しているのはサンタ・マリア・ノヴェッラ聖堂ではなく、「フィレンツェ大司教古文書館」L'Archivio Arcivescovile di Firenze である。いつ、どのようにしてサンタ・マリア・ノヴェッラ聖堂からそこに移されたかは不明。ただ、一七八三年にヴィチェンツォ・フィネスキが「サンタ・マリア・ノヴェッラの教会の古い墓地についての報告書」を執筆した時に、この古文書館で調査したと述べている（Calzolai, p. 15.）。本章の史料は、一九八〇年にカルツォラーイによって刊行されたものを利用した。二〇〇頁を越える驚くべきこの労作は、多くの死者の経歴もコメントした非常に詳細な「脚注」と、台帳に記載された人物をすべて網羅した「人名索引」（ややミスが多い）を含んでいる。本章はいずれも活用している。

(211) Livi Bacci, *La siciété italienne devant les crises de mortalité*, Firenze, 1978; Ole J. Benedictow, *The Black Death 1346–1353: The Complete History*, Woodbridge, 2004; 'Il "Libro dei Morti" di Santa Maria Novella（1290–1436）', pp. 15–218; David Herlihy, *The Black Death and the Transformation in the West*, Cambridge, 1997, chap. 3; Ann G. Carmichael, *Plague and the Poor in Renaissance Florence*; Del Panta, *Le epidemie nella storia demografica italiana*（secoli XIV–XIX）, Torino, 1980.

(212) Stefano Orlandi, "*Necrologia*" *di S. Maria Novella*, 2 voll., Firenze, 1955.

(213) Pamela Waley, "Personal Names in Siena, 1285", in *Florence and Italy Renaissance Studies in Honour of Nicolai Rubinstein*, eds. P. Denly and C. Elam, pp. 187–191; D. Herlihy and Klapisch-Zuber, p. 79.

(214) D. Herlihy, *The Black Death and the Transformation of the West*, 1997, p. 75.

(215) Ibid., p. 76.

(216) Ibid., p. 78.

(217) Ibid., pp. 33–34; pp. 78–79.

(218) Jacques Chiffoleau, "Ce qui fait changer la mort dans la région d'Avignon à la fin du moyen âges", in *Death in the Middle Ages*, eds. H. Braet and W. Berbeke, Leuven, 1983, pp. 120–131.

(219) D. Herlihy, 1997, p. 79.

(220) 「ペスト年」（ペストが大流行した年。一四世紀フィレンツェの場合五回）のペスト流行時（夏）の死者を便宜的に「ペストによる死者」としている。なかにはペストによらない死者も含まれているはずだが、便宜的にそれを無視して「ペスト死の可能性の高い者」として扱い、それを表では示している。

(221) 本書第二〇章「大規模ペスト期の遺言書」の「第7遺言書、一三二九年、ローディ市民ブレゴンディオ・デナーリの遺言書」（「六　参事会の会堂への遺贈」「七　修道会へのミサのための遺贈」参照）。

(222) 'Il "Libro dei Morti" di Santa Maria Novella（1290–1436）', p. 20; C. Daniell, *Death and Burial in Medieval England, 1066–1550*, London, New York, 1997, p. 15.

(223) 本書第二一章「葬儀費用抑制のための条例」（一四七三年）。

(224) Herlihy and Klapisch-Zuber, p. 270.

(225) A. G. Carmichael, pp. 32–34.

(226) Giuseppe Parenti, "Fonti per lo studio della demografia fiorentina: I libri dei morti," *Genus*, pp. 5–6（1943–9）, pp. 281–301.

(227) *Cronica di Giovanni Villani*, Libro Undecimo, CAP. CXIV; Enrico Fiumi, "La demografia fiorentina nelle pagine di Giovanni Villani", *Archivio Storico Italiano*, 129, pp. 425–496.

(228) 本書第一七章「ジョヴァンニ・モレッリの『リコルディ』（一四一一年）」のバルトロメーオ・ディ・モレッロの死因を参照。

(229) O. J. Benedictow, p. 291.

(230) *Neclologio di S. Maria Novella*, Firenze, 1955.

(231) Falsini, "Firenze dopo il 1348", pp. 434–435; Benedictow, p. 291.

(232) C. C. Calzolai, p. 15.

(233) Ibid., p. 15.

(234) 〈付録〉「年代順死亡者リスト」では主要なものしか紹介していない。

(235) ただし、このイタリア語表記の「七〇名」という数値は厳密なものではない。ラテン語に直してもスペリングが変わらない場合もあれば、ひとりの名前についてラテン語の要素とイタリア語の要素が混交した書き方をしていて、どちらの言語であるか判別がむずかしい場合もあるからである。この混交もこの時代の文書の特徴であることから、言語学的には立派な研究対象になりうるものである。ここでは判断の基準として、まず使用されている前置詞がラテン語であるかイタリア語であるか、また記載された語句の全体的な傾向がどうであるかなどを考慮した。

(236) 七月二八日の項目の一三六三年の女性欄には「モンナ・イザベッラ・デイ・ドナーティの娘メーア」（ID：473）とある。

(237) G. Brucker（ed.）, *The Society of Renaissance Florence: A Documentary Study*, Toronto, reprint, 2001, chap. 74.

(238) トレクスラーは、ルネサンス期のフィレンツェでは、男性であっても、二五歳未満または三〇歳未満の者は「政治的能力者」ではなく、社会的地位が極めて低かったことを強調している（R. Trexler, *Public Life in Renaissance Florence*, pp. 11, 89）。

(239) Santa Maria Novella, a cura di Aldo Tarquinci, o. p., Firenze, 2000, p. 73. なお、サンタ・マリア・ノヴェッラ聖堂への埋葬が栄誉であることを述べたことばがパオロ・サッセティの日記に記されている（*A Documentary Study*, chap. 21）。

(240) 拙稿「近年における日本のイタリア・ルネサンス史学界の展望」『イタリア学会誌』第五七号、二〇〇七年、三〇〇～三〇一頁。

(241) サヴォナローラは説教において「世界の終末」を訴えるばかりでなく、個人一人ひとりに対して身近の「死」に触れることを勧めた。すなわち、できるだけ葬儀に参加し、墓場に足を運ぶこと、これによって死が身近にあることを自覚すべきであるという（Alberto Tenenti, *Il senso della morte e l'amore della vita nel Rinascimento*, Torino, 1989, p. 94）。サヴォナローラの生涯と思想については、須藤祐孝「サヴォナローラの時代、生涯、思想」（一）～（一四）『愛知大学法学部法経論集』一四五～二〇一号、一九九七～二〇一六年。

(242) Salvatore Camporeale, "Giovanni Caroli: Dal Libel dierum'alle 'Vitae fratrum'", *Memoria domenicana*, n.s. 16（1985）,

pp. 218–233.

(243) フィリップ・アリエス（成瀬駒男訳）『死を前にした人間』みすず書房、一九九〇年、七頁。

(244) O. J. Benedictow, p. 291.

(245) ボッカッチョ（柏熊達生訳）『デカメロン』二五〜二六頁。

(246) ブラッカー（森田義之・松本典昭訳）『ルネサンス都市フィレンツェ』岩波書店、二〇一一年、四四頁。

(247) A. G. Carmichael, p. 18. カーマイケルはこう指摘する ——「一三八五年から一三九三年の疫病を見ると、そこには、周期的に都市の中心部を襲ったペストの他に、いろいろな他の感染症が存在していることがわかるし、同時に他の大きな感染症、特に天然痘やインフルエンザが周期的に流行した形跡もあることもわかる」。G. Alfani, *Il Grand Tour dei Cavalieri dell'Apocalisse L'Italia del《lungo Cinquecento》(1494–1629)*, Verona, 2010, pp. 142–144.

(248) ランドゥッチは、その日記の一四九七年六月一日の記述のなかで「熱病」が「疫病」であるといっている（『ランドゥッチの日記』一六二頁）。

(249) カルツォラーイが報告する一三三七年（一年間）の埋葬者数「一二七人」という数値については、私は台帳で確認できず、誤りではないかと思う。そのため「疫病年」とはしなかった。実際のところ、本研究が扱った「夏季」すなわち六月・七月・八月と「冬季」すなわち一二月・一月・二月のデータによる確認では、その年の夏と冬の埋葬者について「一八人」を確認できたものの、残るほかの「一〇九人」については、「春」（三月・四月・五月）と「秋」（九月・一〇月・一一月）の台帳を点検したものの、どこにも記載を確認できなかった。そのため誤りと見なしてここでのデータのなかでは「疫病年」に含めなかった。——ちなみに、カルツォラーイの報告では、一三四八年の一年間の聖堂での埋葬者の総数は「四七人」とされているが、これは明らかな間違いである。本研究がデータ処理で確認した埋葬者の数は、夏・冬だけで「七二人」になる。その七二人の全員について、本章の付録「年代順死亡者リスト」のなかですべて氏名を示して証明することができる。

(250) 本書第一六章「ジョヴァンニ・ダ・パルマの『年代記』——トレントを襲った四回の疫病について」参照。"Cronaca inedita di Giovanni da Parma canonica di Trento", p. 50.

(251) D. Herlihy and C. Klapisch-Zuber, p. 146.

(252) Ibid., p.146.

(253) O. J. Benedictow, pp. 275–276, 299, 314.（拙稿「黒死病でどれだけの人が死んだか」二五四～二五五頁参照）。

(254) Giuseppe Ripamonti, *La peste di Milano del 1630*, Sala Bolognese, 2003, pp. 12–16.

(255) O. J. Benedictow, p. 292.

(256) S. Cohn, *The Cult of Remembrance*, p. 52.

(257) ペスト菌は、環境・気候・寄生動物などの変化に応じて、時代とともにみずから変容する。従ってペスト菌の餌食になりやすい者も変化する可能性がある。カーマイケルはこう指摘する――「一六世紀末のロンドンのペスト死亡率についての古典的な研究において、M・F・ホリングスワースとT・H・ホリングスワースは、成人男性が、成人女性や子どもたちよりかなり大きな頻度で死ぬことを発見した。S・エル（Ell）は、この結論を、人間のペストに対する免疫がどのようにしてつくられるかについて詳細な議論をもって支持した。他方、ドメーニコ・セッラ（Sella）は、一六三〇年のミラノのペスト期の犠牲者とペスト前の人口の年齢構成とを教区ごとに比較した。そして、子どもたちの間で被害が大きかったことを証明した。エルは同じ一六三〇年のペストの間、ヴェネツィアの死亡率を研究して、成人女性の間で劇的な被害があったことを発見した」（A. G. Carmichael, p. 90）。

(258) D. Herlihy and C. Klapisch-Zuber, pp. 222–224.

(259)『デカメロン』第二日第一〇話など。

(260) D. Herlihy and C. Klapisch-Zuber, p. 223.

(261) 一四〇〇年前後の数十年間におよぶフィレンツェ共和国の財政的困窮については、実証的な優れた分析がある。齊藤寛海『中世後期のイタリアの商業と都市』知泉書館、二〇〇二年、三七五～三八四頁。

(262) 表18-5からは、冬にインフルエンザと思われる女性の死が少し認められる程度で、ほかの死について男女差をもたらすような配慮すべき病気はあまり認められない。

(263) O. J. Benedictow, p. 348. 拙稿「黒死病でどれだけの人が死んだか――現代の歴史人口学の研究から」一四二頁。

(264) A. G. Carmichael, pp. 36–37.

(265) G・ミノワ（大野朗子・菅原恵美子訳）『老いの歴史　古代からルネサンスまで』筑摩書房、一九九六年、二七九頁。

(266) 同書、二七二頁。

(267) 同書、二七三頁。

(268) 同書、二七三頁。

(269) 『死者台帳』のグラフ・表の作成にあたって別所隆弘氏と藤田透氏に格別の助力を戴いた。両氏にここに深く感謝します。

(270) D. Herlihy and C. Klapisch-Zuber, 1985, p. 69.

(271) *《Padre mio dolce》: Lettere di religiosi a Francesco Datini, Antologia*, a cura di Simona Brambilla, Roma, 2010. pp. 163–172.

(272) Ser Lapo di Mazzei, *Lettere di un notaio a un mercante del secolo XIV con altre lettere e documenti*, voll. I e II, a cura di Cesare Guasti, Firenze, 1880. V・ブランカによる遺言書の紹介はこの遺言書の後半部である。前半部は、家族や友人や教会への個人的な遺贈が列挙されている。その全テキストはマッツェイの書簡集に掲載されている。

(273) オリーゴ『プラートの商人 中世イタリアの日常生活』。拙稿「イタリアの黒死病関係史料集」（八）第二三章「大規模ペストを生き抜いたプラートの商人ダティーニの遺言書 —— キリスト教徒のペストへの対応からその心性を探る」『人文学』（同志社大学）二〇一〇年、一九三～二一五頁。このほか、日本での研究に次のものがあり、インノチェンティ捨子養育院の成立について多くを教えてくれる。前乃園幸一郎「『プラートの商人』—— フランチェスコ・ディ・マルコ・ダティーニとインノチェンティ捨て子養育院の成立」『青山学院女子短期大学総合文化研究所年報』六、一六一～一八〇頁、一九九八年。高橋友子『捨児たちのルネッサンス 一五世紀イタリアの捨児養育院と都市・農村』名古屋大学出版会、二〇〇〇年、二一七～二三四頁。

(274) Ser Lapo di Mazzei *Lettere di un notaro a un mercante del secolo XIV*; Enrico Bensa, *Francesco di Marco da Prato. Notizie e documenti sulla mercatura italiana del secolo XIV*. Milano, 1928; idem., "Margherita Datini", *Archivio Storico Pratese*, Maggio 1926; Federigo Melis, *Aspetti della vita economica medievale: studi nell'archivio Datini di Prato*, Siena, 1962; idem, "L'Archiio di un mercante e banchiere trecentesco, Francesco di Marco Datini da Prato", *Moneta e Credito*, Roma, 1954; Giovanni Livi, *Dall'Archivio di Francesco Datini, mercante pratese*, Firenze, 1910; Comune di Prato, a cura di Valeria Vannucchi, *Francesco di Marco Datini: Storia di un mercante pratese*, Firenze, 2004; A. Crabb, *The Merchant of Prato's Wife: Margherita Datini and Her World*, 1360–1423, 2015. ダティーニ文書のなかの数多くの私的な手紙（妻マルゲリータ宛の書簡など）については、インターネットでプラート国立古文書館にアクセスできる。

(275) *Francesco di Marco Datini: L'uomo il mercante*, a cura di Giampiero Nigro, Firenza, 2010; *《Padre mio dolce》: Let-*

tere di religiosi a Francesco Datini, Antologia, a cura di Simona Brambilla, Roma, 2010.

(276) この一〇通の拙訳は以下に収められている（今回すべて改訳した）。「ローディ司教館所蔵、中世・ルネサンス遺言書集（選）」『文化学年報』同志社大学（一）第五〇輯、二〇〇一年、（二）第五一輯、二〇〇二年、（三）第五四輯、二〇〇五年、（四）第五五輯、二〇〇六年、（五）第五六輯、二〇〇七年。「ローディ司教館所蔵　一二三六年のローディ市民の遺言書」『人文学』第一七三号、二〇〇三年。これらでは、ローディにおいて、一三世紀から一四世紀に勢力をもったウミリアーティ修道会の関係が多く認められる。

(277) L. C. Mauri, "Testamenti lombardi in tempo di peste: alucune riflessioni," *Peste nera: dati di una realtà ed elementi di una interpretazione, Atti del XXX Convegno storico internazionale, Todi 10–13 ottobre 1993*, Centro italiano di studi sull'alto medioevo, 1994, p. 218.

(278) S. Cohn, *The Cult of Remembrance and the Black Death: Six Renaissance Cities in Central Italy*, Baltimore & London, 1992, p. 1.　S・コーンは、中部イタリアの六都市、アレッツォ、アッシジ、フィレンツェ、ペルージャ、ピサ、シエナの遺言書（一二七五～一四二五）を遺贈項目・遺贈量などから解析して、人びとの心性の時代・都市における変化を解析した。

(279) 亀長洋子「中世後期ジェノヴァ商人貴族の「家」――アルベルゴ意識ロメッリーニ「家」の事例から」『イタリア学会誌』一九九六年、一九三～一九五頁。山辺規子「一二世紀中頃ジェノヴァの遺言書にみる家族」『西洋中世の秩序と多元性』関西中世研究会、一九九四年。三成美保「死後の救済をもとめて」同書。高田京比子「サン・マルコ財務官と中世ヴェネツィア都市民――遺言書史料に見る行政機構の発展」『史林』第八四巻、第五号、二〇〇一年、三四～六五頁。拙稿「ペスト期史料としての年代記と遺言書の解釈の問題性」『文化史学』一九九九年。

(280) S. Cohn, *The Cult of Remembrance and the Black Death*, p. 4.　歴史上の公証人については、以下を参照。拙著『ルネサンス・ヒューマニズムの研究――「市民的人文主義」の歴史理論への疑問と考察』第二部第三章第一節。R. G. Witt, *Hercules at the Crossroads: The Life, Works, and Thought of Coluccio Salutati*, pp. 25–35.

(281) ジェノヴァでは早くから遺言書が書かれて、その詳細な研究が認められる。Epstein, *Wills and Wealth in Medieval Genoa, 1150–1250*, Cambridge, Massachusetts, and London, 1984.

(282) ジャック・ル・ゴッフ（池田健二・菅沼潤訳）『中世の身体』藤原書店、二〇〇六年、一八一～一八二頁。

(283) アリエス（成瀬駒男訳）『死を前にした人間』みすず書房、一九九〇年、一六三頁。

(284) S. Cohn, *Death and Property in Siena, 1205–1800, Strategies for the Afterlife*, Baltimore, 1988, p. 1.

(285) J. P. Byrne, *Daily Life during the Black Death*, Westport, Connecticut, London, 2006, p. 74.

(286) M. R. Rocchetta, "Castell'Arquato nel 1348: dai testamenti rogati dal notaio Oberto del Borgo", in «Bollettino storico piacentino», LXXXVIII（1993）, pp. 25–53. Luisa Chiappa Mauri, "Testamenti lombardi in tempo di peste: alucune riflessioni", pp. 218–219. 拙稿「書評 *Peste nera: dati di una realtà ed elementi di una interpretazione,*」一八三～一九八頁。

(287) S. Cohn, *Death and Property in Siena*, p. 15.

(288) J. P. Byrne, pp. 76–77.

(289) ル・ゴッフ（渡辺香根夫訳）『中世の高利貸 ―― 金も命も』法政大学出版局、一九八九年、九五頁。

(290) ストロッツィ家の寡婦アレッサンドラは、息子マッテーオ（二三歳）が熱病で死去した知らせを受けた（一四五九年）。息子マッテーオの死は遠い異国の地（ナポリ）でのことであった。いったい息子マッテーオの臨終がどのようなものであったのだろうか ―― それが、アレッサンドラには非常に気がかりなことであった。G. Brucker（ed.）, *Living on the Edge in Leonardo's Florence: Selected Essays*, Berkeley, 2005, p. 157.

(291) J. P. Byrne, pp. 76–77.

(292) *Storia della parrocchia di S. Agata in Como*, Documenti D' archivio, a cura di Carlo e Vittorio Rusconi, Como, 1983.

(293) L. C. Mauri, pp. 219–224.

(294) Ibid., p. 234.

(295) Richard W. Emery, "The Black Death of 1348 in Perpignan", *Speculum*, XLII, 4（1967）, pp. 611–623. 拙稿「黒死病でどれだけの人が死んだか ―― 現代の歴史人口学の研究から」『人文学』第一八九号、二〇一四年、二〇一頁。なお、エメリーは、ペストの流行する前に登録されていたペルピニャンの公証人一二五人について、「一」から「一二五」まで番号を振ってその生死の動向を推定する。以下、その論文の一部を紹介（翻訳）する。

「一三四六年や一三四七年に生存していた一二五人のうち、「一七人」というかなり突出した数の者が一三四六年後には文書に出て来ない（「一七人」とは、一、二、三、一三、一九、二九、三〇、三四など）。また、「二二人」の公証人が、一三四七年を最後の年としてもはや登場しない（「二二人」とは、五、六、八、九、一〇、二一、二四、二五など）。そしてこれらを合わせた三九人のほとんどの者が、実際に一三四八年のペストの犠牲者であったことは明白である（しかしすべてペスト死したとも限らない）。また、「四一人」が一三四八年を最後の年としてもはや登場しないのである（「四一人」とは、一〇、一一、一六、一七、一八、二〇、三七、三八、四〇、四四、五〇、五六、五七、五八、五九など）。一二五人のうち、四五人だけが一三四八年を生き抜いたことが知られる（四五人とは論文の巻末の名簿で「＊」の付いている者）。残りの者は八〇人であり、ペスト死したと仮定して死亡率を計算すると、すなわち、六四・〇〇パーセントという大きな死亡率である。しかし、その一二五人のうちには、ペスト以前に死んだ者「一番」と同じように、ペストが来る前に死んでしまった者がいたはずである。一方で、残りの八〇人（想定される最大のペスト死者）、すなわち、一三四九年以降の活動が確認されない全員の者が、当然ながら、一三四八年のペストで死んだわけではない。数年かそれ以上生きていたかもしれない。高齢や病気等による公証人の死去による年間減少率を考える必要がある。一三一七年から一三三七年までずっと生きた公証人の人数や、その後三年目にいずれにせよ生き残ったことが知られる人数（つまり一三三七年に生存していた一四二人のうち一二一人は一三四〇年でもまだ生きていたのである）から示されることは、三年間について九・八二パーセントという年間の平均死亡率（最高で一六・九四パーセントの死亡率、最低で六・一五パーセントの死亡率）であるということである。ここでは通常の減少である九・八二パーセントを採用し、これを六四・〇〇パーセントから引くと、五四・一八パーセントというペストによる死亡率が得られる。つまり、もともといた一二五人のうち六八人が死亡したということである ── しかしながら、この数値でもまだペスト死亡率ではない。というのは、一二五人のうちすべてが一三四八年に存命していたとは限らないからであった。一三一七年から一三三八年までずっと生きていた公証人を一覧表にして、二年後をこえてまだ生きていたと知られている公証人の数を数えてみると（中略）六・三五パーセントという平均的死亡率（最高で一五・〇五パーセント、最低で三・一七パーセント）が得られる。通常の平均的減少として六・三五パーセントを差し引くと、一二五人のうち一一七人が一三四八年に生きていたはずである。ここでのペスト死亡率は、一一七人のうち六八人の死亡、すなわち、五八・一二パーセントであっただろう」（pp. 614–615）。

(296)　Jean-Noël Biraben, “Plague and the Papacy”, *An Encyclopedia*, P. Levillain, general editor, vol. 2, Routledge, 2002.

(297)　“umiliati”, *Dizionario Enciclopedico Italiano*, Istituto della Enciclopedia Italiana, president Aldo Ferrabino, Roma, 1961. 池上俊一『ヨーロッパ中世の宗教運動』名古屋大学出版会、二〇〇七年、二九七～二九八頁。

(298)　E.Pifferi, G.Scotti, G. Bonacina, A. Spallino, *Gallio Collegium Comense*, Como, 1983, p. 24.

(299) R.C. Trexler, "Death and Testament in the Episcopal Constitutions of Florence（1327）", *Renaissance: Studies in Honor of Hans Baron*, eds. Anthony Molho and John Tedeschi, Dekalb, 1971, pp. 29–74.

(300) R. C. Trexler, "The Bishop's Portion: Generic Pious Legacies in the Late Middle Ages in Italy", in *Traditio* 28, 1972, p. 408.

(301) P. Ziegler, *The Black Death*, London, 1969, p. 85; H. Jedin, *A History of the Council of Trent*, p. 415. 拙稿「ルネサンス人文主義教皇と改革問題」『ルネサンス研究』第三号、三七頁。拙稿「反宗教改革時代における教皇外交 ―― 公会議外交の導入と展開」『文化史学』第三四号、一九七八年、五五～五六頁。

(302) 本書第一一章「ペトラルカ『近親書簡集』」［二］ペトラルカの親友ルートヴィヒ・ファン・ケンペン宛書簡（一三四九年）。なお、ペトラルカと教皇庁のカントル役のルートヴィヒ・ファン・ケンペン、とりわけペトラルカと音楽との関わりについては、以下を参照。フランチェスコ・ツィメイ（田賀健太郎訳）「〈講演〉ダンテ、ペトラルカ、ボッカッチョと音楽」『ディアファネース ―― 芸術と思想』京都大学大学院人間・環境学研究科岡田温司研究室、第二号、二三～三五頁、二〇一五年。

(303) 拙稿「《峻厳な神》とペスト的心性の支配 ―― 一五フィレンツェの立法・政策・判決に心性を読む」『人文学』一九一号、二〇一五年、四六～五九頁。

(304) 拙稿「ルターの宗教改革はどうして起こったか ―― 《キリスト教信仰》と《学問・理性》の関係から見る」『文化学年報』第六三輯、二〇一四年、一八四～一八五頁。

(305) 拙稿「一四世紀イタリアの時代状況とペスト」『人文学』一九〇号、二〇一二年、第一章。

(306) *Cronica di Giovanni Villani*, VII, a cura della Multigrafica Editrice, Roma, 1980, LXXXIV.

(307) W. C. Jordan, *The Great Famine, Northern Europa in the Early fourteen Century*, Princeton, 1996, pp. 22–23.

(308) Ibid., p. 28.

(309) R. S. Gottfried, *The Black Death*, New York, pp. 29–30.

(310) S. Cohn, *The Cult of Remembrance and the Black Death*, p. 78.

(311) Enrico Bensa（a cura di）, "Il testamento di Marco Datini", *Archivio Storico Pratese : periodico trimestrale*（aprile 1925）: pp. 74–78. プラートの遺言書の特徴であろうか、他の都市の遺言書と異なって、遺言書の冒頭で示される遺言書の

作成日は、遺言書の末尾に記されている。

(312)　一五年周期の紀年法「一五年紀」(indictio)。三一三年コンスタンティヌス帝より暦法として採用されたもの。ディオクレティアヌス帝に始まる一五年毎の課税に由来。

(313)　この遺言書（羊皮紙）の大きさは、一六五×二二七ミリメートル。Archivio vescovile di Lodi, armadio VII, Cartella III, Documento nr. 154.

(314)　A. M. Spiazzi（a cura di）, *Giusto de' Menabuoi nel battistero di Padova*, Trieste, 1989, pp. 13–22.

(315)　"Testamento di Fina da Carrara, 1378", Archivio di Stato, Padova, Archivio notarile, reg. 35, fols. 95-98v; B.G.Kohl, "Giusto de'Menabuoi e il mecenatismo aristico in Padova", in *Giusto de' Menabuoi nel battistero di Padova*, a cura di A. M. Spiazzi, Trieste, 1990, pp. 24–26.

(316)　この遺言書（羊皮紙）の大きさは一七〇×四六四ミリメートル。Archivio Vescovile di Lodi, armadio VIII, Cartella IV, Documento nr. 291.

(317)　「イタリアの黒死病関係史料集」（八）　第二三章「大規模ペストを生き抜いたプラートの商人ダティーニの遺言書」［四］「六度目のペストと心性の現われとしてのダティーニの実行」参照。

(318)　「同様に遺言者は以下のように命じ遺贈する」という内容の文が反復されている。これは公証人によって意図的に（リズムや格調のため、あるいは、それとも単に文字を埋め、料金をつり上げるためであろうか）なされている。しかもこの後で続いてもう二度反復される（ほぼ同じ内容が計四回繰り返されている！）。同様の反復は第1遺言書の三にも認められる。

(319)　この遺言書（羊皮紙）の大きさは、三三〇×三一〇ミリメートル。Archivio Vescovile di Lodi, armaduo VIII, Cartella I, Documento nr. 64.

(320)　この遺言書（羊皮紙）の大きさは一七〇×四六四ミリメートル。Archivio Vescovile di Lodi, armadio I, Cartella I, Documento nr. 17.

(321)　この遺言書（羊皮紙）の大きさは七五〇×五六〇ミリメートル。Archivio Vescovile di Lodi, armadio VIII, Cartella I, Documento nr. 24.

(322)　織物の量を表す単位。

(323)「八　高利と不当利得の返還」の文面から償還額が五〇帝国リラとわかる。

(324) この遺言書（羊皮紙）の大きさは七三二×三四〇ミリメートル。S. Epstein, *Wills and Wealth in Medieval Genoa, 1150–1250*, Cambridge, Massachusetts, and London, 1984, pp. 235–238.

(325) Archivio Vescovile di Lodi, armadio VIII, Cartella I, Documento nr. 36.

(326) 清水廣一郎『イタリア中世都市国家研究』岩波書店、一九七五年。同『イタリア中世の都市社会』岩波書店、一九九〇年。D・ウエーリー（森田鉄郎訳）『イタリアの都市国家』平凡社、一九七一年。G・プロカッチ（斎藤泰弘・豊下楢彦訳）『イタリア人民の歴史I』未来社、一九八四年。佐藤眞典『中世イタリア都市国家成立史研究』ミネルヴァ書房、二〇〇一年。同「都市国家の成立」清水廣一郎・北原敦編『概説イタリア史』所収、有斐閣、一九八八年。竹内裕二『中世イタリアの山岳都市　造形デザインの宝庫』彰国社、一九九一年、Andrea Gamberini, Isabella Lazzarini (eds.), *The Italian Renaissance State*, Cambridge, 2012; Philip Jones, *The Italian City-State from Commune to Signoria*, Oxford, 1997.

(327) P・アントネッティ（中島昭和他訳）『フィレンツェ史』クセジュ、白水社、一九八六年、二五〜二六頁。

(328) 二〇一二年の調査で三万二四〇二人の人口。ここで問題とする旧市街（市壁内）の人口はもっと少ない。

(329) F. Petrarca, *FAM.*, VIII, 9.

(330) 拙稿「中世・ルネサンス時代におけるイタリア諸都市の新年の開始時期について —— A・カッペッリの暦の研究より」『文化史学』二〇〇一年。Adriano Cappelli, *Cronologia, Cronografia, e Calendario perpetuo*, Milano, 1998. parte prima.

(331) H. Baron, "Franciscan Poverty and Civic Wealth as Factors in the Rise of Humanistic Thought" in *Speculum*, 13 (1938), p. 22.

(332) 大黒俊二『嘘と貪欲　西欧中世の商業・商人観』名古屋大学出版会、二〇〇六年。

(333) トーニー（出口勇蔵・越智武臣訳）『宗教と資本主義の興隆』上巻、岩波書店、一九七〇年、一五一頁。

(334) 拙著『地獄と煉獄のはざまで —— 中世イタリアの例話から心性を読む』II、第一四章。

(335) E. R. Rainey, *Sumptuary Legislation in Renaissance Florence*, Ph. D. thesis, Columbia Univ. 1985, p. 43.

(336) 以下、托鉢修道会と大商人の関わりについて補足する。以下の文は拙稿「研究動向　近年における日本のイタリア・ルネサンス史学界の展望」（『イタリア学会誌』第五七号、二〇〇七年、二九八〜三〇一頁）からの長い引用である。これについては、拙稿「書評　西本晃二著『ルネサンス史』」（『日伊文化研究』第五四号、二〇一六年、九六〜一〇一頁）でも触れている。

一三世紀以降の商人のなかには、来世に天国と地獄が存在していることを信じて疑わず、天国への道、すなわち救済を希求しながらも、己の仕事が神の怒りに触れるのではないかという不安に苛まれて、托鉢修道士のもとにすがるように告解を受けにやって来る豊かな商人の存在があった。彼ら商人もまた時代の子であった。中世後期の「農業革命」「産業革命」を背景にして、長距離交易に従事するイタリアの都市商人は飛躍的に発展した。すなわち、皮肉にも、当時の人びとの心性からして、富が増大すればするほど、天国への不安が彼らにおいて高まったのである。「清貧」の教え・訴えは、すでに一三世紀初頭のフランチェスコ会の運動以前から、一二世紀半ばのウミリアーティ修道会やワルドー派によって強調されており ―― この両者もいずれも説教活動による啓発を重視していた ―― その前触れや前史を一二世紀にもつものであった（こうした運動は直接ないし間接にフランチェスコ会に影響を与えたものであろう。南フランスや北イタリアでは、マタイなどの福音のことばが、教会の教えに反して口語訳され巷にひろがっていた）。こうして、一三世紀になって商人の耳に痛いほど響き渡ったことばが「金持ちが天国にいくのはむずかしい。らくだが針の穴を通る方がまだやさしい」という新約聖書のことば ―― 清貧の訴え ―― であった。都市の繁栄による人口増加のもとに次々と市壁が拡張されるこの新たな富の時代において、というよりも、富が強く意識される時代において、新たに登場した托鉢修道会は、この時代の要請 ―― とりわけ商人の要請 ―― に応えるべき存在であった。托鉢修道会は、人口が集中し、それゆえにむしろ教化に効率のよい都市をもともとターゲットにしていたこともあって、都市民に厳しい指導をする一方で、都市民のニーズに即応した。ニーズに即応し、人気を得た托鉢修道会の勢いは、教区司祭や司教をしばしば劣勢に追いやり、司祭や司教は収入減に陥り、ここに任地不在の司祭や司教が宗教問題化していった（それはトレントの公会議の決議による対処まで続く）。一三世紀は商人の世紀であるとともに托鉢修道会の世紀でもあった。

ここにこそ、いわば「不安におののく商人」と「都市に進出する托鉢修道会」とのギブ・アンド・テイクの関係が成立することになる ―― 一方は神に直接仕える聖なる存在としての聖職者たる托鉢修道士、他方は「弱き人間」―― つまり俗世に生き、罪にまみれることが当たり前の、それゆえに常に仲介者「神の代理人」を介し神に赦しを繰り返し求めなくてはならない人間。この両者は「告解」によって結びついた。

告解つまり罪の懺悔の秘跡（七つの秘跡のひとつ）は、一二一五年のラテラノ公会議によって年一回（以上）が義務づけられていたが、このことも両者の結びつきを促したことだろう。まず托鉢修道士は、ふつう教会や広場で市民全体に対し説教によって罪の改悛を喚起し、次に告解場において告解聴聞師としてひとりずつ個別に商人から多くの罪の告白や不安・悩み・煩悶を聞いてやったことであろう（そのなかには、徴利や公正価格や不当利得などの商売に関わる問題もあったはずであり、それをどうにか克服させてやりたいと考えた修道士もいたことだろう）。今や厳然たる事実として、ヨーロッパ的規模、いやヨーロッパを越える規模で営まれる、複雑に組織化された商業システムは、その利潤に支えられた都市世界と同様に、もはや安易に否定できる類いのものではなかった。オリーヴィらの托鉢修道会の神学者が、経済理論の世界において、厳然たる巨大な現実の経済機構の世界に生き、罪と罪意識にさらされる「弱い人間」のために何とか理論的に配慮しようとして、経済理論を思案した背景がここにある（一三世紀には、「煉獄」という世界も考え出されたが、それも富と商人の世界を背景にしたものであろう）。告解聴聞師は、告解の秘跡をおこなうなかで、贖罪を課して、その見返りとしてこころの平安と救済の可能性を保証したのである。商人たちに課された贖罪には様々なものがあった。それは目に見える具体的な行為（それが後のルターには気に食わないものとなった）、たとえば貧民への食糧の配給、教会への喜捨、施療院や施設への寄付等々であった。一三世紀の遺言書を読むと、人びとがいかに喜捨・寄付によって安心を得ようとしていたかが痛いほどわかる（本書第二〇章「大規模ペスト期に書かれた遺言書」参照）。都市で積極的に活動しようとする托鉢修道会にとって商人は最も尊重すべき重要な存在であったのだ。まず商人はイタリアにおいて、都市の政治・経済・文化その他の領域で実質的支配者であった。多くのイタリアの都市では豪族（マニャーティ）は都市から排除されるか、商人に服従させられていた。驚くべきは、一三世紀の一〇〇年間にイタリアにおいて托鉢修道会が、都市の市民の力を借りて建築した托鉢修道会系の教会堂の数である。石坂の概算でその数五五〇にまで及ぶのである。わずか一世紀の間にイタリアの諸都市で合計六〇〇ものフランチェスコ会とドミニコ会の教会が建築されたこと、このことを考えるだけでも、いかに托鉢修道会に勢いがあったかがわかる。修道士を金銭面で支えたのは、修道院の教会への喜捨によって贖罪をして、救済を得ようとする市民、とりわけ商人であった。事実上、建築資金の多くを都市の商人に負うわけであるから、托鉢修道会側が払った商人への敬意の念は少なからざるものがあったに違いない。先ほどオリーヴィが「〈弱い人間〉に何とか理論的に配慮しようとして」と述べたが、ことによると、「強い人間にこび」、彼らを喜ばそうとして革新的な経済理論を捻出したのかもしれない。

(337)　萩原愛美「ルネサンス期フィレンツェにおける上流階級の結婚と社会 —— カッソーネとその主題から見る」同志社大学文学研究科二〇一四年度提出修士論文（本論文は『文化学年報』〈同志社大学〉第六六輯〈二〇一七年〉に掲載予定）。

Graham Hughes, *Renaissance Cassoni: Masterpieces of Early Italian Art: Painted Marriage Chests, 1400–1550*, London, 1997; Ellen Callman, *Apollonio Di Giovanni*, Oxford, 1974; Paul F. Watson, *Garden of Love in Tuscan Art of the Early Renaissance*, London, 1979; Anne B. Barriault, *Spalliera Paintings of Renaissance Tuscany: Fables of Poets for Patrician Homes*, Pennsylvania, 1994.

（338）*A Documentary Study*, chaps. pp. 51–54.

（339）Rainey, p. 478. 土屋直之「一四世紀フィレンツェの奢侈禁止令によって規定された「葬儀・結婚の場」に対する分析」同志社大学文学研究科、二〇〇〇年度提出修士論文、一五頁。

（340）C.K. Killerby, *Sumptuary Law in Italy 1200–1500*, Oxford, 2002, pp. 28–29.

（341）本書第二〇章「大規模ペスト期の遺言書」[五]（二）参照。Richard Trexler, "Death and Testament in the Episcopal Constitutions of Florence（1327）", *Renaissance Studies in Honor of Hans Baron*, pp. 29–74.

（342）J・R・ヘイル「節倹令」（徳橋曜訳）J・R・ヘイル（中森義宗監訳）『イタリア・ルネサンス事典』東信堂、二〇〇三年、二三七頁。

（343）クールタン（G. G. Coultan）によれば、生き残った者にとってペストによる人口減少は、「銀色の裏地」であった。その富の上にルネサンスや宗教改革が成立したという（Gottfried, p. xiv）。

（344）O. J. Benedictow, *The Black Death 1346–1353: The Complete History*, Woodbridge, 2004, pp. 297–298.

（345）Ibid., pp. 287–289, 319–322. ペスト死したマッテーオ・ヴィッラーニを継いで年代記を書いたフィリッポ・ヴィッラーニは、一三六三年の項目において、この時代のフィレンツェの流動的な経済的、政治的変動について次のように述べている――「この頃、フィレンツェ市の政権と統治は、部分的に――といってもわずかな部分ではない――フィレンツェのコンタードやディストレットから来た、これまで都市の業務に少ししか通じていない新参者の人びとたち、それに以前から都市に住みついているが、離れた地域からの新参者に手渡された。彼らは間もなく自分たちが工業や商業や高利で得た金で豊かになったのを認め、気に入った家と縁組みをした。そして贈与、祝宴、公然または隠然たる嘆願で認められ、公職に取り入れられ、役職選挙の資格者に加えられた」（*Cronica di Matteo e Filippo Villani*, Lib. XI. Cap. LXV）。

（346）D. Herlihy and C. Klapisch-Zuber, p. 81.

（347）Ibid., pp. 86–87.

(348)『イタリア・ルネサンス事典』二四〇頁。なお、嫁資については、以下を参照。亀長洋子「中世後期フィレンツェの寡婦像 Alessandra Macinghi degli Strozzi の事例を中心に」『イタリア学会誌』第四二号、一九九二年、清水廣一郎『イタリア中世の都市社会』第六章、一九七五年。

(349) 本書第二〇章「大規模ペスト期の遺言書」の第3遺言書。

(350) たとえば、ローディ司教館に所蔵された遺言書には次のようなことばがよく添えられている。「遺言者の妻であるマリアは、臥所を守り、操を立てて生きていく限りにおいて、その遺言者の家にそのまま住居を持ち、扶養費として毎年六リラを与えられるものと定める。また息子ベルトリーノはマリアに毎年一スタイオのワインを与える義務を負うものと定める」（本書第二〇章「大規模ペスト期の遺言書」の「比較参考史料」第12遺言書「一三三五年、ローディ市民ステーファノ・ヴォルトリーノの遺言書」）。

(351) オリーゴ『プラートの商人 中世イタリアの日常生活』一四三頁。

(352) E. R. Rainey, p. 478.

(353) Ibid., p. 548.

(354) マキァヴェッリ（在里寛司・米山喜晟訳）『フィレンツェ史』筑摩書房、一九九九年、三六二～三六三頁。

(355) Richerd C.Trexler, *Public Life in Renaissance Florence*, New York, 1998, p. 409.

(356) Ibid., p. 409.

(357) Ibid., p. 409.

(358) ランドゥッチ（中森義宗・安保大友訳）『ランドゥッチの日記』近藤出版社、一九八八年、三頁。

(359) A. G. Carmichael, p. 106.

(360) 拙稿「黒死病除け絵画「聖セバスティアヌス像」の様式分析序説 ― 三〇〇点のセバスティアヌス像の点検項目」『文化史学』第五八号、二〇〇二年。同「イタリアにおけるセバスティアヌス像の分布状況」『文化史学』二〇〇三年、一九三～二一三頁。同「「イタリアの聖セバスティアヌス像」の所蔵状況一覧」『文化学年報』第五二輯、二〇〇三年、一～二八頁。同「調査報告 大聖堂のセバスティアヌス像の所蔵状況 ― 第一回アンケート調査報告」『文化史学』一一九三～二〇三頁、二〇〇四年。同「調査報告 イタリアにおけるセバスティアヌス像の制作年代順一覧」『人文学』一七五号、二〇〇四年、五〇～八一頁。同「イタリアにおけるペストの発生とセバスティアヌス像制作の相関」二〇〇四年『人文学』第一七五号。

同「イタリアの美術館における「セバスティアヌス像」の所蔵状況の報告」『人文学』第一七七号、二〇〇五年、一三一～三九頁。同「調査報告 イタリアの大聖堂のセバスティアヌス像の所蔵状況 ― 第二回アンケート調査報告」『文化史学』一五五～一七〇頁、二〇〇七年。同「西欧の聖人崇拝のあり方と疫病の守護聖人セバスティアヌス」『説話・伝承学会』第一六号、二〇〇八年、五二～七三頁。同「イタリア美術の旅と黒死病―なぜセバスティアヌスが崇拝されたか―」『星美学園短期大学、日伊総合研究所報』（*Bollettino Istituto di Ricerca Italo-giapponese*）三五～四〇頁。

（361）Diane Cole Ahl, "Due San Sebastiano di Benozzo Gozzoli a San Gimigniano: un contributo al problema della pittura per la peste nel Quattrocento", in *Rivista d'Arte*, XL, serie IV, Firenze, 1988, pp. 31–62.

（362）Ibid., pp. 31–62.

（363）E. Fiumi, "La popolazione del territorio volterrano-sangimignanese ed il problema demografico dell'età comunale", in *Studi in onore di Amintore Fanfani*, 1968, p. 286.

（364）BCSG, AC, NN 126, Libro di deliberazioni e riforme segnato G, 1459–1462, CC. 355–356. 史料1。

（365）ASP, Corporazioni religiose soppresse, 1931（San'Agostino di San Gimignano）in titolo «N.14. Convento di Sant'Agostino di San Gimignano: scritte private, partiti e altre momorie del convento dal 1500 circa al 1790».

（366）BGSG, AC, NN 126, c. 356*v*. 史料1。

（367）BCSG, AC, NN 126, c. 352*v*. 史料2。

（368）BCSG, AC, NN 126, c. 366*v*. 史料3。

（369）BCSG, AC, NN 127, c. 366*v*. Libro di deliberazioni e riforme segnato K, 1462–1465, c.213. 史料4。

（370）BCSG, AC, NN 127, cc. 213–213v. 史料5。

（371）BCSG, AC, NN 127, cc. 213–213v. 史料6。

（372）ASP, Corporazioni religiose soppresse, 1931（San'Agostino di San Gimignano）in titolato «N.14. Convento di San'Agostino di San Gimignano: scritte private, partiti e altre momorie del convento dal 1500 circa al 1790». 史料7。

（373）BCSG, AC, NN 127, c. 248. 史料8。

（374）BCSG, AC, NN 127, c. 250. 史料9。

（375）BCSG, AC, NN 127, c. 261*v*. 史料10。

(376) Ahl, p. 59. n. 17.

(377) BCSG, AC, QQ3, Libro d'entrata e d'uscita dell 'Opera dell'Insigne Collegiata, 1464–1493, c. 103*v*. 史料11。

(378) Item adì 20 di settembre a maestro Benozzo dipintore da Firenze lire quarantuna per sua manifattura e dipintura del Sancto Sebastiano si dipinse *alla Nuntiata.*（Ahl, p. 60）（聖セバスティアヌスの絵のそばには、以前は受胎告知の聖母の祭壇があった。J. V. Imberciadori e Marco Torriti, *La Collegiata di San Gimignano*, Nencini Editore, p. 13）。

(379) BCSG, AC, R11, Debitori e creditori della Comunità segnato O, 1461–1467, c. 209. 史料12。

(380) BCSG, AC, QQ3, c. 105. 史料13。

(381) BCSG, AC, QQ3, c. 105*v*. 史料14。

あとがき

ピッキさんのことを思い出すと、こころがなごむ。

穏やかでにこやかなお人柄。中世の史料と向かい合ったあの知的な日々、まさにオアシスの日々が思い出される。窓から美しいコモ湖の見えるマンションやホテルで毎回二時間半、一四・一五世紀の難解な史料を解読した日々がよみがえる。本書で紹介した年代記や法令やサルターティの書簡など、すべてこの共同研究の成果である。最初にお世話になった在外研究の二〇〇〇年は、一年間毎週、そして夏休みを利用した二〇〇一年からはコモ滞在日の毎日、今までおそらく一〇〇回を越えるこの共同研究の勉強会をしていただき、それは一三年間休まずつづいた――この二人を結びつけてくれたのはコモ大聖堂のサヴェーリオ・クセレス司祭 Don Saverio Xeres であった。このことは前著『地獄と煉獄のはざまで』の謝辞で書いた。

ピッキさんは、私との出会いを思い出して雑誌のなかで「年金生活の身ゆえに時間はたっぷりあるので引き受けた」と書いている。しかし、「この共同研究は、おこなっていくうちに次第にまことの友情へと高まっていったものである」（*Broletto*, N. 87, 2006-7）。また、ある時、ピッキさんが新聞に書かれた自己紹介の記事のなかで、夏の私との勉強会を楽しみにしてくれていて、私との講読会のことを人生の重要な部分として取り上げておられた。

事実、私にとっても同様、いやそれ以上であった――最初の一年間、ピッキさんと過ごした有意義な在外生活を終えて帰国した後、数カ月経って夏にコモに戻って再会した時のことである。コモのカヴール広場でピッキさんの姿を見た時は、うれしさとなつかしさで目に涙がいっぱいあふれてきたのを思い出す。

コモでの生活ほど、歴史研究そのものに没頭した、透明度の高い充実した日々はなかった。実は、私は、大学院の二年間の修士課程（西洋史）を修了して後、二〇代後半から三〇代、四〇代とずっと公立の中学・高校の英語の教師として勤務し、極めて多忙な生活に追われ、硬式野球部の監督やテニス部の顧問、さらに生徒指導に明け暮れていた。それについては、ルネサンス・ヒューマニズムについての著書のあとがきで書いた。二一年間のそうした学校の先生の生活を思うと、信じられないようなコモでの研究生活であった。私は人生を二度生きたといえる。

私が、日本ではまだ誰もしていない全く未開発の研究領域（イタリアの黒死病関係史料の翻訳・研究）に足を踏み込んで——自分の能力を超える仕事と何度も思われたことか——この仕事をどうにかやり切れたのはピッキさんのおかげである。まず古文書館等から入手した難解な史料に向かって、日本で夏までの何カ月か悪戦苦闘し、夏になって、たまった疑問をコモで機関銃のように質問。ピッキさんは我々の翻訳作業について先の雑誌でこう振り返って書いている——

この作業においては、ひとつのフレーズについて概念的、文法的にはっきりと理解でき、疑問が解けるまでは、彼は頑として動かないのだ。それにしても我がイタリア語はひとつのことばに何といくつもの意味を含ませていることか。彼が歓喜をあらわにして《わかりました。わかりました。ありがとう！》と叫んでも、しばらくしてから、彼の国のことばに訳そうとすると、すぐに同じ箇所に戻ってしまい、ことばや意味のもつ不明瞭さが再び浮かび上がってくるのである。（妻みち子訳、以下同じ）

こうして苦労の末にその疑問は少しずつ霧散していった——それは、砂漠のなかにオアシスを見つけ、たっぷり喉を潤すような知的な活動であった。しかし日本に帰って、文章でまとめ始めると、疑問が再燃した。そこでメールで尋ねると、いつもわかりやすく回答をくれた。さらに不明点があればピサ大学の友人の教授に問い合わせてくれた。こうしたことが一三年間毎年つづいたのである。

今から一〇年前のこと、サルターティの難解な書簡を一年掛けて翻訳していた時のことである。この時のことを思い出して、ピッキさんは、同じ雑誌のなかで謙遜してこう書いている――

多大な労苦が報われる時は、石坂教授のすぐれた知性が知識のでこぼこ道をいかにしてなめらかな道につくりかえたかを証明する時である。私が、人文主義者サルターティの難解な書簡を前にして、自分が正確な論証法を身につけていなかったことを認めざるを得ない。しかし、彼の方は、《でも私はよくわかった》と答えてくれた。

生活面でも色々お世話になった。私はマルペンサ空港でザックをまるごと盗まれてしまった。そこには研究上の貴重なデータが入っていて痛恨の思いだった。この時に同情してくれたピッキさんは、それを取り返すために、新聞『コッリエーレ・デッラ・セーラ』で犯人に呼びかけ、返してくれるよう訴える投書の作文を手伝ってくれた（掲載されたが、むだであった）。世の中には身近なところにこうした泥棒や裏切り者がいるものである。また、二〇〇四年、コモ湖畔のヴィッラ・デステで娘（麗）がファビオ君（Fabio Turra）と結婚式を挙げた時もご夫婦で来てくださり、暖かいお祝いの言葉をいただいた。妻は、コモに三味線を持参して、コモ大聖堂オルガン奏者のピッキさんに邦楽を聴いていただいた。

ところが、不幸にも、二〇一三年、ピッキさんは、突然、脳梗塞で倒れて、そのままずっと意識不明の状態で三年間の入院生活に入ってしまった。それから私は夏ごとにお見舞いに行って回復を祈ったが、奥さんのアンナ（Anna）さんの看病もむなしく他界されてしまった。享年七九歳。二〇一六年六月一二日、新聞は素早く「今朝、コモで最も著名な人が亡くなった」と大きな写真入りで報じた（*La Provincia*）。私が前著を献呈してから三カ月後のことだった。

本書は、このかけがえのないピッキさんとの思い出にささげる。私の書斎の飾り棚にはピッキさんからいただいた《ルチーア》と呼ぶ一〇センチほどの真鍮で出来た小舟（コモ湖やレッコ湖に浮かぶ小舟）が飾ってある。あのマンゾーニの小説『いいなずけ』のルチーアのシンボルである――この形見を手に取り、ピッキさんとの日々を思い出す。

本書は、二〇一六年度同志社大学研究成果刊行助成を受けて刊行されるものであるが、この出版にあたっては、文化史学会や西洋中世学会でお世話になった池上俊一先生から刀水書房を紹介していただいた。しかも私の次の黒死病の研究書についても同社から出版し、本書とセット（姉妹作品）になるようにと助言していただいた。この著名な刀水書房は、恩師永井三明先生が主著『ヴェネツィア貴族の世界』を出された出版社であり、かねがね永井先生から有能な中村文江社長のことはうかがっていた。実際、中村さんからはきめ細かい点検と知的な助言を何度もいただいた。まさに東京と京都の距離がゼロであるかのように、同社の編集室が私の書斎の隣にあるかのように、何度も電話で原稿とゲラの詰めをしていただいた。私が、在職期間の残り少ないなかで、人間的にも魅力的な中村さんから、在職の最後の一年間に二冊つづけて出版できるように配慮していただき、誠に感謝に堪えない次第である。

二〇一六年八月　コモにて

石坂　尚武

本書の史料出典一覧と本書の初回掲載誌は以下の通りです。

本書史料の出典一覧

第一章

A.G. Tononi, “La peste dell’ anno 1348”, *Giornale Ligustico* 11, 1884, pp. 141-142.

A. W. Henschel, "Document zur Geschichte des schwarzen Todes", in *Archiv für die gesammte Medicin*, ed. Heinrich Haeser, II, Jena, 1841, S. 45–57.

第二章

Rosarius Gregorio, *Bibliotheca Scriptorum qui res in Sicilia gestas sub Aragonum imperio retulere*, I, Palermo, 1791, pp. 562–568.

第三章

Cronaca di Pisa di Ranieri Sardo, a cura di Ottavio Banti, *Fonti per la Storia d' Italia*, 99, Roma, 1963, Introduzione, LII–LIV.

第四章

Cronica di Giovanni Villani. A Miglior Lezione Ridotta, coll' aiuto De' Testi a Penna, tomo VII, Multigrafica Editrice, Roma, 1980, CAP. LXXXIV.

第五章

Agnolo di Tura il Grasso, *Cronaca Senese, in Rerum italicarum scriptores : raccolta degli storici italiani dal cinquecento al millecinquecento*, by Giosuè Carducci, 1835–1907.

第六章

Marchionne di Coppo Stefani, *Cronica fiorentina*, ed. N. Rodolico, *Rerum Italicarum Scriptores* n.e. 30/1, 1903–55, pp. 230–232.

第七章

"Breve Chronicon Clerici Anonymi", ed. J.-J. de Smet, *Recueil des Chroniques de Flandre*, III, Brussels, 1856, pp. 14–18.

E. M. Thompson (ed), *Robertus de Avesbury de Gestis Mirabibus Regis Edwardi Tertii*, Rolls Series, London, 1889, pp. 406–407.

H. Geraud (ed), *Chronique Latin de Guillaume de Nangis avec les continuations de cette chronique*, 2 vols, Paris, 1843, II, pp. 210–216.

Jules Viard (ed), *Les Grandes Chroniques de France*, IX, Paris, 1937, pp. 314–316.

第八章

Urkunden und Akten der Stadt Strassburg: Urkundenbuch der Stadt Strassburg, V, Strassburg, 1896, S. 167–74, (Vol. 1–7). Wiegand, Wilhelm / Schulte, Aloys / Wolfram, Georg / Witte, Hans / Fritz, Johann [Bearb.] (1879–1900).

第九章

Iacopo Passavanti, “Specchio di vera penitenza, ”pp.493-626. *Racconti esemplari di predicatori del Due e Trecento*, a cura di G.Varanini e G. Baldassarri, tomo II, Roma, 1993, pp. 549–553.

Caesarii Histerbachensis monachi ordinis Cisterciensis Dialogus miraculorum. Textum... J. Strange, 2nd vol. Coloniae-Bonnae-Bruxellis, 1851, p. 331.

第一〇章

A. Chiappelli (ed.), “Gli Ordinamenti Sanitari del Comune di Pistoia contro la Pestilenza del 1348”, *Archivio Storico Italiano*, quarta serie, XX, 1887, pp. 7–16.

第一一章

Francesco Petrarca, *Opere, Canzoniere - Trionfi. Familiarium Rerum Libri con testo a fonte*, p. 241 ; Fam., I, 1, Fireze; 285, Fam., VIII, 9.

第一二章

Francesco Petrarca, *Le Senili*, a cuta di Guido Martellotti. Traduzione Italiana di Giuseppe Fracassetti Torino, 1976, pp. 2–3.

第一三章

Tommaso Del Garbo, *Consiglio contra a pistalenza*, Firenze, 1978.

第一四章

Giovanni di Pagola Morelli, *Ricordi*, ed. V. Branca, Firenze, 1956, pp. 287–92.

第一五章

Francesco Novati, ed, *Epistolario di Coluccio Salutati*, 4 vols. Roma, 1891–1911, 2: pp. 83–98.

第一六章

“Cronaca inedita di Giovanni da Parma canonica di Trento”, in A. Pezzana, *Storia della città di Parma*, I, Appendice, Parma, 1837, pp. 50–57.

第一七章

Giovanni di Pagolo Morelli, *Ricordi in Mercanti Scrittori: Ricordi nella Firenze tra Medioevo e Rinascimento*, ed. Vittore Branca, Milano, 1986; pp. 103–105; pp. 131–138; pp. 142–151.

第一八章

'Il "Libro dei Morti" di Santa Maria Novella（1290–1436）', a cura di C. C. Calzolai, *Memorie Dominicane*, ns XI（1980）, pp. 15–218.

第一九章

Francesco Datini, "Testamento", in *Ricordi* in Mercanti Scrittori: *Ricordi nella Fireze tra Medioevo e Rinascimento*, ed. Vittore Branca, Milano, 1986, pp. 555–565.

第二〇章

Enrico Bensa（ed.）, "Il testamento di Marco Datini", *Archivio Storico Pratese : periodico trimestrale*（aprile 1925）, pp. 74–78.

Archivio vescovile di Lodi, armadio VII, Cartella III, Documento nr. 154. "Testamento di Fina da Carrara, 1378", Archivio di Stato, Padova, Archivio notarile, reg. 35, fols. 95–98v.

Archivio Vescovile di Lodi, armadio VIII, Cartella IV, Documento nr.291.

Archivio Vescovile di Lodi, armaduo VIII, Cartella I, Documento nr.64.

Archivio Vescovile di Lodi, armadio I, Cartella I, Documento nr.17.

Archivio Vescovile di Lodi, armadio VIII, Cartella I, Documento nr. 24.

S. Epstein, *Wills and Wealth in Medieval Genoa*, 1150–1250, Cambridge, Massachusetts, and London, 1984, pp. 235–238.

Archivio Vescovile di Lodi, armadio VIII, CartellaI, Documento nr. 36.

第二一章

E. R. Rainey, "Sumptuary Legislation in Renaissance Florence", Ph. D. thesis（Columbia Univ., 1985）, pp. 774–781.

第二二章

Luca Landucci, *Diario fiorentino dal 1450 al 1516, continuato da un anonimo, fino al 1542*, prefazione di Antonio Lanza, con annotazioni da Iodoco Del Badia, Firenze, 1985, pp. 152–162.

第二三章

Biblioteca Comunale di San Gimignano（=BCSG）, Archivio del Comune（=AC）, NN 126, Libro di deliberazioni e riforme segnato G, 1459–1462, CC. 355–356.

Archivio di Stato di Pisa, Corporazioni religiose soppresse, 1931（San' Agostino di San Gimignano）in titolo《N.14. Convento di Sant' Agostino di San Gimignano: scritte private, partiti e altre momorie del convento dal 1500 circa al 1790》.

BGSG, AC, NN 126, c. 356v.

BCSG, AC, NN 126, c.352v.
BCSG, AC, NN 126, c.366v.
BCSG, AC, NN 127, 366v. Libro di deliberazioni e riforme segnato K, 1462–1465, c.213.
BCSG, AC, NN 127, cc. 213–213v.
Archivio di Stato di Pisa, Corporazioni religiose soppresse, 1931（San' Agostino di San Gimignano）in titolato《N.14. Convento di San' Agostino di San Gimignano: scritte private, partiti e altre momorie del convento dal 1500 circa al 1790》.
BCSG, AC, NN 127, c. 248.
BCSG, AC, NN 127, c. 250.
BCSG, AC, NN 127, c. 261v.
BCSG, AC, QQ3, Libro d' entrata e d' uscita dell 'Opera dell' Insigne Collegiata, 1464–1493, c.103v.

初回掲載誌一覧

第一部　一三四七年の黒死病の到来

第一章　ムッシスの『疫病の歴史』（一三五〇年頃）――ヨーロッパへの疫病の侵攻の経緯とイタリア北部での流行
『人文学』（同志社大学）第一七九号「イタリアの黒死病関係史料集」（三）二〇〇六年　第一三章一五三～一七五頁

第二章　ミケーレ・ダ・ピアッツァの『シチリア年代記』（一三三六～六一年）――黒死病に最初に襲われたシチリア島の荒廃
『人文学』（同志社大学）第一七九号「イタリアの黒死病関係史料集」（三）二〇〇六年　第一四章一七六～一八九頁

第二部　一三四八年の黒死病に襲われたイタリア中部（トスカーナ地方）

第三章　ラニエーリ・サルドの『ピサ年代記』（一三九九年以前）――ガレー船を受けいれた港町の悲劇
『人文学』（同志社大学）第一七六号「イタリアの黒死病関係史料集」（二）二〇〇四年　第八章四五～四九頁

第四章　ジョヴァンニ・ヴィッラーニの『フィレンツェ年代記』（一三四八年）――東方の疫病とトスカーナ地方への到来
『人文学』（同志社大学）第一七四号「イタリアの黒死病関係史料集」（一）二〇〇三年　第四章五〇～五七頁

第五章　アーニョロ・ディ・トゥーラの『シエナ年代記』――五人の子どもを埋葬した年代記作家
『人文学』（同志社大学）「イタリアの黒死病関係史料集」（一）二〇〇三年　第三章四五～五〇頁

第六章　マルキオンネの『フィレンツェ年代記』（一三七八頃～八五年）

――フィレンツェにおける黒死病の猖獗と都市の荒廃
『人文学』（同志社大学）第一七六号「イタリアの黒死病関係史料集」（二）二〇〇四年　第九章五〇～六一頁
第七章　比較参考史料――イタリア以外における一三四八年の黒死病
1　アヴィニョン教皇庁勤務のカントルの書簡（一三四八年）
『人文学』（同志社大学）第一七九号「イタリアの黒死病関係史料集」（三）二〇〇六年　第一六章二〇三～二一四頁
2　イングランド、フランスの年代記
（ｉ）アヴェスベリーのロバートの『年代記』（一三五九年以前）
『人文学』（同志社大学）第一七九号「イタリアの黒死病関係史料集」（六）二〇〇八年　第二一章一三三～一三五頁
（ii）サン・ドニ修道士の『フランス大年代記』（一三八〇年以前）
『人文学』（同志社大学）第一七九号「イタリアの黒死病関係史料集」（六）二〇〇八年
第二一章一三四～一三五頁、一三六～一三七頁
（iii）ジャン・ド・ヴェネットの『フランス年代記』（一三五九～六〇年頃）
『人文学』（同志社大学）第一七九号「イタリアの黒死病関係史料集』（六）二〇〇八年
第二一章三四～一三五頁、一三八～一四四頁
第三部　黒死病とサヴォイア公領のユダヤ人の迫害
第八章　シュトラスブルク市宛のサヴォイア刑吏による報告書簡（一三四八年）――井戸に毒を入れたユダヤ人の尋問調書
『人文学』（同志社大学）第一七九号「イタリアの黒死病関係史料集』（三）二〇〇六年　第一七章二一四～二三六頁
第四部　例話に見る心性――高まる煉獄への恐怖
第九章　ペスト期の例話「煉獄での「女狩り」の責め苦――ヌヴェールの炭焼き屋」
（パッサヴァンティ『真の改悛の鑑』第一一話）（一三五四年）
『人文学』（同志社大学）翻訳「パッサヴァンティ『真の改悛の鑑』――一四世紀黒死病時代のドミニコ会士説教集――（１）」
二〇〇〇年　六三～六七頁（拙著『地獄と煉獄のはざまで――中世イタリアの例話から心性を読む――』第Ⅱ
部第一八章一九一～一九四頁）
比較参考史料――ペスト期以前の例話「司祭のめかけに対する罰について――悪魔がめかけの猟をする」
（ハイスターバッハのカエサリウスの『奇跡についての対話』〈一二二三年頃〉より）
拙著『地獄と煉獄のはざまで』第Ⅱ部第一八章一九五～一九六頁

第五部　コムーネの疫病条例
　第一〇章　疫病時の衛生法（一三四八年）――ピストイアの疫病条例
　『人文学』（同志社大学）第一七六号「イタリアの黒死病関係史料集」（二）二〇〇四年　第七章二七～四五頁
第六部　トレチェントの黒死病を生きた人文主義者ペトラルカ
　第一一章　ペトラルカの『近親書簡集』より
　　1　ペトラルカの親友宛の書簡（一三四九年）――疫病で死んだ友人について
　『人文学』（同志社大学）第一七六号「イタリアの黒死病関係史料集」（二）二〇〇四年
　　　　第一〇章六二～六四頁、六六～六八頁
　　2　ペトラルカの親友宛の書簡（一三五〇年）――人生は夢にすぎない。死のみが、夢から目を覚ましてくれる
　『人文学』（同志社大学）第一七六号「イタリアの黒死病関係史料集」（二）二〇〇四年　第一〇章六二～六五頁
　第一二章　ペトラルカの『老年書簡集』より／「ジェノヴァ大司教宛書簡」（一三六七年）――神罰としての疫病
　『人文学』（同志社大学）第一七九号「イタリアの黒死病関係史料集」（三）二〇〇六年　第一二章一四一～一五三頁
第七部　いかにして疫病に対処するか
　第一三章　医師トンマーゾ・デル・ガルボの『疫病に対処するための勧告』（一三四八年）
　『人文学』（同志社大学）第一七四号「イタリアの黒死病関係史料集」（一）二〇〇三年　第二章四二～四五頁
　第一四章　一市民の疫病対策と健康法――ジョヴァンニ・モレッリの『リコルディ』（一四一一年）
　『人文学』（同志社大学）第一七四号「イタリアの黒死病関係史料集」（一）二〇〇三年　第一章三〇～四二頁
第八部　ルネサンス人文主義者の疫病論
　第一五章　フィレンツェ書記官長サルターティの疫病論『都市からの逃亡について』（一三八三年）
　『人文学』（同志社大学）第一八〇号「イタリアの黒死病関係史料集」（四）二〇〇七年　第一八章一三五～一七六頁
　参考史料：ルター《牧師は疫病の流行した時に都市から逃げるべきか否か》
　『人文学』（同志社大学）第一九五号「近世におけるペストの苦難と《峻厳な神》の支配
　　　　――一六世紀の宗教改革の一要因」二〇一五年　一四五頁
第九部　大規模ペスト期の苦難を生きる
　第一六章　ジョヴァンニ・ダ・パルマの『トレント年代記』（一三七五年）――トレントを襲った四回の疫病
　『人文学』（同志社大学）第一七九号「イタリアの黒死病関係史料集」（三）二〇〇六年　第一五章一九〇～二〇二頁

第一七章　モレッリ家の人びとの疫病死——ジョヴァンニ・モレッリの『リコルディ』（一四一一年）
『人文学』（同志社大学）第一七九号「イタリアの黒死病関係史料集」（九）二〇一一年　第二三章一四七〜二二一頁

第一〇部　『死者台帳』

第一八章　サンタ・マリア・ノヴェッラ聖堂の『死者台帳』（一三三〇〜八七年の記録）
『人文学』（同志社大学）第一八四号「イタリアの黒死病関係史料集」（七）二〇一一年　第二一章二五〜一八八頁

第一一部　大規模ペスト期の市民の遺言書

第一九章　「フランチェスコ・ディ・マルコ・ダティーニの遺言書」（一四〇〇年）
『人文学』（同志社大学）第一八六号「イタリアの黒死病関係史料集」（八）二〇一〇年
第二二章一九三〜三一五頁（二九六〜三一五頁）

第二〇章　大規模ペスト期の遺言書（六通）——北イタリアを中心に
『人文学』（同志社大学）第一九四号「イタリアの黒死病関係史料集」（一〇）二〇一四年
第二四章二二五〜三一七頁（二六九〜三一七頁）

〈付録〉比較参考史料　一三世紀と一四世紀前半の遺言書
『人文学』（同志社大学）第一九四号「イタリアの黒死病関係史料集」（一〇）二〇一四年
第二四章二二五〜二六八頁（三一七〜三六三頁）

第一二部　一五世紀の黒死病——小規模ペスト期

第二一章　「葬儀費用抑制のための条例」（一四七三年）——フィレンツェの奢侈禁止令
『人文学』（同志社大学）第一八二号「イタリアの黒死病関係史料集」（六）二〇〇八年　第二〇章八七〜一三三頁

第二二章　ルーカ・ランドゥッチの『フィレンツェ日記』より（一四九七年）
——一五世紀のフィレンツェの社会・政治とペスト
『人文学』（同志社大学）第一八一号「イタリアの黒死病関係史料集」（五）二〇〇七年　第一九章九七〜一四七頁

第一三部　黒死病と絵画の注文

第二三章　サン・ジミニャーノのポーポロ協議会とその他の機関による一四六二年から一四六四年の決議文と関連文書
——疫病を逃れるために聖セバスティアヌスの絵画の制作を決議する
『人文学』（同志社大学）「イタリアの黒死病関係史料集」（一）二〇〇三年　第六章六二〜七三頁。「イタリアの黒死病関係史料集」（二）二〇〇四年　第一一章六八〜八三頁

参考文献目録

欧文関係

Aberth, J., *The Black Death: the great mortality of 1348–1350: a brief history with documents*, Bedford/St. Martin's; Boston, Mass.; New York, 2005.

Ahl, D. C., "Due San Sebastiano di Benozzo Gozzoli a San Gimignano: un contributo al problema della pittura per la peste nel Quattrocento", *Rivista d'Arte*, XL, serie IV, 1988, 31–62.

Alfani, G., *Il Gran Tour dei cavalieri dell'Apocalisse. L'Italia del « lungo cinquecento » (1494–1629)*, Marsilio, Venezia, 2010.

Angelozzi, G., *Le confraternite laicali: un'esperienza cristiana tra Medioevo e età moderna*, Queriniana, Brescia, 1978.

Atzeni, S. e P. Mazzarelli, *Gli anni della grande peste*, Sellerio, Palermo, 2003.

Avery, C. B. (ed.), *The New Century Italian Renaissance Encyclopedia*, Prentice-Hall, Englewood Cliffs, 1972.

Azario, P., "Liber gestorum in Lombardia", a cura di F. Cognasso, *RIS*, n. e. 16/4, 1525–39.

Bacci, M. L., *La siciété italienne devant les crises de mortalité*, Firenze, 1978.

Bacilieri, C., *I borghi più belli d'Italia: il fascino dell'Italia nascosta: guida*, Società editrice romana, Roma, 2010.

Bailey, M. and S. H. Rigby, *Town and countryside in the age of the Black Death: essays in honour of John Hatcher*, Brepols, Turnhout, 2012.

Balestracci, D. e G. Piccinni, *Siena nel Trecento: Assetto urbano e strutture edilizie*, Edizioni Clusf, Pisoia, 1977.

Baratier, É., *La démographie provençale du XIIIe au XVIe siècle: avec chiffres de comparaison pour le XVIIIe siècle*, S.E.V.P.E.N., Paris, 1961.

Barbi, S. A. (a cura di), *Storie Pistoresi, RIS*, n.e. 11/5 (1907–27).

Baron, H., *In search of Florentine civic humanism: essays on the transition from medieval to modern thought*, Princeton University Press, Princeton, 1988.

Barriault, A. B., *Spalliera Paintings of Renaissance Tuscany: Fables of Poets for Patrician Homes*, Pennsylvania, 1994.

Battagli da Rimini, M., "Marcha (AA. 1212–1354)", a cura di A.F. Massèra, *RIS*, n.e. 16/3 (1912–13).

Bean, J. M. W., "Plague, Population and Economic Decline in the Later Middle Ages", *The Economic History Review, Second Series,* XV, No. 3, 1963, 423–437.

Bec, C., *Cultura e società a Firenze nell'età della Rinascenza*, Salerno editrice, Roma, 1981.

Becker, M. B., *Florence in transition*, 2 vols., Johns Hopkins Press, Baltimore, 1967.

Bellosi, L., *Buffalmacco e il trionfo della morte*, Giulio Einaudi editore, Torino, 1974.

Belotti, F. e G. L. Margheriti, *Milano segreta: Un percorso originale e coinvolgente, fatto di storia, cronaca, leggende, per conosvere il lato nascosto di una città dai mille volti*, Roma, 2008.

Belozerskaya, M., *To wake the dead: a Renaissance merchant and the birth of archaeology*, W. W. Norton, New York, 2009.

Benedictow, O. J., *The Black Death 1346–1353: The Complete History*, Boydell Press, Woodbridge, 2004.

Bensa, E., *Francesco di Marco da Prato. Notizie e documenti sulla mercatura italiana del secolo XIV*, Milano, 1928.

———, "Margherita Datini", *Archivio Storico Pratese*, Maggio, 1926.

Benvenuti, M., "Come facevasi giustizia: Nello stato di Milano dall'anno 1471 al 1763", *Archivio Storico Lombardo*, IX, 1882, 442–482.

Benvenuto, G., *La peste nell'Italia della prima età moderna: contagio, rimedi, profilassi*, CLUEB, Bologna, 1996.

Bergadani, R., "La peste del 1630–31 in alcuni villaggi del Piemonte", *Rivista di storia, Arte, archeologia per le province di Alessandria e Asti*, 57/58, 5–81., 1948/49.

Berthe, M., *Le comté de Bigorre. Un milieu rural au bas Moyen Age*, Paris, 1976.

Bertolli, F., *La peste del 1630 a Busto Arsizio: riedizione commentata della "Storia" di Giovanni Battista Lupi, (biblioteca reale di Copenaghen)*, Comune di Busto Arsizio ; Bramante, Busto Arsizio, 1990.

Binski, P., *Medieval death: ritual and representation*, Cornell University Press, Ithaca, 1996.

Biraben, J.-N., "Plague and the Papacy", *The Papacy: An Encyclopedia*, ed. P. Levillain, vol. 2, Routledge, 2002.

Bizot, B., D. Castex, P. Reynaud and M. Signoli (eds.), *La saison d'une peste: avril-septembre 1590: le cimetière des Fédons à Lambesc (Bouches-du-Rhône)*, CNRS éditions, Paris, 2005.

Black, R., *Benedetto Accolti and the Florentine Renaissance*, Cambridge University Press, Cambridge, New York, 1985.

Booker, J., *Maritime quarantine: the British experience, c.1650–1900*, Ashgate, Aldershot, 2007.

Bornstein, D. E., *The Bianchi of 1399: popular devotion in late medieval Italy*, Cornell University Press, Ithaca, 1993.

Borromeo, F., G. Ravasi, I. Solari ed A. Torno, *La peste di Milano del 1630*, Rusconi, Milano, 1998.

Borsch, S., *The black death in Egypt and England: a comparative study*, University of Texas

Press, Austin, 2005.

Bouwsma, W. J., *Venice and the defense of republican liberty: Renaissance values in the age of the Counter Reformation*, University of California Press, Berkeley, 1968.

Bowsky, W., "The Impact of the Black Death upon Sienese Government and Society", *Speculum*, XXXIV, 1964, 1–34.

Boyle, T. C., *After the plague*, Penguin Books, New York, N.Y., 2003.

Braet, H. and W. Verbeke, *Death in the Middle Ages*, Leuven University Press, Leuven, 1983.

Branca, V., *Boccaccio medievale e nuovi studi sul Decameron*, Sansoni, Firenze, 1986.

———, (a cura di), *Mercanti scrittori. Ricordi nella Firenze tra Medioevo e Rinascimento. Paolo da Certardo, Giovanni Morelli, Bonaccorso Pitti e Domenico Lenzi, Donato Velluti, Goro Dati, Francesco Datini, Lapo Niccolini, Bernardo Machiavelli*, Rusconi, Milano, 1986.

Branca, V., *Merchant writers: Florentine memoirs from the Middle Ages and Renaissance*, tr. M. Baca, University of Toronto Press, 2015.

Breede, E., *Studien zu den lateinischen und deutschsprachlichen Totentanztexten des 13. bis 17. Jahrhunderts / von Ellen Breede*, Niemeyer, Halle (Saale), 1931.

Brondy, R., *Chambéry. Historie d'une capital, vers 1350–1560*, Lyon, 1968.

Brossollet, J., "Il flagello di Dio", *KOS*, 2(18), 1985–11–00, 49–62.

Brozzi, M., J. Strazzolini and Università degli studi di Udine. Istituto di storia, *Peste, fede e sanità in una cronaca cividalese del 1598*, A. Giuffrè, Milano, 1982.

Brucker, G. A., *Renaissance Italy: was it the birthplace of the modern world?*, Rinehart, New York, 1958.

———, *Renaissance Florence*, Wiley, New York, 1969.

———, *The Civic World of Early Renaissance Florence*, Princeton University Press, Princeton, 1977.

———, *Florence, the golden age, 1138–1737*, University of California Press, Berkeley, 1998.

———, *The society of Renaissance Florence: a documentary study*, University of Toronto Press, Toronto, 1998 (reprint, 2001).

———, *Living on the edge in Leonardo's Florence: selected essays*, University of California Press, Berkeley, 2005.

Brucker, G. A. e M. Maresca, *Firenze: 1138–1737, l'impero del fiorino*, A. Mondadori, Milano, 1983.

Brucker, G.A. and J. Martines (eds.), *Two memoirs of Renaissance Florence: the diaries of Buonaccorso Pitti and Gregorio Dati*, Harper & Row, New York, 1967.

Burke, P., *Culture and society in Renaissance Italy, 1420–1540*, Batsford, London, 1972.

Butters, H. C., *Governors and government in early sixteenth-century Florence, 1502–1519*,

Clarendon Press, Oxford, 1985.

Byrne, J. P., *Daily Life during the Black Death*, Westport, Greenwood Press, Westport, 2006.

———, *Health and wellness in the Renaissance and Enlightenment*, Greenwood, Santa Barbara, Calif., 2013.

Byrne, J. P. and E. A. Congdon, "Mothering in the Casa Datini", *Journal of Medieval History*, 25, 1999, 35–56.

Byrne, J. P. and A. S. Fauci, *Encyclopedia of pestilence, pandemics, and plagues*, Greenwood Press, Westport, 2008.

Caesarius of H., tr. H.v.E. Scott and C.C.S. Bland with an introduction by G. G. Coulton, *The dialogue on miracles*, G. Routledge, London, 1929.

Calvi, G., *Histories of a plague year: the social and the imaginary in baroque Florence*, University of California Press, Berkeley, 1989.

———, *La peste*, Giunti, Firenze, 1986.

Calzolai, C. C. (a cura di), "Il 'Libro dei Morti' di Santa Maria Novella (1290–1436)", *Memorie Dominicane*, ns XI, 1980, 15–218.

Campbell, A. M., *The Black Death and men of learning*, AMS Press, New York, 1966.

Camporeale, S., "Giovanni Caroli: Dal « Libel dierum » alle « Vitae fratrum »", *Memoria domenicana*, n.s. 16, 1985, 218–233.

Canosa, R., *Tempo di peste: Magistrati ed untori nel 1630 a Milano*, Roma, 1985.

Cappelli, A., *Cronologia, cronografia e calendario perpetuo: dal principio dell'èra cristiana ai nostri giorni / Adriano Cappelli*, U. Hoepli, Milano, 1998.

Capponi, G., *Il Rinascimento: Della civiltà: Nella storia di Firenze*, G. Barbèra, Firenze, 1909.

Cardini, F., "Nota sulla tradizione della Danza Macabra", *Immagini della Danza Macabra nella cultura occidentale dal medioevo al novecento*, 1995, 21–71.

Carmichael, A. G., *Plague and the poor in Renaissance Florence*, Cambridge University Press, Cambridge; New York, 1986.

———, "Plague Legislation in the Italian Renaissance", *Bulletin of the History of Medicine*, vol. 7, No. 1, May, 1942, Firenze, 1978, 509–525.

Cecci, R., *Saggi romani*, Edizioni di storia e letteratura, Roma, 1956.

Chamberlin, E. R., *The world of the Italian Renaissance*, Book Club Associates, London, 1982.

Chambers, D. S., B. S. Pullan and J. Fletcher, *Venice: a documentary history, 1450–1630*, University of Toronto Press in association with the Renaissance Society of America, Toronto, 2001.

Chastel, A., *The Renaissance: essays in interpretation*, Methuen, London, 1982.

Chiffoleau, J., *La religion flamboyante: France (1320–1520)*, Editions Points, Paris, 2011.

Cipolla, C. M., *La peste a Pistoia nel 1630–31*, Pistoia, 1983.

Cipriani, A. e Societá pistoiese di storia patria, *A peste, fame et bello, libera nos, Domine: le pestilenze del 1348 e del 1400*, Società pistoiese di storia patria, Pistoia, 1990.

Clough, C. H. (ed.), *Cultural aspects of the Italian Renaissance: essays in honour of Paul Oskar Kristeller*, Manchester University Press; A. F. Zambelli, Manchester; New York, 1976.

Cochrane, E. W.. *The late Italian Renaissance, 1525–1630*, Macmillan, London, 1970.

———, *Historians and historiography in the Italian Renaissance*, University of Chicago Press, Chicago, 1981.

Cochrane, L. G. and C. Klapisch-Zuber, *Women, family, and ritual in Renaissance Italy*, University of Chicago Press, Chicago, 1985.

Cohn, S. K., *The laboring classes in Renaissance Florence*, Academic Press, New York, 1980.

———, *Death and Property in Siena, 1205–1800, Strategies for the Afterlife*, Johns Hopkins University Press, Baltimore, 1988.

———, *The Cult of Remembrance and the Black Death: Six Renaissance Cities in Central Italy*, Johns Hopkins University Press, Baltimore & London, 1992.

———, *The Black Death transformed: disease and culture in early Renaissance Europe*, Arnold; Oxford University Press, London, 2002.

———, *Cultures of plague: medical thinking at the end of the Renaissance*, Oxford University Press, Oxford, 2010.

Cohn, S. K., S. Epstein and D. Herlihy, *Portraits of Medieval and Renaissance living: essays in memory of David Herlihy*, University of Michigan Press, Ann Arbor, 1996.

Connell, W. J., *Society and individual in Renaissance Florence*, University of California Press, Berkeley, Calif., 2002.

Convegno storico internazionale, Accademia tudertina e Centro di studi sulla spiritualità medievale, *La peste nera: dati di una realtà ed elementi di una interpretazione: Atti del XXX Convegno storico internazionale, Todi, 10–13 ottobre 1993*, Centro italiano di studi sull'alto medioevo, Spoleto, 1994.

Cordero, F., *La fabbrica della peste*, Bari, 1985.

Corradi, A., *Annali delle epidemie occorse in Italia dalle prime memorie fino al 1850*, a cura di S. Ugo, Bologna, compilati con varie note e dichiarazioni, v. 1; v. 2; v. 3; v. 4; v. 5; Forni, Bologna, 1973.

Coturri, E., *Pestilenze e pandemie a Pistoia fino all'età dei lumi.*, Pistoia, 1990.

Courtenay, W. F., "The effect of the Black death on English Higher Education", *Speculum*, 55, 4, 1980, 696–714.

Crabb, A., *The Strozzi of Florence: widowhood and family solidarity in the Renaissance*, University of Michigan Press, Ann Arbor, 2000.

———, *The Merchant of Prato's Wife: Margherita Datini and Her World, 1360–1423*, Uni-

versity of Michigan Press, Ann Arbor, 2015.
Crawfurd, R., *Plague and Pestilence*, The clarendon Press, Oxford, 1914.
Crum, R. J. and J. T. Paoletti, *Renaissance Florence: a social history*, Cambridge University Press, Cambridge, 2008.
Da Calice, R., *La grande peste: Genova 1656–1657*, Nova Scripta, Genova, 2004.
Daniell, C., *Death and burial in medieval England, 1066–1550*, Routledge, London, 1997.
Davies, R. A., "The effect of the Black Death on the parish priests of the medieval diocese of Coventry and Lichfield", *Historical Research*, LXII, 1989, 85–90.
D'Avray, D. L., *Death and the prince: memorial preaching before 1350*, Clarendon Press; Oxford University Press, Oxford; New York, 1994.
Dean, T. D., "Plague and crime: Bologna", 1348–1351, *Continuity and change*, 30, 2015.
Deaux, G., *The Black Death 1347*, Hamish Hamilton, London, 1969.
Debby, N. B.-A., *The Renaissance Florence in the Rhetoric of Two Popular Preachers: Giovanni Dominici (1356–1419) and Bernardino da Siena (1380–1444)*, Brepols, Turnhout, 2001.
Debus, A. G., *Man and nature in the Renaissance*, Cambridge University Press, Cambridge; New York, 1978.
Decorro, C., *Exemplum e Letteratura tra Medioevo e Rinascimento*, Il Mulino, Bologna, 1989.
Del Garbo, T., *Consiglio contro a pistolenza per maestro Tommaso del Garbo*: conforme un codice della Marciana già Farsetti, a cura di P. Ferrato, Commissione per i testi di lingua, Bologna, 1968.
Del Panta, L., *Le epidemie nella storia demografica italiana: (secoli XIV–XIX)*, Loescher, Torino, 1980.
De Luca, P., *La strage dei pettinai*, Rubbettino, Soveria Mannelli, CZ, 1986.
Demigneux, M. R., *Saint-Sébastien*, Éditions du Regard, 2000.
Denley, P., C. Elam, N. Rubinstein and Westfield College. Committee for Medieval Studies, *Florence and Italy: Renaissance studies in honour of Nicolai Rubinstein*, Committee for Medieval Studies, Westfield College, London, 1988.
De Smet, J-J. (ed.), "Breve Chronicon Clerici Anonymi", *Recueil des Chroniques de Flandre*, III,1856.
Di Napoli, G., *Lorenzo Valla, filosofia e religione nell'umanesimo italiano*, Edizioni di storia e letteratura, Roma, 1971.
Dollo, C. and A. Giarrusso, *Peste e untori nella Sicilia Spagnola: Presupposti teorici e condizionamenti sociali*, Morano Editore, Napoli, 1991.
Dols, M. W., *The Black Death in the Middle East*, UMI Dessertation Service, Ann Arbor, 1971.
Eckstein, N. A., "Florence on foot: an eye-level mapping of the early modern city in time of

plague", *Renaissance Studies*, 30, 2015, 273; 273–297; 297.

Emery, Richard W., "The Black Death of 1348 in Perpignan", *Speculum*, 42, 1967, 611–623.

Epstein, S., *Wills and Wealth in Medieval Genoa, 1150–1250*, Harvard University Press, Cambridge, Massachusetts, and London, 1984.

Errico, G. e A. Clarizia, *Contagio: peste, arte e pregiudizio*, V. Pironti, Napoli, 1995.

Etienne, de B., *An alphabet of tales: an English 15th century translation of the Alphabetum narrationum of Etienne de Besançon. From Additional ms. 25,719 of the British Museum*, ed. M. M. Banks, Published for the Early English Text Society by Kegan Paul, Trench, Trübner, London, 1904.

Falsini, A. B.,"Firenze dopo il 1348. Le conseguenza della peste nera", *Archivio Storico Italiano*, 129, 1971, 425–496.

Farmer, S. A., *Surviving poverty in medieval Paris: gender, ideology, and the daily lives of the poor*, Cornell University Press, Ithaca, 2002.

Ferrua, A., *La Basilica e la catacomba di S. Sebastiano*, Pontificia Commissione di Archeologia Sacra, Città del Vaticano, 1990.

Fiumi, E., "La demografia fiorentina nelle pagine di Giovanni Villani", *Archivio Storico Italiano*, 129, 1950, 425–496.

———, "La popolazione del territorio volterrano-sangimignanese ed il problema demografico dell'età comunale", *Studi in onore di Amintore Fanfani*, 1968, 249–290.

Foa, A., *The Jews of Europe after the black death*, University of California Press, Berkeley, 2000.

Foster, K., *Petrarch: poet and humanist*, Edinburgh University Press, Edinburgh, 1987.

Franceschi, F., *Oltre il "Tumulto": i lavoratori fiorentini dell'Arte della lana fra Tre e Quattrocento*, L.S. Olschki, Firenze, 1993.

Freeman, H., *The Black Death: A History from Beginning to End*, Createspace Independent Publishing Platform, Middletown, DE, 2016.

French, K. L., *The good women of the parish: gender and religion after the Black Death*, University of Pennsylvania Press, Philadelphia, 2008.

Freytag, H., "Ein Klever Totentanz aus dem 15. Jahrhundert: Über Beziehungen der jüngst entdeckten Fragmente zum Totentanz der Marienkirche in Lübeck und dem Totentanz der Nikolaikirche in Reval", *Zeitschrift für Deutsche Philologie*, 116(1), 1997, 90–93.

Friedell, E., C. F. Atkinson and A. Polger, *Renaissance and Reformation: from the Black Death to the Thirty Years' War: introduction*, Vision Press, London, 1950.

Fubini, R. and M. King, *Humanism and secularization from Petrarch to Valla*, Duke University Press, Durham, 2003.

Furlan, F., *La donna, la famiglia, l'amore: tra Medioevo e Rinascimento*, L.S. Olschki, Firenze, 2004.

Gamberini, A. and I. Lazzarini, *The Italian Renaissance State*, Cambridge University Press, Cambridge, 2012.

García-Ballester, L. (ed.), *Practical medicine from Salerno to the Black Death*, Cambridge University Press, Cambridge; New York, 1994.

Gasquet, F. A., *The great pestilence (A. D. 1348 to 1349): now commonly known as the Black Death*, Kessinger, Whitefish, Mont., 1893.

Gelting, M., "The Mountain and the Plague: Maurienne, 1348", *Collegium Medievale*, 4, 1991, 7–45.

Gertsman, E., *The dance of death in the Middle Ages: image, text, performance*, Brepols, Turnhout, 2010.

Gilbert, F., *Machiavelli and Guicciardini: politics and history in sixteenth-century Florence*, Princeton University Press, Princeton, 1965.

Godman, P., *From Poliziano to Machiavelli: Florentine humanism in the high Renaissance*, Princeton University Press, Princeton, 1998.

Goldthwaite, R. A., *The building of Renaissance Florence: an economic and social history*, Johns Hopkins University Press, Baltimore, 1980.

———, *Wealth and the demand for art in Italy, 1300–1600*, Johns Hopkins University Press, Baltimore, 1995.

———, *The economy of Renaissance Florence*, Johns Hopkins University Press, Baltimore, 2009.

Gottfried, R. S., *The Black Death: Natural and Human Disaster in Medieval Europe*, Macmillan, London, 1983.

Gottlieb, B., *The family in the Western world from the Black Death to the industrial age*, Oxford University Press, New York; Tokyo, 1993.

Gramegna, L., *Il barbiere di sua altezza: racconto storico: la peste di Torino, 1630: testo annotato e illustrato*, A. Viglongo, Torino, 1999.

Green, L., *Chronicle into History: an Essay on the Interpretation of History in Florentine Fourteenth-Century Chronicles*, Cambridge University Press, Cambridge, 1972.

Gulisano, P., *Pandemie: dalla peste all'aviaria: storia, letteratura, medicina*, Ancora, Milano, 2006.

Gurevich, A. I., *Medieval popular culture: problems of belief and perception*, Cambridge University Press; Maison des sciences de l'homme, Cambridge; New York; Paris, 1990.

Gyug, R., "The effects and extent of the Black Death of 1348: New evidence for clerical mortality in Barcelona", *Medieval Studies*, 45, 1983, 385–398.

Hale, J. R., *Renaissance Venice*, Faber and Faber, London, 1974.

Hays, J. N., *The burdens of disease: epidemics and human response in western history*, Rutgers University Press, New Brunswick, 1998.

Heldesheimer, F., *Fléaux et société: de la Grande Peste au choléra XIVe–XIXe siècle*, Ha-

chette, Paris, 1993.

Heller, A. (tr. R. E. Allen), *Renaissance man*, Routledge & K. Paul, London; Boston, 1978.

Henderson, J., *Piety and charity in late medieval Florence*, Clarendon Press; Oxford University Press, Oxford; New York, 1994.

———,*The Renaissance hospital: healing the body and healing the soul*, Yale University Press, New Haven, 2006.

Henschel, A. W., "Document zur Geschichte des schwarzen Todes", in *Archiv für die gesammte Medicin*, ed. Heinrich Haeser, II, Jena, 1841, 45–57.

Herlihy, D., "Population, plague and social change in rural Pistoia, 1201–1430", *Economic History Review, Second Series*, 18, 1965, 225–244.

———, *Medieval and Renaissance Pistoia: the social history of an Italian town, 1200–1430*, American Council of Learned Societies, New Haven and London, 1967.

———, *The Black Death and the transformation of the West*, ed. S.K. Cohn, Harvard University Press, Cambridge, 1997.

Herlihy, D. e C. Klapisch-Zuber, *I toscani e le loro famiglie: uno studio sul catasto fiorentino del 1427*, IL Mulino, Bologna, 1988 (*Tuscans and their families: a study of the Florentine catasto of 1427*, Yale University Press, New Haven, 1985).

Hollingsworth, M., *Patronage in Renaissance Italy: from 1400 to the early sixteenth century*, John Murray, London, 1994.

Holmes, G., *The Florentine enlightenment, 1400–50*, Weidenfeld & Nicolson, London, 1969.

Horrox, R. (ed. and tr.), *The Black death*, Manchester University Press, Manchester; New York, 1994.

Howard, P. F., *Beyond the written word: Preaching and theology in the Florence of Archibishop Antoninus 1427–1459*, Leo S. Olschiki Editore, Città di Castello, 1995.

Hughes, G., *Renaissance cassoni: masterpieces of early Italian art: painted marriage chests, 1400–1550*, Starcity Publishing; Art Books International, Polegate; London, 1997.

Huppert, G., *After the black death: a social history of early modern Europe*, Indiana University Press, Bloomington, 1998.

Ibs, J. H., *Die Pest in Schleswig-Holstein von 1350 bis 1547/48: eine sozialgeschichtliche Studie über eine wiederkehrende Katastrophe*, P. Lang, Frankfurt am Main; New York, 1994.

Istituto dell'Enciclopedia fondata da Giovanni Treccani, *Dizionario Enciclopedico Italiano*, Treccani Roma, 1957.

Janelle, P., *The Catholic Reformation*, Collier-Macmillan, London, 1971.

Jedin, H., *A history of the Council of Trent*, v. 1, T. Nelson, London, 1957.

Jordan, W. C., *The great famine: northern Europe in the early fourteenth century*, Princeton University Press, Princeton, 1996.

Kaborycha, L., *A short history of Renaissance Italy*, Prentice Hall, Upper Saddle River, 2011.

Kaminsky, H., "J. Chiffoleau, La compatibilite de l'au-dela: Les hommes, la mort et la religion dans la region d'Avignon a la fin du moyen age (vers 1320–vers 1480)", *The American historical review*, 87, 1982, 1073–1074.

Kedar, B. Z., *Merchants in crisis: Genoese and Venetian men of affairs and the fourteenth-century depression*, Yale University Press, New Haven, 1976.

Kellehear, A., *A social history of dying*, Cambridge University Press, Cambridge, 2007.

Killerby, C. K., *Sumptuary Law in Italy 1200–1500*, Oxford, 2002.

Kiple, K. F., *The Cambridge world history of human disease*, Cambridge University Press, Cambridge; New York, 1993.

Kitagawa, H. and E. Matsumoto, "DELTA.13C records of Japanese cedars from Yakushima Islandand past atmospheric CO2", *Geochemical Journal*, 27, 1993, 397–402.

Klaniczay, T. e R. Scrivano, *La crisi del Rinascimento e il manierismo*, Bulzoni, Roma, 1973.

Kohl, B. G., R. G. Witt and E. B. Welles (eds. and tr.), *The Earthly Republic: Italian humanists on government and society*, University of Pennsylvania Press, Philadelphia, 1978.

Kohl, B. G. and A. A. Smith, *Major problems in the history of the Italian Renaissance*, D.C. Heath and Co., Lexington, 1995.

Kohn, G. C., *Encyclopedia of plague and pestilence*, Facts on File, New York, 1995.

Kohn, G. C. and M. Scully, *Encyclopedia of plague and pestilence: from ancient times to the present*, Checkmark Books, New York, 2001.

Kuehn, T., "Ann Crabb. The Merchant of Prato's Wife: Margherita Datini and Her World, 1360–1423", *The American historical review*, 121, 2016, 663.

Landucci, *Diario fiorentino dal 1450 al 1516, continuato da un anonimo, fino al 1542*, a cura di A. Lanza ed I. D. Badia, Sasoni, Firenze, 1985.

Larner, J., *Culture and society in Italy, 1290–1420*, Batsford, London, 1971.

Lehfeldt, E. A., *The Black Death*, Houghton Mifflin, Boston, 2005.

Leonij, L.,"La peste e la compagnia del Cappelletto a Todi nel 1363", *Archivio storico italiano*, IV s., vol. 2, 1878, 3–11.

Livi, G., *Dall'Archivio di Francesco Datini, mercante pratese*, Firenze, 1910.

Logan, O., *Culture and society in Venice, 1470–1790: the Renaissance and its heritage*, Batsford, London, 1972.

Lopes, R. and H. A. Miskimin, "The Economic Depression of the Renaissance", *Economic History Review*, 14, 1962, 408–427.

Lopez, P., *Napoli e la peste, 1464–1530: politica, stituzioni, problemi sanitari*, Jovene, Napoli, 1989.

Lucas, H. S., "The Great European Famine of 1315, 1316, and 1317", *Speculum*, 5 (4), 1930, 343–377.

Mancini, G., *Cortona nel Medio Evo*, Multigrafica Editrice, Roma, 1969.

Manconi, F., *Castigo de Dios: La grande peste barocca nella Sardegna di Filippo IV*, Donzelli editore, Roma, 1994.

Martelli, F., "Bologna e la peste del 1630: un caso di «unzione» a Borgo Tossignano e la cultura politica e medica del XVII secolo nell'Italia Settentrionale", *Strenna Storica Bolognese*, Bologna, 1991, 199–246.

Martin, J. and A.R. Ascoli, *The Renaissance world*, Routledge, New York, 2009.

Martin, S., *The Black Death*, Chartwell Books, Edison, 2007.

Martines, L., *The social world of the Florentine humanists*, 1390–1460, Routledge & K. Paul, London, 1963.

———, *Lawyers and statecraft in Renaissance Florence*, Princeton University Press, Princeton, 1968.

———, *Violence and civil disorder in Italian cities, 1200–1500*, University of California Press, Berkeley, 1972.

———, *Power and imagination: city-states in Renaissance Italy*, Allen Lane, London, 1980.

Marusig, G. M., *Il diario della peste di Giovanni Maria Marusig* (*1682*)*: edizione del testo e delle illustrazioni originali dell'autore*, a cura di M. C. Cergna e R. Pellegrini, Edizioni della Laguna, Mariano del Friuli, 2005.

Marzi, D., *La cancelleria della repubblica fiorentina: con una presentazione di Giovanni Cherubini*, Le Lettere, Firenze, 1987.

Masson, G., *Courtesans of the Italian Renaissance*, Secker & Warburg, London, 1975.

Mauri, L. C.,"Testamenti lombardi in tempo di peste: alucune riflessioni," *Peste nera: dati di una realtà ed elementi di una interpretazione, Atti del XXX Convegno storico internazionale, Todi, 10–13 ottobre 1993*, Centro italiano di studi sull'alto medioevo,1994.

Mazzei, L. di, *Lettere di un notaio a un mercante del secolo XIV con altre lettere e documenti*, voll. I e II, a cura di Cesare Guasti, Firenze, 1880.

———, *«Padre mio dolce» : Lettere di religiosi a Francesco Datini, Antologia*, a cura di S. Brambilla, Roma, 2010.

Mazzi, M. S., *Salute e società nel Medioevo*, La Nuova Italia Editrice, Firenze, 1978.

Meier, M., *Pest: die Geschichte eines Menschheitstraumas*, Klett-Cotta, Stuttgart, 2005.

Mirabile, A., "Visual Intertextualities in Gabriele D'Annunzio's Le Martyre de Saint Sébastien", *MLN*, 128, 2013, 124.

Mirto, C., *Dalla nascita* (*1282*) *alla peste del 1347–1348*, EDAS, Messina, 1997.

Molho, A. and J. A. Tedeschi (eds.), *Renaissance: Studies in honor of Hans Baron*, Northern Illinois University Press, Dekalb, Illinois, 1971.

Mollat, M., *Les pauvres au Moyen Âge*, Editions Complexe, Bruxelles, 2006.

Mollat, M. and P. Wolff, *The popular revolutions of the late Middle Ages*, Allen & Unwin, London, 1973.

Mommsen, T. E., *Medieval and Renaissance studies*, Cornell University Press, Ithaca, 1959.

Moote, A. L. and D.C. Moote, *The great plague: the story of London's most deadly year*, Johns Hopkins University Press, Baltimore, 2004.

Morelli, G. di P., *Ricordi*, a cura di V. Branca, Le Monnier, Firenze, 1956.

Mormando, F., *The preacher's demons: Bernardino of Siena and the social underworld of early Renaissance Italy*, University of Chicago Press, Chicago, 1999.

Muzzarelli, M. G., *Il denaro e la salvezza: l'invenzione del Monte di Pietà*, Il mulino, 2001.

———, *Pescatori di uomini: predicatori e piazze alla fine del Medioevo*, Il Mulino, Bologna, 2005.

Naphy, W. G., A. Spicer e G. Arganese, *La peste in Europa*, Il Mulino, Bologna, 2006.

Nigro, G.（a cura di）, *Francesco di Marco Datini: l'uomo il mercante*, Firenze University Press; Fondazione istituto internazionale di storia economica "F. Datini", Firenze; 2010.

Norman, D., *Siena, Florence, and Padua: art, society, and religion 1280–1400*, Yale University Press in association with the Open University, New Haven, 1995.

———, *Siena and the Virgin: art and politics in a late medieval city state*, Yale University Press, New Haven, 1999.

Novati, F., "Milano prima e dopo la peste del 1630: Secondo nuove testimonianze", *Archivio Storico Lombardo*, XVIII, 1912, 5–54.

O'Malley, M., *The business of art: contracts and the commissioning process in Renaissance Italy*, Yale University Press, New Haven; London, 2005.

Origo, I.（tr. N. Ruffini）, *Il mercante di Prato: la vita di Francesco Datini*, Corbaccio, Milano, 2005.

Orlandi, S.（a cura di）, *'Neclologio' di S. Maria Novella*, 2 voll., Leo S. Olschki, Firenze, 1955.

Ormrod, W. M. and P. G. Lindley（eds.）, *The Black Death in England*, Paul Watkins, Stamford, Lincolnshire, 1996.

Pandimiglio, L., "Giovanni di Pagolo Morelli e la ragion di famiglia", *Studi sul Medioevo cristiano offerti a R. Morghen*, Roma, 1974, 553–608.

———,"Giovanni di Pagolo Morelli e le strutture familiari", *Archivio Storico Italiano*, CXXXVI, 1978, 3–88.

———, "Giovanni di Pagolo Morelli e la continuità familiare", *Studi Medievali*, III, XXII, 1981, 129–181.

Parenti, G., "Fonti per lo studio della demografia fiorentina: I libri dei morti", *Genus*, 5–6（1943–9）: 281–301.

Parets, M.（tr. J.S. Amelang）, *A journal of the plague year: the diary of the Barcelona tanner Miquel Parets, 1651*, Oxford University Press, New York; Oxford, 1991.

Parma, G. da, "Cronaca inedita di Giovanni da Parma canonico di Trento", a cura di A. Pezzana, *Storia della città di Parma*, Appendice, Parma, 1837.

Passavanti, I.,"Specchio di vera penitenza", a cura di G. Varanini e G. Baldassarri, *Racconti esemplari di predicatori del Due e Trecento*, tomo II, Roma, 1993, 493–626.

Pastore, A., *Crimine e giustizia in tempo di peste nell'Europa moderna*, Laterza, Roma, 1991.

Paxton, F. S., *Christianizing death: the creation of a ritual process in early medieval Europe*, Cornell University Press, Ithaca, 1990.

Pecoraro, M., "I Ricordi di Giovanni di Pagolo Morelli", *Rinascimento*, VIII, 1957, 143–149.

Pender, S. and N.S. Struever, *Rhetoric and medicine in early modern Europe*, Ashgate, Farnham, Surrey,; Burlington, 2012.

Pepys, S., *The diary of Samuel Pepys*, eds. R. Latham and W. Matthews, University of California Press, Berkeley, 1970.

Perrez, C., *La poblacón de Navarra en el siglo XIV*, Universidad de Navarra, Pamplona, 1973.

Petrarca, F., *Petrarch's view of human life*. ed. Mrs. Dobson, Printed for John Stockdale, 1791.

———, *Le familiari*, a cura di V. Rossi ed U. Bosco, G.C. Sansoni, Firenze, 1968.

———, *Petrarch, the first modern scholar and man of letters: a selection from his correspondence with Boccaccio and other friends, designed to illustrate the beginnings of the Renaissance*, ed. and tr. J. H. Robinson and H. W. Rolfe, Greenwood Press, New York, 1969.

———, *Le senili*, a cura di G. Martellotti e G. Fracassett, Giulio Einaudi, Torino, 1976.

———, *Opere, Canzoniere - Trionfi. Familiarium Rerum Libri con testo a fonte*, Sansoni Editore, 1993.

Pifferi, E., G. Scotti, *Gallio Collegium Comense*, ed. A. Spallino, coedizione E.P.I. e Collegio Gallio, Como, 1983.

Pini, A. I., *La società italiana: prima e dopo la «peste nera»*, Società pistoiese di storia patria, Pistoia, 1981.

Pini, A. I. e R. Greci, "Una fonte per la demografia storica medievale: le venticinquine bolognesi(1248–1404)", *Rassegna degli Archivi di Stato*, 36, 1976, 337–417.

Pinto, S. e M. Lafranconi, *Gli storici dell'arte e la peste*, Mondadori Electa, Milano, 2006.

Pirillo, P., "Peste nera, prezzi e salari", *La peste nera: La peste nera: dati di una realtà ed elementi di una interpretazione: Atti del XXX Convegno storico internazionale*, Todi, 10–13 ottobre 1993, 175–214.

Pladevall, A., "La disminucio de poblament a la Plana de Vich a mijans del segle XIV", *AUSA*, 4, 1961, 361–373.

Plat, C., *King Death: the Black Death and its aftermath in late-medieval England*, UCL Press, London, 1998.

Pocino, W., *Le confraternite romane*, Edilazio, Roma, 2000.

Pollitzer, M. D., *Plague*, World Health Organization, Geneva, 1954.

Pontificia Università lateranense. Istituto Giovanni XXIII, *Bibliotheca sanctorum*, Città nuova editorice, Roma, 1968.

Preto, P., *Peste e società a Venezia nel 1576*, Neri Pozza, Vicenza, 1984.

Prosperi, A., *Dalla peste nera alla guerra dei trent'anni*, G. Einaudi, Torino, 2000.

Pullan, B. S., *Crisis and change in the Venetian economy in the sixteenth and seventeenth centuries*, Methuen, London, 1968.

———, *Rich and poor in Renaissance Venice: the social institutions of a Catholic state, to 1620*, Basil Blackwell, Oxford, 1971.

———, *A history of early Renaissance Italy: from mid-thirteenth to the mid-fifteenth century*, Allen Lane, London, 1973.

———, "Plague and Perceptions of the Poor in the Early Modern Italy", eds., T. Ranger and P. Slack, *Epidemics and ideas: essays on the historical perception of pestilence*, Cambridge University Press, Cambridge, 1992.

Rainey, R. E., *Sumptuary legislation in Renaissance Florence*, UMI Dissertation Services, Ann Arbor, 1985.

Ranger, T. O. and P. Slack (eds.), *Epidemics and ideas: essays on the historical perception of pestilence*, Cambridge University Press, Cambridge; New York, 1995.

Rath, R., "Die Pest", *Ciba Zschr*, 73, 1955, 2406–2432.

Ressouni-Demigneux, K., *Saint-Sébastien*, Éditions du Regard, 2000.

Ricci, S., *S. Sebastiano*, Roma, 1924.

Riccoboni, B. *Life and death in a Venetian convent: the chronicle and necrology of Corpus Domini, 1395–1436*, ed. D. E. Bornstein, University of Chicago Press, Chicago, 2000.

Ripamonti, G., *La peste di Milano del 1630*, a cura di E. Paccagnini e F. Cusani, A. Forni, Bologna, 2003.

Rocchetta, M. R., "Castell'Arquato nel 1348: dai testamenti rogati dal notaio Oberto del Borgo", *Bollettino storico piacentino*, LXXXVIII, 1993, 25–53.

Rocke, M., *Forbidden friendships: homosexuality and male culture in Renaissance Florence*, Oxford University Press, New York, Oxford, 1997.

Rubinstein, N., *The government of Florence under the Medici (1434 to 1494)*, Clarendon Press, Oxford, 1966.

———, *Florentine studies: politics and society in Renaissance Florence*, Northwestern Univ. Press, Evanston, 1968.

Rubinstein, N. and D. Hay, *The Age of the Renaissance*, Thames & Hudson, London, 1986.

Rusconi, C. e V. Rusconi (a cura di), *Storia della parrocchia di S. Agata in Como*, Documenti D'archivio, Como, 1983.

Salmons, J. and W. Moretti, *The Renaissance in Ferrara and its European horizons,* University of Wales Press, M. Lapucci, Edizioni del Girasole, Cardiff; Ravenna, 1984.

Sangiorgi, M. e N. Simonetti, *I giorni della peste*, Schena, Fasano, 1994.

Sardo, R., *Cronaca di Pisa di Ranieri Sardo*, a cura di O. Banti, *Fonti per la Storia d'Italia*, 99, Roma, 1963.

Scott, R., *Death by design: the true story of the Glasgow Necropolis*, Black & White, Edinburgh, 2005.

Seigel, J. E., "'Civic Humanism' or Ciceronian Rhetoric ? ", *Past & Present*, 34, 1966, 3; 3–48.

———, *Rhetoric and philosophy in Renaissance humanism: the union of eloquence and wisdom, Petrarch to Valla*, Princeton University Press, Princeton, 1968.

Shrewsbury, J. F. D., *A history of bubonic plague in the British Isles*, Cambridge University Press, Cambridge, 2005.

Simonelli, M., *Sesto Sebastian: trittico per scampata peste*, Lieto Colle, Faloppio, 2004.

Siraisi, N. G., "Some Current Trends in the Study of Renaissance Medicine", *Renaissance Quarterly*, 37, 1984, 585–600.

Sisto, P., *"Quell'ingordissima fiera": letteratura e storia della peste in terra di Bari*, Schena, Fasano di Brindisi, 1999.

Sorokin, P. A., *Man and society in calamity: the effects of war, revolution, famine, pestilence upon human mind, behavior, social organization and cultural life*, Dutton, New York, 1942.

Spiazzi, A. M. (ed.), *Giusto de' Menabuoi nel battistero di Padova*, Lint Editoriale Associati, Trieste, 1989.

Stefani, M. di C., "Cronaca fiorentina", a cura di N. Rodolico, *RIS*, n. e. 30/1, Citta di Castello, S. Lapi, 1903–55.

Steinhoff, J. B., *Sienese painting after the Black Death: artistic pluralism, politics, and the new art market*, Cambridge University Press, Cambridge, 2007.

Struever, N. S., *The language of history in the Renaissance: rhetoric and historical consciousness in Florentine humanism*, Princeton University Press, Princeton, 1970.

Tarquini, A. o. p. (a cura di), *Santa Maria Novella*, Firenze, 2000.

Tenenti, A., *Il senso della morte e l'amore della vita nel Rinascimento: (Francia e Italia)*, G. Einaudi, Torino, 1989.

Terpstra, N., *Lay confraternities and civic religion in Renaissance Bologna*, Cambridge University Press, Cambridge, 1995.

———, *Abandoned children of the Italian Renaissance: orphan care in Florence and Bologna*, Johns Hopkins University Press, Baltimore, 2005.

———, *Cultures of charity: women, politics, and the reform of poor relief in renaissance Italy*, Harvard University Press, Cambridge, 2013.

Thayer, A. T., *Penitence, preaching and the coming of the Reformation*, Ashgate, Aldershot, 2002.

Thompson, H., "Registers of John Gynewell, Bishop of Lincoln, for the years 1347–50", *Ar-*

chaeological Journal, LXVIII, 1911, 300–360.

———, "The pestilences of the 14th century in the dioces of York", *Archaeological Journal*, LXXXI, 1914, 97–154.

Titow, J., "Evidence of Weather in the Account Rolls of the Bishopric of Winchester, 1209–1350", *The Economic History Review*, 2nd series, 12, 1960, 360–407.

Tocco, F., *La quistione della povertà nel Secolo XIV: secondo nuovi documenti*, F. Perrella, Napoli, 1910.

Tononi, A. G.,"La peste dell'anno 1348", *Giornale Ligustico*, 11, 1884, 144–152.

Torre, S., *San Sebastiano: tradizioni del culto in Sicilia*, A&B Editrice, Acireale, 2005.

Trexler, R. C., "Death and Testament in the Episcopal Constitutions of Florence (1327)", eds. A. Molho and J. Trdeschi, *Renaissance Studies in Honor of Hans Baron*, Dekalb, 1971.

———, *Public Life in Renaissance Florence*, Cornell University Press, Ithaca, 1998.

Tuchman, B. W., *A distant mirror: the calamitous 14th century*, Ballantine Books, New York, 1979.

Tura del Grasso, A. di, "Cronaca maggiore attribuita a Agnolo di Tura del Grasso", a cura di A. Lisini e F. Iacometti, *Cronache senesi, RIS* (ser. II), tomo XV, parte VI, Bologna, 1931–1939.

Università degli studi di Firenze. Istituto di storia economica, *Aspetti della vita economica medievale: atti del Convegno di Studi nel X Anniversario della morte di Federigo Melis Firenze–Pisa–Prato, 10–14 marzo 1984*, Università degli studi di Firenze. Istituto di storia economica, Firenze, 1985.

Valice, da R., *La Grande Peste Genova 1656–1657*, Nova Scripta Edizioni, Genova, 2004.

Valla, L., *On pleasure = De Voluptate*, eds. A. K. Hieatt and M. D. P. Lorch, Abaris Books, New York, 1977.

Van Os, H., "The Black Death and Sienese Painting: A Problem of Interpretation", *Art history*, 4, 1981, 237–249.

Vannucchi, V. (a cura di), *Francesco di Marco Datini: Storia di un mercante pratese*, noèdizioni, Firenze, 2004.

Varanini, G. and G. Baldassarri (a cura di), *Racconti esemplari di predicatori del due e trecento*, Salerno, Roma, 1993.

Vasold, M., *Pest, Not und schwere Plagen: Seuchen und Epidemien vom Mittelalter bis heute*, C. H. Beck, München, 1991.

Vetruccio, V., *La Chiesa di San Sebastiano in Ruffano*, Congedo, Galatina, 2002.

Villani, G., *Cronica di Giovanni Villani: a miglior lezione ridotta coll'aiuto de'testi a penna*, Multigrafica, Roma, 1980.

Villani, G., *Nuova cronica*, a cura di G. Porta, Fondazione Pietro Bembo, Milano, 2007.

Villani, Matteo e Filipo Villani, *Cronica*, a cura di G. Porta, Fondazione Pietro Bembo: Ugo

Guanda, Parma, 1995.
Waitz, G. (ed.), *Scriptores rerum langobardicarum et italicarum saec. VI–IX*, Hahn, Hannover, 1964.
Waley, P., "Personal Names in Siena, 1285", *Florence and Italy: Renaissance Studies in Honour of Nicolai Rubinstein*, eds. P. Denley and C. Elam, The University of Chicago Press, 1988, 187.
Watkins, R. N., "Petrarch and the Black Death: From Fear to Monuments", *Studies in the Renaissance*, 19, 1972, 196–223.
Watson, P. F., *Garden of Love in Tuscan Art of the Early Renaissance*, Art Alliance Press, London, 1979.
Watts, S. J., *Epidemics and history: disease, power, and imperialism*, Yale University Press, New Haven, 1997.
Westfall, C. W., "Siena nel trecento: Assetto urbano e strutture edilizie. Gabriella Piccinni, Duccio Balestracci", *Speculum*, 55, 1980, 97; 97–98; 98.
White, A. and M. Lewis, *Plague and pleasure: the Renaissance world of Pius II*, Catholic University of America, Washington, D.C., 2014.
Williams, B. and J. McIlwain, *The Black Death*, Jarrold, Norwich, 2006.
Witt, R. G., *Hercules at the Crossroads: The Life, Works, and Thought of Coluccio Salutati*, Duke University, Durham, 1983.
Wollesen-Wisch, B. and D.C. Ahl, *Confraternities and the visual arts in Renaissance Italy: ritual, spectacle, image*, Cambridge University Press, Cambridge; Tokyo, 2011.
Worboys, M., *Spreading germs: disease theories and medical practice in Britain, 1865–1900*, Cambridge University Press, Cambridge, 2006.
Wray, S. K., *Communities and crisis: Bologna during the Black Death*, Brill, Leiden, 2009.
Ziegler, P., *The Black Death*, Penguin, Harmondsworth, 1969.
Zupnick, I. L., "St. Sebastian, The Vicissitudes of Hero as Martyr", *Concepts of the Hero in the Middle Ages and Renaissance*, eds. N. T. Burns and C. J. Reagan, State University of New York Press, Albany, 1975.

邦文関係

相沢隆「奢侈条令と中世都市社会の変容：南ドイツ帝国都市の場合」,『史學雜誌』, 第97巻, 第6号（1988年）, 1159～60頁。
アットウォーター, D.／ジョン, C.R.（山岡健訳）『聖人事典』, 三交社, 1998年。
アリエス, Ph.（杉山光信・杉山恵美子訳）『〈子供〉の誕生：アンシァン・レジーム期の子供と家族生活』, みすず書房, 1980年。
――― （成瀬駒男訳）『死を前にした人間』, みすず書房, 1990年。
アルベルティ, L.B.（相川浩訳）『建築論』, 中央公論美術出版, 1982年。

———（池上俊一・徳橋曜訳）『家族論』，講談社，2010 年。

アンタル，F.（中森義宗訳）『フィレンツェ絵画とその社会的背景』，岩崎美術社，1968 年。

アントネッティ，P.（中島昭和・渡部容子訳）『フィレンツェ史』，白水社，1986 年。

池上俊一『シエナ：夢見るゴシック都市』，中央公論新社，2001 年。

———『イタリア・ルネサンス再考：花の都とアルベルティ』，講談社学術文庫，2007 年。

———『ヨーロッパ中世の宗教運動』，名古屋大学出版会，2007 年。

———（監修）『原典イタリア・ルネサンス人文主義』，名古屋大学出版会，2010 年。

———『公共善の彼方に：後期中世シエナの社会』，名古屋大学出版会，2014 年。

石川清「フィレンツェのドメニコ派修道院サンタ・マリア・ノヴェッラにおける “architectus” について（1）～（4）」，『学術講演梗概集 F-2，建築歴史・意匠』（1993～96 年）。

石黒盛久『マキアヴェッリとルネサンス国家：言説・祝祭・権力』，風行社，2009 年。

石坂尚武「反宗教改革時代における教皇外交：公会議外交の導入と展開」，『文化史学』，第 34 号（1978 年），48～66 頁。

———「アルベルティ『家族論』」，酒井忠雄編『歴史と教育』，講談社，1981 年，39～58 頁。

———『ルネサンス・ヒューマニズムの研究：「市民的人文主義」の歴史理論への疑問と考察』，晃洋書房，1994 年。

———「ルネサンス人文主義教皇と改革問題」，『ルネサンス研究』，ルネサンス研究会，1996 年，27～76 頁。

———「書評 *La peste nera：dati di una realtà ed elementi di una interpretazione, Spoleto, 1994.*」，『ルネサンス研究』VI（1999 年），154～98 頁。

———「中世・ルネサンス時代におけるイタリア諸都市の新年の開始時期について：A・カッペッリの暦の研究より」，『文化史学』，第 57 号（2001 年），193～209 頁。

———「黒死病除け絵画「聖セバスティアヌス像」の様式分析序説：三〇〇点のセバスティアヌス像の点検項目」，『文化史学』，第 58 号（2002 年），111～34 頁。

———「ドメニコ・カヴァルカ説教例話選集（1）（2）：一四世紀黒死病前のドミニコ会士説教例話集」，『人文学』，第 172，178 号（2002，2005 年）。

———「調査報告 イタリアの教会におけるセバスティアヌス像の分布状況」，『文化史学』，第 59 号（2003 年），293～313 頁。

———「「イタリアの聖セバスティアヌス像」の所蔵状況一覧」，『文化学年報』，第 52 号（2003 年），1～28 頁。

———「イタリアにおけるペストの発生とセバスティアヌス像制作との相関」，『人文学』，第 175 号（2004 年），28～49 頁。

———「イタリアの大聖堂のセバスティアヌス像の所蔵状況：第一回アンケートの調査報告」，『文化史学』，第 60 号（2004 年），193～203 頁。

———「イタリアの美術館における「イタリアのセバスティアヌス像」の所蔵状況の報告」，『人文学』，第 177 号（2005 年），23～39 頁。

———「イタリアの大聖堂のセバスティアヌス像の所蔵状況：第二回アンケート調査報

告」,『文化史学』, 第 63 号 (2007 年), 155～70 頁。

――― 「近年における日本のイタリア・ルネサンス史学界の展望」,『イタリア学会誌』, 第 57 号 (2007 年), 289～317 頁。

――― 「西欧の聖人崇拝のあり方と疫病の守護聖人セバスティアヌス」,『説話・伝承学』, 第 16 号 (2008 年), 52～73 頁。

――― 「イタリア美術の旅と黒死病：なぜセバスティアヌスが崇拝されたか (イタリア文化講座 イタリア文化への招待)」,『星美学園短期大学日伊総合研究所報』, 第 7 号 (2011 年), 35～40 頁。

――― 「黒死病でどれだけの人が死んだか：現代の歴史人口学の研究から」,『人文学』, 第 189 号 (2012 年), 111～272 頁。

――― 「一四世紀イタリアの時代状況とペスト」,『人文学』, 第 190 号 (2012 年), 181～248 頁。

――― 「《峻厳な神》とペスト的心性の支配：一五世紀フィレンツェの立法・政策・判決に心性を読む」,『人文学』, 第 191 号 (2013 年), 31～142 頁。

――― 「ルターの宗教改革はどうして起こったか：《キリスト教信仰》と《学問・理性》の関係から見る」,『文化学年報』, 第 63 号 (2014 年), 155～91 頁。

――― 「近世におけるペストの苦難と《峻厳な神》の支配：一六世紀の宗教改革の一要因」,『人文学』, 第 195 号 (2015 年), 111～94 頁。

――― 「書評 ルネッサンス史 西本晃二著」,『日伊文化研究』, 第 54 号 (2016 年), 96～101 頁。

――― 『地獄と煉獄のはざまで：中世イタリアの例話から心性を読む』, 知泉書館, 2016 年。

石鍋真澄『聖母の都市シエナ：中世イタリアの都市国家と美術』, 吉川弘文館, 1988 年。

井上雅夫「パタリア-1-」,『人文学』, 第 136 号 (1981 年), 1～33 頁。

――― 「パタリア-2-」,『文化学年報』, 第 30 号 (1981 年), 56～88 頁。

――― 「パタリア-3-」,『人文学』, 第 137 号 (1982 年), 29～66 頁。

――― 『西洋中世盛期の皇帝権と法王権：ハインリヒ三世・グレゴリウス七世・ハインリヒ四世をめぐって』, 関西学院大学出版会, 2012 年。

――― 『カノッサへの道：歴史とロマン』, 関西学院大学出版会, 2013 年。

印出忠夫「「永遠のミサ」を保証する「永遠の収入」：14 世紀アヴィニョン司教座参事会管理下のシャペルニーをめぐって」,『西洋中世研究』, 第 8 号 (2016 年), 209～28 頁。

ヴァッラ, L. (近藤恒一訳)『快楽について』, 岩波文庫, 2014 年。

ウィットコウワー, R. (中森義宗訳)『ヒューマニズム建築の源流』, 彰国社, 1971 年。

ウィルキンス, E.H. (渡辺友市訳)『ペトラルカの生涯』, 東海大学出版会, 1970 年。

ヴィローリ, M. (武田好訳)『マキァヴェッリの生涯：その微笑の謎』, 白水社, 2007 年。

ヴォヴェル, M. (池上俊一監訳・富樫瓔子訳)『死の歴史：死はどのように受けいれられてきたのか』, 創元社, 1996 年。

ウォラギネ（前田敬作・今村孝・山口裕，他訳）『黄金伝説』，人文書院，1979～87 年。

臼田昭『ピープス氏の秘められた日記：17 世紀イギリス紳士の生活』，岩波書店，1982 年。

エックハルト（中山善樹訳）『エックハルト ラテン語著作集』Ⅰ～Ⅴ，知泉書館，2004～12 年。

オヴェット，H.（大久保昭男訳）『評伝ボッカッチョ：中世と近代の葛藤』，新評論，1994 年。

大黒俊二『嘘と貪欲：西欧中世の商業・商人観』，名古屋大学出版会，2006 年。

大貫隆・名取四郎・宮本久雄他編集『岩波キリスト教辞典』，岩波書店，2002 年。

岡田温司『ミメーシスを超えて：美術史の無意識を問う』，勁草書房，2000 年。

オーラー，N.（一條麻美子訳）『中世の死：生と死の境界から死後の世界まで』，法政大学出版局，2005 年。

樺山紘一『ルネサンスと地中海』，中央公論社，1996 年。

亀長洋子「中世後期フィレンツェの寡婦像：Alessandra Macinghi degli Strozzi の事例を中心に」，『イタリア学会誌』，第 42 号（1992 年），80～104 頁。

――― 『中世ジェノヴァ商人の「家」：アルベルゴ・都市・商業活動』，刀水書房，2001 年。

――― 『イタリアの中世都市』，山川出版社，2011 年。

ガレン，E.（清水純一・斎藤泰弘訳）『イタリア・ルネサンスにおける市民生活と科学・魔術』，岩波書店，1975 年。

――― （近藤恒一・高階秀爾，他訳）『ルネサンス人』，岩波書店，1990 年。

――― （近藤恒一訳）『ルネサンスの教育』，知泉書館，2002 年。

河口明人「予防概念の史的展開：中世・ルネサンス期のヨーロッパ社会と黒死病」，『北海道大学大学院教育学研究院紀要』，第 102 号（2007 年），15～53 頁。

河田淳「ペスト流行期の慈悲：《慈悲の聖母》のイコノロジー」，『人間・環境学』，第 20 号（2011 年）。

―――「太ももの「傷」：15 世紀末イタリアにおける聖ロクス信仰の発展」，『ディアファネース：芸術と思想』，第 3 号（2016 年），83～104 頁。

河原温『中世ヨーロッパの都市世界』，山川出版社，1996 年。

――― 『中世フランドルの都市と社会：慈善の社会史』，中央大学出版部，2001 年。

――― 『都市の創造力』（池上俊一・河原温編集「ヨーロッパの中世」第 2 巻），岩波書店，2009 年。

河原温・池上俊一編『ヨーロッパ中近世の兄弟会』，東京大学出版会，2014 年。

神崎忠昭『ヨーロッパの中世』，慶應義塾大学出版会，2015 年。

――― 編『断絶と新生：中近世ヨーロッパとイスラームの信仰・思想・統治』，慶應義塾大学出版会，2016 年。

カンター，N.F.（久保儀明・楢崎靖人訳）『黒死病：疫病の社会史』，青土社，2002 年。

木村容子「シエナのベルナルディーノの説教にみる「自然に反する罪」」，『イタリア学会誌』，第 53 号（2003 年），55～81 頁。

――― 「15世紀イタリア都市における平和説教：ベルナルディーノ・ダ・フェルトレを中心に」,『西洋史学』, 第245号 (2012年), 17～30頁。

ギャンペル, J. (坂本賢三訳)『中世の産業革命』, 岩波書店, 1978年。

蔵持不三也『ペストの文化誌：ヨーロッパの民衆文化と疫病』, 朝日新聞社, 1995年。

クリスティアンソン, G.E. (林大訳)『ニュートン：あらゆる物体を平等にした革命』, 大月書店, 2009年。

クリステラー, P.O. (佐藤三夫監訳・根占献一・伊藤博明・伊藤和行訳)『イタリア・ルネサンスの哲学者 (新装版)』, みすず書房, 2006年。

ケリー, J. (野中邦子訳)『黒死病：ペストの中世史』, 中央公論新社, 2008年。

小池寿子「死の舞踏の成立と伝播」,『死生学年報』, 2009年, 97～127頁。

――― 『「死の舞踏」への旅：踊る骸骨たちをたずねて』, 中央公論新社, 2010年。

――― 「ブルゴーニュ公国における「死の舞踏」の受容と表現形態：「死者のための聖務日課」挿絵を中心に」(特集 ブルゴーニュ公国と宮廷：社会文化史をめぐる位相),『西洋中世研究』, 第8号 (2016年), 62～88頁。

児玉善仁『〈病気〉の誕生：近代医療の起源』, 平凡社, 1998年。

近藤恒一『新版 ペトラルカ研究』, 知泉書館, 2010年。

齊藤寛海「中世イタリア社会経済史史料としての年代記　ジョヴァンニ・ヴィルラーニの「年代記」の中の統計的データの信憑性についての考察」,『信州大学教育学部紀要』, 第32号 (1974年), 41～50頁。

――― 『中世後期イタリアの商業と都市』, 知泉書館, 2002年。

齊藤寛海・山辺規子・藤内哲也編『イタリア都市社会史入門：12世紀から16世紀まで』, 昭和堂, 2008年。

斎藤泰弘「無原罪の聖母の祭壇画になぜ幼児の洗礼者ヨハネが登場するのか？：ベルナルディーノ・デ・ブスティの『マリアーレ』とレオナルドの「岩窟の聖母」の関係について」,『京都大學文學部研究紀要』, 第49号 (2010年), 101～85頁。

サヴォナローラ, G. (須藤祐孝編訳)『〈出家〉をめぐる詩と手紙：ルネサンス・イタリアにおける〈政治的〉修道士の胎動』, 無限社 (岡崎), 2010年。

佐々木英也監修・森田義之責任編集『NHK フィレンツェ・ルネサンス』1～6, 日本放送出版協会, 1991年。

佐々木博光「黒死病の記憶：十四世紀ドイツの年代記の記述」,『人間文化学研究集録』, 第13号 (2003年), 1～17頁。

――― (訳)「ペスト対話に見える近世ヨーロッパ (1) 史料翻訳」(作者不詳『医薬に関する対話。いま猛威を振るっているペストについて書く医師, 彼らの薬について, 身分の高い学のある市民と一介の手工業者の間で交わされた会話, ザクセンの名の知られた都市にて』〈1607年〉の翻訳) (1),『人間科学：大阪府立大学紀要』, 第5巻 (2009年), 123～135頁。

――― 「ペスト観の脱魔術化：近世ヨーロッパの神学的ペスト文書」,『人間科学：大阪府立大学紀要』, 第7巻 (2011年), 59～91頁。

――――「ペスト対話に見える近世ヨーロッパ（2）史料翻訳」，『人文学論集』，第 29 巻（2011 年），17～37 頁。

サッソ, G.（須藤祐孝・油木兵衛訳）『若きマキァヴェッリの政治思想：その生成と展開』，創文社，1983 年。

佐藤公美『中世イタリアの地域と国家：紛争と平和の政治社会史』, 京都大学学術出版会，2012 年。

佐藤三夫訳編『ルネサンスの人間論：原典翻訳集』，有信堂高文社，1984 年。

――――『ヒューマニスト・ペトラルカ』，東信堂，1995 年。

佐藤彰一『中世世界とは何か』（池上俊一・河原温編集「ヨーロッパの中世」第 1 巻），岩波書店，2008 年。

――――『禁欲のヨーロッパ：修道院の起源』，中央公論新社，2014 年。

佐藤眞典『中世イタリア都市国家成立史研究』，ミネルヴァ書房，2001 年。

サンドライユ，M. 他（中川米造・村上陽一郎監訳）『病の文化史』上・下，リブロポート，1984 年。

芝紘子『スペインの社会・家族・心性：中世盛期に源をもとめて』，ミネルヴァ書房，2001 年。

――――『地中海世界の〈名誉〉観念：スペイン文化の一断章』，岩波書店，2010 年。

清水廣一郎『イタリア中世都市国家研究』，岩波書店，1975 年。

――――『中世イタリアの都市と商人』，洋泉社，1989 年。

シャー，R. P.（夏伯嘉）（佐々木博光訳）『トレント 1475 年：ユダヤ人儀礼殺人の裁判記録』，昭和堂，2007 年。

シュメルツァー，H.（進藤美智訳）『ウィーン ペスト年代記』，白水社，1997 年。

白幡俊輔『軍事技術者のイタリア・ルネサンス：築城・大砲・理想都市』，思文閣出版，2012 年。

甚野尚志・踊共二『中近世ヨーロッパの宗教と政治：キリスト教世界の統一性と多元性』，ミネルヴァ書房，2014 年。

杉崎泰一郎『12 世紀の修道院と社会』改訂版，原書房，2005 年。

――――『修道院の歴史：聖アントニオスからイエズス会まで』，創元社，2015 年。

須藤祐孝「サヴォナローラの時代，生涯，思想（1）～（14）」，『愛知大学法学部法経論集』，第 145，149，172，182，183，188，189，191，192，195，198，201，205，206 号（1997～2016 年）。

スピーニ, G.（森田義之・松本典昭訳）『ミケランジェロと政治：メディチに抵抗した《市民＝芸術家》』，刀水書房，2003 年。

関哲行『旅する人びと』（池上俊一・河原温編集「ヨーロッパの中世」第 4 巻），岩波書店，2009 年。

関哲行・踊共二『忘れられたマイノリティ：迫害と共生のヨーロッパ史』，山川出版社，2016 年。

瀬原義生『ドイツ中世後期の歴史像』，文理閣，2011 年。

——『大黒死病とヨーロッパ社会：中・近世社会史論雑編』，文理閣，2016 年。

高階秀爾『ルネッサンスの光と闇：芸術と精神風土』，中央公論社，1987 年。

高田京比子「サン・マルコ財務官と中世ヴェネツィア都市民：遺言書史料に見る行政機構の発展」，『史林』，第 84 巻，第 5 号（2001 年），34～65 頁。

高橋友子『捨児たちのルネッサンス：15 世紀イタリアの捨児養育院と都市・農村』，名古屋大学出版会，2000 年。

——『路地裏のルネサンス：花の都のしたたかな庶民たち』，中央公論新社，2004 年。

——「1378 年フィレンツェ都市動乱：「チォンピの反乱」をめぐって」，『立命館文學』，第 475 号（1985 年），186～220 頁。

——「八聖人戦争期フィレンツェにおける政争と社会不安」，『イタリア学会誌』，第 35 号（1986 年），60～79 頁。

——「中世後期フィレンツェにおけるヴェンデッタ」，『西洋史学』，第 153 号（1989 年），58～72 頁。

——「中世末期フィレンツェにおける捨児とその社会的背景：サン＝ガルロ病院の事例を通して」，『西洋史学』，第 159 号（1990 年），165～180 頁。

高山博『中世シチリア王国の研究：異文化が交差する地中海世界』，東京大学出版会，2015 年。

武田好『君主論：マキャベリ』，NHK 出版，2012 年。

ダ・ビスティッチ，V.（岩倉具忠・岩倉翔子・天野恵訳）『ルネサンスを彩った人びと：ある書籍商の残した『列伝』』，臨川書店，2000 年。

ダントレーヴ，A.P.（久保正幡訳）『自然法』，岩波書店，1952 年。

近見正彦『海上保険史研究：一四・五世紀地中海時代における海上保険条例と同契約法理』，有斐閣，1997 年。

チポッラ（チポラ），C.M.（柴野均訳）『シラミとトスカナ大公』，白水社，1990 年。

——（日野秀逸訳）『ペストと都市国家：ルネサンスの公衆衛生と医師』，平凡社，1988 年。

ディアコヌス，P.（日向太郎訳）『ランゴバルドの歴史』，知泉書館，2016 年。

ディキンズ，A.G.（橋本八男訳）『ヨーロッパ近世史：ユマニスムと宗教改革の時代』，芸立出版，1979 年。

ディンツェルバッハー，P.／ホッグ，J.L.（朝倉文市監訳）『修道院文化史事典』，八坂書房，2008 年。

デフォー，D.（栗本慎一郎訳）『ロンドン・ペストの恐怖』，小学館，1994 年。

デュビィ，G.（池田健二・杉崎泰一郎訳）『ヨーロッパの中世：芸術と社会』，藤原書店，1995 年。

徳井淑子『涙と眼の文化史：中世ヨーロッパの標章と恋愛思想』，東信堂，2012 年。

徳橋曜編著『環境と景観の社会史』，文化書房博文社，2004 年。

徳橋曜「地中海世界における救貧概念の地域性と普遍性を見直す：長谷部史彦編著『中世環地中海圏都市の救貧』をめぐって」，『比較都市史研究』24（1）（2005 年），29

～49 頁。

ドリュモー，J.（永見文雄・西澤文昭訳）『恐怖心の歴史』，新評論，1997 年。

―――（福田素子訳）『告白と許し：告解の困難，13-18 世紀』，言叢社，2000 年。

―――（佐野泰雄・江花輝昭，他訳）『罪と恐れ：西欧における罪責意識の歴史／ 13 世紀から 18 世紀』，新評論，2004 年。

永井三明『ヴェネツィア貴族の世界：社会と意識』，刀水書房，1994 年。

―――『ヴェネツィアの歴史：共和国の残照』，刀水書房，2004 年。

西本晃二『ルネッサンス史』，東京大学出版会，2015 年。

二宮宏之・樺山紘一・福井憲彦（責任編集）『都市空間の解剖（新版）』，藤原書店，2011 年。

―――『医と病い（新版）』，藤原書店，2011 年。

根占献一『ロレンツォ・デ・メディチ：ルネサンス期フィレンツェ社会における個人の形成』，南窓社，1997 年。

―――『共和国のプラトン的世界』，創文社，2005 年。

―――『フィレンツェ共和国のヒューマニスト』，創文社，2005 年。

―――『ルネサンス精神への旅：ジョアッキーノ・ダ・フィオーレからカッシーラーまで』，創文社，2009 年。

バーク，P.（森田義之・柴野均訳）『イタリア・ルネサンスの文化と社会』，岩波書店，1992 年。

―――（亀長洋子訳）『ルネサンス』，岩波書店，2005 年。

ハービソン，E.H.（根占献一監訳）『キリスト教的学識者：宗教改革時代を中心に』，知泉書館，2015 年。

ピープス，S.（臼田昭他訳）『サミュエル・ピープスの日記』第 1 巻～第 10 巻，国文社，1987～2012 年。

福田晴虔『アルベルティ』，中央公論美術出版，2012 年。

フーケー，G.／ツァイリンガー，G.（小沼明生訳）『災害と復興の中世史：ヨーロッパの人びとは惨禍をいかに生き延びたか』，八坂書房，2015 年。

藤代幸一『「死の舞踏」への旅』，八坂書房，2002 年。

藤田孫太郎『ルター自伝：「卓上語録」による』，新教出版社，1959 年。

ブラッカー，G.A.（森田義之・松本典昭訳）『ルネサンス都市フィレンツェ』，岩波書店，2011 年。

フルゴーニ, C.（高橋友子訳）『ヨーロッパ中世ものづくし：メガネから羅針盤まで（カラー版）』，岩波書店，2010 年。

ブルクハルト，J.C.（柴田治三郎訳）『世界の名著：ブルクハルト：イタリア・ルネサンスの文化』，中央公論社，1966 年（中公文庫，1974 年）。

―――（新井靖一訳）『イタリア・ルネサンスの文化』，筑摩書房，2007 年。

プロカッチ，G.（斎藤泰弘・豊下楢彦訳）『イタリア人民の歴史 Ⅰ』，未来社，1984 年。

ヘイル，J.R.（中森義宗監訳）『イタリア・ルネサンス事典』，東信堂，2003 年。

ベイントン，R.H.（青山一浪・岸千年訳）『我ここに立つ：マルティン・ルターの生涯』，聖文舎，1954年。

———（出村彰訳）『宗教改革史』，新教出版社，1966年。

ベーダ（長友栄三郎訳）『イギリス教会史』，創文社，1965年。

ベック，C.（西本晃二訳）『メジチ家の世紀』，白水社，文庫クセジュ，1980年。

ペトラルカ，F.（近藤恒一訳）『ルネサンス書簡集』，岩波書店，1989年。

———（近藤恒一訳）『わが秘密』，岩波書店，1996年。

星野秀利「十四世紀フィレンツェにおける毛織物聖生産」，『イタリア学会誌』，第28号（1980年），1～14頁。

———（齊藤寛海訳）『中世後期フィレンツェ毛織物工業史』，名古屋大学出版会，1995年。

ボッカッチョ（柏熊達生訳）『デカメロン』上・中・下，ちくま文庫，1987，88年。

———（平川祐弘訳）『デカメロン』，河出書房新社，2012年。

堀越宏一・甚野尚志編著『15のテーマで学ぶ中世ヨーロッパ史』，ミネルヴァ書房，2013年。

ホール，J.（高階秀爾監修・高橋達史，他訳）『西洋美術解読事典：絵画・彫刻における主題と象徴（新装版）』，河出書房新社，2004年。

前之園幸一郎「15世紀フィレンツェの「残酷な母親」について」，『青山學院女子短期大學紀要』，第42巻（1988年），53～74頁。

———「十五世紀のフィレンツェ絵画にみられる子ども像について」，『青山學院女子短期大學紀要』，第43巻（1989年），77～126頁。

———「15世紀フィレンツェにおける一商人の〈子どものイメージ〉：ジョヴァンニ・ディ・バゴロ・モレッリの『覚書』を中心にして」，『青山學院女子短期大學紀要』，第44号（1990年），37～64頁。

———「18世紀フィレンツェのインノチェンティ養育院における捨て子の養育について」，『青山學院女子短期大學紀要』，第50号（1996年），49～66頁。

———「フィレンツェ・インノチェンティ捨て子養育院の創設初期における子どもたち」，『青山學院女子短期大學紀要』，第52号（1998年），59～84頁。

———「『プラートの商人』：フランチェスコ・ディ・マルコ・ダティーニとインノチェンティ捨て子養育院の成立」，『青山学院女子短期大学総合文化研究所年報』，第6巻（1998），161～80頁。

マクグラス，A.E.（高柳俊一訳）『宗教改革の思想』，教文館，2000年。

マクニール，W.H.（佐々木昭夫訳）『疫病と世界史』，新潮社，1985年（中公文庫，2007年）。

松本典昭『メディチ君主国と地中海』，晃洋書房，2006年。

———『パトロンたちのルネサンス：フィレンツェ美術の舞台裏』，日本放送出版協会，2007年。

———『メディチ宮廷のプロパガンダ美術：パラッツォ・ヴェッキオを読み解く』，ミ

ネルヴァ書房，2015 年。

マニュエル，F.E.（竹本健訳）『ニュートンの宗教』，法政大学出版局，2007 年。

マール，E.（柳宗玄・荒木成子訳）『ヨーロッパのキリスト教美術：12 世紀から 18 世紀まで』上・下，岩波文庫，1995 年。

マルクス，ヘンリクス（千葉敏之訳）『西洋中世奇譚集成 聖パトリックの煉獄』，講談社学術文庫，2010 年。

マレー，P.（長尾重武訳）『イタリア・ルネッサンスの建築』，鹿島出版会，1991 年。

ミース，M.（中森義宗訳）『ペスト後のイタリア絵画：14 世紀中頃のフィレンツェとシエナの芸術・宗教・社会』，中央大学出版部，1978 年。

水野千依『イメージの地層：ルネサンスの図像文化における奇跡・分身・予言』，名古屋大学出版会，2011 年。

三森のぞみ「十四，十五世紀フィレンツェにおける司教選出とその法規定」，『史学』，65 巻第 1・2 号（1995 年）。

ミノワ，G.（大野朗子・菅原恵美子訳）『老いの歴史：古代からルネサンスまで』，筑摩書房，1996 年。

宮崎揚弘『ペストの歴史』，山川出版社，2015 年。

村上陽一郎『ペスト大流行：ヨーロッパ中世の崩壊』，岩波書店，1983 年。

モラ，M.／ヴォルフ，Ph.（瀬原義生訳）『ヨーロッパ中世末期の民衆運動：青い爪，ジャック，そしてチオンピ』，ミネルヴァ書房，1996 年。

森田義之『メディチ家』，講談社現代新書，1999 年。

モンタナーリ，M.（山辺規子・城戸照子訳）『ヨーロッパの食文化』，平凡社，1999 年。

山辺規子「中世ヨーロッパの健康のための事物性格表：Tacuinum Sanitatis の 3 つの写本の比較」，『人間文化研究科年報』，第 27 巻（2012 年），203～16 頁。

———「中世ヨーロッパの健康書『タクイヌム・サニターティス』の項目の比較」，『奈良女子大学文学部研究教育年報』，第 11 号（2014 年），145～56 頁。

———「中世ヨーロッパの『健康規則』，公衆衛生と救済（特集「救済」をめぐる言説と実践：歴史の現場から考える（1））」，『歴史学研究』，第 932 号（2015 年），14～23 頁。

湯浅赳夫『文明の人口史』，新評論，1999 年
米山喜晟「ジョヴァンニ・モレッリ『家族の記録』」，『イタリア学会誌』，第 23 号（1975 年），81～96 頁。

———「系図学的資料より見たフィレンツェ共和国の二大役職と「家」」，『イタリア学会誌』，第 29 号（1980 年），72～121 頁。

ヨーロッパ中世史研究会『西洋中世史料集』，東京大学出版会，2000 年。

ラッセル，B.（市井三郎訳）『西洋哲学史：古代より現代に至る政治的・社会的諸条件との関連における哲学史』（1）（2）（3），みすず書房，1970 年。

ランケ＝ハイネマン，U.（高木昌史・高木万里子・松島富美代訳）『カトリック教会と性の歴史』，三交社，1996 年。

ランドゥッチ，L.（中森義宗・安保大有訳）『ランドゥッチの日記：ルネサンス一商人の覚え書』，近藤出版社，1988 年。

リドルフィ，R.（須藤祐孝訳）『マキァヴェッリの生涯』，岩波文庫，2009 年。

リュスネ，M.（宮崎揚弘・工藤則光訳）『ペストのフランス史』，同文舘出版，1998 年。

ル・ゴッフ（ル＝ゴフ，ルゴフ），J.（渡辺香根夫・内田洋訳）『煉獄の誕生』，法政大学出版局，1988 年。

———（渡辺香根夫訳）『中世の高利貸：金も命も』，法政大学出版局，1989 年。

———（池田健二・菅沼潤訳）『中世とは何か』，藤原書店，2005 年。

———（池上俊一・梶原洋一訳）『アッシジの聖フランチェスコ』，岩波書店，2010 年。

ルター（ルター著作集委員会訳）『ルター著作集』，第一集 1～第一集 10，聖文舎，1963～83 年。

———（佐藤繁彦訳）『ルッターの「卓上語録」』（改訂新版），グロリヤ出版，1981 年。

———（植田兼義訳）『卓上語録』，教文館，2003 年。

ルーベンスタイン，R.E.（小沢千重子訳）『中世の覚醒：アリストテレス再発見から知の革命へ』，紀伊國屋書店，2008 年。

ル＝ロワ＝ラデュリ，E.（稲垣文雄訳）『気候の歴史』，藤原書店，2000 年。

———（稲垣文雄訳）『気候と人間の歴史・入門：中世から現代まで』，藤原書店，2009 年。

歴史学研究会編『巡礼と民衆信仰』，青木書店，1999 年。

ロシオ，J.（阿部謹也・土浪博訳）『中世娼婦の社会史』，筑摩書房，1992 年。

和栗珠里「土地所有とヴェネツィア富裕階級のメンタリティーの変化」，『文化史学』，第 45 号（1989 年），153～72 頁。

———「ルネサンス期ヴェネツィアの貴族とスクォーラ・グランデ」，『地中海学研究』(31)（2008 年），23～38 頁。

渡邊昌美『異端カタリ派の研究：中世南フランスの歴史と信仰』，岩波書店，1989 年。

《編訳者紹介》

石坂尚武　いしざか　なおたけ

1947年千葉県生まれ。同志社大学大学院文学研究科修士課程修了
現在同志社大学教授。博士（文化史学，同志社大学）
〔著書〕『ルネサンス・ヒューマニズムの研究』晃洋書房　1994年，『新・西洋史講義：ルネサンスへの道・ルネサンスからの道』晃洋書房　1997年，『歴史と教育』（共著）講談社　1981年，『地獄と煉獄のはざまで』知泉書館　2016年
〔主要論文〕「ロレンツォ・ヴァッラの人文主義と『快楽論』」『史林』74巻5号1985年，「イタリアの黒死病関係史料集」(1)-(10) 同志社大学『人文学』174-194号2003-2016年，「イタリアにおけるペストの発生とセバスティアヌス像制作の相関」平成16年『人文学』第175号，「西欧の聖人崇拝のあり方と疫病の守護聖人セバスティアヌス」『説話・伝承学会』16号2008年，「黒死病でどれだけの人が死んだか：現代の歴史人口学の研究から」『人文学』189号2012年，「《峻厳な神》とペスト的心性の支配：15世紀フィレンツェの立法・政策・判決に心性を読む」『人文学』191号2013年，「近世におけるペストの苦難と《峻厳な神》の支配：16世紀の宗教改革の一要因」『人文学』195号2015年

イタリアの黒死病関係史料集

2017年12月7日　初版1刷印刷
2017年12月18日　初版1刷発行

編訳者　石坂尚武
発行者　中村文江

発行所　株式会社　刀水書房
〒101-0065　東京都千代田区西神田2-4-1　東方学会本館
電話03-3261-6190　FAX3261-2234　振替00110-9-75805

印刷　亜細亜印刷株式会社
製本　株式会社ブロケード

 ISBN978-4-88708-435-3 C3022